口腔医学精粹丛书　　“十一五”国家重点图书出版规划项目

颌面颈部肿瘤影像诊断学

Oncologic Imaging of Maxilloface and Neck

主编　余　强　王平仲

中国出版集团公司

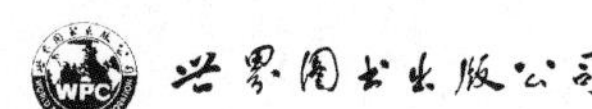

图书在版编目(CIP)数据

颌面颈部肿瘤影像诊断学/余强，王平仲主编. —上海：上海世界图书出版公司，2009.5
(口腔医学精粹丛书)
ISBN 978-7-5062-9734-9

Ⅰ. 颌… Ⅱ. ①余…②王… Ⅲ. ①口腔颌面部疾病：肿瘤—影像诊断②颈—肿瘤—影像诊断 Ⅳ. R739.804 R739.904

中国版本图书馆 CIP 数据核字(2008)第 164101 号

颌面颈部肿瘤影像诊断学
余 强 王平仲 主编

上海世界图书出版公司出版发行
上海市尚文路 185 号 B 楼
邮政编码 200010
上海市印刷七厂有限公司印刷
如发现印刷质量问题，请与印刷厂联系
(质检科电话：021-59110729)
各地新华书店经销

开本：889×1194 1/16 印张：27.5 字数：650 000
2009 年 5 月第 1 版 2009 年 5 月第 1 次印刷
ISBN 978-7-5062-9734-9/R·223
定价：160.00 元
http://www.wpcsh.com
http://www.wpcsh.com.cn

《颌面颈部肿瘤影像诊断学》编写人员

主　　编　余　强　王平仲

编　　委　（以姓氏笔画为序）

王平仲　艾松涛　石慧敏　朱　凌

朱文静　刘平安　余　强　陆林国

徐秋华　董敏俊

口腔医学精粹丛书

《口腔生物材料学》

《保存牙科学》

《口腔内科学》

《临床牙周病治疗学》

《口腔药理学与药物治疗学》

《口腔颌面种植修复学》

《口腔疾病的生物学诊断与治疗》

《唇腭裂修复术与语音治疗》

《颌面颈部肿瘤影像诊断学》

《口腔颌面肿瘤病理学》

《口腔临床流行病学》

《头颈部血管瘤与脉管畸形》

《颅颌面部介入诊断治疗学》

《口腔工程技术学》

《可摘局部义齿修复学》

“口腔医学精粹丛书”编写人员

主　　编　邱蔚六

副 主 编　刘　正　薛　淼　张志愿　周曾同　张富强

主编助理　吴正一

编　　委　（按姓氏笔画为序）

王平仲　王国民　王晓仪　王慧明
毛　青　毛尔加　石慧敏　田　臻
冯希平　台保军　刘　正　孙　皎
李　江　束　蓉　杨育生　肖忠革
吴士尧　吴正一　邱蔚六　余　强
张志勇　张志愿　张建中　张修银
张富强　陈万涛　林晓曦　范新东
周来生　周曾同　郑家伟　赵怡芳
赵信义　胡德瑜　秦中平　徐君逸
郭　伟　赖红昌　薛　淼

序

自20世纪90年代以来，有关口腔医学的专著、参考书籍犹如雨后春笋，数量剧增。书籍编撰的风格各有不同。有的堪称上乘之作，但重复雷同，涉嫌因袭者亦可见到。为此，上海世界图书出版公司要组织出版一些口腔医学参考书时，我们不由得有点心中犯难，就怕写出来的东西又成了重复的陈货。经过一番思考和讨论终于确定了本丛书编写的指导原则，即以专题为主；以临床口腔医学为主；以国内外医学的新成就、新经验为主；并力图打破原来的学科界限和体系来组织编写一批高级口腔医学参考书。

口腔医学是医学中的一级学科。按照多年来的习惯，在临床口腔医学中又可分为若干个亚科，诸如口腔颌面外科学、口腔内科学、口腔正畸学、口腔修复学等等。其中有的与国外相同，如口腔颌面外科学；有的则不尽相同，例如口腔内科学。当代最具创新或创造性的成果都是产生于各学科或多门学科的相互交叉点或切点上，生命科学出现了学科间交叉、整合、重组的趋势。科学研究如此，临床医学亦莫不如此。学科的整合在基础医学方面当为在分子水平上的整合，例如"分子医学"的崛起；在其他方面则表现为学科与学科之间，科学与技术之间，以及自然科学与人文科学之间，生命科学与非生命科学之间的整合重组，近年来出现的所谓"Bio-X"中心，即生命科学与非生命科学结合的体现。为此，口腔医学的各个学科之间也面临着这一命题，而且在国外业已有一定的经验可资借鉴。在这一原则的思想指导下，我们也试图适应潮流，学习国外的先进经验，打破传统的学科系统来出版一些重新整合的专著，如《保存牙科学》、《颌面颈部肿瘤影像诊断学》和与旧的"口腔内科学"概念完全不同的《口腔内科学》等，以适应新形势的需要。

本丛书的主要阅读对象定位为从事临床口腔医学的中高级医务人员及口腔医学研究生。参加本丛书编写的人员绝大多数为从事临床口腔医、教、研工作多年，且具有高级职称的医师、教师。在书中将融合进他们多年的临床经验以及科研成果，相信对临床口腔医学的发展和医疗质量的进一步提高将有所裨益。

本丛书定名为“口腔医学精粹”，是为了鞭策和督促编写者们能尽最大努力做到精心选材、精心构思、精心组织和精心撰写。但也应当看到，“精粹”的东西毕竟是少数，不可能字字精、段段新，为了书籍的完整性，也不可能只介绍新的理论和技术，而丝毫不涉及传统的、经典的理论和技术。读者阅读后如果能感觉到有一些(或不少)新鲜的东西，目的就应该达到了。

由于这是一种尝试，肯定还有不足甚至错误之处，还望读者不吝赐教，以便再版时更正。

任何书籍往往在出版之后感到尚遗留有不少遗憾，我想本书同样如此，只望遗憾愈少愈好。

在构思出版本丛书时，恰逢上海市口腔临床医学中心在上海第二医科大学附属第九人民医院成立(2001)。愿以本丛书的出版作为这一中心建设的考绩，也希望它能有益于临床口腔医务人员业务水平的提高，以造福于广大口腔颌面疾病患者。

于上海交通大学医学院附属

第九人民医院口腔医学院

前　言

20世纪后半叶，由于工程技术和计算机水平的不断发展和提高，医学影像学的成像模式发生了革命性变化，出现了超声、CT、MR和核素成像等影像成像方式。这些新兴医学影像检查方法的出现已导致医学影像的诊断水平显著提高：许多原先不为人们所认识的解剖结构和疾病形态而今已为人们所熟知；许多原先需要有创检查方能获得明确诊断的疾病因这种转变而被淘汰；也有许多早期不能被人们诊断的疾病而今已被人们所充分认识，并获得及时的明确诊断和治疗。医学影像学的成像模式转变已为及早救治患者、提高医学的诊疗水平作出了巨大贡献。

在全身肿瘤性疾病中，颌面颈部肿瘤的发生率并不十分高，但却严重危及患者的生命和生存质量。及早诊断并施以早期治疗对降低颌面颈部肿瘤的危害程度和治愈肿瘤均具有十分重要的作用。在此过程中，医学影像学常对及早发现和诊断肿瘤起十分关键的作用，并已为临床各科医师所充分认识。本书正是基于此背景下孕育而生，旨在通过介绍各类颌面颈部肿瘤在各种影像成像模式下的表现，加强对其影像学形态表现的认识，提高对颌面颈部肿瘤的诊断水平。

在已积累近万例颌面颈部肿瘤影像检查资料和诊断经验的基础上，本书主要作者方诚惶诚恐起笔，小心翼翼查阅文献，并进行谨慎地概括和总结。书中涉及常见和部分罕见的颌面颈部囊肿、肿瘤和瘤样病变（包括一些临床和影像表现为肿块的非肿瘤性病变）近150种，所含各种影像图片1082幅（447例）。虽然文稿已成，但限于作者的经验和水平，其中不免有挂一漏万、贻笑大方之处，还望读者不吝赐教。

"桐花万里丹山路，雏凤清于老凤声。"本书作者们虽非"老凤"，但想借唐人李商隐的诗句动抛砖引玉之念，期望后显之作能在各方面超越本书，以促进医学影像诊断水平的不断提高和医学学术事业的不断进步。

余　强　王平仲

于上海交通大学医学院附属第九人民医院

2007年12月

目　录

第一章　颌面颈部肿瘤的影像学应用进展

20 世纪后半叶，医学影像技术发生了革命性变化，出现了超声（ultrasound）、CT（computed tomography）、MRI（magnetic resonance imaging）、SPECT（single photon emission computed tomography）和 PET（positron emission tomography）等完全不同于普通 X 线检查的成像模式。随着这些成像技术的快速发展和不断完善，医学影像学在不断加深对人体形态结构认识的同时，正经历着朝向显示组织器官生理和病理功能变化的转变。这已成为 21 世纪医学影像学的发展趋势。为此在本书的首章，我们将着重介绍这些新兴医学影像成像技术在颌面颈部肿瘤诊断和治疗监测上的应用。

本章将分别介绍 CT 灌注成像、MR 功能成像、超声和核素成像应用于头颈部肿瘤的进展概况。

第一节　CT 灌注成像在头颈部肿瘤中的应用进展

人类组织和器官的正常生理功能以及各种病理性活动与人体组织的生理、病理改变和组织器官的血流变化密切相关。如何在影像基础上获取人体组织的生理、病理和微循环血流信息一直是影像医学所关注的领域之一。普通超声、CT 和 MRI 等影像成像技术能准确反映人体的解剖形态变化，但不能提供组织生理和疾病病理的功能变化信息。CT 灌注（CT perfusion）成像是一种能显示组织器官和病变血流动力状态的技术。该技术的出现不仅使我们能更深入地了解人体组织的生理和病理信息，而且还为同时显示组织病理的形态和功能变化提供了可能。

CT 灌注成像的基本原理与核医学示踪剂动力学原理基本相同，即将 CT 检查时所使用的对比剂等同于核医学检查时的示踪剂。CT 灌注成像基本原理包括放射性示踪剂稀释原理和中心容积定律。将放射性示踪剂经静脉快速注入后，其经左心室到达靶器官，通过动态扫描获得示踪剂首次通过该器官的时间－密度曲线（time-density curve，TDC）。这种方法可应用于 CT 血流灌注量的研究。CT 灌注成像使用的是碘对比剂，与放射性示踪剂具有相同的药代动力学机理。为此，注射碘对比剂后所获得的动脉和组织的 TDC 可以反映碘对比剂在人组织中的浓度变化（碘聚集量的变化），从而揭示不同人体组织的灌注量改变。团注的对比剂到达毛细血管后可导致组织密度逐渐升高，并在达到最大密度后逐渐下降，恢复到对比剂到达前的水平。将不同时间点位上的不同密度变化连成曲线即可得到对比剂通过组织时的 TDC。Miles 等首先将核医学原理用于 CT 动态成像，计算实质性脏器的血流量。在静脉团注对比剂后行同层快速动态 CT 扫描，由层面内每一个像素的增强率计算其灌注值，并以灰阶显示其组织灌注的定量或半定量图像。灌注的算法基于 Fick 原理，即示踪剂首次通过感兴趣区效应，灌注量可通过下列公式计算：

灌注量=组织 TDC 的最大斜率/组织 TDC 的峰值

这种方法假定组织在达到 TDC 最大斜率之前无静脉流出和对比剂外渗。此灌注量计算方法由 Peter 等首先提出，Miles 等将其扩展到肝、脾、肾等腹部器官的 CT 灌注成像研究。CT 灌注成像是指在静脉团注对比剂的同时对所选定的层面进行连续多次扫描，以获取该层面内每一像素的 TDC。该曲线的横坐标为时间单位，纵坐标为注射对比剂后组织密度增加的 CT 值。根据该曲线所提供的数据，利用不同的数学模型计算出组织中对比剂的平均通过时间（mean transit time，MTT）、血容量（blood volume，BV）、血流量（blood flow，BF）、表面通透性（permeability surface，PS）和灌注量（perfusion flow，PF）等参数，并以这些参数作为评价所测组织灌注状态的指标。

临床上，CT 灌注成像已应用于：① 确定正常组织脏器的灌注值和灌注图像；② 超急性期脑梗死，心肌缺血及梗死的诊断；③ 提供有关正常器官的生理信息及功能变化，如肾小球滤过率的测定等；④ 监测肿瘤的治疗后反应，以区别肿瘤放疗后反应或复发。将 CT 灌注成像方法应用于颌面颈部肿瘤的评价始于 20 世纪末。研究的焦点主要集中于鉴别常规 CT 检查所不能区分的良性和恶性肿瘤；发现更小的转移性淋巴结；肿瘤的准确分期；指导肿瘤活检以避免由于肿瘤生长不均衡造成的取样误差。由于肿瘤微血管密度的变化与其对放疗和化疗的敏感性有关，故也有研究使用 CT 灌注技术评价肿瘤对放疗的敏感性和对抗血管生成因子药物使用后的效果，以评估肿瘤的治疗效果和肿瘤预后。

1. 头颈部正常组织之间的 CT 灌注参数比较

Zoran 等研究了咬肌、棘突旁肌、胸锁乳头肌、甲状腺和涎腺等颌面颈部正常组织的 CT 灌注参数差异。结果显示咬肌、棘突旁肌、胸锁乳头肌等颌面颈部肌组织的 BF、BV、MTT 和 PS 无显著差异。颌面颈部肌肉组织有低 BF、BV 和 PS 以及长 MTT 的特征；甲状腺和涎腺组织具有高 BF、BV 和 PS 以及短 MTT 的特征。颌面颈部肌组织与腺体（甲状腺和涎腺）之间的灌注功能存在一定的差异。王平仲等对照研究了颌面颈部病侧与非病侧肌组织的 BF、BV、MTT 和 PS，结果显示其间无显著差异；但在非病侧腮腺组织与非病侧肌组织之间的 BF、BV 和 PS 存在显著差异。总之，初步研究表明，正常颌面颈部肌肉组织与腺体组织（甲状腺和涎腺）之间的 CT 灌注参数具有一定的不同。

2. 头颈部肿瘤与正常组织 CT 灌注参数比较

Cenic 等对一组颅内肿瘤的灌注研究显示：肿瘤区的 BF 和 BV 分别较瘤周组织高 29%和 44%，提示肿瘤组织内的血管增生显著，而瘤周区的 BF 和 BV 分别较对侧脑组织高 28%和 38%，支持瘤周区供血小动脉较正常区域血管扩张的假说。肿瘤及瘤周组织的 PS 值也明显高于对侧正常脑组织，符合肿瘤组织血脑屏障破坏的病理改变。常规 CT 检查上，颌面颈部肌肉组织和腺体肿瘤均可为相等密度表现，其间界限常显示不清。有时依靠其间的形态和密度差异进行鉴别尚存在一定的局限性。多数研究显示颌面颈部肿瘤与颌面颈部肌组织、涎腺组织的灌注参数存在差异。Zoran 等研究结果显示：① 头颈部恶性肿瘤与肌组织之间的 BF、BV、MTT 和 PS 均存在显著差异；② 头颈部恶性肿瘤与涎腺组织之间的 MTT 和 PS 也存在显著差异；③ 正常甲状腺较头颈部恶性肿瘤有更高 BV 和更长 MTT（一般情况下，头颈部恶性肿瘤的 MTT 值大于 5.5 秒）。该研究结果还提示：头颈部良性肿瘤与肌肉组织之间的 BF、BV、MTT 和 PS 存在显著差异；头颈部良性肿瘤与涎腺的 MTT 也存在显著差异。

Zoran 等认为正常头颈部组织（除甲状腺和涎腺外）的 BF、BV 和 PS 一般低于恶性肿瘤，而所有头颈部正常组织的 MTT 均相对长于恶性肿瘤。正常组织和肿瘤组织之间的灌注差异具有统计学意义，其中尤以 MTT 最为突出。甲状腺和涎腺具有较高的 BV、BF 和 PS，可与部分恶性肿瘤重叠。Gandhi 等研究认为头颈部恶性肿瘤的 BF、BV、MTT 和 PS 的平均值均高于肿瘤周围的肌肉组织，从而有助于两者的区分。Sotirios 等认为口腔及咽腔原发癌及复发癌的 BF、BV、MTT 和 PS 与正常组织之间存在显著差异。头颈部鳞状细胞癌的 CT 灌注研究也证实其 BF、BV 和 PS 明显高于正常组织，而 MTT 则低于正常组织。王平仲等研究结果显示：腮腺肿瘤与头颈部肌肉组织之间的 BF、BV、MTT 和 PS 均存在显著差异；腮腺肿瘤与正常腮腺 MTT 存在显著差异；腮腺恶性肿瘤与正常腮腺组织之间的 BF、MTT 和 PS 也存在差异；腮腺良性肿瘤与正常腮腺的 BV、MTT 和 PS 之间的差异有统计学意义（图 1-1、1-2）。

3. 头颈部肿瘤的 TDC 表现

头颈部肿瘤的 TDC 形态具有多样性。根据 TDC 的走势，大致可分为 3 种形态：Ⅰ型（速升速降型），曲线快速上升达到峰值后快速下降，然后呈水平或微上升走势；Ⅱ型（缓慢上升型），曲线缓慢上升到小峰后在峰值水平呈水平走势；Ⅲ型（速升缓降型），曲线快速上升到高峰后呈缓慢微升或微降的趋势。根据“二室模型”分析方法，即同时考虑血管内液体流动和血管外间隙与血管内液体的交换，组织灌注曲线可分解为组织血管内和组织间隙的动态曲线。曲线的初始段（灌注部分）主要

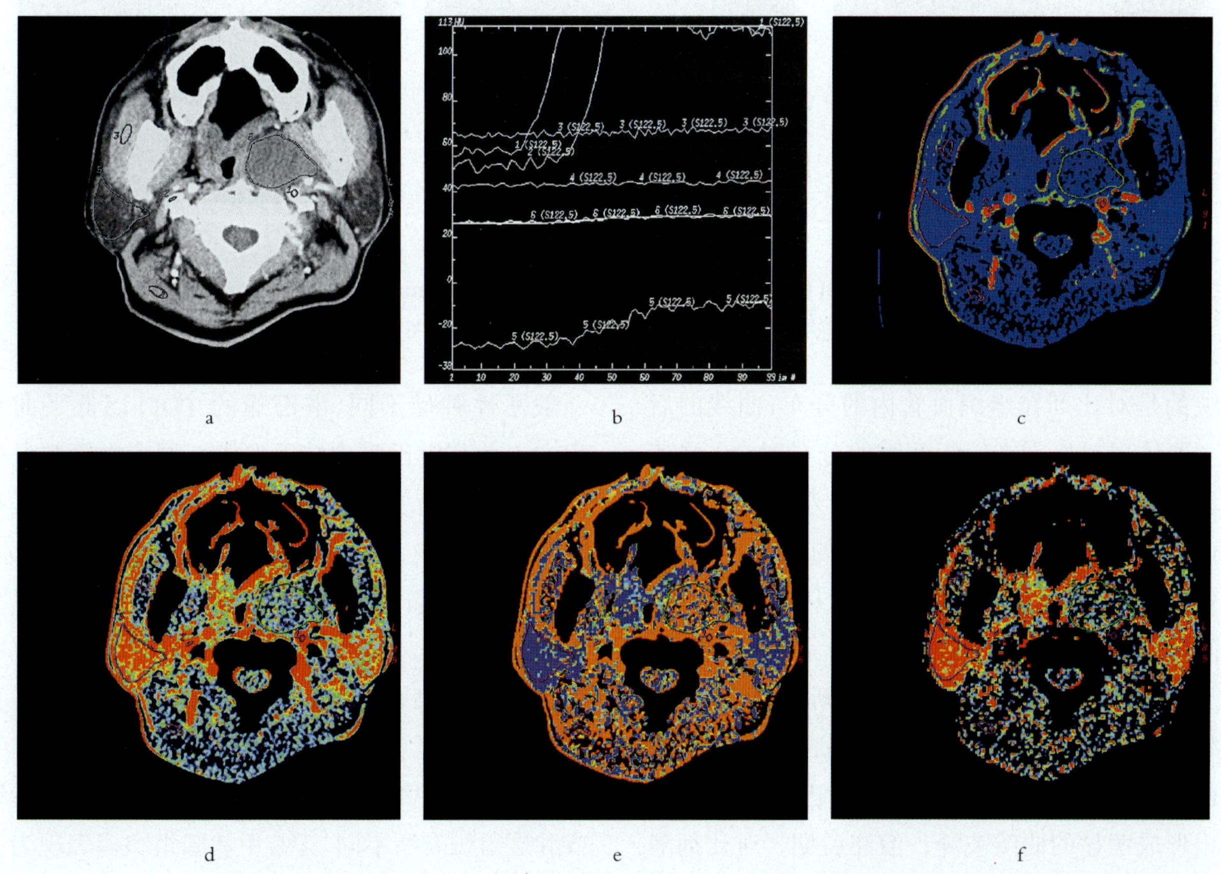

图 1–1　左咽旁间隙多形性腺瘤（CT 灌注图）（pleomorphic adenoma in the left parapharyngeal space）

CT 横断面图 a 示左咽旁间隙区软组织肿块，边界清晰。TDC 图 b。BF 图 c。BV 图 d。MTT 图 e。PS 图f。

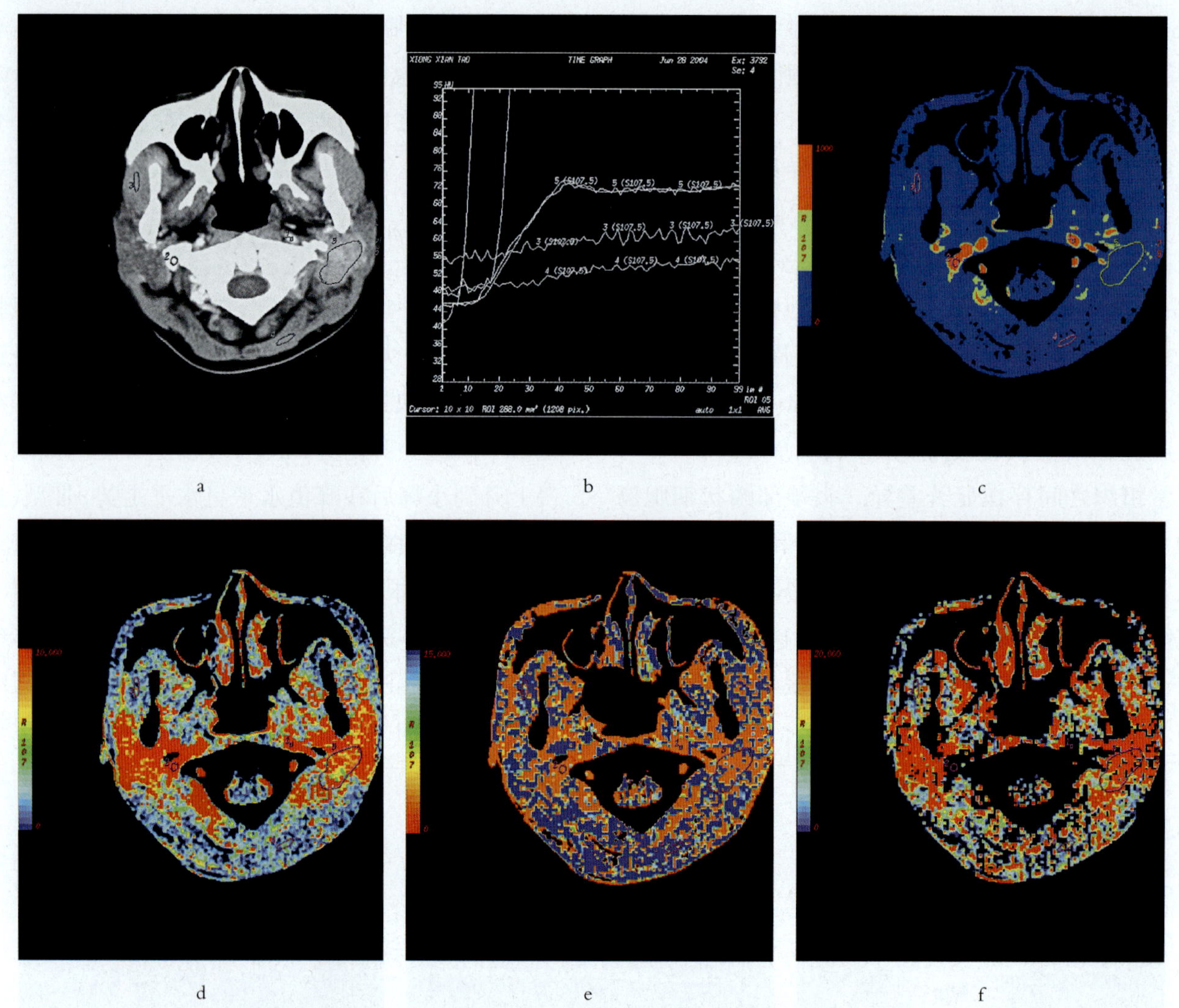

图 1-2　左腮腺淋巴上皮癌（CT 灌注图）（lymphoepithelial carcinoma in the left parotid gland）

CT 横断面图 a 示左腮腺软组织肿块，边界模糊。TDC 图 b。BF 图 c。BV 图 d。MTT 图 e。PS 图 f。

反映的是对比剂在组织血管内的分布；曲线的后期主要体现对比剂在组织间隙的分布。TDC 峰值前段曲线的斜率反映了对比剂进入组织血管内的速度，间接反映了其内微血管的数量和密度。峰值后段曲线主要体现了对比剂从血管内向组织间隙弥散的情况。一般情况下，恶性肿瘤多为Ⅰ型 TDC 表现，这反映了肿瘤内新生血管丰富，血管内皮细胞连接松散和内皮基底膜发育不完善的状况。灌注前期，对比剂快速进入后又快速流出形成明显的曲线波峰；灌注后期，对比剂漏入细胞间质。由于淋巴回流受阻和对比剂的逆流，曲线维持在同一水平阶段或呈微升走势。与一般恶性肿瘤不同，淋巴瘤的 TDC 以低平曲线为主。此与淋巴瘤内缺乏血供、瘤内血管数量少和细胞紧密有关。良性肿瘤的 TDC 也以低平和缓升曲线为主。此种表现与以下因素有关：大多数良性肿瘤瘤内血供少，血管基膜发育相对完善，对比剂进入血管后弥散至组织间隙相对缓慢，一定时间后由于再循环可致曲线持续低平和缓慢上升。

甲状腺肿瘤的 TDC 与其他头颈部正常组织或肿瘤组织有所不同。正常甲状腺组织多表现为Ⅰ型 TDC；结节性甲状腺肿以Ⅲ型 TDC 居多；各类甲状腺肿瘤多以Ⅱ型 TDC 表现为主（此型少见于正常甲状腺组织)。与其他实体性肿瘤一样,甲状腺肿瘤的生成也依赖于新生血管。Turner 等认为,甲状腺肿瘤较正常甲状腺组织具有更多的血管。肿瘤内的血管一般起源于已存在的血管,这些血管在血管内皮生长因子作用下,具有较高的通透性。当对比剂渗透至肿瘤血管的细胞外间隙,其弥散速度一般慢于其在血管内的流动。此外,肿瘤的占位效应能使组织间质内流体静压增高,回流变慢,因此对比剂在肿瘤内的滞留时间可以相对较长。这基本解释了甲状腺肿瘤 TDC 呈慢进慢出表现的原因。结节性甲状腺肿的强化较为复杂,变化多样。血管变化的特征与结节的发生方式、病变过程和继发改变密切相关。其 CT 增强亦多为慢出趋势。甲状腺癌及其转移性淋巴结的 TDC 表现和其他部位恶性肿瘤的 TDC 表现基本一致,多以速升速降型(Ⅰ 型)为主。

腮腺肿瘤是颌面部常见肿瘤。有研究发现腮腺 Warthin 瘤和恶性肿瘤的 TDC 曲线多呈 Ⅰ 型表现;其他良性肿瘤(除外 Warthin 瘤)的 TDC 曲线多呈Ⅱ型或Ⅲ型表现。其间差异对腮腺良性和恶性肿瘤之间的鉴别具有一定参考价值。此外,不同恶性肿瘤之间其 TDC 类型也可以各不相同。即使是同一病灶内的不同区域也可出现不同的 TDC 类型。Cenic 等发现恶性程度高的脑部胶质瘤,不但灌注量高,表面通透性大,而且函数图也可呈明显不均一性。恶性肿瘤 TDC 表现的差异反映了恶性肿瘤内部微血管密度分布的不同。而肿瘤生长的不均衡性是恶性肿瘤生物学特性表现之一。总之,TDC 的走势在一定程度上反映了肿瘤的血供情况。结合肿瘤的 CT 形态表现和 TDC 类型可以帮助我们提高对头颈部良性肿瘤和恶性肿瘤的鉴别水平。

4. 头颈部肿瘤间 CT 灌注参数的比较

根据 TDC 曲线可利用不同的数学模型计算出组织的灌注参数 BF、BV、PF、MTT 和 PS。Sahani 等认为恶性肿瘤的 PF 和 BV 高于良性肿瘤,MTT 低于良性肿瘤。Zoran 等认为头颈部良性肿瘤和恶性肿瘤之间的 CT 灌注参数 BF 和 MTT 具有显著差异,而灌注参数 BV 和 PS 无明显差异。Zoran、Hermans 和 Gandhi 等报道的 182 例头颈部鳞状细胞癌的 CT 灌注参数与良性肿瘤的 CT 灌注参数之间存在明显差异。事实上,尽管存在一定的差异,但头颈部良性肿瘤和恶性肿瘤之间的灌注参数 BF、BV 和 PS 仍存在部分重叠。相对而言,MTT 对鉴别头颈部良性和恶性肿瘤的作用较大。范卫君等认为腮腺良性肿瘤(除外 Warthin 瘤)与恶性肿瘤之间的 PF、BV 和 MTT 存在显著性差异。通常表现为前者的 PF 和 BV 低于后者,而前者的 MTT 高于后者。王平仲等的研究结果显示:腮腺良性肿瘤和恶性肿瘤的灌注参数 BF、BV、和 PS 之间存在显著差异,而 MTT 之间无差异。有学者推测肿瘤性病变的灌注参数变化与肿瘤内的新生血管形成密切相关。梁颖等认为 CT 灌注成像对颈部各种恶性肿瘤间的鉴别具有一定的参考价值。甲状腺癌与其他头颈部原发性癌之间的灌注参数也存在显著性差异,其中前者的 PF 明显高于后者,而 MTT 较短。这可能与甲状腺癌血供丰富,注入对比剂后甲状腺癌快速强化,并达到较高的强化峰值有关。甲状腺癌血供丰富,较头颈部其他癌瘤有较高的强化峰值和灌注量,对鉴别诊断具有一定的参考意义。同理,甲状腺癌的淋巴结转移性病变的 PF 与头颈部其他癌瘤的淋巴结转移之间也存在明显不同。淋巴瘤主要表现为低灌注,灌注量 PF 较低,而 MTT 相对延长,此与一般恶性肿瘤的灌注表现有所不同。然而与淋巴结炎和淋巴结结核相比,淋巴瘤的灌注表现与之并无显著性差异。因此,可以认为不同病理类型的恶性淋巴结的灌注表现具有不同的特点,利用灌注参数可以帮助区分不同病理类型的恶性淋巴结。

由于肿瘤组织内复杂的血管分布特点决定了肿瘤灌注的多样性与复杂性,因此用分析脑缺血的方式评价一般肿瘤性病变的灌注状况可能并不适宜。对肿瘤内部的血管情况应全面分析,不仅应观察 BF、BV、MTT 和 PS 参数,还需对肿瘤的整体状况进行评价。Ma 等认为肿瘤内部的血管密度和结构可能存有差异,如恶性肿瘤边缘的血管化程度可能高于其中心区域。有作者在研究肌肉和骨骼系统肿瘤中发现肿瘤边缘与中心的灌注差异率在良性和恶性肿瘤之间有明显不同,并认为肿瘤边缘与中心的灌注差异率对良性和恶性肿瘤的鉴别具有较大的价值。

5. CT 灌注对头颈部肿瘤术后评价的作用

组织的灌注和局部氧传输状况可以影响肿瘤对手术治疗和非手术治疗的反应,而局部组织的氧供应由灌注和动脉血浓度决定。目前测量组织氧含量方法是有创的,并且不适用于位置深在的头颈部肿瘤。无创而量化的组织灌注量评估可以提供组织氧含量和血管生成的信息。有研究证明在动物和人类肿瘤中存在着低氧和灌注量之间的联系。CT 灌注成像是评价头颈部肿瘤灌注量的合适方法。在 CT 灌注参数中,BF、BV、PS 和 MTT 代表了肿瘤内血管的生成指标。研究证实 BF 和 BV 增高与肿瘤内的新生血管密切相关。由此推测,BF 和 BV 的高水平与肿瘤内较好的氧传输相关,并可据此预测肿瘤对放疗和化疗的反应。肿瘤组织的体积变化是头颈部恶性肿瘤控制的重要预测指标。但有研究证实肿瘤灌注与肿瘤体积并不相关。Hermans 等认为灌注量是评价癌放疗后效果的独立预测指标。该作者对 18 例头颈部鳞状细胞癌患者的 CT 灌注分析表明:灌注量低的肿瘤对放疗不敏感,而灌注量高的肿瘤对放疗敏感。同时,Hermans 等还认为肿瘤中存在一些耗氧量低的细胞,其对放疗并不敏感。此外,CT 灌注成像也可用于评价经动脉介入化疗栓塞后的肿瘤供血情况。栓塞能使肿瘤发生凝固性坏死,但完全坏死者少见。肿瘤栓塞后,其新生血管的分布可呈不均匀表现,多表现为肿瘤中心血管量少;肿瘤周边包膜下的血管则相对密集。此分布特点可为 CT 灌注成像识别。Gandhi 等前瞻性地观察了 9 例口咽高分化鳞状细胞癌患者诱导性化疗的 CT 灌注结果,提示 CT 灌注参数 BV 下降的百分比与诱导性化疗的反应结果密切相关。

区别残余肿瘤和治疗后的纤维化具有十分重要的临床意义。通常,仅根据 CT 或 MRI 的形态表现很难在两者之间做出准确区别。一般认为肿瘤生长需要丰富的毛细血管网。肿瘤与周围正常组织之间的血供差别为进一步鉴别提供了可能。大多数肿瘤的毛细血管密度高于正常组织,单位容积血流灌注多,且新生血管内皮细胞间连接疏松,基底膜发育不成熟,毛细血管通透性增高。Dugdale 等研究表明,活动性淋巴瘤的灌注较高,淋巴瘤内的灌注量及通透性变化有可能成为监测其对治疗反应的有效手段。

尽管 CT 灌注有一定的表现特点和临床应用价值,但在实际应用中该技术尚存有不足。首先,灌注成像所能选取的层面不多。目前多层螺旋 CT 的最大观察范围不超过 10 cm,而所选层面的感兴趣区(ROI)也不一定能完全代表肿瘤内血管生成的最旺盛部分,从而影响了计算的精确性。其次,目前 CT 灌注所测量的组织器官为其某一断面的局部区域,易受呼吸运动以及部分容积效应的影响,尚难精确测量整个脏器或肿瘤的容积灌注及通透性,测量值具有一定的相对性,限制了其在临床上的应用范围。最后,由于许多肿瘤具有双血供特点,采用“一进一出”模型计算尚不能准确反映肿瘤的实际灌注状况。

参考文献

1 Miles KA, Kelley BB.CT measurements of capillary permeability within nodal masses: a potential technique for assessing the activity of lymphoma. Br J Radiology, 1997, 70: 74-79.

2 Koening M, Klotz E, Luka B.Perfusion CT of the brain: diagnostic approach for early detective of ischemia stroke. Radiology, 1998, 209: 85-93.

3 Zoran Rumboldt, Riyadh Al-Okaili, John P. Perfusion CT for Head and Neck Tumors: Pilot Study. AJNR Am J Neuroradiol, 2005, 26: 1178-1185.

4 王平仲,余强,石慧敏等.CT 灌注诊断腮腺肿瘤的临床价值评价.上海口腔医学,2005,14: 573-577.

5 Cenic A, Nabavi DG, Graen RA, et al. Dynamic CT measurement of cerebral blood flow: A validation study. AJNR Am J Neuroradiol, 1999, 20: 63-73.

6 Gandhi D, Hoeffner EG, Carlos RC, et al. Computed tomography perfusion of squamous cell carcinoma of the upper aerodigestive tract. Initial results. J Comput Assist Tomogr, 2003, 27: 687-693.

7 Brix G, Bahner ML, Hoffmann C, et al. Regional blood flow, capillary permeability, and compartmental volumes: measurement with dynamic CT-initial experience. Radiology, 1999, 210: 269-276.

8 Sotirios Bisdas, Mehran Baghi, Agnieszka Smolarz, et al. Quantitative Measurements of Perfusion and Permeability of Oropharyngeal and Oral Cavity Cancer, Recurrent Disease, and Associated Lymph Nodes Using First-Pass Contrast-Enhanced Computed Tomography Studies. Invest Radiol, 2007, 42: 172-179.

9 Folkman J. Tumor angiogenesis: Therapeutic implication. N Engl J Med, 1971,285: 1182-1186.

10 Turner HE, Harris AL, Melmed S, et al. Angiogenesis in endocrine tumors. Endocr Rev, 2003, 24: 600-632.

11 Carmeliet P, Mechanisms of angiogenesis and arteriogenesis. Nat Med, 2000, 6: 389-395.

12 Eastwood JD, Provenzale JM. Cerebral blood flow, blood volume, and vascular permeability perfusion of cerebral glioma assessed with dynamic CT imaging. Neuroradiology, 2003, 45: 373-376.

13 Zhang MM, Kono M. Solitary Pulmonary nodules: evaluation of blood flow Patterns with dynamic CT. Radiology, 1997, 205: 471-478.

14 范卫君,吕衍春,肖鹏等.CT 灌注成像在腮腺肿瘤鉴别诊断中的临床价值.中华放射学杂志,2007,41: 921-925.

15 Cenic A, NabaviD G, GraenR A, et al. A CT method to measure hemodynamics in brain tumors: validation and application of cerebral blood flow maps. AJNR Am J Neuroradiol, 2000, 21: 462-470.

16 Sahani DV, Kalva SP, Hamberg LM, et al. Assessing tumor perfusion and treatment response in rectal cancer with multisection CT: initial obserbvation. Radiology, 2005, 234: 785-792.

17 Robbins KT, Storniolo AM, Kerber C, et al. Rapid superselective high-dose cisplatin infusion for advanced head and neck malignancies. Head Neck, 1992, 14: 364-371.

18 Robbins KT, Fontanesi J, Wong FS, et al. A novel organ preservation protocol for advanced carcinoma of the larynx and pharynx. Head Neck, 1996, 122: 853-857.

19 Zatterstrom UK, Brun E, Willen R, et al. Tumor angiogenesis and prognosis in squamous cell carcinoma of the head and neck. Head Neck, 1995, 17: 312-318.

20 Carrau RL, Barnes EL, Snyderman CH, et al. Tumor angiogenesis as a predictor of tumor aggressiveness and metastatic potential in squamous cell carcinoma of the head and neck. Invasion Metastasis, 1995, 15: 197-202.

21 梁颖,罗德红,吴宇等.颈部恶性淋巴结的多层螺旋 CT 灌注研究.中华放射学杂志,2004,38: 1193-1197.

22 Ma LD, Frassica FJ, McCarthy EF, et al. Benign and malignant musculoskeletal masses: MR imaging differentiation with rim-to-center differential enhancement ratios. Radiology, 1997, 202: 739-744.

23 Jain RK. Determinants of tumor blood flow: a review. Cancer Res, 1988, 48: 2641-2658.

24 Hermans R, Meijerhik M, Van den Bogaert W, et al. Tumor perfusion rate determined noninvasively by dynamic computed tomography predicts outcome in head and neck cancer after radiotherapy. Int J radiol Oncol Biol Phys, 2003, 57: 1351-1356.

25 Schmitt P, Kotas M, Tobermann A, et al. Quantitative tissue perfusion measurements in head and neck carcinoma patients before and during radiation therapy with a non-invasive MR imaging spin-labeling technique. Radiother Oncol, 2003, 67: 27-34.

26 Ressel A, Weiss C, Feyerabend T. Tumor oxygenation after radiotherapy, chemotherapy, and/or hyperthermia predicts tumor free survival. Int J Radiat Oncol Biol Phys, 2001, 49: 1119-1125.

27 Nordsmark M, Overgaard J. A confirmatory prognostic study on oxygenation status and loco-regional control in advanced head and neck squamous cell carcinoma treated by radiation therapy. Radiother Oncol, 2000, 57: 39-43.

28 Goda F, Bacic G, O'Hara JA, et al. The relationship between partial pressure of oxygen and perfusion in two murine tumors after X-ray irradiation: a combined gadopentetate dimeglumine dynamic magnetic resonance imaging and in vivo electron paramagnetic resonance oximetry study. Cancer Res, 1996, 56: 3344-3349.

29 Groshar D, McEwan AJ, Parliament MB, et al. Imaging tumor hypoxia and tumor perfusion. J Nucl Med, 1993, 34: 885-888.

30 Wintermark M, Thiran JP, Maeder P, et al. Simultaneous measurement of regional cerebral blood flow by perfusion CT and stable xenon CT: a validation study. AJNR Am J Neuroradiol, 2001, 22: 905-914.

31 Aksoy FG, Lev MH. Dynamic contrast-enhanced brain perfusion imaging:

technique and clinical applications. Semin Ultrasound CT MR, 2000, 21: 462-477.

32 Miles KA. Tumour angiogenesis and its relation to contrast enhancement on computed tomography: a review. Eur J Radiol, 1999, 30: 198-205.

33 Martin L, Lartigau L, Weeger P, et al. Changes in the oxygenation of head and neck tumors during carbogen breathing. Radiother Oncol, 1993, 27:123-130.

34 Lartigau E, Le Ridant A, Lambin P, et al. Oxygenation of head and neck tumors. Cancer, 1993, 71: 2319-2325.

35 Rijpkema M, Kaanders J, Joosten F, et al. Method for quantitative mapping of dynamic MRI contrast agent uptake in human tumors. J Magn Reson Imaging, 2001, 14: 457-463.

36 Eastwood JD, Lev MH, Wintermark M, et al. Correlation of early dynamic CT perfusion imaging with whole-brain MR diffusion and perfusion imaging in acute hemispheric stroke. AJNR Am J Neuroradiol, 2003, 24: 1869-1875.

37 Gandhi, D.B. Chepeha, T. Miller, et al. Correlation between Initial and Early Follow-Up CT Perfusion Parameters with Endoscopic Tumor Response in Patients with Advanced Squamous Cell Carcinomas of the Oropharynx Treated with Organ-Preservation Therapy. AJNR Am J Neuroradiol, 2006, 27: 101-106.

38 Dugdale PE, Miles KA, Bunce T, et al.CT measurement of perfusion and permeability within lymphoma masses and its ability to assess grade activity and chemotherapeutic response. JCAT, 1999, 23: 540-547.

（艾松涛　余　强）

第二节　磁共振功能成像在头颈部肿瘤的应用进展

目前，普遍认为属于磁共振功能成像的技术主要包括动态增强 MRI（dynamic contrast-enhanced MRI, DCE-MRI）、磁共振弥散加权成像（diffusion-weighted MR imaging, MR-DWI）和磁共振波谱成像（MR spectroscopy, MRS）。这些技术已于近几年先后被应用于头颈部肿瘤的评价。以下将对此作简要回顾和介绍。

1. 动态增强 MRI 在头颈部肿瘤中的应用

目前，MRI 的临床应用已不再局限于根据病变的部位、形态和信号强度来评价病变的性质。使用 MR 功能成像技术评价病变已日趋普及。动态增强 MRI（DCE-MRI）是一种 MR 功能成像技术，也是目前应用最为广泛、技术最为成熟的外源性示踪法灌注成像技术之一。动态增强磁共振灌注成像又称为磁敏感性对比剂首过团注示踪磁共振成像（dynamic first-pass bolus tracking of susceptibility contrast agent magnetic resonance imaging）。

1988 年，Villringer 等首次报道了脑部顺磁性非弥散性对比剂磁共振血流灌注成像的临床应用。动态增强 MRI 是经静脉团注对比剂后，利用快速扫描序列对受检的组织进行成像。顺磁性对比剂进入受检组织的毛细血管后，会引起血管与周围组织局部一过性磁敏感性的变化。血管内质子的T1 及 T2*弛豫时间缩短。动态测量对比剂首次通过受检组织时引起组织内磁共振信号强度的变化，可以获取组织微血管分布及血流灌注等血液动力学信息。应用于 DCE-MRI 的顺磁性对比剂 Gd-DTPA 是一种细胞外间隙小分子对比剂。在正常成熟的血管内，Gd-DTPA 扩散到细胞外血管外间隙（extracellular extravascular space）的过程非常缓慢。但对肿瘤组织而言，由于其内的新生血管具有高渗透性，能使 Gd-DTPA 快速扩散到细胞外血管外间隙。Gd-DTPA 分布的容量与细胞外血管外间隙基本一致，从而可使 DCE-MRI 准确地反映细胞外血管外间隙的容量、灌注状况和毛细血管通透性的改变，进而揭示肿瘤内的血管生物学特性。目前在 DCE-MRI 中较为常用的序列有自旋回波平面回波序列、梯度回波平面回波序列和自由衰减平面回波序列。Escott 等认为在显示肿瘤边界和范围方面，动态梯度回波图像优于动态自旋回波图像。

DCE-MRI 的评价方法包括回顾法、减影法、感兴趣区法和首过成像法。感兴趣区法既可对病变进行定性分析，又可进行定量分析。这种方法能够估计不同组织的血流动力学改变，显示不同病理组织内对比剂的时间和空间分布。通过测量 1 个或多个感兴趣区的信号强度，可绘制出该区域的信号强度-时间曲线（time-signal intensity curve，SI-Time 曲线）。

DCE-MRI 研究的是病变内的血液动力学变化。病变的强化程度和强化时间主要取决于以下 3 个因素：① 病变的血管化程度；② 病变内血管的通透性；③ 肿瘤与其间质之间的渗透压力差。病变的血管化程度决定了其早期强化程度，即病变的灌注情况；其他两个因素则与病变的后期强化有关。血管化程度高和血流灌注丰富的病变组织在 SI-Time 图上表现为曲线斜率陡峭，峰值出现早；反之，则表现为曲线斜率小，峰值出现晚。虽然头颈部肿瘤的 SI-Time 曲线形态表现多样，但大致可分为 3 型。Ⅰ型：早期快速强化后仍稳定强化或缓慢强化（图 1-3、1-4）；Ⅱ型：早期快速强化后出现平台期（图 1-5）；Ⅲ型：早期快速强化后信号强度随即下降（图 1-6、1-7）。目前普遍认为Ⅰ型曲线多为良性病变，Ⅲ型曲线多为恶性病变，Ⅱ型曲线提示可疑恶性病变。从各型 SI-Time 曲线中，我们可以获得以下定量或半定量信息：峰值增强率（enhancement rate of maximum，Emax）、峰值时间（time of maximum，Tmax，为动态增强后达到最大信号强度所需的时间）、最大强化速率（maximum slope，Slopemax）、强化峰值（peak height，PH）和最

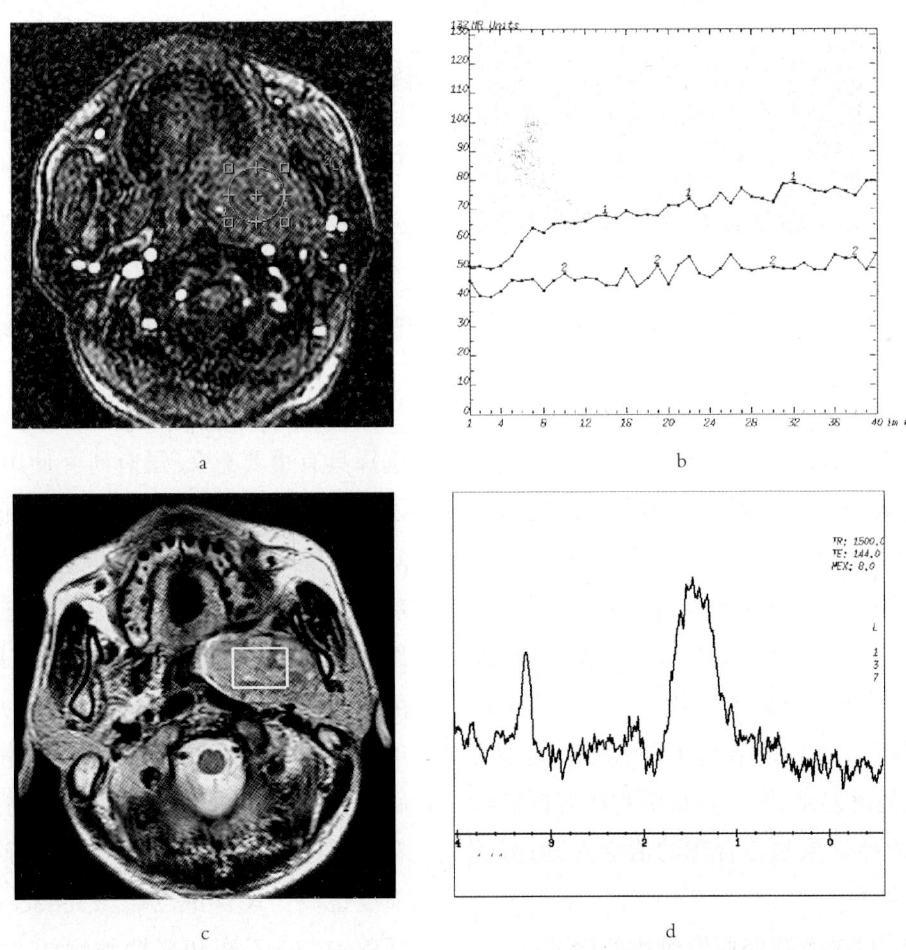

图 1-3　左腮腺深叶多形性腺瘤（pleomorphic adenoma in the left parotid gland）

GRE 横断面图 a 示左腮腺深叶异常肿块信号，边界清晰。SI-Time 曲线图 b 呈Ⅰ型表现。T2WI 波谱定位图 c 示病变呈高信号。¹H-MR 波谱图 d 示病变内有 Lip 波和 Cho 波。

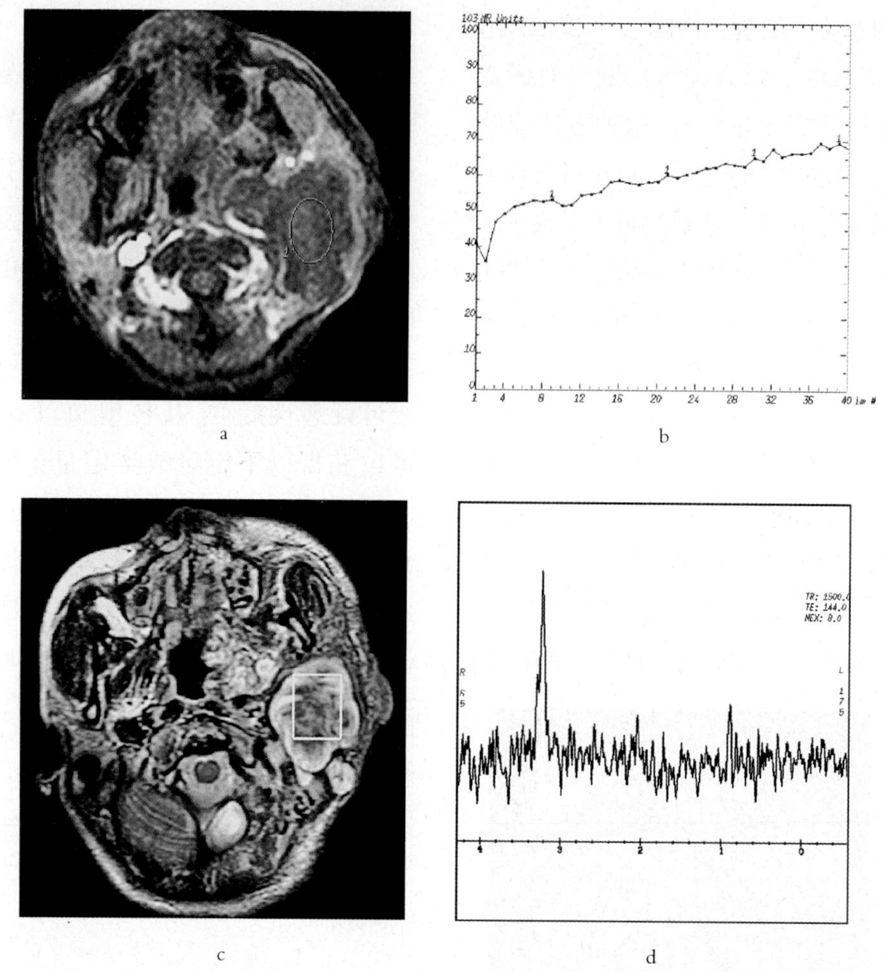

图 1-4　左腮腺和咽旁间隙区神经纤维瘤(neurofibroma in the left parotid gland and parapharyngeal space)

GRE 横断面图 a 示左腮腺和咽旁间隙区异常肿块信号,边界欠清晰。SI Time 曲线图 b 呈Ⅰ型表现。T2WI 波谱定位图 c 示病变呈高信号。^{1}H-MR 波谱图 d 示病变内有 Cho 波。

大增强线性斜率(steepest slope,SSmax,为对比剂首过期的曲线最大斜率)等。斜率代表了对比剂最大强化速率,其由组织的血供和组织灌注决定,而毛细血管的通透性也能起重要作用。这些信息可客观定量或半定量地分析病变组织的血流动态变化、血液供应和灌注情况。根据研究观察,应用 DCE-MRI 可区分头颈部恶性肿瘤与正常组织;鉴别恶性淋巴瘤与其他淋巴结肿大;评价头颈部恶性肿瘤的放疗效果,指导临床制定合理的治疗方案;辨别肿瘤的残留或复发。

DCE-MRI 对颌面颈部原发肿瘤的诊断

恶性淋巴瘤是头颈部仅次于鳞状细胞癌的第二常见恶性肿瘤。准确区分两者对治疗方案的合理选择具有重要意义。虽有研究使用 DCE-MRI 研究了恶性淋巴瘤和鳞状细胞癌的特征,但未在两者之间进行鉴别。Asaumi 等研究显示:头颈部恶性淋巴瘤的 SI-Time 曲线多表现为速升速降型,并认为恶性淋巴瘤的 SI-Time 曲线特征有助于同其他头颈部病变相区别。Asaumi 等还认为应用 DCE-MRI 可鉴别头颈部鳞状细胞癌与恶性淋巴瘤。该作者的研究结果提示头颈部鳞状细胞癌的峰值时间短于恶性淋巴瘤(两者之间有显著差异),且其最高信号强度也高于恶性淋巴瘤。Yabuuchi 等的观察显示:腮腺 Warthin 瘤和恶性肿瘤的 SI-Time 曲线表现相同,均为速升速降型,且两者之间的峰值时间亦无显著差异。两者的特点有助于其同其他腮腺肿

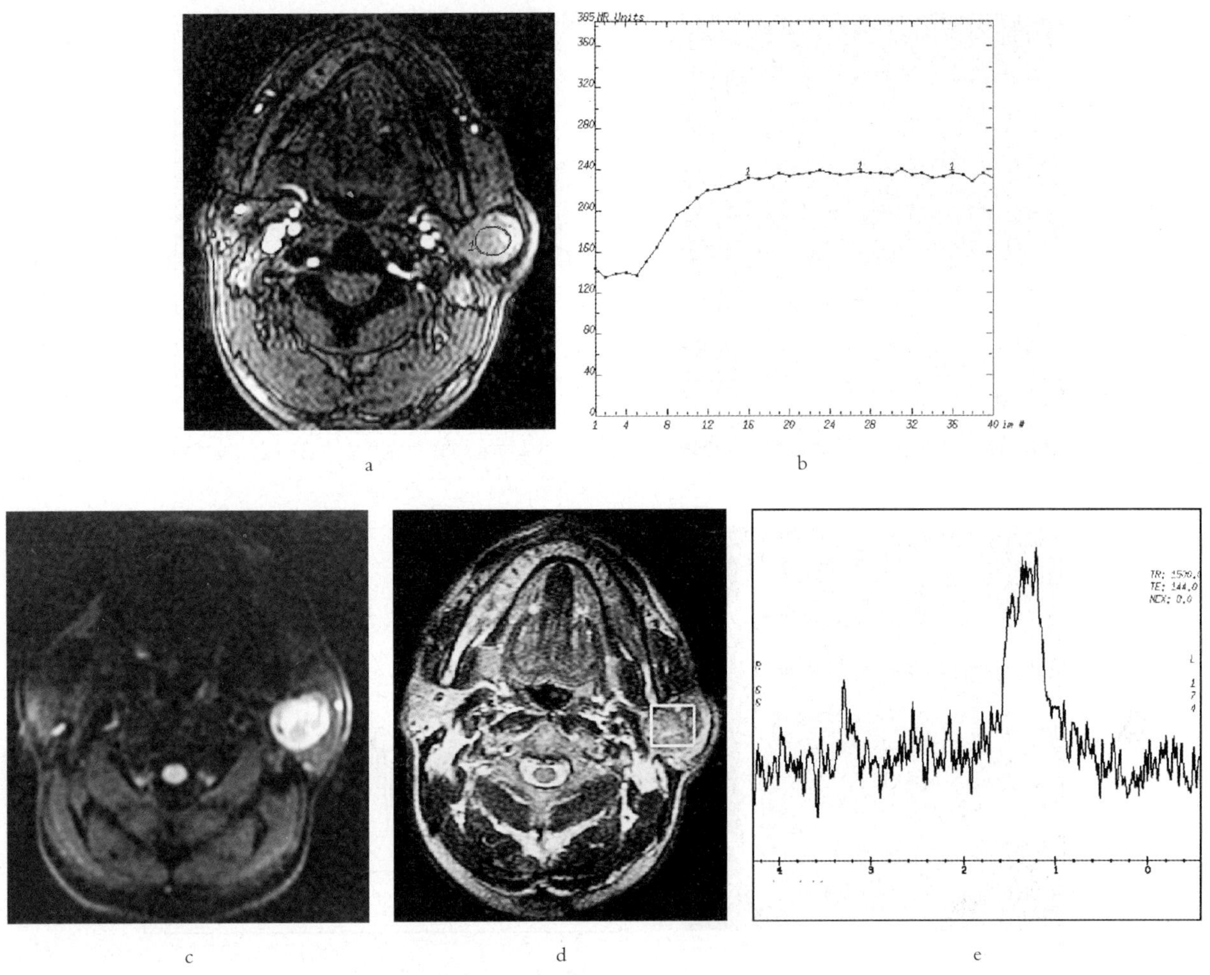

图1-5 左腮腺腺淋巴瘤(Warthin tumor in the left parotid gland)

GRE 横断面图 a 示左腮腺区类圆形病变呈高信号,边界清晰。SI-Time 曲线图 b 呈Ⅱ型表现。DWI 图 c 示病变信号明显增高(高于颈髓)。T2WI 波谱定位图 d 示病变呈混合高信号。¹H-MR 波谱图 e 示病变内有 Lip 波和 Cho 波。

瘤鉴别,但在此两者之间则鉴别困难。

DCE-MRI 对头颈部转移性淋巴结的诊断

常规 CT 和 MRI 检查能用于诊断明显增大,且有密度和信号异常的颈部转移性淋巴结,但对于判断无明显增大或坏死的转移性淋巴结作用有限。Ng 等认为 DCE-MRI 可增加颈部转移性淋巴结的检出率,但不能检出微小的转移灶。Noworolski 和 Nancy 等的研究结果显示:颈部转移性淋巴结具有峰值时间长、最高信号强度低、最大斜率低和对比剂流出缓慢的特点。这些表现与其血管外间隙的空间容量较少相一致。

DCE-MRI 对头颈部肿瘤放化疗效果的评价

肿瘤组织的氧合作用是判断肿瘤细胞对放疗反应的重要指标,同时还可影响化疗药物的输送和效果。有文献报道头颈部肿瘤的氧合作用与放疗后局部肿瘤的控制情况相关。鳞状细胞癌的血管密度亦与肿瘤的治疗效果密切相关。常规 MRI 检查可以根据肿瘤大小和信号变化判断肿瘤的治疗效果,但不能提供血液动力学信息。DCE-MRI 可反映肿瘤的血管数量和通透性。Tomura 等人的 DCE-MRI 研究结果提示:放疗后头颈部恶性肿瘤的最大斜率比与其组织学分级相关,并认为 DCE-MRI 的最大斜率比可反映头颈部恶性肿瘤的放疗效果,且伪彩的最大斜率比图可显示放疗后头颈部恶性肿瘤的血管通透性改变。Hoskin 等对比了头颈部癌放疗前后

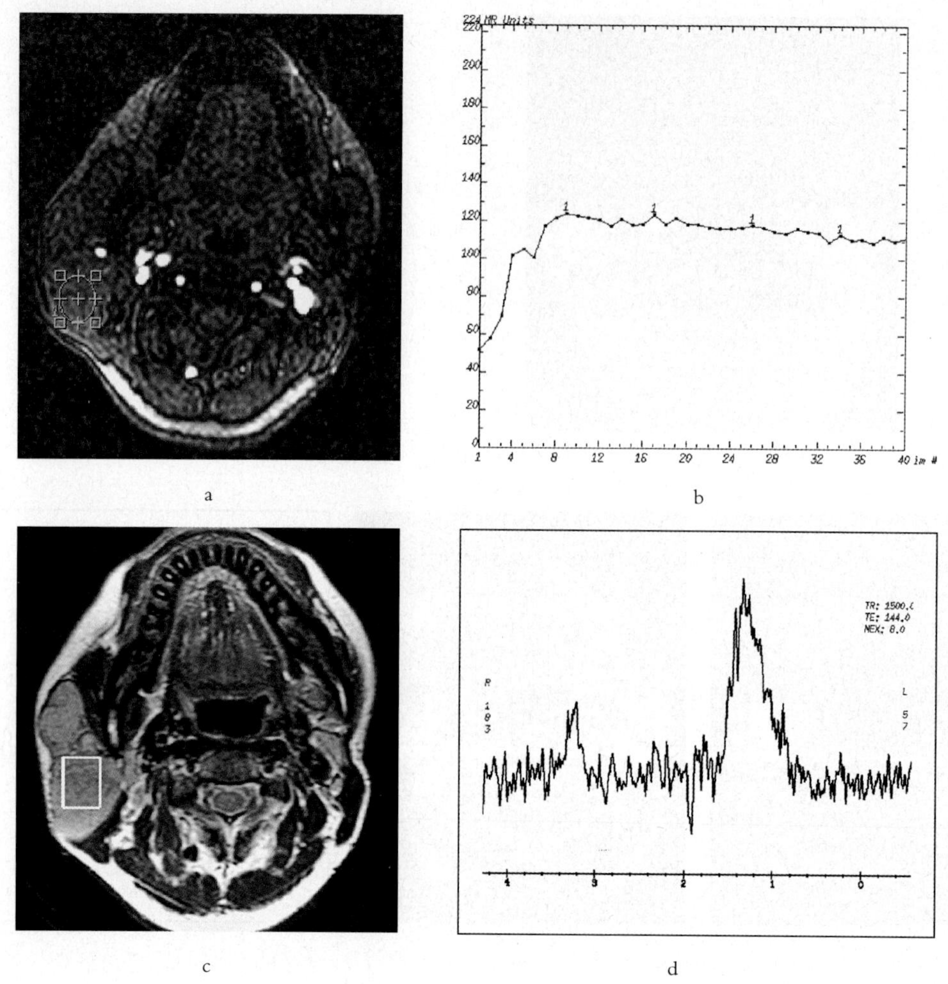

图 1-6 右颈部淋巴结非霍奇金淋巴瘤(non-Hodgkin lymphoma in the lymph nodes of neck)

GRE 横断面图 a 示右颈部区异常肿块信号，边界清晰。SI-Time 曲线图 b 呈Ⅲ型表现。T2WI 波谱定位图 c 示病变呈高信号。[1]H-MR 波谱图 d 示病变内有 Lip 波和 Cho 波。

DCE-MRI 的数据变化后发现：对放疗敏感的肿瘤，其灌注量降低；对放疗不敏感的肿瘤，其灌注量仍较强。Newbold 等认为 DCE-MRI 可提供头颈部恶性肿瘤功能信息，有助于制定有效的放疗方案。Helbig 等认为 DCE-MRI 能获取头颈部肿瘤和淋巴结转移性肿瘤于放化疗前后的微循环变化信息，可作为放化疗的临床预后判断指标。

DCE-MRI 对头颈部肿瘤术后残留或复发的诊断

肿瘤放疗后可发生组织退化和肿瘤纤维化。外科手术后的肿瘤部位可形成肉芽组织，并可演变为纤维疤痕。常规 MRI 检查对鉴别复发性肿瘤和肿瘤纤维化存在一定的困难，因为两者均可表现为 T2WI 上的高信号。研究证实，非肿瘤性炎性反应和水肿在 T2WI 亦为高信号表现。近来，有不少研究证实 DCE-MRI 是区别复发性肿瘤和治疗后纤维化的有效方法。Semiz 等研究了 26 例经手术或/和放疗后头颈部癌的 DCE-MRI 数据。通过随访和活检观察证实，肿瘤复发组和肿瘤阴性组的信号增强比存在显著差异。对此，该作者认为 DCE-MRI 是鉴别头颈部癌复发和治疗后纤维化的有效检查方法。

DCE-MRI 的不足

DCE-MRI 尚存有许多不足。目前应用的 DCE-MRI 还不能达到定量测量的水平，其所采集

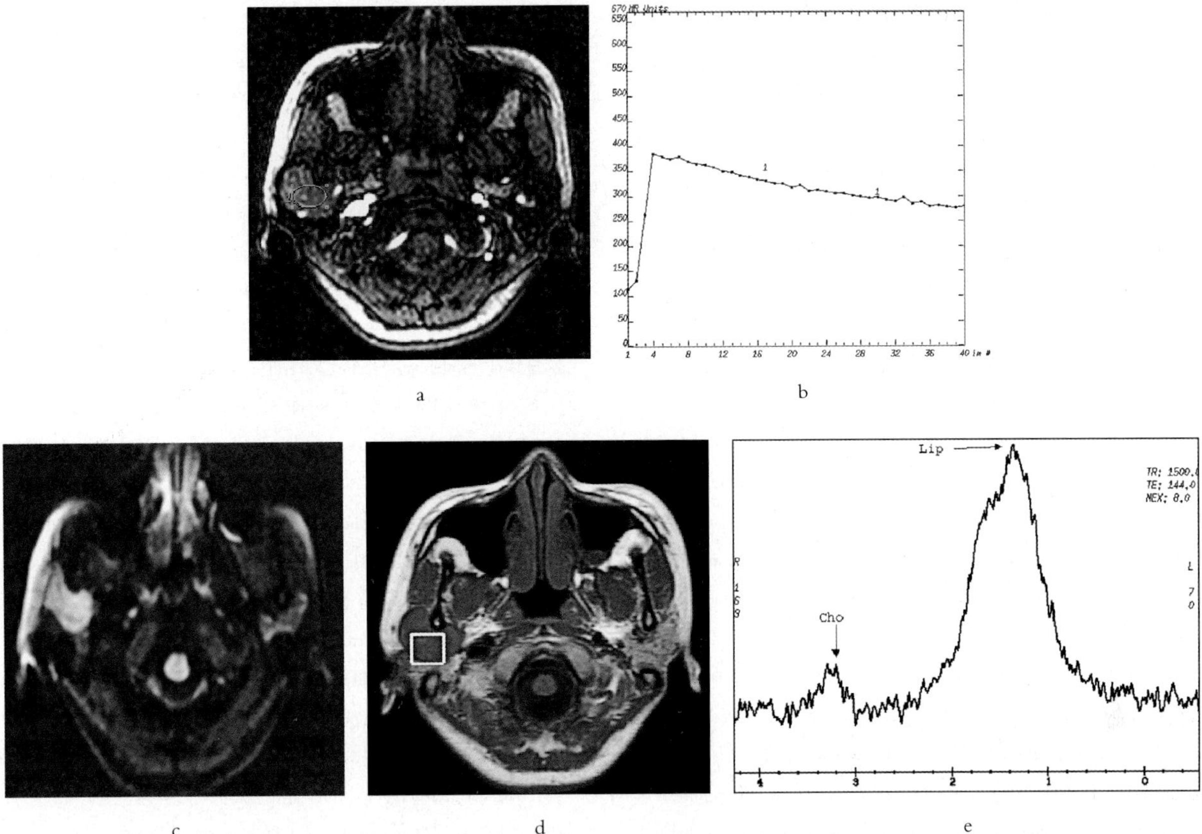

图 1-7 右腮腺恶性血管外皮瘤(malignant haemangiopericytoma in the right parotid gland)

GRE 横断面图 a 示右腮腺类圆形病变呈高信号,边界清晰。SI-Time 曲线图 b 呈Ⅲ型表现。DWI 图 c 示病变信号明显增高(高于颈髓)。T2WI 波谱定位图 d 示病变呈混合高信号。[1]H-MR 波谱图 e 示病变内有 Lip 波和 Cho 波。

的数据受磁场不均一性的影响较大。此外,回波平面成像技术尚难以摆脱顺磁性伪影的影响;对比剂经血管渗漏会导致血液动力学参数出现误差,这些不利因素限制了 DCE-MRI 的应用。

参考文献

1 Villringer A, Rosen BR, Belliveau JW, et al. Dynamic imaging with lanthanide chelates in normal brain: contrast due to magnetic susceptibility efects. Magn Reson Med, 1988, 6: 164-174.

2 Escott EJ, Rao VM, Ko WD, et al. Comparison of dynamic contrast-enhanced gradient-echo and spin-echo sequences in MR of head and neck neoplasms. AJNR Am J Neuroradiol, 1997, 18: 1411-1419.

3 Shah GV, Fischbein NJ, Patel R, et al. Newer MR imaging techniques for head and neck. Magn Reson Imaging Clin N Am, 2003, 11: 449-469.

4 Shah GV, Fischbein NJ, Gandhi D, et al. Dynamic contrast-enhanced MR imaging. Top Magn Reson Imaging, 2004, 15: 71-77.

5 Konouchi H, Asaumi J, Yanagi Y, et al. Evaluation of tumor proliferation using dynamic contrast enhanced-MRI of oral cavity and oropharyngeal squamous cell carcinoma. Oral Oncol, 2003, 39: 290-295.

6 Suenaga S, Indo H, Noikura T. Diagnostic value of dynamic magnetic resonance imaging for salivary gland diseases: a preliminary study. Dentomaxillofac Radiol, 2001, 30: 314-318.

7 Asaumi J, Yanagi Y, Hisatomi M, et al. The value of dynamic contrast-enhanced MRI in diagnosis of malignant lymphoma of the head and neck. Eur J Radiol, 2003, 48: 183-187.

8 Asaumi J, Yanagi Y, Konouchi H, et al. Application of dynamic contrast-enhanced MRI to differentiate malignant lymphoma from squamous cell carcinoma in the head and neck. Oral Oncol, 2004, 40: 579-584.

9 Yabuuchi H, Fukuya T, Tajima T, et al. Salivary gland tumors: diagnostic value of gadolinium-enhanced dynamid MR imaging with histopathologic correlation. Radiology, 2003, 226: 345-354.

10 Som PM. Lymph nodes of the neck. Radiology, 1987, 165: 593-600.

11 Ng SH, Ko SF, Toh CH, et al. Imaging of neck metastases. Chang Gung Med J, 2006, 29: 119-129.

12 Noworolski SM, Fischbein NJ, Kaplan MJ, et al. Challenges in dynamic contrast-enhanced MRI imaging of cervical lymph nodes to detect metastatic disease. J Magn Reson Imaging, 2003, 17: 455-462.

13 Nancy J, Fischbein NJ, Noworolski SM, et al. Assessment of metastatic cervical adenopathy using dynamic contrast-enhanced MR imaging. AJNR Am J Neuroradiol, 2003, 24: 301-311.

14 Trotter MJ, Chaplin DJ, Durand RE, et al. The use of fluorescent probes to identify regions of transient perfusion in murine tumours. Int J Radiat Oncol Biol Phys, 1989, 16: 931-934.

15 Steel GG. Basic clinical radiobiology for radiation oncologists. London: Edwart Arnold, 1993, 81-88.

16 Nordsmark M, Overgaard M, Overgaard J. Pretreat oxygenation predicts radiation response in advanced squamous cell carcinoma of the head and neck. Radiother Oncol, 1996, 41: 31-39.

17 Siracka E, Revesz L, Kovac R, et al. Vascular density in carcinoma of the uterine cervix and its predictive value for radiotherapy. Int J Cancer, 1988, 41: 819-822.

18 Schwickert HC, Stiskal M, Roberts TPL, et al. Contrast-enhanced MR imaging assessment of tumor capillary permeability: effect of irradiation on delivery of chemotherapy. Radiology, 1996, 198: 893-898.

19 Roberts HC, Roberts TPL, Brasch RC, et al. Quantitative measurement of microvascular permeability in human brain tumors achieved using dynamic contrast-enhanced MR imaging: correlation with histologic grade. AJNR Am J Neuroradiol, 2000, 21: 891-899.

20 Boss EA, Massuger LFAG, Pop LAM, et al. Post-radiotherapy contrast enhancement changes in fast dynamic MRI of cervical carcinoma. J Magn Reson Imaging, 2001, 13: 600-606.

21 Tomura N, Omachi K, Sakuma I, et al. Dynamic contrast-enhanced magnetic resonance imaging in radiotherapeutic efficacy in the head and neck tumors. Am J Otolaryngol, 2005, 6: 163-167.

22 Hoskin PJ, Saunders MI, Goodchild K, et al. Dynamic contrast enhanced magnetic resonance scanning as a predictor of response to accelerated radiotherapy for advanced head and neck cancer. Br J Radiol, 1999, 72: 1093-1098.

23 Newbold K, Partridge M, Cook G, et al. Advanced imaging applied to radiotherapy planning in head and neck cancer: a clinical review. Br J Radiol, 2006, 79: 554-561.

24 Helbig M, Schlemmer HP, Lumer M, et al. Dynamic magnetic resonance tomography (dMRT). It's value in advanced head-neck tumors treated with radiochemotherapy. HNO, 2003, 51: 886-892.

25 Cotran RS, Kumar V, Robbins SL. Inflammation and repair. In: Cotran RS, Kumar V, Robbins SL, editors. Robbins pathologic basis of disease, 4th ed. Philadelphia: WB Saunders, 1989: 39-86.

26 Gong QY, Zhu HY, Zheng GL, et al. MRI-T2 values in the differentiation of recurrence and fibrosis after radiation of nasopharyngeal carcinoma. Chin Med J, 1992, 105: 135-138.

27 Chong VF, Fan YF. Detection of recurrent nasopharyngeal carcinoma: MR imaging versus CT. Radiology, 1997, 202: 463-470.

28 Gong QY, Zheng GL, Zhu HY. MRI differentiation of recurrent nasopharyngeal carcinoma from postradiation fibrosis. Comput Med Imaging Graph, 1991, 15: 423-429.

29 Lell M, Baum U, Greess H, et al. Head and neck tumors: imaging recurrent tumorand post-therapeutic changes with CT and MRI. Eur J Radiol, 2000, 33: 239-247.

30 Glazer HS, Lee JK, Levitt RG, et al. Radiation fibrosis: differentiation from recurrent tumor by MR imaging. Radiology, 1985, 156: 721-726.

31 Semiz Oysu A, Ayanoglu E, Kodalli N, et al. Dynamic contrast-enhanced MRI in the differentiation of posttreatment fibrosis from recurrent carcinoma of the head and neck. Clin Imaging, 2005, 29: 307-312.

2. 磁共振弥散加权成像在头颈部肿瘤中的应用

近年来，MR弥散加权成像（diffusion-weighted MR imaging，MR-DWI）的出现，为临床深入了解人体组织的生理和病理信息提供了可能。弥散也称扩散，指水分子的随机运动，即Brownian运动。不同组织内的生物结构及水分子含量不同，其弥散系数亦不同。病理情况下，细胞外间隙和细胞密度的变化可导致组织的弥散系数发生变化，因此可以通过测定组织的弥散系数来推测病变的性质。MR-DWI是研究活体组织中水分子扩散运动的成像方法。表观弥散系数（Apparent diffusion coefficient，ADC）图是直接反映组织中水分子扩散快慢的指标。组织中水分子扩散得快，则ADC值高，反之亦然。

根据Stejiskal-Tanner公式，ADC = Ln（S2/S1）/（b1−b2）。其中，S1与S2是不同扩散系数（b）值条件下的弥散加权像上的信号强度；b值是常数，为成像序列的磁场梯度及时间参数。较大的b值具有较大的弥散权重，对小分子弥散运动的差异性亦越敏感，表现为信号强度的降低。ADC图的信号表现与DWI图像上的信号表现相反。在DWI上，ADC值低的区域呈现为高信号（图1-5）；ADC值高的区域呈现为低信号(图 1-7)。在 ADC 图上,ADC 值高的区域呈现为高信号;ADC 值低的区域呈现为低信号。以下就 MR-DWI 在头颈部肿瘤中的应用现状作简单回顾。

MR-DWI 对涎腺肿瘤的诊断价值

初步研究表明不同的涎腺肿瘤具有不同的 ADC 值。Ikeda 等人的报道提示:腮腺 Warthin 瘤与腮腺恶性肿瘤的 ADC 值有显著差异,前者明显低于后者 ($P<0.01$)。Habermann 等对 45 例腮腺原发性肿瘤(包括 7 种不同类型的肿瘤)研究显示:腮腺内最常见的良性肿瘤 (多形性腺瘤和 Warthin 瘤)与腮腺黏液表皮样癌之间的 ADC 值有显著差异($P<0.001$)。Warthin 瘤的 ADC 值明显低于黏液表皮样癌,后者又明显低于多形性腺瘤。分析原因可能与肿瘤的组织结构有关。Warthin 瘤由肿瘤性上皮和大量淋巴样间质组成,内含充满黏液(如高浓度的蛋白质液)的小囊肿。在 STIR 及 T2WI 上,Warthin 瘤的微小囊肿多不表现为高信号,ADC 值低。大量的细胞间质和小囊肿可导致水分子运动障碍,故腮腺 Warthin 瘤的 ADC 值较腮腺恶性肿瘤低。上述研究者认为可以根据 ADC 值区别腮腺内常见的良性肿瘤和恶性肿瘤。

与上述观点不同,Matsushima 等认为 ADC 值不能用于鉴别涎腺良性肿瘤和恶性肿瘤。通过对 32 例涎腺肿瘤(良性 17 例,恶性 15 例)ADC 值的比较,该研究者发现良性肿瘤和恶性肿瘤之间的 ADC 值并无显著差异($P>0.05$)。但该作者却发现细胞外基质的含量与肿瘤的 ADC 值有相关性。Maeda 等对全身软组织肿瘤的 MR-DWI 研究结果也与 Matsushima 等相同,即认为细胞外黏液基质对良性肿瘤和恶性肿瘤的 ADC 值有一定的影响。涎腺肿瘤病理类型多样,各肿瘤的 ADC 值可受多种因素影响,如肿瘤细胞类型、肿瘤的液化坏死和细胞外基质成分等。采用 MR-DWI 技术对涎腺肿瘤进行无病理分型的分析可能会导致阴性结果。例如,许多研究认为虽然大多数涎腺恶性肿瘤的 ADC 值较良性肿瘤低,但腮腺 Warthin 瘤可能是例外。

MR-DWI 对头颈部良性和恶性病变的诊断与鉴别诊断

有报道指出不同性质的头颈部肿瘤性病变在弥散加权平面回波成像中特点各异。具体表现为:① MR-DWI 能区分不同类型的良性肿瘤和恶性肿瘤;② 能鉴别头颈部良性和恶性肿瘤中的坏死组织;③ 能在头颈部恶性肿瘤之间作出区别;④ 能区别脓肿和肿瘤组织。Wang 等对颈部肿瘤的观察显示:颈部恶性淋巴瘤、鳞状细胞癌或腺癌、良性实性肿瘤和良性囊性肿瘤的平均 ADC 值呈依次升高表现,并且认为当所测肿瘤的 ADC 值小于 1.22×10^{-3} mm^2/s 时,应该考虑有恶变的可能。应用此标准诊断的准确性、敏感性和特异性分别为 86%、84%和 91%。在上述 4 种类型的肿瘤中,良性囊性肿瘤的 ADC 值最高。White 等对鼻腔、鼻窦和颅底良性和恶性肿瘤的观察显示:恶性肿瘤的 ADC 值较良性肿瘤低,且 ADC 值与肿瘤的细胞性呈负相关。肿瘤内的坏死组织是影响 ADC 值变化的主要原因之一。通常,坏死性肿瘤的 ADC 值呈升高表现。Koc 等人的观察显示:MR-DWI 上,脓肿及坏死性淋巴结炎表现为高信号,而坏死性肿瘤和转移性坏死性淋巴结表现为低信号。从而提示 MR-DWI 可作为一种鉴别头颈部肿瘤坏死性病变与炎症坏死性病变的有效方法。Wang 等认为一些分化程度低的鳞状细胞癌和腺癌的 ADC 值与恶性淋巴瘤相近。Sumi 等亦指出:低分化鳞状细胞癌的 ADC 值较高分化者低,但与淋巴瘤相近。近来,Maeda 等人的数据显示:ADC 值与鳞状细胞癌的分化程度无关;头颈部鳞状细胞癌的 ADC 值明显高于恶性淋巴瘤,当所测肿瘤的 ADC 值小于 0.76×10^{-3} mm^2/s 时,诊断恶性淋巴瘤的准确率可达 98%;与鳞状细胞癌和腺癌相比,头颈部淋巴瘤累及海绵窦者的 ADC 值相对较低。此外,有报道指出,当口腔颌面部蜂窝织炎形成脓肿时,其 ADC

值明显下降。上述结果虽有相互矛盾之处，但总体上均认为 MR-DWI 对头颈部良、恶性病变的诊断与鉴别诊断具有潜在的应用价值。

颈部淋巴结病变的 MR-DWI 研究

初步研究报道显示：颈部良、恶性淋巴结疾病的 ADC 值之间存在差异。张谮等指出：DWI能较常规 MRI 更敏感地显示淋巴结异常，且颈部转移性淋巴结的 ADC 值明显低于正常淋巴结。刘妍等指出：淋巴结恶性疾病的 ADC 值低于反应增生性淋巴结。国外研究者的报道也显示，颈部转移性淋巴结与淋巴瘤的 ADC 值均较良性淋巴结低。但亦有研究显示：颈部转移性淋巴结、良性淋巴结疾病和淋巴瘤的 ADC 值呈依次降低改变，且高分化转移性淋巴结的 ADC 值较低分化者高。上述结果的差异可能与转移性淋巴结内的坏死组织存在与否有关。本文作者认为 MR-DWI 是一种显示颈部淋巴结疾病的良好方法，但其对良、恶性淋巴结疾病的鉴别目前尚缺乏统一的认识，有待于进一步深入的研究。

MR-DWI 对头颈部肿瘤术后复发的诊断

研究显示 MR-DWI 可用于区别头颈部肿瘤治疗后的复发和反应性改变。Abdel 等研究显示，肿瘤术后残留或复发区域的 ADC 值较放疗后改变者低。当阈值设为 1.30×10^{-3} mm^2/s 时，诊断肿瘤术后复发的准确性、敏感性和特异性分别为 84%、87%和 90%。另有报道显示，喉癌放疗后复发区域的 ADC 值较周围组织低。MR-DWI 上，病变呈不均匀高信号改变。以上结果提示 ADC 值的测定有望成为评价头颈部肿瘤术后改变的新方法。

参 考 文 献

1 Bammer R. Basic principles of Diffusion-weighted imaging. Eur J Radiol, 2003, 45: 169-184.

2 Stejskal EO, Tanner JE. Spin diffusion measurements: spin echoes in the presence of a time dependent field gradient. Chemic Physics, 1965, 42: 288-292.

3 Ikeda M, Motoori K, Hanazawa T, et al. Warthin Tumor of the Parotid Gland: Diagnostic Value of MR imaging with Histopathologic Correlation. AJNR Am J Neuroradiol, 2004, 25: 1256-1262.

4 Motoori K, Iida Y, Nagai Y, et al. MR Imaging of Salivary Duct Carcinoma. AJNR Am J Neuroradiol, 2005, 26: 1201-1206.

5 Wang J, Takashima S, Takayama F, et al. Head and neck lesions: characterization with diffusion-weighted echo-planar MR imaging. Radiology, 2001, 220: 621-630.

6 Habermann CR, Gossrau P, Graessner J, et al. Diffusion-weighted echo-planar MRI: a valuable tool for differentiating primary parotid gland tumors? Rofo, 2005, 177: 940-945.

7 Matsushima N, Maeda M, Takamura M, et al. Apparent diffusion coefficients of benign and malignant salivary gland tumors. Comparison to histopathological findings. J Neuroradiol, 2007, 34: 183-189.

8 Wang J, Takashima S, Takayama F, et al. Head and neck lesions: characterization with diffusion-weighted echo-planar MR imaging. Radiology, 2001, 220: 621-630.

9 White ML, Zhang Y, Robinson RA. Evaluating tumors and tumorlike lesions of the nasal cavity, the paranasal sinuses, and the adjacent skull base with diffusion-weighted MRI. J Comput Assist Tomogr, 2006, 30: 490-495.

10 Koc O, Paksoy Y, Erayman I, et al. Role of diffusion weighted MR in the discrimination diagnosis of the cystic and/or necrotic head and neck lesions. Eur J Radiol, 2007, 62: 205-213.

11 Sumi M, Sakihama N, Sumi T, et al. Discrimination of metastatic cervical lymph nodes with diffusion-weighted MR imaging in patients with head and neck cancer. AJNR Am J Neuroradiol, 2003, 24: 1627-1634.

12 Maeda M, Kato H, Sakuma H, et al. Usefulness of the apparent diffusion coefficient in line scan diffusion-weighted imaging for distinguishing between squamous cell carcinomas and malignant lymphomous of the head and neck. AJNR Am J Neuroradiol, 2005, 26: 1186-1192.

13 Maeda M, Maier SE, Sakuma H, et al. Apparent diffusion coefficient in malignant lymphoma and carcinoma involving cavernous sinus evaluated by line scan diffusion-weighted imaging. J Magn Reson Imaging, 2006, 24: 543-548.

14 Kito S, Morimoto Y, Tanaka T, et al. Utility of diffusion-weighted images using fast asymmetric spin-echo sequences for detection of abscess formation in the head and neck region. Oral Surg Oral Med Oral Pathol Oral Radiol Endod, 2006, 101: 231-238.

15 张谮，梁碧玲，高立等.颈部淋巴结的 MR 扩散加权成像.临床放射学杂志，2007，26：244-247.

16 刘妍，夏黎明，邹明丽等.磁共振扩散加权成像在颈部淋巴结病变中的应用.医学影像学杂志，2006，16：963-965.

17 Abdel Razek AA, Soliman NY, Elkhamary S, et al. Role of diffusion-weighted MR imaging in cervical lymphadenopathy. Eur Radiol, 2006, 16:

1468–1477.

18 Sumi M, Van Cauteren M, Nakamura T. MR microimaging of benign and malignant nodes in the neck. AJR Am J Roentgenol, 2006, 186: 749–757.

19 Abdel Razek AA, Kandeel AY, Soliman N, et al. Role of diffusion-weighted echo-planar MR imaging in differentiation of residual or recurrent head and neck tumors and posttreatment changes. AJNR Am J Neuroradiol, 2007, 28: 1146–1152.

20 Vandecaveye V, de Keyzer F, Vander Poorten V, et al. Evaluation of the larynx for tumour recurrence by diffusion-weighted MRI after radiotherapy: initial experience in four cases. Br J Radiol, 2006, 79: 681–687.

3. 磁共振波谱成像在头颈部肿瘤中的应用

作为一种能无创地检查人体内部代谢物的方法，磁共振波谱（Magnetic Resonance Spectroscopy, MRS）技术正逐渐成熟地应用于人体疾病的诊断、疾病治疗后的效果预测和监测。将 MRS 技术应用于头颈部肿瘤性病变的评价始于 20 世纪 80 年代末。迄今为止，应用 MRS 评价头颈部肿瘤的质子频谱主要有磷（^{31}P）谱和氢（^{1}H）谱两种。其中，因 ^{1}H 谱有较高的信噪比和较短的检查时间已在临床上获得了广泛的应用。本文将就目前 ^{31}P-MRS 和 ^{1}H-MRS 在头颈部肿瘤性病变中的应用进展作简单叙述。

^{31}P-MRS 在头颈部肿瘤中的研究和应用

20 世纪 80 年代末，陆续有研究采用 ^{31}P-MRS 技术评价头颈部恶性肿瘤。这些研究关注的焦点主要有：① 头颈部恶性肿瘤内的磷代谢产物与其周围肌肉组织之间是否存在差异；② 放射治疗后，头颈部恶性肿瘤内的磷代谢产物浓度是否会发生变化。尽管各初步研究的结果并没有取得完全一致，但对 ^{31}P-MRS 评价头颈部恶性肿瘤的作用多已予以肯定。

多数研究结果显示头颈部恶性肿瘤中的代谢物磷酸一酯酶（phosphomonoester, PME）、磷酸二酯酶（phosphodiesters, PDE）和无机磷酸盐（inorganic phosphate, Pi）均明显高于正常人组的肌肉组织或病变对侧的肌肉组织。恶性肿瘤的 pH 值表现为弱碱性。采用半定量方法评价头颈部恶性肿瘤也提示病变内的 PME、PDE 和 Pi 各自与 ATP（adenosine triphosphate, 三磷酸腺苷）之比均高于肌肉组织，而磷酸肌酸（phosphocreatine, PCr）与 ATP 之比却低于正常肌肉组织。进一步分析还发现，在大多数头颈部恶性肿瘤中，PME 浓度高于 PDE。对此，有人认为肿瘤的生长以 PME 的浓度升高为特征。Karczmar 等观察还发现头颈部淋巴瘤的 PME/ATP 值高于其他恶性肿瘤。恶性肿瘤内的坏死组织可表现为 Pi 的明显升高。

部分研究认为可以采用 ^{31}P-MRS 技术评价头颈部肿瘤对放射治疗后的反应；监测和预测其治疗效果，但观察结果却稍显差异，有些情况还较为复杂，难以给出合理的解释。首先，多数 ^{31}P-MRS 观察结果提示：对放射治疗有完全反应的恶性肿瘤，其内 PME/ATP、PDE/ATP 和 Pi/ATP 比值均有明显降低；而对放疗有部分反应或无反应者，其病变内的 PME/ATP 和 PDE/ATP 比值或有轻度下降，或与治疗前比值相接近。少数对放射治疗不敏感的恶性肿瘤（如腺癌和 Ewing 肉瘤），病变内的 PME/ATP 比值还可上升。Vogl 等还观察到 1 例鳞状细胞癌表现为 Pi 降低和 PDE 上升。Karczmar 等也认为头颈部恶性肿瘤放疗过程中大小的变化并不总是与其内部的 PME/ATP 比值变化相平行。

^{1}H-MRS 在头颈部肿瘤中的研究和应用

近年来发表的研究报道显示，^{1}H-MRS 已成功地应用于脑、头颈部、乳腺、前列腺、骨和软组织肿瘤的临床评价。有些研究甚至还涉及肿瘤治疗后的复发、疗效的监测和预后评价。由于受早期技术条件限制和头颈部解剖结构复杂性的影响，^{1}H-MRS 技术在相当一段时间内未获得临床研究和应用的关注。近年来，随着各种硬件和软件技术的改进，^{1}H-MRS 的临床研究和应用也渐趋活跃。

简单回顾应用 ^{1}H-MRS 评价头颈部肿瘤性病变的历史，我们可以发现其临床研究和应用大致经历了从离体到活体的过程。早期研究主要以离体肿瘤标本为主要关注对象。但比较离体肿瘤标本和活体肿瘤的 ^{1}H-MRS 检查后发现，两种方法所测得的肿瘤代谢物浓度有所不同，前者低于后者。近 10 年来，众多研究者已将关注重点从离体标本转向活体，以使该技术的应用更接近和适宜于临床实际状况。从已发表的文献中可以看出，^{1}H-MRS 检查技术已用于以下头颈部肿瘤性病变的评价：鼻咽癌、舌和颈淋巴结转移性鳞状细胞癌、腮腺肿瘤、甲状腺肿瘤、恶性淋巴瘤头颈部间叶组织肉瘤、颌面颈部良性肿瘤和瘤样病变等。

能通过 ^{1}H-MRS 检查显示或被标记的代谢物主要有胆碱（choline，Cho）、脂质（lipid，Lip）、肌酸（creatine，Cr）和乳酸（Lactate，Lac）等。这些代谢物被标记的位置分别在 3.2 ppm（Cho）、0.9~1.5 ppm（Lip）、3.0 ppm（Cr）和 1.2 ppm（Lac）。在这些肿瘤代谢物中，Cho 是肿瘤细胞膜上磷脂代谢的产物，其浓度的上升常提示细胞膜磷脂合成的增加和细胞增生的活跃；Cr 是参与体内能量代谢的产物，因含量相对稳定而常被视为内参照体；Lac 是糖酵解的终产物，其浓度上升常为病变内缺氧或无氧的标志，提示其内有液化或坏死组织存在；Lip 即可存在于大多数头颈部肿瘤性病变中，又可广泛分布于颌面颈部的正常组织，如大涎腺、颌面颈部肌肉组织和软组织间隙。

目前临床研究中常用的 ^{1}H-MRS 空间定位技术是点分辨波谱法（point resolved spectroscopy，PRESS）和激励回波获取法（stimulated echo acquisition mode，STEAM）。前者可供选择的回波时间（echo time，TE）有长 TE（>135~288 ms）和短 TE（30~35 ms）之分；后者则只有短 TE 序列可供选用，故前者较后者有更广泛的使用。根据作者的比较和观察，在显示病变内 Cho 代谢物时，长 TE 序列较短 TE 序列更敏感；而在表达病变内 Lip 代谢物时，短 TE 序列较长 TE 序列更敏感。

使用 ^{1}H-MRS 能达到测量头颈部肿瘤性病变中各代谢物浓度的目的。早期评价多采用直观法判断肿瘤内代谢物的存在与否。以后又采用测量代谢物波峰高度和峰下面积的方法确定其浓度。目前较多使用的是半定量检测法，即将所测肿瘤内代谢物的峰下面积或峰高与肿瘤内部相对稳定的对象（如 Cr、水或噪声等）进行比值计算。其主要评价标准有 Cho/Cr，Cho/Water 和 Cho/Noise。尽管在多数 ^{1}H-MRS 的研究中最常使用的半定量标准是 Cho/Cr，但该标准在评价活体头颈部肿瘤性病变时尚存在一定的局限性。根据部分研究者的观察，近 50% 或不足 50% 的活体头颈部肿瘤内部可以没有 Cr 波显示，故能用 Cho/Cr 评价的头颈部肿瘤性病变也不足 50%。这在一定程度上限制了 ^{1}H-MRS 的临床应用。为此，有研究者尝试用 Cho/Water 和 Cho/Noise 等标准评价肿瘤性病变。采用 Cho/Cr 为评价标准时，一般认为其比值大于 2 时有诊断意义。

与 ^{31}P-MRS 研究所关注的内容基本相同，^{1}H-MRS 重点关注的问题主要为：① 明确头颈部肿瘤性病变内的代谢物是否与正常组织之间存在差异；② 各肿瘤性病变之间的代谢物浓度是否存在差异；③ 明确 ^{1}H-MRS 能否帮助鉴别肿瘤的术后复发、肿瘤放射治疗后的效果和肿瘤预后评价。

根据观察，现已基本证明正常头颈部组织中基本不含有 Cho 代谢物；大多数含有液体的头颈部肿瘤性病变内部也基本不含 Cho，或含有浓度较低的 Cho，如囊肿性病变（图 1-8）、脉管瘤或脉管畸形等（图 1-9）；而大多数头颈部实质性肿瘤性病变中可含有浓度不等 Cho 代谢物。这些实质性肿瘤性病变主要有鳞状细胞癌（图 1-10）、恶性淋巴瘤（图 1-6）、部分涎腺上皮性肿瘤（如腺样囊性癌、黏液表皮样癌、恶性混合瘤、Warthin 瘤

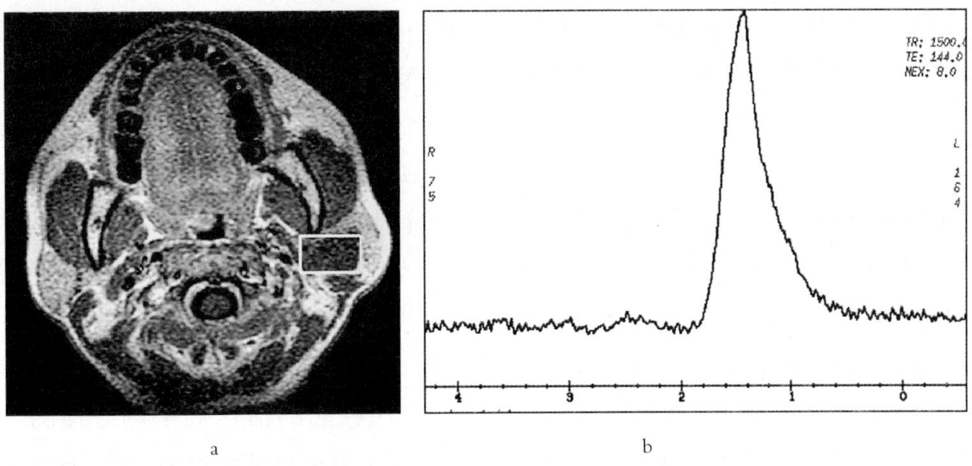

a　　b

图 1-8　左腮腺区第一鳃裂囊肿(first branchial cleft cyst in the left parotid gland)

T1WI 波谱定位图 a 示病变呈低信号。[1]H-MR 波谱图 b 示病变内仅有 Lip 波。

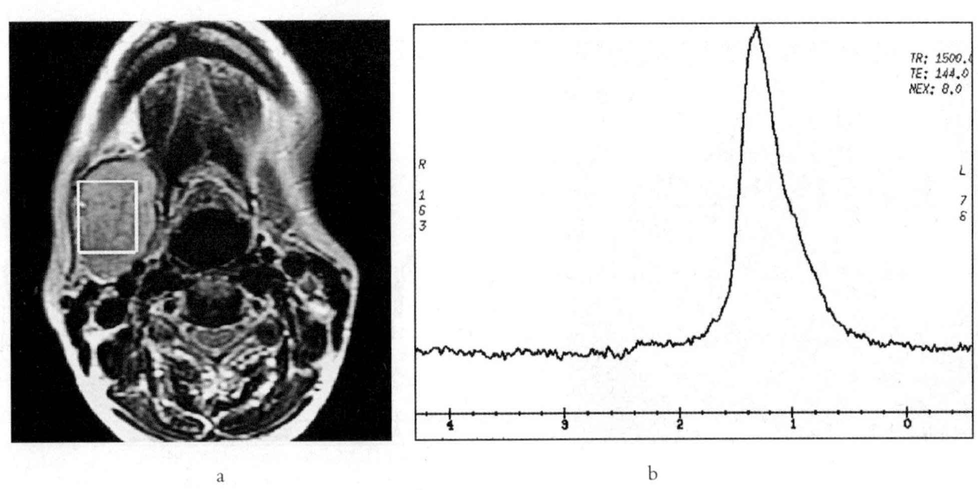

a　　b

图 1-9　右下颌下区静脉性血管畸形(venous malformation in the right submandibuler space)

T2WI 波谱定位图 a 示病变呈高信号。[1]H-MR 波谱图 b 示病变内有 Lip 波。

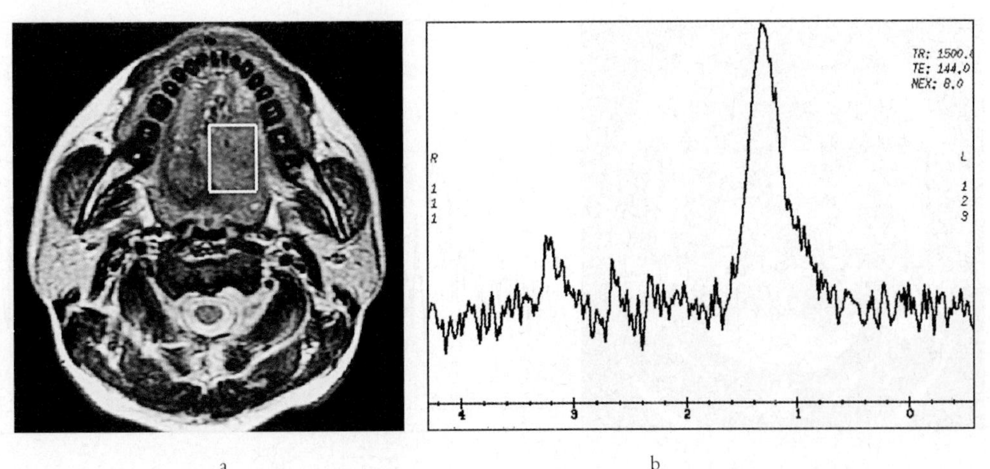

a　　b

图 1-10　左舌鳞状细胞癌(squamous cell carcinoma in the left tongue)

T2WI 波谱定位图 a 示病变呈高信号。[1]H-MR 波谱图 b 示病变内有 Lip 波和 Cho 波。

和多形性腺瘤等)(图 1-3、1-5、1-11)、间叶组织肉瘤(图 1-7)和神经源性肿瘤,如神经鞘瘤(图 1-12)、神经纤维瘤(图 1-4)和副神经节瘤等。

以 Cho/Cr 为标准的半定量分析结果进一步提示:① 所有头颈部肿瘤性病变的 Cho/Cr 比值均明显高于正常肌肉组织和腺体组织; ② 部分良性肿瘤 (神经鞘瘤、Warthin 瘤和多形性腺瘤)的 Cho/Cr 比值高于恶性肿瘤;③ 颈部转移性淋巴结的 Cho/Cr 比值高于颈部良性淋巴结增生;④ 鼻咽癌转移性淋巴结的 Cho/Cr 高于其原发性肿瘤。在头颈部各良性肿瘤之间和各恶性肿瘤之间,其 Cho/Cr 和 Cho/Water 的比值也可存在差异。King 等人的观察结果显示恶性淋巴瘤的 Cho/Cr 和 Cho/Water 比值最高,以下依次为未分化癌和鳞状细胞癌。同样,腮腺良性肿瘤 Cho/Cr 的比值差异也分别见于 Warthin 瘤和多形性腺瘤。

和 ^{31}P-MRS 一样,^{1}H-MRS 也能通过检测 Cho 代谢物的存在与否来判断恶性肿瘤的残留和复发。此外部分研究还表明,^{1}H-MRS 检查能对头颈部恶性肿瘤的治疗效果进行预测。Bezabeh 等以 Cho/Cr 为标准回顾性地分析了治疗后失败的头颈部鳞状细胞癌标本, 结果显示当标本的 Cho/Cr 比值大于 2 时, 其预测治疗失败的敏感性为 83%;

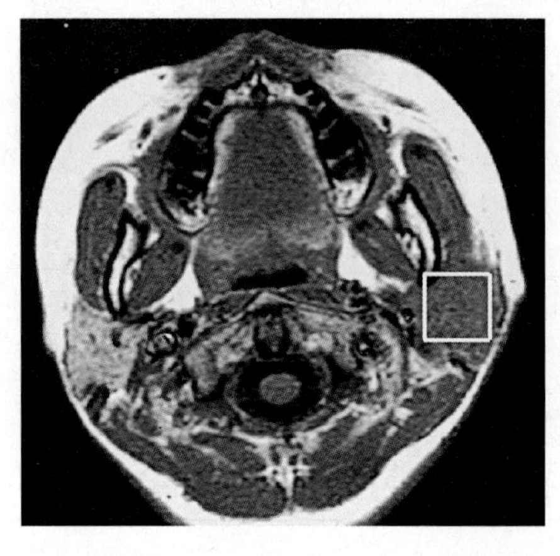

a

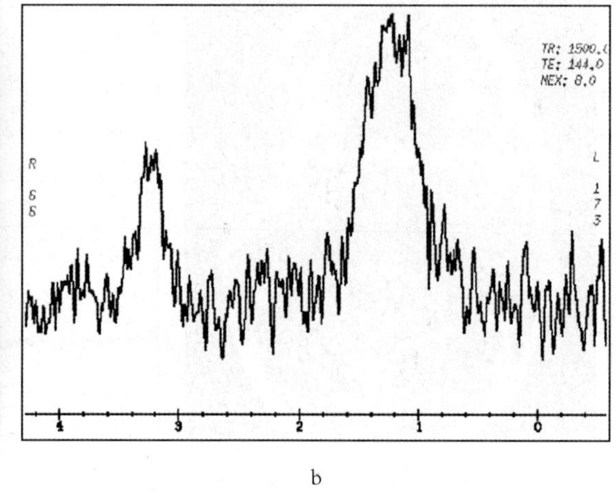

b

图 1-11 左腮腺黏液表皮样癌(mucoepidermoid carcinoma in the left parotid gland)

T1WI 波谱定位图 a 示病变呈中等信号。^{1}H-MR 波谱图 b 示病变内有 Lip 波和 Cho 波。

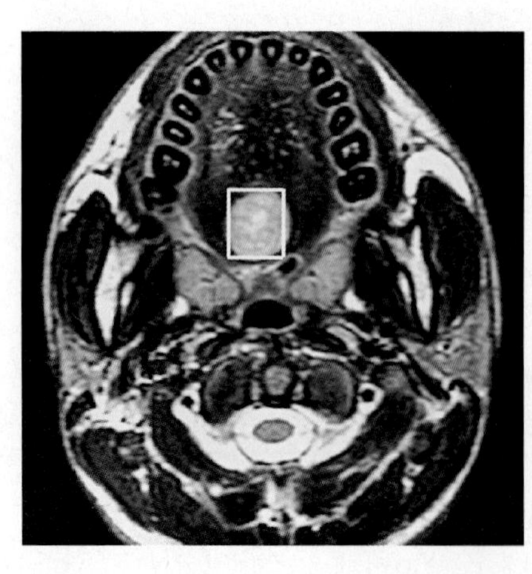

a

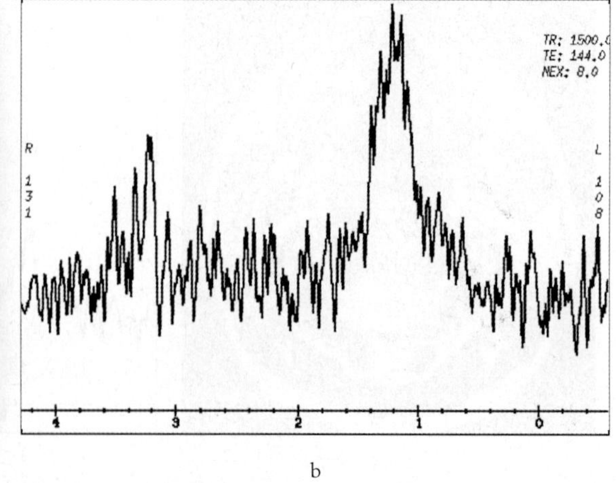

b

图 1-12 舌根部神经鞘瘤(schwannoma in the base of tongue)

T2WI 波谱定位图 a 示病变呈高信号。^{1}H-MR 波谱图 b 示病变内有 Lip 波和 Cho 波。

特异性为 82%。进而提示 ^{1}H-MRS 具有早期预测头颈部鳞状细胞癌的生物学行为和对治疗反应的作用。

虽然 ^{1}H-MRS 技术已在头颈部肿瘤的评价中具有一定的价值,但在实际应用中其还存在以下不足。首先是匀场问题。由于头颈部结构十分复杂,组织的均一性差(可含有大量的空气、丰富的骨皮质和脂肪),欲取得理想的匀场是十分困难的。然而高质量的匀场对获得准确的肿瘤内代谢信息十分关键。其次是组织器官的运动问题。^{1}H-MRS 检查过程中运动的发生可导致其检查失败。对头颈部而言这些运动主要有呼吸运动、吞咽运动、舌和软腭的运动等。第三是感兴趣区的设置问题。过小的感兴趣区体积设置能直接导致 ^{1}H-MRS 的失败。根据作者的经验,应用于颌面颈部病变检测的感兴趣区体积不应小于 3 cm^3。

总之,MRS 作为一种较新的功能成像技术,能在分子代谢水平上为临床提供头颈部肿瘤的本质信息。相信随着该技术的不断发展和临床检查经验的不断积累,MRS 可以在头颈部肿瘤的诊断和鉴别诊断、肿瘤复发和残留的判断,以及肿瘤疗效的预测上能发挥更多的作用。

参考文献

1 Mafee MF, Barany M, Gotsis ED, et al. Potential use of in vivo proton spectroscopy for head and neck lesions. Radiol Clin North Am, 1989, 27: 243-254.

2 Dawson DE, Sekhar V, Pearson G, et al. Nuclear magnetic resonance spectroscopy of plasma for the detection of head and neck cancer. Am J Otolaryngol, 1989, 10: 244-249.

3 Chow JM, Gotsis ED, Jarc M, et al. Proton nuclear magnetic resonance spectroscopy of plasma lipoproteins in head and neck cancer patients. Am J Otolaryngol, 1990, 11: 332-338.

4 Scher RL, Ropka ME, Neal DA, et al. NMR spectroscopy evaluation of plasma "oncolipids" in head and neck cancer. Otolaryngol Head Neck Surg, 1990, 102: 34-40.

5 Ng TC, Majors AW, Vijayakumar S, et al. Human neoplasm pH and response to radiation therapy: P-31 MR spectroscopy studies in situ. Radiology, 1989, 170: 875-878.

6 Vogl T, Peer F, Schedel H, et al. ^{31}P-spectroscopy of head and neck tumors-surface coil technique. Magn Reson Imaging, 1989, 7: 425-435.

7 McKenna WG, Lenkinski RE, Hendrix RA, et al. The use of magnetic resonance imaging and spectroscopy in the assessment of patients with head and neck and other superficial human malignancies. Cancer, 1989, 64: 2069-2075.

8 Hendrix RA, Lenkinski RE, Vogele K, et al. ^{31}P localized magnetic resonance spectroscopy of head and neck tumors-preliminary findings. Otolaryngol Head Neck Surg, 1990, 103: 775-783.

9 Karczmar GS, Meyerhoff DJ, Boska MD, et al. P-31 spectroscopy study of response of superficial human tumors to therapy. Radiology, 1991, 179: 149-153.

10 Maldonado X, Alonso J, Giralt J, et al. 31Phosphorus magnetic resonance spectroscopy in the assessment of head and neck tumors. Int J Radiat Oncol Biol Phys, 1998, 40: 309-312 .

11 Shukla-Dave A, Poptani H, Loevner LA, et al. Prediction of treatment response of head and neck cancers with P-31 MR spectroscopy from pretreatment relative phosphomonoester levels. Acad Radiol, 2002, 9: 688-694.

12 Mukherji SK, Schiro S, Castillo M, et al. Proton MR spectroscopy of squamous cell carcinoma of the upper aerodigestive tract: in vitro characteristics. AJNR Am J Neuroradiol, 1996, 17: 1485-1490.

13 Mukherji SK, Schiro S, Castillo M, et al. Proton MR spectroscopy of squamous cell carcinoma of the extracranial head and neck: in vitro and in vivo studies. AJNR Am J Neuroradiol, 1997, 18: 1057-1072.

14 Gerstle RJ, Aylward SR, Kromhout-Schiro S, et al. The role of neural networks in improving the accuracy of MR spectroscopy for the diagnosis of head and neck squamous cell carcinoma. AJNR Am J Neuroradiol, 2000, 21: 1133-1138.

15 Maheshwari SR, Mukherji SK, Neelon B, Schiro S, Fatterpekar GM, Stone JA, et al. The choline/creatine ratio in five benign neoplasms: comparison with squamous cell carcinoma by use of in vitro MR spectroscopy. Am J Neuroradiol, 2000, 21: 1930-1935.

16 El-Sayed S, Bezabeh T, Odlum O, et al. An ex vivo study exploring the diagnostic potential of ^{1}H magnetic resonance spectroscopy in squamous cell carcinoma of the head and neck region. Head Neck, 2002, 24: 766-772.

17 King AD, Yeung DKW, Ahuja AT, et al. In vivo proton MR spectroscopy of primary and nodal nasopharyngeal carcinoma. AJNR Am J Neuroradiol, 2004, 25: 484-490.

18 King AD, Yeung DKW, Ahuja AT, et al. Human cervical lymphadenopathy: evaluation with in vivo ^{1}H-MRS at 1.5 T. Clinical Radiol, 2005, 60: 592-598.

19 Bisdas S, Baghi M, Huebner F, et al. In vivo proton MR spectroscopy of

primary tumours, nodal and recurrent disease of the extracranial head and neck. Eur Radiol, 2007, 17: 251–257.

20 Yu Q, Yang J, Wang P, et al. Preliminary assessment of benign maxillofacial and neck lesions with in vivo single-voxel ^{1}H magnetic resonance spectroscopy. Oral Surg Oral Med Oral Pathol Oral Radiol Endod, 2007, 104: 264–270.

21 余强,王平仲,石慧敏等.口腔颌面部恶性肿瘤单体素氢质子磁共振波谱的初步研究.中华口腔医学杂志,2007,42: 18–20.

22 King AD, Yeung DKW, Ahuja AT, et al. Salivary gland tumors at in vivo proton MR spectroscopy. Radiology, 2005, 237: 563–569.

23 King AD, Yeung DKW, Ahuja AT, et al. In vivo ^{1}H MR spectroscopy of thyroid carcinoma. Eur J Radiol, 2004, 54: 112–117.

24 Lee J, Yamaguchi T, Abe A, et al. Clinical evaluation of choline measurement by proton MR spectroscopy in patients with malignant tumors. Radiat Med, 2004, 22: 148–154.

25 Schwarz AJ, Maisey NR, Collins DJ, Cunningham D, Huddart R, Leach MO. Early in vivo detection of metabolic response: a pilot study of ^{1}H MR spectroscopy in extrcranial lymphoma and germ cell tumors. Br J Radiol, 2002, 75: 956–966.

26 Rulz-Cabello J, Cohen JS. Phospholipid metabolites as indicators of cancer cell function. NMR Biomed, 1992, 5: 226–233.

27 Negendank W. Studies of human tumors by MRS: a review. NMR Biomed, 1992, 5: 303–324.

28 Bartella L, Morris EA, Dershaw DD, et al. Proton MR spectroscopy with choline peak as malignant marker improves positive predictive value for breast cancer diagnosis: preliminary study. Radiology, 2006, 239: 686–692.

29 Fayad LM, Bluemke DA, McCarthy EF, et al. Musculoskeletal tumors: use of proton MR spectroscopic imaging for characterization. J Magn Reson Imaging, 2006, 23: 23–28.

30 Shah GV, Gandhi D, Mukherji SK. Magnetic resonance spectroscopy of head and neck neoplasms. Top Magn Reson Imaging, 2004, 15: 87–94.

31 Shah GV, Fischbein NJ, Patel R, et al. Newer MR imaging techniques for head and neck. Magn Reson Imaging Clin N Am, 2003, 11: 449–469.

32 Bezabeh T, Odlum O, Nason R, et al. Prediction of treatment response in head and neck cancer by magnetic resonance spectroscopy. AJNR Am J Neuroradiol, 2005, 26: 2108–2113.

（余 强 朱文静 艾松涛 王平仲）

第三节 颌面颈部肿瘤的超声应用进展

颌面部超声检查的临床应用相对较早,1972年Macridis及贺井敏夫等应用灰阶成像对涎腺进行研究,开创了涎腺超声诊断的先河,之后,相继报道不断出现。学界认为我国在该领域的病例数量、疾病种类和探讨深度等临床应用状况均已达到国际水平。超声以其直观、简便、无创、准确、价廉等特点已经成为颌面颈部浅表软组织肿瘤的重要诊断手段之一。相较于其他影像学检查方法而言,高频彩超对于颌面颈部浅表器官和软组织病变的成像有其独到之处。对于软组织内的微小病变(≥0.3 cm)的检测,高频彩超显像细腻而清晰(图1-13),浅表软组织层次分明,对肿瘤原发部位定位准确,病变的检出率远大于其他检查手段。为此,作为一种有效的颌面颈部肿瘤的辅助检查方法,超声诊断的应用价值正日益受到临床重视。

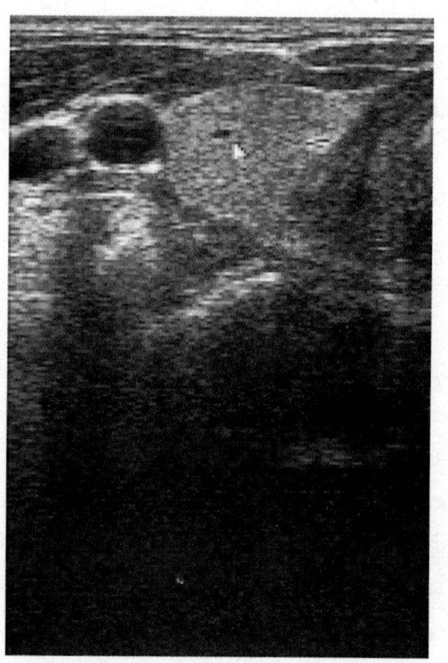

图 1-13 甲状腺小结节 (small nodule in the thyroid gland)

超声图示甲状腺右叶回声均匀,实质内见一低回声小结节,直径大小0.2 cm,境界清。

近年来，随着计算机技术的日益发展，超声新技术亦不断涌现，并逐渐在临床上得以开展，如彩色多普勒超声、三维超声、超声造影、介入性超声、腔内超声和术中超声等。超声已从单一辅助诊断模式逐渐过渡到诊断和治疗双重并举的阶段。随着诊断仪器的进步和新方法、新技术的应用，国内外对此课题的研究与应用将更加深入和广泛。本文将从超声技术进展和临床应用两方面进行介绍。

1. 颌面颈部超声的技术应用和进展

二维声像图

二维声像图是超声诊断最为核心的基础成像方式，其分辨力和清晰程度直接影响到肿瘤性疾病的检出和诊断。随着超声频率的提高，其组织穿透力会降低，但其分辨力却有明显提高，此声学特性正符合部位表浅的颌面颈部肿瘤的诊断要求。20 世纪 80~90 年代，随着探头频率的提高（10~14 MHz），该部位的肿瘤检出率亦明显提高。1989 年 Gritzman 报道，超声诊断涎腺肿块准确率已达到 94%。国内研究显示：二维超声对腮腺肿块的显示率为 100%，最小病灶的直径为 6 mm。近年来，组织谐频成像（tissue harmonic imaging，THI）、宽带发射、多角度复合成像技术、相干图像形成技术等新技术的不断出现和应用可以有效减少伪像的产生，并能改善侧向分辨力，从而明显地提高了图像质量。此外，仪器由原来的处理模拟信号提升为全数字化超声诊断仪也使二维声像图的品质大为提高。

彩色多普勒超声及脉冲多普勒超声

彩色多普勒血流成像（color Doppler flow imaging，CDFI）：1982 年彩色多普勒血流成像系统的问世在超声医学领域具有划时代的意义，它是一种在黑白实时二维声像图上按取样框的范围叠加彩色实时血流显像的技术。该技术能够清晰地显示血管内的血流信号，通常血流朝向探头时显示为红色，背离探头时显示为蓝色。目前高频探头的 CDFI 显示非常敏感，管径大于 0.1 cm，流速大于 3 cm/s 的细小血管都能得到较清晰地显像（图 1-14）。在此基础上，脉冲多普勒（pulse waves Doppler，PWD）可更为轻松方便地检测血管内的血流速度及其他血流动力学参数。

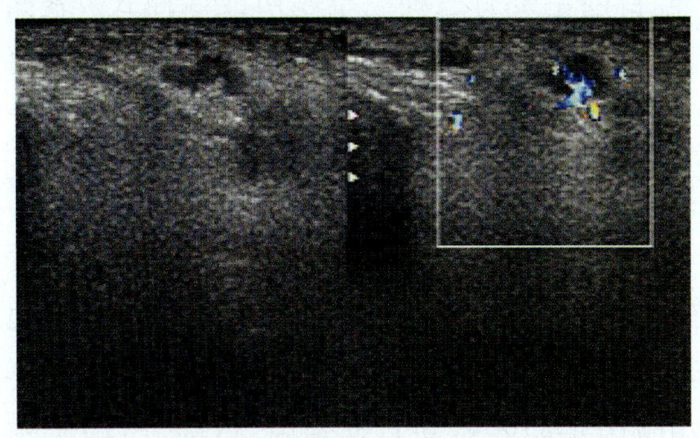

图 1-14　腮腺小淋巴结之淋巴门血流（hilar lymph node in the parotid gland）

超声图示腮腺内有一淋巴结回声，淋巴门结构显示清晰，CDFI 可测及淋巴门处低速血流信号。

彩色多普勒能量图(color power Doppler，CDP)：CDP 的成像原理与 CDFI 不同，其具有不受声束与血流之间夹角影响、无混叠现象、能探测到更低速的血流等优点。CDP 的敏感性为 CDFI 的 3~5 倍，因而对细小低速血流显示更清晰。但该技术的缺点是不能辨别血流的方向。为弥补这一重大技术缺陷，催生了另一种新技术——彩色方向性功率图（directional color power，DCP）。DCP 结合了 CDFI 和 CDP 的各自优点，既提高了彩色血流敏感度，又可分析血流流向，可在颌面颈部肿瘤的应用方面发挥更大的作用。

CDFI 及 PWD 能为颌面颈部良性和恶性肿瘤的鉴别诊断提供血流动力学及血流形态学方面的信息。CDFI 上，颌面颈部良性肿瘤多表现为内部血流信号少，血流峰速较低；而恶性肿瘤多表现为血流信号较丰富，血流峰速偏高且阻力指数（resistance index，RI）偏低。但是亦有研究提示根据 CDFI 检测血流强度及分布情况来判断涎腺肿瘤的良性或恶性具有较低的特异性。目前多数学者认为，以二维声像图为基础，结合应用 CDFI 和 PWD 对颌面颈部良、恶性肿瘤的鉴别具有重要价值。

三维超声和实时三维超声

三维超声具有一些二维超声所不具备的特点，例如，可获得二维超声无法获得的切面，且显像直观等。目前主要有三种三维超声成像模式：表面成像、透明成像及多平面成像（或称断面成像）。早先的三维超声为静态三维，最近出现的三维容积探头可以实时动态地显示高速运动的器官。其成像速率可达 18~30 帧/s，甚至可用于实时探查心脏。由于含液性结构或被液体包绕的器官组织易于在三维超声上获得清晰的成像，故迄今为止，该技术的主要研究和应用于妇产科和心脏领域。目前，应用于颌面颈部的三维超声成像技术虽有涉及，但广泛应用的有效性和可行性尚有待于进一步探讨。

超声造影

超声对比剂（ultrasound constrast agent，UCA）是含有微气泡的液态物质，其微气泡的散射回波信号远远高于组织信号，从而可达到增强血管内的回波信号的目的。最初的对比剂主要是 CO_2 和空气微泡等。但因其颗粒直径均远超过 10 μm，不能通过肺循环而使之应用范围受到限制。20 世纪 80 年代后期，出现了直径小于 8 μm，能通过肺循环的左心室造影剂。其第一代以 Levovist 为代表，缺点为持续时间短，易破裂不能实时观察。目前应用的第二代超声造影剂以 Sonovue 为代表，内容物为高密度惰性气体外膜薄而柔软，稳定性好，故可实时动态观察。使用第二代超声对比剂可有效评价正常组织和肿瘤内的微血管灌注情况，达到协助超声诊断的目的。超声造影目前还处于发展阶段，但其在评价心肌灌注和肝肿瘤的性质方面已显示出越来越明显的优势，前景颇被看好。第三代超声对比剂目前尚处于实验研究阶段。它是一种黏附靶体的复合物，具有诊断和治疗靶器官的作用。此类对比剂利用超声波对微泡的破坏，在特定的部位释放附着物，以达到诊断和治疗目的。在此进展基础上，最近还有研究利用微泡作为基因载体，携带治疗肿瘤和溶栓的药物以到达靶器官。

介入性超声

1972 年，Holm 和 Goldberg 首创超声引导下穿刺术以来，介入性超声已取得迅速发展，成为介入影像学中最活跃的领域之一。介入性超声具有实时动态、准确快速、创伤小而费用低等特点。目前，介入性超声主要涉及两方面的应用：超声引导下的穿刺活检和介入性治疗。颌面颈部疾病的介入超声已有较长的研究历史和广泛应用。甲状腺是其中应用较为成熟和报道较多的器官之一。普遍认为超声引导下的穿刺活检能明显提高诊断准确性和敏感性，并可减少或避免损伤周围组织。治疗上，以往多以超声引导下穿刺抽液，并注射无水酒精。Yasuda 等开展甲状腺囊性病变的穿刺抽液及注射酒精治疗，成功率达 70%~90%。近年来，超声引导下肿瘤局部（微波、射频等）消融治疗逐渐成国内外学者研究的重点。随着各种新技术的使用，介入性超声将会在临床治疗领域发挥更大的作用。

其他新技术及展望

除上述领域外，颌面颈部肿瘤的超声技术进展还包括超声弹性成像和以超声波为治疗源的高强度聚焦超声（high intensity focused ultrasound，HIFU）。前者用于判断肿瘤的质地；后者多应用于肝脏、妇女盆腔肿瘤的治疗。此外，临床需要的口腔内超声探头也正处在研发阶段。此类探头研发旨在准确探测口腔黏膜下、腭部等普通超声难以探及的盲区，为诊断和治疗提供有益信息。

2. 颌面颈部肿瘤的超声表现

颌面颈部浅表器官、软组织超声的临床应用已较为成熟和广泛。超声检查过程中所要观察的内容为：分析脏器或病变的大小、形态、境界、内部回声、血流信号、后方回声、肿块质地和与其毗邻结构的关系等。随着新技术的不断发展和经验的日益积累，其诊断准确率亦在不断提高。颌面颈部肿瘤的超声声像图大致可有以下几种表现。

颌面颈部软组织良性肿瘤

良性肿瘤的生物学特性具有病程缓慢、膨胀性生长，有完整肿瘤包膜和不侵犯周围组织结构的特点。其超声声像图的共同表现特点为：瘤体形态规则，多呈椭圆形；与周边组织境界清晰，多可见包膜光带回声；内部回声多均匀或尚均匀；CDFI示血流信号较少；后方回声常无明显增强或有衰减；质中或质地偏软；同侧颈部无转移性淋巴结回声等。但不同部位和不同病理类型的良性肿瘤除具有上述共性外，还有其自身的声像图特点。

多形性腺瘤(图1-15)：由于该肿瘤病理特性为多种组织“混合”而成，当肿瘤较大时其声像图往往呈内部回声不均匀、外形分叶状表现，偶因局部包膜不完整而在超声上表现为局部境界欠清晰的特点。CDFI上，多形性腺瘤内的血流信号不丰富。

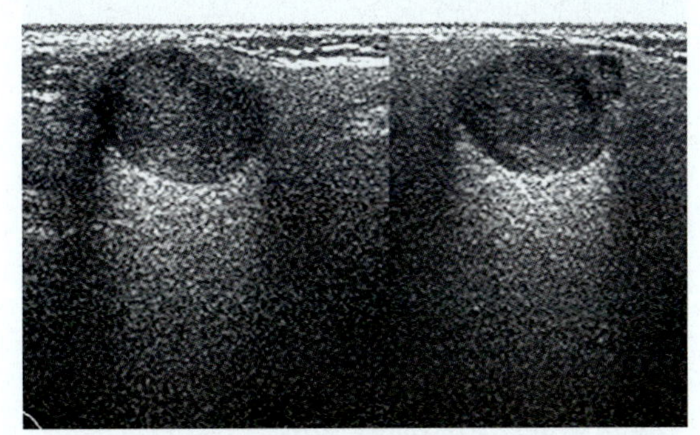

图1-15　腮腺多形性腺瘤(pleomorphic adenoma in the parotid gland)

超声图示腮腺内有低回声团块，境界清晰，形态略呈分叶状，回声欠均，后方回声增强。

Warthin瘤(图1-16)：多符合典型良性肿瘤的声像图表现，但有继发感染时，声像图表现可不典型。通常该肿瘤的内部回声较低，可见液性暗区，其间可被高回声带分割成“网格状”。与多形性腺瘤的超声表现不同，Warthin瘤多呈弱低回声表现、形态规则、包膜清晰，且多好发于中老年男性的腮腺耳下区。CDFI可见肿瘤内部血流信号较丰富。虽然本病血流信号较多形性腺瘤丰富，但是当注入超声对比剂后，其与多形性腺瘤在充盈灌注的时间上

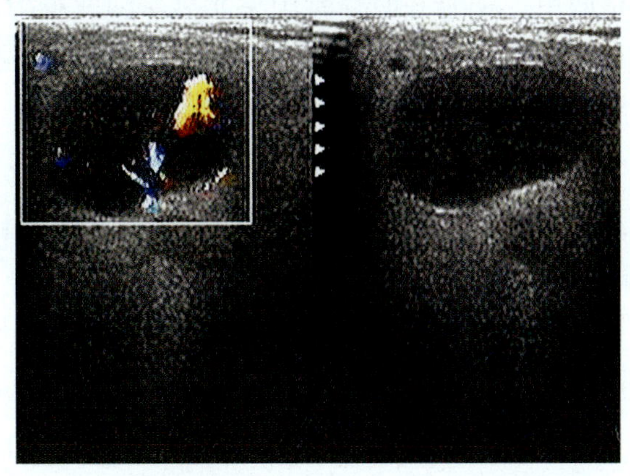

图1-16　腮腺腺淋巴瘤(warthin tumor of parotid gland)

超声图示腮腺内有低回声团块，椭圆形，境界清晰，可见包膜反射光带，回声偏低、均匀，后方回声增强，CDFI示肿块内部血流信号较丰富。

并无明显区别。

颌面颈部囊性占位：鳃裂囊肿的声像图多表现为境界清晰，包膜完整，内有清晰的无回声液性暗区(图1-17)。若有继发感染，则可见囊肿内部有漂浮光点或实质回声。甲状舌管囊肿的超声特征性表现为舌骨上下有无回声的囊性包块，境界清，紧贴舌骨(图1-18)；皮样和表皮样囊肿由于内部经常有上皮组织，以及其他组织成分，故声像图表现为境界清晰的椭圆形肿块，其内可见强弱不一的光

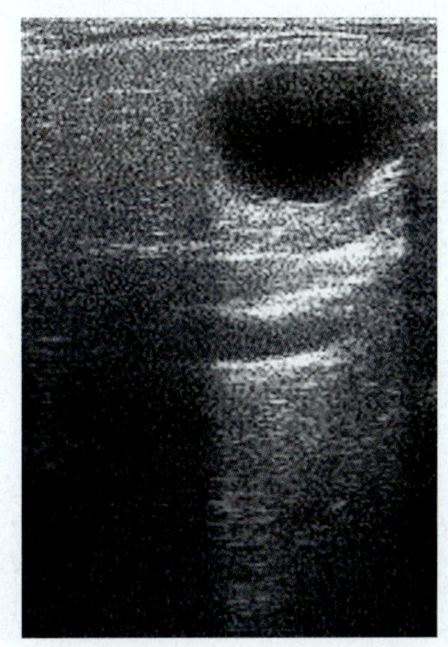

图1-17　颈部鳃裂囊肿(branchial cleft cyst in the neck)

超声图示颈上部腮腺下方有无回声团块，椭圆形，境界清晰，后方回声增强，可见侧后声影。

点状回声，动态实时检查中见光点漂动或翻滚样（图1-19）。CDFI上，囊肿内部均无血流信号可测。超声造影检查亦能进一步辅助囊肿的诊断。

颈动脉体瘤（图1-20）：位于颈总动脉分叉处，肿瘤可推移也可包绕颈内、外动脉。CDFI上，多可见该肿瘤内部有丰富的血流信号。

颈部迷走神经鞘瘤（图1-21）：位于颈鞘内、颈动脉与颈内静脉的深面。病变长轴与颈动脉平行，表现为椭圆形肿块。肿瘤内常见多个较小、散在分布的无回声区等。

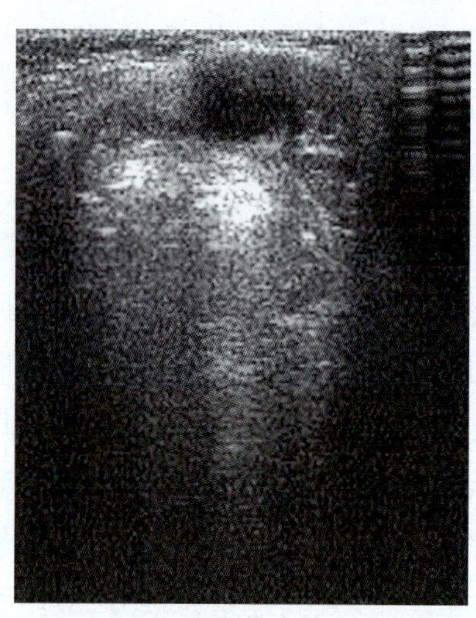

图1-18　颈部甲状舌管囊肿（thyroglossal duct cyst in the neck）

超声图示颈前区舌骨旁有无回声团块，椭圆形，境界欠清，CDFI未测及血流信号。

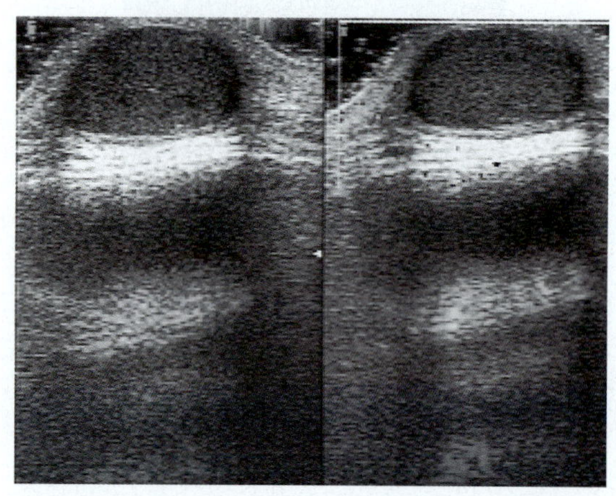

图1-19　颈部皮样囊肿（dermoid cyst in the neck）

超声图示皮下有低回声团块，椭圆形，境界清晰，可见包膜反射光带，内部回声尚均匀，可见光点漂动回声，CDFI未测及血流信号。

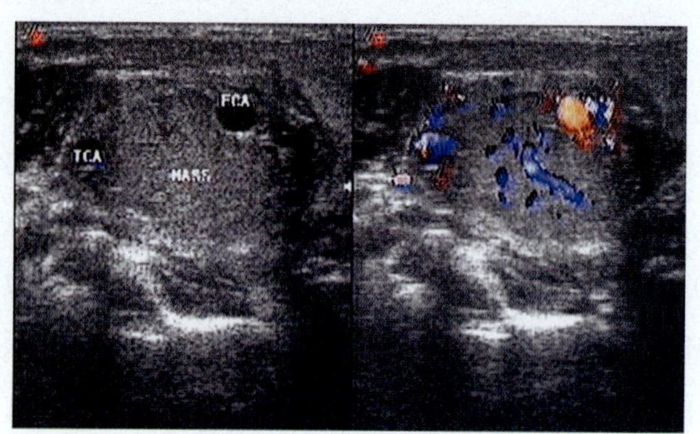

图1-20　颈部颈动脉体瘤（carotid body tumor in the neck）

超声图示颈动脉分叉区有等回声团块，肿块局部推移并包绕颈内、外动脉。CDFI示肿块内部血流信号丰富。

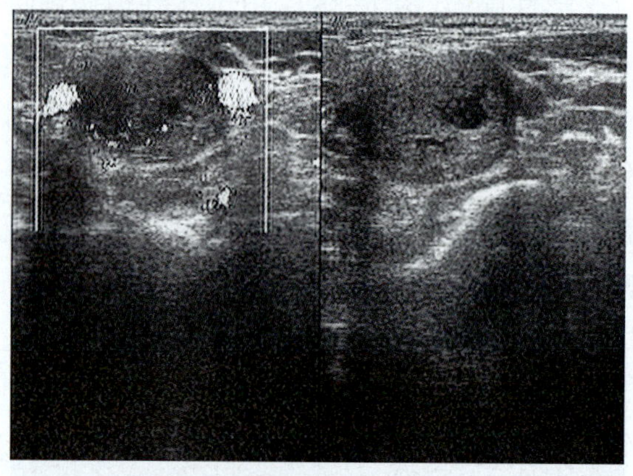

图1-21　颈部神经鞘瘤（schwannoma in the neck）

超声图示颈部有低回声团块，位于颈总动脉与颈内静脉间并将二者推移，椭圆形，境界清，内部回声欠均，见少量液性暗区。

颌面颈部软组织恶性肿瘤

恶性肿瘤的生物学特性与良性肿瘤明显不同。通常其具有病程发展迅速、浸润性生长和侵犯周围组织的特点。颌面颈部软组织恶性肿瘤的声像图共同特点为：瘤体形态不规则；境界不清，无明显包膜回声；内部回声不均匀，部分可见沙粒样强回声钙化点；质地多偏硬，活动不佳；后方回声常可见衰减。CDFI示恶性肿瘤内部的血流信号较丰富；部分患者同侧颈部可见转移性肿大淋巴结，其表现为淋巴结肿大趋于圆形或不规则形，纵横比增大，淋巴结门结构消失，内部回声不均匀等。

典型的颌面颈部恶性肿瘤的超声表现虽具有共性，但声像图表现亦较为多变和复杂。以涎腺恶性肿瘤为例，通常可表现为 3 种声像图类型：典型恶性征型、类良性征型和交界瘤型。典型恶性征型多与高度恶性肿瘤相对应。此类肿瘤完全无包膜，呈浸润生长，同侧颈上部可见转移性肿大淋巴结（图 1-22）。类良性征型多与低度恶性肿瘤相对应。如部分低度恶性的黏液表皮样癌、腺泡细胞癌等，其临床表现与多形性腺瘤相似，甚至可有不完整的包膜，多呈无痛性肿块、生长缓慢。此类肿瘤的声像图多不典型，超声极易误诊为良性肿瘤（图 1-23），定性诊断符合率很低。有报道称本型的黏液表皮样癌的超声诊断符合率仅为 50%。交界瘤型多与中度恶性肿瘤相对应，介于高分化与低分化之间。其临床及声像图可介于类良性征型和典型恶性征型的表现之间（图 1-24）。超声可有误诊，但仔细观察并探查同侧颈部淋巴结，并密切随访对照，仍能获得较高诊断符合率。

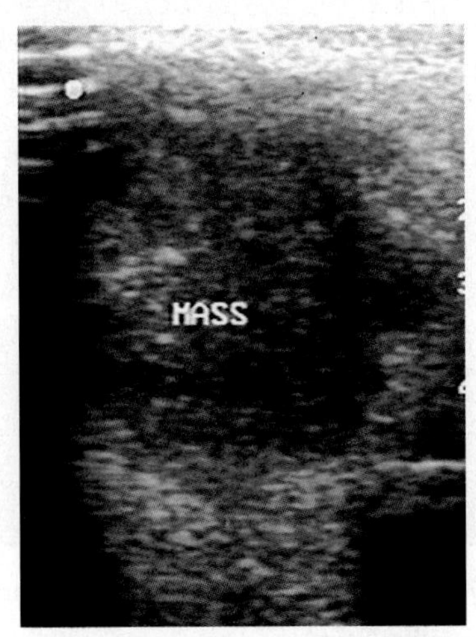

图 1-22　腮腺黏液表皮样癌（高度恶性）（high-grade mucoepidermoid carcinoma in the parotid gland）

超声图示腮腺内有低回声团块，形态不规则，回声不均匀，境界不清，无包膜反射光带，后方回声不变。

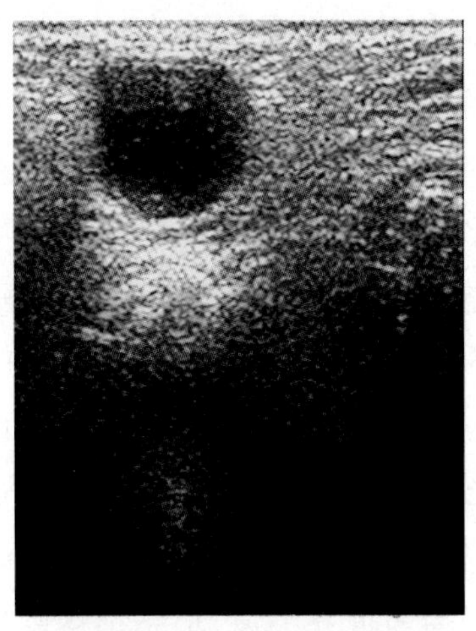

图 1-23　腮腺黏液表皮样癌（低度恶性）（low-grade mucoepidermoid carcinoma in the parotid gland）

超声图示腮腺内有低回声团块，形态尚规则，类圆形，回声尚均匀，境界尚清，后方回声增强。

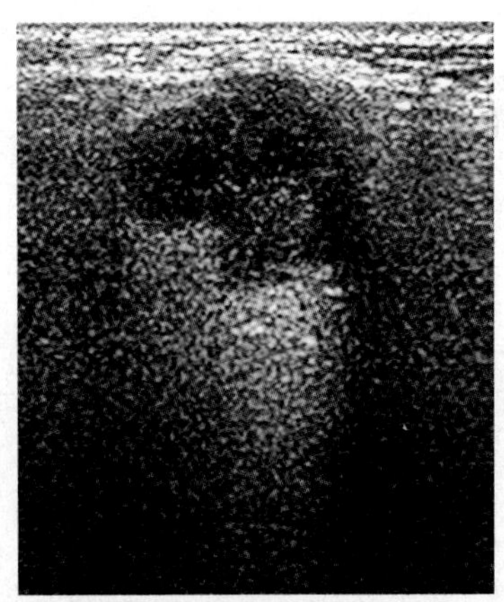

图 1-24　腮腺黏液表皮样癌（中度恶性）（intermediate-grade mucoepidermoid carcinoma in the parotid gland）

超声图示腮腺内有低回声团块，分叶状，回声欠均匀，境界局部清晰局部不清晰，后方回声增强。

颌面骨组织病变

颌面颈部软组织的超声的研究历史悠久，且已日臻成熟。但使用超声技术检查骨组织疾病却较为少见。这种局面的出现与超声的声学特性密切相关。由于骨皮质较厚且致密，声阻抗较高，反射和吸收声波均十分强烈，超声不易穿透而难以成像。近年来，随着设备性能的提高以及研究的不断深入，国内外学界对将超声技术应用于骨组织病变研究进行了有益的探索。研究发现：虽然超声不易穿透正常骨而难以成像，但一旦骨组织内出现占位性病变，肿瘤侵犯并破坏骨质结构或压迫吸收骨皮质后，透声的改变可使肿瘤组织较为清晰地得到显像。比较而言，下颌骨是超声研究骨组织病变的合适部位。超声能清晰显示病变，并可对其内部回声、与颌骨关系、肿瘤内部血供和周边软组织情况进行多角度综合分析。超声的骨检查技术使其有望成为继 CT 和 MRI 之后能较为有效地显示骨骼系统病变的检查方法。

根据观察，下颌骨成釉细胞瘤的声像图可有如下表现：多数肿瘤边界清晰、形态欠规则、呈多房状囊实混合性回声团块(图 1-25)。根据成釉细胞瘤内骨间隔的分布情况可分其为：多房型、蜂窝型、单房型和局部恶性破坏征型。牙源性角化囊性瘤的声像图特点为：病变多边缘清晰，内部回声通常以液性为主(图 1-26)。颌骨恶性肿瘤的声像图特点为：肿瘤多境界不清，形态不规则，内部多以实质为主。骨肉瘤内尚可见有强回声的类骨组织存在；病变处颌骨骨质破坏；多数肿瘤内部血流信号较丰富；可有同侧颈部淋巴结转移或远处转移等(图 1-27)。

当然，将超声技术用于颌面部骨病变的检查尚存以下不足：① 肿瘤较小、骨皮质无明显破坏的骨病变超声难以有效显示；② 肿瘤浸润生长，其边缘位于骨质深面的部分不能有效成像。为此，超声提示的肿瘤大小往往小于实际所见；③ 肿瘤较大时，高频超声探头有时难以观察到瘤体组织的全貌。

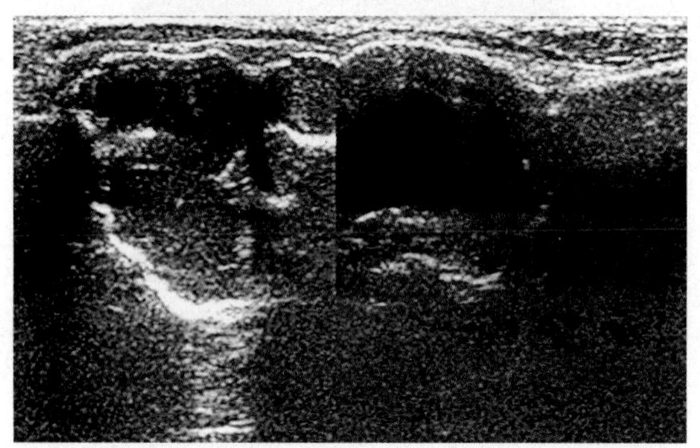

图 1-25 下颌骨成釉细胞瘤(ameloblastoma in the mandible)

超声图示下颌骨内有混合回声团块，形态欠规则，瘤体内强回声为骨间隔，并形成多个大小不等的分房，肿块以液性成分为主，下颌骨骨皮质较薄。

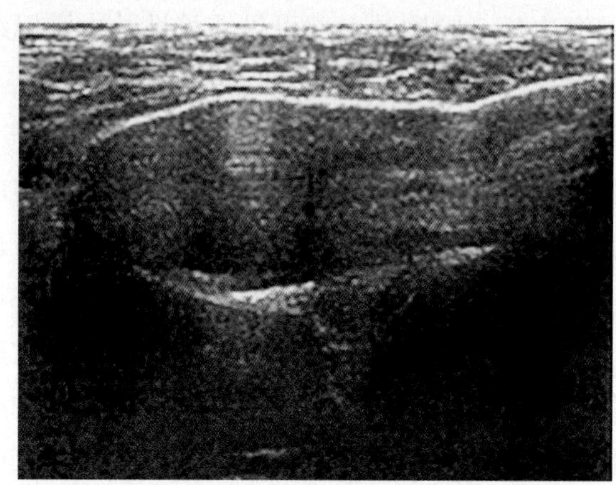

图 1-26 下颌骨牙源性角化囊性瘤(keratocystic odontogenic tumor in the mandible)

超声图示下颌骨内有无回声团块，形态尚规则，境界清晰，内以液性为主，瘤体内未见分隔，CDFI 未测及血流信号。

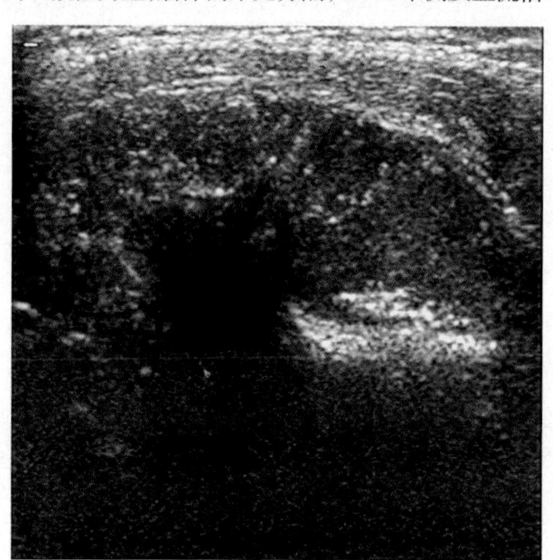

图 1-27 下颌骨骨肉瘤 (osteosarcoma in the mandible)

超声图示下颌骨区有低回声团块，境界欠清，回声不均，内见呈放射状分布的强回声光点，下颌骨局部破坏，可见骨膜增厚。

参考文献

1 周永昌，郭万学主编. 超声医学，第 3 版.北京：科学技术文献出版社，2002：358.

2 Gritzman N. Sonography of the Salivary glands.AJR，1989，153：161-166.

3 刘若川，朱尚勇，蒙宁. 二维超声及彩超对腮腺肿块的诊断价值. 中国超声医学杂志，2001，17：822-824.

4 丛淑珍，王连生. 组织谐波成像技术及其临床应用价值.世界医疗器械，2003，6：15-16.

5 Hoskins P，Thrush A，Martin K，et al. Diagnostic Ultrasound Physics and Equipment. London：Greenwich Media Limited，2003：30-34.

6 燕山，詹维伟主编. 浅表器官超声诊断. 南京：东南大学出版社，2005：11-34.

7 Benzel W，Zenk J，Iro H. Color Doppler ultrasound studies of parotidtumors. HNO，1995，43：25-27.

8 Aluffi P，Fonio K，Gandini G，et al. Doppler-color ultrasonography in the

diagnosis of parotid tumors. Acta Otorhinolaryngol, 1997, 17: 52-57.

9 Schick S, Steiner E, Gahleitner A, et al. Differentiation of benign andmalignant tumors of the parotid gland: Value of pulsed Doppler and color Doppler sonography. Eur Radiol, 1998, 8: 1462-1467.

10 叶秀芳,米成嵘,马红霞等.二维及彩色多普勒超声对颌下腺肿块的诊断价值.中国超声医学杂志,1999,15: 115-117.

11 詹维伟,燕山,龚雷萌.涎腺肿块的彩色多普勒血流显像研究.中国超声医学杂志,1997,13: 41-44.

12 刘若川,朱尚勇,蒙宁.二维超声及彩超对腮腺肿块的诊断价值.中国超声医学杂志,2001,17: 822-824.

13 黄海擎,翟玉霞.高频彩色多普勒超声在涎腺肿瘤鉴别诊断中的应用.汕头大学医学院学报,2005,18: 40-42.

14 Gill EA. Live three-dimensional echo-a major incremental step in the development of cardiac ultrasound. J Cardiovasc Manag, 2003, 14: 13-17.

15 顾继英,苏一巾,杜联芳.三维超声成像对乳腺肿块诊断价值的初步探讨.中国超声医学杂志,2007,23: 67-69.

16 袁文利,黄灿亮.实时三维超声心动图的临床应用进展.中国医学影像学杂志,2006,14: 49-51.

17 王文平.肝脏肿瘤的超声诊断进展.现代实用医学,2006,18: 3-5.

18 牛海燕,智光.超声造影剂的研究进展.中华医学超声杂志,2006,3: 368-370.

19 王兴华.超声造影剂 SonoVue 介导质粒绿色荧光蛋白转染小鼠骨骼肌细胞的实验研究.中华超声影像学杂志,2006,15: 312-314.

20 徐亚丽,刘政,高云华等.治疗超声介导微泡造影剂对体外血栓的助溶研究.中国超声医学杂志,2006, 22: 81-83.

21 Hamming, J F, Goslings B M, van Steenis G J, et al.The value of fine-needle aspiration biopsy in patients with nodular thyroid disease divided into groups of suspicion of malignant neoplasms on clinical grounds. Arch. Intern.Med, 1990, 150: 113-116.

22 Ongphiphadhanakul B, Rajatanavin R, Chiemchanya S, et al. Systematic inclusion of clinical and laboratory data improves diagnostic accuracy of fine-needle aspiration biopsy in solitary thyroid nodules. Acta Endocrinol Copenh, 1992, 126: 233-237.

23 Gharib H, Goellner JR. Fine-needle aspiration biopsy of the thyroid: an appraisal. Ann Intern Med, 1993, 118: 282-289.

24 Yasuda K, Ozaki O, Sugino K, et al. Treatment of cystic lesions of the thyroid by ethanol instillation.World J Surg, 1992, 16: 958-961.

25 梁萍,董宝玮.介入性超声进展.引进国外医药技术与设备,1998,4:85-88.

26 罗建文,白净.超声弹性成像的研究进展.中国医疗器械信息,2005,11: 23-31.

27 王义善,贾喜风,王钦文等.高强度聚焦超声在良性肿瘤中的应用分析.中国超声诊断杂志,2006,7: 284-287.

28 陆林国,徐秋华,燕山.腮腺多形性腺瘤超声与病理对照分析.中国医学影像技术,2003,19 增刊: 5-6.

29 Howlett DC. High resolution ultrasound assessment of the parotid gland. British Journal of Radiology, 2003,76: 271-277.

30 陆林国,徐秋华,燕山.腮腺腺淋巴瘤超声诊断与病理、临床对照分析.中国超声医学杂志,2005,21: 815-817.

31 Steinhart H, Zenk J, Sprang K, et al. Contrast-enhanced color Doppler sonography of parotid gland tumors. Eur Arch Otorhinolaryngol, 2003,260: 344-348.

32 徐秋华,陆林国主编.浅表器官超声诊断图鉴.上海: 上海科学技术出版社,2005: 35-92.

33 陆林国,燕山,徐秋华.腮腺恶性肿瘤的超声诊断研究.中国超声医学杂志,2001,17: 604-606.

34 Chan BK, Desser TS, McDougall IR, et al. Common and uncommon sonographic features of papillary thyroid carcinoma. J Ultrasound Med, 2003,22: 1083-1090.

35 郭军,张玉珍,赵莉等.颌面部肿块的超声诊断与鉴别诊断.中国超声医学杂志,1997,13: 60-64.

36 陆林国,徐秋华,燕山.涎腺黏液表皮样癌的超声研究.中国超声医学杂志,2005,21: 494-496.

37 于世凤主编. 口腔组织病理学. 第 4 版. 北京: 人民卫生出版社, 2000: 192-200.

38 Ducarme G, Largilliere C, Amarenco B, et al. Three-dimensional ultrasound in prenatal diagnosis of isolated otocephaly. Prenatal Diagnosis, 2007, 27: 481-483.

39 Elias FM, Birman EG, Matsuda CK, et al. Ultrasonographic findings in normal temporomandibular joints. Braz Oral Res, 2006, 20: 25-32.

40 陆林国,徐秋华,燕山.下颌骨成釉细胞瘤的超声研究.中国超声医学杂志,2003,19: 7-10.

41 陆林国,徐秋华,燕山.下颌骨恶性肿瘤的超声研究.中国超声医学杂志,2005,21: 223-225.

（陆林国　徐秋华）

第四节　核医学影像在头颈部肿瘤的应用进展

核医学影像能够反映肿瘤的血流、代谢、合成等生理功能改变,从而能够在功能方面检测和诊断肿瘤。由于核医学在反映活体组织的功能改变方面具有较高的灵敏度，故其能在肿瘤的诊断和治疗上发挥重要作用。

核医学影像属于发射型断层成像，包括 SPECT（single photon emission computed tomography）和 PET（positron emission tomography）。其中，因 PET 具有较高灵敏度和分辨力，显像剂多为生理代谢底物等特点而更为临床研究和应用所重视。近年来，由于 PET 的应用普及，PET/CT 的推广和显像剂品种的增加，核医学影像在肿瘤诊断上的应用渐趋广泛。本节将对核医学影像在头颈部肿瘤中的应用及其最新进展作简单介绍。主要内容包括 FDG-PET、其他 PET 放射性药物、PET/CT、双探头符合线路 FDG 显像（dual head gamma camera modified for coincidence detection，MCD）和 SPECT。

1. ^{18}F-FDG-PET 在头颈部肿瘤中的应用

肿瘤细胞由于代谢旺盛，需要消耗大量的葡萄糖，^{18}F-FDG（^{18}F-fluorodeoxyglucose）是葡萄糖的类似物，因此肿瘤细胞同样能摄取 ^{18}F-FDG 而显影。^{18}F-FDG 有较长半衰期（109 分钟），可以在一定区域内发送，故已成为目前应用最广泛的 PET 显像剂。

头颈部肿瘤的 TNM 分期

头颈部原发性肿瘤一般可通过临床检查和常规影像检查方法予以明确诊断。然而，由于受不同条件的限制，部分起源于口腔和咽部黏膜下的肿瘤和沿黏膜生长的肿瘤可以为上述检查所忽略。研究表明：^{18}F-FDG-PET 通常能较好地显示黏膜下肿瘤性病变。Bailet 等对 16 例头颈部原发性肿瘤的对比观察中发现：^{18}F-FDG-PET 能检测出所有原发性肿瘤，而 CT 和 MRI 各漏检 1 例。在另一项包括 56 例肿瘤的研究中，研究者采用 ^{18}F-FDG-PET 诊断头颈部原发性肿瘤的灵敏度为 93%，特异性 100%，准确性 94%。约 5%的头颈部肿瘤以局部淋巴结转移为首发症状，而常规影像学检查并不能明确其原发部位所在。对这些病例进行 ^{18}F-FDG-PET 检查，通常具有较高的灵敏度和特异性（图 1-28）。PET 的主要缺点是：空间分辨力低，可遗漏直径小于 5 mm 的病灶。Stoeckli 等采用 ^{18}F-FDG-PET 评价了 18 例原发部位不明且伴有颈部淋巴结转移的鳞状细胞癌，结果表明其显示原发部位病变的灵敏度为 63%，特异性 90%，准确性 78%。

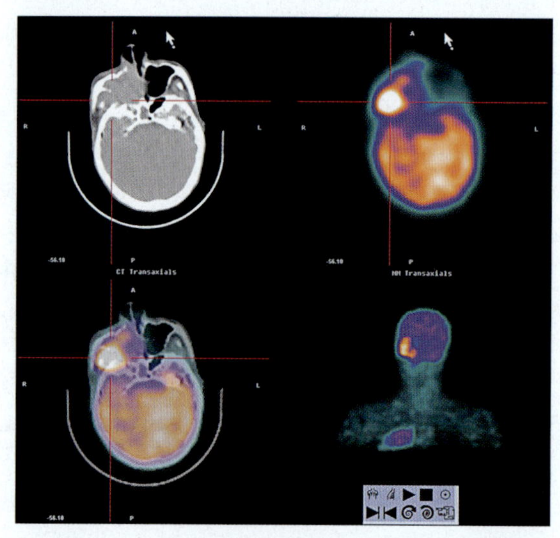

a

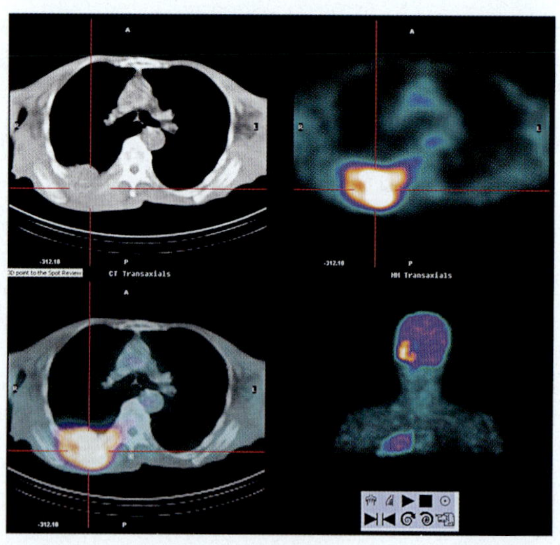

b

图 1-28 右上颌窦鳞状细胞癌（squamous cell carcinoma in the right maxillary antrum）

符合探测见右侧上颌窦处原发病灶可见异常 FDG 高代谢图 a。右胸第七、八后肋异常高代谢肿块为转移病灶。CT 可见骨质破坏图 b。

明确头颈部肿瘤的淋巴结转移对肿瘤的临床分期、治疗和预后评估具有重要价值。多数研究表明 ^{18}F-FDG-PET 在头颈部肿瘤的淋巴结分期中有较高的灵敏度和特异性。在一项包括 60 个患者 1284 个淋巴结的研究中，PET 诊断的特异性和灵敏度（分别为 90%和 94%）高于常规 CT、MRI 和超声检查约 10%。值得注意的是，炎症反应性淋巴结也可以轻度摄取 ^{18}F-FDG，造成假阳性表现。对临床上未见淋巴结转移（N_0）的低分期肿瘤患者是否进行颈部清扫手术，PET 也能提供重要的依据。研究显示：在区分 N_0 期患者颈部淋巴结转移方面，PET 的灵敏度高于 CT 近 2 倍。在另一项评价口腔肿瘤 N_0 期的报告中，PET 的灵敏度和特异性均达到 100%，而 CT 分别为 40%和 88%。综合分析 PET 与常规超声、CT 和 MRI 的影像检查结果，约 8%~15%的患者治疗方案得以修正。^{18}F-FDG-PET 的高灵敏度也提示其可发现未肿大的转移性淋巴结，有报道认为 40%直径小于 10 mm 的转移淋巴结难以为 CT 和 MRI 诊断。^{18}F-FDG-PET 在 N 期诊断中的成本效益也是显著的，能为社会节约大量医疗费用。

晚期肿瘤患者常发生远处转移，在患者的肿瘤分期中，全身 PET 检查能发挥重要的作用（图 1-29）。通过 PET 检查发现原发和转移性病灶可以避免再行其他检查。在一项包括头颈部肿瘤 ^{18}F-FDG-PET 研究中，24 例患者的分期诊断中，PET 发现了全部 13 例局部病灶和 3 例远处淋巴转移；而常规影像检查方法只发现了 9 例局部病变和 1 例远处淋巴转移。通过 PET 诊断，20%患者的肿瘤分期可获提高。另一项研究表明，68 例患者中，12 例患者同时有第二原发性肿瘤显示，而常规影像检查只发现了其中的 5 例。由于 ^{18}F-FDG-PET 的高灵敏度和特异性，其在肿瘤分期中的作用也日趋重要。结合 ^{18}F-FDG-PET 检查，约 22%患者的信息能得以补充；11%患者的治疗方案获得修改和调整。

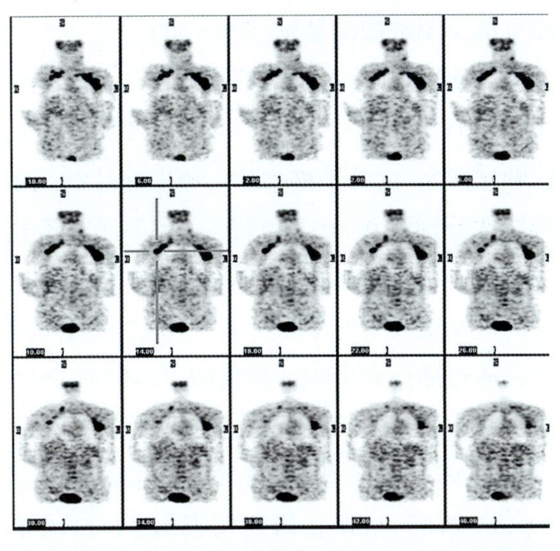

a

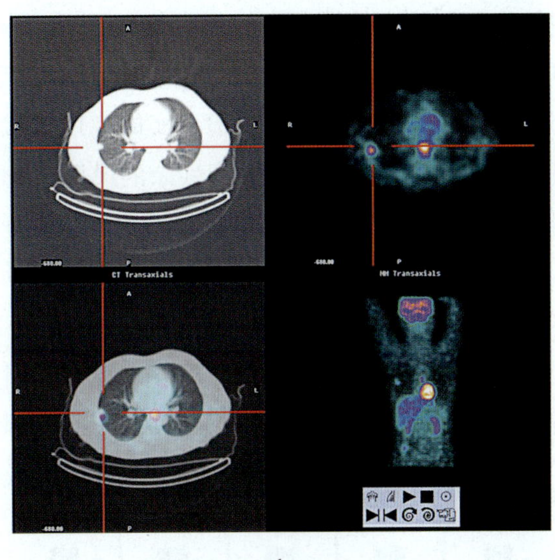

b

图 1-29　鼻咽癌（nasopharyngeal carcinoma）

符合探测见右肺及纵隔 FDG 显示局灶性代谢增高，手术部位未见异常代谢病灶，临床证实为转移病灶。

头颈部肿瘤的治疗评价

PET 在评价肿瘤的治疗反应方面也能发挥重要作用。肿瘤经过手术，放疗和化疗后可发生纤维化、水肿和充血等反应性改变。常规影像检查手段（包括增强 CT 和 MRI）并不能在这些治疗后改变和肿瘤残余之间给予较好的区分。一般情况下，通过常规影像学检查比较肿瘤治疗前后的大小改变以判断疗效的方法也滞后于其在代谢上的改变。因此，通过 ^{18}F-FDG-PET 显示肿瘤代谢方式的改变能较早地预测肿瘤的复发(图 1-30)。

一项研究表明,24 例经病理和随访确认为晚期头颈部鳞状细胞癌中，其 ^{18}F-FDG-PET 检查后预测的肿瘤残余、远处转移和第二原发病灶的灵敏度和特异性分别为 90.9%和 93.3%。另一项研究比较了 ^{18}F-FDG-PET 和 MRI 在早期发现鼻咽癌的治疗后的复发或残余的诊断价值。在 67 例鼻咽癌患者中，通过随访和组织活检比较,^{18}F-FDG-PET 的灵敏度、特异性和准确性分别为 100%、93.4%和 95.5%;而 MRI 的灵敏度,特异性和准确性分别为 61.9%、43.5%和 49.3%。研究还表明,^{18}F-FDG-PET 对肿瘤治疗后的残余及复发的阴性诊断价值较大。阴性的 PET 检查结果通常提示良好的预后。Lowe 等研究显示,^{18}F-FDG-PET 能准确区分肿瘤化疗反应效果，在 28 例经病理和活检证实的晚期鳞状细胞癌中,^{18}F-FDG-PET 检测肿瘤残余的灵敏度和特异性分别为 90%和 83%，化疗后获得完全缓解者的 ^{18}F-FDG 摄取减少了 82%,而有肿瘤残余者的 ^{18}F-FDG 摄取只下降了 34%。

但是,采用 ^{18}F-FDG 监测治疗疗效也必须引起重视以下问题:① 大剂量照射治疗后,受照组织摄取 ^{18}F-FDG 增加。手术后的炎症反应及瘢痕形成也可造成代谢增加,从而造成假阳性诊断。有研究表明大多数的局部复发病灶都在放射治疗后 2 年内发生。在这种情况下,^{18}F-FDG-PET 将难以区分炎症和肿瘤组织。毫无疑问,阳性 PET 发现应结合其他影像学检查和病理活检结果。② 虽然存有争议,但在确定 PET 评估疗效的时间选择上也是非常重要的,接受放射治疗者尤其如此。通常,肿瘤经过约 3 个月时间才能消退。研究表明,放射治疗后早期进行 PET 检查诊断肿瘤残余是不准确的，在治疗后早期(<12 周),由于受照部位的炎症细胞大量摄取 ^{18}F-FDG,PET 的特异性可明显下降，而在放射治疗后 4 个月进行 PET 检查则可获得较好的效果。一项最新研究表明,28 例患者中,放射治疗后 8 周行 PET 检查，其诊断残余肿瘤的特异性可达 100%。在上述研究中,^{18}F-FDG-PET 的特异性要好于同期的 CT 诊断。③ 疗效定量分析的价值。通过半定量计算 SUV(standard uptake value,标准摄取值)可有助于进行诊断,但并不完全可靠。SUV 在良性病变和恶性肿瘤之间存有较大重叠，可降低其诊断价值。即使是恶性肿瘤的 SUV 高于良性病变,其间的区分阈值也难以界定。采用动力学定量分析可能更有价值。

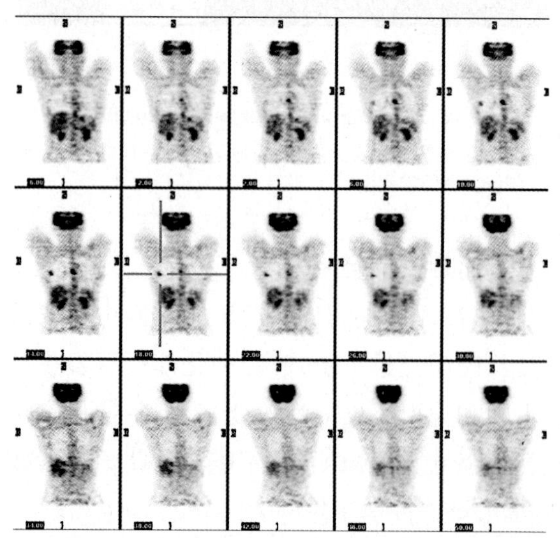

图 1-30 颈部非霍奇金淋巴瘤(non-Hodgkin lymphoma in the neck)

符合探测见左侧颈部、双侧胸前区明显异常 FDG 代谢增高。病理证实为复发(姑息治疗后 10 年)。

^{18}F-FDG-PET 在放射治疗计划中的应用

近年来,由于三维适形放疗(3DCRT)和调强放疗(IMRT)的广泛应用,准确勾画靶体积显得更为重要。CT 在放疗计划中作为参考图像工具可以提供准确的解剖定位,但是由于肿瘤和周围软组织之间缺乏明显的密度对比，在勾画靶体积时可能存在明显的误差。^{18}F-FDG-PET 具有较高的肿瘤组织对比，可以辅助进行靶容积的确定。研究显示，通过异机的图像融合（PET 图像与 CT/MRI 融合）勾画靶容积要优于单纯的 CT/MRI 图像。经调整可使 71%患者的正常组织免受不必要的照射。Wang 等比较了 ^{18}F-FDG-PET 与 CT 融合图像在头颈部肿瘤调强治疗中的价值。28 例患者中,14 例根据 PET 图像勾画总靶体积

(GTV)与CT勾画有明显差别。通过 ^{18}F-FDG-PET 可以指导调强治疗。Schwartz 等在 ^{18}F-FDG-PET 的指导下成功地将照射剂量提升到计划照射体积剂量的95%。Madani 等应用 PET 指导头颈部放射治疗剂量提升。经过治疗,86%的患者获得完全缓解。

FDG 对头颈部肿瘤的预后诊断

根据 ^{18}F-FDG 的摄取量的大小可以预测肿瘤的预后。通常具有较高 FDG 摄取的患者,预后往往较差。治疗前的 ^{18}F-FDG 摄取量(通常采用半定量指标 SUV)可作为是否需要进行强化治疗的参考指标。Okada 等对21例头颈部恶性淋巴瘤的研究发现:预后较差者在治疗前行 ^{18}F-FDG-PET 检查,其病灶的靶本比值高;预后较好者,其靶本比值低。在另一项较大样本(73例头颈部鳞状细胞癌)的治疗前 ^{18}F-FDG-PET 研究显示:所有原发肿瘤的 SUV 中值为7.16,多变量分析(考虑年龄、性别和肿瘤分期等因素)表明 SUV 大于10可提供独立于肿瘤分期及肿瘤直径的预后信息。通过单变量分析,SUV 大于10的患者预后较差。最近一项研究显示:头颈部原发性鳞状细胞癌治疗前 ^{18}F-FDG 摄取之 SUV 值每增加一个单位,患者复发的相对危险因子增加11%,死亡的危险性增加14%,而淋巴转移灶的 ^{18}F-FDG 摄取之 SUV 没有预后意义。

2. 其他 PET 放射性药物在头颈部肿瘤中的应用

由于肿瘤代谢发生改变,除通过 ^{18}F-FDG 显示糖代谢的改变外,其他的合成代谢也可有增强。因此可以通过不同的标记代谢底物进行肿瘤的显示。目前常用的显像剂包括氨基酸类,胆碱和乏氧显像剂等。

氨基酸类显像剂

氨基酸类显像剂的最大优势是不为炎性病变所摄取,从而可排除 ^{18}F-FDG 假阳性的显像。文献报道在头颈部进行此类显像剂研究的有 Carbon-11 tyrosine,^{11}C-MET(蛋氨酸),2-18F-fluoro-L-tyrosine,O-[2-(18F)fluoroethyl]-L-tyrosine (FET)和 N-methyl-11C alpha-methylaminoisobutyric acid。

氨基酸类显像剂可以反应肿瘤细胞的氨基酸转运状态。已广泛用于肺癌等肿瘤的检测。Leskinen-Kallio 等较早在头颈部鳞状细胞癌上进行了 ^{11}C-MET 的显像研究。所有23例肿瘤病灶均对其有摄取。同时,该研究还发现:^{11}C-MET 的摄取与肿瘤的组织学分期并无关系。de Boer 等对 Carbon-11 tyrosine 在咽喉部肿瘤的系列研究表明:Carbon-11 tyrosine 对咽喉部肿瘤的显示良好,且定量分析蛋白合成率对治疗后预后的评价有意义。Pauleit 等对头颈部肿瘤的 FET-PET、FDG-PET 和 CT 之间的诊断价值进行了比较,结果表明 FET-PET 的灵敏度低于 FDG-PET。但由于 FET-PET 可以区分炎症性病变,其特异性优于 FDG-PET。通过 ROC 分析,FDG-PET 和 FET-PET 在检测鳞状细胞癌上均明显优于 CT。

磷脂代谢显像剂

此类代谢显像剂主要是 ^{11}C-choline 胆碱。恶性肿瘤表现为快速增殖和细胞膜成分的高代谢,因此可表现为胆碱摄取量的增加。使用胆碱进行显像可以获得比 FDG 显像更高的对比度,甚至可以用于良性病变和恶性肿瘤的区分。但是某些良性肿瘤和类肿瘤病灶也可能对胆碱高摄取,需要进行鉴别。Khan 等比较了 ^{11}C-choline 和 FDG 在头颈部肿瘤中的显像应用,结果显示在45例怀疑有头颈部肿瘤的患者中,^{11}C-choline-PET 成功诊断出25例恶性肿瘤中的24例(96%)和20例良性病变中的14例(70%);而 ^{18}F-FDG-PET 成功诊断率分别为92%和65%。两者之间无明显统计差异。^{11}C-choline-PET 的检查时间较 FDG-PET 短,肌肉本底较低。

乏氧显像剂

乏氧是某些晚期局灶性实体肿瘤的特征,能够促进肿瘤的转移和对治疗的抵抗，是患者预后的负面影响因子和放射治疗的重要的负面预后因素。此类显像剂主要有 ^{18}F-labeled fluoroerythronitroimidazole（FETNIM）和［F-18］fluoromisonidazole（FMISO）。Rajendran 等采用[F-18] fluoromisonidazole（FMISO）PET 显像对 73 例头颈部肿瘤进行了评价，其中 79%的病变有明显乏氧表现，其肿瘤血本底比值（T/Bmax）平均值为 1.6；在多变量分析中，T/Bmax 对预后有高度预测性。Rischin 等对晚期头颈部肿瘤的乏氧进行了[18F]-misonidazole PET 检测，并对其放疗和化疗预后的价值进行了评价，结果显示：10 例显示无乏氧的患者中只有 1 例治疗失败；13 例显示乏氧的病例中，8 例治疗失败。治疗失败的危险性在乏氧患者中明显增高。

乙酸显像剂

此类显像剂为 1-[(11)C]-acetate。在头颈部肿瘤应用较少。Sun 等将 1-[(11)C]-acetate 用于头颈部肿瘤的分期和放射治疗计划，并与 FDG-PET 进行比较，结果显示 ACE-PET 能检测所有的原发性病灶，而 ^{18}F-FDG-PET 漏检 1 例。同时，ACE-PET 检出了 21 例转移性淋巴结中的 20 例；而 ^{18}F-FDG-PET 仅检出其中的 13 例。采用 ACE-PET 勾画肿瘤体积比采用 FDG-PET 平均大 51%，两者之间具有明显的差异。

3. PET/CT 在头颈部的应用进展

2000 年前后，PET 和 CT 融合的双模显像系统 PET/CT 开始应用于临床。与传统的 PET 相比，其具有以下优点：① 衰减校正更方便。由于采用 CT 图像进行衰减，其成像质量和速度都得到加强，从而使衰减校正比以前更加容易。② 患者检查时间缩短。由于采用 CT 图像进行衰减校正，目前 PET/CT 均采用 4 排或 16 排螺旋 CT，生成衰减校正图的时间可明显减少。总检查时间也因此而明显缩短。可显著提高单位时间内检查的患者数量。③ 图像融合。单纯的 PET 图像由于空间分辨力低，缺乏明确的解剖标志，易造成病灶的定位困难。采用 PET/CT 进行图像的同机融合后，不仅克服了定位困难问题，而且图像融合的精度也远高于异机融合的图像。

由于上述优点，近年来 PET/CT 在全球的应用得到迅速发展，在不同的领域发挥着重大作用。在头颈部肿瘤的诊断方面，PET/CT 也产生了较大的影响。和 PET 一样，PET/CT 不仅在头颈部肿瘤的分期和疗效评价中能发挥更大的作用，而且在评价良好的同机融合图像、诊断的灵敏度和 PET/CT 指导下的穿刺活检等领域也获得了广泛的认可。

Schoder 等比较了 PET 和 PET/CT 的临床使用价值。在 157 个异常 FDG 摄取病灶中，其中有 2 个病灶仅在 PET/CT 上显示；PET/CT 能对 100 个病灶的定位诊断起到关键作用；PET/CT 比 PET 在确定肿瘤方面有更高的准确性。Branstetter 等的一项前瞻性对比研究（ROC 分析）表明：PET/CT 的作用明显优于 PET 或者 CT，其灵敏度为 98%，特异性 92%，准确性 94%。Jeong 等就 FDG-PET/CT 对颈部淋巴结转移性鳞状细胞癌的诊断准确性与 PET 和增强 CT 进行了比较，结果显示 PET/CT 在 3 种检查手段中准确性最高（85.1%）。

4. 双探头符合线路 FDG 显像（MCD）在头颈部应用的进展

由于专用的 PET 或 PET/CT 仪器价格昂贵，难以推广使用，而正电子药物在临床中应用价值较大，因此仪器厂商在 SPECT 基础上，近来又推出了具有符合探测功能的双探头 SPECT 及 SPECT/CT。此类设备能在不增加额外投入的前提下进行 FDG 检查，并可明显降低患者的检查费用，促进了 FDG 显像的应用。

在实际应用中，尽管双探头符合线路的晶体性能和探测效率均比专业 PET 低，但图像质量等性能仍满足部分临床检查需要。Zimny 等比较了双探头符合线路相机（MCD）与专业 PET 的性能及临床应用差异。在模型研究中，MCD 空间分辨率与 PET 基本一致，但是 MCD 的系统灵敏度只有 PET 的 1/3。使用 PET 检测的 91 个阳性病灶中，能明确诊断的为 72 个病灶（79.1%）。在另一项对比研究中，Landoni 等对 70 例患者进行检查，发现在头部 14 例病灶中，两者检查结果一样；在胸腹部病灶中，MCD 略低于 PET。其中 MCD 漏检的病灶多是直径小于 10~15 mm 的病变。此结果可以逆证在大于 10~15 mm 的病灶检查中，MCD 和 PET 的效率是一致的。采用具有符合线路的 SPECT/CT，利用 COSEM 算法进行图像重建及进行衰减校正及图像融合等技术，能使检测效率能得到明显改善。

在头颈部肿瘤的应用中，Pai 等采用双探头符合线路相机对病变进行 FDG 检查，尽管未进行衰减校正，但结果显示：在治疗前患者组中，双探头符合线路 FDG 检出病灶的检出率与 MRI 一致；而在治疗后患者组中，检出残余肿瘤的准确性好于 MRI。Stokkel 等采用双探头符合线路相机对 20 例头颈部肿瘤的淋巴结病变进行 FDG 术前评价，并与 CT 和超声检查进行了比较。结果显示：双探头符合线路 FDG 检查的灵敏度为 100%，而 CT 和超声的灵敏度分别为 89%和 87%；三者的特异性则分别为 90%、93%和 50%。双探头符合线路 FDG 检查能检测到的最小的淋巴结直径仅为 6 mm。

5. SPECT 在头颈部肿瘤中的应用进展

SPECT 是核医学影像普及率最高的仪器。由于该技术具有造价低，易得到显像剂，使用的核素半衰期较长，显像剂品种丰富和标记技术成熟等特点，其已在临床上获得广泛应用。SPECT 在头颈部肿瘤的应用主要体现在以下方面。

采用传统亲肿瘤的非特异性的单光子标记药物检测头颈部肿瘤

此类传统亲肿瘤非特异性单光子标记药物主要有 4 类。以下分别简述之。

锝（V）-99m DMSA。Ohta 等采用 DMSA 对 76 例头颈部肿瘤进行的显像检查结果显示，其灵敏度 75%，特异性 85%，准确性 78%。

铊-201。Gregor 等对 25 例的头颈部鳞状细胞癌的检测结果提示，SPECT 可检测出 94%的原发性肿瘤；对转移性淋巴结的检出率为 100%。但 SPECT 难以区分淋巴结的数量和准确位置。Nagamachi 等也得出相似的研究结论。在另一项较大样本的全面对比研究中，Valdes Olmos 等的结果显示：^{201}Tl-SPECT 能准确诊断 95%（69/73 例）经病理证实的原发性肿瘤；CT/MRI 的准确诊断为 88%。前者还能准确显示 4 例 CT/MRI 尚未能显示的隐匿性病灶。^{201}Tl-SPECT 能准确显示 31/36（86%）个病理确诊的颈部淋巴结转移性病灶。CT/MRI 的灵敏度可达 97%，但由于有假阳性，其准确性不及 SPECT。在 30 例复发性头颈部病变中，SPECT 的准确显示率为 93%；CT/MRI 的灵敏度和准确率均低于 SPECT。由此可见，临床上可以采用 ^{201}Tl-SPECT 较为准确地评价头颈部肿瘤，尤其是隐匿性病灶。应用 ^{201}Tl-SPECT 还可进行疗效的评价。Mukherji 等的治疗评价结果表明：治疗前有明显异常摄取的病灶于治疗控制后多不再有摄取，而在治疗失败的病灶仍表现为异常摄取。

99Tcm-methoxyisobutylisonitrile（MIBI）。Kao 等发现鼻咽部肿瘤对代谢物的摄取率为 70%，并可检测出 3 例颈部转移病灶。Leitha 等在一项包括 200 例患者的前瞻性研究中比较了 MIBI 对头颈部原发肿瘤和复发性病变的诊断价值。结果显示 MIBI 检测原发性肿瘤的灵敏度和特异性分别为 90%和 78%；CT 分别为 79%和 66%。此外，MIBI 诊断恶性肿瘤侵犯淋巴结的灵敏度和特异性分别为

90%和 95%;CT 分别为 90%和 79%。Pui 等用 MIBI 评价了鼻咽部肿瘤的价值,结果显示 MIBI 在鼻咽部肿瘤的摄取明显高于正常鼻咽部摄取和放射后的纤维化组织。如将 MIBI 摄取截取值定为 1.3,则其诊断的灵敏度可达 97%,特异性为 100%。

锝 99m tetrofosmin。Kao 等比较了 FDG-PET,CT 和 tetrofosmin SPECT 在诊断鼻咽癌治疗后残留或复发的价值,结果表明 SPECT 的灵敏度、特异性和准确性分别为 64%、96%和 86%;CT 分别为 73%、88%和 83%;FDG-PET 分别为 100%、96%和 97%。如果综合 SPECT 和 CT 进行分析,则其灵敏度和特异性与 PET 基本一致。因此可以用 SPET 和 CT 替代 FDG-PET。

乏氧检测

主要使用的标记药物为 99Tc (m) labelled HL91。van de Wiele 等使用 99Tc (m) labelled HL91 检测头颈部鳞状细胞癌复发,结果表明 99Tc(m) labelled HL91 是一种安全的显像剂,可以无创地进行肿瘤乏氧显像。

免疫显像

利用核素标记的亲肿瘤单克隆抗体或片段的显像技术为免疫显像。该技术具有特异性高的特点。相关研究较多,但种类分散,广泛涉及肿瘤的检测和治疗。现简单介绍其中几种。

99m Tc-labeled monoclonal antibody E48 F (ab')2。van Dongen 等采用标记单克隆抗体进行头颈部显像研究(RIS),在 10 例经病理证实的鳞状细胞癌患者中,RIS 准确检测到其中的 13 例颈部肿瘤;在 20 例受累的淋巴结中,其检测出 17 例阳性。

technetium-99m labeled monoclonal antibody (174H.64),Baum 等采用该标记抗体显示了所有 18 例原发性肿瘤、15/18 例局部转移淋巴结(其中最小病灶的直径小于 1 cm)和 2/3 例远处转移性病灶。

代谢显像

主要是一种利用标记的氨基酸 iodine-123 alpha-methyl-l-tyrosine (IMT) 进行代谢显像的方法。Flamen 等运用这种方法对头颈部鳞状细胞癌进行 SPECT 评价,结果检出了 10/11 例原发性肿瘤,9/16 处转移性病灶(其中 5 例漏检的转移性淋巴结的直径小于 15 mm,且下颌下腺的摄取干扰了部分病例的诊断)。对头颈部鳞状细胞癌的复发诊断,IMT 也有良好的显示结果。Dierickx 等对 21 例疑有头颈部鳞状细胞癌的复发病例进行了分析,结果表明 IMT-SPECT 准确检测了 14/15(93%)例复发性病灶,其中 1 例漏诊者的直径小于 12 mm。Henze 等比较了 FDG-PET、IMT 和 MIBI 对咽喉部肿瘤的诊断价值,结果显示 FDG-PET 的灵敏度 90%、IMT 为 87%、MIBI 只有 68%。IMT 与 FDG-PET 的结果相近似。在 FDG-PET 未出现时,IMT 具有较高的诊断价值。此外,IMT 也可用于对头颈部鳞状细胞癌治疗反应的评价。研究表明,治疗后 3 个月进行 IMT 显像检查可以获得准确的治疗反应的信息,而治疗后 1 周的 IMT-SPECT 阴性结果可排除肿瘤残余的可能。

凋亡显像

主要是一种采用 technetium-99m-HYNIC annexin V 进行活体细胞凋亡区别的方法。该检查的特点是无创性。研究显示,如果无肿瘤坏死或坏死较少,则肿瘤摄取量与凋亡的细胞数量相关。Vermeersch 等人的研究结果提示:technetium-99m-HYNIC annexin V SPECT 可以显示 CT 上所能显示的所有原发性肿瘤,且检查的重复性好,但对转移性淋巴结的显示较差。

对肿瘤侵犯下颌骨的诊断

明确口腔鳞状细胞癌对下颌骨的侵犯于外科手术计划非常重要。采用骨 SPECT 方法评价受侵犯的下颌骨亦有较好显示结果。CT 有时难以准确地评价下颌骨受累状况,而 SPECT 可以通过定量比值的方法对其进行准确评价。

参考文献

1 Bailet JW, Abemayor E, Jabour BA, et al. Positron emission tomography: a new, precise imaging modality for detection of primary head and neck tumors and assessment of cervical adenopathy. Laryngoscope, 1992, 102: 281-288.

2 Sigg MB, Steinert H, Gratz K, et al. Staging of head and neck tumors: [18F] fluorodeoxyglucose positron emission tomography compared with physical examination and conventional imaging modalities. J Oral Maxillofac Surg, 2003, 61: 1022-1029.

3 Stoeckli SJ, Mosna-Firlejczyk K, Goerres GW. Lymph node metastasis of squamous cell carcinoma from an unknown primary: impact of positron emission tomography. Eur J Nucl Med Mol Imaging, 2003, 30: 411-416.

4 Adams S, Baum RP, Stuckensen T, Bitter K, Hor G. Prospective comparison of ^{18}F-FDG PET with conventional imaging modalities (CT, MRI, US) in lymph node staging of head and neck cancer. Eur J Nucl Med, 1998, 25: 1255-1260.

5 Myers LL, Wax MK, Nabi H, et al. Positron emission tomography in the evaluation of the N_0 neck. Laryngoscope, 1998, 108: 232-236.

6 Myers LL, Wax MK. Positron emission tomography in the evaluation of the negative neck in patients with oral cavity cancer. J Otolaryngol, 1998, 27: 342-347.

7 Hollenbeak CS, Lowe VJ, Stack BC, Jr. The cost-effectiveness of fluorodeoxyglucose ^{18}F positron emission tomography in the N_0 neck. Cancer, 2001, 92: 2341-2348.

8 Kresnik E, Mikosch P, Gallowitsch HJ, et al. Evaluation of head and neck cancer with 18F-FDG PET: a comparison with conventional methods. Eur J Nucl Med, 2001, 28: 816-821.

9 Stokkel MP, Moons KG, ten Broek FW, van Rijk PP, Hordijk GJ. 18F-fluorodeoxyglucose dual-head positron emission tomography as a procedure for detecting simultaneous primary tumors in cases of head and neck cancer. Cancer, 1999, 86: 2370-2377.

10 Goerres GW, Schmid DT, Bandhauer F, et al. Positron emission tomography in the early follow-up of advanced head and neck cancer. Arch Otolaryngol Head Neck Surg, 2004, 130: 105-109; discussion 120-121.

11 Yen RF, Hung RL, Pan MH, et al. 18-fluoro-2-deoxyglucose positron emission tomography in detecting residual/recurrent nasopharyngeal carcinomas and comparison with magnetic resonance imaging. Cancer, 2003, 98: 283-287.

12 Yao M, Luo P, Hoffman HT, et al. Pathology and FDG PET correlation of residual lymph nodes in head and neck cancer after radiation treatment. Am J Clin Oncol, 2007, 30: 264-270.

13 Lowe VJ, Dunphy FR, Varvares M, et al. Evaluation of chemotherapy response in patients with advanced head and neck cancer using [F18] fluorodeoxyglucose positron emission tomography. Head Neck, 1997, 19: 666-674.

14 Terhaard CH, Bongers V, van Rijk PP, Hordijk GJ. F-18-fluoro-deoxy-glucose positron-emission tomography scanning in detection of local recurrence after radiotherapy for laryngeal / pharyngeal cancer. Head Neck, 2001, 23: 933-941.

15 Greven KM, Williams DW, 3rd, McGuirt WF, Sr., et al. Serial positron emission tomography scans following radiation therapy of patients with head and neck cancer. Head Neck, 2001, 23: 942-946.

16 Lonneux M, Lawson G, Ide C, et al. Positron emission tomography with fluorodeoxyglucose for suspected head and neck tumor recurrence in the symptomatic patient. Laryngoscope, 2000, 110: 1493-1497.

17 Andrade RS, Heron DE, Degirmenci B, et al. Posttreatment assessment of response using FDG-PET/CT for patients treated with definitive radiation therapy for head and neck cancers. Int J Radiat Oncol Biol Phys, 2006, 65: 1315-1322.

18 Li P, Zhuang H, Mozley PD, et al. Evaluation of recurrent squamous cell carcinoma of the head and neck with FDG positron emission tomography. Clin Nucl Med, 2001, 26: 131-135.

19 Lapela M, Eigtved A, Jyrkkio S, et al. Experience in qualitative and quantitative FDG PET in follow-up of patients with suspected recurrence from head and neck cancer. Eur J Cancer, 2000, 36: 858-867.

20 Nishioka T, Shiga T, Shirato H, et al. Image fusion between 18FDG-PET and MRI/CT for radiotherapy planning of oropharyngeal and nasopharyngeal carcinomas. Int J Radiat Oncol Biol Phys, 2002, 53: 1051-1057.

21 Wang D, Schultz CJ, Jursinic PA, et al. Initial experience of FDG-PET/CT guided IMRT of head-and-neck carcinoma. Int J Radiat Oncol Biol Phys, 2006, 65: 143-151.

22 Schwartz DL, Ford EC, Rajendran J, et al. FDG-PET/CT-guided intensity modulated head and neck radiotherapy: a pilot investigation. Head Neck, 2005, 27: 478-487.

23 Madani I, Duthoy W, Derie C, et al. Positron emission tomography-guided, focal-dose escalation using intensity-modulated radiotherapy for head and neck cancer. Int J Radiat Oncol Biol Phys, 2007, 68: 126-135.

24 Okada J, Yoshikawa K, Imazeki K, et al. The use of FDG-PET in the detection and management of malignant lymphoma: correlation of uptake with prognosis. J Nucl Med, 1991, 32: 686-691.

25 Halfpenny W, Hain SF, Biassoni L, et al. FDG-PET. A possible prognostic factor in head and neck cancer. Br J Cancer, 2002, 86: 512-516.

26 Wong RJ, Lin DT, Schoder H, et al. Diagnostic and prognostic value of [18F]fluorodeoxyglucose positron emission tomography for recurrent head and neck squamous cell carcinoma. J Clin Oncol, 2002, 20: 4199-4208.

27 Jager PL, Vaalburg W, Pruim J, et al. Radiolabeled amino acids: basic

aspects and clinical applications in oncology. J Nucl Med, 2001,42: 432-445.

28 de Boer JR, van der Laan BF, Pruim J, et al. Carbon-11 tyrosine PET for visualization and protein synthesis rate assessment of laryngeal and hypopharyngeal carcinomas. Eur J Nucl Med Mol Imaging, 2002,29: 1182-1187.

29 Leskinen-Kallio S, Nagren K, Lehikoinen P, et al. Carbon-11-methionine and PET is an effective method to image head and neck cancer. J Nucl Med, 1992,33: 691-695.

30 Hustinx R, Lemaire C, Jerusalem G, et al. Whole-body tumor imaging using PET and 2-18F-fluoro-L-tyrosine: preliminary evaluation and comparison with 18F-FDG. J Nucl Med, 2003,44: 533-539.

31 Pauleit D, Zimmermann A, Stoffels G, et al. 18F-FET PET compared with 18F-FDG PET and CT in patients with head and neck cancer. J Nucl Med, 2006,47: 256-261.

32 Sutinen E, Jyrkkio S, Alanen K, et al. Uptake of [N-methyl-11C]alpha-methylaminoisobutyric acid in untreated head and neck cancer studied by PET. Eur J Nucl Med Mol Imaging, 2003,30: 72-77.

33 De Boer JR, Pruim J, Burlage F, et al. Therapy evaluation of laryngeal carcinomas by tyrosine-pet. Head Neck, 2003,25: 634-644.

34 de Boer JR, Pruim J, Albers FW, et al. Prediction of survival and therapy outcome with 11C-tyrosine PET in patients with laryngeal carcinoma. J Nucl Med, 2004,45: 2052-2057.

35 Tian M, Zhang H, Oriuchi N, et al. Comparison of 11C-choline PET and FDG PET for the differential diagnosis of malignant tumors. Eur J Nucl Med Mol Imaging, 2004,31: 1064-1072.

36 Khan N, Oriuchi N, Ninomiya H, et al. Positron emission tomographic imaging with 11C-choline in differential diagnosis of head and neck tumors: comparison with 18F-FDG PET. Ann Nucl Med, 2004,18: 409-417.

37 Lehtio K, Oikonen V, Gronroos T, et al. Imaging of blood flow and hypoxia in head and neck cancer: initial evaluation with [(15)O]H (2)O and [18F] fluoroerythronitroimidazole PET. J Nucl Med, 2001,42: 1643-1652.

38 Rajendran JG, Schwartz DL, O'Sullivan J, et al. Tumor hypoxia imaging with [F18] fluoromisonidazole positron emission tomography in head and neck cancer. Clin Cancer Res, 2006,12: 5435-5441.

39 Rischin D, Hicks RJ, Fisher R, et al. Prognostic significance of [18F]-misonidazole positron emission tomography-detected tumor hypoxia in patients with advanced head and neck cancer randomly assigned to chemoradiation with or without tirapazamine: a substudy of Trans-Tasman Radiation Oncology Group Study 98.02. J Clin Oncol, 2006,24: 2098-2104.

40 Sun A, Sorensen J, Karlsson M, et al. 1-[(11)C]-acetate PET imaging in head and neck cancer-a comparison with ^{18}F-FDG-PET: implications for staging and radiotherapy planning. Eur J Nucl Med Mol Imaging, 2007,34: 651-657.

41 Goerres GW, von Schulthess GK, Steinert HC. Why most PET of lung and head-and-neck cancer will be PET/CT. J Nucl Med, 2004,45 Suppl 1: 66S-71S.

42 Schoder H, Yeung HW, Gonen M, et al. Head and neck cancer: clinical usefulness and accuracy of PET/CT image fusion. Radiology, 2004,231: 65-72.

43 Branstetter BFt, Blodgett TM, Zimmer LA, et al. Head and neck malignancy: is PET/CT more accurate than PET or CT alone? Radiology, 2005,235: 580-586.

44 Jeong HS, Baek CH, Son YI, et al. Use of integrated 18F-FDG PET/CT to improve the accuracy of initial cervical nodal evaluation in patients with head and neck squamous cell carcinoma. Head Neck, 2007,29: 203-210.

45 Zimny M, Kaiser HJ, Cremerius U, et al. F-18-FDG positron imaging in oncological patients: gamma camera coincidence detection versus dedicated PET. Nuklearmedizin, 1999,38: 108-114.

46 Landoni C, Gianolli L, Lucignani G, et al. Comparison of dual-head coincidence PET versus ring PET in tumor patients. J Nucl Med, 1999,40: 1617-1622.

47 Delbeke D, Martin WH, Patton JA, et al. Value of iterative reconstruction, attenuation correction, and image fusion in the interpretation of FDG PET images with an integrated dual-head coincidence camera and X-ray-based attenuation maps. Radiology, 2001,218: 163-171.

48 Pai M, Park CH, Suh JH, et al. Fluorine-18 fluorodeoxyglucose imaging using dual-head coincidence positron emission tomography without attenuation correction in patients with head and neck cancer. Clin Nucl Med, 1999,24: 495-500.

49 Stokkel MP, ten Broek FW, van Rijk PP. Preoperative assessment of cervical lymph nodes in head and neck cancer with fluorine-18 fluorodeoxyglucose using a dual-head coincidence camera: a pilot study. Eur J Nucl Med, 1999, 26: 499-503.

50 Ohta H, Endo K, Fujita T, et al. Imaging of head and neck tumors with technetium (V)-99m DMSA. A new tumor-seeking agent. Clin Nucl Med, 1985,10: 855-860.

51 Gregor RT, Valdes-Olmos R, Koops W, et al. Preliminary experience with thallous chloride T1 201-labeled single-photon emission computed tomography scanning in head and neck cancer. Arch Otolaryngol Head Neck Surg, 1996,122: 509-514.

52 Nagamachi S, Hoshi H, Jinnouchi S, et al. ^{201}TL SPECT for evaluating head and neck cancer. Ann Nucl Med, 1996,10: 105-111.

53 Valdes Olmos RA, Balm AJ, Hilgers FJ, et al. Thallium-201 SPECT in the diagnosis of head and neck cancer. J Nucl Med, 1997,38: 873-879.

54 Mukherji SK, Gapany M, Neelon B, McCartney W. Evaluation of 201T1 SPECT for predicting early treatment response in patients with squamous cell carcinoma of the extracranial head and neck treated with nonsurgical organ preservation therapy: initial results. J Comput Assist Tomogr, 2000, 24: 146-151.

55 Kao CH, Wang SJ, Lin WY, et al. Detection of nasopharyngeal carcinoma using 99Tcm-methoxyisobutylisonitrile SPECT. Nucl Med Commun, 1993, 14: 41-46.

56 Leitha T, Glaser C, Pruckmayer M, et al. Technetium-99m-MIBI in primary and recurrent head and neck tumors: contribution of bone SPECT image fusion. J Nucl Med, 1998,39: 1166-1171.

57 Pui MH, Du JQ, Yueh TC, et al. Imaging of nasopharyngeal carcinoma with Tc-99m MIBI. Clin Nucl Med, 1998,23: 29-32.

58 Kao CH, Tsai SC, Wang JJ, et al. Comparing 18-fluoro-2-deoxyglucose positron emission tomography with a combination of technetium 99m tetrofosmin single photon emission computed tomography and computed tomography to detect recurrent or persistent nasopharyngeal carcinomas after radiotherapy. Cancer, 2001,92: 434-439.

59 C van de Wiele, Versijpt J, Dierckx RA, et al. 99Tc (m) labelled HL91 versus computed tomography and biopsy for the visualization of tumour recurrence of squamous head and neck carcinoma. Nucl Med Commun, 2001,22: 269-275.

60 van Dongen GA, Leverstein H, Roos JC, et al. Radioimmunoscintigraphy of head and neck cancer using 99mTc-labeled monoclonal antibody E48 F (ab')2. Cancer Res, 1992,52: 2569-2574.

61 Baum RP, Adams S, Kiefer J, et al. A novel technetium-99m labeled monoclonal antibody (174H.64) for staging head and neck cancer by immuno-SPECT. Acta Oncol, 1993,32: 747-751.

62 Flamen P, Bernheim N, Deron P, et al. Iodine-123 alpha-methyl-l-tyrosine single-photon emission tomography for the visualization of head and neck squamous cell carcinomas. Eur J Nucl Med, 1998,25: 177-181.

63 Dierickx LO, Lahoutte T, Deron P, et al. Diagnosis of recurrent head and neck squamous cell carcinoma with 3-[123I]iodo-L-alpha-methyltyrosine SPET. Eur J Nucl Med, 2001,28: 282-287.

64 Henze M, Mohammed A, Mier W, et al. Pretreatment evaluation of carcinomas of the hypopharynx and larynx with 18F-fluorodeoxyglucose, 123I-alpha-methyl-L-tyrosine and 99m Tc-hexakis-2-methoxyisobutylisonitrile. Eur J Nucl Med Mol Imaging, 2002,29: 324-330.

65 Dierickx LO, Everaert H, Deron P, et al. Evaluation of the response to therapy of head and neck squamous cell carcinoma by using 3-[123I]iodo-L-alpha-methyl tyrosine and single photon emission tomography. Nucl Med Commun, 2003,24: 633-641.

66 C van de Wiele, Lahorte C, Vermeersch H, et al. Quantitative tumor apoptosis imaging using technetium-99m-HYNIC annexin V single photon emission computed tomography. J Clin Oncol, 2003,21: 3483-3487.

67 Vermeersch H, Ham H, Rottey S, et al. Intraobserver, interobserver, and day-to-day reproducibility of quantitative 99mTc-HYNIC annexin-V imaging in head and neck carcinoma. Cancer Biother Radiopharm, 2004, 19: 205-210.

68 Vermeersch H, Loose D, Lahorte C, et al. 99mTc-HYNIC Annexin-V imaging of primary head and neck carcinoma. Nucl Med Commun, 2004, 25: 259-263.

69 Chan KW, Merrick MV, Mitchell R. Bone SPECT to assess mandibular invasion by intraoral squamous-cell carcinomas. J Nucl Med, 1996,37:42-45.

70 Acton CH, Layt C, Gwynne R, Cooke R, Seaton D. Investigative modalities of mandibular invasion by squamous cell carcinoma. Laryngoscope, 2000,110: 2050-2055.

（刘平安）

第二章　牙源性肿瘤

牙源性肿瘤和瘤样病变所包括的疾病种类有：错构瘤或非肿瘤性增生、良性肿瘤和具有转移潜能的恶性肿瘤。牙源性肿瘤和瘤样病变起源于牙形成器官的上皮、外胚间充质和/或间充质组织。这些病变中的绝大多数发生于颌骨组织内（骨内型或中心性）；少数可位于承牙区表面的软组织（牙龈），或位于无牙区的牙槽黏膜内（骨外型或外周性）。牙源性肿瘤和瘤样病变可发生于任何年龄。肿瘤的基本临床特征（年龄、性别和部位）对诊断和鉴别诊断具有十分重要意义。本章节所叙述的牙源性肿瘤和瘤样病变以 2005 年 WHO 的牙源性肿瘤分类为基础。该分类的具体内容见表 2-1。

表 2-1　2005 年 WHO 牙源性肿瘤的组织学分类

牙源性癌	牙瘤
成釉细胞癌	牙成釉细胞瘤
原发性骨内鳞状细胞癌-实体型	牙源性钙化囊性瘤
源于牙源性角化囊性瘤的原发性骨内鳞状细胞癌	牙本质生成性影细胞瘤
源于牙源性囊肿的原发性骨内鳞状细胞癌	间充质和/牙源性外胚间充质性肿瘤，含或不含牙源性上皮
牙源性透明细胞癌	牙源性纤维瘤
牙源性影细胞癌	牙源性黏液瘤/黏液纤维瘤
牙源性肉瘤	成牙骨质细胞瘤
成釉细胞纤维肉瘤	与骨相关的病变
成釉细胞纤维牙本质肉瘤和纤维-牙肉瘤	骨化性纤维瘤
牙源性上皮性肿瘤，具有成熟纤维间质，不含牙源性外胚间充质成分	纤维异常增生
成釉细胞瘤	骨异常增生
牙源性钙化上皮瘤	中心性巨细胞病变
牙源性腺样瘤	巨颌症
牙源性角化囊性瘤	动脉瘤样骨囊肿
牙源性上皮性肿瘤，含牙源性外胚间充质成分，伴或不伴牙硬组织形成	单纯性骨囊肿
成釉细胞纤维瘤	其他肿瘤
成釉细胞纤维牙本质瘤	婴儿黑色素神经外胚瘤
成釉细胞纤维-牙瘤	

第一节　良性牙源性上皮性肿瘤

在 2005 年的 WHO 分类中，共有 2 类疾病涉及良性牙源性上皮性肿瘤：① 牙源性上皮性肿瘤，伴成熟纤维间质，不含牙源性外胚间充质（odontogenic epithelium with mature fibrous stroma，without odontogenic ectomesenchyme）；② 牙源性上皮性肿瘤，含牙源性外胚间充质，伴或不伴牙硬组织形成（odontogenic epithelium with ectomesenchyme，with or without tissue formation）。

大多数良性牙源性上皮性肿瘤位于颌骨内。影像学检查方法可以包括 X 线、CT 和 MRI。一般情况下，对位于下颌骨内的良性牙源性上皮性肿瘤的影像学检查应以 X 线检查为主，但对怀疑有肿瘤骨外侵犯者还应辅以 CT 或 MRI 检查。上颌骨良性牙源性上皮性肿瘤的影像学检查应以 X 线和 CT 检查并重，如病变范围较大，疑有邻近软组织侵犯或颅内侵犯者还应辅以 MRI 检查。

成釉细胞瘤

成釉细胞瘤（ameloblastoma）是发生于颌骨或牙龈黏膜的牙源性上皮性肿瘤。该肿瘤生长缓慢，但有局部侵袭性。切除不彻底成釉细胞瘤有较高的复发率，但基本无转移倾向。不同国家关于成釉细胞瘤在牙源性良性肿瘤中的相对发病率存在较大的差异。部分亚洲和非洲国家的成釉细胞瘤约占所有牙源性良性肿瘤中的 60%。成釉细胞瘤有多种亚型，包括实体/多囊型（solid / multicystic type）、骨外/外周型（extraosseous / peripheral type）、促结缔组织增生型（desmoplastic type）和单囊型（unicystic type）。同样，不同亚型的成釉细胞瘤其流行病学特点、组织病理表现、影像表现和部分临床表现也不尽相同。成釉细胞瘤的病因不明。正常牙发育过程中的一些基因异常可能在其组织发生中起一定的作用。成釉细胞瘤起源于牙源性上皮，包括牙板、成釉器、Malassez 上皮剩余和牙源性囊肿的上皮衬里。

实体/多囊型成釉细胞瘤又称普通成釉细胞瘤（conventional ameloblastoma）或经典骨内成釉细胞瘤（classical intraosseous ameloblastoma），为成釉细胞瘤中最多见者。该类型成釉细胞瘤的发病年龄范围广泛，但多见于 30~60 岁患者（平均年龄 37.4 岁），20 岁以下者少见。无明显性别差异。大体病理上，实体/多囊型成釉细胞瘤由囊性和实性两部分组成。囊性部分有单囊和多囊之分，且多囊者多见。多囊病变的囊腔大小不一，囊隔或为纤维性，或为骨性。囊腔内可含黄色或褐色液体，或胶冻样物。病变的实性部分呈白色或灰白色。肿瘤有完整或不完整包膜。镜下见，此类型成釉细胞瘤有 2 种基本的组织学类型：滤泡型和丛状型。滤泡型由纤维间质中的牙源性上皮岛组成，其特征为上皮岛的基底细胞为高柱状、核深染，并呈极性排列，其细胞核远离基底膜，细胞质常呈空泡状。丛状型成釉细胞瘤由排列成条索，或交织成网状的基底细胞构成，星网状层不明显，间质纤细，常有囊性变。临床上，实体/多囊型成釉细胞瘤多无症状，或表现为不同程度的面部肿胀，有疼痛或感觉异常者极为少见。部分成釉细胞瘤可使颌骨向唇颊侧膨大，形成面部不对称改变。肿瘤还可使颌骨骨皮质变薄，扪有乒乓球感。如肿瘤侵犯颌骨的牙槽侧，尚可导致牙松动、移位和脱落。治疗上应在未受累的正常组织内行手术切除。否则易造成肿瘤复发。大多数实体/多囊型成釉细胞瘤预后良好,但累及上颌后部者预后较差。

促结缔组织增生型成釉细胞瘤是一种相对少见的成釉细胞瘤类型,其同义词为伴显著促结缔组织增生的成釉细胞瘤(ameloblastoma with pronounced desmoplasia),其好发年龄和性别分布与实体/多囊型成釉细胞瘤相似。大体病理上,促结缔组织增生型成釉细胞瘤的质地较韧,剖面多为实性,有沙砾感。组织学上,病变以间质成分为主,牙源性上皮成分被挤压。上皮岛形状不规则,其外周细胞呈立方状,核深染;其中心呈旋涡状,细胞丰富,为梭形或鳞状上皮细胞。上皮岛中心还可见微囊形成。临床上,患者主诉多为颌骨无痛性肿胀。该型成釉细胞瘤的预后和治疗与实体/多囊型成釉细胞瘤基本相同。

单囊型成釉细胞瘤又称囊肿生成性成釉细胞瘤(cystogenic ameloblastoma)。该型成釉细胞瘤的发病年龄明显小于其他类型的成釉细胞瘤,与未萌出牙关系密切者平均发病年龄为16岁;与未萌出牙无关者的平均发病年龄为35岁。无明显性别差异。在所有成釉细胞瘤中,单囊型成釉细胞瘤约占5%~15%。

骨外/外周型成釉细胞瘤又称软组织成釉细胞瘤(soft tissue ameloblastoma)、黏膜源性成釉细胞瘤(ameloblastoma of mucosal origin)和牙龈成釉细胞瘤(ameloblastoma of the gingiva)。此型成釉细胞瘤最为少见。外周型成釉细胞瘤的平均发病年龄约为50岁(男52.9岁,女50.6岁),明显高于实体/多囊型成釉细胞瘤,男性患者多于女性。大体病理上,外周型成釉细胞瘤表现为坚实的海绵状组织,灰红色。组织学表现上,骨外/外周型成釉细胞瘤与实体/多囊型成釉细胞瘤基本相同。部分病变完全位于牙龈结缔组织内,部分似乎与黏膜上皮融合或源自黏膜上皮。骨外/外周型成釉细胞瘤无侵袭性。治疗上以保守切除为主,复发者少见。

【影像学表现】

部位　下颌骨成釉细胞瘤较上颌骨者明显多见。但促结缔组织增生型成釉细胞瘤于上颌骨和下颌骨的发生率基本相等。约80%的下颌骨成釉细胞瘤位于下颌磨牙区和下颌升支。上颌骨成釉细胞瘤主要位于上颌磨牙区。

形态和边缘　大多数颌骨成釉细胞瘤呈类圆形肿块表现,边界清晰,周围有骨皮质样硬化线;少数病变外形巨大,呈不规则形改变,边界不清(此多见于促结缔组织增生型成釉细胞瘤或肿瘤有继发感染者),类似于颌骨恶性肿瘤(以前曾被描述为"局部恶性征型成釉细胞瘤")。部分颌骨成釉细胞瘤还可呈分叶状,边缘有切迹显示。CT和MRI上可以显示成釉细胞瘤的囊壁,或薄或厚。薄壁者于增强后可无强化表现,厚壁者可见局部有结节状隆起,形成壁结节,并于增强后有强化表现。

内部结构　影像学表现上,颌骨成釉细胞瘤基本可分为2型:单囊型(图2-1)和多囊型(图2-2、2-3、2-4、2-5)。X线上,大多数颌骨成釉细胞瘤呈多囊或单囊低密度表现(X线透射区),病变内部可有高密度钙化影显示(图2-6),但较为少见。约50%的促结缔组织增生型成釉细胞瘤内部可见斑片状钙化影,提示其为一种骨纤维病变。多囊型成釉细胞瘤的分房多表现为大小不等,成群排列,类似于蜂窝或肥皂泡(图2-4、2-5)。多囊的分隔可以是光滑锐利的高密度骨嵴,也可以是纤维组织。多囊型成釉细胞瘤内偶可含牙,但较单囊型者少见。单囊型成釉细胞瘤内部罕见有钙化表现。通常可将单囊型成釉细胞瘤分为含牙和不含牙2种类型。含牙的单囊型成釉细胞瘤的X线表现与含牙囊肿相似。平扫CT上,多数成釉细胞瘤内部的CT值接近于水(在0~20 HU之间)(图2-1、2-3、2-5);少数病变的CT值表现为软组织密度(图2-7、2-8)。骨外/外周型成釉细胞瘤以软组织肿块表现为主(图2-8)。增强CT上,成釉细胞瘤内部的纤维分隔和实性部分可有强化表现(图2-7、2-8),但囊液部分无增强表现。MRI上,成釉细胞瘤多呈T1WI上的低或中等信号和T2WI上的均匀高信号(图

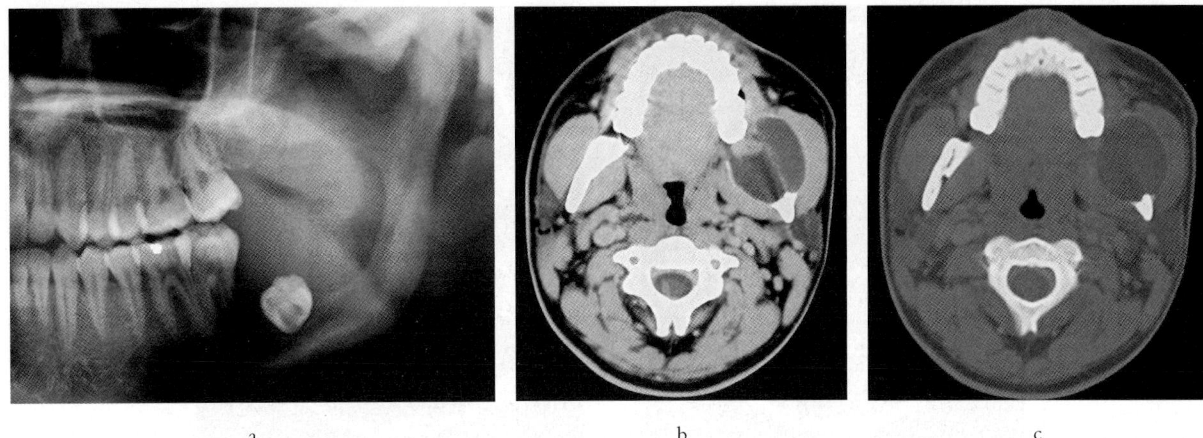

图 2-1　左下颌骨成釉细胞瘤(单囊型)(unilocular ameloblastoma in the left mandible)

X 线曲面断层片图 a 示左下颌骨体部和下颌支有单囊状 X 线透射区,内含左下第三磨牙,左下第二磨牙远中牙根吸收,边界清晰。横断面 CT 软组织窗图 b 和骨窗图 c 示左下颌骨部分破坏、病变呈水液密度改变,边界清晰。

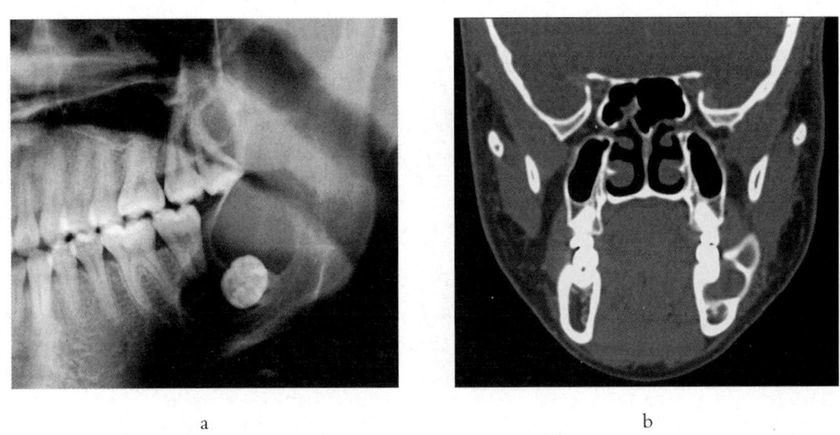

图 2-2　左下颌骨成釉细胞瘤(多囊型)(multilocular ameloblastoma in the left mandible)

X 线曲面断层片图 a 示左下颌骨体部和下颌支有多囊状 X 线透射区,内含左下第三磨牙,左下第二磨牙牙根部分吸收,边界清晰。冠状面 CT 骨窗图 b 示病变呈多囊改变,边界清晰。

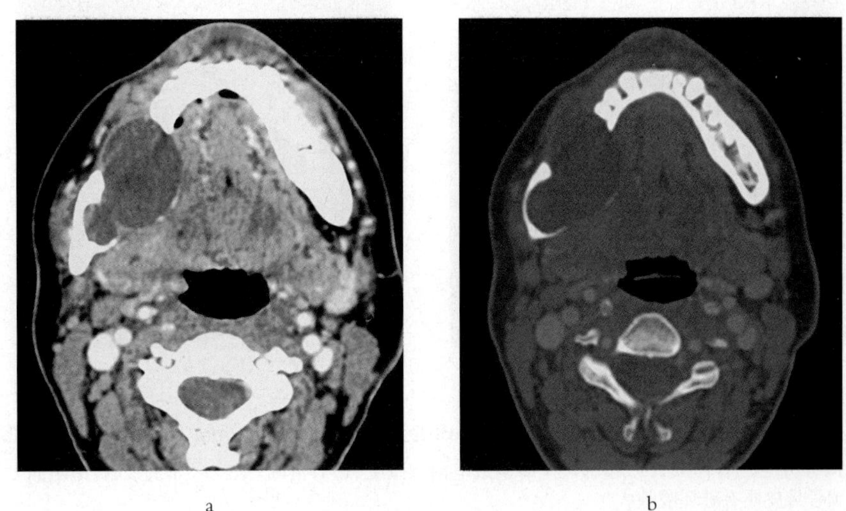

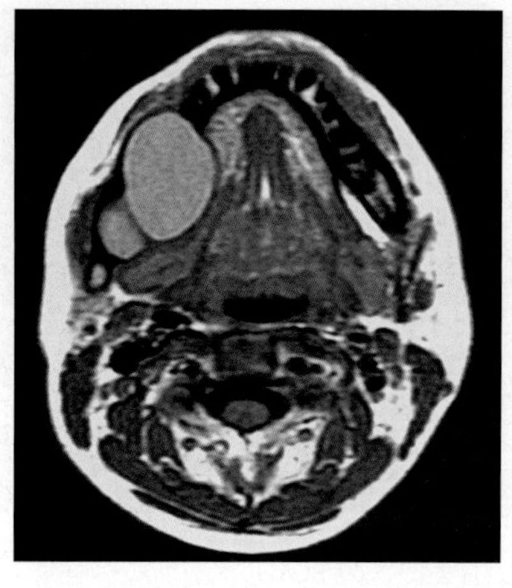
c

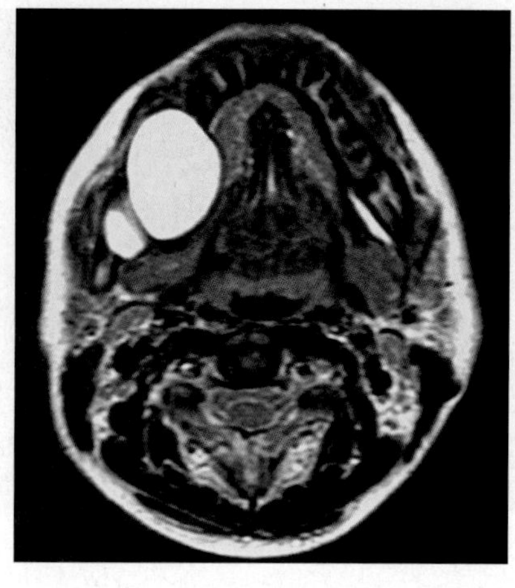
d

图 2–3　右下颌骨成釉细胞瘤（多囊型）（multilocular ameloblastoma in the right mandible）

横断面 CT 软组织窗图 a 和骨窗图 b 示右下颌骨多囊状病变呈水液密度改变，内有线状分隔。横断面 MR 示：多囊病变在 T1WI 图 c 上表现为略高信号；在 T2WI 图 d 上呈明显的高信号，囊隔呈中等信号，边界清晰。

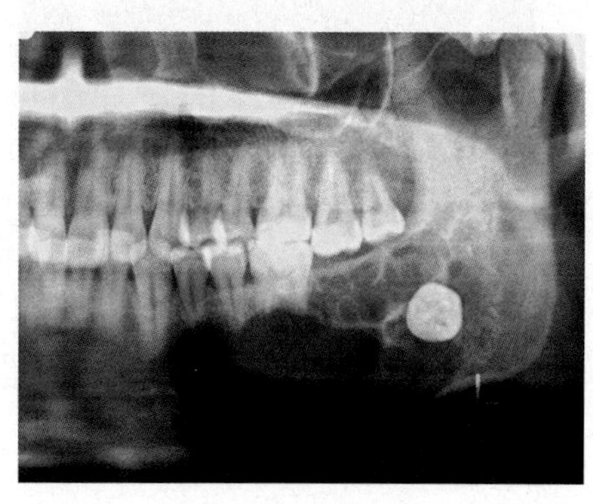
a

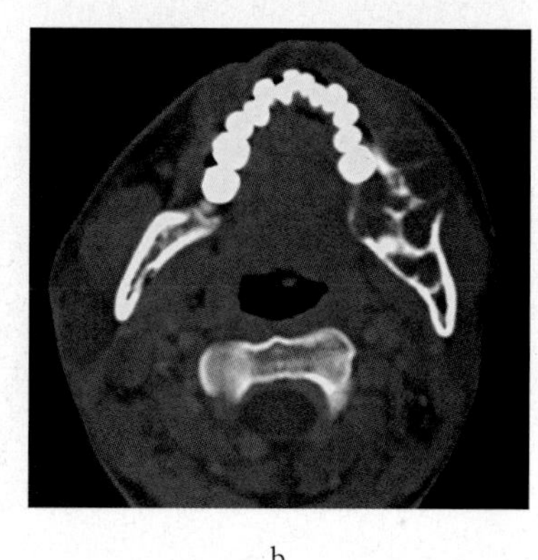
b

图 2–4　左下颌骨成釉细胞瘤（多囊型）（multilocular ameloblastoma in the left mandible）

X 线曲面断层片图 a 示左下颌骨体部有多囊状 X 线透射区，各囊大小不一，似蜂窝或皂泡状改变。病变区牙根吸收明显。横断面 CT 骨窗图 b 示左下颌骨体部多囊病变向颊侧膨胀明显。

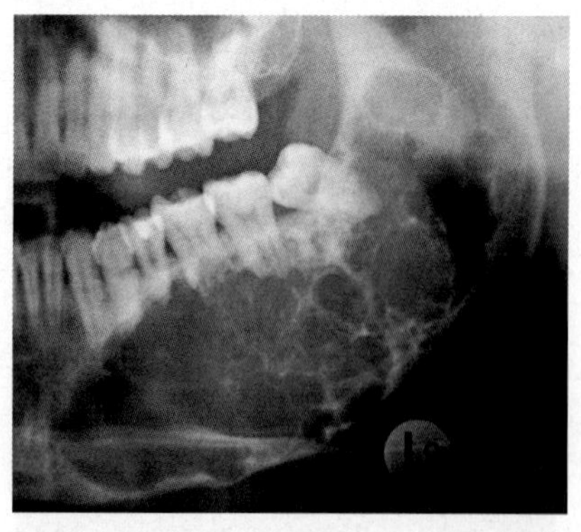
a

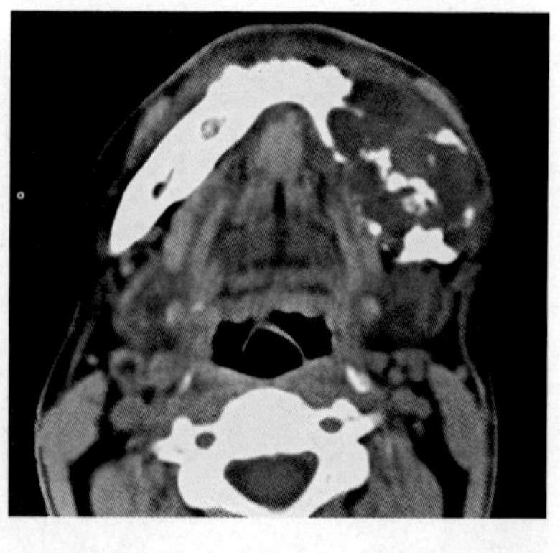
b

图 2–5　左下颌骨成釉细胞瘤（多囊型）（multilocular ameloblastoma in the left mandible）

X 线曲面断层片图 a 示左下颌骨体部 X 线透射区呈蜂窝或皂泡状改变，边界清晰。病变区牙根吸收。横断面 CT 图 b 示病变内囊隔粗细不均，部分下颌骨骨皮质有破坏吸收。

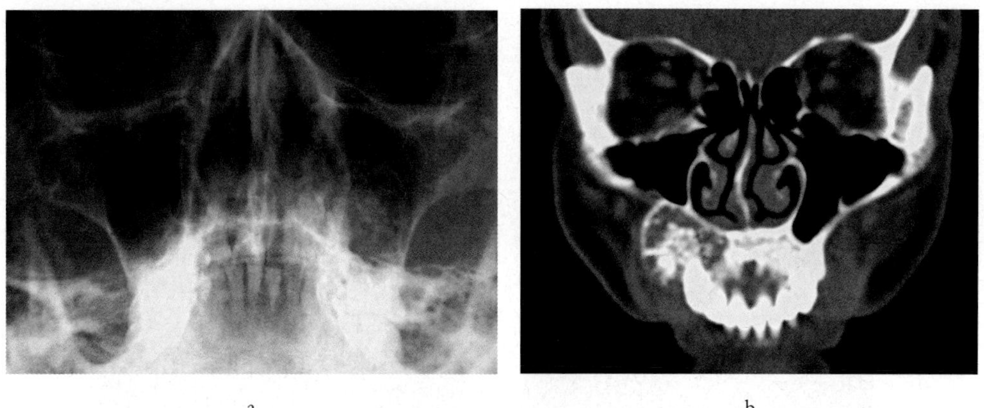

a b

图 2-6 左上颌骨成釉细胞瘤(ameloblastoma in the left maxilla)

华特(Waters)位图 a 和冠状面 CT 图 b 示左上颌骨病变内有多点状高密度钙化,边界清晰。

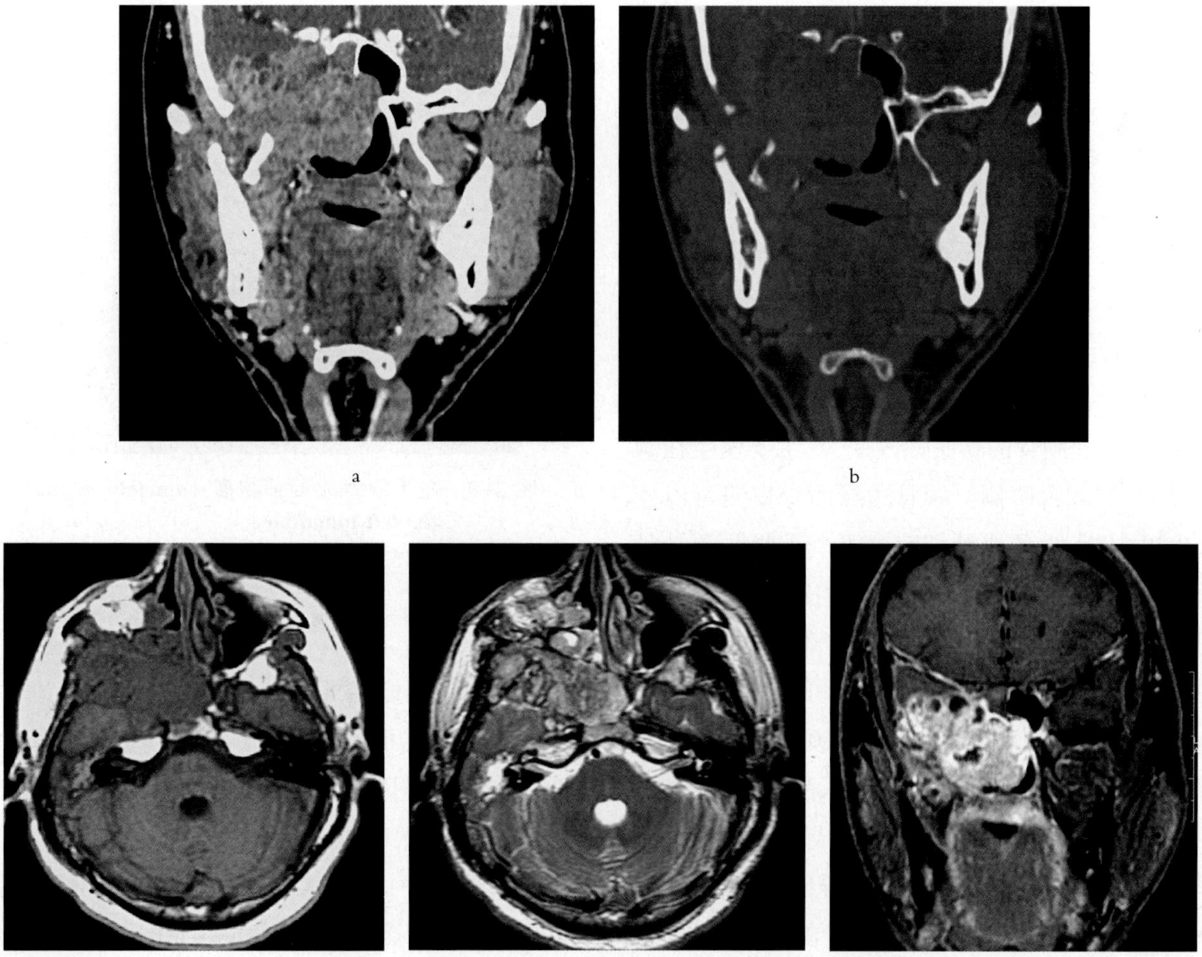

a b

c d e

图 2-7 右上颌骨复发性成釉细胞瘤(recurrent ameloblastoma in the right maxilla)

冠状面增强 CT 软组织窗图 a 和骨窗图 b 示右面深部软组织肿块呈不均匀强化表现。右侧中颅窝底(主要为蝶骨体、大翼和翼突)破坏吸收明显,并侵犯至大脑颞叶实质。横断面 MR 示病变在 T1WI 图 c 上呈中等信号;在 T2WI 图 d 上呈混合高信号。冠状面压脂增强 T1WI 图 e 上见病变强化明显,但欠均匀。

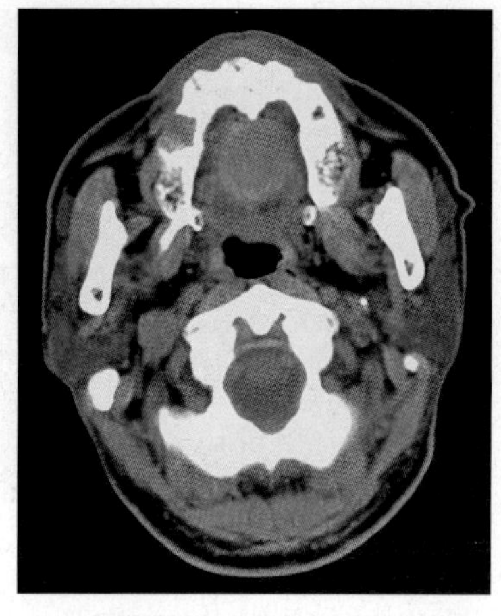

a

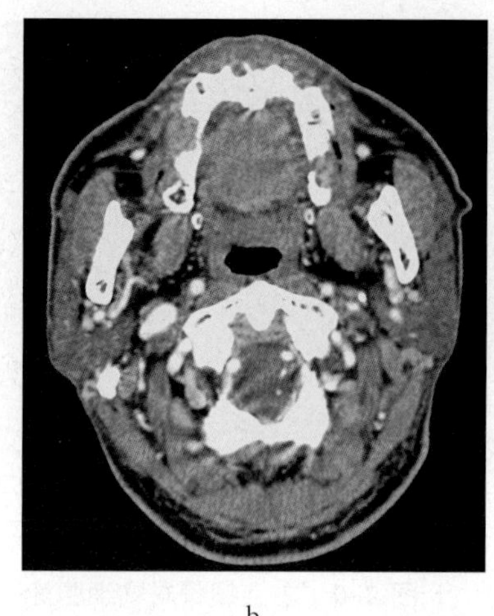

b

图 2-8　右上颌外周型成釉细胞瘤(extraosseous/peripheral ameloblastoma in the right maxilla)

横断面平扫 CT 图 a 和增强 CT 图 b 示右上牙龈区软组织肿块呈轻度强化表现,界限清晰,破坏吸收右上颌牙槽骨。

2-3)或不均匀高信号(图 2-7)。肿瘤内的骨或纤维组织分隔呈低或中等信号。增强 MRI 上，肿瘤的实质部分多有强化(图 2-7),囊性部分则无强化表现。

邻近结构侵犯和反应　由于成釉细胞瘤具有侵袭性特点,故影像学上常见其有侵蚀牙体和牙槽组织的征象,表现为牙移位、牙根锯齿状或截断状吸收和牙槽骨的破坏吸收。单囊型和多囊型成釉细胞瘤均可引起颌骨的膨胀性改变,其主要发生在颌骨的唇颊侧或舌腭侧。颌骨边缘的骨皮质可以变薄,也可中断。少数成釉细胞瘤可严重吸收颌骨骨皮质,并使病变侵犯颌骨周围的软组织,表现为软组织肿大或软组织肿块形成（类似于颌骨恶性肿瘤）(图 2-9)。部分成釉细胞瘤的周围可有骨质硬化表现。极少数成釉细胞瘤(尤其是上颌骨或复发性成釉细胞瘤)还可破坏吸收颅底、侵入颅内(图 2-7)。

影像鉴别诊断　颌骨多囊性成釉细胞瘤的影像学表现可与多囊性牙源性角化囊性瘤、牙源性黏液瘤和中心性巨细胞肉芽肿相似;单囊型成釉细胞瘤的影像学表现可以同单囊性牙源性角化囊性瘤、根侧囊肿、含牙囊肿和单纯性骨囊肿相似。准确的鉴别诊断对临床治疗方案的选择具有一定的指导意义。

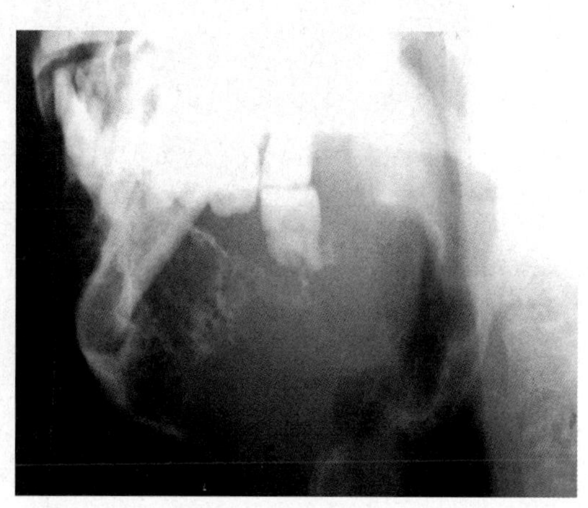

图 2-9　左下颌骨成釉细胞瘤（ameloblastoma in the left mandible）

左下颌骨侧位片示左下颌骨体部骨皮质和骨小梁呈溶解破坏表现,局部有多囊状骨隔残留,类似于溶骨性恶性肿瘤。左下磨牙牙根吸收,牙呈“浮立”状改变。

成釉细胞瘤与牙源性角化囊性瘤的鉴别要点为: ① 前者多可致颌骨膨胀,后者多沿颌骨长轴生长,颌骨膨胀不明显;② 前者的侵袭性特点较后者明显,如牙根吸收、牙槽骨和颌骨骨皮质破坏等;③ 多囊改变中,前者常表现为分房大小不等,后者的分房大小则接近一致。多囊性成釉细胞瘤与颌骨中心性巨细胞肉芽肿的区别要点为: 前者的囊隔多呈曲线状改变;后者的囊隔纤细、模糊且欠锐利,多垂直于病变边缘。颌骨中心性巨细胞肉芽肿的另一特点是好发于年轻女性。X 线上，牙源性黏液瘤的分隔较成釉细胞瘤纤细，其特点为分隔呈直线或“火焰状”排列。含牙的单囊型成釉细胞瘤常易与含牙囊肿混淆，鉴别诊断较为困难。含牙囊肿的影像表现特点为：病变内所含牙常为仅有牙冠而无牙根的恒牙；囊壁常附着于所含牙之牙釉质－牙本质交界线（冠根交界处）；与囊肿相邻的牙根较少有吸收表现。根侧牙周囊肿的特点为病变好发于下颌切牙至双尖牙区，外形较小。单纯性骨囊肿的 X 线表现特点为病变多与牙体牙周组织无关（无牙根和牙槽骨的破坏吸收）。

参 考 文 献

1　Barnes L, Eveson JW, Reichart P, et al. WHO classification of tumours. Pathology & Genetics of head and neck tumours. Lyon: IARC Press, 2005, 285: 296－300.

2　Heikinheimo K, Jee KJ, Niini T, et al. Gene expression profiling of ameloblastoma and human tooth germ by means of a cDNA microarray. J Dent Res, 2002, 81: 525－530.

3　Reichart PA, Philipsen HP, Sonner S. Ameloblastoma: biological profile of 3677 cases. Eur J Cancer B Oral Oncol, 1995, 31B: 86－99.

4　White SC, Pharoah MJ. Oral radiology: principles and interpretation. St. Louis: Mosby, 2004: 419－422.

5　Minami M, Kaneda T, Ozawa K, et al. Cystic lesions of the maxillomandibular region: MR imaging distinction of odontogenic keratocysts and ameloblastomas from other cysts. AJR Am J Roentgenol, 1996, 166: 943－949.

6　Asaumi J, Hisatomi M, Yanagi Y, et al. Assessment of ameloblastomas using MRI and dynamic contrast-enhanced MRI. Eur J Radiol, 2005, 56: 25－30.

7　Minami M, Kaneda T, Yamamoto H, et al. Ameloblastoma in the maxillomandibular region: MR imaging. Radiology, 1992, 184: 389－393.

8　Konouchi H, Asaumi J, Yanagi Y, et al. Usefulness of contrast enhanced-MRI in the diagnosis of unicystic ameloblastoma. Oral Oncol, 2006, 42: 481－486.

9　王世平，陈新民，程勇等. 促结缔组织增生性成釉细胞瘤的 X 线分析. 中华口腔医学杂志，2001，36：253－255.

10　Weissman JL, Snyderman CH, Yousem SA, et al. Ameloblastoma of the maxilla: CT and MR appearance. AJNR Am J Neuroradiol, 1993, 14: 223－226.

牙源性鳞状细胞瘤

牙源性鳞状细胞瘤（squamous odontogenic tumour, SOT）是一种由分化良好的鳞状上皮和纤维间质组成的，具有局部浸润性的良性肿瘤性病变。根据 2005 年 WHO 牙源性肿瘤分类的描述，该疾病属于罕见肿瘤。迄今为止的病例报道未超过 50 例。SOT 的平均发病年龄为 38.7 岁（8~74 岁之间）。男性略多于女性。SOT 的病因不明。

大体病理上，SOT 或为囊性表现，或为实性表现。镜下见，SOT 由形态大小不等、分化良好的鳞状上皮岛构成。此上皮岛多呈圆形和椭圆形，也可以是条索状或不规则形。上皮岛中心可形成微囊，部分还含有钙化物质。目前多认为 SOT 来自牙周膜的 Malassez 上皮剩余、残余的牙板，或牙源性囊肿的上皮衬里。

临床上，SOT 可不伴有任何症状，也可表现为病变区局部疼痛、牙龈肿大（偶有红斑出现）、牙齿松动和颌骨膨隆。对 SOT 的治疗可采用保守手术。SOT 复发者少见。文献上曾有 SOT 恶性变或合并原发性骨内癌的报道。

【影像学表现】

部位　SOT 多发生于颌骨内；外周型 SOT 虽已见于文献报道，但十分少见。下颌骨 SOT 较上颌者多见。SOT 的常见发病部位在下颌后部和上颌前部。根据报道，SOT 多发生于已萌且具有活力的恒牙牙周膜内。

形态和边缘　SOT 典型的形态表现为三角形或半圆形，病变边界清晰。部分病变边缘有硬化，可呈“扇形”表现。

内部结构　X 线上，SOT 为 X 线透射表现，有单囊或多囊之分。多囊表现者往往出现在较大体积的 SOT 内。在半圆形 SOT 病变内还可见萌出牙的牙根。

邻近组织侵犯和反应　SOT 主要侵犯颌骨的牙槽骨和牙周韧带，范围较为局限。病变周围骨质可有反应性硬化表现，但少有骨外侵犯表现。

影像鉴别诊断　SOT 多发生于牙周组织内，

故其X线表现与牙周组织疾病有较多相似之处。但SOT典型的X线表现为一般牙周组织疾患所缺乏,如病变呈三角形骨质破坏吸收,较大的SOT可呈多囊状改变等。此外,X线上表现为半圆形牙槽骨破坏吸收的SOT有时可与牙龈鳞状细胞癌的颌骨破坏表现相似,鉴别诊断较为困难。临床上,牙龈鳞状细胞癌一般多伴有牙龈糜烂或溃疡性增生,且不会呈多囊状表现。

参考文献

1 Barnes L, Eveson JW, Reichart P, et al. WHO classification of tumours. Pathology & Genetics of head and neck tumours. Lyon: IARC Press, 2005: 301.

2 Haghighat K, Kalmar JR, Mariotti AJ. Squamous odontogenic tumor: diagnosis and management. J Periodontol, 2002, 73: 653-656.

3 Ide F, Shimoyama T, Horie N, et al. Intraosseous squamous cell carcinoma arising in association with a squamous odontogenic tumour of the mandible. Oral Oncol, 1999, 35: 431-434.

4 Ide F, Obara K, Mishima K, et al. Peripheral odontogenic tumor: a clinicopathologic study of 30 cases. General features and hamartomatous lesions. J Oral Pathol Med, 2005, 34: 552-557.

5 Cataldo E, Less WC, Giunta JL. Squamous odontogenic tumor. A lesion of the periodontium. J Periodontol, 1983, 54: 731-735.

6 Philipsen HP, Reichart PA. Squamous odontogenic tumor (SOT): a benign neoplasm of the periodontium. A review of 36 reported cases. J Clin Periodontol, 1996, 23: 922-926.

7 Warnock GR, Pierce GL, Correll RW, et al. Triangular-shaped radiolucent area between roots of the mandibular right canine and first premolar. J Am Dent Assoc, 1985, 110: 945-946.

牙源性钙化上皮瘤

牙源性钙化上皮瘤(calicifying epithelial odontogenic tumour, CEOT)是一种具有局部侵袭性的牙源性肿瘤,且以病变内含有钙化的淀粉样物质为特点。该肿瘤于1955年由Pindlborg首先报道,故又名Pindlborg瘤(Pindlborg tumour)。CEOT属罕见肿瘤,约占所有颌骨牙源性肿瘤的1%~2%。94%的CEOT发生于颌骨内,6%的肿瘤位于颌骨外。患者的平均发病年龄为40岁左右(20~60岁之间)。骨内型CEOT的发病年龄可略低于骨外型。无明显性别差异。CEOT病因不明,可能来源于缩余釉上皮、成釉器中间层细胞和口腔上皮的基底层细胞。

大体病理上,CEOT为实性表现,肿瘤内有不同程度的钙化。镜下见,CEOT主要由纤维间质和多边形嗜酸性上皮细胞岛及团片组成。肿瘤细胞之间界限清晰,有分化良好的细胞间桥。细胞核常呈多边性,核分裂相罕见(恶变时核分裂相多见)。在肿瘤细胞团片中央或外周可见均一透明且呈嗜酸染色的物质,并以同心圆方式发生钙化。部分CEOT内部含有大量的淀粉样物质。约8%的CEOT以透明细胞成分为主。尽管CEOT的特点是病变内有钙化,但该肿瘤也可有无钙化的变异型,且多见于骨外型CEOT。文献报道称少数CEOT可与牙源性腺样瘤、含牙囊肿和成釉细胞纤维牙瘤并存。

临床上,CEOT多表现为无痛性或无症状性肿物。肿瘤一般不会引发颌面颈部组织器官的功能性障碍。由于CEOT具有局部侵袭性特点,故治疗上多以手术切除为主。该肿瘤的复发率约为10%~17%,其中透明细胞型CEOT的复发率相对较高。对反复复发的CEOT应高度警惕其有恶变可能。

【影像学表现】

部位　骨内型CEOT多见于下颌骨。下颌与上颌CEOT之比约为2∶1。CEOT可发生在颌骨的任何部位,但以颌骨后部(双尖牙和磨牙区)好发。骨外型或外周型CEOT好发于前部牙龈。

形态和边缘　大多数颌骨CEOT呈规则的类圆形改变。病变边界清晰或不清。根据Kaplan等人的统计,CEOT边界清晰者占79%,边界不清者占21%。病变可穿破颌骨骨皮质。

内部结构　X线上,颌骨CEOT有单囊(图2-10、2-11)和多囊之分,其中单囊者远比多囊者

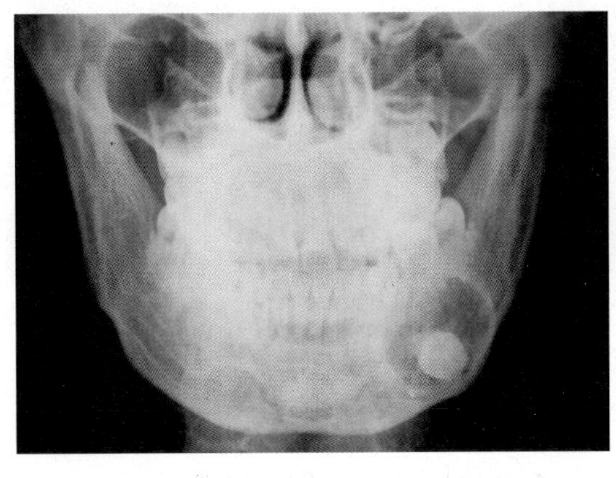
a

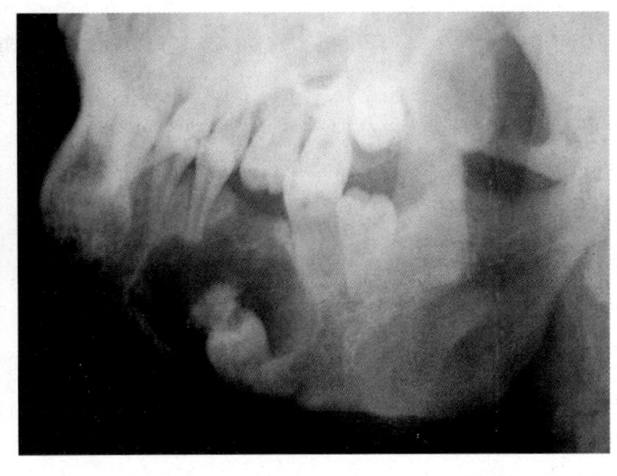
b

图 2-10　左下颌骨牙源性钙化上皮瘤（calcifying epithelial odontogenic tumor in the left mandible）

下颌骨正位图 a 和左侧位图 b 片示左下颌骨体部有类圆形 X 线透射区，内含牙，该牙之冠方有斑片状 X 线阻射区，病变边界清晰。

多见。多数病变呈 X 线透射区和阻射区（钙化组织）相互混合的影像表现（图 2-10）；少数病变以单纯低密度改变为主；极少数病变呈完全高密度改变。约半数或超过半数的颌骨 CEOT 内含有阻生牙（图 2-10），多为第 3 磨牙。CT 上，颌骨 CEOT 多呈不均匀密度改变，表现为软组织密度和高密度钙化或骨化结构混合共存（图 2-11）。病变内的钙化斑点或斑片或呈弥漫状分布；或呈雪堆状；或主要分布于埋伏阻生牙的牙冠上方（图 2-10）。MRI 上，CEOT 多表现为 T1WI 上的低等信号和 T2WI 上的混合高信号，其中病变内的低信号区多提示其内有钙化组织。

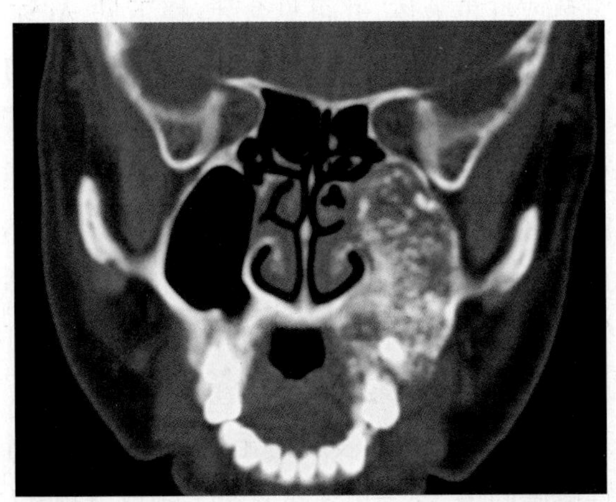

图 2-11　左上颌骨牙源性钙化上皮瘤（calcifying epithelial odontogenic tumor in the left maxilla）

冠状面 CT 示左上颌骨病变内含有小牙，并有呈弥散状或雪堆状分布的钙化或骨化斑点，边界清晰。病变突入左上颌窦。

邻近结构侵犯和反应　颌骨 CEOT 可阻碍病变内的牙齿萌出。CEOT 还可压迫下颌神经管移位。除少数病变可经穿破的骨皮质侵犯至骨外，多数 CEOT 局限于骨内生长，颌骨骨皮质保持完整。有文献报道显示上颌牙源性钙化上皮瘤可突破骨外，并向上侵犯至颅内。

影像鉴别诊断　病变内部不伴有钙化的单囊或多囊 CEOT 的影像表现可与颌骨含牙囊肿和成釉细胞瘤相似，鉴别诊断较为困难。CEOT 内部伴有钙化者可与牙源性腺样瘤、成釉细胞纤维牙瘤和牙源性钙化囊性瘤的影像表现相似。其间的主要鉴别点如下：① 牙源性腺样瘤多位于颌骨前部，与尖牙关系密切，病变内部常含有发育不全的尖牙；CEOT 多位于颌骨后部，与磨牙关系密切，病变内可含发育不全的磨牙。② 成釉细胞纤维牙瘤的 X 线表现与 CEOT 极为相似，病变多与未萌牙相关，唯成釉细胞纤维牙瘤的平均发病年龄（8~12 岁）明显小于 CEOT（40 岁）。③ 牙源性钙化囊性瘤内虽可见数量不等的高密度钙化影，但其内少有含牙表现。

参考文献

1 Philipsen HP, Reichart PA. Calcifying epithelial odontogenic tumour: biological profile based on 181 cases from the literature. Oral Oncol, 2000, 36: 17-26.

2 Anavi Y, Kaplan I, Citir M, et al. Clear-cell variant of calcifying epithelial odontogenic tumor: clinical and radiographic characteristics. Oral Surg Oral Med Oral Pathol Oral Radiol Endod, 2003, 95: 332-339.

3 Slootweg PJ. Bone and cementum as stromal features in Pindborg tumor. J Oral Pathol Med, 1991, 20: 93-95.

4 Damm DD, White DK, Drummond JF, et al. Combined epithelial odontogenic tumor: adenomatoid odontogenic tumor and calcifying epithelial odontogenic tumor. Oral Surg Oral Med Oral Pathol, 1983, 55: 487-496.

5 Ismail IM, Al-Talabani NG. Calcifying epithelial odontogenic tumour associated with dentigerous cyst. Int J Oral Maxillofac Surg, 1986, 15: 108-111.

6 Veness MJ, Morgan G, Collins AP, et al. Calcifying epithelial odontogenic (Pindborg) tumor with malignant transformation and metastatic spread. Head Neck, 2001, 23: 692-696.

7 Kaplan I, Buchner A, Calderon S, et al. Radiological and clinical features of calcifying epithelial odontogenic tumour. Dentomaxillofac Radiol, 2001, 30: 22-28.

8 Ai-Ru L, Zhen L, Jian S. Calcifying epithelial odontogenic tumors: a clinicopathologic study of nine cases. J Oral Pathol, 1982, 11: 399-406.

9 White SC, Pharoah MJ. Oral radiology: principles and interpretation. St. Louis: Mosby, 2004: 422-424.

10 Ching AS, Pak MW, Kew J, et al. CT and MR imaging appearances of an extraosseous calcifying epithelial odontogenic tumor (Pindborg tumor). AJNR Am J Neuroradiol, 2000, 21: 343-345.

11 Cross JJ, Pilkington RJ, Antoun NM, et al. Value of computed tomography and magnetic resonance imaging in the treatment of a calcifying epithelial odontogenic (Pindborg) tumour. Br J Oral Maxillofac Surg, 2000, 38: 154-157.

12 Bouckaert MM, Raubenheimer EJ, Jacobs FJ. Calcifying epithelial odontogenic tumor with intracranial extension: report of a case and review of the literature. Oral Surg Oral Med Oral Pathol Oral Radiol Endod, 2000, 90: 656-662.

牙源性腺样瘤

牙源性腺样瘤(adenomatoid odontogenic tumour,AOT)是一种由多种牙源性上皮组织结构组成,并为成熟结缔组织间质所包绕,且以缓慢而渐进生长为特点的牙源性肿瘤。在所有牙源性肿瘤中,AOT 的发病率列第 4 位,约占 2%~7%,不属于特别罕见的牙源性肿瘤。AOT 病因不明,几乎各年龄段均有发病,但 90%患者的发病年龄小于30 岁;其中超过 50%患者的发病年龄小于 20 岁。AOT 多见于女性,男女发病比例为 1:1.9~3.2。通常可将 AOT 分为 3 类:滤泡型(follicular type)AOT、滤泡外型(extrafollicular type)AOT 和外周型(peripheral type)AOT。前两者属于骨内型病变,后者属于骨外型病变。滤泡型 AOT 是指发生于骨内且与未萌牙(尤其是尖牙)关系密切的 AOT,滤泡外型 AOT 系指发生于骨内但与未萌牙无关的 AOT。根据国外大宗病例报道,骨内型 AOT 约占 97%~98%(其中滤泡型 AOT 占 73%~77%);外周型 AOT 则较为罕见,约占 2%~3%。AOT 可能起源于成釉器、缩余釉上皮和牙源性囊肿的上皮衬里。

大体病理上,AOT 外形较小,包膜完整,病变切面呈囊性或实性。实性部分呈灰白色;囊性区内含黄色或红色液体,并可见含牙。镜下见,AOT 多表现为由立方状和高柱状牙源性上皮细胞所构成的实性结节。该结节可形成巢状或玫瑰花样,其间有少量结缔组织间隔。在上皮细胞间或玫瑰花样结构的中心可见嗜酸性无结构物质,此为肿瘤小滴(tumour droplets)。肿瘤内丰富的细胞有时可排列成管样或导管样结构;立方状和高柱状细胞还可排列成相互缠绕的条索,形成复杂的内陷结构。

临床上,AOT 多表现为无痛或有轻微疼痛的骨性膨胀肿块。部分患者可见有上颌或下颌牙(尤其是尖牙)的缺如。对 AOT 的治疗以局部手术切除为主。AOT 术后复发者非常少见。

通常,普通 X 线检查为 AOT 的首选影像检查方法,但 CT 和普通 X 线检查的并用能更加清晰和完整地显示上颌骨 AOT 的内部结构和病变范围。用于上颌骨 AOT 之 X 线检查的方法有牙片、上颌前部咬合片和上颌曲面体层摄影。牙片的缺点在于不能完整显示较大的 AOT；曲面体层摄影的不足在于有时不能清晰显示病变内细小的钙化。根据文献报道，动态增强 MRI 能有助于 AOT 与其他疾病的鉴别；而 AOT 的 MRI 表现能与其大体病理表现相对应。

【影像学表现】

部位　骨内型 AOT 多发生于上颌骨，上颌与下颌之比约为 2∶1。外周型 AOT 几乎均位于上颌前部牙龈。尖牙和双尖牙区是 AOT 的最好发部位，约占 60%~75%，而上颌尖牙区 AOT 约占 42%。虽然滤泡型 AOT 多见于上颌骨，但滤泡外型 AOT 却多见于下颌骨，约占 70%。

形态和边缘　颌骨 AOT 多呈圆形或类圆形改变，病变边界清晰，周围多伴有致密性骨皮质线或硬化。

内部结构　X 线上，颌骨 AOT 有单囊（图 2-12）和多囊（少见）（图 2-13）之分。病变内部结构形式多样：或为单一的 X 线透射区表现（图 2-12），或在病变的局部出现形态大小不一的高密度钙化影（图 2-13）。伴有钙化的 AOT 约占所有 AOT 的 2/3。由于病变可阻碍受累牙的萌出，故 AOT 内多含有阻生牙（多为发育完整或发育不全的尖牙）（图 2-12、2-13）。部分 AOT 内除含有恒尖牙外，还可有乳尖牙滞留。CT 上，AOT 呈不均匀密度改变（图 2-14）：钙化区的 CT 值与骨类似，非钙化区的 CT 值与软组织相等。MRI 上，AOT 在 T1WI 上呈低信号（囊变区）或不均匀中等信号（实性区）；T2WI 上，AOT 的囊变区呈高信号，实质区呈中等信号或高信号改变。病变内的钙化区在任何 MRI 序列上均为低信号表现。增强 MRI 上，病变的实质部分可有强化表现。

邻近结构侵犯和反应　直径较大的颌骨 AOT 可推移与病变相邻的恒牙，其中侧切牙和尖牙被推

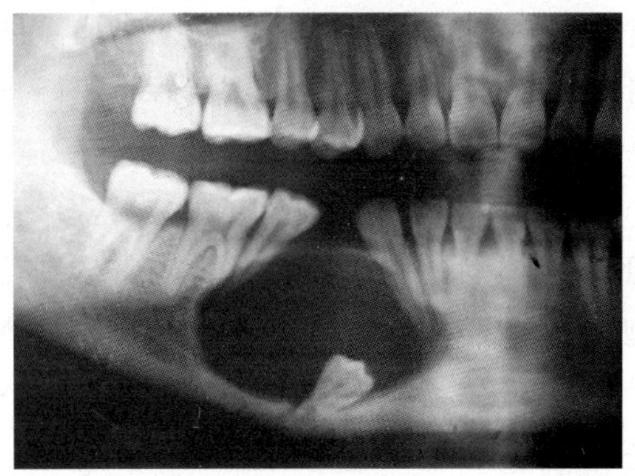

图 2-12　右下颌骨牙源性腺样瘤（adenomatoid odontogenic tumor in the right mandible）

X 线曲面断层片示右下颌骨体部有单囊状 X 线透射区，内含右下第一双尖牙，无钙化，边界清晰。

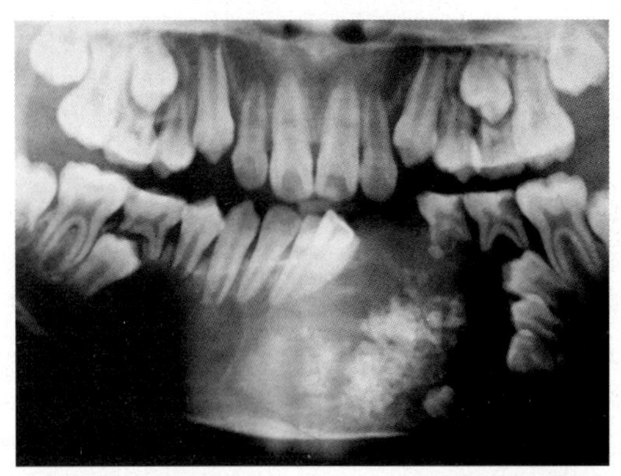

图 2-13　下颌骨牙源性腺样瘤（adenomatoid odontogenic tumor in the mandible）

X 线曲面断层片示下颌骨体部有多囊状 X 线透射区，病变内含有未萌的左下颌尖牙和大片状高密度钙化，边界清晰。

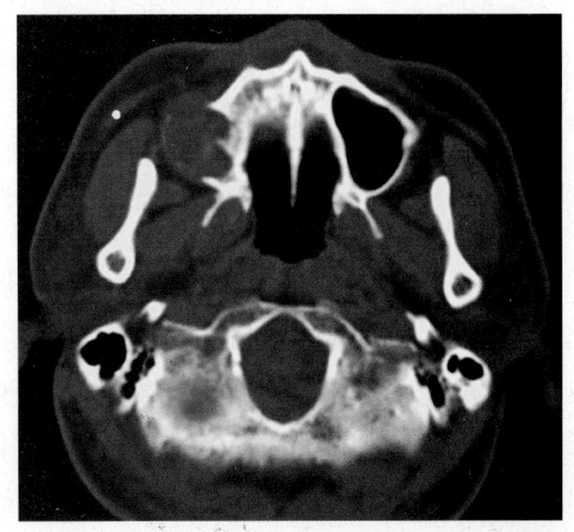

图 2-14　右上颌骨牙源性腺样瘤（adenomatoid odontogenic tumor in the right maxilla）

横断面CT 示右上颌骨单囊状骨结构破坏区，内有点状钙化影，边界清晰。

移者最为多见。AOT导致邻牙牙根吸收者罕见。颌骨骨皮质可呈膨胀性改变，但外形保持完好。骨内型AOT一般不会有骨外侵犯。

影像鉴别诊断　滤泡型AOT应与含牙囊肿、牙源性钙化囊性瘤和成釉细胞纤维牙瘤鉴别。滤泡外型AOT应与成釉细胞瘤和成釉细胞纤维瘤鉴别。滤泡型AOT与含牙囊肿的鉴别要点为：AOT内多有高密度钙化斑点显示；病变含牙的附着点多不在牙骨质-牙釉质结合线；病变内所含牙多伴有完整或不完整的牙根。牙源性钙化囊性瘤和成釉细胞纤维牙瘤内部也可含牙，但两者所含牙的形态和大小均与滤泡型AOT不同（AOT所含牙的形态和大小接近于正常恒牙的大小）。滤泡外型AOT与成釉细胞瘤和成釉细胞纤维瘤的鉴别要点为：大多数AOT出现在较为特殊的尖牙和双尖牙区；AOT病变内含有成釉细胞瘤和成釉细胞纤维瘤所少有的钙化斑点；AOT的平均发病年龄小于成釉细胞瘤。此外，有报道显示滤泡外型AOT的X线表现可与根尖囊肿相似。但临床检查（如牙髓活力检测）一般可排除后者。

参考文献

1 Barnes L, Eveson JW, Reichart P, et al. WHO classification of tumours. Pathology & Genetics of head and neck tumours. Lyon: IARC Press, 2005: 304-305.

2 Philipsen HP, Reichart PA, Zhang KH, et al. Adenomatoid odontogenic tumor: biologic profile based on 499 cases. J Oral Pathol Med, 1991, 20: 149-158.

3 Arotiba GT, Arotiba JT, Olaitan AA, et al. The adenomatoid odontogenic tumor: an analysis of 57 cases in a black African population. J Oral Maxillofac Surg, 1997, 55: 146-150.

4 Dare A, Yamaguchi A, Yoshiki S, et al. Limitation of panoramic radiography in diagnosing adenomatoid odontogenic tumors. Oral Surg Oral Med Oral Pathol, 1994, 77: 662-668.

5 Asaumi J, Yanagi Y, Konouchi H, et al. Assessment of MRI and dynamic contrast-enhanced MRI in the differential diagnosis of adenomatoid odontogenic tumor. Eur J Radiol, 2004, 51: 252-256.

6 Konouchi H, Asaumi J, Yanagi Y, et al. Adenomatoid odontogenic tumor: correlation of MRI with histopathological findings. Eur J Radiol, 2002, 44: 19-23.

7 White SC, Pharoah MJ. Oral radiology: principles and interpretation. St. Louis: Mosby, 2004: 431-433.

8 Bulut E, Tasar F, Akkocaoglu M, et al. An adenomatoid odontogenic tumor with unusual clinical features. J Oral Sci, 2001, 43: 283-286.

9 Bravo M, White D, Miles L, et al. Adenomatoid odontogenic tumor mimicking a dentigerous cyst. Int J Pediatr Otorhinolaryngol, 2005, 69: 1685-1688.

10 Curran AE, Miller EJ, Murrah VA. Adenomatoid odontogenic tumor presenting as periapical disease. Oral Surg Oral Med Oral Pathol Oral Radiol Endod, 1997, 84: 557-560.

11 Philipsen HP, Srisuwan T, Reichart PA. Adenomatoid odontogenic tumor mimicking a periapical (radicular) cyst: a case report. Oral Surg Oral Med Oral Pathol Oral Radiol Endod, 2002, 94: 246-268.

牙源性角化囊性瘤（附：痣样基底细胞癌综合征）

根据2005年WHO的定义，牙源性角化囊性瘤（keratocystic odontogenic tumour，KCOT）是一种良性的、单囊或多囊的、发生于骨内的牙源性肿瘤。该肿瘤的特征为具有不全角化的复层鳞状上皮衬里和潜在的侵袭性和浸润性生长的生物学行为。KCOT可单发，亦可多发。多发性KCOT通常为遗传性痣样基底细胞癌综合征（naevoid basal cell carcinoma syndrome，NBCCS）的表征之一。牙源性角化囊性瘤的传统术语名称为牙源性角化囊肿（odontogenic keratocyst，OKC）和始基囊肿（primordial cyst）。之所以在2005年由WHO改名为牙源性角化囊性瘤是为了更好地反映该疾病的肿瘤性质。一般认为KCOT来源于牙源性上皮，包括牙板或牙板剩余和口腔上皮基底细胞的延伸。研究显示PTCH1基因可能在KCOT的发病中发挥一定的作用。KCOT的年龄分布十分广泛（1~90岁），但有两个高峰期：10~29岁和50岁。KCOT的男性患者多于女性。多发性KCOT患者的平均年龄小于单发的、非复发性的KCOT。文献报道显示

KCOT 有转变为成釉细胞瘤和发生恶变的可能。

大体病理上，KCOT 多呈单囊或多囊状改变。囊腔内含有黄白色角化物或干酪样物质，有时囊液稀薄，为淡黄色或血性液体。囊壁薄而易碎，常有塌陷和折叠。镜下见，KCOT 的囊壁衬里由规则的、不全角化的复层鳞状上皮组成。该上皮层的厚度约有 5~8 层细胞，无上皮钉突。基底层界限清晰，常由柱状或立方状细胞构成，排列呈栅栏状。KCOT 区别于其他颌骨囊肿的特征之一为：其柱状基底细胞的细胞核常远离基底膜侧分布，并呈较深的嗜碱性染色。不全角化层表面常呈波纹状。部分上皮衬里可有异常增生，但恶变为鳞状细胞癌者罕见。遇有感染时，则上皮衬里多失去上述表现特点。

临床上，KCOT 的早期多无症状出现。当病变发展到一定程度，患者可出现无痛性肿胀和面部大小不对称。部分患者因牙萌出障碍而被发现病变的存在。如 KCOT 伴有继发感染，则可出现明显的疼痛性肿胀。KCOT 具有较大的复发倾向，复发率在 5%~62%之间，故手术后需长期随访观察。

普通 X 线检查是颌骨 KCOT 的主要影像学检查方法，其特点为能清晰完整地显示病变与牙体和牙周组织的关系。但普通 X 线检查对 KCOT 病变范围的显示具有一定的局限性。CT 和 MRI 检查能准确地显示 KCOT 的病变范围、病变生长的趋势和病变对邻近组织结构的影响。此外，CT 和 MRI 检查还有助于诊断复发性 KCOT，明确其对周围组织结构的影响。

【影像学表现】

部位 下颌骨 KCOT 较上颌骨多见，约占所有 KCOT 的 65%~83%。下颌骨 KCOT 主要发生于下颌后部（90%出现在尖牙以后区域）和下颌支（超过 50%），且多位于下颌神经管上方。近一半的下颌 KCOT 可向前伸展至下颌体，向后延伸至下颌支。上颌骨 KCOT 多见于上颌后部（上颌第一磨牙后区）。复发性 KCOT 除有颌骨病损外，尚可见颌骨周围软组织受累。

形态和边缘 KCOT 多为圆形或类圆形表现，具有一般颌骨囊肿的特点。KCOT 病变的边界一般呈清晰光滑表现，周围为致密的骨皮质线包绕。但有继发感染时例外。增强 CT 或 MRI 上，KCOT 的病变边缘可有强化表现。

内部结构 影像学上，颌骨 KCOT 有单囊（图 2-15、2-16）和多囊（图 2-17、2-18、2-19、2-20）之分。单囊性 KCOT 比多囊性 KCOT 多见，后者仅占所有 KCOT 的 20%~30%。KCOT 内可含牙，但不多见。X 线上，KCOT 呈单囊状或多囊状 X 线透射表现。平扫 CT 上，病变内部的 CT 值或接近于水液，或与软组织相等（图 2-15、2-16、2-17、2-19）。根据文献报道，部分 KCOT 内部的 CT 值可明显增高（大于 200 HU）。组织病理学检查显示此

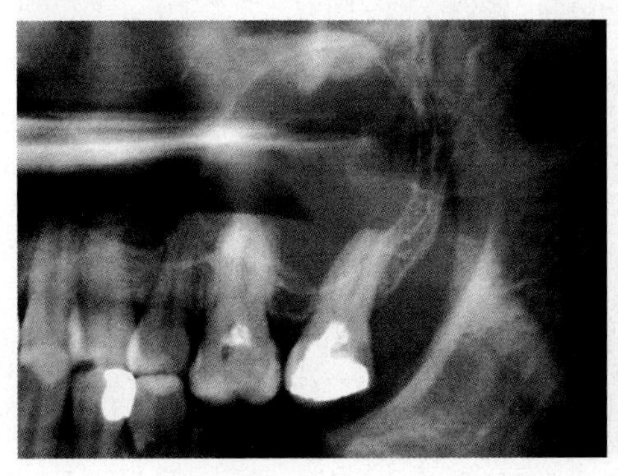
a

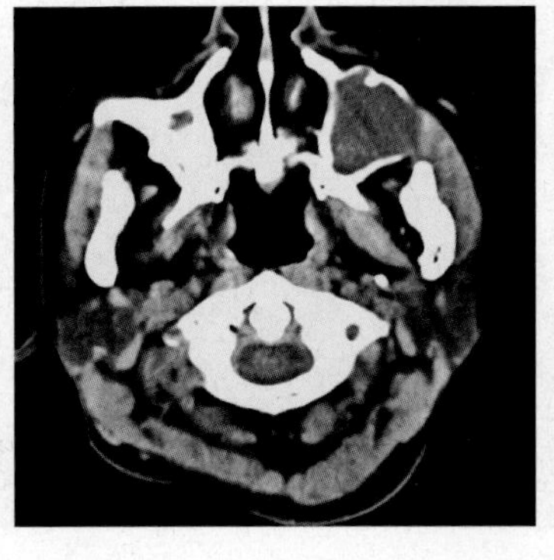
b

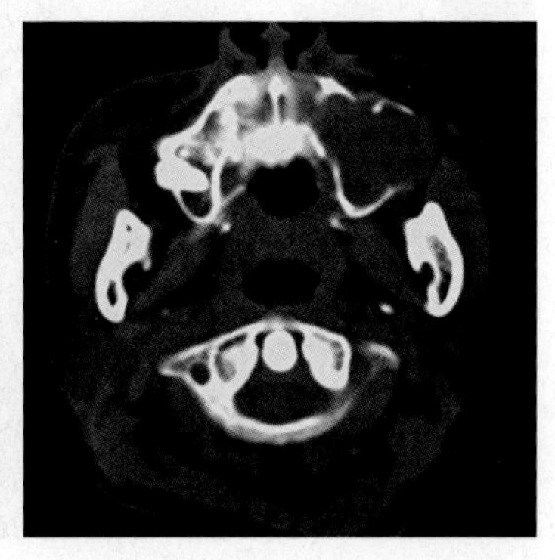
c

图 2-15 左上颌骨牙源性角化囊性瘤（keratocystic odontogenic tumor in the left maxilla）

X 线上颌曲面断层片图 a 示左上颌后牙区有单囊状X 线透射区，病变内牙根无吸收，边缘光滑。横断面 CT 软组织窗图 b 和骨窗图 c 示左上颌骨内单囊状病损的 CT 值接近于水液密度，上颌骨部分骨皮质受压吸收。

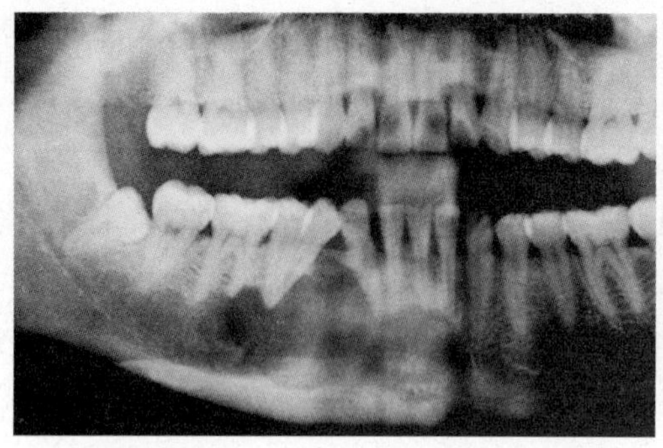

a

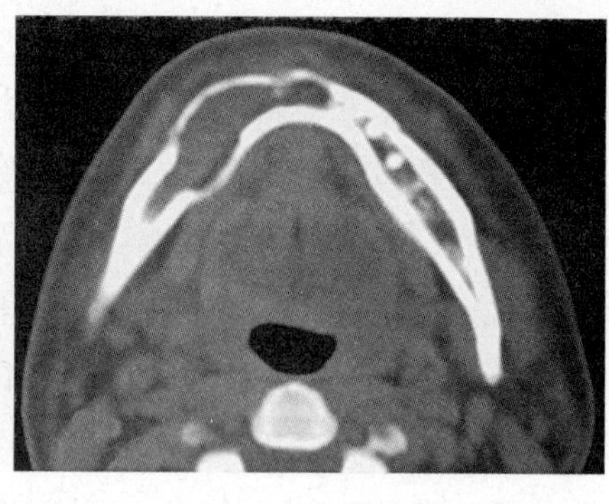

b

图 2–16　右下颌骨单囊型牙源性角化囊性瘤(keratocystic odontogenic tumor in the right mandible，unilocular type)

X 线曲面断层片图 a 和横断面骨窗 CT 图 b 示右下颌骨体部有多囊状 X 线透射区，病变沿下颌骨长轴生长，界限清晰。示病变唇颊侧骨皮质略微膨胀变薄。

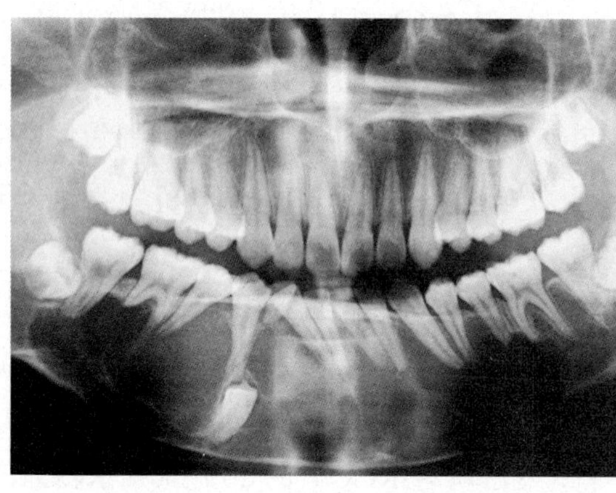

a

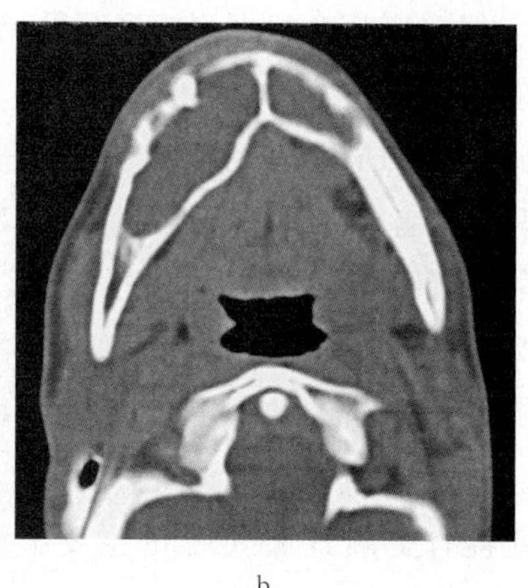

b

图 2–17　下颌骨多囊型牙源性角化囊性瘤(keratocystic odontogenic tumor in the mandible，multilocular type)

X 线曲面断层片图 a 和横断面骨窗 CT 图 b示下颌骨体部有多囊状 X 线透射区，病变沿下颌骨长轴生长，下颌骨颊舌侧骨皮质略呈膨胀改变，病变界限清晰。

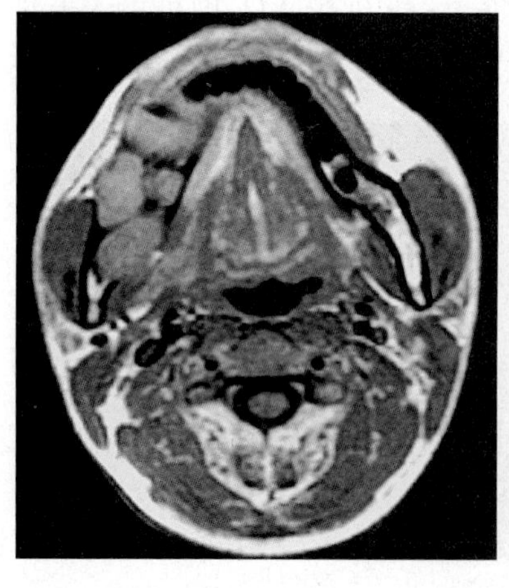

a

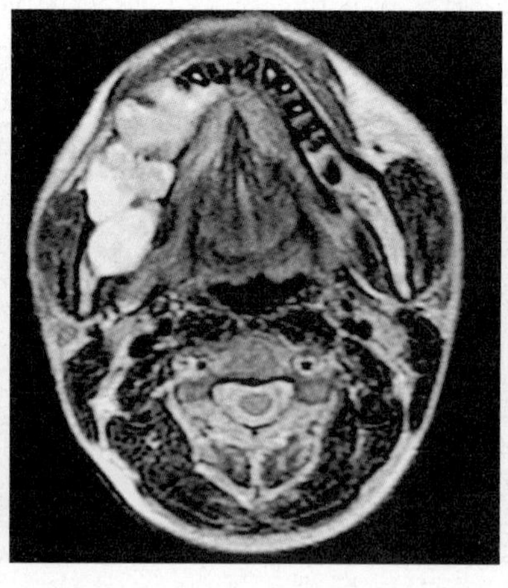

b

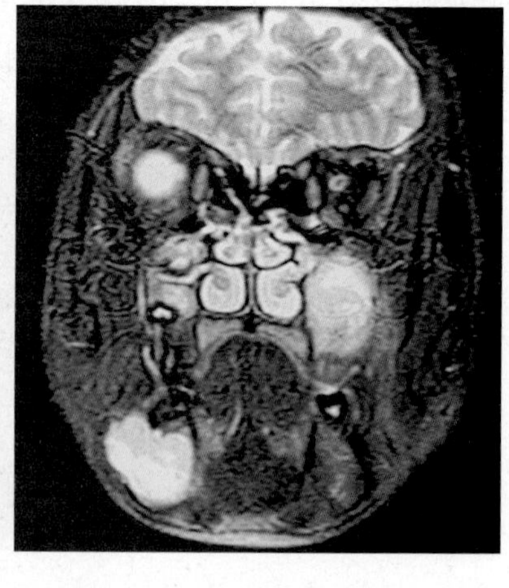

c

图 2–18　右下颌骨多囊型牙源性角化囊性瘤(keratocystic odontogenic tumor in the right mandible，multilocular type)

右下颌骨多囊状病变在横断面 T1WI 图 a 上呈中等信号表现；在横断面 T2WI 图 b 和冠状面压脂 T2WI 图 c 上呈高信号，界限清晰。

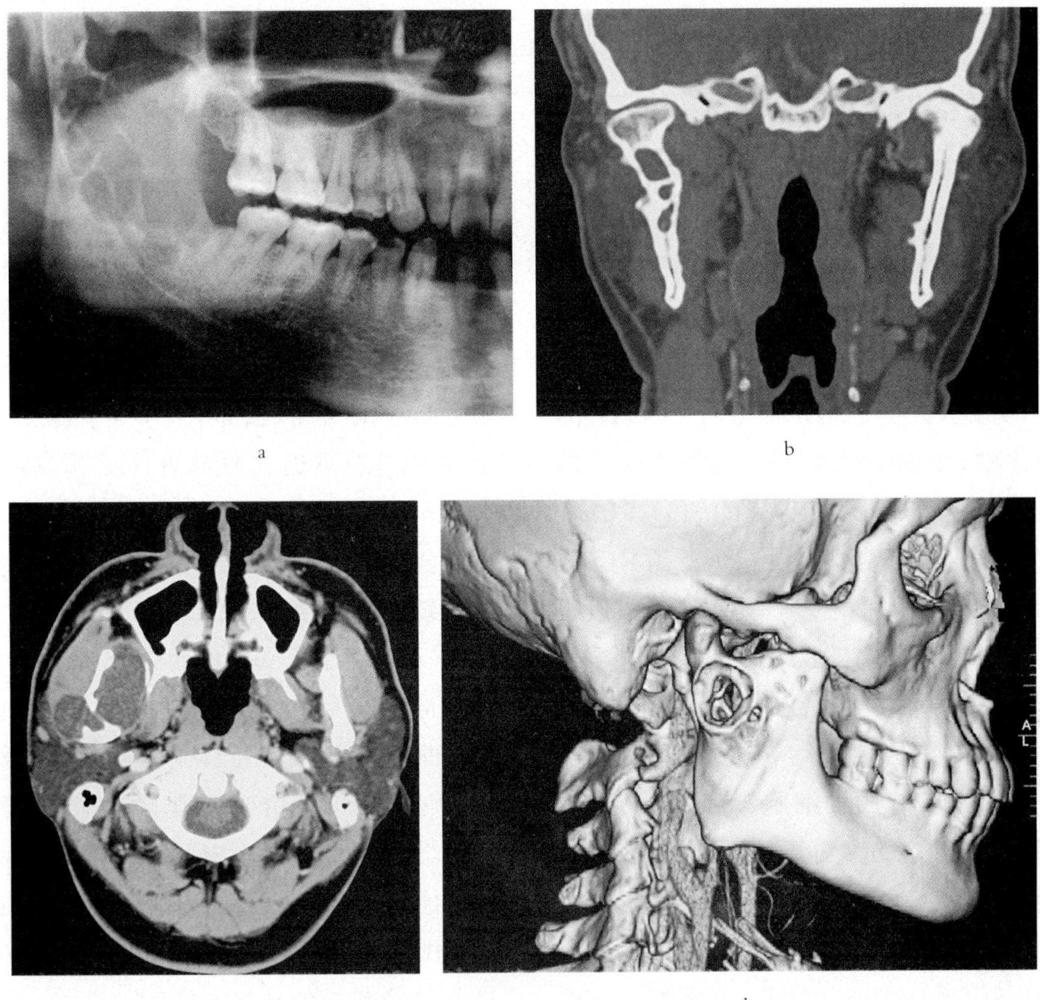

图 2-19　右下颌骨多囊型牙源性角化囊性瘤(keratocystic odontogenic tumor in the right mandible, multilocular type)

X 线曲面断层片图 a 和冠状面骨窗CT 图 b 示右下颌骨升支部病变呈多囊状改变。横断面增强 CT 图 c 和三维重建 CT 图 d 示低密度病变经破坏的骨皮质突入周围软组织。

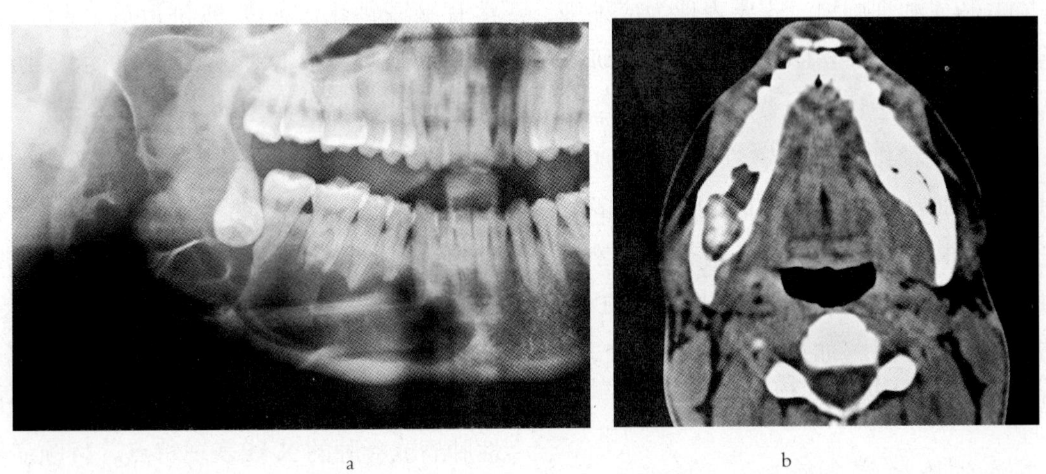

图 2-20　右下颌骨多囊型牙源性角化囊性瘤(keratocystic odontogenic tumor in the right mandible, multilocular type)

X 线曲面断层片图 a 示右下颌骨病变呈多囊状,沿下颌长轴生长,界限清晰。横断面 CT 图 b 示病变内有片状高 CT 值区。

CT 值明显增高区域多与病变内的角化物相对应（图 2-20），而非钙化或骨化。增强 CT 上，KCOT 内部多无强化表现。MRI 上，KCOT 呈 T1WI 上的低或中等信号（少数可呈高信号）和 T2WI 上的均匀或不均匀高信号（图 2-18）。

邻近结构侵犯和反应 KCOT 的影像表现特点之一是病变沿颌骨长轴生长。比较而言，KCOT 引发的颌骨膨胀并不明显，但病变生长发展到一定程度后亦可出现膨胀性改变，且膨胀方向多向颌骨的舌侧（咬合片和 CT 轴位扫描可清晰显示）。膨胀的颌骨骨皮质可呈部分吸收改变（图 2-19）。KCOT 可推移邻牙或吸收病变区内的牙根。下颌 KCOT 可压迫下颌神经管向下移位，上颌 KCOT 可侵犯或占据部分或整个上颌窦（图 2-15、2-18），甚至累及眼眶。

影像鉴别诊断 影像学上应与颌骨 KCOT 鉴别的颌骨病变主要有成釉细胞瘤和含牙囊肿。KCOT 与成釉细胞瘤的鉴别要点为：前者多沿颌骨长轴生长，较少引发颌骨膨胀性改变；后者具有一定的侵袭性，除有明显的颌骨膨胀外，病变导致的牙槽骨和牙根吸收亦较为多见。多囊型 KCOT 与多囊型成釉细胞瘤的区别在于：前者的分房差异不甚明显，后者的囊差大小明显，可见微小子囊。近来，有研究者认为采用动态增强 CT 检查可有助于鉴别 KCOT 和成釉细胞瘤。主要表现为成釉细胞瘤的增强百分比明显高于 KCOT。此外，有研究者发现：MRI 上，颌骨 KCOT 囊性成分的 T2 弛豫时间明显短于成釉细胞瘤的囊性成分。KCOT 与含牙囊肿的鉴别要点为：KCOT 内所含牙多有完整或不完整牙根，其含牙的附着点多不在牙骨质-牙釉质结合线处；与含牙囊肿相比，KCOT 的膨胀性表现不明显。此外，如遇多发性 KCOT，还应考虑有痣样基底细胞癌综合征的可能。

痣样基底细胞癌综合征

痣样基底细胞癌综合征（NBCCS）又称基底细胞痣综合征（basal cell nevus syndrome）和 Gorlin 综合征（Gorlin syndrome）。该综合征具有常染色体显性遗传特征。经常出现在生命早期，发病年龄范围多在 5~30 岁之间。NBCCS 的主要表现特点为颌骨多发性 KCOT 和皮肤基底细胞癌或痣。临床上，皮肤基底细胞癌或痣主要表现为面、颈和躯干部位有小而平的肉色或棕色丘疹。除上述异常外，NBCCS 还可伴发其他异常：如全身骨骼系统异常、钙磷代谢异常、脑部结构异常和脑肿瘤等。影像学检查（包括普通 X 线检查、CT 和 MRI 检查）对上述异常的显示具有十分重要的作用。

全身骨骼系统异常中除颌骨多中心性牙源性角化囊性瘤（图 2-21、2-22）外，其他异常还有肋骨异常（如多见于第 3~5 的肋骨分叉、肋骨发育不全和肋骨融合）（图 2-22）；脊柱异常（如半椎畸形、脊柱弯曲、脊柱融合和椎体附件畸形等）；多指趾、掌骨、颞骨和颞顶隆突变短；眶距增宽或变短；突颌畸形等。钙磷代谢异常包括生命早期出现脑镰、脑幕或其他脑膜钙化（图 2-21）；蝶鞍韧带钙化（鞍桥形成）（图 2-22）；服用甲状旁腺素后缺乏磷酸盐尿的排出。脑部结构的异常主要有脑室大小不对称或异常扩大；脑萎缩；透明隔畸形和胼胝体发育不全。脑肿瘤主要有脑膜瘤或髓母细胞瘤。根据 Kimonis 等人的观察，在 NBCCS 患者中发生率超过 20%的异常有脑镰钙化（79%）、鞍桥形成（68%）、肋骨分叉（26%）、脑室大小不对称或异常扩大（24%）、指趾和掌骨异常（30%）。

影像鉴别诊断上，由于 NBCCS 中的主要表现（也常为首发临床表现）是颌骨多发性 KCOT，故有时尚需将其同其他颌骨多发性疾病鉴别，如多发性骨髓瘤、巨颌症和腺牙源性囊肿等。多发性骨髓瘤主要见于中老年人。X 线上，其病变的边缘表现与多发性 KCOT 明显不同，且没有其他良性牙源性肿瘤或囊肿的 X 线表现特点。巨颌症的发病年龄与多发性 KCOT 相似，X 线上其多表现为多囊状低密度病变。但与 KCOT 不同的是巨颌症的颌骨膨胀特点十分突出，且常伴有邻牙被推向前移位。腺牙源性囊肿虽可多发，其 X 线表现亦与 KCOT 有较多相似之处，但腺牙源性囊肿不伴有其他骨骼系统和脑部结构的异常。

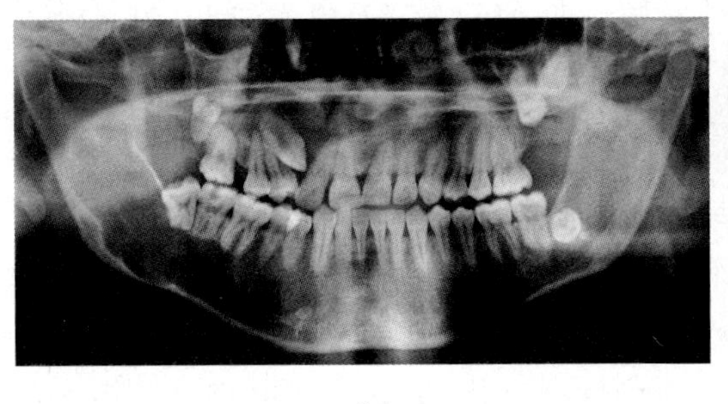
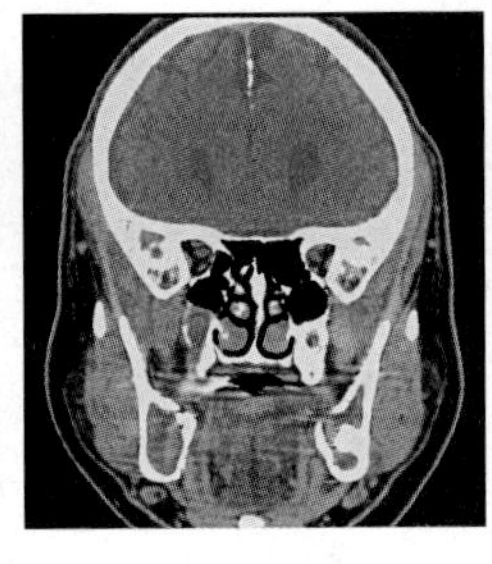
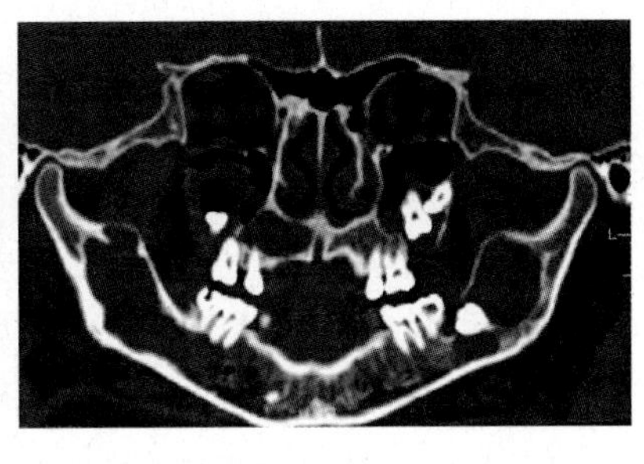

a　　b　　c

图 2-21　痣样基底细胞癌综合征（naevoid basal cell carcinoma syndrome）

X 线曲面断层片图 a、冠状面 CT 图 b 和曲面重建 CT 图 c 示左、右下颌骨和上颌骨有多发病变，界限清晰。冠状面 CT 图 b 上可见脑部大脑镰钙化。

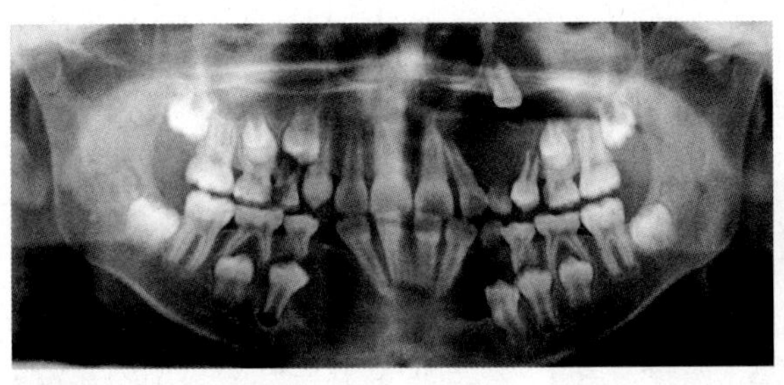
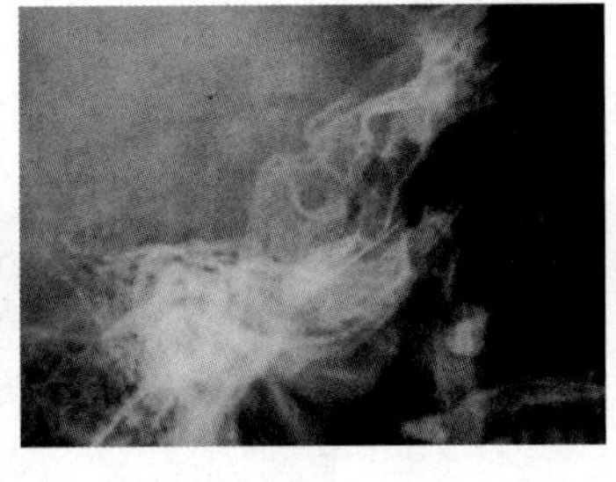
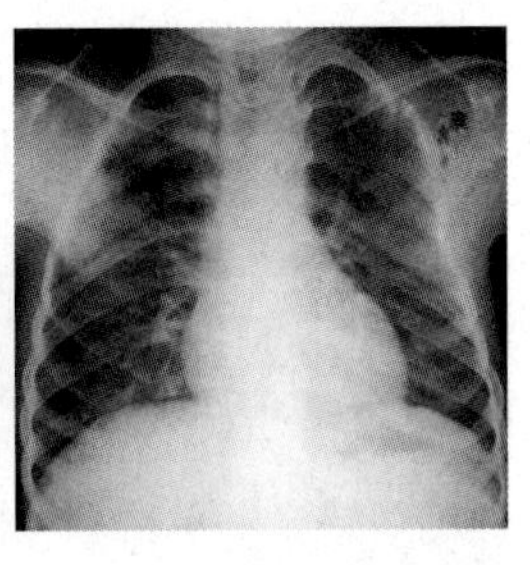

a　　b　　c

图2-22　痣样基底细胞癌综合征（naevoid basal cell carcinoma syndrome）

X 线曲面断层片图 a 示左上颌骨和两侧下颌骨各有类圆形单囊状骨质密度降低区，边界清晰。病变周围牙齿被推移位。头颅侧位图 b 示蝶鞍前床突和后床突之间有带状高密度骨化影相连。胸部后前位图 c 示右第 3 前肋和左第 2 前肋至第 5 前肋呈分叉状改变。

参 考 文 献

1　Barnes L, Eveson JW, Reichart P, et al. WHO classification of tumours. Pathology & Genetics of head and neck tumours. Lyon: IARC Press, 2005: 306-307.

2　Kimonis VE, Mehta SG, Digiovanna JJ, et al. Radiological features in 82 patients with nevoid basal cell carcinoma (NBCC or Gorlin) syndrome. Genet Med, 2004, 6: 495-502.

3　吴奇光主编. 口腔组织病理学. 第 3 版. 北京：人民卫生出版社，1994:161-162.

4　White SC, Pharoah MJ. Oral radiology: principles and interpretation. 5th ed. St. Louis: Mosby, 2004: 393-398.

5　Yonetsu K, Bianchi JG, Troulis MJ, et al. Unusual CT appearance in an odontogenic keratocyst of the mandible: case report. AJNR Am J Neuroradiol, 2001, 22: 1887-1889.

6　Yoshiura K, Higuchi Y, Ariji Y, et al. Increased attenuation in odontogenic keratocysts with computed tomography: a new finding. Dentomaxillofac Radiol, 1994, 23: 138-142.

7　Hisatomi M, Asaumi J, Konouchi H, et al. MR imaging of epithelial cysts of the oral and maxillofacial region. Eur J Radiol, 2003, 48: 178-182.

8　Yoshiura K, Higuchi Y, Araki K, et al. Morphologic analysis of odontogenic cysts with computed tomography. Oral Surg Oral Med Oral Pathol Oral Radiol Endod, 1997, 83: 712-718.

9　Hayashi K, Tozaki M, Sugisaki M, et al. Dynamic multislice helical CT of ameloblastoma and odontogenic keratocyst: correlation between contrast enhancement and angiogenesis. J Comput Assist Tomogr, 2002, 26: 922-926.

10　Minami M, Kaneda T, Ozawa K, et al. Cystic lesions of the maxillomandibular region: MR imaging distinction of odontogenic keratocysts and ameloblastomas from other cysts. AJR Am J Roentgenol, 1996, 166: 943-949.

11　Sun DX, Yu Q, Wang PZ, et al. Basal cell carcinoma syndrome: report of 10 cases. Dentomaxillofac Radiol, 1990, 19: 181-184.

12　Stavrou T, Dubovsky EC, Reaman GH, et al. Intracranial calcifications in childhood medulloblastoma: relation to nevoid basal cell carcinoma syndrome. AJNR Am J Neuroradiol, 2000, 21: 790-794.

13 Palacios E, Serou M, Restrepo S, et al. Odontogenic keratocysts in nevoid basal cell carcinoma (Gorlin's) syndrome: CT and MRI evaluation. Ear Nose Throat J, 2004, 83: 40-42.

成釉细胞纤维瘤和成釉细胞纤维牙本质瘤

根据2005年WHO对成釉细胞纤维瘤(ameloblastic fibroma, AF)的定义,AF(图2-23)是由类似于牙乳头的牙源性外胚间充质、类似于牙板和成釉器的上皮条索和巢团所组成,且不含牙硬组织。如果病变内有牙本质形成,则称为成釉细胞纤维牙本质瘤(ameloblastic fibro-dentinoma, AFD)(图2-24)。AF属于罕见良性混合性牙源性肿瘤,根据国外大宗病例统计,AF占所有牙源性肿瘤的6.5%。AF的平均发病年龄为15岁(7~62岁),似无明显性别差异。而AFD较AF更为罕见。AF有骨内型和外周型之分,骨内型AF明显多于外周型AF。

大体病理上,该肿瘤有包膜而无局部浸润。切面呈灰白色,可有胶样半透明区,与纤维瘤相似。镜下见,AF的上皮成分由分支状且有相互吻合的上皮条索组成,此上皮条索能形成大小不一的结节,其周围有类似于内釉上皮的柱状细胞围绕着类似星网状层排列的疏松梭形细胞。虽然AF的上皮成分与成釉细胞瘤相似,但其间质成分却与之不同。AF的间质为细胞幼稚且丰富的黏液样组织,与胚胎组织相似。AFD中有发育不良的牙本质形成。

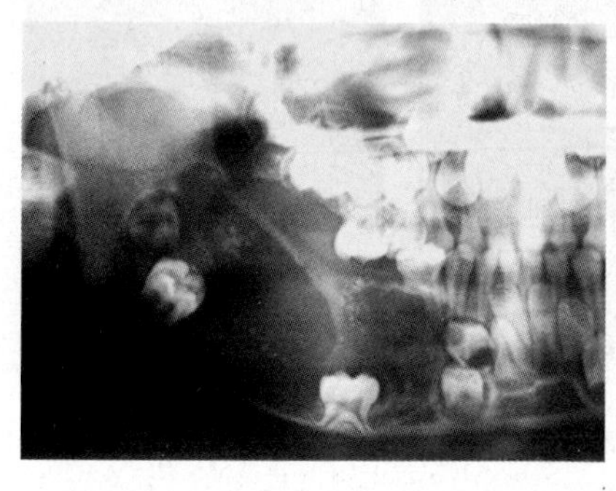

a

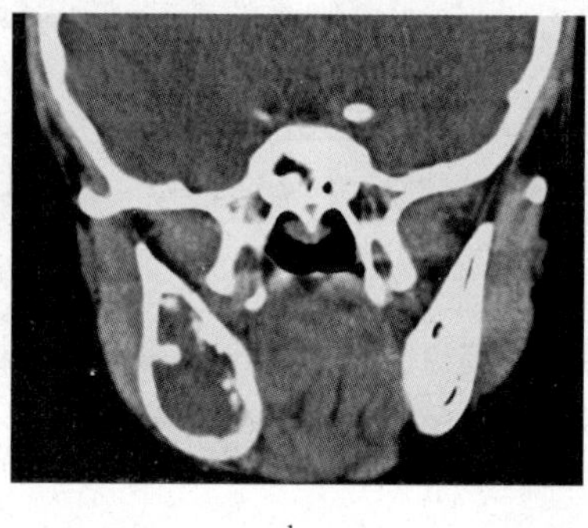

b

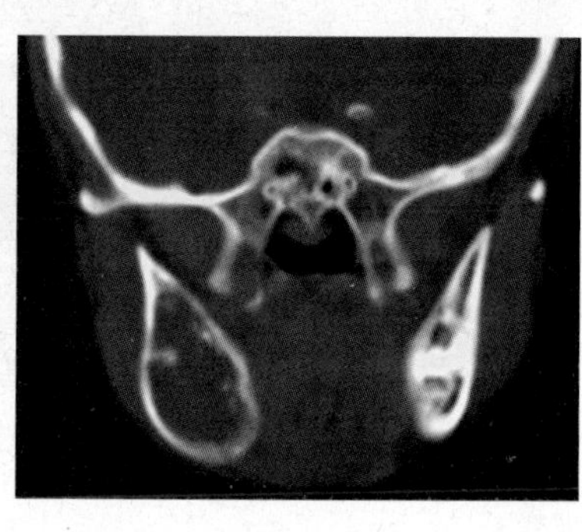

c

图2-23 右下颌骨成釉细胞纤维瘤(ameloblastic fibroma in the right mandible)

X线曲面断层片图a示右侧下颌体和部分下颌支有单囊状X线透射区,边界清晰,内含高密度表现的发育不全的恒牙和牙体组织。冠状面CT软组织窗图b和骨窗图c示病变呈软组织密度改变,内有点状高密度牙体组织影,右下颌骨膨胀明显。

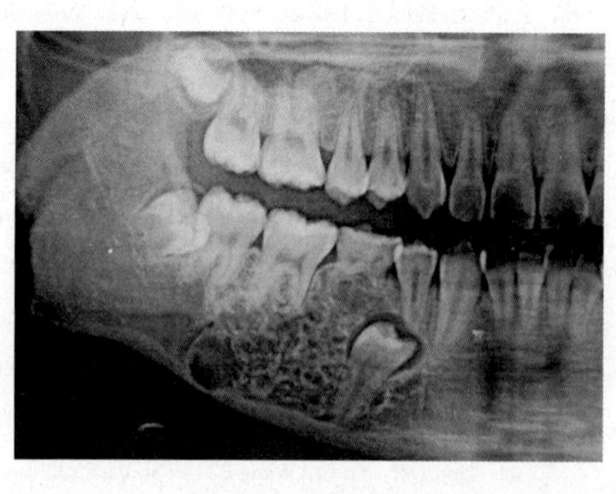

a

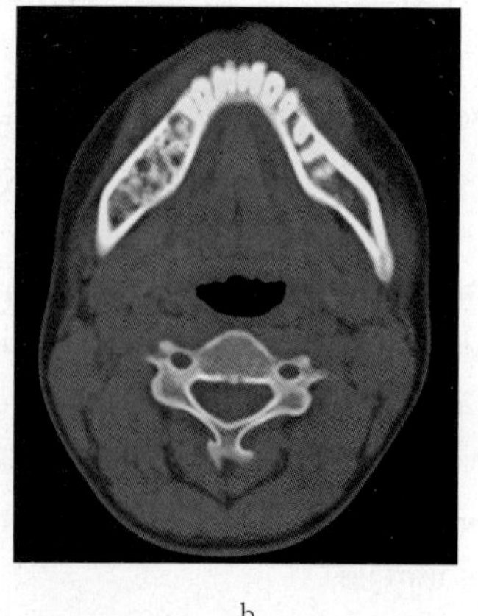

b

图2-24 右下颌骨成釉细胞纤维瘤(ameloblastic fibroma in the right mandible)

X线曲面断层片图a和横断面CT图b示右侧下颌体病变呈多囊状改变,边界清晰,内可含有发育不全的恒牙。

临床上，AF 和 AFD 多表现为无痛性面部肿胀，偶有咬合疼痛和牙齿移位。部分病变因牙萌出障碍而被发现。对 AF 和 AFD 的治疗多采用摘除和刮治疗法。病变可有复发，亦可发展为成釉细胞纤维肉瘤。[3]

【影像学表现】

部位　骨内型 AF 和 AFD 好发于下颌骨后部，主要位于下颌双尖牙和磨牙区。

形态和边缘　AF 和 AFD 多呈圆形或类圆形，边界清晰（图 2-23）。病变周围多有致密性骨皮质线显示。少数病变的边缘为不规则或不清晰表现。

内部结构　影像学上，AF 和 AFD 有单囊（图 2-23）和多囊（图 2-24）之分，单囊病变比多囊病变多见。X 线上，AF 和 AFD 均表现为 X 线透射区。多囊病变的囊隔淡而模糊，多无清晰的曲线形态。部分 AF 和 AFD 内部还可含有发育不全的恒牙和牙本质，后者多呈点状 X 线阻射区（图 2-23）。CT 上，AF 和 AFD 主要为软组织密度表现，内可含牙，或见点状高密度区（图 2-23、2-24）。

邻近结构侵犯和反应　AF 常可引发颌骨的膨胀性改变，但病变多局限于颌骨内生长，少有骨外侵犯。邻牙可有轻度移位。部分 AF 病变可阻碍相关牙齿的正常萌出，致其向根方移位。

影像鉴别诊断　AF 的影像表现同许多牙源性肿瘤、牙源性囊肿和颌骨中心性血管瘤有相似之处，应注意鉴别。这些牙源性肿瘤和囊肿包括含牙囊肿、成釉细胞瘤、牙源性角化囊性瘤、牙源性黏液瘤、中心性巨细胞肉芽肿和动脉瘤样骨囊肿等。事实上，病变直径较小的含牙 AF 几乎不能与同样大小的含牙囊肿或牙滤泡增生区别。AF 与成釉细胞瘤的区别在于：① AF 的平均发病年龄明显小于成釉细胞瘤；② 多囊型成釉细胞瘤的囊隔粗而清晰，与 AF 内的模糊囊隔表现有所不同；③ AFD 内可含有发育不良的、呈点状高密度表现的牙本质。此外，AF 的颌骨膨胀性生长特点也有别于较少引起颌骨膨胀的 KCOT；AF 病变内可含牙，而中心性巨细胞肉芽肿和动脉瘤样骨囊肿的病灶内一般不含牙；牙源性黏液瘤和颌骨中心性血管瘤的囊隔特点与 AF 有所不同：牙源性黏液瘤可呈“火焰状”，而颌骨中心性血管瘤可呈“蜂窝状”或“网球拍状”。临床上，颌骨中心性血管瘤常有牙龈反复出血和牙移位表现。

参 考 文 献

1　Barnes L, Eveson JW, Reichart P, et al. WHO classification of tumours. Pathology & Genetics of head and neck tumours. Lyon: IARC Press, 2005: 308.

2　Buchner A, Merrell PW, Carpenter WM. Relative frequency of central odontogenic tumors: a study of 1088 cases from Northern California and comparison to studies from other parts of the world. J Oral Maxillofac Surg, 2006, 64: 1343-1352.

3　White SC, Pharoah MJ. Oral radiology: principles and interpretation. 5th ed. St. Louis: Mosby, 2004: 428-429.

4　Chen Y, Li TJ, Gao Y, et al. Ameloblastic fibroma and related lesions: a clinicopathologic study with reference to their nature and interrelationship. J Oral Pathol Med, 2005, 34: 588-595.

5　Kobayashi K, Murakami R, Fujii T, et al. Malignant transformation of ameloblastic fibroma to ameloblastic fibrosarcoma: case report and review of the literature. J Craniomaxillofac Surg, 2005, 33: 352-355.

成釉细胞纤维-牙瘤

成釉细胞纤维-牙瘤（ameloblastic fibro-odontoma, AFO）是一类既有成釉细胞纤维瘤（AF）的组织学特点，又兼备牙本质和牙釉质成分的混合性牙源性肿瘤。AFO 与 AF 同样少见。根据国外大宗病例的统计，AFO 占所有牙源性肿瘤的 7.3%。AFO 的发病年龄多在 15 岁以下，平均发病年龄为 8~12 岁。无明显性别差异。

病理上，AFO 由软组织和硬组织 2 种成分组成。肿瘤软组织部分与 AF 相似，硬组织部分为牙本质和牙釉质结构。

临床上，AFO 多表现为无痛性面部肿胀，有时其临床表现可与牙瘤类似，多伴有牙缺失（未萌牙)。对 AFO 的治疗多以保守刮除为主。大多数 AFO 预后良好,复发者少见。

【影像学表现】

部位 AFO 多见于下颌骨后部（双尖牙和磨牙区)。病变中心多指向受累的发育牙或相关牙的牙槽嵴。

形态和边缘 AFO 多呈类圆形表现。病变边缘清晰,多为致密的骨皮质线所围绕。

内部结构 影像学上,AFO 的内部结构多呈单囊混合密度改变(图 2-25、2-26)。X 线上,病变以低密度表现为主,可含有多个高密度牙齿样小体(组合型牙瘤)(图 2-25)或团块状高密度影(混合型牙瘤)(图 2-26)。部分高密度牙齿样小体内可见釉质样边缘,类似于"圈饼"。多数病变内伴有单个或多个(少见）阻生牙。CT 上,AFO 病变的主要成分呈软组织密度改变,其间可见散在的高密度斑点。

邻近结构侵犯和反应 AFO 多局限于颌骨内生长，少有骨外侵犯。病变可致下颌神经管向下移位。

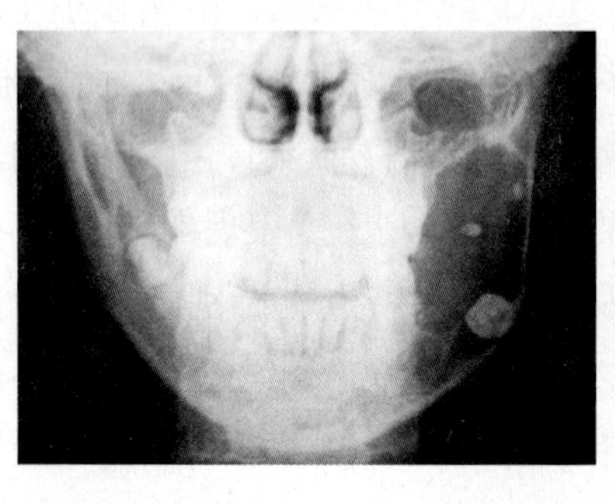
a

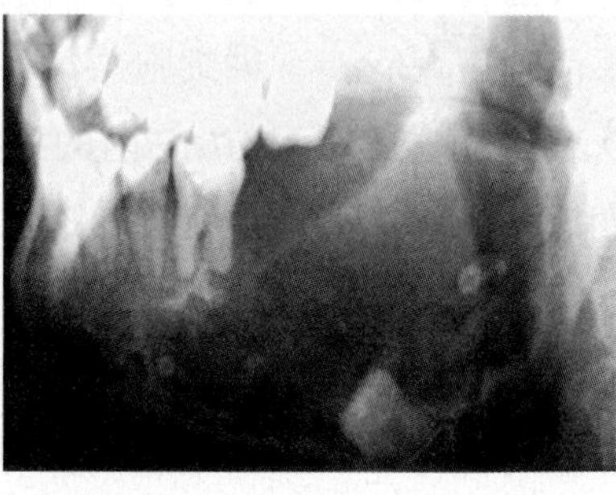
b

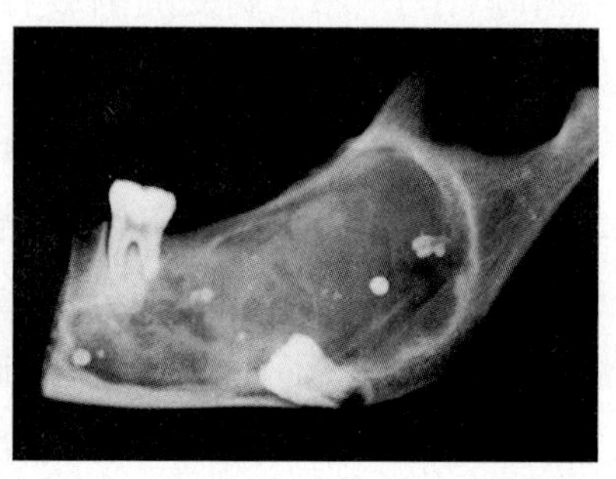
c

图 2-25 左下颌骨成釉细胞纤维-牙瘤(ameloblastic fibro-odontoma in the left mandible)

下颌骨正位图 a 和左下颌骨侧位图 b 片示左侧下颌骨有大小约 4 cm×8 cm 的单囊状 X 线透射区,边界清晰。病变内含有左下第二磨牙和多个高密度小牙(组合性牙瘤)。

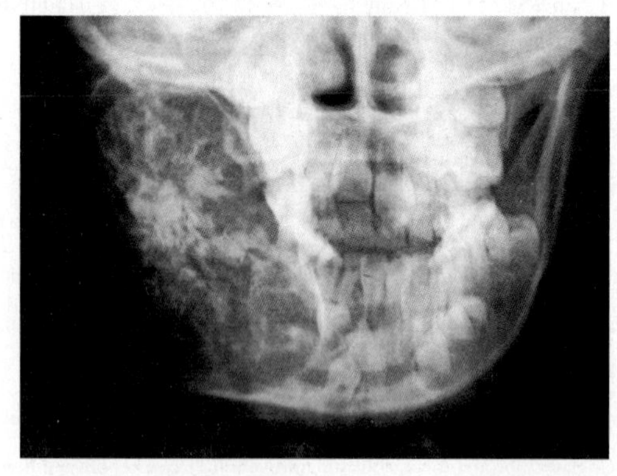

图 2-26 右下颌骨成釉细胞纤维-牙瘤(ameloblastic fibro-odontoma in the right mandible)

下颌骨正位片示右下颌骨体和升支部有多囊状 X 线透射区,边界清晰,内含块状不规则形 X 线阻射区(混合型牙瘤)。

影像鉴别诊断 影像学上，应与 AFO 鉴别的主要病变有 AF 和牙瘤。AFO 病变内如无明显的高密度斑点显示则很难与 AF 鉴别。AFO 与牙瘤的主要区别点在于:① AFO 病变以软组织为主（X 线和 CT 上以低密度和软组织密度为主），而牙瘤病灶中多以牙硬组织成分为主(X 线和 CT 上均以高密度表现为主);② AFO 病灶内所含的牙硬组织多为散在分布、外形较小的成熟牙体结构,而牙瘤内的牙硬组织多呈团块状排列(混合性牙瘤和组合性牙瘤均如此);③ AFO 好发于下颌骨后部,而组合性牙瘤好发于颌骨前部;④ AFO 较牙瘤明显少见。

参 考 文 献

1 Barnes L, Eveson JW, Reichart P, et al. WHO classification of tumours. Pathology & Genetics of head and neck tumours. Lyon: IARC Press, 2005: 309.

2 Buchner A, Merrell PW, Carpenter WM. Relative frequency of central odontogenic tumors: a study of 1088 cases from Northern California and comparison to studies from other parts of the world. J Oral Maxillofac Surg, 2006, 64: 1343-1352.

3 White SC, Pharoah MJ. Oral radiology: principles and interpretation. 5th ed. St. Louis: Mosby, 2004: 429-431.

4 Martin-Duverneuil N, Roisin-Chausson MH, Behin A, et al. Combined benign odontogenic tumors: CT and MR findings and histomorphologic evaluation. AJNR Am J Neuroradiol, 2001, 22: 867-872.

混合型牙瘤

混合型牙瘤(odontoma, complex type, OC)是一种成牙组织发育畸形(属于瘤样畸形或错构瘤),而非真性肿瘤。病变以牙釉质、牙本质和牙骨质混合排列为特点。OC 又名混合复质性牙瘤(complex composite odontoma)。OC 是最常见的牙源性肿瘤和瘤样病变之一。由于北美国家(美国和加拿大)诊断牙瘤的方法主要依靠 X 线检查，不需进行组织学活检,故在该地区牙瘤是最常见牙源性肿瘤和瘤样病变。OC 多见于儿童青少年和年轻成人 (20 岁左右)。无明显性别差异。

大体病理上,可见 OC 有纤维性包膜。切面呈白色,质地硬,分叶状。其实质部分由牙体组织(牙釉质、牙本质、牙骨质和牙髓)混合而成。镜下见,成熟 OC 的软组织包膜由疏松结缔组织构成,其内可见牙源性上皮岛或条索。发育期 OC 的病灶外部为细胞丰富的软组织,内有牙本质和牙釉质形成。OC 病变主要由覆盖着釉质的管状牙本质层或发育不良的牙本质层构成。肿物内牙齿组织成分排列紊乱,互相混杂,无典型的牙齿结构。

临床上,OC 为缓慢生长的无痛性病变。少数外形较大的 OC 可使颌骨膨胀,并导致患者面部肿大畸形。治疗 OC 的方法为局部切除肿瘤。多数 OC 的生长具有局限性,预后良好。复发者多因手术切除不彻底所致。

【影像学表现】

部位　颌骨 OC 主要发生在承牙区,常见于下颌骨后部(双尖牙和磨牙区)。

形态和边缘　X 线和 CT 上,OC 多呈类圆形改变，病变边界清晰，可见低密度条带状纤维包膜影。

内部结构　X 线上,OC 多表现为密度高低不一的非均质性团块。病变内的 X 线高密度阻射区是其主要组成部分(图 2-27、2-28),且与病理上排列紊乱的各类牙硬组织相对应；病变内的 X 线低密度透射区是其次要构成部分,多分布于病灶中心区域,且与病理上的牙软组织结构(如牙髓组织)相对应。CT 上,OC亦以高密度的不均匀性肿块表现为主(图 2-27)。

邻近结构侵犯和反应　较大的 OC 能使颌骨呈膨胀性改变,但颌骨骨皮质外形保持完整。由于牙瘤能干扰正常牙的发育和萌出,故近 70%的牙瘤可伴有牙阻生、牙错位、牙发育不全和牙畸形等异常改变。

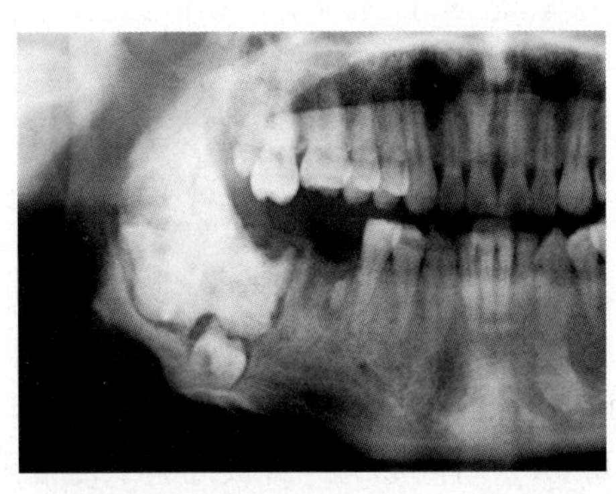

a

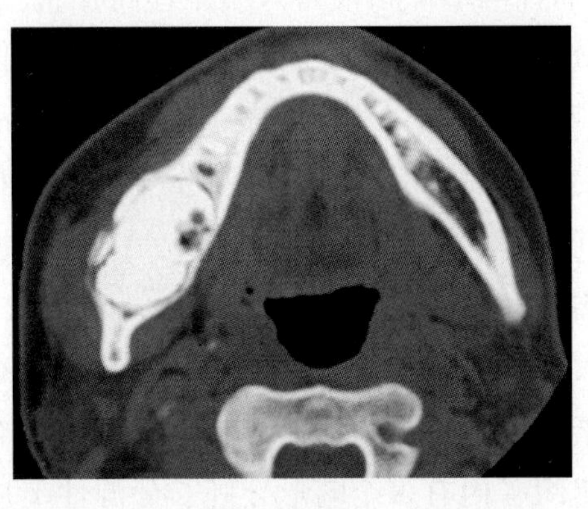

b

图 2-27　右下颌骨混合型牙瘤(odontoma, complex type, in the right mandible)

X 线曲面断层片图 a 和横断面 CT 图 b 示右下颌骨体有团块状 X 线阻射区,病变边缘有带状低密度影围绕,边界清晰。见右下磨牙位于病变下方。

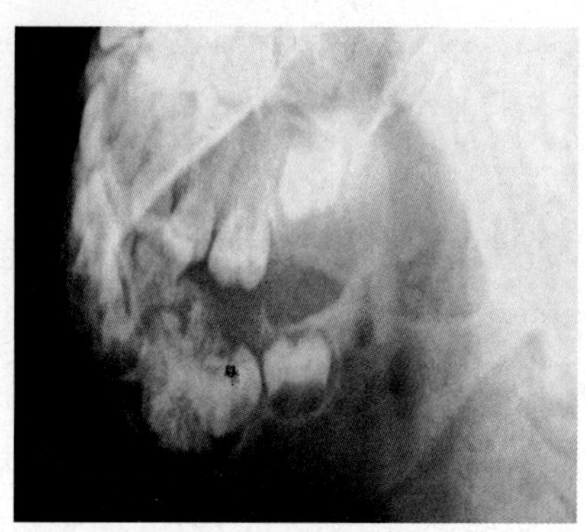

图 2-28 左下颌骨混合型牙瘤(odontoma, complex type, in the left mandible)

左下颌骨侧位片示左下颌骨体有团块状 X 线阻射区,病变周缘有带状低密度影包绕,边界清晰。

影像鉴别诊断 混合型牙瘤的 X 线表现有时与骨化性纤维瘤表现相似,应予鉴别。鉴别要点为:①OC 的平均发病年龄小于骨化性纤维瘤;②OC 病变内多伴有形态各异的未萌牙,骨化性纤维瘤几乎不含未萌牙;③OC 病变多以异常高密度表现为主,骨化性纤维瘤虽亦可表现为异常高密度区,但多不构成其主要成分。此外,OC 的 X 线表现还可与根尖周牙骨质结构不良相似,两者之间的不同为:①OC 以单发病灶为主,根尖周牙骨质结构不良常为多发病变;②OC 边缘为条带状低密度 X 线透射区,根尖周牙骨质结构不良的边缘多为清晰的高密度 X 线阻射区。X 线上,颌骨内生骨疣(enostosis)也多表现为高密度团块影,与 OC 有相似之处,但内生骨疣的边缘缺乏条带状 X 线透射区,与 OC 明显不同。

参考文献

1 Barnes L, Eveson JW, Reichart P, et al. WHO classification of tumours. Pathology & Genetics of head and neck tumours. Lyon: IARC Press, 2005: 310.

2 White SC, Pharoah MJ. Oral radiology: principles and interpretation. 5th ed. St. Louis: Mosby, 2004: 424-428.

3 Scholl RJ, Kellett HM, Neumann DP, et al. Cysts and cystic lesions of the mandible: clinical and radiologic-histopathologic review. Radiographics, 1999, 19: 1107-1124.

组合型牙瘤

组合型牙瘤(odontoma, compound type, OCp)和 OC 一样,亦为一种成牙组织的发育畸形(属于瘤样畸形或错构瘤),而非真性肿瘤。病变以含数量不等、大小不一的牙样结构或牙样小体为特征。组合型牙瘤又称组合复质性牙瘤(compound composite odontoma)。病变主要发生于儿童和青少年,无明显性别差异。据认为 OCp 是所有牙源性肿瘤和瘤样病变中最常见者。

大体病理上,OCp 外围有纤维包膜,内有大量牙样结构。镜下见,发育不成熟的 OCp 中含有疏松结缔组织,内有多个畸形牙胚、牙源性上皮岛和条索。

临床上,OCp 亦为缓慢生长的无痛性病变。完全成熟的 OCp 可以停止生长。约 10%的患者可出现颌骨膨胀。部分病变出现在恒牙缺失部位,部分可造成已萌出牙的移位。多发性 OCp 已有报道。有时 OCp 可能是 Gardner 综合征的表征之一。治疗上以局部切除 OCp 病灶为主,OCp 预后良好,复发性 OCp 罕见。

【影像学表现】

部位 OCp 可见于颌骨承牙区的任何部位,但好发于上颌前部,约占所有 OCp 的 62%。

形态和边缘 同 OC 一样,OCp 亦多表现为类圆形肿块。病变边界清晰或不规则,可见低密度条带状纤维包膜(图 2-29)。

内部结构 OCp 的内部结构与 OC 明显不同。虽然在 X 线和 CT 上 OCp 和 OC 一样均为高密度团块表现,但 OCp 的高密度团块多由数目不等、大小不一、排列杂乱的牙样结构所组成(图 2-29、2-30)。

邻近结构侵犯和反应 同 OC 一样,OCp 也可阻碍牙齿的正常萌出,一般可在病变的牙根方显

示有阻生牙。

影像鉴别诊断　OCp 的影像学表现特殊，特征明显，一般不需同其他颌骨病变鉴别。

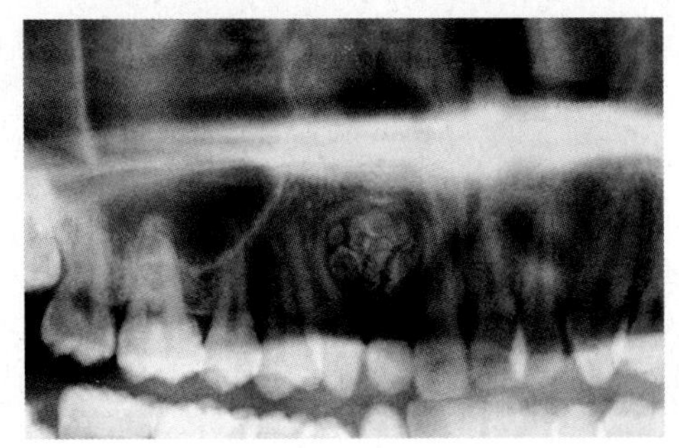

图 2-29　右上颌骨组合性牙瘤（odontoma, compound type, in the right maxilla）

X 线曲面断层片示右上颌骨前牙区有类圆形骨质结构破坏区。病变内部可见多个小牙，边界清晰。

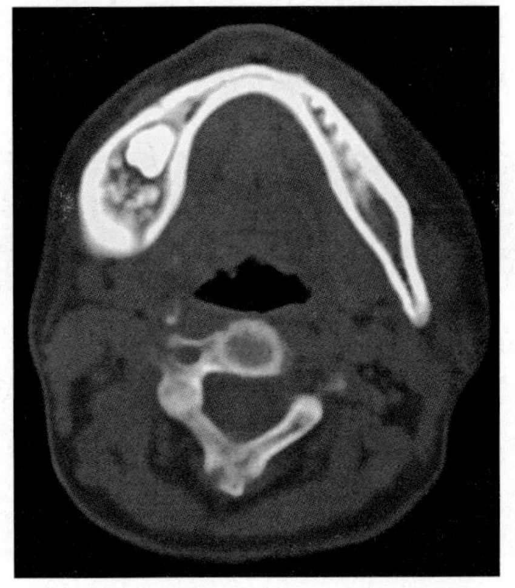

图 2-30　右下颌骨组合性牙瘤（odontoma, compound type, in the right mandible）

横断面 CT 骨窗示右下颌骨体部病变内含有多个大小不等的牙齿，下颌骨颊舌侧膨胀明显，边界清晰。

参考文献

1　Barnes L, Eveson JW, Reichart P, et al. WHO classification of tumours. Pathology & Genetics of head and neck tumours. Lyon: IARC Press, 2005: 311.

2　White SC, Pharoah MJ. Oral radiology: principles and interpretation. 5th ed. St. Louis: Mosby, 2004: 424-428.

牙成釉细胞瘤

牙成釉细胞瘤（odontoameloblastoma, OA）是一种兼备成釉细胞瘤和牙瘤组织学特点的牙源性肿瘤。OA 又称成釉细胞牙瘤（ameloblastic odontoma）和成牙本质细胞瘤（odontoblastoma）。OA 是极为罕见的混合性牙源性肿瘤，相关英文病例报道不足 50 例。根据 Mosqueda-Taylor 等报道，OA 的平均发病年龄为 20.2 岁（2~50 岁），男性略多于女性（男:女=1.8:1）。

大体病理上，多数 OA 病变无包膜，病灶剖面呈结节状，内含软组织和硬组织。硬组织数量不等，可以是结节状团块，也可以是散在分布的不成熟小牙。镜下见，OA 的上皮成分与滤泡状或丛状成釉细胞瘤的上皮岛和条索相似。在毗邻上皮组织的区域尚有数量不等、富含细胞的黏液样组织。肿瘤内可有矿化的牙体组织形成。偶尔可见分散的小团状影细胞。

临床上，OA 多为无痛性面部肿胀表现，偶有咬合疼痛和牙移位。对 OA 的治疗多以手术刮除为主。和成釉细胞瘤一样，OA 具有局部侵袭性，曾有复发报道，治疗后应密切观察随访。

【影像学表现】

部位　OA 于上、下颌骨的发生率大致相等。多数 OA 病变位于尖牙以后的颌骨区域。

形态和边缘　OA 多呈类圆形肿块表现，边界清晰。

内部结构　X 线和 CT 上，OA 表现为单囊或多囊状低、高混合密度影（图 2-31）。MRI 上，OA 在 T1WI 和 T2WI 上分别呈不均匀中等信号和混合性高信号。增强 CT 和 MRI 上，OA 病灶内的实性软组织部分可有明显强化。多数 OA 病变内有移位的未萌牙。

邻近结构侵犯和反应　OA 多伴有明显的颌骨膨胀性改变，但骨外侵犯者少见。病变内的牙根可被吸收，邻牙可被推移位。上颌骨 OA 可部分或完全占据上颌窦。

影像鉴别诊断　OA 的影像学表现可以和

AFO 和 CEOT 相似。由于缺乏特征性的影像表现，且为罕见病变，故临床上极少有将 OA 作为首诊者。从病变的发生部位上看，OA 亦与 AFO 和 CEOT 相似，鉴别诊断较为困难。

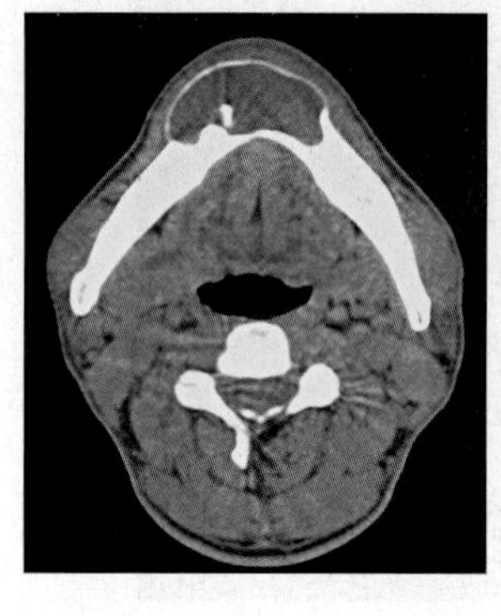
a

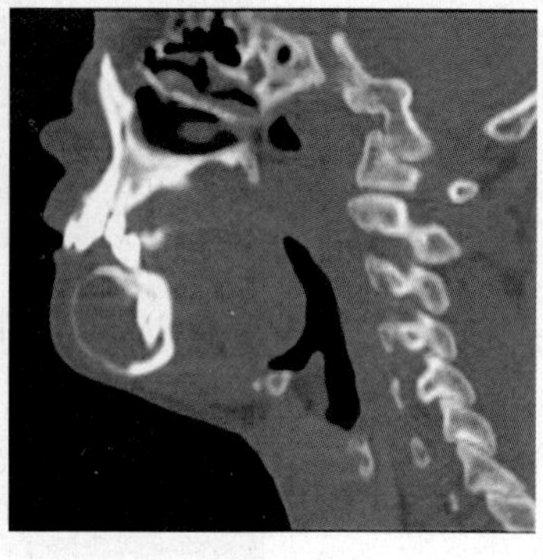
b

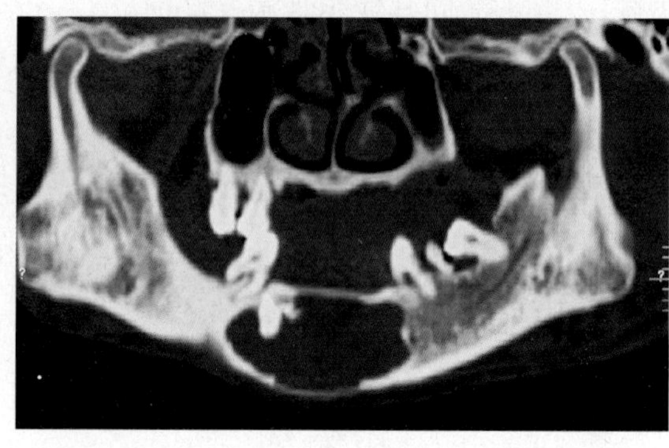
c

图 2-31　下颌骨牙成釉细胞瘤（odontoameloblastoma in the mandible）

横断面 CT 图 a、矢状面重建 CT 图 b 和曲面重建 CT 图 c 示下颌骨颏部有单囊状病变形成，CT 值与水液密度相等，边界清晰，内含小牙。

参 考 文 献

1　Barnes L，Eveson JW，Reichart P，et al. WHO classification of tumours. Pathology & Genetics of head and neck tumours. Lyon：IARC Press，2005：312.

2　Mosqueda-Taylor A，Carlos-Bregni R，Ramirez-Amador V，et al. Odontoameloblastoma. Clinico-pathologic study of three cases and critical review of the literature. Oral Oncol，2002，38：800-805.

3　Gunbay T，Gunbay S，Oztop F. Odontoameloblastoma：report of a case. J Clin Pediatr Dent，1993，18：17-20.

牙源性钙化囊性瘤

牙源性钙化囊性瘤（calcifying cystic odontogenic tumour，CCOT）是一种囊性牙源性良性肿瘤。该肿瘤以含有影细胞和类似于成釉细胞瘤的特异性上皮成分为特征，影细胞可发生钙化。以往曾认为本病为非典型性成釉细胞瘤。1962 年，Gorlin 首先确认其为一种独立性疾病，并命名以牙源性钙化囊肿（calcifying odontogenic cyst，COC），故此病又称 Gorlin 囊肿（Gorlin cyst）。除此以外，CCOT 的同义词还有牙源性角化和钙化囊肿（keratinizing and calcifying odontogenic cyst）。CCOT 可发生于任何年龄段（5~92 岁），但多见于 20 岁左右的年轻成人。本病无明显性别差异。CCOT 有骨内型和骨外型之分。骨内型 CCOT 约占 CCOT 的 75%，较骨外型 CCOT 明显多见。CCOT 曾被视为 COC 的囊肿型病变。

大体病理上，CCOT 多为囊性肿物，少数为实性肿物。肿瘤切面为灰白色，囊壁较厚、质韧，表面光滑。囊腔内壁常表现为高低不平，有白色颗粒状物或豆腐渣样物附着，触之有沙砾样感。镜下见，CCOT 的囊壁主要由 2 种成分构成：成釉细胞瘤样的上皮衬里和可发生钙化的影细胞。肿瘤内的牙源性上皮可在邻近结缔组织中增殖。也可见有发育不良的牙本质。Hong 等将囊肿型 COC 分为 4 类：非增生型 COC、增生型 COC、成釉细胞瘤样 COC 和伴有牙瘤的 COC。除可同时伴发牙瘤外，文献报道显示 COC 还可伴发成釉细胞纤维瘤和成釉细胞纤维-牙瘤。

临床上，骨内型 CCOT 多为无痛性肿胀表现；骨外型 CCOT 多为粉红色无痛性包块，表面光滑，界限清晰。对 CCOT 的治疗，多以手术摘除为主。曾有骨内型 CCOT 术后复发的报道，但尚未见骨外型 CCOT 复发的报道。

X 线检查是诊断骨内型 CCOT 的主要影像学方法，而 CT 和 MRI 检查对所有类型的 CCOT 均能予以清晰显示。对骨内型 CCOT 而言，CT 和 MRI 检查尚有助于明确病变的确切范围，显示其内部的细微结构，有益于准确诊断。由于 CT 在显示病变内钙化方面较 MRI 更敏感，故常被视为首选影像检查方法。

【影像学表现】

部位　CCOT 发生于上、下颌骨的几率大致相等。也有研究显示上颌者多见。骨内型和骨外型 CCOT 均好发于切牙-尖牙区。

形态和边缘　多数 CCOT 呈圆形或类圆形肿块表现。病变边缘变化较大，可类似于囊肿，有清晰光滑的边界和致密性骨皮质线（部分为囊壁钙化）（图 2-32、2-33），也可表现为边缘不规则。

内部结构　X 线上，骨内型 CCOT 多呈单囊状改变，多囊者罕见。有研究者推测多囊性病变可自单囊病变演变而来。CCOT 的表现形式多样，可以是单纯的低密度 X 线透射区（与骨囊肿相似），也可以是囊状低密度 X 线透射区内含有大小不等、形态各异的高密度钙化影（约占 50%）。至少有超过 1/3 的 CCOT 病变内可伴有未萌牙。CT 上，

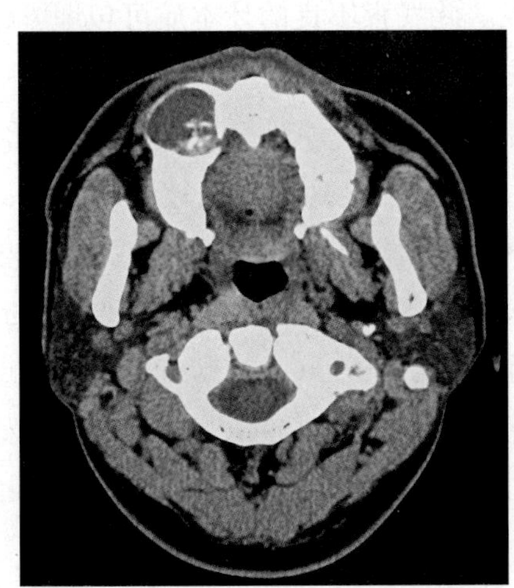

图 2-32　右上颌骨牙源性钙化囊性瘤（calcifying cystic odontogenic tumour in the right maxilla）

横断面 CT 示右上颌骨病变呈单囊状改变，其 CT 值与水液密度相近，边界清晰。病变内可见高密度钙化小点。

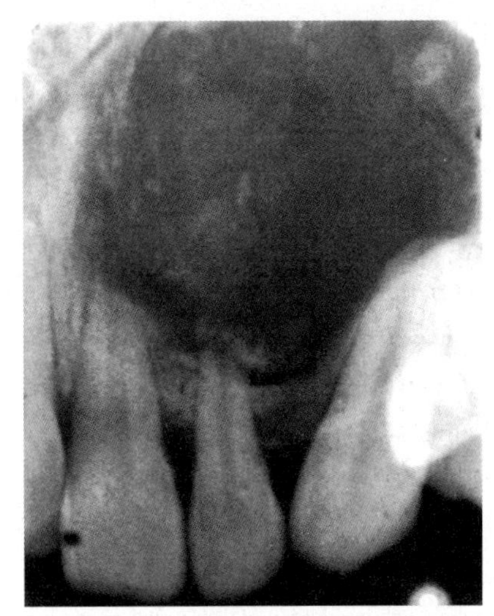

图 2-33　左上颌骨牙源性钙化囊性瘤（calcifying cystic odontogenic tumour in the left maxilla）

左上前牙 X 线片示左上颌骨内有单囊状 X 线透射区，内含多个钙化斑点。左上前牙牙根有轻微吸收，病变边缘光滑。

囊性 CCOT 的内部密度分布均匀，CT 值与水接近（图 2-32）；囊实相间的 CCOT 则密度分布不均匀，其实性部分表现为软组织密度，内含高密度钙化影。MRI 上，囊性 CCOT 表现为 T1WI 上的低或中等信号（等同于肌肉组织信号）和 T2WI 上的均匀高信号；囊实相间的 CCOT 则在 T2WI 上表现为不均匀高信号。

邻近结构侵犯和反应　据认为 CCOT 对邻牙形成影响的几率较高，主要表现为邻牙移位和阻生牙形成。病变内牙根可有吸收，且多向两侧分离。骨内型 CCOT 可伴有明显的颌骨膨胀。

影像鉴别诊断　不伴有高密度钙化影的骨内型 CCOT 有时很难与颌骨囊肿鉴别，其中含牙的骨内型 CCOT 几乎不能与含牙囊肿区别，而不含牙的骨内型 CCOT 也几乎不能同其他颌骨囊肿鉴别。含牙而伴有高密度钙化的骨内型 CCOT 应与牙源性钙化上皮瘤、成釉细胞纤维-牙瘤、牙源性腺样瘤和骨化性纤维瘤区别。牙源性钙化上皮瘤和骨化性纤维瘤好发于颌骨后部，与骨内型 CCOT 好发于切牙-尖牙区者有所不同。成釉细胞纤维-牙瘤内部所含牙多为外形较小的畸形牙，而骨内型

CCOT 所含的未萌牙多具有正常的外形，或为发育不全的阻生牙。牙源性腺样瘤好发于颌骨的尖牙和双尖牙区，其内所含牙多为发育不全或发育完整的尖牙。

参 考 文 献

1 Barnes L, Eveson JW, Reichart P, et al. WHO classification of tumours. Pathology & Genetics of head and neck tumours. Lyon: IARC Press, 2005: 313.

2 White SC, Pharoah MJ. Oral radiology: principles and interpretation. 5th ed. St. Louis: Mosby, 2004: 399-400.

3 Li TJ, Yu SF. Clinicopathologic spectrum of the so-called calcifying odontogenic cysts: a study of 21 intraosseous cases with reconsideration of the terminology and classification. Am J Surg Pathol, 2003, 27: 372-384.

4 Hong SP, Ellis GL, Hartman KS. Calcifying odontogenic cyst. A review of ninety-two cases with reevaluation of their nature as cysts or neoplasms, the nature of ghost cells, and subclassification. Oral Surg Oral Med Oral Pathol, 1991, 72: 56-64.

5 Yoon JH, Kim HJ, Yook JI, et al. Hybrid odontogenic tumor of calcifying odontogenic cyst and ameloblastic fibroma. Oral Surg Oral Med Oral Pathol Oral Radiol Endod, 2004, 98: 80-84.

6 Farman AG, Smith SN, Nortje CJ, et al. Calcifying odontogenic cyst with ameloblastic fibro-odontome: one lesion or two? J Oral Pathol, 1978, 7: 19-27.

7 Erasmus JH, Thompson IO, van Rensburg LJ, et al. Central calcifying odontogenic cyst. A review of the literature and the role of advanced imaging techniques. Dentomaxillofac Radiol, 1998, 27: 30-35.

8 Yoshiura K, Tabata O, Miwa K, et al. Computed tomographic features of calcifying odontogenic cysts. Dentomaxillofac Radiol, 1998, 27: 12-16.

9 Nagao T, Nakajima T, Fukushima M, et al. Calcifying odontogenic cyst: a survey of 23 cases in the Japanese literature. J Maxillofac Surg, 1983, 11: 174-179.

10 Iida S, Fukuda Y, Ueda T, et al. Calcifying odontogenic cyst: radiologic findings in 11 cases. Oral Surg Oral Med Oral Pathol Oral Radiol Endod, 2006, 101: 356-362.

11 Tanimoto K, Tomita S, Aoyama M, et al. Radiographic characteristics of the calcifying odontogenic cyst. Int J Oral Maxillofac Surg, 1988, 17: 29-32.

牙本质生成性影细胞瘤

牙本质生成性影细胞瘤（dentinogenic ghost cell tumour，DGCT）是一种具有局部侵袭性的牙源性肿瘤，该肿瘤以成熟结缔组织间质中含有成釉细胞瘤样上皮岛、异常角化所形成的影细胞和发育不良的牙本质（数量不等）形成为特点。DGCT 的同义词较多，有牙源性钙化影细胞瘤（calcifying ghost cell odontogenic tumour）、牙源性影细胞瘤（odontogenic ghost cell tumour）、上皮性牙源性影细胞瘤（epithelial odontogenic ghost cell tumour）和牙本质成釉细胞瘤（dentinoameloblastoma）。以往曾认为 DGCT 是牙源性钙化囊肿（COC）的肿瘤型或实体型。DGCT 亦有骨内型和骨外型之分，其中骨外型者少见。该肿瘤几乎可见于各年龄段（10~89 岁），但 60~70 岁的中老年人较多见。男性略多于女性。DGCT 可与成釉细胞瘤、牙源性黏液纤维瘤共存。

大体病理上，DGCT 为实性肿物，切面呈灰白色，有沙砾感。包膜或完整，或不完整。镜下见，肿瘤内成熟的结缔组织间质中有类似于成釉细胞瘤的牙源性上皮团片或圆钝的上皮岛。DGCT 的特征性病理表现为上皮细胞向单个和大团状影细胞转化。此外，基底层细胞也可转化为影细胞，在其转化处可见基底膜消失，影细胞突入纤维结缔组织，并引发异物反应。DGCT 内可有少量发育不良的牙本质形成。此发育不良的牙本质可包埋影细胞，并伴有矿化形成。

临床上，DGCT 一般表现为颌面部无症状性肿物。骨内型者多表现为质地较硬的肿块；骨外型者多表现为牙槽黏膜上无蒂性或有蒂性外生结节。病变生长缓慢，多见于缺牙区。对 DGCT 的治疗以手术切除为主。由于 DGCT 具有侵袭性特点，手术不彻底者（多为骨内型 DGCT）易术后复发。骨内型 DGCT 可恶变为牙源性影细胞癌（odontogenic ghost cell carcinoma）。

【影像学表现】

部位 DGCT 可发生于颌骨承牙区的任何部位。上、下颌骨的发病率无明显区别。多见于尖牙至第一磨牙区。骨外型 DGCT 多发生于前牙区牙龈。

部分复发的 DGCT 或骨外型 DGCT 可侵犯至颌面颈深部的软组织间隙，并可通过这些间隙侵犯颅底和颅内。

形态和边缘　和 CCOT 一样，骨内型 DGCT 亦多呈类圆形肿块表现。病变边缘或呈规则清晰表现，或呈不规则模糊表现。骨外型 DGCT 可导致颌骨骨皮质破坏吸收。

内部结构　X 线上，骨内型 DGCT 多呈单囊状 X 线透射表现，或为低、高混合密度改变。CT 上，DGCT 主要为软组织密度改变，内含点或片状高密度钙化影（图 2-34）。MRI 上，由于有钙化低信号影存在，DGCT 病变在 T1WI 和 T2WI 上分别表现为不均匀中等信号和高信号。

邻近结构侵犯和反应　骨内型 DGCT 多有颌骨膨胀的表现。常见病变内的牙根有吸收表现。亦有病变干扰正常牙萌出，导致相关牙阻生的报道。骨内型 DGCT 可破坏吸收颌骨骨皮质，并侵入颌骨周围的软组织。

影像鉴别诊断　以往曾视 DGCT 和 CCOT 为同一疾病，即牙源性钙化囊肿（COC）。两者的影像表现有许多相似之处，鉴别诊断较为困难。但如果在影像学检查中发现骨内型病变有颌骨外侵犯者，还应多考虑有 DGCT 的可能。部分 DGCT 可有多次复发，此时应考虑其有恶变的可能。应与 DGCT 鉴别的其他疾病可参阅 CCOT 影像鉴别诊断。

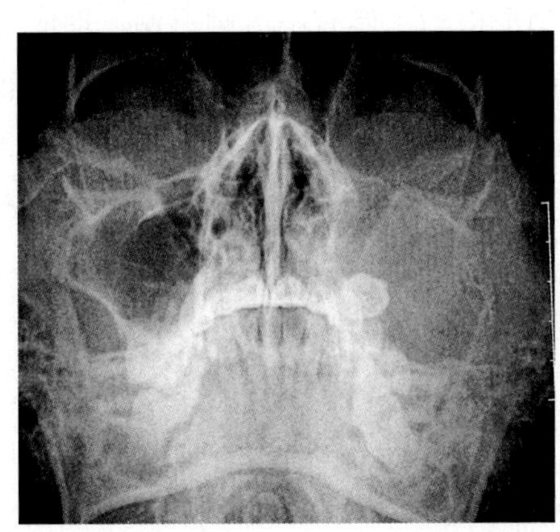

a

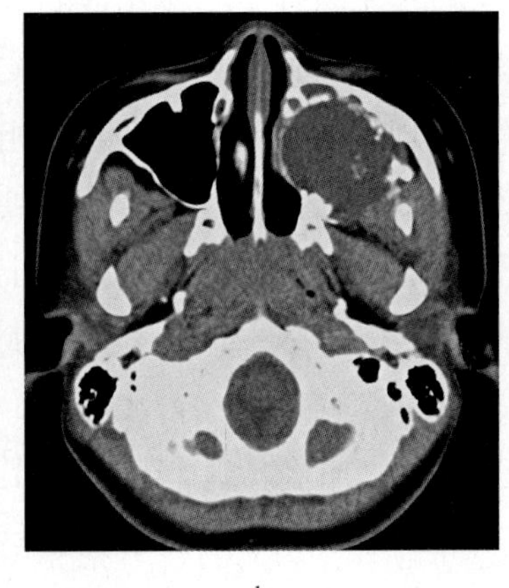

b

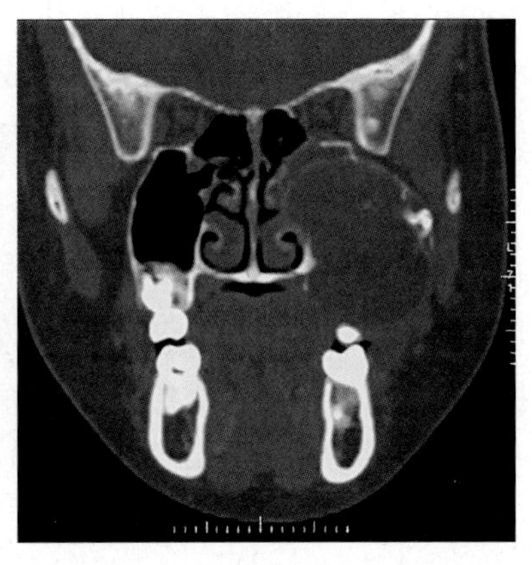

c

图 2-34　左上颌骨牙本质生成性影细胞瘤（dentinogenic ghost cell tumour in the left maxilla）

华特位片图 a 示左上颌窦密度增高，其外侧骨壁消失。横断面 CT 软组织窗图 b 和冠状面 CT 骨窗图 c 示左上颌骨病变呈单囊状改变，其 CT 值接近于水，内有钙化斑点形成，边界清晰。左上颌窦后外侧壁吸收，病变突入左颞下间隙。

参考文献

1 Barnes L, Eveson JW, Reichart P, et al. WHO classification of tumours. Pathology & Genetics of head and neck tumours. Lyon: IARC Press, 2005: 314.

2 Hong SP, Ellis GL, Hartman KS. Calcifying odontogenic cyst. A review of ninety-two cases with reevaluation of their nature as cysts or neoplasms, the nature of ghost cells, and subclassification. Oral Surg Oral Med Oral Pathol, 1991, 72: 56-64.

3 Li TJ, Yu SF. Clinicopathologic spectrum of the so-called calcifying odontogenic cysts: a study of 21 intraosseous cases with reconsideration of the terminology and classification. Am J Surg Pathol, 2003, 27: 372-384.

4 Lu Y, Mock D, Takata T, et al. Odontogenic ghost cell carcinoma: report of four new cases and review of the literature. J Oral Pathol Med, 1999, 28: 323-329.

5 Lombardi T, Kuffer R, Di Felice R, et al. Epithelial odontogenic ghost cell tumour of the mandibular gingiva. Oral Oncol, 1999, 35: 439-442.

（余　强　王平仲）

第二节 牙源性间充质和(或)牙源性外胚间充质性肿瘤

在 2005 年 WHO 关于牙源性肿瘤的分类中，属于牙源性间充质和(或)牙源性外胚间充质性肿瘤，含或不含牙源性上皮（mesenchyme and/or odontogenic ectomesenchyme, with or without odontogenic epithelium）的疾病有牙源性纤维瘤(odontogenic fibroma，OF)、牙源性黏液瘤(odontogenic myxoma，OM)或牙源性黏液纤维瘤(odontogenic myxofibroma)和成牙骨质细胞瘤(cementoblastoma)。此 3 类肿瘤虽然属于比较少见的牙源性肿瘤，但比较而言，牙源性黏液瘤或黏液纤维瘤较多见。本章将简述此 3 种肿瘤的影像学表现。

和良性牙源性上皮性肿瘤一样，绝大多数牙源性间充质和(或)牙源性外胚间充质性肿瘤也位于颌骨内。因此，对这些病变的影像学检查仍应以 X 线检查为主。CT 和 MRI 检查可作为辅助检查手段为这些疾病的准确诊断和鉴别诊断提供有益信息。

牙源性纤维瘤

牙源性纤维瘤(odontogenic fibroma，OF)是一种以成熟纤维间质内包含数量不等的非活动性牙源性上皮为特点的良性肿瘤。OF 也有中心型(central OF，COF)和外周型(peripheral OF，POF)之分。迄今为止，一直在两层含义上使用 OF 这一术语：① 乏上皮型(epithelium-poor type)或单纯型(simple type)；② 富上皮型(epithelium-rich type)或混合型(complex type)或 WHO 型(WHO type)。OF 是一种少见的牙源性肿瘤，约占所有牙源性肿瘤的 3%~6%。该肿瘤可发生于任何年龄，但以 10~39 岁者居多。一般认为 COF 无明显性别差异，但也有研究显示在 COF 和 POF 中，女性较为多见。组织起源上，有人认为乏上皮型 COF 来源于牙囊，而富上皮型 COF 来自牙周韧带。

大体病理上，COF 境界清晰，可见包膜。肿瘤切面呈灰白色，质地柔软或偏硬，有沙砾感。镜下见，乏上皮型 COF 为非侵袭性、类似于牙囊的结缔组织病变。病变内含散在而纤细的胶原纤维，细胞成分较少。基质丰富，内含不活跃的牙源性上皮剩余条索或不规则上皮岛。偶有不规则形钙化形成。在富上皮型 COF 中，可见细胞丰富的成纤维结缔组织和细胞相对较少，并与血管丰富区相互交织。几乎所有病变都含有不活跃的牙源性上皮剩余条索或不规则上皮岛。病变内可见灶性钙化物，此多被认为是化生而发育不良的牙骨质，或骨样小体，或为牙本质。

临床上，COF 多表现为面部慢性、进行性和无痛性肿胀。可出现患区牙松动和牙移位。临床治疗 COF 多以手术摘除为主。由于 COF 多表现为膨胀性生长，无周围组织浸润，故术后复发者少见。

【影像学表现】

位置　COF 主要发生于下颌骨，上颌者相对少见。上颌前牙区、下颌双尖牙和磨牙区是 COF 最常见的发生部位。POF 多见于牙龈区。

形态和边缘　影像学上，COF 多为规则的类圆形表现。病变边界清晰，但周围较少有致密的骨皮质线包绕。

内部结构　COF 有单囊(图 2-35)和多囊(图 2-36)之分，但多囊者少见。X 线上，肿瘤以不均匀低密度 X 线透射表现为主，偶尔可见病变内有散在分布的点状高密度钙化影，或可见含牙。多囊性

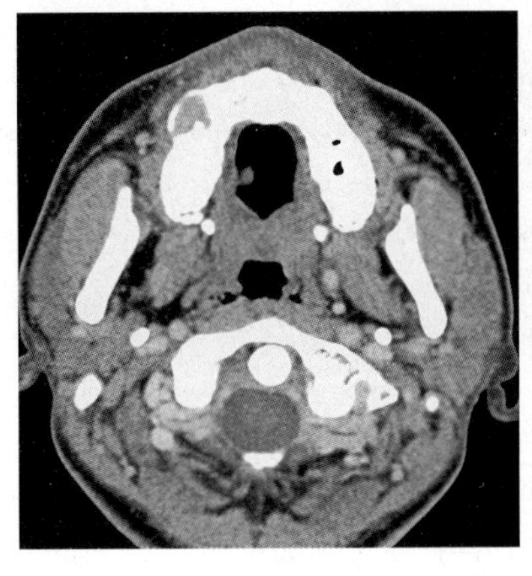

a

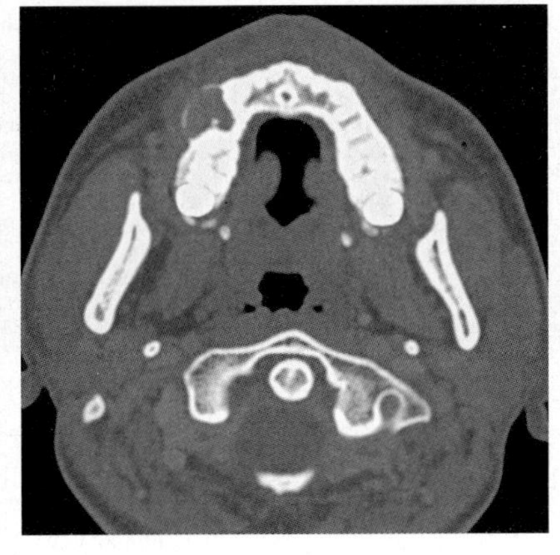

b

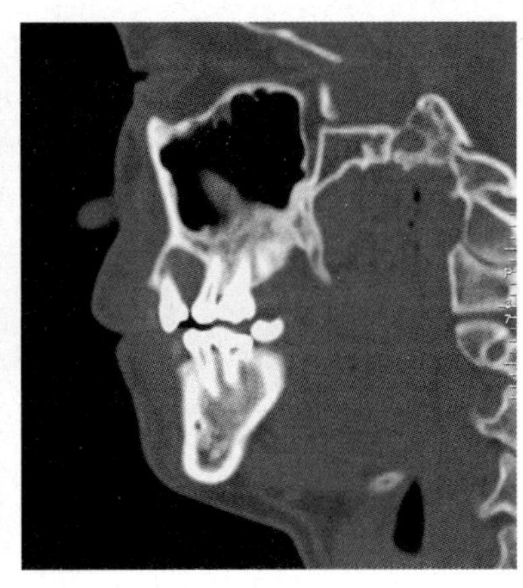

c

图2-35 右上颌骨牙源性纤维瘤(odontogenic fibroma in the right maxilla)

横断面CT软组织窗图a、骨窗图b和矢状面重建CT骨窗图c示右上颌骨病变呈软组织密度表现,单囊状,边界清晰。

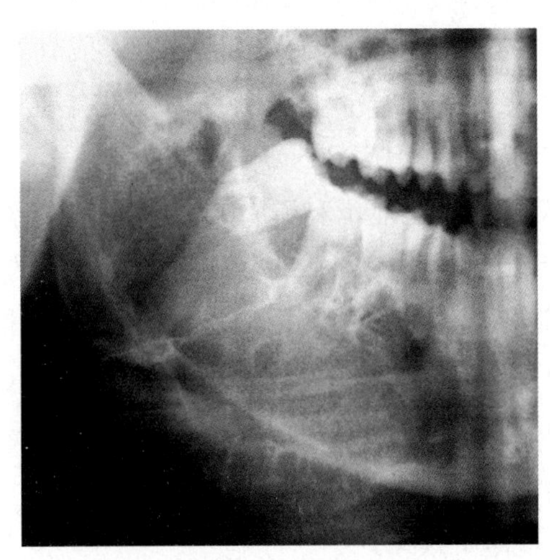

图2-36 右下颌骨牙源性纤维瘤(odontogenic fibroma in the right mandible)

X线曲面断层片示右下颌体和部分下颌支有多囊状骨质密度降低区,囊隔以线状表现为主。病变向下膨胀明显。

COF的形态各异,多以方形表现为主。多囊的囊隔纤细且直,有时呈颗粒状。外周型OF可表现为肿大的软组织内含有点状高密度钙化区(图2-37)。平扫CT上,COF多为软组织均匀密度表现;增强CT上,COF的实性部分可有轻至中度强化(图2-35)。

邻近组织侵犯和反应 位于COF内的牙根可有吸收表现。与病变相关之牙可以缺失或被推移位。COF可引发颌骨的膨胀性改变。在部分COF病变内可见颌骨骨皮质的破坏吸收(图2-36)。

影像鉴别诊断 由于COF缺乏特征性的影像表现,故一般较难与其他牙源性肿瘤鉴别。有时,COF的组织学和影像学表现可以同促结缔组织增生性纤维瘤相似。两者之间的主要鉴别点为:后者多缺乏清晰的病变边缘,易侵犯颌骨周围的软组织结构。此外,多囊性COF的囊隔表现也可与其他多囊性颌骨病变相似,如牙源性黏液瘤(多表现为囊隔直而纤细,可呈"火焰状")和巨细胞肉芽肿(囊隔可呈颗粒状)。

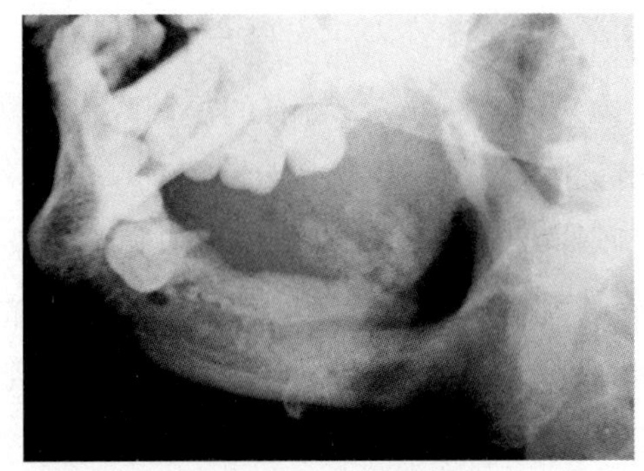

图2-37 左下颌外周性牙源性纤维瘤(odontogenic fibroma in the left mandible)

左下颌骨侧位片示左下颌牙龈肿大明显,内有斑片状X线阻射区。

参考文献

1 Barnes L, Eveson JW, Reichart P, et al. WHO classification of tumours. Pathology & Genetics of head and neck tumours. Lyon: IARC Press, 2005: 315.

2 刘复生主编.中国肿瘤病理学分册(上卷).北京：科学技术文献出版社，2005：11.

3 Buchner A，Merrell PW，Carpenter WM. Relative frequency of central odontogenic tumors：a study of 1088 cases from Northern California and comparison to studies from other parts of the world. J Oral Maxillofac Surg，2006，64：1343-1352.

4 Garcia BG，Johann AC，da Silveira-Junior JB，et al. Retrospective analysis of peripheral odontogenic fibroma（WHO-type）in Brazilians. Minerva Stomatol，2007，56：115-119.

5 White SC，Pharoah MJ. Oral radiology：principles and interpretation. 5th ed. St. Louis：Mosby，2004：438-439.

6 Handlers JP，Abrams AM，Melrose RJ，et al. Central odontogenic fibroma：clinicopathologic features of 19 cases and review of the literature. J Oral Maxillofac Surg，1991，49：46-54.

7 Gardner DG. Central odontogenic fibroma current concepts. J Oral Pathol Med，1996，25：556-561.

8 Kaffe I，Buchner A. Radiologic features of central odontogenic fibroma. Oral Surg Oral Med Oral Pathol，1994，78：811-818.

牙源性黏液瘤(黏液纤维瘤)

牙源性黏液瘤(odontogenic myxoma，OM)是一种发生于骨内,并以大量黏液样细胞外基质包含星形或梭形细胞为特点的肿瘤。如病变内含有较多的胶原组织，则可称其为牙源性黏液纤维瘤(odontogenic myxofibroma）或牙源性纤维黏液瘤(odontogenic fibromyxoma)。在牙源性肿瘤中,OM并不少见,约占3%~20%。许多研究显示OM的发病率仅次于牙瘤和成釉细胞瘤,在牙源性肿瘤中居第3位(不计入新纳为牙源性肿瘤的牙源性角化上皮瘤)。OM的发病年龄范围在1~73岁之间,平均发病年龄为30岁（10岁以下和50岁以上者均少见)。女性患者略多于男性。OM病变起源于牙源性间叶组织，其生物学行为显示有较强的局部浸润性。

大体病理上,OM呈特有的透明黏液样外观。肿瘤切面为灰白色，质地从胶冻状到坚实不等,有时可见胶原纤维束。OM常表现为包膜不完整或无包膜。镜下见,肿瘤主要由细胞较为疏松的黏液性结缔组织构成。肿瘤细胞的特征性表现为不规则排列的星形、梭形和圆形细胞伴有较长的胞浆突起。这些细胞均匀地分散在大量的黏液样间质中。肿瘤中尚有牙源性上皮剩余,但在许多病例中并无明显显示。有些OM还可浸润至骨髓腔中,类似于恶性肿瘤。肿瘤细胞可有轻度异型性和少量核分裂相。如细胞有明显异型性时,则应考虑为恶性牙源性黏液瘤。

临床上,OM早期多无明显症状。较大的OM可导致颌骨无痛性肿胀和面部畸形。肿瘤可穿破颌骨骨皮质,侵犯至周围软组织,并可伴有继发感染。位于肿瘤区的牙齿可发生移位、松动和脱落。发生于上颌骨的OM还可导致鼻腔阻塞，或有类似于鼻息肉表现。OM虽为良性肿瘤，但具有局部浸润性特点,故手术治疗后的复发率较高。

X线检查是显示和诊断OM的基本影像学方法，但在显示病变细节和范围上存在一定的局限性。能弥补X线检查不足者为CT和MRI检查。两者的特点为能清晰显示病变范围,尤其适宜于判断OM病变对周围软组织的侵犯；能完整显示上颌骨OM病变及其病变内部的细微结构。

【影像学表现】

部位　OM于上、下颌骨均可发生,但多见于下颌骨(约占2/3),尤其常见于下颌双尖牙和磨牙区。上颌OM则多见于上颌结节区。

形态和边缘　大多数OM呈类圆形改变,少数可呈纺锭状。OM病变边缘多为清晰表现,边缘模糊者相对少见,多见于上颌。边缘清晰者没有或少有致密的骨皮质线围绕。

内部结构　影像学上,OM有单囊（图2-38、2-39)和多囊(图2-40、2-41)之分,且以多囊病变多见。X线上,OM病变呈低密度X线透射表现。多囊状OM病变的囊隔常为不规则排列，可呈纤细的直线状表现。病变多囊的形态各异,可呈“网状”、“皂泡状”或“蜂房状”(图2-40),有时也可呈“火焰状”改变(图2-41)。病变内可含牙,但十分少

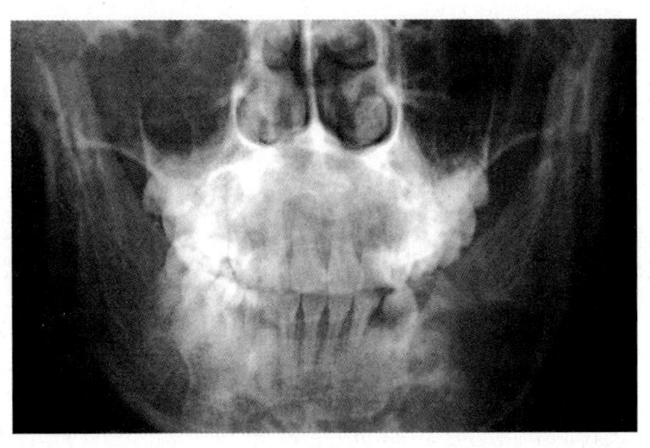

图 2-38　左下颌骨单囊型牙源性黏液瘤（odontogenic myxoma in the left mandible, unilocular type）

下颌骨正位片示左下颌骨体部有单囊状 X 线透射区，边界清晰。

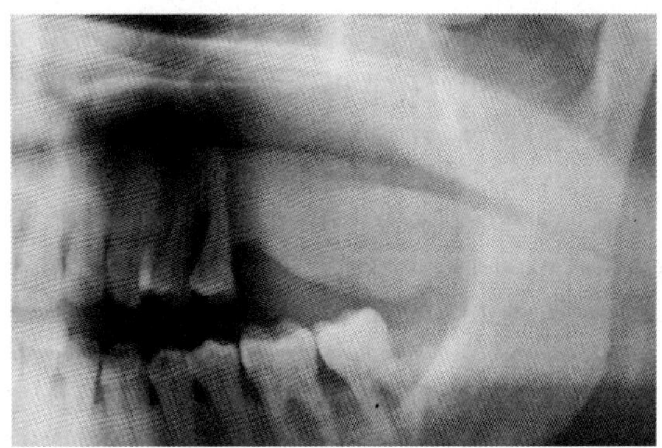

图 2-39　左上颌骨单囊型牙源性黏液瘤（odontogenic myxoma in the left maxilla, unilocular type）

X 线曲面断层片示左上颌骨体部有单囊状 X 线透射区，边界清晰。

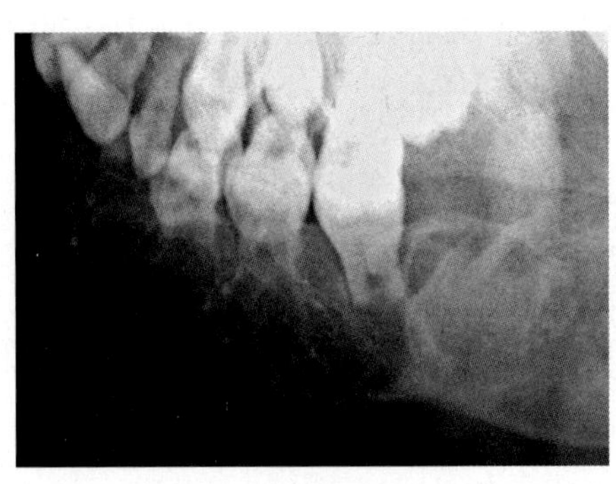

a

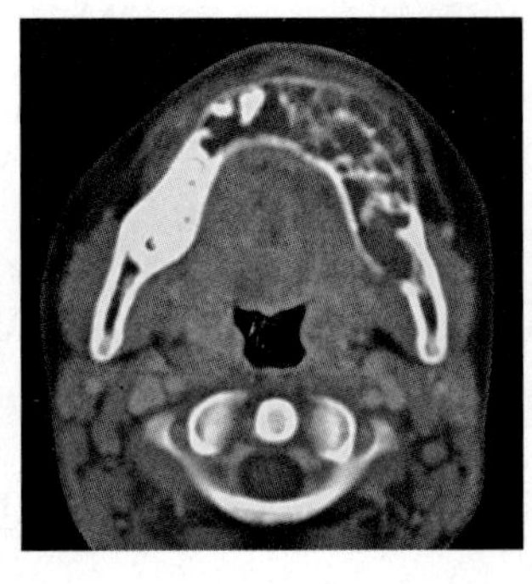

b

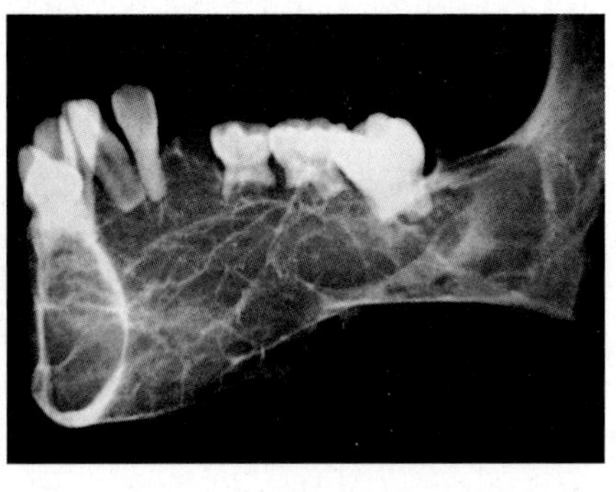

c

图 2-40　左下颌骨多囊型牙源性黏液瘤（odontogenic myxoma in the left mandible, unilocular type）

左下颌骨侧位片图 a 示左下颌体部有多囊网格状 X 线透射区，边界清晰。横断面 CT 骨窗图 b 示左下颌骨多囊病变向唇颊侧膨胀明显。

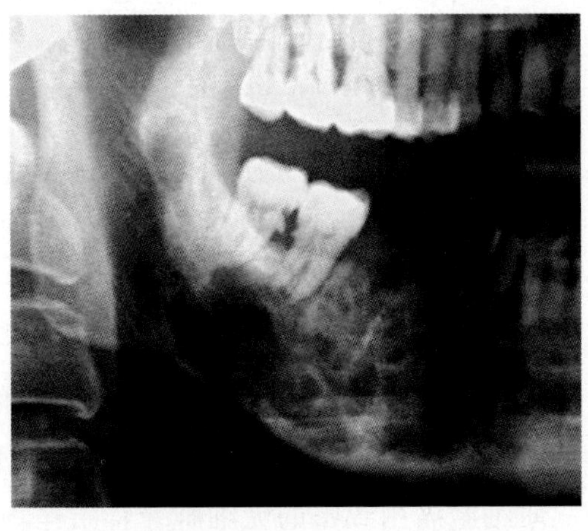

a

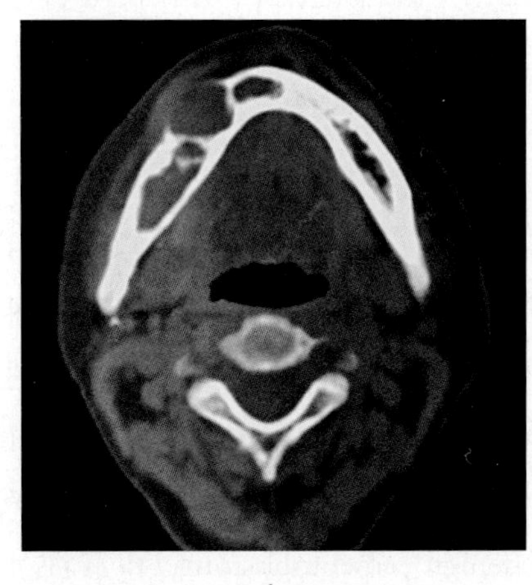

b

图 2-41　右下颌骨多囊型牙源性黏液瘤（odontogenic myxoma in the right mandible, unilocular type）

X 线曲面断层片图 a 示右下颌体部有多囊状 X 线透射区，边界较清晰。病变内部的多囊囊隔以直线表现为主，排列似“火焰状”。横断面 CT 骨窗图 b 示右下颌体部多囊病变略向唇颊侧膨胀。

见，约占5%。CT上，OM病变为软组织密度表现（图2-40、2-41），病变内部可有斑点状钙化影显示。增强CT上，多数OM病变可有强化表现。MRI上，多数OM病变在T1WI上呈低或中等信号；在T2WI上呈不均匀高信号。静脉注入Gd-DTPA后，OM病变边缘可有强化，但病变中心强化不明显或呈缓慢增强。

邻近结构侵犯和反应　OM具有沿颌骨长轴生长的特点，下颌骨侧向膨胀程度较轻微。病变内牙根可有吸收表现（图2-39），与病变相邻的牙齿可出现移位。CT上可见颌骨局部骨皮质的破坏吸收。肿瘤能通过穿破的骨皮质侵犯至周围软组织。上颌骨OM可突入并占据整个上颌窦。少数病变还可侵犯鼻腔和眼眶。

影像鉴别诊断　与颌骨多囊状OM影像表现相似的颌骨病变主要有成釉细胞瘤、中心性巨细胞肉芽肿、巨颌症和中心性血管瘤。X线上，多囊状OM病变的以下特点与上述病变有所不同：①病变的多囊呈"网状"、"皂泡状"、"蜂房状"或"火焰状"表现；②病变的多囊囊隔呈纤细直线状表现；③病变沿颌骨长轴生长，颌骨侧向膨胀少见，或仅有轻微侧向膨胀。有研究者发现：动态增强MRI上，OM和成釉细胞瘤之间存在明显不同。OM呈缓慢增强表现，而成釉细胞瘤呈快速增强表现。此外，由于X线投照角度的原因，有时可见OM病变内的直线状囊隔与骨肉瘤的瘤骨骨针相似。但大多数OM保持颌骨外缘骨皮质完整的特点与骨肉瘤明显不同。

参考文献

1 Barnes L, Eveson JW, Reichart P, et al. WHO classification of tumours. Pathology & Genetics of head and neck tumours. Lyon: IARC Press, 2005: 316-317.

2 刘复生主编.中国肿瘤病理学分册（上卷）.北京：科学技术文献出版社，2005：11-12.

3 MacDonald-Jankowski DS, Yeung RW, Li T, et al. Computed tomography of odontogenic myxoma. Clin Radiol, 2004, 59: 281-287.

4 White SC, Pharoah MJ. Oral radiology: principles and interpretation. 5th ed. St. Louis: Mosby, 2004: 433-434.

5 Li TJ, Sun LS, Luo HY. Odontogenic myxoma: a clinicopathologic study of 25 cases. Arch Pathol Lab Med, 2006, 130: 1799-1806.

6 Kaffe I, Naor H, Buchner A. Clinical and radiological features of odontogenic myxoma of the jaws. Dentomaxillofac Radiol, 1997, 26: 299-303.

7 Sumi Y, Miyaishi O, Ito K, et al. Magnetic resonance imaging of myxoma in the mandible: a case report. Oral Surg Oral Med Oral Pathol Oral Radiol Endod, 2000, 90: 671-676.

8 Asaumi J, Konouchi H, Hisatomi M, et al. Odontogenic myxoma of maxillary sinus: CT and MR-pathologic correlation. Eur J Radiol, 2001, 37: 1-4.

9 Asaumi J, Matsuzaki H, Hisatomi M, et al. Application of dynamic MRI to differentiating odontogenic myxomas from ameloblastomas. Eur J Radiol, 2002, 43: 37-41.

10 MacDonald-Jankowski DS, Yeung R, et al. Odontogenic myxomas in the Hong Kong Chinese: clinico-radiological presentation and systematic review. Dentomaxillofac Radiol, 2002, 31: 71-83.

成牙骨质细胞瘤

成牙骨质细胞瘤（cementoblastoma）是一种慢性生长的，主要由牙骨质样组织组成的间充质性肿瘤。该肿瘤的特征为形成牙骨质样组织，并与相关牙（一个或多个牙）之牙根相连。本病又名良性成牙骨质细胞瘤（benign cementoblastoma）和真性牙骨质瘤（true cementoma）。成牙骨质细胞瘤为少见的牙源性肿瘤。见于文献报道的成牙骨质细胞瘤约100多例，但也有观点认为成牙骨质细胞瘤的实际发生率远高于文献报道。成牙骨质细胞瘤的发病年龄在8~65岁之间，平均发病年龄约在20岁。男性患者较女性多见。本病无明显种族差异。

大体病理上，成牙骨质细胞瘤为一圆形结节状团块。病变附着于一个或多个牙的牙根部，并为一层灰色或褐色软组织包膜所围绕。镜下见，成牙骨质细胞瘤由致密的无细胞牙骨质样物质和纤维间质所构成。间质内可有丰富的血管，并含多核细胞。肿瘤与受累牙的牙根可相互融合，并可造成牙根吸收。成牙骨质细胞瘤的病理表现有时可与Paget

病、成骨细胞瘤和骨肉瘤相似。X 线检查能对其间的鉴别诊断发挥重要作用。

临床上，成牙骨质细胞瘤常为无症状表现，如出现症状，则多表现为病变区牙槽嵴侧的疼痛性肿胀。受累牙的活力正常并可伴有疼痛。部分牙痛患者在服用抗感染药物后可有疼痛缓解。部分患者偶可出现下唇感觉异常或伴有病理性骨折。对成牙骨质细胞瘤的治疗多以手术摘除为主。最初手术不彻底者易造成复发。

X 线检查是显示和诊断颌骨成牙骨质细胞瘤的主要影像学方法。由于成牙骨质细胞瘤与牙根关系密切，故与 X 线检查相比，CT 可在多方位上显示病变与牙根的关系。MRI 检查在显示病变与牙根的关系上基本无特殊之处，故不宜作为该疾病的影像学检查方法。

【影像学表现】

部位　成牙骨质细胞瘤大多发生于下颌骨（约占 78%）。双尖牙和第一磨牙与其关系尤为密切。病变累及乳牙者较为罕见。

形态和边缘　X 线和 CT 上，成牙骨质细胞瘤呈圆形团块状表现（图 2-42、2-43、2-44）。病变边界清晰，外周围以低密度条带影，此为肿瘤的纤维包膜。

内部结构　X 线和 CT 上，成牙骨质细胞瘤多呈低、高混合密度表现，其中高密度 X 线阻射区是肿瘤的主要构成部分（图 2-42、2-43、2-44）。有时病变可呈轮辐状改变。由于成牙骨质细胞瘤可与受累牙之牙根融合，故在 X 线上多不能清晰显示位于病变内的牙根轮廓（图 2-42）。CT 因有较高的密度分辨力，故可清晰显示两者的关系（图 2-43、2-44）。

邻近结构侵犯和反应　位于成牙骨质细胞瘤内的牙根可呈吸收状改变。下颌的成牙骨质细胞瘤长大后可向下压迫下颌神经管。通常，成牙骨质细胞瘤不伴有牙阻生征象出现。病变多局限于骨内，但可伴有颌骨膨胀和骨皮质的破坏吸收。有研究者指出：颌骨膨胀和骨皮质破坏吸收是预测成牙骨质细胞瘤复发的重要依据。

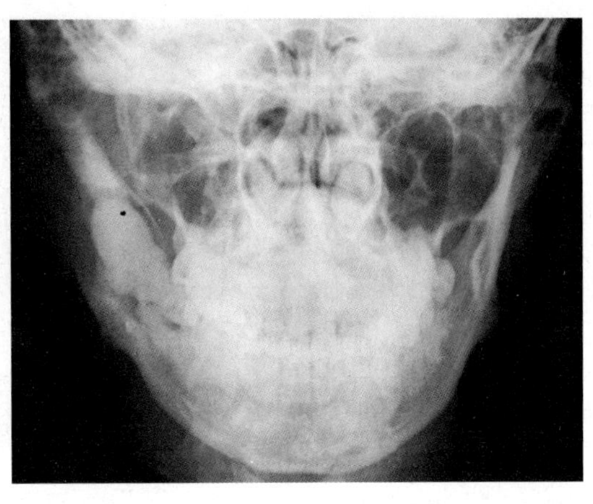

a

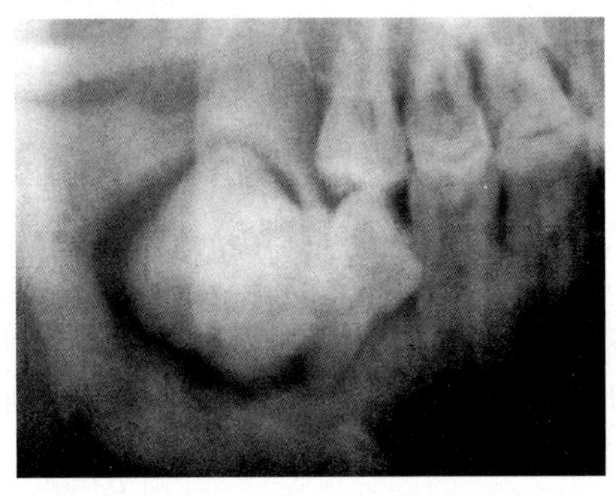

b

图 2-42　右下颌骨成牙骨质细胞瘤（cementoblastoma in the right mandible）

下颌骨正位图 a 和右下颌骨侧位图 b 片示右下颌骨病变呈团块状 X 线阻射改变，边界清晰。病变周缘可见条带状低密度影围绕。病变与右下第三磨牙远中根融为一体。

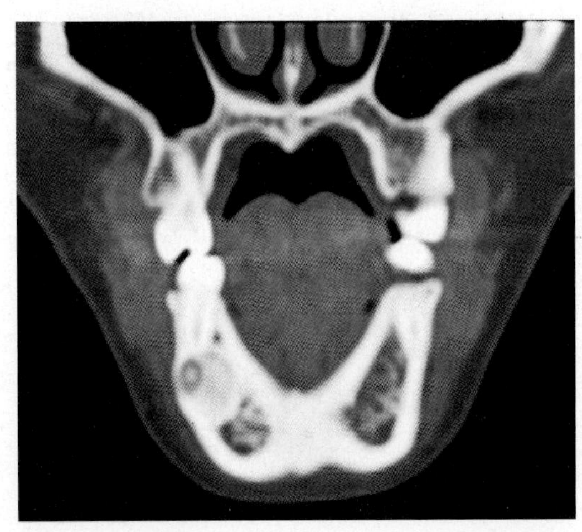

图 2-43　右下颌骨成牙骨质细胞瘤（cementoblastoma in the right mandible）

冠状面 CT 骨窗示右下颌骨体部有圆形高密度病变区，边界清晰。病变与右下第二双尖牙牙根部分融合。

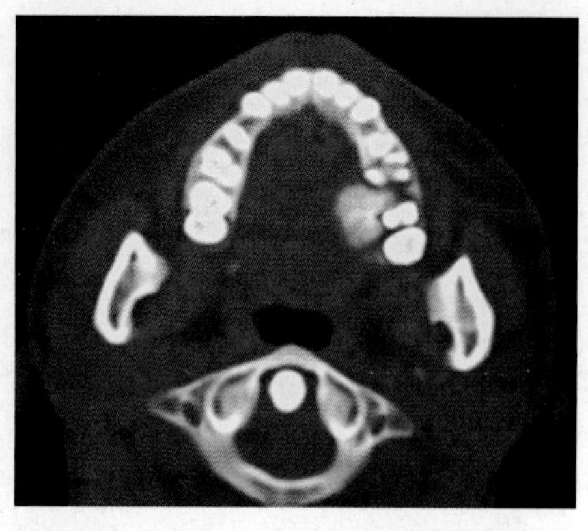

a

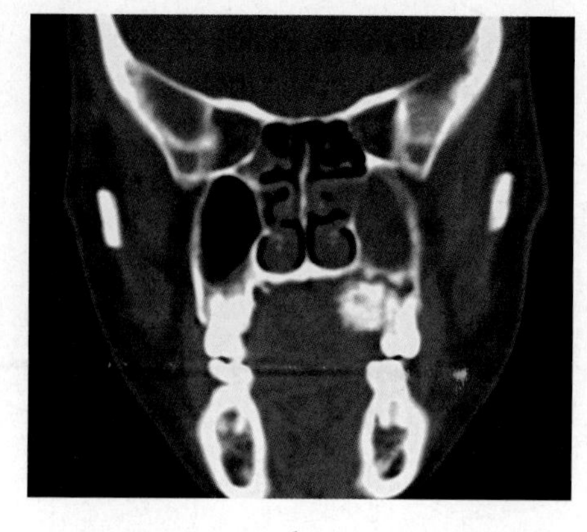

b

图 2-44　左上颌骨成牙骨质细胞瘤（cementoblastoma in the left maxilla）

横断面 CT 骨窗图 a 和冠状面 CT 骨窗图 b 示左上颌磨牙内侧病变呈团块状高密度改变，边缘不光滑。病变与左上颌磨牙牙根关系密切。

影像鉴别诊断　X 线上，与成牙骨质细胞瘤影像表现相似的病变主要是根尖周牙骨质结构不良。两者之间的主要不同为：① 一般情况下，成牙骨质细胞瘤为单发病变，根尖周牙骨质结构不良常为多发性病变；② 成牙骨质细胞瘤外周的低密度条带影较根尖周牙骨质结构不良更清晰而均匀。此外，成牙骨质细胞瘤的 X 线表现还可与根尖周硬化性骨炎（periapical sclerosing osteitis）、内生骨疣（enostosis）和牙骨质增生（hypercementosis）相似。成牙骨质细胞瘤同根尖周硬化性骨炎和内生骨疣的表现不同之处主要在于：后两者的外缘无低密度条带包膜围绕。牙骨质增生是一种非肿瘤性病变，为活跃的成牙骨质细胞产生牙骨质并沉积于牙根表面或牙周膜处所致。X 线上，虽然牙骨质增生的边缘也可有线状低密度影围绕，但其通常薄于成牙骨质细胞瘤的包膜，且牙骨质增生几乎不伴有牙根吸收征象。

参 考 文 献

1　Barnes L, Eveson JW, Reichart P, et al. WHO classification of tumours. Pathology & Genetics of head and neck tumours. Lyon: IARC Press, 2005: 318.

2　Brannon RB, Fowler CB, Carpenter WM, et al. Cementoblastoma: an innocuous neoplasm? A clinicopathologic study of 44 cases and review of the literature with special emphasis on recurrence. Oral Surg Oral Med Oral Pathol Oral Radiol Endod, 2002, 93: 311-320.

3　White SC, Pharoah MJ. Oral radiology: principles and interpretation. 5th ed. St. Louis: Mosby, 2004: 434-438.

4　Schafer TE, Singh B, Myers DR. Cementoblastoma associated with a primary tooth: a rare pediatric lesion. Pediatr Dent, 2001, 23: 351-353.

5　Napier Souza L, Monteiro Lima Junior S, Garcia Santos Pimenta FJ, et al. Atypical hypercementosis versus cementoblastoma. Dentomaxillofac Radiol, 2004, 33: 267-270.

（余　强　王平仲）

第三节　牙源性恶性肿瘤

牙源性恶性肿瘤（malignant odontogenic tumour, MOT）多被认为是与牙源性良性肿瘤相对应的恶性型，即其前驱病变为相应的良性牙源性肿瘤，但原发性骨内鳞状细胞癌（primary intraosseous squamous cell carcinoma）除外。和牙源性良性肿瘤相比，牙源性恶性肿瘤十分少见，约占所有牙源性肿瘤的1%。老年患者较多见。一般而言，牙源性恶性肿瘤可分为2类：牙源性癌和牙源性肉瘤。

X线检查是显示和诊断颌骨牙源性恶性肿瘤的主要方法。如怀疑病变侵犯至骨外，则还必须采用CT或MRI检查，以明确病变的确切范围。

牙源性癌/成釉细胞癌

根据2005年WHO的牙源性肿瘤分类，成釉细胞癌（ameloblastic carcinoma，AC）有以下几种类型：① 转移性成釉细胞瘤（metastasizing ameloblastoma）；② 成釉细胞癌–原发型（ameloblastic carcinoma-primary type）；③ 成釉细胞癌–继发型，骨内性（ameloblastic carcinoma-secondary type，intraosseous）；④ 成釉细胞癌–继发型，外周性（ameloblastic carcinoma-secondary type，peripheral）。

转移性成釉细胞瘤

转移性成釉细胞瘤（metastasizing ameloblastoma）是指具有良性组织学表现，但发生了转移的成釉细胞瘤。事实上，转移性成釉细胞瘤的原发病灶和无转移的成釉细胞瘤的病理表现没有差别。诊断该疾病的依据是其临床表现，而非组织学表现。转移性成釉细胞瘤可继发于成釉细胞瘤的多次复发。转移性成釉细胞瘤的主要转移部位是肺，其次是颈部淋巴结。转移性成釉细胞瘤之原发灶的临床、病理和影像表现几乎与成釉细胞瘤没有区别（参见成釉细胞瘤）。及时切除原发性成釉细胞瘤可能对预防其转移扩散起一定的作用。

成釉细胞癌

成釉细胞癌–原发型（ameloblastic carcinoma-primary type）是一种少见的原发性牙源性恶性肿瘤。该肿瘤具有成釉细胞瘤的组织学特点，且在没有发生转移时也表现出细胞的异形性。迄今为止，有关成釉细胞癌–原发型的报道不足60例。成釉细胞癌–原发型多见于中老年人，无明显性别差异。病理上，肿瘤整体上具有成釉细胞瘤的组织学特点，但细胞具有恶性表现特征。肿瘤内部有多形性高柱状细胞，核分裂相、局部坏死、核深染和神经周浸润。外周细胞可见呈极性排列或所谓的细胞核“极性倒置”。临床上，成釉细胞癌–原发型可表现为无痛性或疼痛性颌骨肿胀。目前，对成釉细胞癌–原发型的治疗仍以手术切除为主。肿瘤可在复发后出现转移，转移的器官主要是肺。

成釉细胞癌–继发型（ameloblastic carcinoma-secondary type）曾被命名为“去分化成釉细胞瘤”（dedifferentiated ameloblastoma），是一种由前期已存在的骨内型（intraosseous）或外周型（peripheral）成釉细胞发展而来的成釉细胞癌，故有成釉细胞癌–继发型骨内性和外周性之分。骨内性病变曾被命名为癌在骨内型成釉细胞瘤中（carcinoma ex intraosseous ameloblastoma）；外周性病变曾被命名为癌在外周型成釉细胞瘤中（carcinoma ex peripheral ameloblastoma）。成釉细胞癌–继发型十分少见。发病者多为老年人（60~69岁），无明显性别差异。病理上，可见肿瘤胶原纤维间质中有上皮巢或上皮岛，其外周是一层呈极性排列的细胞，中央为星形或基底样细胞。临床上，患者前期存在经组织学证实的成釉细胞瘤。在成釉细胞瘤发生恶变之前，患者曾有多次成釉细胞瘤复发史或放射治疗史。治疗上，仍以手术切除病变为主。术后应注意严密随访，以动态观察病变有否复发。

X线检查是显示和诊断成釉细胞癌–原发型的主要影像学方法。对显示不清晰的病变可采用CT或MRI检查作为补充。由于成釉细胞癌–继发型者多已不再局限于骨内生长，故对其影像学检查宜选择CT和MRI。

【影像学表现】

部位　成釉细胞癌–原发型于上、下颌骨均可发生，但下颌者多见（约占2/3），上颌者少见（约占

1/3)。肿瘤多位于颌骨的双尖牙区和磨牙区。成釉细胞癌-继发型多位于原颌骨或软组织病变的发生区或其附近区域。

形态和边缘　X线上,部分成釉细胞癌形态规则,边界清晰,与成釉细胞瘤相似;部分则表现为不规则形态,肿瘤边界不清。

内部结构　X线上,成釉细胞癌-原发型主要表现为低密度骨质破坏区(图2-45、2-46)。病变内部结构有单囊(图2-45)和多囊(图2-46)之分。多囊者多见,可呈蜂窝或皂泡状改变。病灶内部钙化影少见,偶有含牙(图2-45)。CT上,成釉细胞癌多为骨内软组织密度表现。增强CT上,病变可有强化表现(图2-46)。

邻近结构侵犯和反应　位于成釉细胞癌-原发型病变区的牙齿可有移位、松动和脱落。病变可穿破颌骨骨皮质,侵犯与颌骨相邻的解剖结构。成釉细胞癌-继发型可直接侵犯眼眶、上颌窦、颌面部软组织间隙和颅底等重要结构。

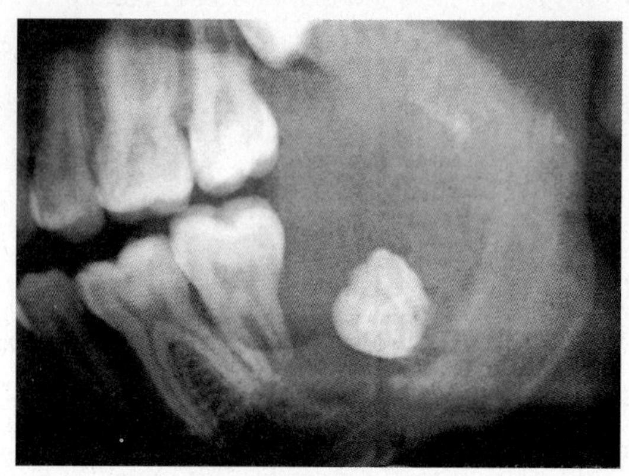

图2-45　左下颌骨成釉细胞癌(ameloblastic carcinoma in the left mandible)

X线曲面断层片示左下颌支有一单囊状X线透射区,内含牙冠,边界欠清晰。

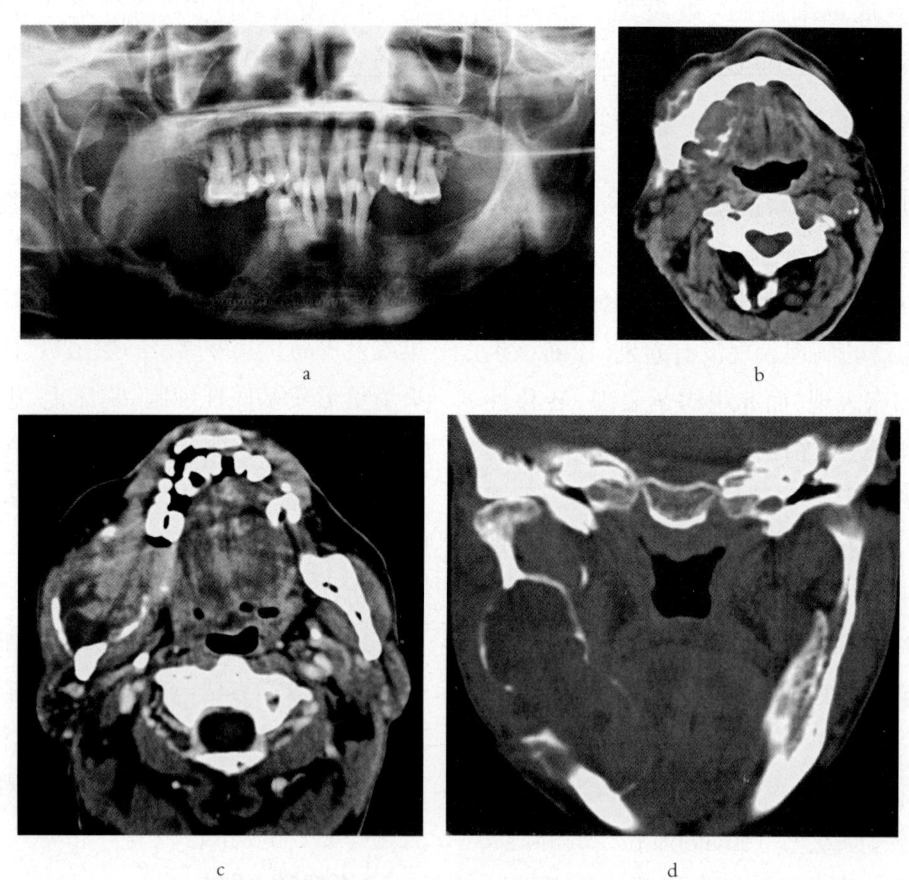

a　b　c　d

图2-46　右下颌骨成釉细胞癌(ameloblastic carcinoma in the right mandible)

X线曲面断层片图a示右下颌骨体部有分叶状骨质结构破坏区,呈X线透射改变,部分边缘清晰。横断面CT软组织窗图b和图c和冠状面CT骨窗图d示病变呈软组织密度表现,右下颌骨部分骨皮质有吸收,病变突入周围软组织间隙。

影像鉴别诊断　影像学上应与成釉细胞癌鉴别的疾病主要有成釉细胞瘤、牙源性角化囊性瘤、牙源性黏液瘤和中心性黏液表皮样癌。如成釉细胞癌的影像表现与成釉细胞瘤和中心性黏液表皮样癌相似，则通常难以准确鉴别。但成釉细胞瘤或成釉细胞癌的影像表现与牙源性角化囊性瘤和牙源性黏液瘤尚有区别（参见成釉细胞瘤）。如成釉细胞癌的影像表现与颌骨恶性肿瘤类似，出现恶性浸润征象（如病变边界不清，呈虫蚀状破坏；颌骨周围软组织明显肿大等），则其与成釉细胞瘤的区别多易被识别。由于成釉细胞癌是极为少见的牙源性恶性肿瘤，故首诊时常被忽略。

参 考 文 献

1 Barnes L, Eveson JW, Reichart P, et al. WHO classification of tumours. Pathology & Genetics of head and neck tumours. Lyon: IARC Press, 2005: 287-289.

2 Laughlin EH. Metastasizing ameloblastoma. Cancer, 1989, 64: 776-780.

3 Kunze E, Donath K, Luhr HG, et al. Biology of metastasizing ameloblastoma. Pathol Res Pract, 1985, 180: 526-535.

4 Simko EJ, Brannon RB, Eibling DE. Ameloblastic carcinoma of the mandible. Head Neck, 1998, 20: 654-659.

5 Lolachi CM, Madan SK, Jacobs JR. Ameloblastic carcinoma of the maxilla. J Laryngol Otol, 1995, 109: 1019-1022.

6 White SC, Pharoah MJ. Oral radiology: principles and interpretation. 5th ed. St. Louis: Mosby, 2004: 466.

7 Ozlugedik S, Ozcan M, Basturk O, et al. Ameloblastic carcinoma arising from anterior skull base. Skull Base, 2005, 15: 269-272.

原发性骨内型鳞状细胞癌

原发性骨内型鳞状细胞癌（primary intraosseous squamous cell carcinoma，PIOSCC）是指起源于牙源性上皮剩余的颌骨中心性癌。根据 2005 年 WHO 的牙源性肿瘤分类，PIOSCC 的亚类包括 3 种：① 原发性骨内型鳞状细胞癌-实体型（primary intraosseous squamous cell carcinoma-solid type）；② 原发性骨内型鳞状细胞癌，源自牙源性角化囊性瘤（primary intraosseous squamous cell carcinoma derived from keratocystic odontogenic tumour）；③ 原发性骨内型鳞状细胞癌，源自牙源性囊肿（primary intraosseous squamous cell carcinoma derived from odontogenic cysts）。诊断 PIOSCC 时应首先排除上颌窦鳞状细胞癌对颌骨的侵犯。当 PIOSCC 穿破颌骨骨皮质并与口腔表面黏膜相融合时，则很难将其同来源于其他口腔黏膜上皮的鳞状细胞癌相区别。

原发性骨内型鳞状细胞癌-实体型

原发性骨内型鳞状细胞癌-实体型（primary intraosseous squamous cell carcinoma-solid type）是指来源于颌骨内的牙源性上皮剩余并与口腔黏膜无初始相连的颌骨中心性鳞状细胞癌。本病又称原发性牙槽骨内表皮样癌（primary intra-alveolar epidermoid carcinoma）。诊断原发性骨内型鳞状细胞癌-实体型时应首先排除：① 口腔黏膜鳞状细胞癌的颌骨侵犯；② 牙源性角化囊性瘤的恶变或牙源性囊肿的恶变；③ 颌骨转移性鳞状细胞癌。正确诊断原发性骨内型鳞状细胞癌-实体型有时十分困难，原因在于不能准确区别病变是起源于口腔黏膜还是起源于颌骨。此外，诊断上颌骨原发性骨内型鳞状细胞癌-实体型时，还应排除原发于上颌窦并侵犯颌骨的鳞状细胞癌。原发性骨内型鳞状细胞癌-实体型多见于成年人，平均发病年龄为 54~55 岁。男性患者多于女性。根据推测，本病的组织学发生可能和牙发育过程中的上皮剩余（缩余釉上皮或根尖周 Malassez 上皮剩余）有关。源于去分化成釉细胞瘤者少见。

大体病理上，原发性骨内型鳞状细胞癌-实体型的形态表现与任何发生于骨内的癌基本一致。镜下见，病变的主要形态表现具有鳞状细胞癌的特征，即有肿瘤性鳞状上皮岛。多数病变为中度分化，无显著角化。肿瘤间质中可有炎症性细胞浸润。虽说诊断本病时必须排除转移性鳞状细胞癌，但并无特异的组织学表现可作为区别两者的依据,因此确切诊断本病尚有一定困难。此外,应在病理上与本病鉴别的肿瘤还有中心性黏液表皮样癌、牙源性角化囊性瘤的恶变和牙源性囊肿的恶变。

临床上,多数原发性骨内型鳞状细胞癌-实体型患者无任何症状。部分患者可在病变早期出现下唇麻木或疼痛症状。病变可引发颌骨的膨胀性改变,严重者可伴发病理性骨折。对本病的治疗应以手术切除为主;也可采用放疗或化疗作为辅助性治疗。原发性骨内型鳞状细胞癌-实体型的预后较差。

影像学检查上,除行普通X线检查外,还应注意辅以CT和MRI检查。CT和MRI检查对明确原发性骨内型鳞状细胞癌于骨内的范围和有无侵犯邻近组织具有十分重要的作用。

【影像学表现】

部位　92%的原发性骨内型鳞状细胞癌-实体型发生于下颌骨,且多见于下颌磨牙区;上颌骨者少见。

形态和边缘　原发性骨内型鳞状细胞癌-实体型多为圆形或不规则形表现。大多数病变的边缘凹凸不平或模糊不清。有时可见颌骨病理性骨折。少数原发性骨内型鳞状细胞癌-实体型的病变边缘较为清晰,类似于良性牙源性囊肿或肿瘤。

内部结构　X线上,原发性骨内型鳞状细胞癌-实体型几乎均为低密度X线透射表现(图2-47、2-48)。病变内部极少有新骨形成或骨残留。CT上,病变为软组织密度表现;静脉注入对比剂后,可见其内有强化。MRI上,原发性骨内型鳞状细胞癌-实体型多呈T1WI上的中等信号和T2WI上的不均匀高信号;部分病变还可表现为T2WI上的低或中等信号。

邻近结构侵犯和反应　原发性骨内型鳞状细胞癌-实体型可破坏吸收下颌神经管和牙槽骨,导致"牙浮立"征象出现。病变亦可向外破坏吸收颌骨骨皮质,致使病变向外突出侵犯至颌骨周围结构,如上颌窦、鼻腔、眼眶、肌肉和颌面部软组织间隙等。

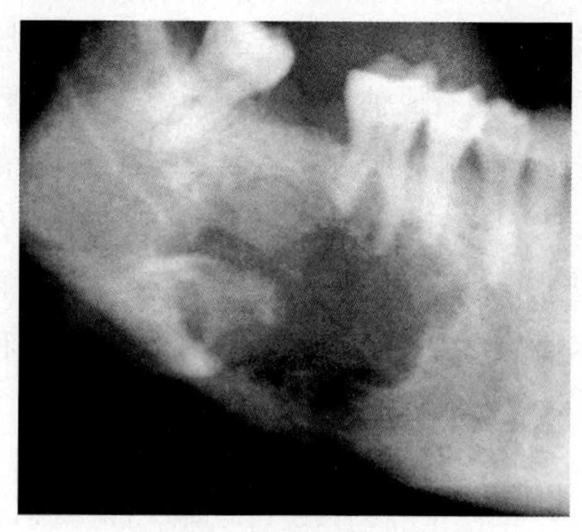

图2-47　右下颌骨原发性骨内型鳞状细胞癌(primary intraosseous squamous cell carcinoma in the right mandible)

X线曲面断层片示右下颌骨体部有一单囊状X线透射区,边界模糊。病变局限于下颌骨内。右下第一磨牙远中牙根吸收。

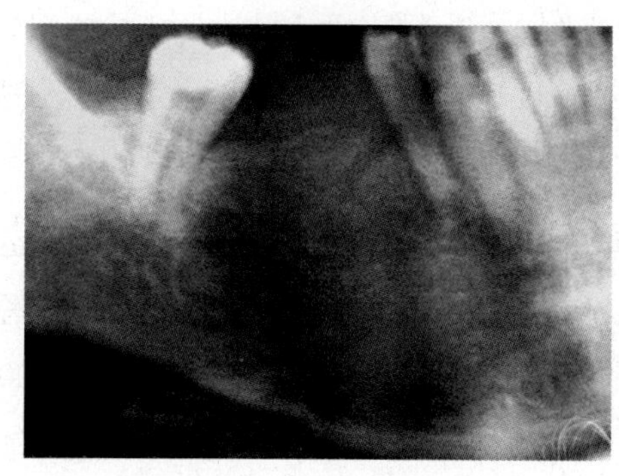

图2-48　右下颌骨原发性骨内型鳞状细胞癌(primary intraosseous squamous cell carcinoma in the right mandible)

X线曲面断层片示右下颌骨体部有不规则形溶骨破坏区,病变局限于下颌骨内,边缘模糊。

影像鉴别诊断　原发性骨内型鳞状细胞癌-实体型具有一般颌骨恶性肿瘤的影像表现特点,将其与颌骨良性肿瘤区别并不困难。然而在众多颌骨恶性肿瘤中,原发性骨内型鳞状细胞癌-实体型的影像表现并无特征性,故在鉴别时很难将其同其他呈溶骨表现的颌骨恶性肿瘤相区别。有时,部分原发性骨内型鳞状细胞癌-实体型的影像表现可以同颌骨骨髓炎相似。两者之间的影像表现区别为:牙源性颌骨骨髓炎的病程较长,临床检查中有病源牙可寻。X线上,牙源性颌骨骨髓炎多以病源牙为中心;病变边缘可见不同程度的高密度骨增生表现；病变内部可有高密度游离死骨形成。而原发性骨内型鳞状细胞癌-实体型的病变内部无高密度死骨形成；病变边缘亦无反应性新骨或骨膜反应。

源于牙源性角化囊性瘤的原发性骨内鳞状细胞癌和源于牙源性囊肿的原发性骨内鳞状细胞癌

源于牙源性角化囊性瘤的原发性骨内鳞状细胞癌（primary intraosseous squamous cell carcinoma derived from keratocystic odontogenic tumour）是指发生原发性骨内鳞状细胞癌的同时，还存在牙源性角化囊性瘤（KCOT），且与口腔黏膜无初始相连。源于牙源性囊肿的原发性骨内鳞状细胞癌（primary intraosseous squamous cell carcinoma derived from odontogenic cysts）系指发生原发性骨内鳞状细胞癌的同时，还存在牙源性角化囊性瘤以外的牙源性囊肿，且与口腔黏膜无初始连接。根据WHO的总结（2005年以前），对两种疾病的病例报道（英文文献）均未超过50例，故两者均属于罕见病变。两类疾病的平均发病年龄均在40岁以上。男性患者多见。有观察提示源于牙源性角化囊性瘤的原发性骨内鳞状细胞癌可能更为常见。

病理上，源于牙源性角化囊性瘤的原发性骨内鳞状细胞癌的特点为有角化的高分化鳞状细胞癌与KCOT同时存在；源于牙源性囊肿的原发性骨内鳞状细胞癌则表现为一个与鳞状细胞癌相伴的囊肿性病变，其上皮衬里可以是任何类型的牙源性囊肿。部分病变可见疣状增生或疣状癌结构。总体而言，由牙源性角化囊性瘤和牙源性囊肿发展而来的鳞状细胞癌大多分化程度较高。

临床上，两种疾病于早期时可无明显症状。偶尔可出现失牙、感觉异常（麻木）和拔牙创不愈等。病变于进展期时，因其生长方式类似于恶性肿瘤而出现面部肿痛和张口受限。对两类原发性骨内鳞状细胞癌的治疗多以手术切除为主。根据报道，原发性骨内鳞状细胞癌与阻生的下颌第三磨牙相关时，预后较好。

【影像学表现】

部位　两类病变于上、下颌骨均可发生，但多见于下颌骨。

形态和边缘　多数病变外形和颌骨囊肿相似，呈类圆形改变。病变边界或规则清晰，或模糊不清。部分病变的边缘有致密的骨皮质线围绕。平扫CT和MRI上，可见病变的囊壁厚薄不均，局部可有隆起性改变。增强CT和MRI上，可见部分病变的囊壁呈强化表现。

内部结构　X线上，病变呈低密度X线透射改变。病变内部结构有单囊和多囊之分，且单囊病变似较多囊者更为多见（图2-49、2-50）。如原发性骨

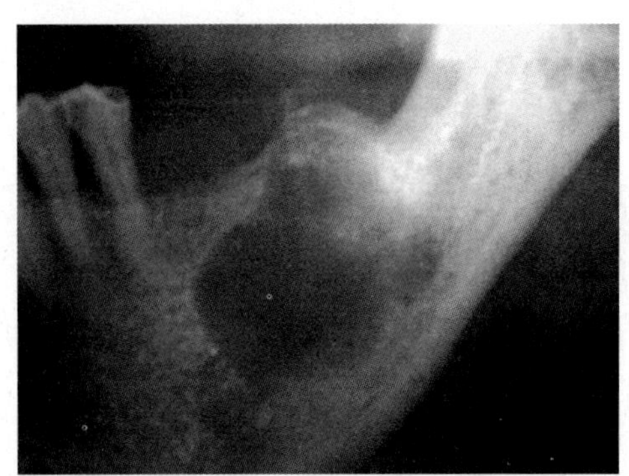

图2-49　左下颌骨牙源性角化囊性瘤恶变（primary intraosseous squamous cell carcinoma derived from keratocystic odontogenic tumour in the left mandible）

X线曲面断层片示左下颌骨体部病变呈单囊状X线透射改变，边界清晰。

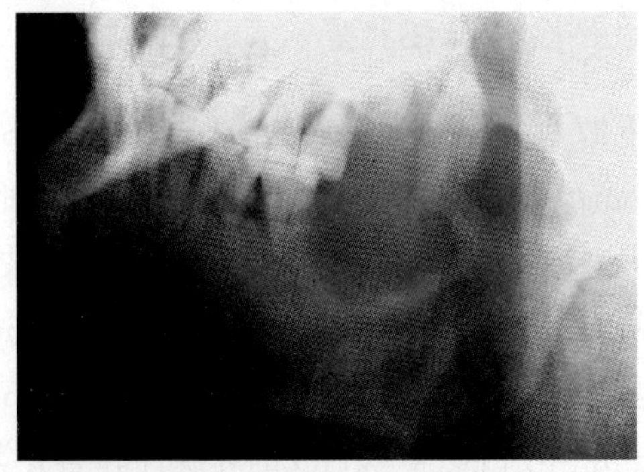

图2-50　左下颌骨牙源性角化囊性瘤恶变（primary intraosseous squamous cell carcinoma derived from keratocystic odontogenic tumour in the left mandible）

左下颌骨侧位片示左下颌骨磨牙区有单囊状骨质破坏区，呈X线透射改变，边缘欠光滑，局部有硬化。

内鳞状细胞癌源于含牙囊肿或牙源性角化囊性瘤，则病变内还可含牙。CT 上，病变的 CT 值或与水液接近;或呈软组织密度。有时可见囊隔。MRI 上,病变多呈 T1WI 上的低或等信号和 T2WI 上的高信号。

邻近结构侵犯和反应　源于牙源性角化囊性瘤和牙源性囊肿的原发性骨内鳞状细胞癌可破坏吸收颌骨的牙槽骨和骨皮质。病变还可穿破颌骨骨皮质,侵犯其周围的肌肉组织和软组织间隙。与病变相邻的牙周硬骨板也可破坏消失。

影像鉴别诊断　与其他颌骨恶性肿瘤不同,因两类病变的影像表现常与颌骨牙源性囊肿相似,故较易误诊为良性颌骨囊性病变。鉴别诊断时应注意病变有无恶性征象,如病变边缘或全部或部分呈模糊不清表现。值得注意的是伴有继发感染的颌骨牙源性囊肿也可出现边缘模糊征象,但其边缘多伴有骨反应性硬化。临床上,感染的囊肿也可出现相应的感染症状。发生癌变的牙源性角化囊性瘤和牙源性囊肿一般不会出现感染症状或缺乏感染的影像表现。此外,如果源于牙源性角化囊性瘤和牙源性囊肿的原发性骨内鳞状细胞癌的影像表现与颌骨溶骨性恶性肿瘤相同,则也很难将其同其他颌骨恶性肿瘤区别。近来,有研究者通过观察认为CT 检查能清晰显示牙源性囊肿癌变的征象,弥补曲面断层 X 线检查的不足。

参 考 文 献

1 Barnes L, Eveson JW, Reichart P, et al. WHO classification of tumours. Pathology & Genetics of head and neck tumours. Lyon: IARC Press, 2005: 290–291.

2 Zwetyenga N, Pinsolle J, Rivel J, et al. Primary intraosseous carcinoma of the jaws. Arch Otolaryngol Head Neck Surg, 2001, 127: 794–797.

3 Ide F, Shimoyama T, Horie N, et al. Primary intraosseous carcinoma of the mandible with probable origin from reduced enamel epithelium. J Oral Pathol Med, 1999, 28: 420–422.

4 Ueta E, Yoneda K, Ohno A, et al. Intraosseous carcinoma arising from mandibular ameloblastoma with progressive invasion and pulmonary metastasis. Int J Oral Maxillofac Surg, 1996, 25: 370–372.

5 White SC, Pharoah MJ. Oral radiology: principles and interpretation. 5th ed. St. Louis: Mosby, 2004: 463–464.

6 邱蔚六,余强,燕山主编.颌面颈部疾病影像学图鉴.济南：山东科学技术出版社,2002：120–121.

7 赵燕平,吴运堂,朱宣鹏等.36 例颌骨中枢性癌的 X 线及病理分析.中华口腔医学杂志,1992,27：3–5.

8 Chaisuparat R, Coletti D, Kolokythas A, et al. Primary intraosseous odontogenic carcinoma arising in an odontogenic cyst or de novo: a clinicopathologic study of six new cases. Oral Surg Oral Med Oral Pathol Oral Radiol Endod, 2006, 101: 194–200.

9 Cavalcanti MG, Veltrini VC, Ruprecht A, et al. Squamous-cell carcinoma arising from an odontogenic cyst — the importance of computed tomography in the diagnosis of malignancy. Oral Surg Oral Med Oral Pathol Oral Radiol Endod, 2005, 100: 365–368.

牙源性透明细胞癌

牙源性透明细胞癌（clear cell odontogenic carcinoma，CCOC)是一种以空泡状或透明细胞岛和团块为特点的牙源性恶性肿瘤。该肿瘤曾被命名为透明细胞成釉细胞瘤(clear cell ameloblastoma)和牙源性透明细胞肿瘤（clear cell odntogenic tumour)。在 1992 年 WHO 的牙源性肿瘤分类中，该肿瘤被认为是一种牙源性良性肿瘤。在 2005 年 WHO 的牙源性肿瘤分类中，其被归为牙源性癌。CCOC 是一种十分少见的牙源性恶性肿瘤。迄今为止，有关该肿瘤的报道尚不足 50 例。CCOC 明显好发于女性(男:女=1:2),老年人常见,发病年龄在 17~89 岁之间，平均年龄约 60 岁。CCOC 多以浸润性方式生长。该肿瘤可能起源于牙板残余或 Malassez 上皮剩余。

大体病理上,CCOC 为实性肿物，无明显包膜。肿瘤切面呈灰白色，有骨组织浸润。镜下见，CCOC 主要由纤维间质中的上皮细胞岛或条索组成。细胞的胞浆透明或呈淡嗜酸性,细胞界限清晰，胞核深染而不规则。另外,在病变内尚可见成釉细胞瘤样上皮岛。

临床上,CCOC 常表现为颌面部肿胀、病变区牙松动和牙缺失。治疗上多以手术切除为主,手术不彻底者易术后复发，其复发率约为50%~55%。对有骨皮质破坏和周围软组织侵犯者还应辅以放疗。CCOC属于低度或中度恶性肿瘤，约30%~40%的患者可出现局部淋巴结转移和远处转移，远处转移的部位主要在肺和骨骼。

【影像学表现】

颌骨牙源性透明细胞癌主要发生于下颌骨前部，上颌骨受累者少见。X线上，牙源性透明细胞癌呈侵袭性方式生长，病变表现为低密度X线透射区，边界模糊不清。位于病变区内的牙根可被吸收。平扫CT上，牙源性透明细胞癌呈软组织密度改变；增强CT上，其可表现为强化（图2-51）。病变可穿破颌骨骨皮质，累及其周围肌肉和软组织间隙。

与一般的颌骨恶性肿瘤相比，牙源性透明细胞癌的影像表现并无特殊之处，故鉴别诊断较为困难。

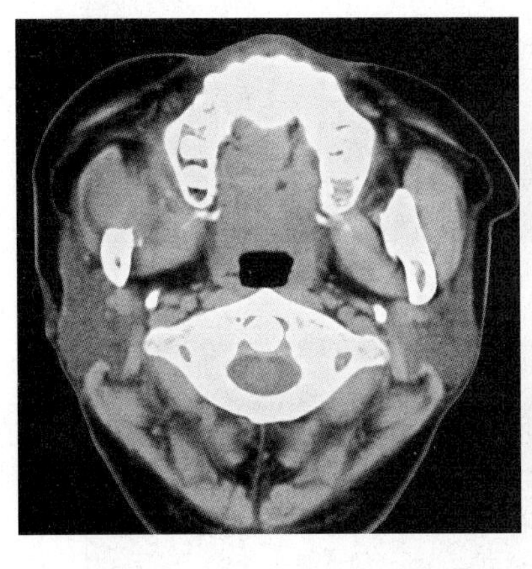
a

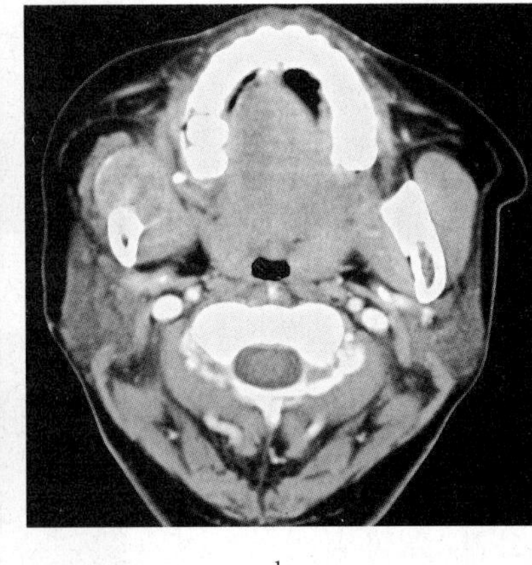
b

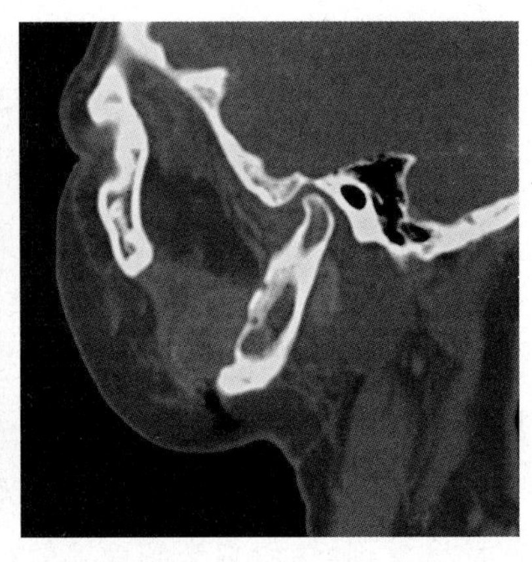
c

图2-51　右下颌骨牙源性透明细胞癌（clear cell odontogenic carcinoma in the right mandible）

横断面平扫CT图a示右下颌升支前缘可见类圆形软组织肿块。横断面增强CT图b和矢状面增强CT重建图示图c病变呈不均匀强化，边界较清晰。部分右下颌骨升支呈破坏吸收改变。

参考文献

1　Kramer IRH, Pindborg JJ, Shear M. Histological typing of odontogenic tumours. 2nd ed. Berlin: Springer-Verlag, 1992: 17.

2　Barnes L, Eveson JW, Reichart P, et al. WHO classification of tumours. Pathology & Genetics of head and neck tumours. Lyon: IARC Press, 2005: 292.

3　Mosqueda-Taylor A, Meneses-Garcia A, Ruiz-Godoy Rivera LM, et al. Clear cell odontogenic carcinoma of the mandible. J Oral Pathol Med, 2002, 31: 439-441.

4　刘复生主编.中国肿瘤病理学分册（上卷）.北京：科学技术文献出版社，2005：14-15.

5　Ebert CS Jr, Dubin MG, Hart CF, et al. Clear cell odontogenic carcinoma: a comprehensive analysis of treatment strategies. Head Neck, 2005, 27: 536-542.

6　Dahiya S, Kumar R, Sarkar C, et al. Clear cell odontogenic carcinoma: a diagnostic dilemma. Pathol Oncol Res, 2002, 8: 283-285.

牙源性影细胞癌

牙源性影细胞癌（ghost cell odontogenic carcinoma）是一种以牙源性钙化囊性瘤和/或牙本质生成性影细胞瘤为特点的牙源性上皮性恶性肿瘤。该肿瘤的同义词多且复杂，如牙源性钙化性影细胞癌（calcifying ghost cell odontogenic carcinoma）、恶性牙源性上皮性影细胞瘤（malignant epithelial odontogenic ghost cell tumour）、源于牙源性钙化囊肿的癌（carcinoma arising in a calcifying odontogenic cyst）、侵袭性牙源性上皮性影细胞瘤（aggressive epithelial ghost cell odontogenic tumour）、恶性牙源性钙化囊肿（malignant calcifying odontogenic cyst）和恶性牙源性钙化影细胞瘤

(malignant calcifying ghost cell odontogenic tumour)。迄今为止，对该肿瘤的英文文献报道可能不足30例,属罕见牙源性肿瘤。从有限的病例报道中可以发现,牙源性影细胞癌好发于亚洲人。男性较女性多见。患者发病年龄为13~72岁,平均年龄36.7岁。有研究者认为牙源性影细胞癌主要是从先前已存在的牙源性钙化囊肿(即牙源性钙化囊性瘤和牙本质生成性影细胞瘤)中转变而来。

大体病理上,病变主要由界限清晰的囊性和实性部分组成。实性部分的剖面可有沙砾感。部分病变呈完全实性表现。镜下见,该肿瘤通常表现为恶性上皮性肿瘤中有典型良性牙源性钙化囊性瘤成分。肿瘤的良性部分与其恶性上皮成分可被隔开,也可以相互混杂。肿瘤细胞或为核深染的小圆细胞,或为具有泡状核的大细胞。核分裂相多见。影细胞数量可不等,或分布散在,或聚集成簇。

临床上,牙源性影细胞癌可表现为面部肿胀和皮肤感觉异常。肿瘤侵犯至颌骨外软组织者,尚可引发颌面部功能障碍,如张口受限等。对牙源性影细胞癌的治疗多以手术切除为主。由于牙源性影细胞癌的生长方式多样,或表现为缓慢生长;或为局部浸润;或为高度浸润伴生长迅速、局部复发和远处转移。总体而言,牙源性影细胞癌的复发率较高。

X线、CT和MRI均可作为检查牙源性影细胞癌的主要影像学方法。由于三者在显示病变的形态学表现方面作用不同,故在临床上常需综合考虑3种方法合理使用。

【影像学表现】

部位　68%的病变发生于上颌骨,32%发生于下颌骨。牙源性影细胞癌的发病部位与牙源性钙化囊性瘤相对应。

形态和边缘　牙源性影细胞癌多为不规则形表现,病变边界多不清晰。

内部结构　X线上,颌骨牙源性影细胞癌的密度表现形式有两种：低、高密度混合和纯低密度改变。其中前者约占73.7%,后者约占26.3%。平扫CT上,牙源性影细胞癌为软组织密度表现;增强CT上,可见病变呈轻至中度强化表现(图2-52)。

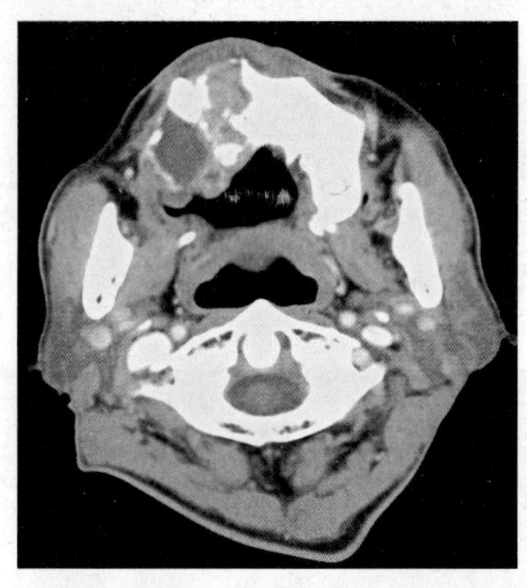

a

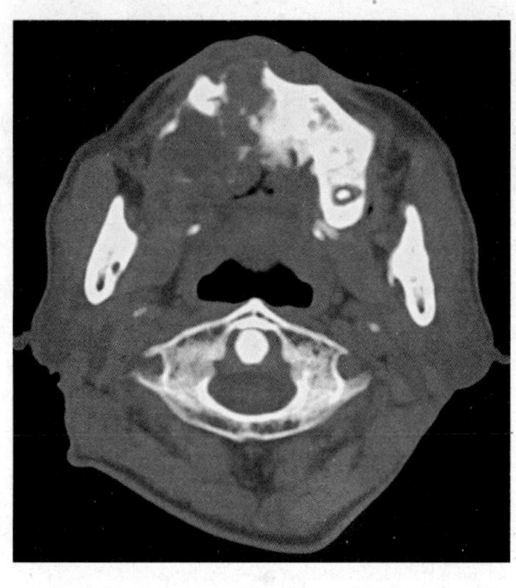

b

图2-52　右上颌骨牙源性影细胞癌(ghost cell odontogenic carcinoma in the right maxilla)

横断面CT软组织窗图a和骨窗图b示右上颌骨病变呈囊实相间改变,实性部分强化明显。右上颌骨边缘模糊。

邻近结构侵犯和反应　位于牙源性影细胞癌内的部分牙根可呈吸收状改变(31%);牙可被推移位,约占21%。牙阻生偶见。位于上颌骨的牙源性影细胞癌可破坏吸收上颌窦窦壁，侵犯周围软组织结构。病变还可突入眼眶和鼻腔,甚至侵蚀颅底和海绵窦。

影像鉴别诊断　牙源性影细胞癌的影像表现

形式多样，可表现为颌骨良性牙源性肿瘤；亦可表现为颌骨恶性肿瘤，鉴别诊断较为困难。多数牙源性影细胞癌的影像表现和恶性肿瘤相似，对临床治疗和评判预后的影响相对较小；少数牙源性影细胞癌可以和骨化性纤维瘤、牙源性钙化囊性瘤和牙本质生成性影细胞瘤相混淆。

参考文献

1 Barnes L, Eveson JW, Reichart P, et al. WHO classification of tumours. Pathology & Genetics of head and neck tumours. Lyon: IARC Press, 2005: 293.

2 Cheng Y, Long X, Li X, Bian Z, et al. Clinical and radiological features of odontogenic ghost cell carcinoma: review of the literature and report of four new cases. Dentomaxillofac Radiol, 2004, 33: 152–157.

3 Lu Y, Mock D, Takata T, et al. Odontogenic ghost cell carcinoma: report of four new cases and review of the literature. J Oral Pathol Med, 1999, 28: 323–329.

4 Goldenberg D, Sciubba J, Tufano RP. Odontogenic ghost cell carcinoma. Head Neck, 2004, 26: 378–381.

5 Kim J, Lee EH, Yook JI, et al. Odontogenic ghost cell carcinoma: a case report with reference to the relation between apoptosis and ghost cells. Oral Surg Oral Med Oral Pathol Oral Radiol Endod, 2000, 90: 630–635.

成釉细胞纤维肉瘤

成釉细胞纤维肉瘤（ameloblastic fibrosarcoma，AFS）是一种含有良性上皮性成分和恶性外胚间充质成分的牙源性肿瘤。通常认为该肿瘤是与成釉细胞纤维瘤（ameloblastic fibroma，AF）相对应的恶性肿瘤。AFS 又称成釉细胞肉瘤（ameloblastic sarcoma）。约 2/3 的 AFS 为原发性肿瘤，其平均发病年龄为 22.9 岁；1/3 的 AFS 继发于 AF，其平均发病年龄为 33 岁。总体而言，AFS 具有较广的发病年龄范围（3~89 岁），但平均发病年龄为 27.5 岁，明显高于 AF 之 14.8 岁的平均发病年龄。男性患者多于女性。AFS 亦属罕见的牙源性恶性肿瘤。

大体病理上，AFS 为实性肉质表现，切面呈白色或淡黄色。镜下见，AFS 的组织学表现和 AF 相似，但 AFS 的上皮成分为良性表现而其结缔组织成分为恶性表现。AFS 的上皮成分多由多边形细胞组成，排列成蕾状、分支条索状或岛状。AFS 的结缔组织间质细胞丰富，核分裂活跃。在复发的 AFS 中，肿瘤的结缔组织间质细胞更为丰富，核分裂相更多，而上皮成分减少或消失。

临床上，AFS 可表现为迅速增大的面部肿块，可伴有疼痛。患者可有张口受限或感觉异常。治疗上多以手术切除 AFS 为主。由于 AFS 的生物学行为呈局部高度浸润性生长，故易在治疗后复发，但肿瘤远处转移的潜能较低。

影像学检查上，X 线检查主要用于显示病变与牙体组织和颌骨内结构的关系；CT 和 MRI 检查在于明确病变的范围，并可显示其对周围软组织结构的侵犯。

【影像学表现】

部位　下颌 AFS 较上颌 AFS 明显多见。AFS 主要位于颌骨后部。

形态和边缘　AFS 多为不规则形态表现。病变边缘模糊，多与正常骨结构分界不清。

内部结构　X 线上，AFS 呈颌骨内低密度溶骨破坏表现（图 2–53）。病变有单囊和多囊之分。CT 上，AFS 为软组织密度表现。增强 CT 上，病变内部可呈不均匀强化表现。

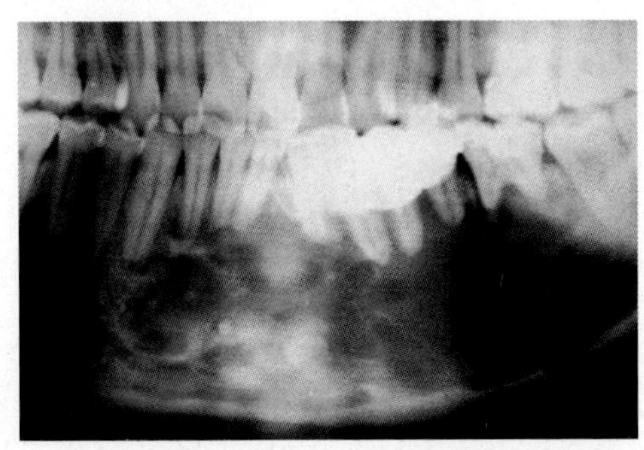

图 2–53　下颌骨成釉细胞纤维肉瘤（ameloblastic fibrosarcoma in the mandible）

X 线曲面断层片示下颌体病变呈多囊状 X 线透射改变，部分边界不清晰。左下双尖牙和磨牙牙根有不同程度吸收表现。下颌骨膨胀不明显。

邻近结构侵犯和反应　AFS 可吸收位于病灶内的牙根和下颌神经管。病变可破坏吸收颌骨骨皮质。颌骨周围软组织受累时可出现明显肿大，并形成软组织肿块。部分肌肉组织结构和轮廓可消失。

影像鉴别诊断　AFS 具有一般骨恶性肿瘤的影像表现特点，但无特殊征象，故很难与其他颌骨恶性肿瘤鉴别。

参考文献

1 Bregni RC，Taylor AM，Garcia AM. Ameloblastic fibrosarcoma of the mandible：report of two cases and review of the literature. J Oral Pathol Med，2001，30：316–320.

2 Kobayashi K，Murakami R，Fujii T，et al. Malignant transformation of ameloblastic fibroma to ameloblastic fibrosarcoma：case report and review of the literature. J Craniomaxillofac Surg，2005，33：352–355.

3 Barnes L，Eveson JW，Reichart P，et al. WHO classification of tumours. Pathology & Genetics of head and neck tumours. Lyon：IARC Press，2005：294.

4 Slater LJ. Odontogenic sarcoma and carcinosarcoma. Semin Diagn Pathol，1999，16：325–332.

成釉细胞纤维牙本质和纤维牙肉瘤

成釉细胞纤维牙本质和纤维牙肉瘤（ameloblastic fibrodentino and fibro-odontosarcoma）是一种在组织学上同时兼备成釉细胞纤维肉瘤和发育不良的牙本质（纤维-牙本质肉瘤），和/或釉质/釉质样及牙本质/牙本质样物质（成釉细胞纤维-牙肉瘤）的肿瘤。该肿瘤又称成釉细胞牙本质肉瘤（ameloblastic dentinosarcoma）、成釉细胞牙肉瘤（ameloblastic odontosarcoma）、成釉细胞肉瘤（ameloblastic sarcoma）和牙源性肉瘤（odontogenic sarcoma）。有关成釉细胞纤维牙本质和纤维牙肉瘤的报道十分少见，迄今为止尚不足 20 例，故该肿瘤亦为非常少见的牙源性恶性肿瘤。成釉细胞纤维牙本质和纤维牙肉瘤的发病年龄为 12~83 岁，高峰期为 20~30 岁。男性多于女性。有研究认为成釉细胞纤维-牙瘤可能是该肿瘤的前期病变。

病理上，该肿瘤常具有典型的成釉细胞纤维肉瘤特点，但与成釉细胞纤维肉瘤不同的是肿瘤内可有发育不良的牙硬组织形成（如发育不良的牙本质、釉质和牙骨质）。

临床上，成釉细胞纤维牙本质和纤维牙肉瘤多表现为缓慢生长的无痛性颌面部肿块。对成釉细胞纤维牙本质和纤维牙肉瘤的治疗多为手术切除。术后可有复发，但远处转移少见。如果手术彻底，则多有较好的预后。该肿瘤属低度恶性肿瘤。

【影像学表现】

X 线上，成釉细胞纤维牙本质和纤维牙肉瘤主要表现为边界不清的低密度 X 线透射区。病变有单囊和多囊两种形式。有时在病变内部可见异常高密度 X 线阻射区。此高密度 X 线阻射区在病理上与牙硬组织成分相对应。

由于该肿瘤极为少见，且无明显的影像表现特征，故一般情况下不会将其列为首选诊断项目。与该肿瘤影像表现相似的颌骨肿瘤主要有成釉细胞纤维-牙瘤和促结缔组织增生型成釉细胞瘤。

参考文献

1 Barnes L，Eveson JW，Reichart P，et al. WHO classification of tumours. Pathology & Genetics of head and neck tumours. Lyon：IARC Press，2005：294–295.

2 Altini M，Thompson SH，Lownie JF，et al. Ameloblastic sarcoma of the mandible. J Oral Maxillofac Surg，1985，43：789–794.

3 Muller S，Parker DC，Kapadia SB，et al. Ameloblastic fibrosarcoma of the jaws. A clinicopathologic and DNA analysis of five cases and review of the literature with discussion of its relationship to ameloblastic fibroma. Oral Surg Oral Med Oral Pathol Oral Radiol Endod，1995，79：469–477.

4 Altini M，Smith I. Ameloblastic dentinosarcoma — a case report. Int J Oral Surg，1976，5：142–147.

（余　强　王平仲）

第四节　与骨相关的病变和其他肿瘤

在WHO牙源性肿瘤的组织学分类中包括一组与骨相关的病变，其内容包括骨化性纤维瘤(ossifying fibroma，OF)、纤维结构不良(fibrous dysplasia，FD)、骨结构不良(osseous dysplasia，OD)、中心性巨细胞病变(central giant cell lesion，CGCL)、巨颌症(cherubism)、动脉瘤样骨囊肿(aneurysmal bone cyst，ABC)和单纯性骨囊肿(simple bone cyst，SBC)。其他肿瘤包括婴儿黑色素神经外胚瘤(melanotic neuroectodermal tumour of infancy，MNTI)。

影像学检查上，如上述骨病变发生于下颌骨，则应以X线检查为首选，CT和MRI检查为辅。原则上，如怀疑病变有骨外侵犯，则均应行CT或MRI检查以明确病变的确切范围。对位于上颌骨或其他颌面骨的病变，有时仅采用X线检查尚不能完全清晰地显示病变的内部结构和范围。此时CT和MRI检查往往必不可少。总之，如何选择影像学检查方法应根据疾病的具体情况而定。

骨化性纤维瘤

骨化性纤维瘤(ossifying fibroma，OF)是一种由细胞丰富的纤维组织和表现多样的矿化组织组成的边界清晰的肿瘤性病变。该肿瘤还有两种组织变异类型：青少年骨小梁状骨化性纤维瘤(juvenile trabecular ossifying fibroma，JTOF)和青少年沙瘤样骨化性纤维瘤(juvenile psammomaatoid ossifying fibroma，JPOF)。OF的同义词有牙骨质化纤维瘤(cementifying fibroma)、牙骨质-骨化性纤维瘤(cemento-ossifying fibroma)和青少年(活动性/侵袭性)骨化性纤维瘤[juvenile (active/aggressive) ossifying fibroma]。OF主要源于牙周韧带。流行病学上，OF好发于女性，多见于10~39岁女性。其中JTOF的发病年龄较小，约在8.5~12岁；JPOF约在20岁左右；OF的典型发病年龄为35岁左右。在所有颌骨肿瘤性病变中，OF属于常见肿瘤。

大体病理上，OF为边界清晰的硬组织肿块。镜下见，OF的软组织部分主要是细胞丰富的纤维组织，但分布差异较大，或为细胞排列密集区，或为无细胞区。肿瘤的矿化部分主要由编织骨、层板骨和类似于牙骨质的沉积物组成。病理表现上，骨和牙骨质之间没有明显差别，且区分两者亦无临床意义。OF和纤维结构不良之间的最大区别在于：OF边界清晰，有肿瘤包膜。JTOF由细胞丰富的纤维组织组成，内有含细胞的带状骨和纤细的幼稚骨小梁。JPOF的特征是病变内含成纤维间质和类似于骨小梁的小骨块。JPOF的矿化物成分主要是椭圆形或弯曲的骨小体。

临床上，OF主要表现为生长缓慢的上颌或下颌区无痛性硬性肿块。牙移位有时可为首发症状。病变较大者可伴有面部不对称畸形。手术是治疗OF的主要方法。一般而言，OF术后复发者罕见；JTOF和JPOF均可出现术后复发。

【影像学表现】

部位　OF主要发生于下颌后部(前磨牙和磨牙区)，且多位于下颌神经管之上方；JTOF和JPOF好发于上颌骨和鼻窦骨壁。此外，筛窦和额窦区的OF亦有报道。

形态和边缘　OF为类圆形肿块或不规则形肿块表现，边界清晰，多可见完整包膜。X线和

CT 上，肿瘤包膜表现线状或带状低密度影；MRI 上，包膜在任何序列上均呈线状或带状低信号表现。

内部结构 X 线和 CT 上，OF 具有多种形式，有单囊（图 2–54、2–55）和多囊（图 2–56、2–57）之分。病变密度常呈混合性密度改变（图 2–55、2–56、2–57）。低密度 X 线透射区多与肿瘤内纤维成分相对应；高密度 X 线阻射区多与病变内矿化成分相对应。如 OF 内所含纤维成分较多，则病变几乎均呈低密度 X 线透射区，类似于骨囊肿（图 2–54）。如 OF 内所含矿化物成分较多，则病变主要表现为高密度 X 线阻射区（图 2–58），部分还可见囊隔显示。MRI 上，OF 的表现因其内部结构成分不同而异。病变在 T1WI 上呈低或中等信号表现；在 T2WI 上呈低、高混合信号（图 2–56）。病变内的成熟骨化结节如含有骨髓，则可表现为 T1WI 和 T2WI上的高信号。增强 MRI 上，可见病变内纤维成分区域有轻至中度的不均匀强化表现（图 2–56）。

邻近结构侵犯和反应 OF 多以颌骨骨髓为中心向外膨胀性生长。常可见 OF 病变致牙和下颌神经管移位，颌骨边缘外层骨皮质呈膨大改变。上颌骨 OF 向上生长可使上颌窦腔变小或消失。受累牙之硬骨板亦可消失，牙根吸收可见。

影像鉴别诊断 影像学表现上与 OF 相似的病变主要有纤维结构不良（FD）、骨结构不良（OD）、牙源性腺样瘤、牙源性钙化上皮瘤、牙源性钙化囊性瘤和骨肉瘤等。其中，与 OF 鉴别最为困难的病变是 FD。

一般而言 OF 和 FD 之间的主要区别为：① OF 有清晰边缘和包膜，FD 无包膜且与周围骨质结构分界不清；② OF 内部结构不均匀，FD 内部结构均质，多呈磨砂玻璃样改变；③ OF 和 FD 均可推牙齿移位，但 FD 罕见有牙根吸收；④ OF 多有明确的病变中心，FD 以受累骨整体膨大为特点，受累的颌骨外形仍然保持；⑤ OF 以单骨病变为主，FD 可累及多骨。此外，OD 中的根尖周牙骨质结构不良（periapical cemental dysplasia，PCD）常有多发病灶，OF 则为单发病变。牙源性腺样瘤和牙源性钙化上皮瘤内可含牙，而 OF 内几乎不含牙。牙源性钙化囊性瘤、牙源性腺样瘤和牙源性钙化上皮瘤内的钙化多呈点、片状，OF 内的矿化多呈团块状。成骨型骨肉瘤的影像表现有时也可与 OF 相似。但骨肉瘤多伴有颌骨骨皮质的破坏吸收，并可见其周围软组织和牙周膜受侵。

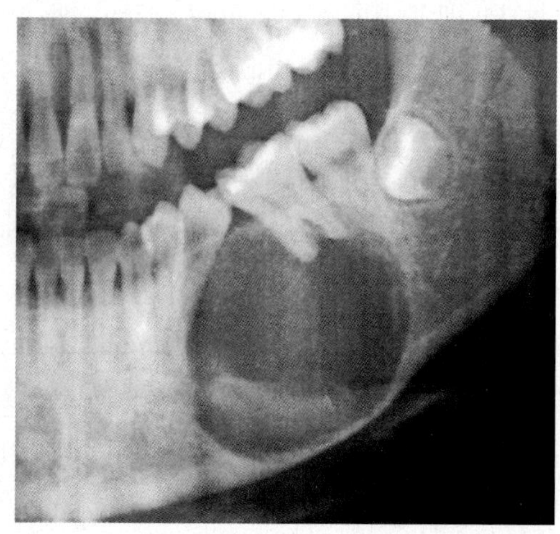

图 2–54 左下颌骨单囊型骨化性纤维瘤（ossifying fibroma in the left mandible，unilocular type）

X 线曲面断层片示左下颌骨体部有单囊状类圆形 X 线透射区，密度均匀，边界清晰。左下第一磨牙牙根吸收，第二双尖牙被推移位。

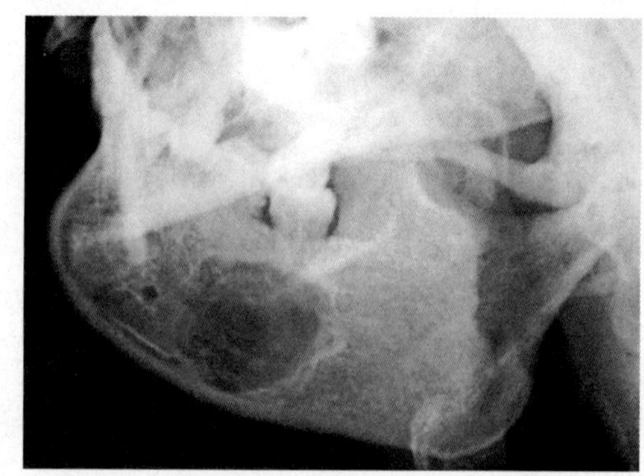

图 2–55 左下颌骨单囊型骨化性纤维瘤（ossifying fibroma in the left mandible，unilocular type）

左下颌骨侧位 X 线片示左下颌骨体有单囊状骨质结构破坏区，主要呈X 线透射改变，密度不均匀，边界清晰。

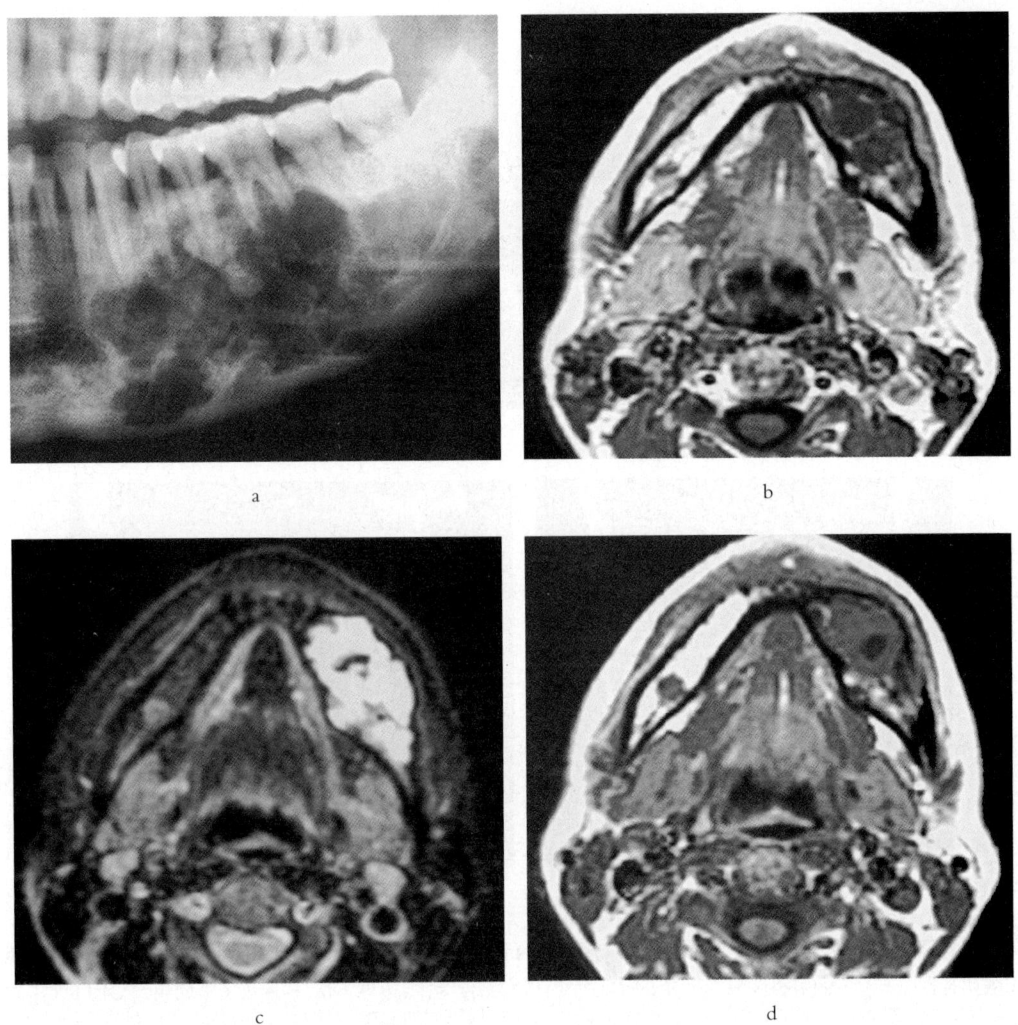

图 2-56 左下颌骨多囊型骨化性纤维瘤(ossifying fibroma in the left mandible, multilocular type)

X 线曲面断层片图 a 示左下颌骨体部病变呈多囊状混合密度改变,边界欠清晰。横断面 T1WI 图 b 示左下颌骨病变呈中等信号;压脂 T2WI 图 c 示病变为不均匀高信号表现。Gd-DTPA 增强 T1WI 图 d 示病变有强化表现。

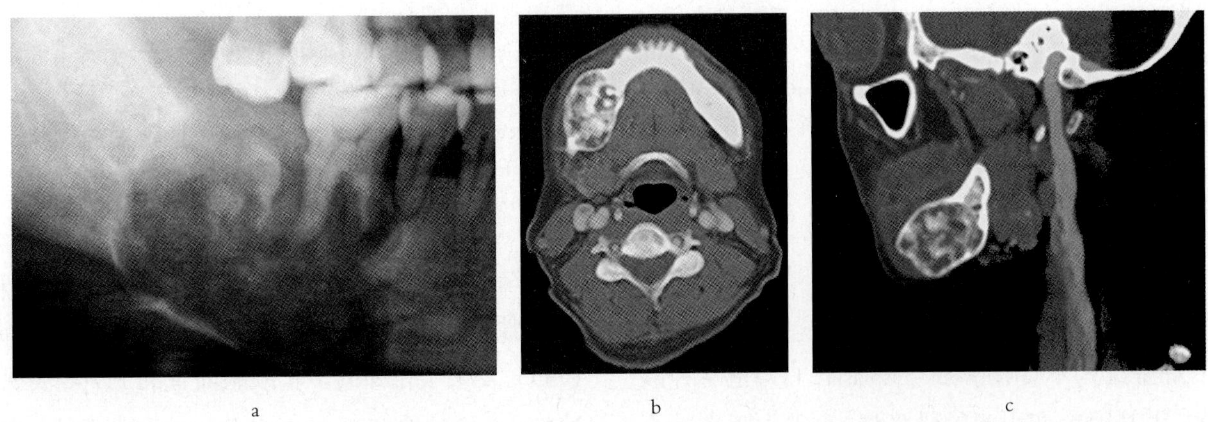

图 2-57 左下颌骨多囊型骨化性纤维瘤(ossifying fibroma in the left mandible, multilocular type)

X 线曲面断层片图 a 示右下颌骨体部病变呈多囊混合密度改变,边界清晰。横断面 CT 骨窗图 b 和增强 CT 矢状面重建骨窗图 c 示右下颌骨病变呈混合密度改变。

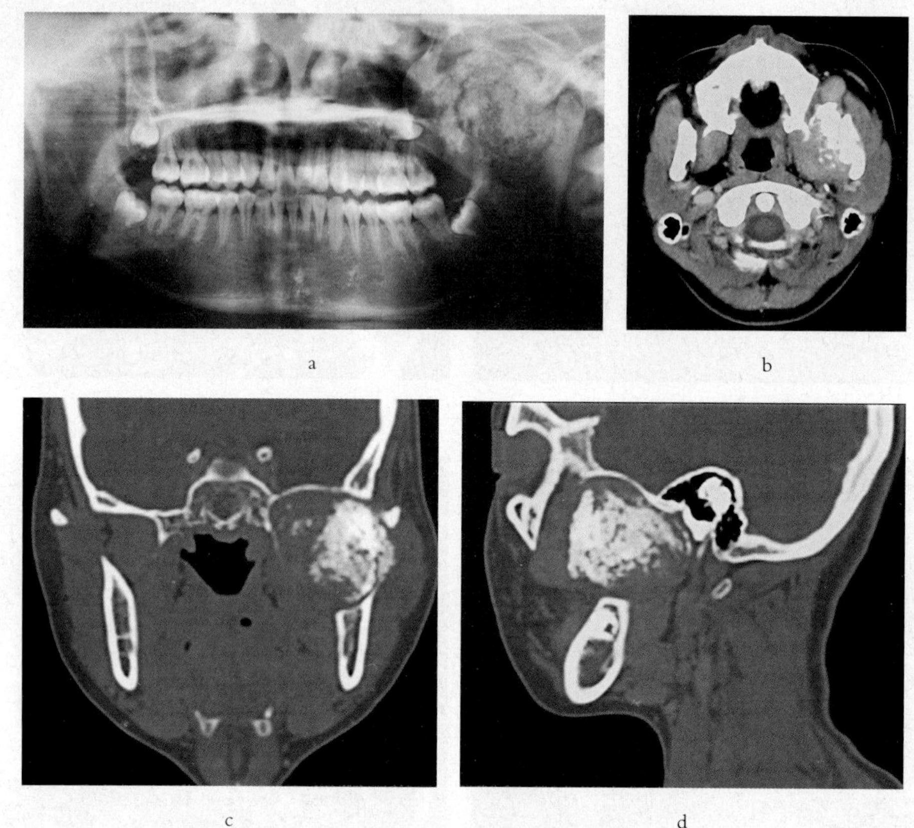

图 2-58　左下颌骨青少年侵袭性骨化性纤维瘤(juvenile aggressive ossifying fibroma in the left mandible)

X 线曲面断层片图 a 示左下颌冠突区病变呈混合密度改变，以高密度为主，边界不清。横断面 CT 软组织窗图 b、CT 冠状面重建图 c 和 CT 矢状面重建图 d 示左下颌冠突区病变形态不规则，侵犯至深部咬肌间隙。左侧中颅底被推上移，骨壁变薄。

参 考 文 献

1 Barnes L, Eveson JW, Reichart P, et al. WHO classification of tumours. Pathology & Genetics of head and neck tumours. Lyon: IARC Press, 2005: 319-320.

2 MacDonald-Jankowski DS. Cemento-ossifying fibromas in the jaws of Hong Kong Chinese. Dentomaxillofac Radiol, 1998, 27: 298-304.

3 White SC, Pharoah MJ. Oral radiology: principles and interpretation. St. Louis: Mosby, 2004: 498-501.

4 Harnsberger HR. Diagnostic imaging. Head and neck. Salt Lake: Amirsys, 2004, II: 2-76-81.

5 Engelbrecht V, Preis S, Hassler W, et al. CT and MRI of congenial sinonasal ossifying fibroma. Neuroradiology, 1999, 41: 526-529.

6 Jung SL, Choi KH, Park YH, et al. Cemento-ossifying fibroma presenting as a mass of the parapharyngeal and masticator space. AJNR Am J Neuroradiol, 1999, 20: 1744-1746.

纤维结构不良

纤维结构不良(fibrous dysplasia, FD)是一种散发的、由基因突变引起的骨疾病，表现为正常骨小梁被成熟纤维组织和不成熟编织骨所取代。该病变可累及单骨或多骨。与之相对应疾病名称为单骨性纤维结构不良（monostotic fibrous dysplasia, MFD）和多骨性纤维结构不良(polystotic fibrous dysplasia, PFD)。发生于相邻的多个颅颌面骨的 FD 常被视为 MFD，亦称颅面 FD(cranifacial fibrous dysplasia)。PFD 也可以是 McCune-Albright 综合征(McCune-Albright syndrome, MAS)的表征之一。McCune-Albright 综合征的其他表征尚有咖啡奶油斑(café-au-lait spots)和单或多个内分泌腺功能亢进(如性早熟)。流行病学上，MFD 约占 70%；PFD 约占 30%。MFD 无明显性别差异；PDF 则多见于女性（女:男=3:1)。FD 发病年龄较小，主要见于儿童青少年和年轻成人。作为 MAS 的表征，PFD 可见于婴儿。颅面 FD 属于少见疾病。FD 在中文术语中，又被称为骨纤维异常增殖症和骨纤维结构不良。

大体病理上，病变剖面呈黄褐色至白色，质地韧或硬。镜下见，FD 由细胞丰富的纤维组织构成，内含梭形细胞和由编织骨形成的孤立骨小梁。有时可见特征性形态：垂直于骨表面的胶原纤维。

临床上，FD 主要表现为面部无痛性肿胀、面部缓慢不对称或畸形。上、下颌骨同时受累者可表现为牙移位和咬合关系紊乱。位于上颌或鼻窦骨壁的 FD 可引发鼻塞、突眼；位于颞骨的 FD 可导致听力丧失。FD 多在成年后生长缓慢，但怀孕或服避孕药妇女可呈生长活跃表现。颅面 FD 如影响颅底神经孔管者，则可出现神经症状(如嗅觉、听觉和视觉功能减退等)。约 1/3 患者在没有骨折的情况下可出现血清碱性磷酸酶的升高，其升高程度与病变严重程度无关。此外，FD 患者易继发感染，其临床症状与颌骨骨髓炎相似，多有发热、局部肿痛和张口受限。

CT 是检查颅面 FD 的主要影像学方法，CT 骨窗的应用尤其重要。X 线检查虽有助于发现颌骨 FD，但其显示的病变范围有限，不能完整清晰地显示其他颅颌面骨病损。MRI 检查通常被视为辅助检查方法。单独使用 MRI 检查有时易将 FD 同其他骨疾病混淆。增强 CT 检查一般不适用于 FD 的检查，因为病变的强化改变很难在 CT 上予以识别。影像核医学检查也可用于明确 FD 的病变范围，但无特别临床意义。

【影像学表现】

部位　颌骨 FD 中，上颌多于下颌（超过 2 倍)，且多为单侧颌骨受累。FD 还可累及邻近颅面骨，主要是颧骨和蝶骨，颞骨相对少见。PFD 中，除颅面 FD 外，肋骨、股骨和胫骨 FD 亦较为常见。

形态和边缘　FD 主要表现为受累骨外形轮廓的异常增大。病变与正常骨之间多无清晰分界。

内部结构　X 线和 CT 上，可见 FD 病变区域的骨小梁影消失。病变主要有 3 种类型的表现形式：① 早期，病变以均匀低密度或中等密度的磨砂玻璃样改变为主(约 25%)(图 2-59)；② 中期，病变以高密度 X 线阻射改变为主（约 25%)(图 2-60、2-61)；③ 晚期，病变呈低、高混合密度改变(约 50%)(图 2-62、2-63、2-64)。和 OF 一样，FD 内的低密度区与其纤维成分相对应；而高密度区则与其矿化成分相对应。总体而言，FD 内部结构的分布较为均匀。以低密度改变为主的 FD 可类似于骨囊肿，而高密度病变多呈橘皮样或棉絮状改变。在混

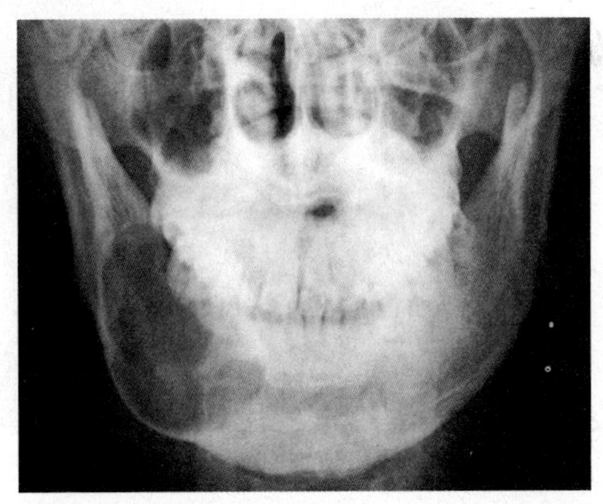

图 2-59　右下颌骨纤维结构不良(fibrous dysplasia in the right mandible)

下颌骨正位片示右侧下颌体和下颌角向外膨隆明显，病变呈单囊状 X 线透射表现，界限不清。

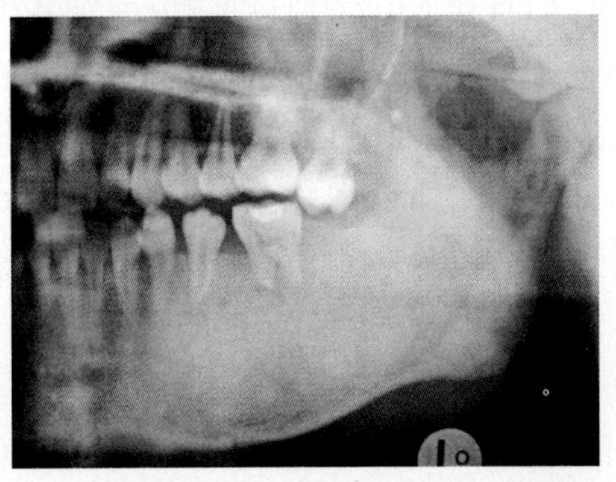

图 2-60　左下颌骨纤维结构不良(fibrous dysplasia in the left mandible)

X 线曲面断层片示左下颌骨体部病变呈 X 线阻射改变，密度均匀，边界不清。左下颌神经管受压向下移位。

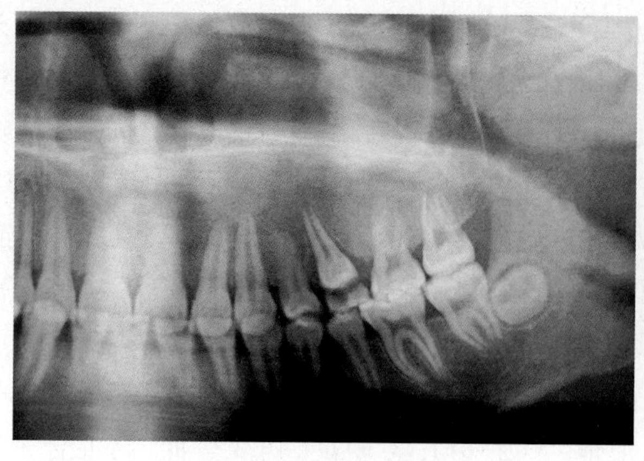

a

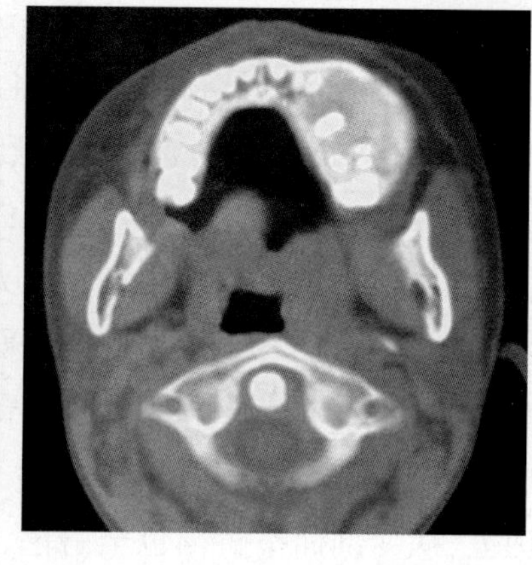

b

图 2-61　左上颌骨纤维结构不良（fibrous dysplasia in the left maxilla）

X 线曲面断层片图 a 示左上颌骨病变呈磨砂玻璃样改变，密度均匀，边界不清。横断面 CT 骨窗图 b 示左上颌骨膨胀改变明显，内部呈磨砂玻璃状表现，与正常骨分界不清。

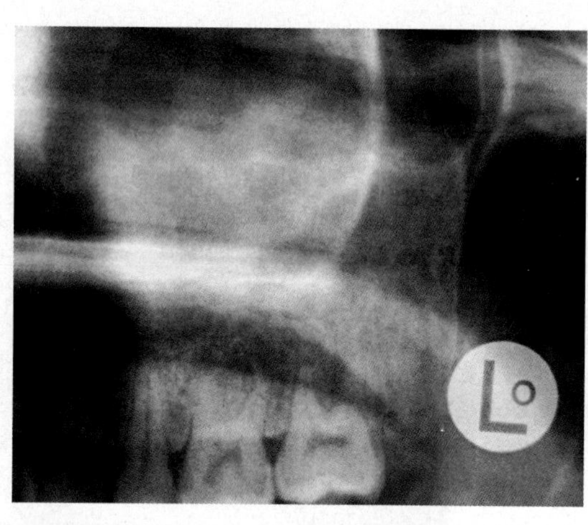

a

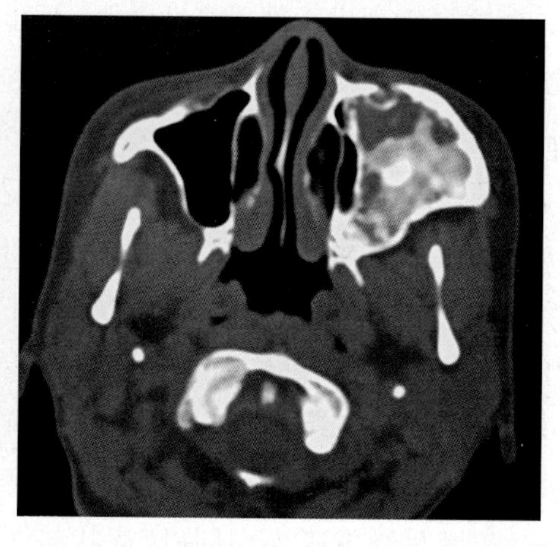

b

图 2-62　左上颌骨纤维结构不良（fibrous dysplasia in the left maxilla）

X 线曲面断层片图 a 示左上颌骨病变呈不均匀密度改变，边界不清。横断面 CT 图 b 示左上颌骨膨大明显，病变密度不均匀，可见异常软组织成分和骨组织成分相互混合。

合密度之 FD 病变中，有时可见磨砂玻璃基质周围有小囊状低密度区。MRI 上，FD 在 T1WI 上呈低或中等信号；在 T2WI 上可呈不均匀低信号或混合高信号（图 2-65）。T2WI 上的低信号区常与 X 线和 CT 上的高密度矿化区相对应；T2WI 上的高信号区则与 X 线和 CT 上的低密度区相对应。增强 MRI 上，可见病变部分区域呈强化表现（图 2-65）。此强化区域往往同平扫 T2WI 上的高信号区相对应。此外，文献报道中尚有描述 FD 病变内出现液-液平面者。^{99m}Tc-MDP 和 ^{66}Ca 核素成像显示 FD 病灶可有浓聚表现。

邻近结构侵犯和反应　FD 多局限于颌骨内，一般不会侵犯至骨外。但颌骨外形的增大能使颌骨周围软组织的空间缩小。颌骨内 FD 可导致下颌神经管上移、牙周膜变窄或消失和硬骨板破坏吸收。上颌骨 FD 能压缩上颌窦的窦腔空间，使其变小或消失。同样，蝶骨、筛骨和颅底诸骨的 FD 不仅能使蝶窦和筛窦变小或消失，还可使颅底诸孔或管变小，甚至闭塞，进而导致相应的神经和血管症状出现。伴有继发感染的 FD 可见颌骨周围有软组织肿大，且在病变骨边缘可见骨膜反应形成（图 2-66）。

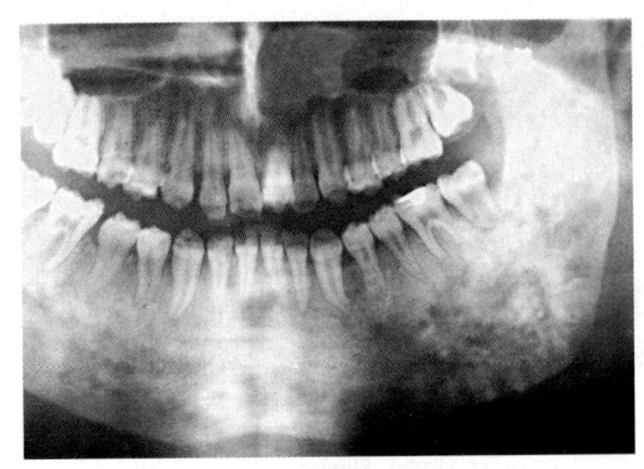

图 2-63　左下颌骨纤维结构不良(fibrous dysplasia in the left mandible)

X 线曲面断层片示左下颌骨病变由 X 线阻射区和 X 线透射区混合而成，界限不清。

影像鉴别诊断　影像学表现与 FD 相类似的病变主要有 OF、POD、Paget 病、甲状旁腺功能亢进、骨髓炎、骨肉瘤和软骨肉瘤。OF 同 FD 的不同之处前已述及。

与 FD 不同的是，POD 的病变中心位于牙根尖区，病变范围局限，多分布于颌骨两侧。

Paget 病多见于老年人，颌骨发病者较为罕见(多见于顶骨、额骨和枕骨)，病变范围较 FD 更弥散。X 线和 CT 上，Paget 病常表现为棉絮状高密度 X 线阻射区。Tehranzadeh 等人认为 FD 的以下特

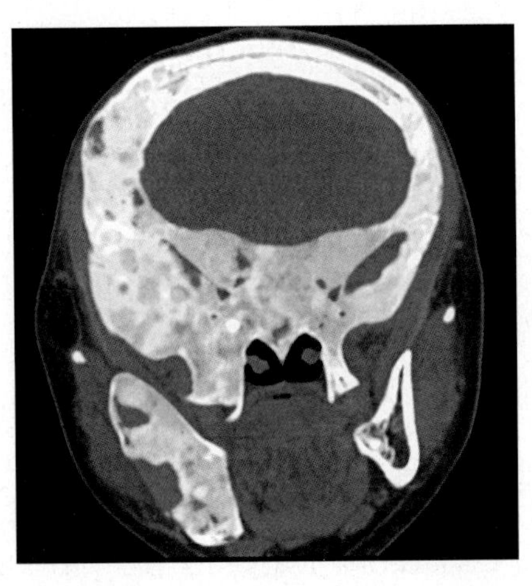

a

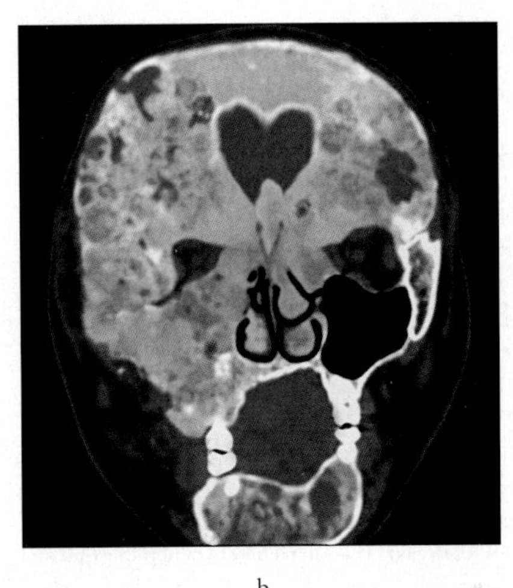

b

图 2-64　颅面骨多发性纤维结构不良(fibrous dysplasia with in the multiple craniofacial bones)

CT 冠状面骨窗图 a、图 b 示右上颌骨、颧骨、两侧颅骨和下颌骨外形明显增大和增厚，正常骨质结构消失，为异常不均匀高密度和低密度区取代，界限不清。

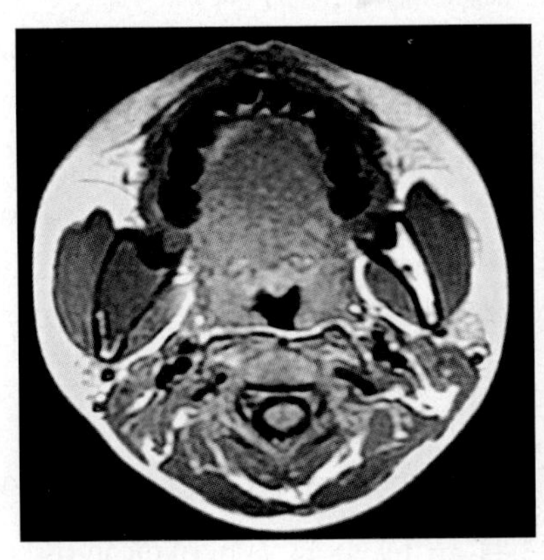

a

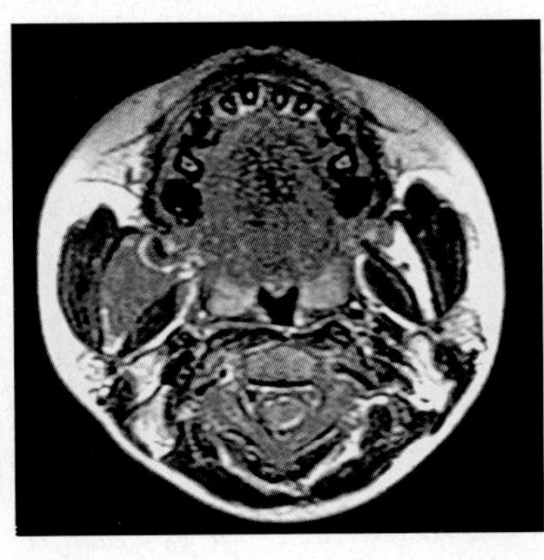

b

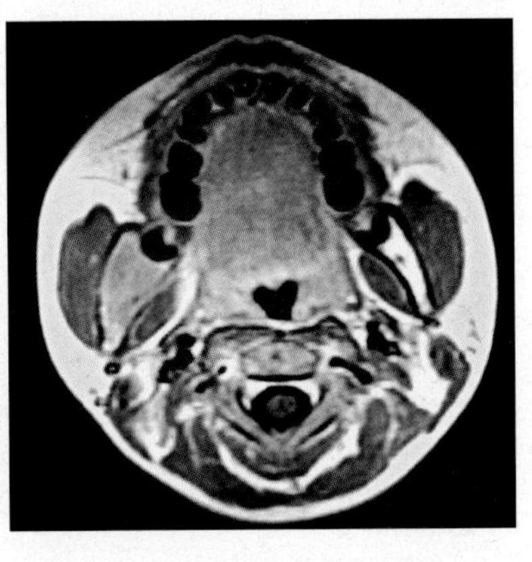

c

图2-65　右下颌骨纤维结构不良(fibrous dysplasia in the right mandible)

MR 横断面 T1WI 图 a 示右下颌骨升支外形肿大，病变呈中等信号。横断面 T2WI 图 b 示病变信号低于正常骨髓信号。Gd-DTPA 增强 T1WI 图 c 上，病变强化明显，呈高信号改变。

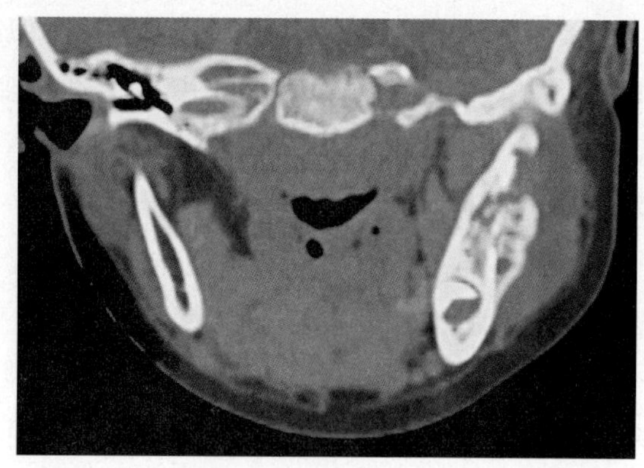

图 2-66 左下颌骨纤维结构不良(fibrous dysplasia in the left mandible)

冠状面 CT 骨窗示左下颌升支部外形肿大，密度不均。于左下颌升支外侧可见骨膜反应和新骨形成。

点有别于 Paget 病：病变基质呈磨砂玻璃样改变；病变的对称性；病变可同时累及鼻窦、筛骨、眼眶、鼻腔和上颌；受累骨的骨皮质增厚；可伴有软组织肿块；病变内可有囊性改变。

与 FD 相同，甲状旁腺功能亢进亦可累及多骨，并在 X 线和 CT 上表现为低密度 X 线透射区或混合密度改变。但甲状旁腺功能亢进罕见于颌骨，且不会致颌骨发生膨胀性改变。

在颌骨 FD 基础上还可伴有继发感染，并进而发生颌骨骨髓炎。颌骨骨髓炎的发生可以在 X 线或 CT 上掩盖颌骨 FD 病变。两者之间鉴别要点为：① 有效抗炎治疗后，颌骨骨髓炎的影像征象多消失，FD 征象重新显露；② 通过仔细观察能在 X 线和 CT 上确认颌骨膨胀的原因是否与骨皮质相关。如果相关，则病变多为骨髓炎。因为骨髓炎引发的颌骨膨大是其外层骨膜反应形成新骨的结果。

成骨型骨肉瘤和软骨肉瘤的影像表现有时也可与 FD 相似，但两者多伴有骨外软组织侵犯征象。

参 考 文 献

1 Barnes L, Eveson JW, Reichart P, et al. WHO classification of tumours. Pathology & Genetics of head and neck tumours. Lyon: IARC Press, 2005: 321-322.

2 Harris WH, Dudley HR, Barry RJ. The natural history of fibrous dysplasia. J Bone Joint Surg, 1962, 44: 207-233.

3 White SC, Pharoah MJ. Oral radiology: principles and interpretation. 5th ed. St. Louis: Mosby, 2004: 485-491.

4 Harnsberger HR. Diagnostic imaging. Head and neck. Salt Lake: Amirsys, 2004, I: 3-66-69.

5 Tehranzadeh J, Fung Y, Donohue M, et al. Computed tomography of Paget disease of the skull versus fibrous dysplasia. Skeletal Radiol, 1998, 27: 664-672.

6 Mohammadi-Araghi H, Haery C. Fibro-osseous lesions of craniofacial bones. The role of imaging. Radiol Clin North Am, 1993, 31: 121-134.

7 Shah ZK, Peh WC, Koh WL, et al. Magnetic resonance imaging appearances of fibrous dysplasia. Br J Radiol, 2005, 78: 1104-1115.

8 Jee WH, Choi KH, Choe BY, et al. Fibrous dysplasia: MR imaging characteristics with radiopathologic correlation. AJR Am J Roentgenol, 1996, 167: 1523-1527.

9 Faul S, Link J, Behrendt S, Rochels R. MRI features of craniofacial fibrous dysplasia. Orbit, 1998, 17: 125-132.

10 Ohta H, Hojo M, Shintaku M, et al. Tc-99m HMDP and Ga-67 imaging along with CT and MRI in fibrous dysplasia of the temporal bone. Clin Nucl Med, 1997, 22: 328-330.

11 Daffner RH, Kirks DR, Gehweiler JA Jr, et al. Computed tomography of fibrous dysplasia. AJR Am J Roentgenol, 1982, 139: 943-948.

12 Petrikowski CG, Pharoah MJ, Lee L, et al. Radiographic differentiation of osteogenic sarcoma, osteomyelitis, and fibrous dysplasia of the jaws. Oral Surg Oral Med Oral Pathol Oral Radiol Endod, 1995, 80: 744-750.

13 MacDonald-Jankowski DS, Yeung R, Li TK, et al. Computed tomography of fibrous dysplasia. Dentomaxillofac Radiol, 2004, 33: 114-118.

14 邱蔚六，余强，燕山.颌面颈部疾病影像学图鉴.济南：山东科学技术出版社，2002：166-169.

骨结构不良

骨结构不良(osseous dysplasia，OD)是发生于颌骨承牙区之根尖周区域的特发性病变，以正常骨为纤维组织和化生骨取代为特征。该疾病又称为根尖周牙骨质结构不良（periapical cemental dysplasia，PCD）、根尖周骨结构不良（periapical osseous dysplasia）、局限性牙骨质-骨结构不良（focal cemento-osseous dysplasia）和根尖周牙骨质瘤（periapical cementoma）。一般认为 OD 起源于牙周韧带。根据病变分布部位不同，其术语名称亦不尽相同，好发年龄和种族倾向也各异。OD 共有 4 种类型：① PCD 或根尖周骨结构不良指位于下颌前牙区的局限性 OD；② 局限性牙骨质-骨结构不良(focal cemento-osseous dysplasia，FCOD)，指位于颌骨后牙区的局限性 OD；③ 繁茂型骨结构不良(florid osseous dysplasia，FOD)；④ 家族性巨大型牙骨质瘤(familial gigantiform cementoma)。后两者为弥漫性 OD，病变可发生于下颌骨两侧，甚至可在上颌骨两侧发生。FOD 多见于中年黑人和亚洲女性。家族性巨大型牙骨质瘤多见于年轻人，是一种表现形式各异的常染色体显性遗传病。但也有无家族史之散发病例报道者。OD 属于少见疾患，其中 FOD 和家族性巨大型牙骨质瘤尤为罕见。

组织病理上，各型 OD 均由细胞丰富的纤维组织组成，其中多含有层板骨和牙骨质样物质团块。病变无包膜。大多数 OD 病变中的硬组织成分与受累牙之牙根表面不相融合。OD 与 OF 的病理表现相似，易于混淆。鉴别诊断有时需要参考病变的 X 线表现。事实上，两者内部的矿化物质结构是不同的，FD 几乎只含有编织骨。

临床上，局限性 OD 可无任何症状，多在检查中被偶然发现。受累牙的活力正常。家族性巨大型牙骨质瘤可表现为面部慢性肿大畸形，而 FOD 表现为颌骨膨胀者少见。因缺乏血供，弥漫性 OD 常易继发感染，出现面部反复肿胀和疼痛。OD 为良性病变，无严重不良预后。一般情况下，对局限性 OD 无需采用治疗措施。弥漫性 OD 影响面部外形美观者可采用手术治疗。对有继发感染的病灶可采用抗炎治疗。

X 线平片检查是诊断局限性 OD 的主要影像学方法。CT 检查对弥漫性 OD 的完整显示具有重要应用价值。MRI 检查因不能对鉴别诊断提供更多信息而较少应用。

【影像学表现】

部位　PDF 主要发生于下颌前牙区，常呈多灶性改变；FCOD 主要发生于下颌后牙区，有单灶病变和多灶病变之分（图 2-67、2-68）；FOD 和家族性巨大型牙骨质瘤多发生在两侧颌骨的后部(尖牙区后部)，且可上下颌骨同时受累（图 2-69、2-70、2-71）。单发 FOD 病灶常见于下颌骨，病灶多位于下颌神经管的上方。

形态和边缘　所有 OD 均呈肿块状表现。局限性 OD(POD 和 FCOD)多呈圆形或类圆形改变，

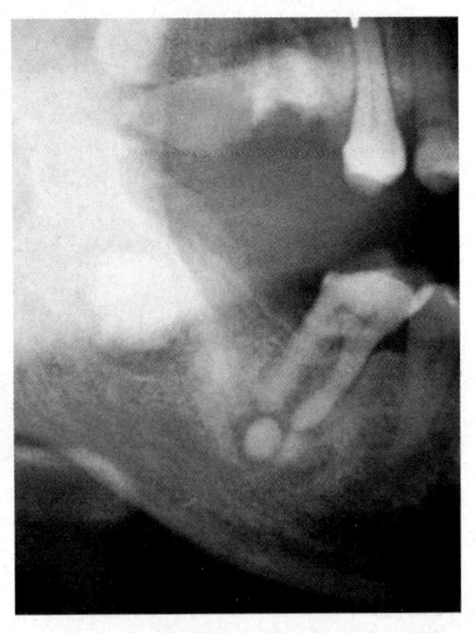

图 2-67　右下颌骨局限性牙骨质-骨结构不良(focal cemento-osseous dysplasia in the right mandible)

X 线曲面断层片示右下第一磨牙牙根部有小圆形 X 线阻射区，边缘光滑，周围有环状 X 线透射带围绕。

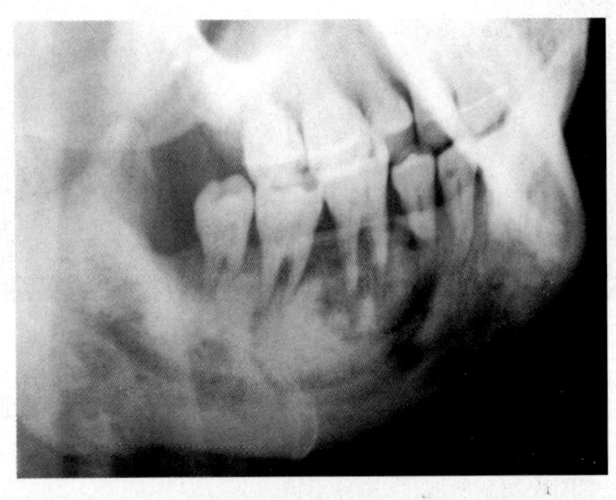

图 2-68　右下颌骨局限性牙骨质-骨结构不良(focal cemento-osseous dysplasia in the right mandible)

X 线曲面断层片示右下颌骨体部有类圆形骨质结构破坏区，病变内部密度不均，以 X 线阻射改变为主，兼有 X 线透射区显示，边缘清晰。右下牙槽神经管受压向下移位。

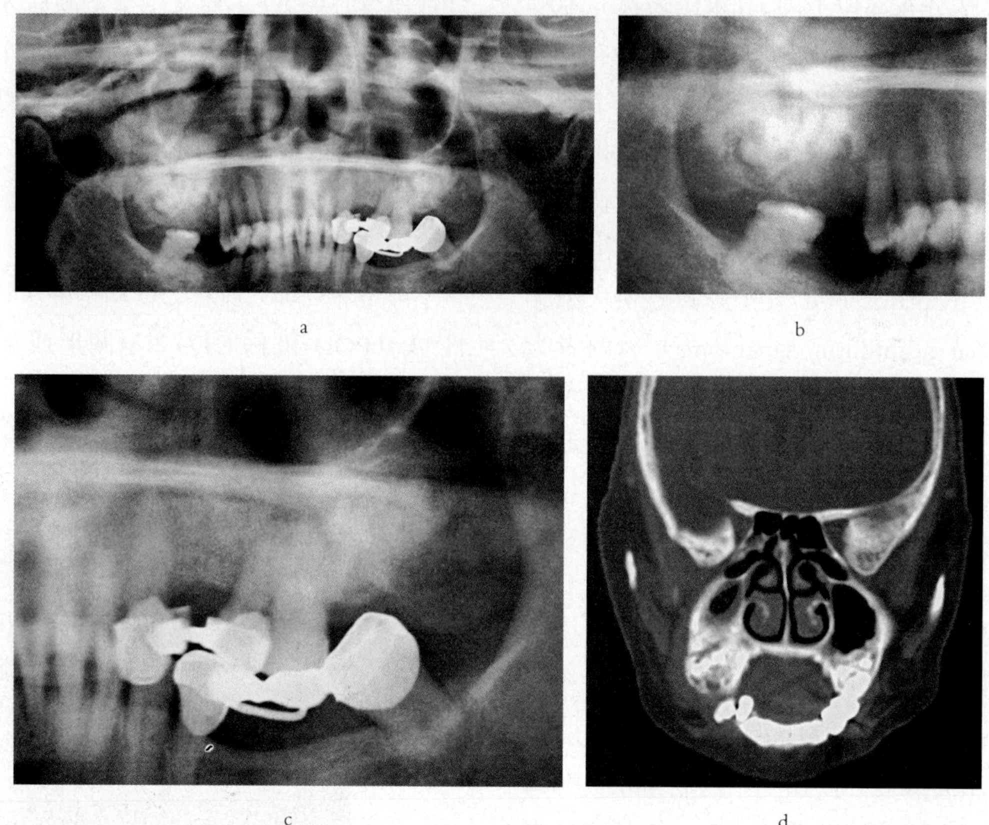

a b

c d

图 2-69 两侧上颌骨繁茂型骨结构不良(florid osseous dysplasia in the bilateral maxilla)

X 线曲面断层片图 a、图 b 和图 c 示两侧上颌结节区有异常 X 线阻射区，边界模糊。冠状面 CT 骨窗图 d 示两侧上颌骨病变呈不均匀高密度改变，边界不清。

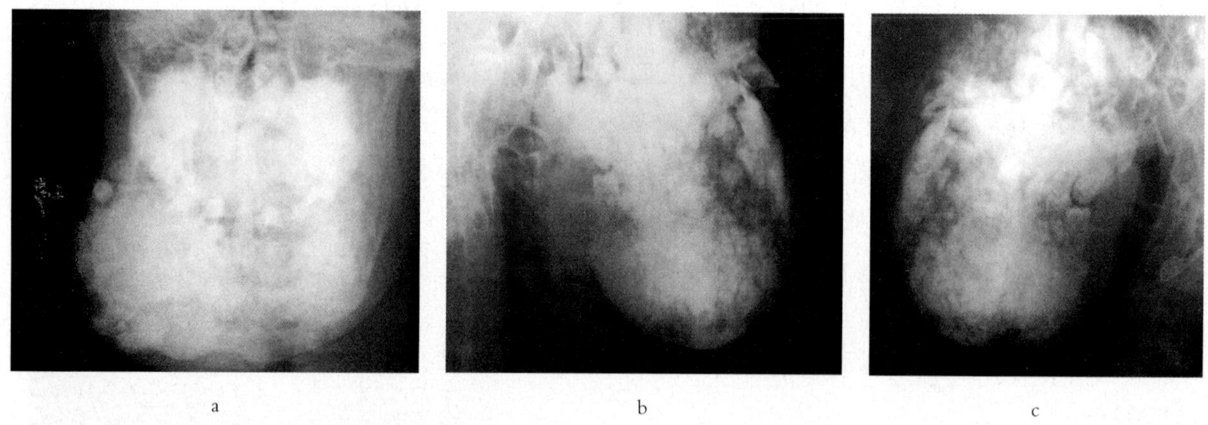

a b c

图 2-70 颌骨家族性巨大型牙骨质瘤(familial gigantiform cementoma in the jaws)

下颌骨正位图 a、右侧位图 b 和左侧位图 c 示两侧上、下颌骨增大畸形，右侧尤其明显。上、下颌骨正常骨质结构为密度不均的高密度团块病变所取代，边界不清。

边界清晰，多可见病变边缘有低密度线影围绕。弥漫性 OD 多为不规则形肿块表现，病变边缘或为清晰表现，或模糊不清。此外，成熟 FOD 的病变边缘一般不会出现低密度包膜带影。

内部结构　X 线和 CT 上，局限性 OD 的内部结构形式多样，通常可分为 3 期：早期，局限性 OD

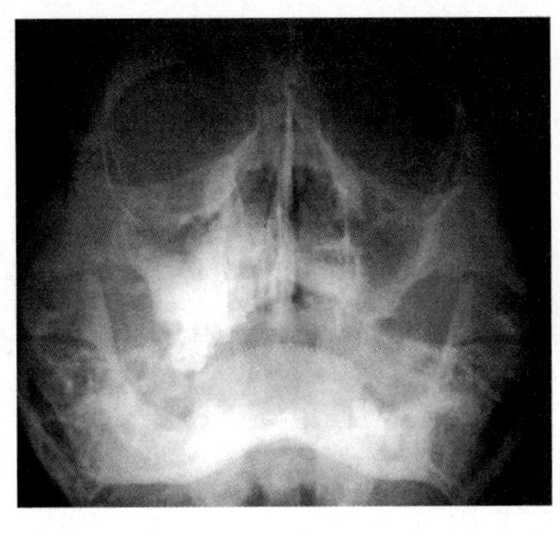

a

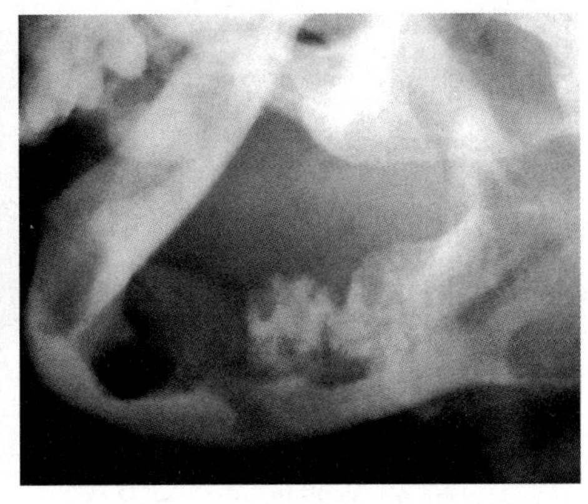

b

图2-71　颌骨家族性巨大型牙骨质瘤(familial gigantiform cementoma in the jaws)

该患者为图 2-70 患者之父。华特位图 a 和右下颌骨侧位片图 b 示右侧上颌骨和左下颌骨体部分别有团块状 X 线阻射区,边缘欠规则。

以牙根尖区低密度 X 线透射表现为特征，类似于根尖肉芽肿和小囊肿;混合期,局限性 OD 病灶以牙根尖区高密度伴周围带状低密度表现为主;成熟期，局限性 OD 病变以牙根尖区高密度 X 线阻射改变为特点(图 2-67)。弥漫性OD 在 X 线和 CT 上多呈密度高低不等的混合结构改变（图 2-69)。病变内混合结构的分布不规则。相对而言,病变内异常高密度 X 线阻射部分多于低密度 X 线透射部分。部分弥漫性 OD 病灶可呈低密度囊肿样表现,并可发展为单纯性骨囊肿。

邻近结构侵犯和反应　POD 病灶内出现牙根吸收和牙结构受侵者少见,但病变可与受累牙牙根的牙骨质相互融合,造成拔牙困难。下颌骨弥漫性 OD 可向下推移下颌神经管;上颌弥漫性 OD 可向上突入上颌窦内。

影像鉴别诊断　影像学表现上与局限性 OD（PCD 和 FCOD）相类似的病变有根尖肉芽肿、根尖周囊肿和成牙骨质细胞瘤。根尖肉芽肿和根尖周囊肿的 X 线表现与早期局限性 OD 相似。鉴别要点为：前两者以单发病变为主，受累牙为死髓牙；后者常为多发病变表现,受累牙为活髓牙。同样,成熟期局限性 OD 的 X 线表现与成牙骨质细胞瘤也极为相似,但前者常表现为多发病变,后者为以单发表现为主。

影像学表现上与弥漫性 OD 相似的颌骨病变主要有 OF、Paget 病与颌骨慢性骨髓炎。弥漫性 OD 与 OF 的鉴别前已述及。弥漫性 OD 与 Paget 病一样,以多发病变为特点。但弥漫性 OD 通常只累及颌骨,不会影响颅骨。弥漫性 OD 如伴有继发感染，则难以同颌骨骨髓炎鉴别。抗炎治疗后的随访观察对最终确诊弥漫性 OD 具有重要作用。

参 考 文 献

1 Barnes L, Eveson JW, Reichart P, et al. WHO classification of tumours. Pathology & Genetics of head and neck tumours. Lyon: IARC Press, 2005: 323.

2 Su L, Weathers DR, Waldron CA. Distinguishing features of focal cemento-osseous dysplasia and cemento-ossifying fibromas. II. A clinical and radiologic spectrum of 316 cases. Oral Surg Oral Med Oral Pathol Oral Radiol Endod, 1997, 84: 540-549.

3 White SC, Pharoah MJ. Oral radiology: principles and interpretation. 5th ed. St. Louis: Mosby, 2004: 491-498.

4 MacDonald-Jankowski DS. Florid cemento-osseous dysplasia: a systematic review. Dentomaxillofac Radiol, 2003, 32: 141-149.

5 Abdelsayed RA, Eversole LR, Singh BS, et al. Gigantiform cementoma: clinicopathologic presentation of 3 cases. Oral Surg Oral Med Oral Pathol Oral Radiol Endod, 2001, 91: 438-444.

6 Beylouni I, Farge P, Mazoyer JF, et al. Florid cemento-osseous dysplasia:

Report of a case documented with computed tomography and 3D imaging. Oral Surg Oral Med Oral Pathol Oral Radiol Endod，1998，85：707–711.

7 Som PM，Curtin HD. Head and neck imaging. 4th ed，St. Louis：Mosby，2003：954–955.

8 Mupparapu M，Singer SR，Milles M，et al. Simultaneous presentation of focal cemento-osseous dysplasia and simple bone cyst of the mandible masquerading as a multilocular radiolucency. Dentomaxillofac Radiol，2005，34：39–43.

中心性巨细胞病变

中心性巨细胞病变（central giant cell lesion，CGCL）是一种良性局限性，但有时具有侵袭性的骨破坏性病变。病变组织取代正常骨组织，内有出血、含铁血黄素沉积、破骨细胞样巨细胞和反应性成骨。本病又称中心性巨细胞肉芽肿（central giant cell granuloma）和修复性巨细胞肉芽肿（reparative giant cell granuloma）。一般认为 CGCL 不是肿瘤性病变，而是一种对刺激源不明的反应性病变。颌骨良性巨细胞瘤（giant cell tumor，CGT）与 CGCL 的关系尚不明确，存在争议。一般认为颌骨内发生的 CGCL 远多于颌骨巨细胞瘤。CGCL 可发生于任何年龄，但多数患者的发病年龄在 30 岁以前。与骨巨细胞瘤不同的是：约 30%~60%的 CGCL 患者小于 20 岁。女性患者多于男性，女与男之比为 1.5~2:1。颌骨 CGCL 属少见疾病。大多数 CGCL 为单发性病变，仅少数可表现为多发性病变。除颌骨外，CGCL 尚可见于颞骨和蝶骨。

大体病理上，CGCL 的剖面呈红褐色，部分可见囊性变。镜下见，CGCL 主要由成纤维细胞或肌成纤维细胞组成，这些细胞散布于血管丰富的纤维组织或纤维黏液样组织中。病变内有出血和含铁血黄素沉积，伴巨噬细胞、淋巴细胞和粒细胞浸润。破骨细胞样巨细胞常见于出血区，且呈均匀或簇样分布。

临床上，颌骨 CGCL 多表现为面部无痛性肿大，少数患者有疼痛感。部分患者无任何症状，为偶然发现；部分患者可出现疼痛或感觉异常、肿胀、缺牙和鼻塞。CGCL 为生长缓慢的良性病变。治疗以手术摘除为主。已有证据显示降钙素或皮质类固醇的应用对部分病例有效。

X 线、CT 和 MRI 均可作为颌骨 CGCL 的影像学检查方法。迄今为止，X 线仍是检查颌骨（尤其是下颌骨）CGCL 的主要影像学方法。CT 能更好地显示颌骨 CGCL 内的细微结构。对侵犯至颌骨以外的 CGCL 或 CGT 应以 CT 和 MRI 检查为主。

【影像学表现】

部位　CGCL 主要发生于颌骨，其中下颌 CGCL 明显多于上颌，下颌与上颌之比约为 2:1。下颌 CGCL 主要位于下颌体，病变多在下颌第一磨牙的前方，病变可跨越下颌骨中线；上颌 CGCL 主要位于尖牙区。

形态和边缘　多数颌骨 CGCL 呈类圆形改变，少数可表现为不规则形肿块。下颌骨 CGCL 多有清晰的边界，但多缺乏骨皮质样边缘硬化线。上颌骨 CGCL 可无清晰边界。少数 CGCL 可呈侵袭性改变，表现为病变穿破颌骨骨皮质，侵犯周围软组织。

内部结构　X 线上，颌骨 CGCL 均呈低密度 X 线透射改变。病变可呈单囊（图 2–72、2–73），亦

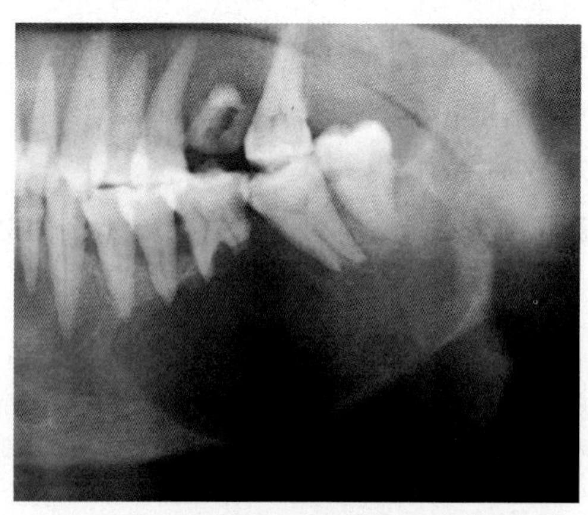

图 2–72　左下颌骨中心性巨细胞肉芽肿（central giant cell lesion in the left mandible）

X 线曲面断层片示左侧下颌体有单囊状 X 线透射区，边界清晰。左下第一和第二磨牙牙根吸收。

可为多囊(图 2-74)。直径较小的单囊病变多为均匀低密度表现,类似于囊肿。多囊者,病变内有纤细且模糊的分隔。囊隔可垂直于病变边缘。平扫 CT 上,病变为软组织密度表现(图 2-73、2-74)。部分病变内可见细小的颗粒样钙化(图 2-73)。MRI 上,CGCL 在 T1WI 和 T2WI 上多呈低信号表现,但也可表现为 T1WI 上的中等略高信号和 T2WI 上的均匀高信号。增强 CT 和 MRI 上,CGCL 有强化表现。

邻近结构侵犯和反应　颌骨 CGCL 常可推牙齿移位,少数可有牙根吸收(图 2-72),病变区域内的牙槽硬骨板可消失(图 2-72、2-73)。下颌 CGCL 可推下颌神经管向下移位。颌骨 CGCL 有比较强烈的骨皮质膨胀倾向。膨胀的骨皮质多呈不规则形或波浪状。X 线咬合片上,膨胀的骨皮质可呈双边缘表现。部分颌骨 CGCL 可无膨胀表现,但可出现骨皮质的破坏吸收(上颌骨多见),与恶性病变表现相似。颞骨 CGCL 可向上侵入颅内,向下侵犯颞下颌关节区的软组织结构和面部软组织间隙,如腮腺间隙、颞下间隙和咽旁间隙。

影像鉴别诊断　呈多囊表现的颌骨 CGCL 应与成釉细胞瘤、牙源性黏液瘤和动脉瘤样骨囊肿区别。成釉细胞瘤与 CGCL 的不同之处在于:成釉细胞瘤常位于下颌骨后部;发病年龄多大于 CGCL;成釉细胞瘤内的分隔多为锐利清晰的粗曲线状骨隔。与 CGCL 的不同,牙源性黏液瘤的特点为:病变的发病年龄较大;病变内常有粗而锐利的垂直分隔;牙源性黏液瘤多无骨皮质膨胀

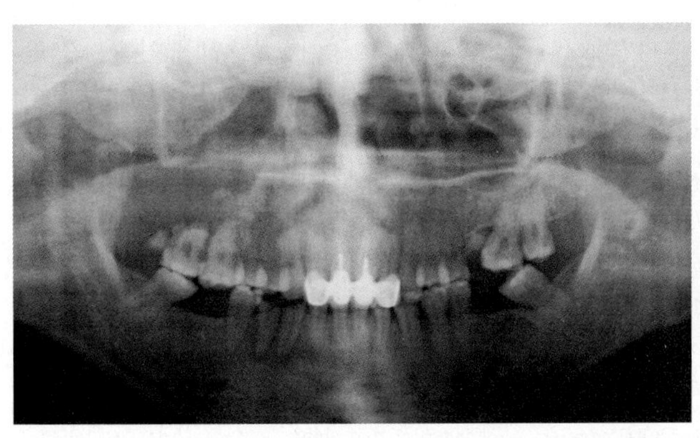

a

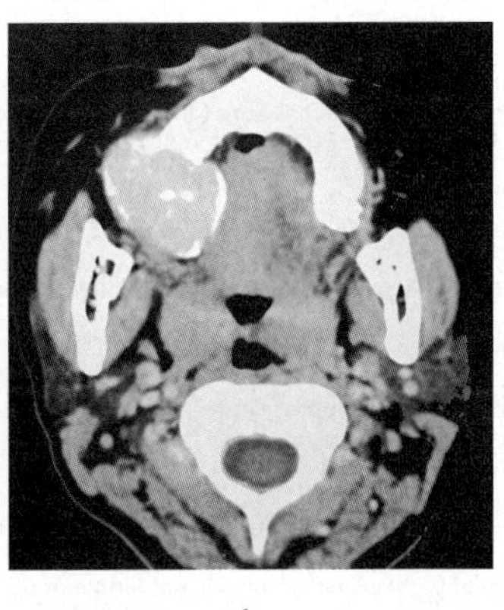

b

图 2-73　右上颌骨中心性巨细胞肉芽肿(central giant cell lesion in the right maxilla)

X 线曲面断层片图 a 示右上颌骨结节区有单囊状 X 线透射区,边缘欠清晰。横断面增强 CT 图 b 示右上颌呈膨胀性改变,病变为软组织密度表现,边界清晰。

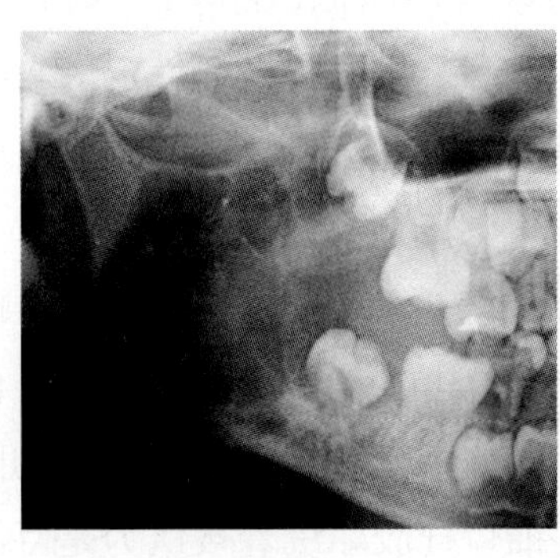

a

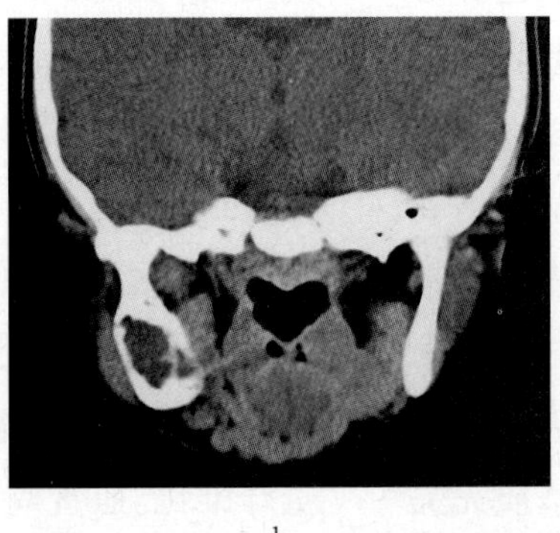

b

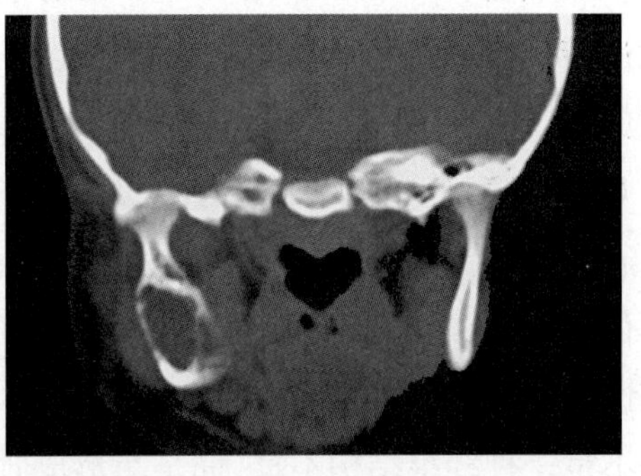

c

图 2-74　右下颌骨中心性巨细胞肉芽肿(central giant cell lesion in the right mandible)

X 线曲面断层片图 a 示右下颌骨升支部病变呈多囊状 X 线透射改变,囊隔纤细,部分垂直于囊壁。冠状面 CT 软组织窗图 b 和骨窗图 c 示右下颌骨膨大明显,病变呈多囊软组织密度改变,界限清晰。

倾向。颌骨动脉瘤样骨囊肿内部如呈现有分隔者也易与颌骨 CGCL 混淆。但动脉瘤样骨囊肿为罕见病变，其常发生于颌骨后部，有明显的颌骨膨胀表现。

呈单囊低密度表现的颌骨 CGCL 应与颌骨囊肿区别，尤其是单纯性骨囊肿。一般而言，单纯性骨囊肿少有邻牙移位和牙根吸收表现，亦少见颌骨呈膨胀性改变。此外，因甲状旁腺功能亢进（hyperparathyroidism）所导致的棕色瘤（brown tumor）在影像学和组织病理学上也常与颌骨 CGCL 相似。甲状旁腺素水平的检测有助于区别两者。此外与颌骨 CGCL 相比，棕色瘤多见于年长患者，病变常具有多发特点。

参考文献

1 Barnes L, Eveson JW, Reichart P, et al. WHO classification of tumours. Pathology & Genetics of head and neck tumours. Lyon: IARC Press, 2005: 324.

2 White SC, Pharoah MJ. Oral radiology: principles and interpretation. 5th ed. St. Louis: Mosby, 2004: 501-503.

3 Nemoto Y, Inoue Y, Tashiro T, et al. Central giant cell granuloma of the temporal bone. AJNR Am J Neuroradiol, 1995, 16: 982-985.

4 Aralasmak A, Aygun N, Westra WH, et al. Giant cell reparative granuloma of the sphenoid bone. AJNR Am J Neuroradiol, 2006, 27: 1675-1677.

5 Carlos R, Sedano HO. Intralesional corticosteroids as an alternative treatment for central giant cell granuloma. Oral Surg Oral Med Oral Pathol Oral Radiol Endod, 2002, 93: 161-166.

6 de Lange J, Rosenberg AJ, van den Akker HP, et al Treatment of central giant cell granuloma of the jaw with calcitonin. Int J Oral Maxillofac Surg, 1999, 28: 372-376.

7 Bodner L, Bar-Ziv J. Radiographic features of central giant cell granuloma of the jaws in children. Pediatr Radiol, 1996, 26: 148-151.

8 Cohen MA, Hertzanu Y. Radiologic features, including those seen with computed tomography, of central giant cell granuloma of the jaws. Oral Surg Oral Med Oral Pathol, 1988, 65: 255-261.

9 Horner K. Central giant cell granuloma of the jaws: a clinico-radiological study. Clin Radiol, 1989, 40: 622-626.

10 Stavropoulos F, Katz J. Central giant cell granulomas: a systematic review of the radiographic characteristics with the addition of 20 new cases. Dentomaxillofac Radiol, 2002, 31: 213-217.

11 Kruse-Losler B, Diallo R, Gaertner C, et al. Central giant cell granuloma of the jaws: a clinical, radiologic, and histopathologic study of 26 cases. Oral Surg Oral Med Oral Pathol Oral Radiol Endod, 2006, 101: 346-354.

12 de Lange J, van den Akker HP. Clinical and radiological features of central giant-cell lesions of the jaw. Oral Surg Oral Med Oral Pathol Oral Radiol Endod, 2005, 99: 464-470.

13 Kaffe I, Ardekian L, Taicher S, et al. Radiologic features of central giant cell granuloma of the jaws. Oral Surg Oral Med Oral Pathol Oral Radiol Endod, 1996, 81: 720-726.

14 Nackos JS, Wiggins RH 3rd, Harnsberger HR. CT and MR imaging of giant cell granuloma of the craniofacial bones. AJNR Am J Neuroradiol, 2006, 27: 1651-1653.

巨颌症

巨颌症（cherubism）是一种罕见的常染色体显性遗传病，以颌骨对称性膨大为特点，患者具有典型的“小天使”面容（cherubic facial appearance）。该疾病又名家族性纤维结构不良（familial fibrous dysplasia）。遗传学研究显示巨颌症的染色体异常被定位于 4p16.3，突变的基因为 SH3BP2。事实上，家族性纤维结构不良是术语学上的误用。因为该疾病并不是一种纤维结构不良，而是与形成骨基质无关的巨细胞肉芽肿（CGCL）。组织学上也无法区别巨颌症和 CGCL。作为一种常染色体显性遗传病，巨颌症家族中的男性几乎 100%发病；女性发病者近 70%。散发病例者也有报道。患者一般在幼儿期（2~4 岁）被确诊；部分症状不明显者可在青春期被发现；也有因自身表现不明显，在其子女确诊后而被发现者。青春期后，巨颌症多有一定的自限性，病变可因颌骨生长的停止而停止，部分尚可自行消退。

病理上，巨颌症的表现与 CGCL 十分相似，两者鉴别困难。病变早期，其内含有纤维组织和类似于破骨细胞的巨细胞，并可见含铁血黄素沉积和间质纤维化。血管周围袖口样胶原沉着被认为是巨颌症的特征性表现，但却十分少见。事实上，对巨颌症的确诊应从临床、病理和影像检查的综合信息评价中获得。

临床上，巨颌症多表现为面部无痛性和对称性肿大。病变累及两侧上颌者可使颊部皮肤外伸，下眼睑下垂，眼球相对朝上，酷似“小天使”。生长迅速的上颌骨巨颌症尚有引发突眼、复视和视力减退的可能。青春期后的巨颌症多有自限性，临床随访观察和影像学检查对确认其自限特点具有重要意义。除非是严重影响牙颌面功能者，一般不需对巨颌症进行手术治疗。

X 线、CT 和 MRI 均可作为巨颌症的影像学检查方法。X 线检查适宜于下颌骨巨颌症病变的显示。上颌骨巨颌症病变因 X 线检查的视野有限，常不能显示病灶全貌，故宜采用 CT 和 MRI 检查。

【影像学表现】

部位　颌骨的 4 象限均可受累。单发者极为罕见（多为单侧下颌骨受累）。病变主要累及上、下颌骨的后部（下颌第一磨牙以后区域和上颌结节区）。病变范围广泛者，可见其越过颌骨中线与对侧颌骨病灶相连。除颌骨病灶外，巨颌症还可累及颞骨。

形态和边缘　病变多呈类圆形或不规则肿块形态，边界清晰，一般无骨皮质外侵犯。颌骨巨颌症的膨胀性改变明显。部分较大的病灶可突破颌骨边缘，破坏吸收颌骨骨皮质。青春期后的巨颌症病变边缘可呈明显的骨硬化表现。

内部结构　大多数巨颌症病灶呈多囊状改变。X 线上，病变表现为多囊低密度 X 线透射区，囊隔纤细，各囊大小不一，可呈圆形或不规则形（图 2-75、2-76）。青春期后，随着病变生长的停止，病变内硬化的囊隔可以增粗。CT 上，病灶内的囊隔为高

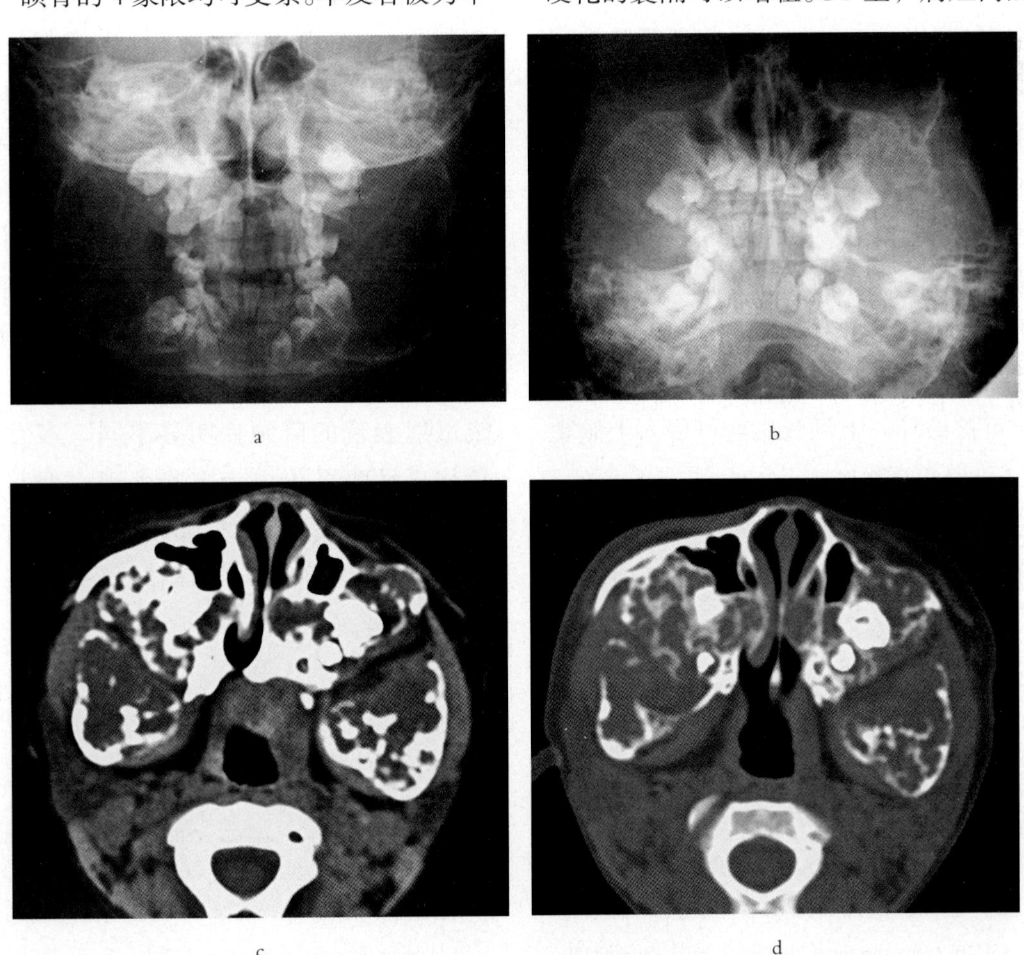

图 2-75　巨颌症（cherubism）

下颌骨正位图 a 和华特位图 b 示两侧上颌骨和下颌骨外形呈对称性肿大改变。病变呈多囊状 X 线透射表现，边界清晰。横断面 CT 软组织窗图 c 和骨窗图 d 示病变实质为软组织密度，结构呈多囊状改变，骨性囊隔较粗，边界清晰。

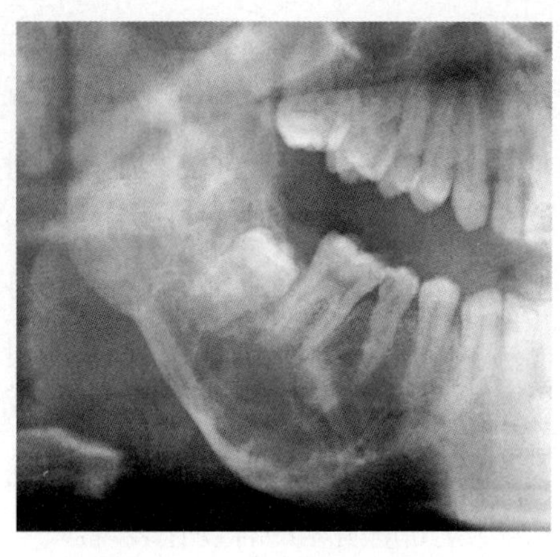
a

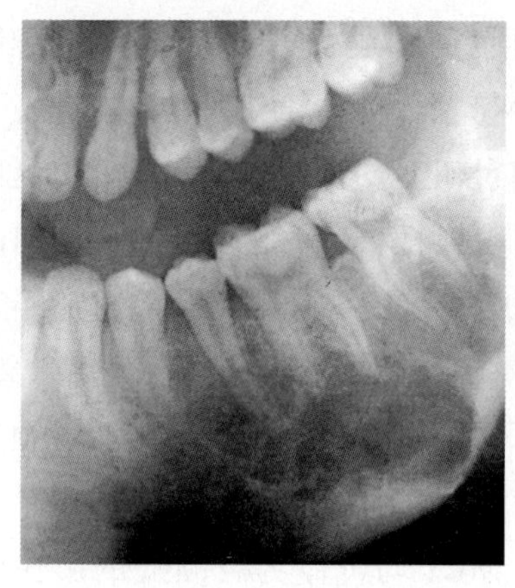
b

图2-76　巨颌症(cherubism)

该患者为图2-75患者之舅。X线曲面断层片图a、图b示双侧下颌体和升支部有多囊状X线透射区,边界清晰。下颌骨膨胀不明显。

密度骨隔,形态不一。骨隔之间的实质性病灶表现为软组织密度(图2-75)。MRI上,多囊骨隔表现为T1WI和T2WI上的低信号;病灶实性部分多呈T1WI上的低或中等信号和T2WI上的中等或略高信号。

邻近结构侵犯和反应　巨颌症较少累及其周围软组织结构,但部分膨胀明显的巨颌症病变可破坏吸收颌骨骨皮质,侵入周围软组织。由于多数病变位于颌骨的后部,故可见受累牙多向前移位。病灶内的牙囊可被破坏。上颌骨病变可侵入上颌窦内,严重者还可侵犯至眶底。

影像鉴别诊断　巨颌症的临床和影像表现均有显著的特征性,通常不易误诊为其他颌骨病变。虽然在病理表现方面,巨颌症和CGCL表现相似,不易鉴别,但两者的影像表现特点却存在较大的差异。首先,巨颌症的病变中心部位多位于颌骨后部;CGCL多位于颌骨前部。其次,巨颌症为多发病变,颌骨膨胀呈对称性改变;CGCL多为单发病变,颌骨膨胀呈单侧性。此外,应与巨颌症鉴别的颌骨病变还有颌骨FD和多发性牙源性角化囊性瘤。FD中呈低密度X线透射改变的病变多为单囊状,与呈多囊低密度X线透射表现的巨颌症明显不同。多发性牙源性角化囊性瘤虽也可为多囊表现,但其颌骨膨胀表现多不明显,即使有膨胀,其程度也远逊于巨颌症。

参考文献

1 Barnes L, Eveson JW, Reichart P, et al. WHO classification of tumours. Pathology & Genetics of head and neck tumours. Lyon: IARC Press, 2005: 325.

2 Lietman SA, Kalinchinko N, Deng X, et al. Identification of a novel mutation of SH3BP2 in cherubism and demonstration that SH3BP2 mutations lead to increased NFAT activation. Hum Mutat, 2006, 27: 717-718.

3 Ueki Y, Tiziani V, Santanna C, et al. Mutations in the gene encoding c-Abl-binding protein SH3BP2 cause cherubism. Nat Genet, 2001, 28: 125-126.

4 Katz JO, Dunlap CL, Ennis RL. Cherubism: report of a case showing regression without treatment. J Oral Maxillofac Surg, 1992, 50: 301-303.

5 Hammer JEI. The demonstration of perivascular collagen deposition in cherubism. Oral Surg Oral Men Oral Pathol, 1969, 27: 129-141.

6 Meng XM, Yu SF, Yu GY. Clinicopathologic study of 24 cases of cherubism. Int J Oral Maxillofac Surg, 2005, 34: 350-356.

7 Jain V, Sharma R. Radiographic, CT and MRI features of cherubism. Pediatr Radiol, 2006, 36: 1099-1104.

8 Fonseca LC, Freitas JB, Maciel PH, et al. Temporal bone involvement in Cherubism: case report. Braz Dent J, 2004, 15: 75-78.

9 吴运堂,孙开华,朱宣鹏等.家族性巨颌症.中华口腔医学杂志,1993,28:148-150.

10 Arnott DG. Cherubism — an initial unilateral presentation. Br J Oral Surg,

1978, 16: 38-46.

11 Beaman FD, Bancroft LW, Peterson JJ, et al. Imaging characteristics of cherubism. AJR Am J Roentgenol, 2004, 182: 1051-1054.

12 Bianchi SD, Boccardi A, Mela F, et al. The computed tomographic appearances of cherubism. Skeletal Radiol, 1987, 16: 6-10.

13 邱蔚六,余强,燕山主编.颌面颈部疾病影像学图鉴.济南:山东科学技术出版社,2002: 173-175.

14 Mnari W, Ennouri S, Jlassi H, et al. Cherubism: a new case with review of literature. Ann Otolaryngol Chir Cervicofac, 2005, 122: 260-264.

15 White SC, Pharoah MJ. Oral radiology: principles and interpretation. 5th ed. St. Louis: Mosby, 2004: 506-507.

16 Colombo F, Cursiefen C, Neukam FW, et al. Orbital involvement in cherubism. Ophthalmology, 2001, 108: 1884-1888.

动脉瘤样骨囊肿

动脉瘤样骨囊肿(aneurysmal bone cyst, ABC)是一种膨胀性溶骨性病变,通常为多囊表现,囊腔内的血液为含有破骨细胞样巨细胞和反应性骨的纤维囊隔所分隔。ABC不是囊肿或真性肿瘤。还有观点认为ABC是一种对骨内血管组织的膨胀性、局限性和增生反应性病变。由于组织病理学和影像学表现相似,ABC和CGCL之间可能存在密切关系。ABC还可与其他骨病变并存,如纤维结构不良、血管瘤、巨细胞肉芽肿和骨肉瘤等,但较为少见。部分研究认为与其他病变共存的ABC可能属于继发性骨疾病。此外,还有观点认为上颌骨ABC与创伤无关。ABC属于少见骨疾病,发生于颌骨者更为罕见,只占全部ABC的1%~3%。约90%的ABC发生在30岁以下,高峰年龄在10~19岁。女性患者多见,但发生于颌骨者无明显性别差异。

大体病理上,ABC多表现为边界清晰的多囊性肿物,囊腔内含不凝固血液,囊隔呈灰白色或铁锈色,囊壁外为一薄层反应性骨壳。镜下见,囊隔中含有不甚明显的成纤维组织、破骨细胞样巨细胞、反应性骨或不规则性类骨质;组织内也可见含铁血黄素沉积。由于没有上皮衬里,ABC内的囊腔属于假囊腔。

临床上,ABC多表现为短时间内局部面部明显肿大,偶有疼痛或麻木。病变可引发咬合关系紊乱、牙移位和松动,但牙活力存在。上颌骨ABC累及眼眶者可引起眼球突出和复视。对颌骨ABC的治疗多以手术刮除为主,病灶累及软组织者有可能导致复发。除手术外,其他治疗方法还有介入治疗、低剂量放疗和药物治疗(降钙素和干扰素等)等。

X线检查适用于对下颌骨ABC的诊断。但对上颌骨和其他颅颌面骨的ABC的检查宜采用CT和MRI。CT和MRI能完整显示ABC的病变范围,明确其与周围组织的关系,并在显示ABC内部结构的细节上(如液-液平面)明显优于X线检查。

【影像学表现】

部位 下颌骨ABC较上颌骨ABC明显多见。下颌骨ABC主要发生于下颌后部(磨牙区和下颌支)。下颌冠突和髁突受累者少见。除颌骨外,ABC尚可见于颅面骨的颞骨、蝶骨和颧骨。

形态和边缘 大多数颌骨ABC有明显的膨胀性改变,表现为类圆形或"气球状"。病变边界变化多样,多数病变有清晰边缘;部分可表现为模糊不清。

内部结构 影像学上,颌骨ABC有单囊(图2-77、2-78)和多囊(图2-79)表现之分,多囊者较单囊病变略多见。X线上,颌骨ABC低密度X线透射改变(图2-77、2-79)。多囊ABC的囊隔纤细,但欠光滑锐利(图2-79),与CGCL的囊隔表现相似,偶见斑点状钙化或骨化影。单囊ABC多呈均匀低密度表现。CT上,颌骨ABC的CT值或与水液相同;或为软组织密度(图2-77)。病变内可见点状高密度钙化(图2-77)和线状骨隔。病变的囊腔内偶尔有较为特征性的气-液平面或液-液平面显示。MRI上,ABC病变一般表现为T1WI上的低或中等信号和T2WI上的均匀或不均匀高信号(图2-77、2-78)。部分ABC病变内还可见特征性的液-液平面征象(图2-78)。增强MRI上,病变内部

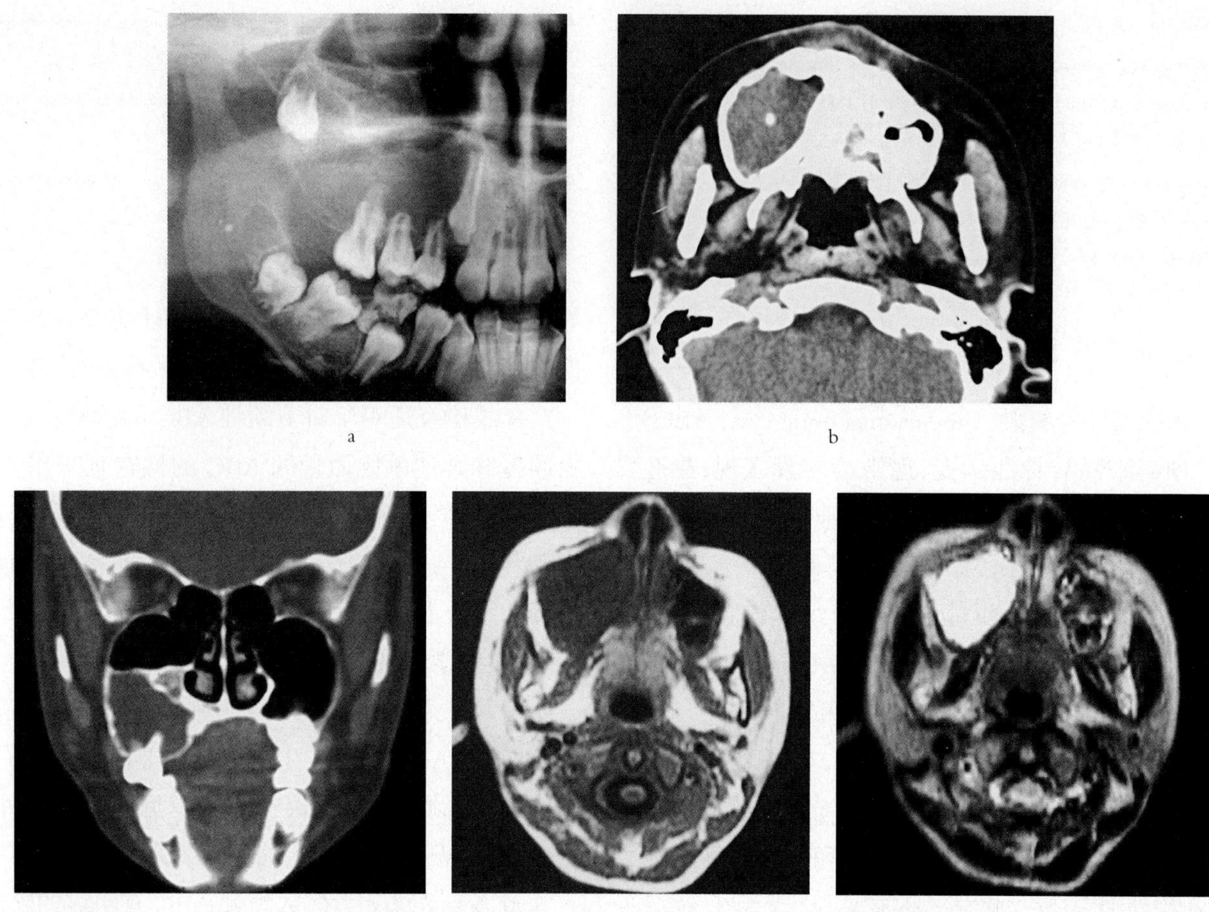

a b c d e

图 2-77　右上颌骨动脉瘤样骨囊肿(aneurysmal bone cyst in the right maxilla)

X线曲面断层片图a示右上颌结节区有单囊状X线透射病变,边界清晰。横断面CT软组织窗图b和冠状面CT骨窗图c示右上颌骨膨胀明显,上颌窦底上移,病变呈软组织密度改变。T1WI图d上病变表现为低信号;T2WI图e上为均匀高信号,边界清晰。

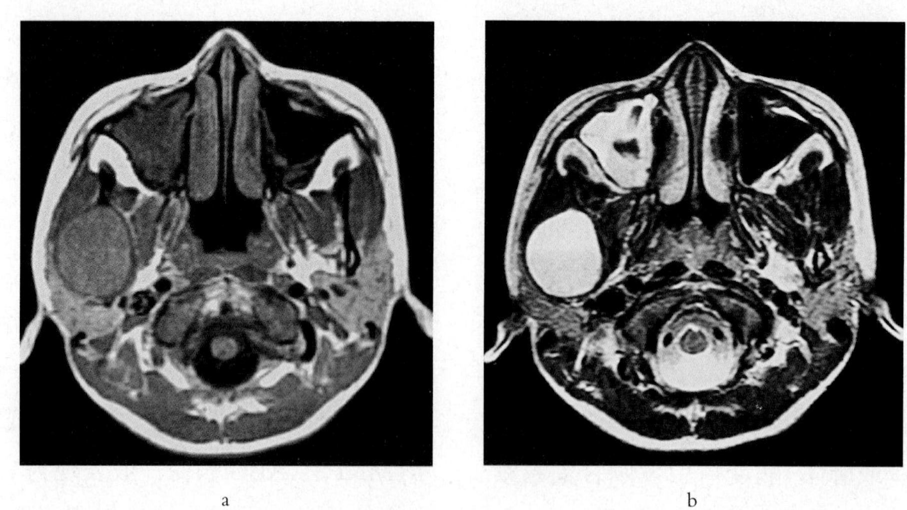

a b

图 2-78　右下颌骨动脉瘤样骨囊肿(aneurysmal bone cyst in the right mandible)

横断面T1WI图a示右下颌髁突外形明显膨大,病变呈中等略高信号。横断面T2WI图b上,病变呈高信号,可见液-液平面,边界清晰。

的囊隔可呈强化表现。液-液平面征象的形成可能和病变内液体中的血细胞沉淀有关。Keenan 等和 Tsai 等认为：良性骨疾病中显示液-液平面征象最多者为 ABC。此外，Asaumi 等认为在 T2WI 和增强 T1WI 上，颌骨 ABC 主要以"蜂窝状"或"多泡状"为表现特点。如 ABC 伴有纤维结构不良，则可见磨砂玻璃样病变内部或周围有囊性低密度 X 线透射区（图 2-80）。

邻近结构侵犯和反应　颌骨 ABC 多可推移病变区牙齿移位，但牙根吸收较少见。部分 ABC 还可穿破颌骨骨皮质，侵犯周围软组织结构（下颌 ABC 相对少见）。上颌骨 ABC 可侵入鼻腔和眼眶。

影像鉴别诊断　影像学上，颌骨 ABC 的表现可以和 CGCL、巨颌症和成釉细胞瘤相似。CGCL、巨颌症和 ABC 同属巨细胞病变，组织病理学表现有一定的相似性。通常，CGCL 的发病部位多在颌骨前部（第一磨牙之前），ABC 则好发于颌骨后部。巨颌症可同时累及颌骨的 3~4 个象限，ABC 仅累及颌骨的单个象限。比较而言，成釉细胞瘤的发病年龄一般大于颌骨 ABC。

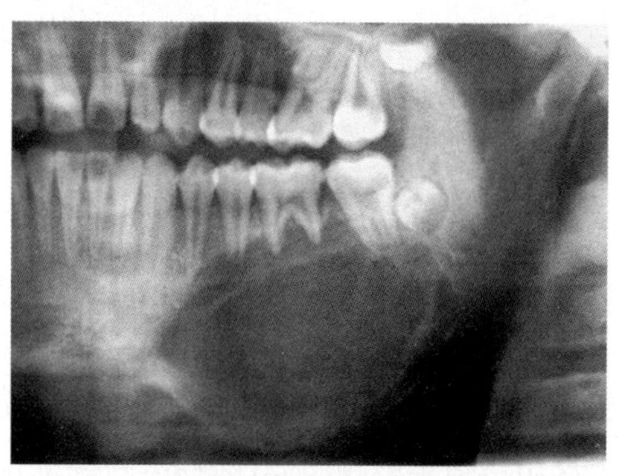

图 2-79　左下颌骨动脉瘤样骨囊肿（aneurysmal bone cyst in the left mandible）

X 线曲面断层片示左下颌骨体部有多囊状 X 线透射区，边界清晰。左下颌第二双尖牙和第一磨牙牙根吸收，骨皮质向下膨胀明显。

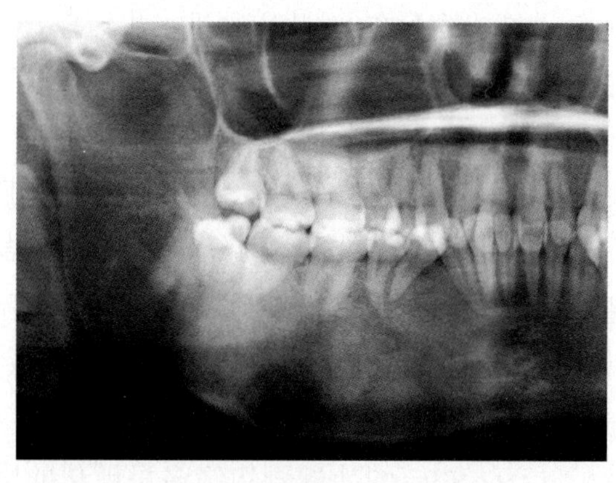

a

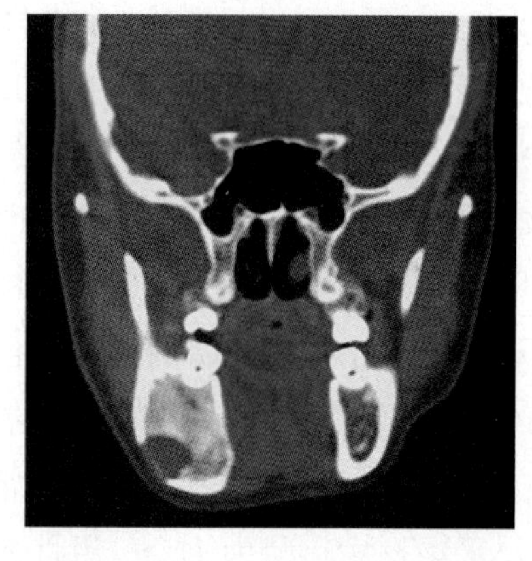

b

图 2-80　右下颌骨动脉瘤样骨囊肿伴纤维结构不良（aneurysmal bone cyst with fibrous dysplasia in the right mandible）

X 线曲面断层片图 a 示右下颌骨体部略向下膨大。病变以边界模糊的 X 线阻射区为主；局部可见边界清晰的单囊状 X 线透射区。冠状面 CT 骨窗图 b 示右下颌骨体部膨大明显。病变以磨砂玻璃状改变为主，局部有边界清晰的单囊状软组织密度病灶。

参考文献

1　Barnes L, Eveson JW, Reichart P, et al. WHO classification of tumours. Pathology & Genetics of head and neck tumours. Lyon: IARC Press, 2005: 326.

2　White SC, Pharoah MJ. Oral radiology: principles and interpretation. 5th ed. St. Louis: Mosby, 2004: 503-506.

3　Struthers PJ, Shear M. Aneurysmal bone cyst of the jaws. (II) Pathogenesis. Int J Oral Surg, 1984, 13: 92-100.

4　Wojno KJ, McCarthy EF. Fibro-osseous of the face and skull with aneurysmal bone cyst formation. Skeletal Radiol, 1994, 23: 15-18.

5　刘复生主编.中国肿瘤病理学分册（下卷）.北京：科学技术文献出版社，2005：222-223.

6　Bataineh AB. Aneurysmal bone cyst of the maxilla: a clinicopathologic review. J Oral Maxillofac Surg, 1997, 55: 1212-1216.

7 Kaffe I, Naor H, Calderon S, et al. Radiological and clinical features of aneurysmal bone cyst of the jaws. Dentomaxillofac Radiol, 1999, 28: 167-172.
8 Som PM, Schatz CJ, Flaum EG, et al. Aneurysmal bone cyst of the paranasal sinuses associated with fibrous dysplasia: CT and MR findings. J Comput Assist Tomogr, 1991, 15: 513-515.
9 Revel MP, Vanel D, Sigal R, et al. Aneurysmal bone cysts of the jaws: CT and MR findings. J Comput Assist Tomogr, 1992, 16: 84-86.
10 Som PM, Curtin HD. Head and neck imaging. 4th ed. St. Louis: Mosby, 2003: 943-944.
11 Keenan S, Bui-Mansfield LT. Musculoskeletal lesions with fluid-fluid level: a pictorial essay. J Comput Assist Tomogr, 2006, 30: 517-524.
12 Tsai JC, Dalinka MK, Fallon MD, et al. Fluid-fluid level: a nonspecific finding in tumors of bone and soft tissue. Radiology, 1990, 175: 779-782.
13 Asaumi J, Konouchi H, Hisatomi M, et al. MR features of aneurysmal bone cyst of the mandible and characteristics distinguishing it from other lesions. Eur J Radiol, 2003, 45: 108-112.
14 Mahnken AH, Nolte-Ernsting CC, Wildberger JE, et al. Aneurysmal bone cyst: value of MR imaging and conventional radiography. Eur Radiol, 2003, 13: 1118-1124.

单纯性骨囊肿

单纯性骨囊肿(simple bone cyst，SBC)是一种缺乏上皮组织衬里的骨内假性囊腔,其囊壁仅为结缔组织,囊腔为空腔,或含浆液或血液。SBC 又名孤立性骨囊肿（solitary bong cyst)、创伤性骨囊肿(traumatic bone cyst)、出血性骨囊肿(hemorrhagic bone cyst)、单腔性骨囊肿(unicameral bone cyst)、进展性骨腔（progressive bone cavity)、溢出性囊肿(extravasation cyst）和特发性骨腔（idiopathic bone cavity)。虽然病因不明,但 SBC 可能是一种局限性的正常骨重建或代谢异常。此理论推测的间接依据为：SBC 的异常骨腔经常出现在 OF 和 FD 病灶内。目前尚无充分证据表明 SBC 的病因与创伤有关,但不少 SBC 患者确实有创伤史和创伤的影像学证据。发生在颌骨内的 SBC 并不常见。SBC 常见于 10~19 岁患者,平均发病年龄为 17 岁。男性多于女性，但颌骨 SBC 无明显性别差异。部分颌骨 SBC 可与 OF、FD 或 OD 同时存在。发生在 OF 内的 SBC 可年龄略大(平均年龄为 42 岁),女性多于男性。颌骨 SBC 为良性病变,无不良预后。临床和影像学的随访证据显示：颌骨 SBC 有自愈倾向。

大体病理上,SBC 为一单囊性肿物，囊壁光滑,可厚薄不一,呈灰白或灰褐色。囊腔或空,或含淡黄色清亮浆液,或含红色血液。囊壁上可见骨嵴突向囊腔,但不形成完整的囊隔。镜下见,囊壁由纤维结缔组织组成,无上皮衬里。部分较厚的囊壁内可见丰富的毛细血管、散在的多核巨细胞、含铁血黄素和胆固醇结晶。囊壁深层常见骨样组织和新生骨小梁。

临床上,颌骨 SBC 多无任何症状,常在无意中发现。病变可引起面部的不对称性肿大,但多不甚明显。患者可有触痛或轻微疼痛。病变区牙齿为活髓牙。罕见有牙移位或病理性骨折。对颌骨 SBC 的治疗多以手术为主。被刮治后的骨腔可以闭合,也可持续存在(对此应须进一步治疗)。

【影像学表现】

部位 绝大多数颌骨 SBC 发生于下颌骨,上颌骨 SBC 罕见。SBC 可出现在下颌骨的任何部位,但在年长患者中以下颌后部和下颌支多见。

形态和边缘 颌骨 SBC 多呈类圆形，具有一般骨囊肿的影像表现特点。部分 SBC 亦可呈不规则形表现。病变边界变化多样。但其一般表现规律为：SBC 的牙槽侧边缘多呈硬化的扇形或弧线表现，较其下颌体下缘侧边缘更为清晰。部分颌骨 SBC 的囊壁内可有高密度骨化结构显示，有研究者认为这是 SBC 局部复发的主要原因。

内部结构 X 线上，颌骨 SBC 多为单囊低密度 X 线透射表现(图 2-81、2-82),多囊表现者少见(图 2-83)。事实上,构成多囊表现的囊隔只是 SBC 囊壁上的骨嵴在 X 线投照时所形成的假象。CT 上,SBC 的 CT 值大多介于水和软组织之间。平扫 T1WI 上,SBC 的信号变化较大：液体呈低信号表现；血液多呈高信号表现。T2WI 上病变多呈高

信号。部分 SBC 病灶内尚可在 CT 和 MRI 上显示液-液平面。Gd-DTPA 增强 T1WI 上，可见 SBC 病灶边缘的囊壁上有局部强化表现。

邻近结构侵犯和反应　颌骨 SBC 一般不伴有病变区牙移位和牙根吸收征象。病灶内的牙周硬骨板也多保存完整。下颌 SBC 有沿颌骨长轴生长的特点，故较少见颌骨有明显的膨胀性改变。而明显的颌骨膨胀仅见于少数体积较大的 SBC 病变。下颌 SBC 多局限于颌骨内生长，颌骨外侵犯者少见。

影像鉴别诊断　颌骨 SBC 的 X 线表现多与牙源性角化囊性瘤相似，应在影像学上注意两者的鉴别。其间区别要点如下：① 牙源性角化囊性瘤的发病年龄大于 SBC；② 牙源性角化囊性瘤可致牙移位和牙根吸收，SBC 则少见；③ 牙源性角化囊性瘤多有清晰的病变边缘，SBC 的病变边缘则变化多样，但有一定的分布特点。

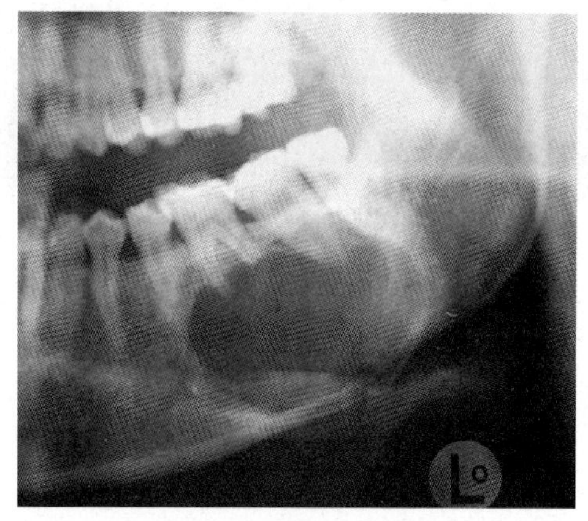

图 2-81　左下颌骨单纯性骨囊肿（simple bone cyst in the left mandible）

X 线曲面断层片示左下颌骨体部病变呈单囊状 X 线透射改变，边界清晰。左下第一磨牙牙根有吸收。

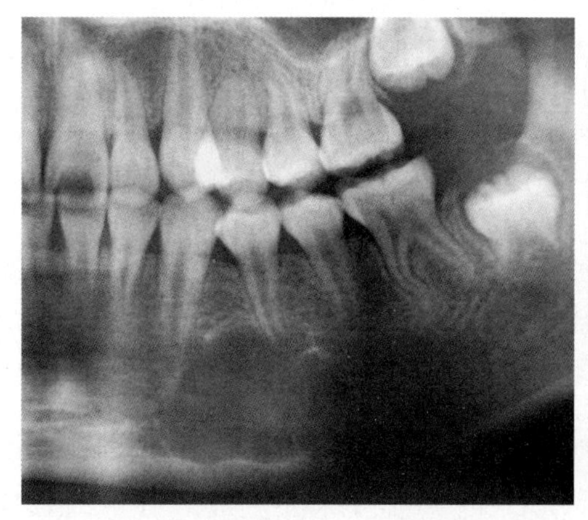

a

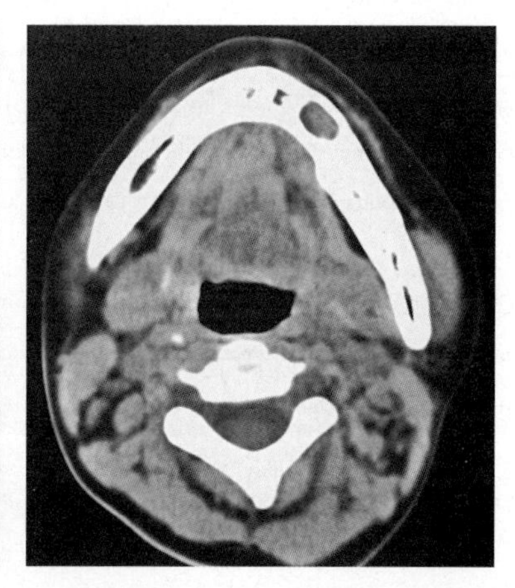

b

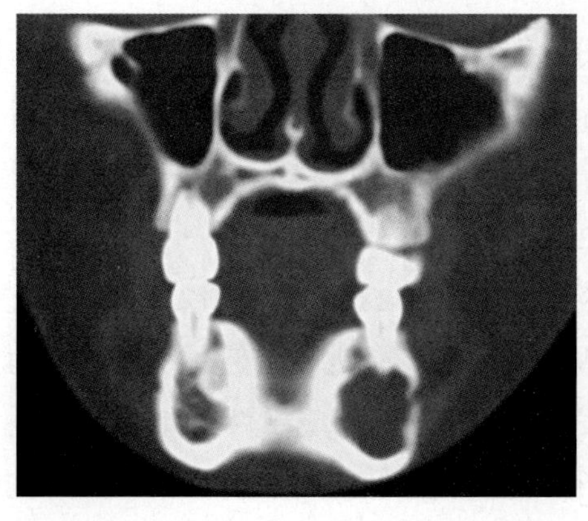

c

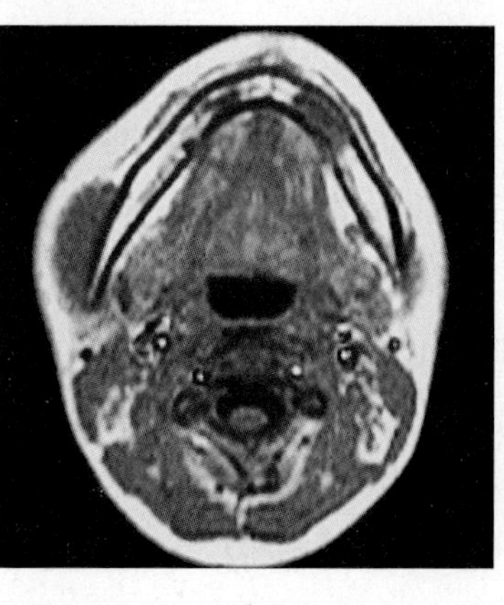

d

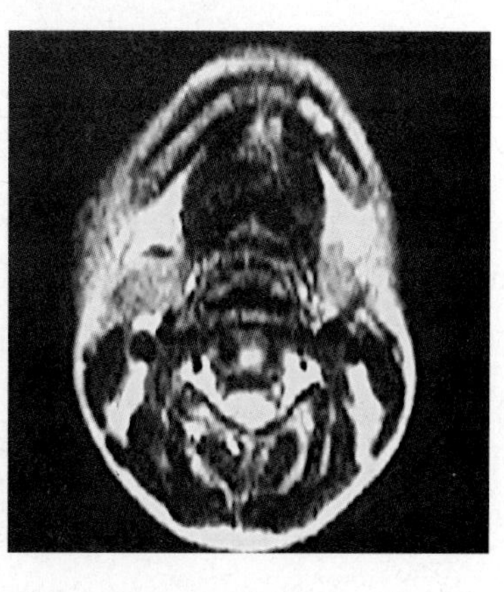

e

图 2-82　左下颌骨单纯性骨囊肿（simple bone cyst in the left mandible）

X 线曲面断层片图 a 示左下颌骨体部有单囊状 X 线透射区，边界清晰。横断面 CT 软组织窗图 b 和冠状面 CT 骨窗图 c 示病变为软组织密度表现，边界清晰。T1WI 图 d 上病变为低信号表现；T2WI 图 e 上为高信号，界限清晰。

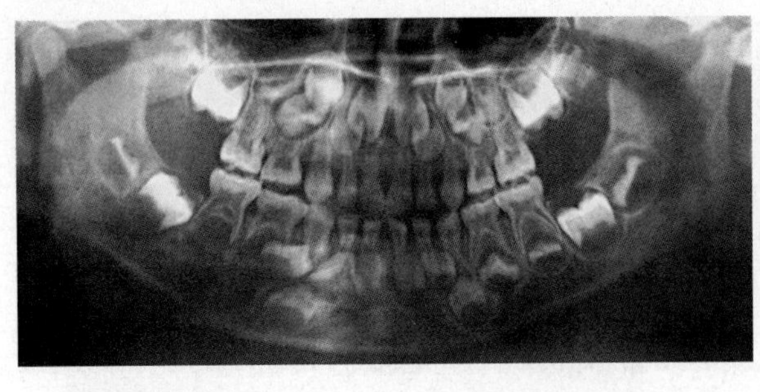
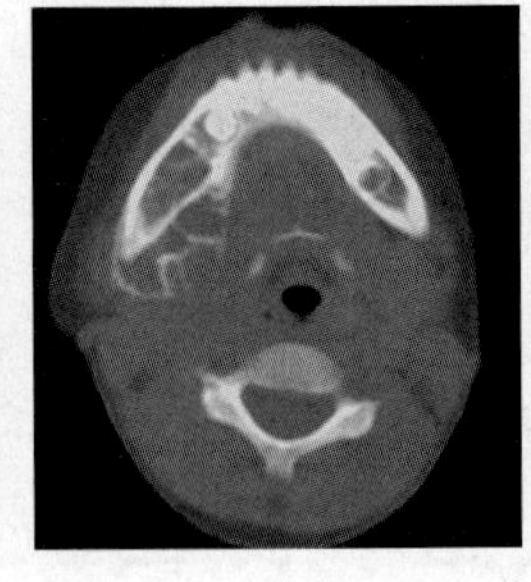
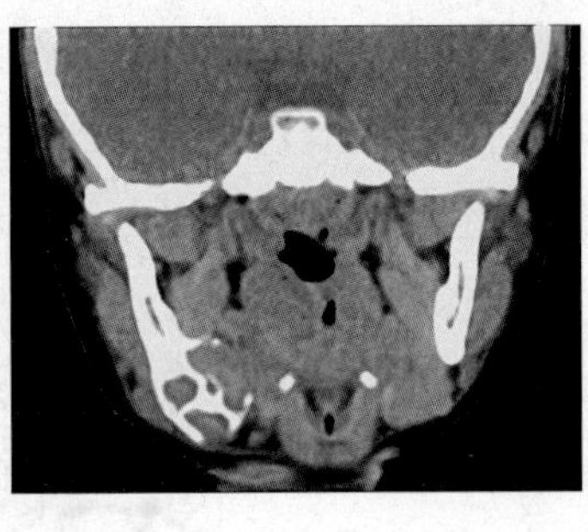

a　　b　　c

图 2-83　右下颌骨单纯性骨囊肿(simple bone cyst in the right mandible)

X 线曲面断层片图 a 示右下颌骨体部病变呈多囊状 X 线透射改变,边界欠清晰。横断面 CT 骨窗图 b 和冠状面 CT 软组织窗图 c 示右下颌骨多囊状病变为软组织密度表现,且向舌侧膨胀明显,局部骨皮质有吸收。

参 考 文 献

1　Barnes L, Eveson JW, Reichart P, et al. WHO classification of tumours. Pathology & Genetics of head and neck tumours. Lyon: IARC Press, 2005: 327.

2　White SC, Pharoah MJ. Oral radiology: principles and interpretation. 5th ed. St. Louis: Mosby, 2004: 405-408.

3　Margau R, Babyn P, Cole W, et al. MR imaging of simple bone cysts in children: not so simple. Pediatr Radiol, 2000, 30: 551-557.

4　Horner K, Forman GH. Atypical simple bone cysts of the jaws. II: A possible association with benign fibro-osseous (cemental) lesions of the jaws. Clin Radiol, 1988, 39: 59-63.

5　Mupparapu M, Singer SR, Milles M, et al. Simultaneous presentation of focal cemento-osseous dysplasia and simple bone cyst of the mandible masquerading as a multilocular radiolucency. Dentomaxillofac Radiol, 2005, 34: 39-43.

6　Damante JH, Da S Guerra EN, Ferreira Jr O. Spontaneous resolution of simple bone cysts. Dentomaxillofac Radiol, 2002, 31: 182-186.

7　刘复生主编.中国肿瘤病理学分册(下卷).北京:科学技术文献出版社, 2005: 222.

8　Copete MA, Kawamata A, Langlais RP. Solitary bone cyst of the jaws: radiographic review of 44 cases. Oral Surg Oral Med Oral Pathol Oral Radiol Endod, 1998, 85: 221-225.

9　Som PM, Curtin HD. Head and neck imaging. 4th ed. St. Louis: Mosby, 2003: 942-945.

10　Matsumura S, Murakami S, Kakimoto N, et al. Histopathologic and radiographic findings of the simple bone cyst. Oral Surg Oral Med Oral Pathol Oral Radiol Endod, 1998, 85: 619-625.

11　Eriksson L, Hansson LG, Akesson L, et al. Simple bone cyst: a discrepancy between magnetic resonance imaging and surgical observations. Oral Surg Oral Med Oral Pathol Oral Radiol Endod, 2001, 92: 694-698.

12　Burr BA, Resnick D, Syklawer R, et al. Fluid-fluid levels in a unicameral bone cyst: CT and MR findings. J Comput Assist Tomogr, 1993, 17: 134-136.

13　Maas EJ, Craig JG, Swisher PK, et al. Fluid-fluid levels in a simple bone cyst on magnetic resonance imaging. Australas Radiol, 1998, 42: 267-270.

婴儿黑色素神经外胚瘤

婴儿黑色素神经外胚瘤(melanotic neuroectodermal tumor of infancy, MNTI)是一种发生于婴幼儿的罕见肿瘤,主要由神经母细胞和色素上皮细胞两种成分组成。该肿瘤的同义词有黑色素性突变瘤(melanotic progonoma)、视网膜始基瘤(retinal anlage tumor)和黑色素性成釉细胞瘤(melanotic ameloblastoma)。多数研究认为 MNTI 起源于神经嵴。临床随访也提示大多数 MNTI 为良性肿瘤。但约 7%的 MNTI 可转移到淋巴结、肝、肾上腺、骨和软组织。MNTI 的特点是好发于婴儿,发病年龄在出生后 6 个月以内者占 80%;12 个月以内者占 95%。女性患者多于男性,男:女=1:2。

大体病理上,MNTI 表面光滑,质地韧且偏硬,剖面呈蓝灰或蓝黑色。病变大小不等,约在 1~10 cm 之间。镜下见,肿瘤由两种细胞组成:神经母细胞和含黑色素的上皮细胞。上皮细胞呈泡状或腺管状排列,胞质大多含黑色素颗粒。肿瘤间质为含血管的致密性纤维组织。

临床上,MNTI 多表现为生长迅速的色素性肿块，症状持续时间为 2 周至 5 个月不等。一般不伴有颌面部功能障碍。对 MNTI 的治疗多以手术切除为主，术后复发率较高，约为 36%。除非有转移表现，否则应避免对 MNTI 采用放疗和化疗。

X 线、CT 和MRI 等影像学检查方法均能显示颌骨内的 MNTI。但 CT 和 MRI 在显示上颌 MNTI 病变上更具优势。

【影像学表现】

部位　70%的 MNTI 发生于上颌骨；10%的病变发生于下颌骨；发生在其他部位的 MNTI 约占 20%。上颌 MNTI 多见于上颌前部。

形态和边缘　多数 MNTI 呈类圆形肿块表现，边界清晰；少数病变为不规则形，边缘模糊。

内部结构　X 线上，MNTI 表现为低密度溶骨样破坏。病变内可含牙。CT 上，MNTI 为实性病变，其 CT 值等于或可略高于软组织密度（图 2-84）。MRI 上，MNTI 的信号表现有较大变化，此与其内的黑色素含量密切相关。理论上，黑色素是一种顺磁性物质，在其含量高的 MNTI 中可表现为 T1WI 上的高信号和 T2WI 上的低或等信号，而在黑色素含量低的 MNTI 中，其多呈 T1WI 上的低或中等信号和 T2WI 的高信号。但在实际观察中，由于肿瘤成分的复杂性，许多黑色素含量丰富的 MNTI 信号表现并不遵循上述规律，亦无特征性的信号呈现。

邻近结构侵犯和反应　颌骨 MNTI 可伴有骨内牙囊结构的破坏和骨外邻近结构的侵犯。上颌 MNTI 的骨外侵犯可表现为：向后侵犯颞下间隙和翼腭间隙（图 2-84）；向上侵入上颌窦；向内侵犯鼻腔；向前累及眶下间隙。下颌 MNTI 的骨外侵犯可侵犯咬肌间隙。颞骨 MNTI 可侵犯大脑颞叶脑膜和实质。

影像鉴别诊断　MNTI 为罕见病变，具有发病年龄多在出生后 12 个月以内的特点。MNTI 的影像表现具有一般良性肿瘤的特点，但其骨质破坏吸收的表现特点又与恶性肿瘤相似。笔者认为结合 MNTI 的临床表现特点，一般不难将其同其他颌骨疾病鉴别。

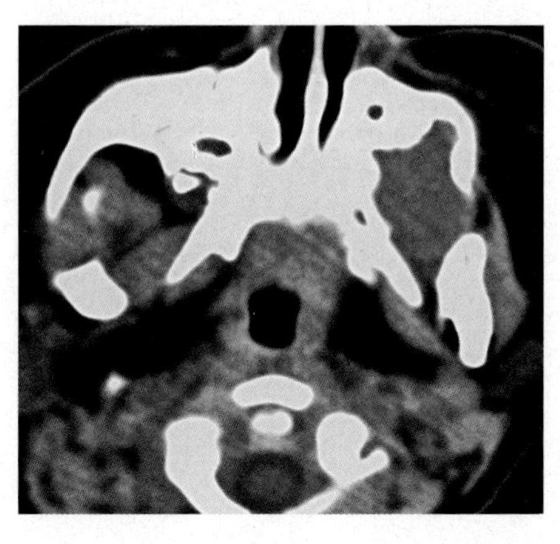

a

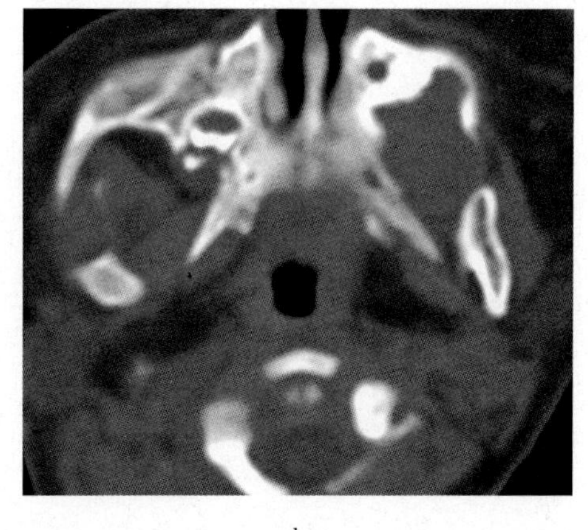

b

图 2-84　左上颌婴儿黑色素神经外胚瘤（melanotic neuroectodermal tumor of infancy in the left maxilla）

横断面 CT 软组织窗图 a 和骨窗图 b 示左侧上颌区有类圆形软组织肿块，边界清晰。左上颌窦外侧壁破坏吸收，病变向后侵入左颞下间隙。

参考文献

1　Barnes L，Eveson JW，Reichart P，et al. WHO classification of tumours. Pathology & Genetics of head and neck tumours. Lyon：IARC Press，2005：70-72.

2　Dehner LP，Sibley RK，Sauk JJ Jr，et al. Malignant melanotic neuroectodermal tumor of infancy：a clinical，pathologic，ultrastructural and tissue culture study. Cancer，1979，43：1389-1410.

3　Cutler LS，Chaudhry AP，Topazian R. Melanotic neuroectodermal tumor of infancy：an ultrastructural study，literature review，and reevaluation.

Cancer, 1981, 48: 257–270.

4 Kapadia SB, Frisman DM, Hitchcock CL, et al. Melanotic neuroectodermal tumor of infancy. Clinicopathological, immunohistochemical, and flow cytometric study. Am J Surg Pathol, 1993, 17: 566–573.

5 Fowler DJ, Chisholm J, Roebuck D, et al. Melanotic neuroectodermal tumor of infancy: clinical, radiological, and pathological features. Fetal Pediatr Pathol, 2006, 25: 59–72.

6 Puchalski R, Shah UK, Carpentieri D, et al. Melanotic neuroectodermal tumor of infancy (MNTI) of the hard palate: presentation and management. Int J Pediatr Otorhinolaryngol, 2000, 53: 163–168.

7 Hoeffel C, Vignaud JM, Clement A, et al. Melanotic neuroectodermal tumor of infancy. Klin Padiatr, 1998, 210: 99–101.

8 Mirich DR, Blaser SI, Harwood-Nash DC, et al. Melanotic neuroectodermal tumor of infancy: clinical, radiologic, and pathologic findings in five cases. AJNR Am J Neuroradiol, 1991, 12: 689–697.

9 George JC, Edwards MK, Jakacki RI, et al. Melanotic neuroectodermal tumor of infancy. AJNR Am J Neuroradiol, 1995, 16: 1273–1275.

10 Atkinson GO Jr, Davis PC, Patrick LE, et al. Melanotic neuroectodermal tumor of infancy. MR findings and a review of the literature. Pediatr Radiol, 1989, 20: 20–22.

（余　强　王平仲）

第三章　涎腺上皮性肿瘤

人体的涎腺组织由三对大唾液腺(腮腺、下颌下腺和舌下腺)和许多小唾液腺组成。涎腺是一种分泌唾液的外分泌腺组织。涎腺的功能单位是分泌性腺泡、相关的导管和肌上皮细胞。分泌性腺泡有浆液腺、黏液腺和混合性腺体三种。腮腺几乎是纯浆液腺;下颌下腺是以浆液腺为主(90%)的混合性腺体;舌下腺是以黏液腺为主的混合性腺体。

涎腺组织肿瘤多为良性肿瘤（约占 54%~79%),恶性肿瘤相对少见(约占 21%~46%)。某些肿瘤类型的分布还存在地域性差异。如北美因纽特人的淋巴上皮癌发生率较高;而英国人黏液表皮样癌的发生率相对较低。约 64%~80%的原发性、上皮性涎腺肿瘤发生于腮腺（多见于腮腺浅叶);7%~11%发生于下颌下腺;1%发生于舌下腺;9%~23%发生于小涎腺。腮腺肿瘤中,良性肿瘤约占 68%~85%;恶性肿瘤约为 15%~32%。下颌下腺肿瘤中,良性肿瘤约占 55%~59%;恶性肿瘤约为 41%~45%。舌下腺肿瘤中,良性者约为 10%~30%;恶性者约为 70%~90%。小涎腺肿瘤中,恶性者也较良性肿瘤多见。在发生于舌、口底和磨牙后区的小涎腺肿瘤中,约 80%~90%为恶性肿瘤。整体而言,涎腺肿瘤的女性患者略多于男性。良性肿瘤和恶性肿瘤的平均发病年龄分别为 46 岁和 47 岁。绝大多数的涎腺肿瘤病因不明。但某些肿瘤的成因可能和病毒(如 EB 病毒和淋巴上皮癌密切相关,但似乎仅限于亚洲人和北美因纽特人)、辐射、职业、激素、生活方式和营养有关。

2005 年发表的 WHO 涎腺组织肿瘤分类中将其分为 5 类,具体内容见表 3-1。

表 3-1　2005 年 WHO 的涎腺组织肿瘤分类

恶性上皮性肿瘤	良性上皮性肿瘤	软组织肿瘤	淋巴造血系统性肿瘤	继发性肿瘤
腺泡细胞癌	多形性腺瘤	血管瘤	霍奇金淋巴瘤	
黏液表皮样癌	肌上皮瘤		弥漫性大 B 细胞淋巴瘤	
腺样囊性癌	基底细胞腺瘤		结外边缘区 B 细胞淋巴瘤	
多形性低度恶性腺癌	Warthin 瘤			
上皮-肌上皮癌	嗜酸细胞腺瘤			
非特异性透明细胞癌	管状腺瘤			
基底细胞腺癌	皮脂腺瘤			
皮脂腺癌	淋巴腺瘤			
皮脂淋巴腺癌	皮脂淋巴腺瘤			
囊腺癌	非皮脂淋巴腺瘤			
低度恶性筛状囊腺癌	导管乳头状瘤			

续 表

恶性上皮性肿瘤	良性上皮性肿瘤	软组织肿瘤	淋巴造血系统性肿瘤	继发性肿瘤
黏液腺癌	内翻性导管乳头状瘤			
嗜酸细胞腺癌	导管内乳头状瘤			
涎腺导管癌	乳头状涎腺瘤			
非特异性腺癌	囊腺瘤			
肌上皮癌				
癌在多形性腺瘤中				
癌肉瘤				
转移性多形性腺瘤				
鳞状细胞癌				
小细胞癌				
大细胞癌				
淋巴上皮癌				
成涎细胞瘤				

另外，涎腺肿瘤的分期对估计其预后具有重要的作用。2002 年美国抗癌联合会（AJCC）公布了涎腺癌的 TNM 分类和分类规则（表 3–2）及其相应的分期组（表 3–3）。

表 3–2　涎腺癌的 TNM 分类

原发肿瘤（T）	N_0—无区域性淋巴结转移
T_X—原发肿瘤不能被评估	N_1—同侧单个转移性淋巴结，最大直径小于或等于 3 cm
T_0—无原发肿瘤证据	N_{2a}—同侧单个转移性淋巴结，其最大直径大于 3 cm，但小于 6 cm
T_1—肿瘤最大直径小于或等于 2 cm，无腺实质外侵犯	N_{2b}—同侧多个转移性淋巴结，其最大直径大于 3 cm，但小于 6 cm
T_2—肿瘤最大直径大于 2 cm，但小于 4 cm，无腺实质外侵犯	N_{2c}—双侧或对侧转移性淋巴结，其最大直径小于 6 cm
T_3—肿瘤最大直径大于 4 cm，或有腺实质外侵犯	N_3—转移性淋巴结，其最大直径大于 6 cm
T_{4a}—肿瘤侵犯皮肤，下颌骨，耳道和/或面神经	注意：中线淋巴结视为同侧淋巴结
T_{4b}—肿瘤侵犯颅底，翼板和/或包绕颈动脉	远处转移（M）
注意：除 T_{4a} 和 T_{4b} 外，腺实质外扩散是指临床和肉眼所见软组织或神经受侵，单独的镜下证据不属于腺实质外扩散	M_X—远处转移不能被评估
区域性淋巴结（N）（指颈部淋巴结）	M_0—无远处转移
N_X—区域性淋巴结不能被评估	M_1—有远处转移

分类规则：涎腺癌的 TNM 分类适用于腮腺、下颌下腺和舌下腺等大涎腺；小涎腺肿瘤的分期与其病变所在解剖部位的肿瘤分期相对应。

表 3-3　涎腺癌分期组

分　期	T	N	M
分期Ⅰ	T_1	N_0	M_0
分期Ⅱ	T_2	N_0	M_0
分期Ⅲ	T_3	N_0	M_0
	T_1, T_2, T_3	N_1	M_0
分期ⅣA	T_1, T_2, T_3	N_2	M_0
	T_{4a}	N_0, N_1, N_2	M_0
分期ⅣB	T_{4b}	任何 N	M_0
	任何 T	N_3	M_0
分期ⅣC	任何 T	任何 N	M_1

在本章节中，作者将只介绍部分涎腺上皮性肿瘤的影像表现（因某些涎腺上皮性肿瘤十分罕见，几乎无相关的影像表现报道）。对上述 WHO 分类中的非涎腺上皮性肿瘤叙述，请参见第五章。

参考文献

1　Barnes L, Eveson JW, Reichart P, et al. WHO classification of tumours. Pathology & Genetics of head and neck tumours. Lyon：IARC Press, 2005：212–215.

第一节　涎腺良性上皮性肿瘤

如上所述，涎腺良性上皮性肿瘤是涎腺组织肿瘤中的主体，其中最为常见者为多形性腺瘤，其次是 Warthin 瘤。其他病变均为少见或罕见肿瘤。本章节除叙述最为多见的多形性腺瘤和 Warthin 瘤外，还将介绍较为少见的肌上皮瘤、基底细胞腺瘤、嗜酸细胞瘤、管状腺瘤、囊腺瘤、皮脂和非皮脂淋巴腺瘤。

影像学检查上，目前普遍认为对于位置浅表的大涎腺（腮腺和下颌下腺）和小涎腺（如颊腺）病变应以超声检查为首选，CT 或 MRI 检查为辅。CT 和 MRI 检查的特点是能清晰直观地显示病变与其周围组织结构（血管、神经和骨骼）的关系。而对于部位较深的小涎腺和舌下腺病变应以 CT 和 MRI 检查为主。由于 MRI 上的软组织信号对比好于 CT 上的软组织密度对比，故对涎腺肿瘤检查而言，MRI 比 CT 更适宜。

多形性腺瘤

多形性腺瘤（pleomorphic adenoma）又称混合瘤（mixed tumor）。在 WHO 涎腺组织肿瘤分类中，多形性腺瘤被定义为一种包膜情况不定、以镜下结构的多形性而非细胞结构的多形性为特点的肿瘤，其中最为常见的是上皮和变异的肌上皮成分与黏液样或软骨样成分相混合。在涎腺组织肿瘤中，多形性腺瘤最为常见，约占所有涎腺肿瘤的 60%。其年发病率约为 2.4~3.05/10 万人口。发病的年龄范围广泛，患者的平均就诊年龄为46岁左右，女性略多见。

大体病理上，多形性腺瘤常大小不一，呈圆形或卵圆形，大多为结节或分叶状表现。肿瘤表面光滑，常有包膜，但包膜厚薄不一。部分多形性腺瘤包膜不完整或完全无包膜，此种情况尤其多见于以黏液样成分为主的多形性腺瘤，或小涎腺多形性腺瘤。多形性腺瘤的剖面为均质实性，灰白色或褐色，有时可见浅蓝色软骨样组织、半透明胶冻状黏液样物质和灰白色圆形小块角化物。当病变发生囊性变时，其囊腔可大小不一，内含无色透明或褐色液体。偶有出血、钙化和坏死灶。镜下见，多形性腺瘤有较高程度的形态学变异。主要成分有包膜、上皮和肌上皮细胞、间叶或间质成分。多形性腺瘤具有多形性或混合性特征。肿瘤主要由肿瘤性上皮组织、黏液样组织和软骨样组织混合而成。上皮性成分常形成腺管样结构、肌上皮细胞和鳞状细胞团块。多形性腺瘤多有比较完整的包膜，但包膜内可有瘤细胞侵入或形成卫星瘤结。

临床上，多形性腺瘤生长缓慢，主要表现为无痛性、孤立性软组织肿块。虽偶尔可见疼痛和面神经麻痹，但肿瘤一般不会对唾液腺的分泌功能和面神经功能产生影响。较小的肿瘤表面光滑，可活动。由于肿瘤包膜内可有瘤细胞浸润或卫星瘤结形成，故治疗方法不妥易造成肿瘤复发。复发者可形成固定不活动肿块。多次复发的多形性腺瘤可引发癌变。治疗多形性腺瘤以手术切除为主。虽然多形性腺瘤是良性肿瘤，但因其易复发和具有恶性变的危险性，故常会引发一系列的临床处理问题。多形性腺瘤的复发具有以下特点：复发更常见于年轻患者；小涎腺者复发罕见。许多复发性多形性腺瘤呈多灶性表现，部分病变有广泛的分布范围，以致不能采用单纯手术方法对其进行控制。

影像学检查上，对位于颌面部浅表部位（腮腺、下颌下腺和颊部）的多形性腺瘤应首选超声进行检查；CT和MRI则适宜于检查任何部位的多形性腺瘤。一般而言，采用MRI和CT检查能清晰显示多形性腺瘤的内部结构、病变与其周围正常组织结构的关系。

【影像学表现】

部位　腮腺是多形性腺瘤的最好发部位，约占80%，其次是下颌下腺（10%），再其次是小涎腺（10%）。腮腺下极是肿瘤最常见的发生部位，位于腮腺深叶的多形性腺瘤可类似于咽旁间隙肿块。小涎腺多形性腺瘤主要发生于口腔（如腭部）、鼻腔、鼻窦和上呼吸道。

形态和边缘　多形性腺瘤一般呈圆形或类圆形改变，肿瘤可为分叶状，边界清晰。超声上可见肿瘤周围有不清晰或不完整的包膜反射光带（图3-1）。T2WI上可见病变周围有弧线状低信号包膜。

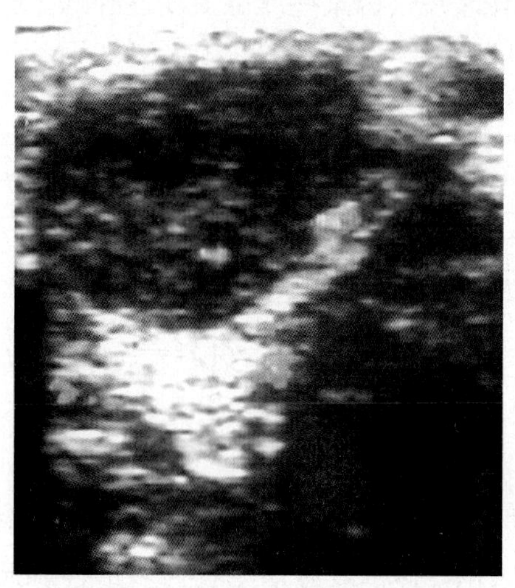

图3-1　左腮腺多形性腺瘤（pleomorphic adenoma in the left parotid gland）

超声图示左腮腺内有椭圆形实质性低回声肿块，分布欠均匀，后方回声稍增强，境界清晰，有包膜反射光带。

内部结构　超声上，直径小于3 cm的多形性腺瘤多呈均匀低回声表现；而直径大于3 cm者多为不均匀低回声表现（图1-15、3-1、3-2、3-3）。如肿瘤内软骨样成分较多则病变以强回声表现为主（图3-2）；如肿瘤内黏液组织成分较多，则病变多表现为散在分布的点状液性暗区（图3-3）。CT上，直径较小的多形性腺瘤多表现为密度均匀的软组织肿块，该软组织肿块的密度一般高于正常的腮腺组织

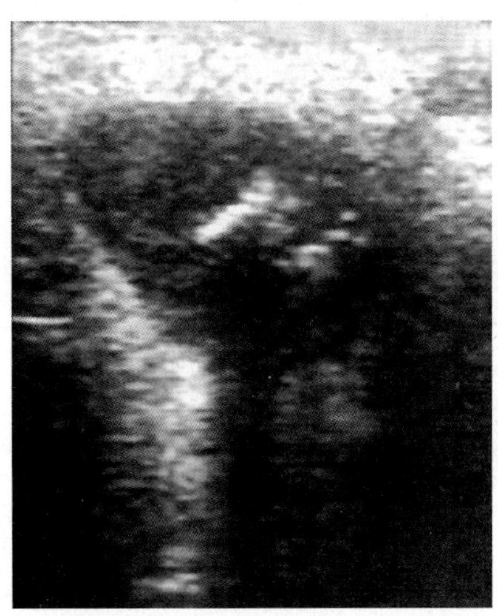

图 3-2　左腮腺多形性腺瘤(pleomorphic adenoma in the left parotid gland)

超声图示左腮腺内病变呈椭圆形实性低回声改变,分布欠均匀,内有多个强光团,肿块后方回声增强,境界清晰,有不完整包膜反射光带。

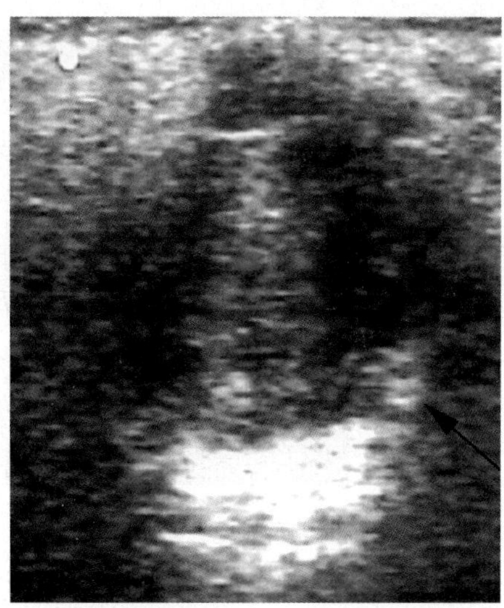

图 3-3　左腮腺多形性腺瘤(pleomorphic adenoma in the left parotid gland)

超声图示左腮腺内肿块呈不规则形改变,为实质性低回声,分布欠均匀,部分回声接近暗区,后方回声稍增强,境界尚清晰。

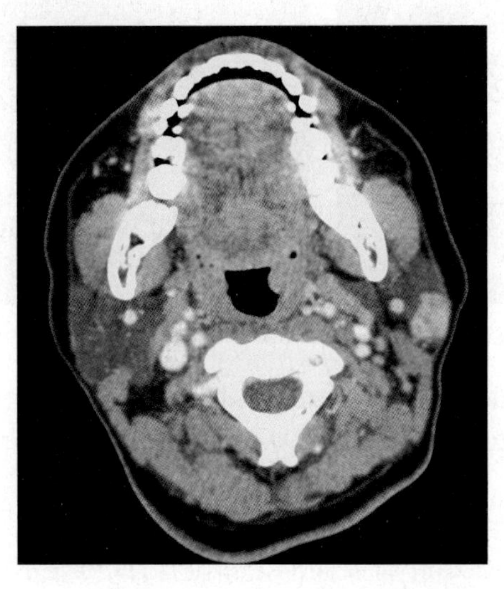

a

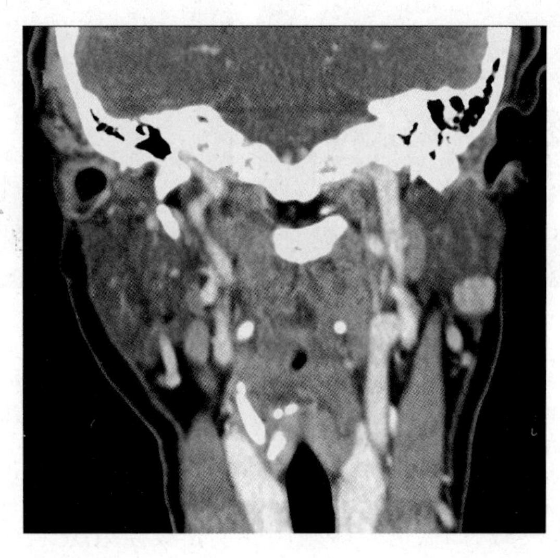

b

图 3-4　左腮腺多形性腺瘤(pleomorphic adenoma in the left parotid gland)

横断面增强 CT 图a 和增强 CT 冠状面重建图 b 示左腮腺下极有均匀增强的小圆形软组织肿块,边界清晰。

(图 3-4);较大的多形性腺瘤可以表现为密度不均的软组织肿块(图 3-5),其内可有低密度的液化坏死、陈旧性出血和囊样变区。有时病变内部还有高密度的出血和钙化斑点显示(图 3-5)。对比剂注入后,较小的肿块可无明显强化,或为均匀强化(图 3-4);而较大的肿块可呈现为不均匀强化表现(图 3-5)。MRI 上,多形性腺瘤在 T1WI 上多呈均匀低或中等信号,在 T2WI 上既可表现中等信号(图 3-6),也可表现为不均匀高信号(图 3-7、3-8)。静脉注入 Gd-DTPA 后,病变信号可呈不均匀增高(图 3-6、3-7)。如肿瘤内部出现钙化,则在 MRI 上难以将其同局灶性的纤维化区别。近来,对多形性腺瘤的 MRI 表现及其病理对照研究显示:肿瘤在 STIR 和 T2WI 上的高信号表现与其成分占优的黏

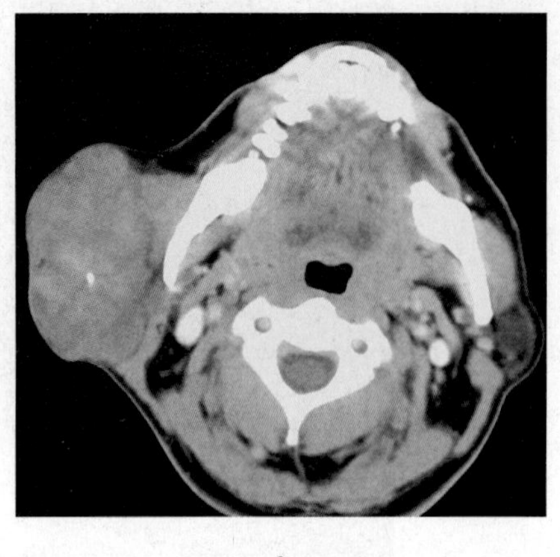

a

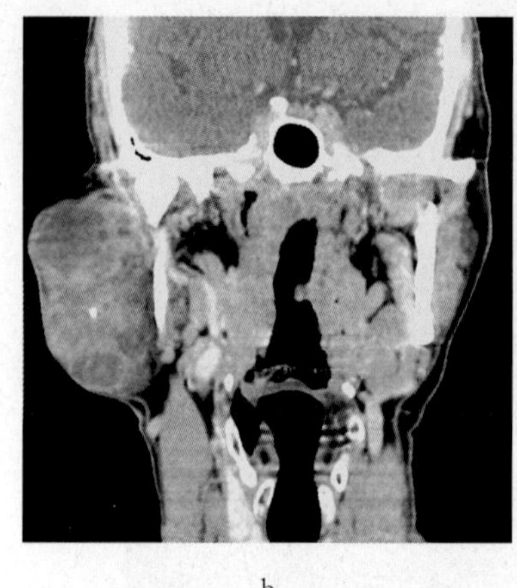

b

图 3-5 右腮腺多形性腺瘤(pleomorphic adenoma in the right parotid gland)

横断面增强 CT 图 a 和增强 CT 冠状面重建图 b 示右腮腺软组织肿块，密度不均匀，内有钙化点显示，边界欠清晰。

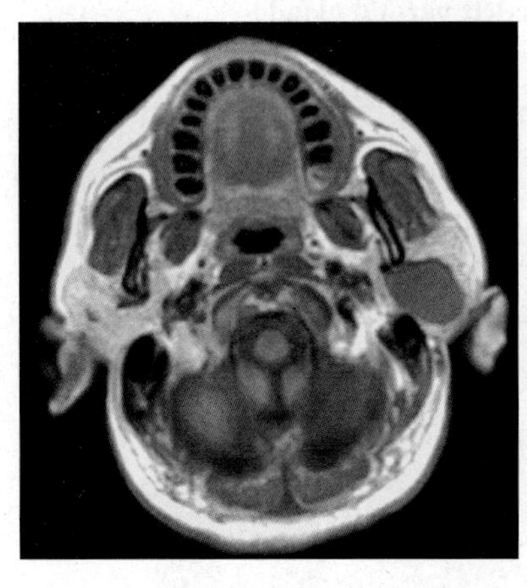

a

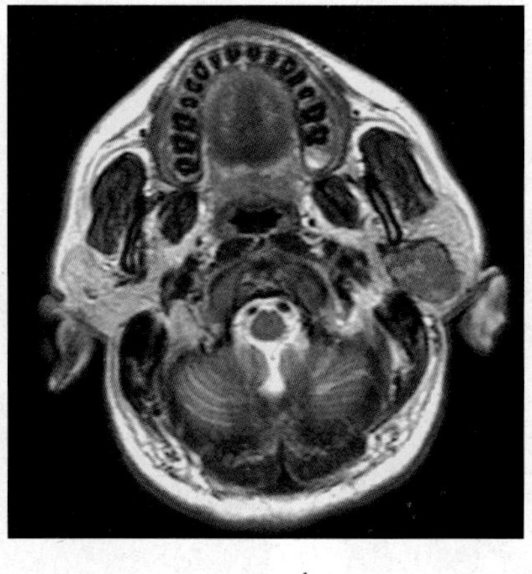

b

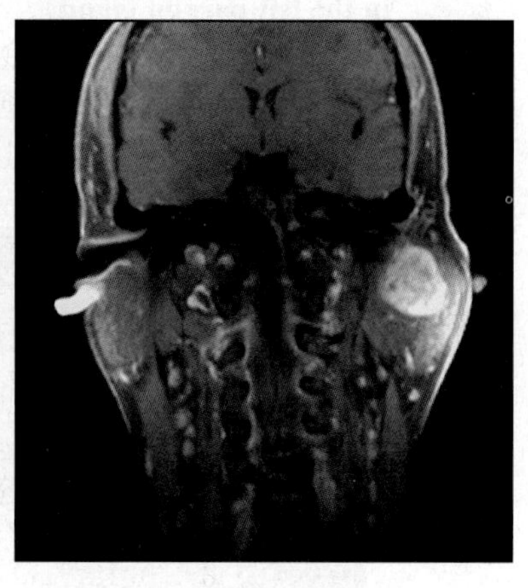

c

图 3-6 左腮腺多形性腺瘤(pleomorphic adenoma in the left parotid gland)

MRI 横断面 T1WI 图 a 示左腮腺深叶肿块呈中等信号表现，界限清晰。T2WI 图 b 上病变呈不均匀高信号。冠状面 Gd-DTPA 增强压脂 T1WI 图 c 上病变呈不均匀强化表现。

液样组织相一致，而低信号区则代表了黏液样组织较少的多细胞区。同样，在 MR 弥散加权像(MR-DWI)上，肿瘤内多细胞区的 ADC 值较肿瘤的黏液样区为低，而在动态 MRI 上其多表现为缓慢持续强化。

邻近结构侵犯和反应　局限于腮腺浅叶或深叶、外形较小的多形性腺瘤一般不会对其周围的面神经或血管(面后静脉和颌内动脉)造成影响。MRI 上可见肿瘤与面神经或血管的分界清晰(图 3-8)。外形较大的腮腺多形性腺瘤(直径一般>4 cm)多与其周围的神经和血管组织关系密切。MRI 上，或可显示肿瘤推移神经和血管；或可显示肿瘤与面神经或血管分界不清。生长缓慢的多形性腺瘤还可压迫吸收下颌骨。此外，下颌下腺和腮腺内体积较大的多形性腺瘤还可向后推移颈鞘内的血管和神经。小涎腺多形性腺瘤一般不会对其周围组织结构形成显著影响。

影像鉴别诊断　CT 和 MRI 上，直径较小(<3 cm)的多形性腺瘤因有均匀的密度和信号分布，缺乏特征性的影像表现，故很难同其他唾液腺良性肿瘤鉴别。部分直径较大的多形性腺瘤因其多细胞区在 STIR 和 T2WI 上可呈低信号表现，与恶性肿瘤相

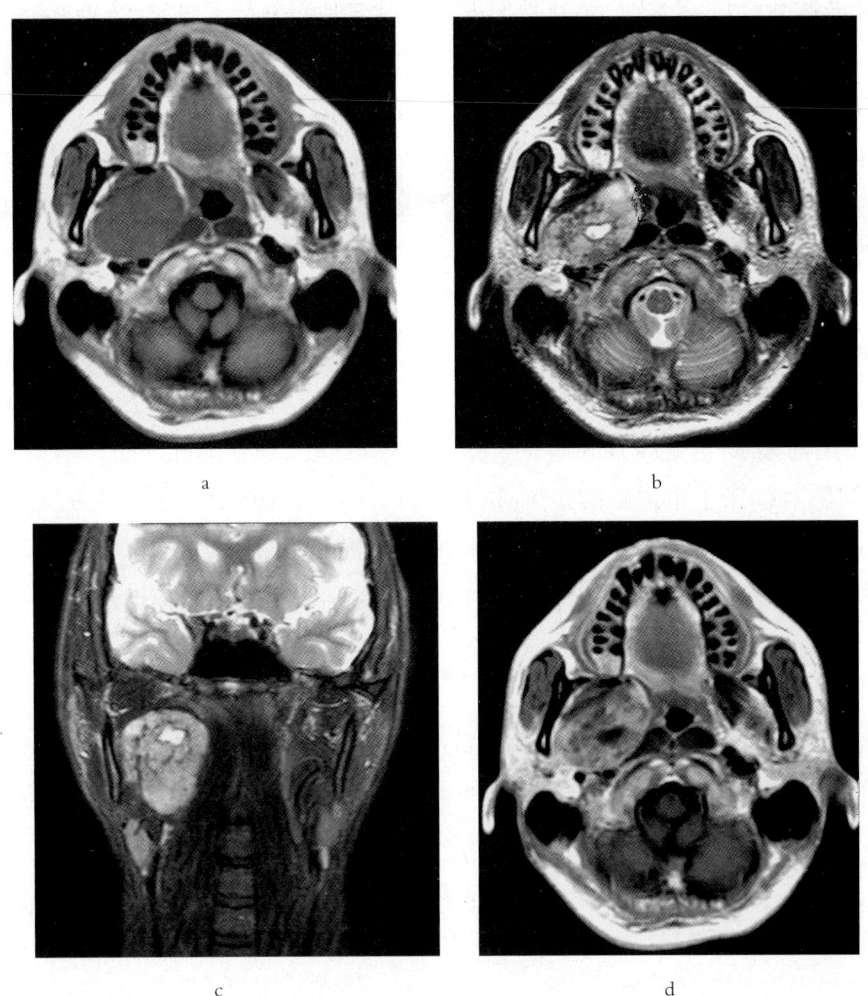

图 3-7　右腮腺多形性腺瘤(pleomorphic adenoma in the right parotid gland)

MRI 横断面 T1WI 图 a 示右腮腺深叶肿块呈均匀中等信号表现，界限清晰。横断面 T2WI 图 b 和冠状面压脂 T2WI 图 c 上病变呈不均匀高信号。Gd-DTPA 增强 T1WI 图 d 上病变呈不均匀强化表现。

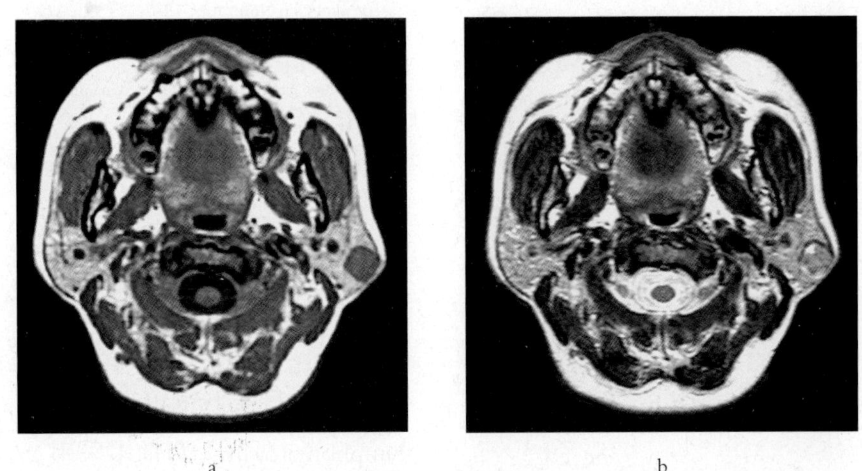

图 3-8　左腮腺多形性腺瘤(pleomorphic adenoma in the left parotid gland)

MRI 横断面 T1WI 图 a 示左腮腺圆形肿块位于面神经浅面，呈中等信号表现，界限清晰。T2WI 图 b 上病变呈不均匀高信号。

似，故有时难以和涎腺恶性肿瘤鉴别，尤其是低度恶性的涎腺肿瘤。与较小的多形性腺瘤不同，一旦在腮腺或下颌下腺区发现有较大的分叶状软组织肿块，或见病变内部有明显的骨化或钙化斑点，则应首先考虑诊断多形性腺瘤。此外，位于腮腺深叶的多形性腺瘤应同位于咽旁间隙内的肿瘤进行鉴别。鉴别要点在于观察咽旁间隙脂肪的移位方向。一般情况下，腮腺深叶肿瘤推移咽旁间隙脂肪向前内移位。应该指出：体积较大的咽旁间隙肿瘤有时可以没有此脂肪带结构显示。准确区别肿瘤位于腮腺深叶抑或咽旁间隙对临床手术进路的正确选择具有一定的指导意义。

近来，有研究者采用动态 CT 和 MRI 方法对涎腺肿瘤进行了研究，结果显示腮腺多形性腺瘤的时间-密度曲线（Time-density curve，TDC）与 Warthin 瘤和涎腺恶性肿瘤不同，表现为缓慢持续流入。作者采用 CT 灌注技术对腮腺肿瘤的研究结果显示：CT 灌注参数血流量（blood flow，BF）、血容量（blood volume，BV）和表面通透性（permeability surface，PS）在涎腺良性肿瘤和恶性肿瘤之间均存在显著差异，可视为鉴别两者的参考依据。同样，有研究者应用弥散加权（DWI）平面回波 MRI 技术观察涎腺肿瘤，结果提示表观弥散系数（apparent diffusion coefficient，ADC）值在涎腺良性肿瘤和恶性肿瘤之间也存在明显不同，亦可作为两者鉴别诊断的参考依据。

参考文献

1 Barnes L，Eveson JW，Reichart P，et al. WHO classification of tumours. Pathology & Genetics of head and neck tumours. Lyon：IARC Press，2005：254-258.

2 Spiro RH. Salivary neoplasms：overviewof a 35-year experience with 2807 patients. Head Neck Surg，1986，8：177-184.

3 Bouquot JE，Kurland LT，Weiland LH. Primary salivary epithelial neoplasms in Rochester，Minnesota population. J Dent Res，1979，58：419.

4 Pinkston JA，Cole P. Incidence rates of salivary gland tumors results from a population-based study. Otolaryngol Head Neck Surg，1999，120：834-840.

5 Eveson JW，Cawson RA. Salivary gland tumours. A review of 2410 cases with particular reference in histological types，site，age and sex distribution. J Pathol，1995，146：51-58.

6 Som PM，Curtin HD. Head and neck imaging. 4th ed. St. Louis：Mosby，2003：1943.

7 徐秋华，陆林国主编.浅表器官超声诊断图鉴.上海：上海科学技术出版社，2005：22-25.

8 Mandelblatt SM，Braun IF，Davis PC，et al. Parotid masses：MR imaging. Radiology，1987，163：411-414.

9 Mirich DR，McArdle CB，Kulkarni MV. Benign pleomorphic adenomas of salivary glands：surface coil MR imaging versus CT. J Comput Assist Tomogr，1987，11：620-623.

10 Teresi LM，Lufkin RB，Wortham DG，et al. Parotid masses：MR imaging. Radiology，1987，163：405-409.

11 Motoori K，Yamamoto S，Ueda T，et al. Inter- and intratumoral variability in magnetic resonance imaging of pleomorphic adenoma：an attempt to interpret the variable magnetic resonance findings. J Comput Assist Tomogr，2004，28：233-246.

12 Yerli H，Aydin E，Coskun M，et al. Dynamic multislice computed tomography findings for parotid gland tumors. J Comput Assist Tomogr，2007，31：309-316.

13 Cross RR，Shapiro MD，Som PM. MRI of the parapharyngeal space. Radiol Clin North Am，1989，27：353-378.

14 Yabuuchi H，Fukuya T，Tajima T，et al. Salivary gland tumors：diagnostic value of gadolinium-enhanced dynamic MR imaging with histopathologic correlation. Radiology，2003，226：345-354.

15 王平仲，余强，石慧敏等.CT 灌注诊断腮腺肿瘤的临床价值评价.上海口腔医学，2005，4：573-577.

16 Habermann CR，Gossrau P，Graessner J，et al. Diffusion-weighted echo-planar MRI：a valuable tool for differentiating primary parotid gland tumors? Rofo，2005，177：940-945.

Warthin 瘤

Warthin 瘤（Warthin tumor）又称腺淋巴瘤（adenolymphoma）、淋巴囊腺瘤（cystadenolymphoma）和乳头状淋巴囊腺瘤（papillary cystadenoma lymphomatosum）。目前多采用 Warthin 瘤一词以避免将其同恶性淋巴瘤和独立的疾病淋巴腺瘤相混淆。根据 WHO 的定义，Warthin 瘤是一种由腺样

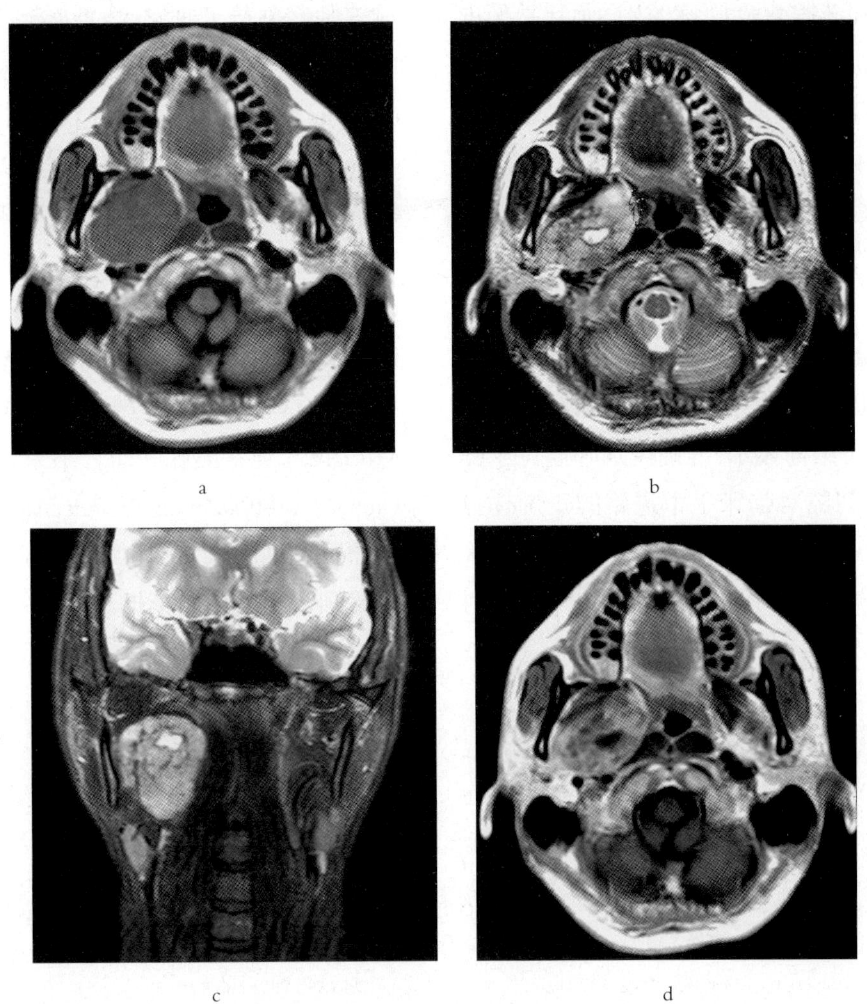

图 3–7　右腮腺多形性腺瘤(pleomorphic adenoma in the right parotid gland)

MRI 横断面 T1WI 图 a 示右腮腺深叶肿块呈均匀中等信号表现，界限清晰。横断面 T2WI 图 b 和冠状面压脂 T2WI 图 c 上病变呈不均匀高信号。Gd–DTPA 增强 T1WI 图 d 上病变呈不均匀强化表现。

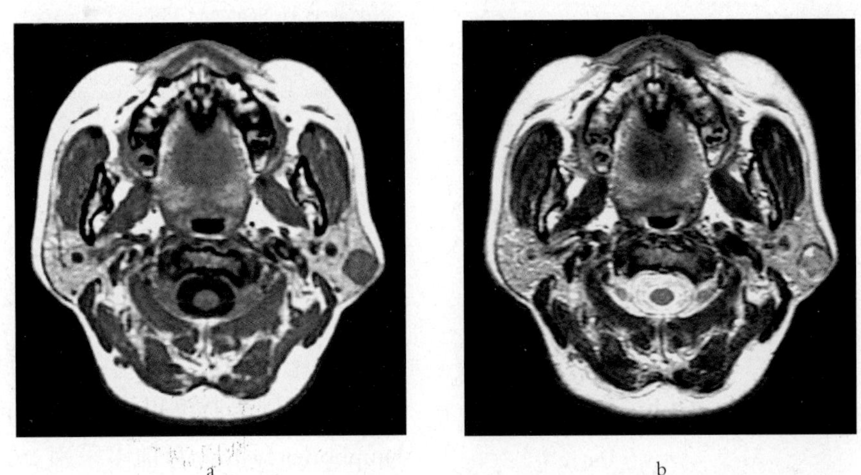

图 3–8　左腮腺多形性腺瘤(pleomorphic adenoma in the left parotid gland)

MRI 横断面 T1WI 图 a 示左腮腺圆形肿块位于面神经浅面，呈中等信号表现，界限清晰。T2WI 图 b 上病变呈不均匀高信号。

似，故有时难以和涎腺恶性肿瘤鉴别，尤其是低度恶性的涎腺肿瘤。与较小的多形性腺瘤不同，一旦在腮腺或下颌下腺区发现有较大的分叶状软组织肿块，或见病变内部有明显的骨化或钙化斑点，则应首先考虑诊断多形性腺瘤。此外，位于腮腺深叶的多形性腺瘤应同位于咽旁间隙内的肿瘤进行鉴别。鉴别要点在于观察咽旁间隙脂肪的移位方向。一般情况下，腮腺深叶肿瘤推移咽旁间隙脂肪向前内移位。应该指出：体积较大的咽旁间隙肿瘤有时可以没有此脂肪带结构显示。准确区别肿瘤位于腮腺深叶抑或咽旁间隙对临床手术进路的正确选择具有一定的指导意义。

近来，有研究者采用动态 CT 和 MRI 方法对涎腺肿瘤进行了研究，结果显示腮腺多形性腺瘤的时间－密度曲线（Time-density curve，TDC）与 Warthin 瘤和涎腺恶性肿瘤不同，表现为缓慢持续流入。作者采用 CT 灌注技术对腮腺肿瘤的研究结果显示：CT 灌注参数血流量（blood flow，BF）、血容量（blood volume，BV）和表面通透性（permeability surface，PS）在涎腺良性肿瘤和恶性肿瘤之间均存在显著差异，可视为鉴别两者的参考依据。同样，有研究者应用弥散加权（DWI）平面回波 MRI 技术观察涎腺肿瘤，结果提示表观弥散系数（apparent diffusion coefficient，ADC）值在涎腺良性肿瘤和恶性肿瘤之间也存在明显不同，亦可作为两者鉴别诊断的参考依据。

参考文献

1 Barnes L，Eveson JW，Reichart P，et al. WHO classification of tumours. Pathology & Genetics of head and neck tumours. Lyon：IARC Press，2005：254－258.

2 Spiro RH. Salivary neoplasms：overviewof a 35-year experience with 2807 patients. Head Neck Surg，1986，8：177－184.

3 Bouquot JE，Kurland LT，Weiland LH. Primary salivary epithelial neoplasms in Rochester，Minnesota population. J Dent Res，1979，58：419.

4 Pinkston JA，Cole P. Incidence rates of salivary gland tumors results from a population-based study. Otolaryngol Head Neck Surg，1999，120：834－840.

5 Eveson JW，Cawson RA. Salivary gland tumours. A review of 2410 cases with particular reference in histological types，site，age and sex distribution. J Pathol，1995，146：51－58.

6 Som PM，Curtin HD. Head and neck imaging. 4th ed. St. Louis：Mosby，2003：1943.

7 徐秋华，陆林国主编.浅表器官超声诊断图鉴.上海：上海科学技术出版社，2005：22－25.

8 Mandelblatt SM，Braun IF，Davis PC，et al. Parotid masses：MR imaging. Radiology，1987，163：411－414.

9 Mirich DR，McArdle CB，Kulkarni MV. Benign pleomorphic adenomas of salivary glands：surface coil MR imaging versus CT. J Comput Assist Tomogr，1987，11：620－623.

10 Teresi LM，Lufkin RB，Wortham DG，et al. Parotid masses：MR imaging. Radiology，1987，163：405－409.

11 Motoori K，Yamamoto S，Ueda T，et al. Inter- and intratumoral variability in magnetic resonance imaging of pleomorphic adenoma：an attempt to interpret the variable magnetic resonance findings. J Comput Assist Tomogr，2004，28：233－246.

12 Yerli H，Aydin E，Coskun M，et al. Dynamic multislice computed tomography findings for parotid gland tumors. J Comput Assist Tomogr，2007，31：309－316.

13 Cross RR，Shapiro MD，Som PM. MRI of the parapharyngeal space. Radiol Clin North Am，1989，27：353－378.

14 Yabuuchi H，Fukuya T，Tajima T，et al. Salivary gland tumors：diagnostic value of gadolinium-enhanced dynamic MR imaging with histopathologic correlation. Radiology，2003，226：345－354.

15 王平仲，余强，石慧敏等.CT 灌注诊断腮腺肿瘤的临床价值评价.上海口腔医学，2005，4：573－577.

16 Habermann CR，Gossrau P，Graessner J，et al. Diffusion-weighted echo-planar MRI：a valuable tool for differentiating primary parotid gland tumors? Rofo，2005，177：940－945.

Warthin 瘤

Warthin 瘤（Warthin tumor）又称腺淋巴瘤（adenolymphoma）、淋巴囊腺瘤（cystadenolymphoma）和乳头状淋巴囊腺瘤（papillary cystadenoma lymphomatosum）。目前多采用 Warthin 瘤一词以避免将其同恶性淋巴瘤和独立的疾病淋巴腺瘤相混淆。根据 WHO 的定义，Warthin 瘤是一种由腺样和通常是囊性结构组成的肿瘤，有时呈乳头囊样排列，囊壁内衬特征性的双层上皮，内层为柱状嗜酸性粒细胞，外层围以小基底细胞。肿瘤间质内含有不等量的伴有生发中心的淋巴样组织。多数研究显示，Warthin 瘤是继多形性腺瘤之后的第二常见涎腺肿瘤，约占全部腮腺肿瘤的 5%~10%。Warthin 瘤好发于高加索人和亚洲人。该肿瘤多见于中老年男性患者，患者被诊断时的平均年龄为 62 岁（12~92 岁），40 岁以前发病者少见。有研究显示，Warthin瘤与吸烟关系密切，吸烟者的 Warthin 瘤的发病率是非吸烟者的 8 倍。虽然吸烟导致 Warthin 瘤发病的机制尚不清楚，但推测可能与刺激物导致腮腺组织化生有关。此外，还有人推测认为 Warthin 瘤可能来自腮腺内或腮腺周围淋巴结内异位的涎腺导管闰管细胞和基底细胞。

大体病理上，Warthin 瘤多呈圆形或卵圆形，直径 2~4 cm，表面光滑，包膜韧而较薄。肿瘤实性区多为褐色至白色，质地均匀，化生型者常较硬而纤维化。病变内有广泛的坏死区。部分 Warthin 瘤可呈囊性，囊腔可以是小裂隙或大腔隙（数厘米直径大小），腔内可含透明的黏液样，乳汁样或褐色液体。镜下见，Warthin 瘤边界清晰，有包膜。肿瘤可由实性和囊性两部分组成。实性部分主要由上皮和淋巴样组织组成。前者可形成不规则的大腺管或囊腔，并呈乳头状突入管腔内；其上皮细胞排列成假复层。后者是肿瘤的间质组成部分之一，许多淋巴细胞密集成大小不等的团块，或形成具有生发中心的淋巴滤泡。囊性腔隙内含嗜酸性分泌物。

临床上，Warthin 瘤主要表现为无痛而活动的软组织肿块。肿块直径的平均大小约 2~4 cm。伴有疼痛者少见，约占 9%；伴发面神经麻痹（多继发于炎症和纤维化）者更为罕见。此两者常见于伴有化生的 Warthin 瘤。Warthin 瘤生长缓慢，易于手术切除，很少有复发，复发者约占 2%。Warthin 瘤发生恶变者罕见，约占 1%，癌变的类型多样，可以是鳞状细胞癌、腺癌和黏液表皮样癌等。Warthin 瘤有时尚可与其他涎腺良性肿瘤有关，尤其是多形性腺瘤。

影像学检查上，超声、CT、MRI 和核素成像（^{99m}Tc）均可作为 Warthin 瘤的检查方法。其中，超声检查因其操作简单，能清晰显示病变的内部信息而被视为影像学检查的首选；MRI 则能较其他影像学检查更清晰地显示病变与周围组织结构的关系。在实际工作中，此两种检查对影像诊断的作用有时是互补的，或缺一不可。

【影像学表现】

部位　Warthin 瘤几乎都发生于腮腺或腮腺淋巴结内。病变常累及腮腺下极。10%的 Warthin 瘤位于腮腺深叶。偶有 Warthin 瘤发生于邻近淋巴结内的报道。Warthin 瘤的另一特点是临床上的多中心性（同时或不同时）。文献报道显示约 10%的 Warthin 瘤可于双侧腮腺发生。

形态和边缘　Warthin 瘤一般表现为圆形或类圆形肿块，肿瘤直径超过 4 cm 者少见。病变边界清晰，多可见完整包膜。超声上可见 Warthin 瘤有薄而完整的包膜光带。

内部结构　超声上，Warthin 瘤一般表现为较均匀实性低回声（图 1-16、3-9）；少数病变表现

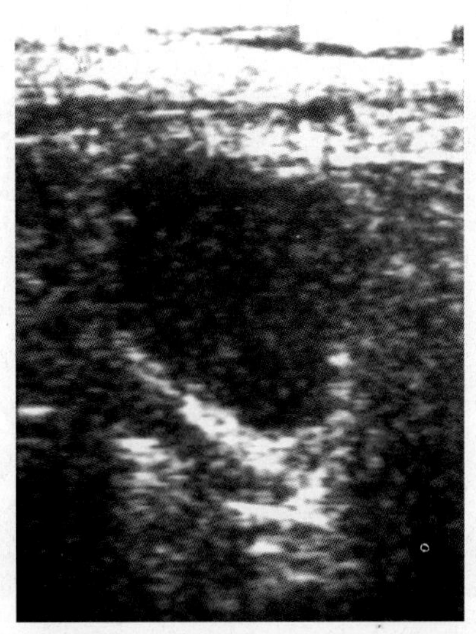

图 3-9　左腮腺 Warthin 瘤（Warthin tumor in the left parotid gland）

超声检查示左侧腮腺内有不规则形混合低回声肿块，局部有散在液性暗区，后方回声增强，境界欠清晰。

为混合性不均匀低回声，内有多灶性液性暗区和分隔。CT 和 MRI 上，Warthin 瘤的密度和信号变化常和直径较小的多形性腺瘤相似(图 3-10、3-11)。有时，Warthin 瘤的 CT 和 MRI 表现也具有多样性。CT 上，该肿瘤既可以是低密度的囊性变表现，内部可有瘤结节(图 3-12)；也可以是均匀的软组织密度表现(图 3-10)。病变内部出现钙化者罕见。MRI 上，Warthin 瘤的信号变化多样且复杂。肿瘤一般在 T1WI 上表现为低或中等信号(图 3-11、3-13)，偶有高信号出现；在 T2WI 上表现为中等信号(图 3-11)或高信号(图 3-13)。静脉注入 Gd-DTPA 后，病变有轻度强化，或无明显强化表现(图 3-12、3-13)。MR 弥散成像研究显示，Warthin 瘤的 ADC 均值明显低于腮腺恶性肿瘤。因 Warthin 瘤的上皮细胞能对 ^{99m}Tc 的摄入增加，故同位素扫描 ^{99m}Tc 扫描时，其多为特征性的“热结节”表现。

邻近结构侵犯和反应　一般情况下，Warthin 瘤外形较小，边界清晰，多无侵犯周围正常组织结

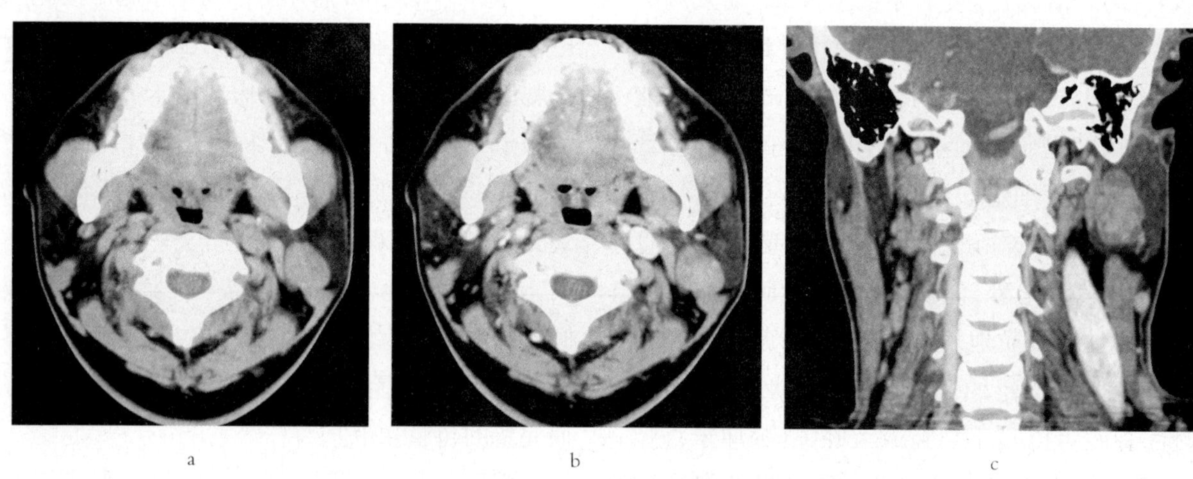

图 3-10　左腮腺 Warthin 瘤(Warthin tumor in the left parotid gland)

横断面平扫 CT 图 a 示左腮腺深叶类圆形软组织肿块，边界清晰。横断面增强 CT 图 b 和增强 CT 冠状面重建图 c 示病变呈轻度强化。

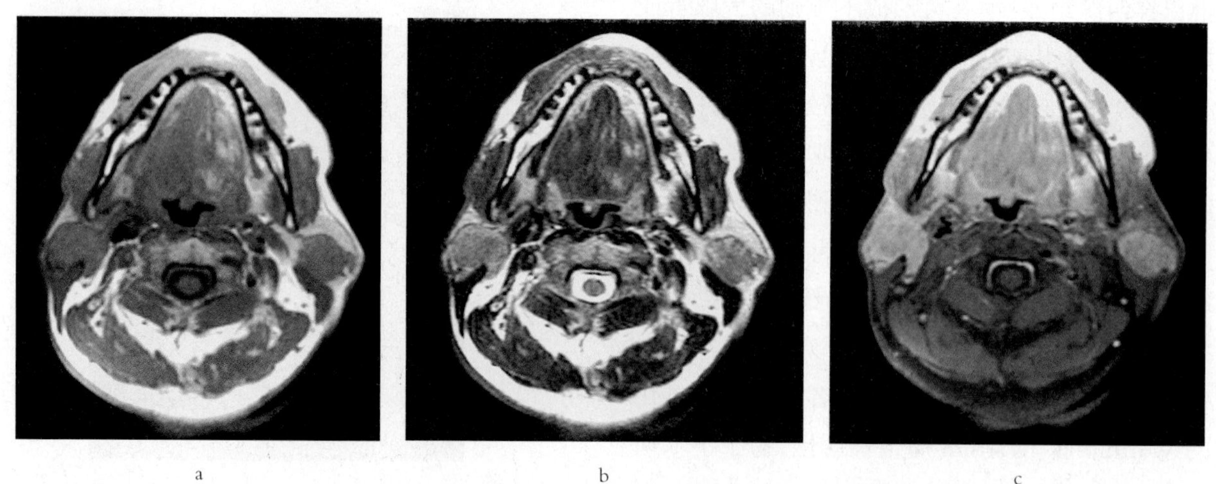

图 3-11　左腮腺 Warthin 瘤(Warthin tumor in the left parotid gland)

MRI 示两侧腮腺内均有类圆形肿块状异常信号影：横断面 T1WI 图 a 上，病变呈中等信号；T2WI 图 b 上，病变呈中等略高信号；Gd-DTPA 增强压脂 T1WI 图 c 上，肿块呈高信号。病变边界清晰，可见低信号包膜。

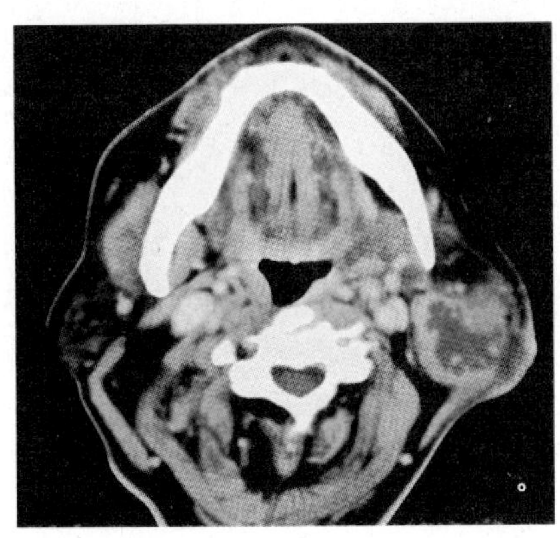

图 3-12　左腮腺 Warthin 瘤（Warthin tumor in the left parotid gland）

横断面增强 CT 示左腮腺内可见一囊实性类圆形肿块，边缘光滑。病变实性区强化明显，呈结节状。

构的征象。

影像鉴别诊断　Warthin 瘤的影像表现特点为：病变多位于腮腺下极，具有多中心性或双侧腮腺发病的特点（图 3-11），病变直径较少有超过 4 cm 者，边界清晰而多有完整包膜。这些特点有助于将 Warthin 瘤同腮腺其他良性上皮性肿瘤（尤其是多形性腺瘤）相区别。CT 和 MRI 上，单侧腮腺发生的孤立性 Warthin 瘤有时很难和腮腺多形性腺瘤或其他肿瘤（包括各种良性或低度恶性肿瘤）相鉴别。

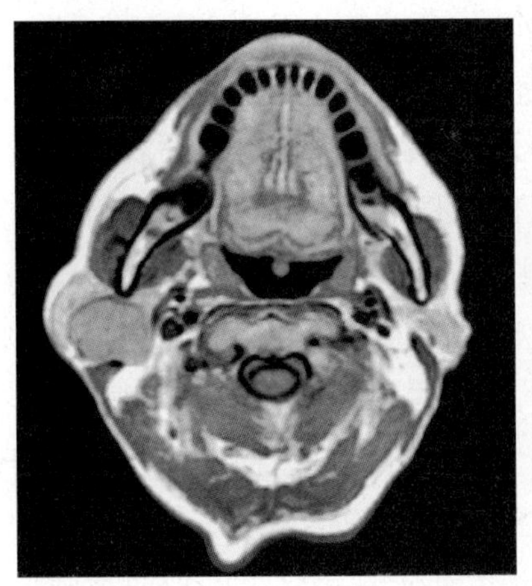

a

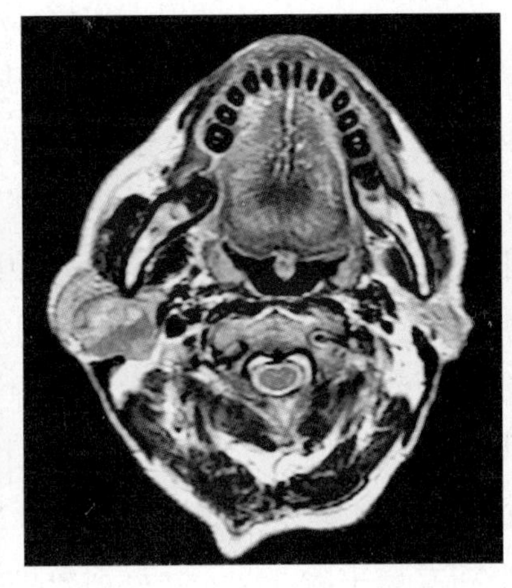

b

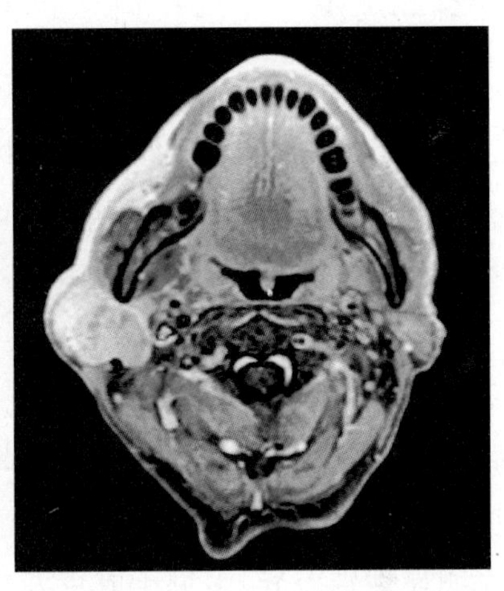

c

图 3-13　右腮腺 Warthin 瘤（Warthin tumor in the right parotid gland）

MRI 示右腮腺深叶内有类圆形肿块状异常信号影：横断面 T1WI 图 a 上，病变呈中等信号；T2WI 图 b 上，呈不均匀高信号；Gd-DTPA 增强压脂 T1WI 图 c 上，病变表现为不均匀强化，边界清晰，可见包膜。

参 考 文 献

1　Ma J, Chan JK, Chow CW, et al. Lymphadenoma: a report of three cases of an uncommon salivary gland neoplasm. Histopathology, 2002, 41: 342–350.

2　Barnes L, Eveson JW, Reichart P, et al. WHO classification of tumours. Pathology & Genetics of head and neck tumours. Lyon: IARC Press, 2005: 263–265.

3　Chung YF, Khou ML, Heng MK, et al. Epidemiology of Warthin's tumour of the parotid gland in an Asian population. Br J Surg, 1999, 86: 661–664.

4　Ebbs SR, Webb AJ. Adenolymphoma of the parotid: aetiology, diagnosis and treatment. Br J Surg, 1986, 73: 627–630.

5　Pinkston JA, Cole P. Cigrette smoking abd Warthin's tumor. Am J Epidemiol, 1996, 144: 183–187.

6　Kotwall CA. Smoking as an etiologic factor in the development of Warthin's tumor of the parotid gland. Am j Surg, 1992, 164: 646–647.

7　Yu GY, Liu XB, Li ZL, et al. Smoking and the development of Warthin's tumour of the parotid gland. Br J Oral Maxillofac Surg, 1998, 36: 183–185.

8　Seifert G, Bull HG, Donath K. Histologic subclassification of the cystadenolymphoma of the parotid gland, Analysis of 275 cases. Virchows Arch A Pathol Anat Histol, 1980, 388: 13–38.

9　Skalova A, Michal M, Nathansky Z. Epidermoid carcinoma arising in Warthin's tumour: a case study. J Oral Pathol Med, 1994, 23: 330–333.

10　Seifert G. Bilateral mucoepidermoid carcinomas arising in bilateral pre-existing Warthin's tumours of the parotid gland. Oral Oncol, 1997, 33: 284–287.

11　Lefor AT, Ord BA. Multiple synchronous bilateral Warthin's tumors of the parotid gland with pleomorphic adenoma. Case report and review of the literature. Oral Surg Oral Med Oral Pathol, 1993, 76: 319-324.

12 Ellies M, Laskawi R, Arglebe C. Extraglandular Warthin's tumours: clinical evaluation and long-term follow-up. Br J Oral Maxillofac Surg, 1998, 36: 52-53.

13 Maitra A, Baskin LB, Lee EL. Malignancies arising in oncocytic schneiderian papillomas: a report of 2 cases and review of the literature. Arch Pathol Lab Med, 2001, 125: 1365-1367.

14 徐秋华,陆林国主编.浅表器官超声诊断图鉴.上海:上海科学技术出版社,2005: 25-26.

15 Som PM, Curtin HD. Head and neck imaging. 4th ed, St. Louis: Mosby, 2003: 1943-1944.

16 Takashima S, Sone S, Honjho Y, et al. Warthin's tumor of the parotid gland with extension into the parapharyngeal space. Eur J Radiol, 1997, 24: 227-229.

17 Hisatomi M, Asaumi J, Konouchi H, et al. Assessment of dynamic MRI of Warthin's tumors arising as multiple lesions in the parotid glands. Oral Oncol, 2002, 38: 369-372.

18 Joe VQ, Westesson PL. Tumors of the parotid gland: MR imaging characteristics of various histologic types. AJR Am J Roentgenol, 1994 Aug, 163: 433-438.

19 Ikeda M, Motoori K, Hanazawa T, et al. Warthin tumor of the parotid gland: diagnostic value of MR imaging with histopathologic correlation. AJNR Am J Neuroradiol, 2004, 25: 1256-1262.

20 Howlett DC, Kesse DV, Hughes DV, et al. The role of imaging in the evaluation of parotid disease. Clin Radiol, 2002, 57: 692-701.

肌上皮瘤

肌上皮瘤(myoepithelioma)是一种良性涎腺肿瘤,几乎均由片状、岛状或条索状排列的具有肌上皮分化特点的细胞组成,这些细胞可表现为梭形、浆细胞样、上皮样和透明细胞质样。肌上皮瘤又名肌上皮腺瘤(myoepithelial adenoma)和良性肌上皮瘤(benign myoepithelial tumour)。与多形性腺瘤和Warthin瘤相比,肌上皮瘤是比较少见的良性涎腺上皮性肿瘤。约占所有涎腺良性肿瘤的1%。肌上皮瘤无明显性别差异。多见于成年人,平均发病年龄为44岁(9~85岁),高峰年龄为20~30岁。

大体病理上,肌上皮瘤的直径通常小于3 cm,边界清晰。肿瘤剖面为实性,呈褐色或黄褐色,有光亮。镜下见,肌上皮瘤的细胞形态多样,可呈梭形、浆细胞样、上皮样和透明细胞样。多数肌上皮瘤由单一细胞类型构成,少数肿瘤由多种细胞共同组成。

临床上,肌上皮瘤多表现为缓慢生长的无痛性肿块,活动而边界清晰。通常无感觉障碍,亦无其他颌面部功能障碍。治疗肌上皮瘤以手术切除为主。肌上皮瘤虽可复发,但复发率明显低于多形性腺瘤。此外,良性肌上皮瘤还可发生恶变,尤其是长时间生长的肌上皮瘤和多次复发的肌上皮瘤。

影像学检查方面,对发生在腮腺的肌上皮瘤可采用超声、CT和MRI检查。但对位于腭部小涎腺的肌上皮瘤,则宜首先采用CT或MRI检查。

【影像学表现】

文献上有关涎腺肌上皮瘤影像学表现的报道十分少见。以下描述依据源自作者对15例肌上皮瘤的CT(12例)和MRI(3例)表现观察。

部位 肌上皮瘤主要发生在腮腺,约占40%,其次为小涎腺,尤其是位于腭部的小涎腺。在作者所见15例肌上皮瘤中,8例位于腭部,5例位于腮腺,1例位于上颌窦,1例位于鼻腔。

形态和边缘 肌上皮瘤多呈圆形或类圆形改变,边界清晰。但由于与周围肌肉组织的密度对比较差,腭部肌上皮瘤在CT上可表现为边界不清。

内部结构 超声上,肌上皮瘤的内部回声表现和多形性腺瘤相似,多呈低回声。平扫CT上,多数肌上皮瘤呈均匀软组织密度表现(图3-14),少数肿瘤内部可见高密度钙化斑点;增强CT上,直径较小的病变呈均匀强化表现(图3-14),而直径较大的病变多呈不均匀强化表现。MRI上,肌上皮瘤表现为T1WI上的低或中等信号和T2WI上的均匀高信号(图3-15)。静脉注入Gd-DTPA后,病变可有强化表现(图3-15)。

邻近结构侵犯和反应 位于腮腺内的肌上皮瘤一般不会侵犯周围正常组织结构,而部分位于腭部的肌上皮瘤可压迫吸收腭骨水平板。

影像鉴别诊断 肌上皮瘤的影像表现和多形性腺瘤相似，不具有特征性，通常很难根据影像表现区分两者。但肌上皮瘤具有一般良性肿瘤的影像表现特点，能比较容易地同涎腺恶性肿瘤相区别。

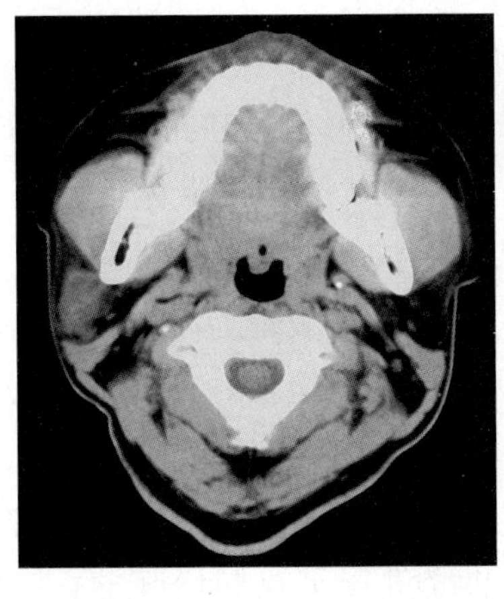
a
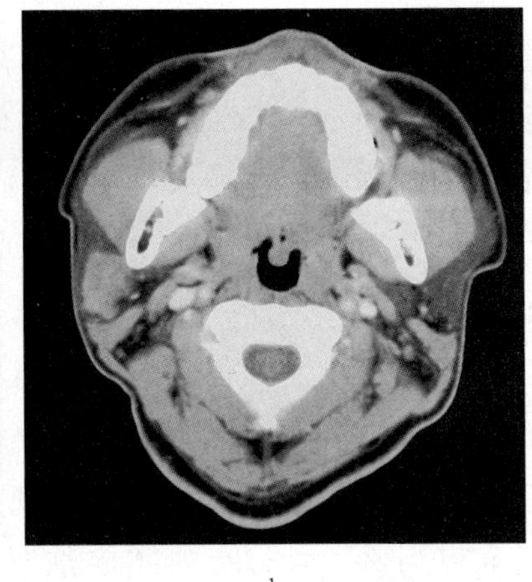
b
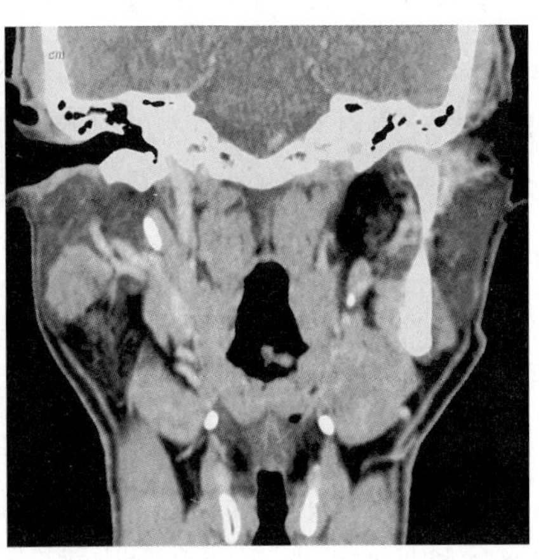
c

图 3-14 右腮腺肌上皮瘤（myoepithelioma in the right parotid gland）

横断面平扫 CT 图 a 示右腮腺深叶类圆形软组织肿块，边界清晰。横断面增强 CT 图 b 和增强 CT 冠状面重建图 c 示病变表现为均匀强化。

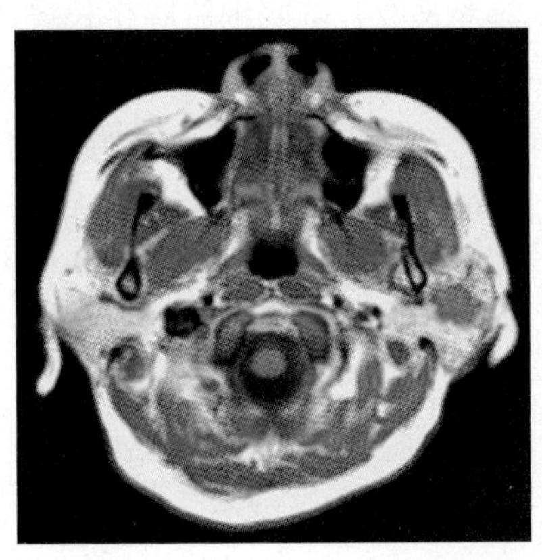
a
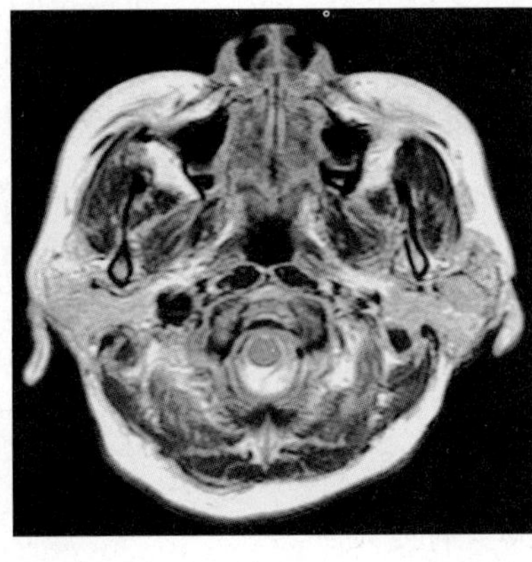
b
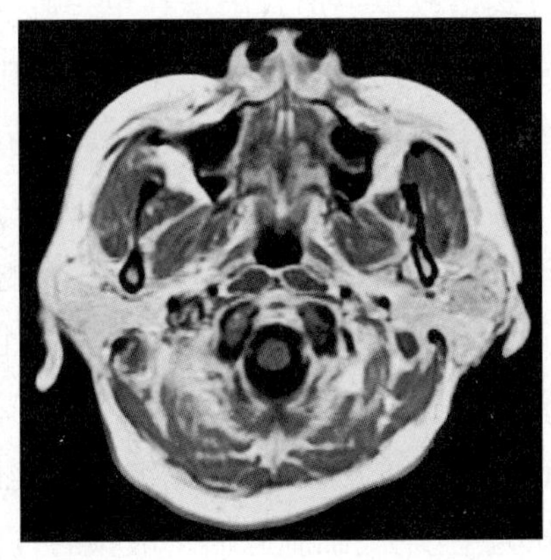
c

图3-15 左腮腺肌上皮瘤（myoepithelioma in the left parotid gland）

MRI 示左腮腺内有小圆形肿块状异常信号影：横断面 T1WI 图 a 上，病变呈中等信号；T2WI 图 b 上，病变呈均匀高信号；Gd-DTPA 增强 T1WI 图 c 上，病变表现为均匀强化，边界清晰。

参 考 文 献

1 Barnes L, Eveson JW, Reichart P, et al. WHO classification of tumours. Pathology & Genetics of head and neck tumours. Lyon: IARC Press, 2005: 259-260.

2 Testa D, Galera F, Insabato L, et al. Submandibular gland myoepithelioma. Acta Otolaryngol, 2005, 125: 664-666.

3 Alos L, Cardesa A, Bombi JA, et al. Myoepithelial tumors of salivary glands: a clinicopathologic, immunohistochemical, ultrastructural, and flow-cytometric study. Semin Diagn Pathol, 1996, 13: 138-147.

4 Sciubba JJ, Brannon RB. Myoepithelioma of salivary gland: report of 23 cases. Cancer, 1982, 49: 562-572.

5 Simpson RH, Pereira EM, Beasley P. Benign myoepithelioma of the salivary glands: a true entity? Histopathology, 1995, 27: 1-9.

6 徐秋华，陆林国主编.浅表器官超声诊断图鉴.上海：上海科学技术出版社，2005：26-27.

7 邱蔚六，余强，燕山主编.颌面颈部疾病影像学图鉴.济南：山东科学技术出版社，2002：256-262.

基底细胞腺瘤

根据 2005 年 WHO 的定义，基底细胞腺瘤(basal cell adenoma)是一种罕见的良性涎腺上皮性肿瘤，该肿瘤以基底样形态的肿瘤细胞为特征，缺乏多形性腺瘤中的黏液软骨样成分。基底细胞腺瘤约占所有涎腺肿瘤的 1%~3%。一般见于 60~70 岁成人，男女之比约为 1:2。膜状型(membranous type)基底细胞腺瘤，无明显性别差异。

大体病理上，基底细胞腺瘤有境界清晰的包膜，肿瘤直径大小约在 1~3 cm。表面呈结节状改变。基底细胞腺瘤的剖面多为均质实性，亦可为囊性，或为囊性和实性混合，呈灰白色至褐色。镜下见，肿瘤由基底细胞样细胞构成。肿瘤细胞可排列成实性、梁状、管状和膜状结构。上述肿瘤细胞的排列方式多以单一形式出现在单一肿瘤中，少数也可以是多种排列方式出现在单一肿瘤中。

临床上，基底细胞腺瘤多表现为缓慢生长的无痛性肿块，边界清晰。肿块多为实性，质地较硬，可活动；偶有囊性表现。膜状型者(皮肤相似性肿瘤，dermal analogue tumour)可以多发，且可与皮肤圆柱瘤(dermal cylindroma)或毛发上皮瘤(trichoepithelioma)同时发生。对基底细胞腺瘤的治疗以手术切除为主。基底细胞腺瘤一般预后佳，极少有复发，但膜型基底细胞腺瘤除外(其复发率为 25%)。肿瘤恶变者虽有报道，但较罕见。

【影像学表现】

部位　基底细胞腺瘤多发生于大涎腺。腮腺基底细胞腺瘤约占 75%；下颌下腺者约为 5%；小涎腺者罕见(上唇最常见、颊黏膜次之)。偶有双侧腮腺发生基底细胞腺瘤的报道。

形态和边缘　基底细胞腺瘤多呈圆形或类圆形改变，病变直径一般小于 3 cm，边界清晰。T2WI 上可见肿瘤边缘有低信号包膜带。增强 CT 和 MRI 上可见此包膜呈环形强化表现。

内部结构　超声上，基底细胞腺瘤的影像表现和多形性腺瘤相似，主要呈不均匀低回声表现(图 3-16)。CT 上，基底细胞腺瘤多表现实性软组织密度(图 3-17)；部分病变内可见囊性低密度区(图 3-18)。MRI 上，肿瘤的信号变化具有多样性，其实性部分多呈 T1WI 上的低信号和 T2WI 上的高信号(图 3-17)，但相对于腮腺腺体而言其在 T2WI 上多为低或中等信号表现；肿瘤的囊性部分可在 T1WI 和 T2WI 上均表现为高信号，此多与病变内的出血灶相对应。增强 CT 和 MRI 上，肿瘤的实性部分多表现为中度强化(图 3-17、3-18)，部分可表现为不均匀强化。近来，有研究者对腮腺基底细胞腺瘤进行了双期增强 CT 扫描和动态增强 CT 或 MRI 扫描观察，结果显示肿瘤早期强化明显(对比剂注入后 30 秒内即可有强化)。

邻近结构侵犯和反应　基底细胞腺生长缓慢，外形较小，极少有周围组织结构侵犯。

影像鉴别诊断　影像学上，基底细胞腺瘤多具有典型的良性肿瘤表现，一般易于同典型的恶性肿瘤相区别。但仅根据基底细胞腺瘤的形态学改变有时尚不能将其同腮腺区其他良性肿瘤区别。近来，动态增强 CT 和 MRI 研究显示：基底细

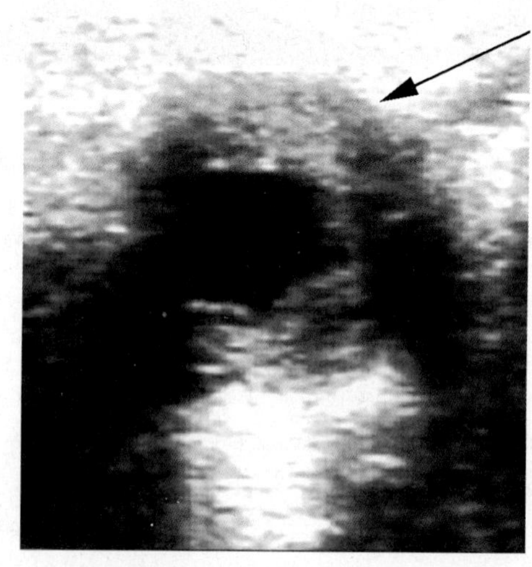

图 3-16　左腮腺基底细胞腺瘤(basal cell adenoma in the left parotid gland)

超声图示左腮腺内椭圆形肿块呈混合低回声改变(黑箭头)，局限有液性暗区，后方回声增强，境界清晰，有包膜反射光带。

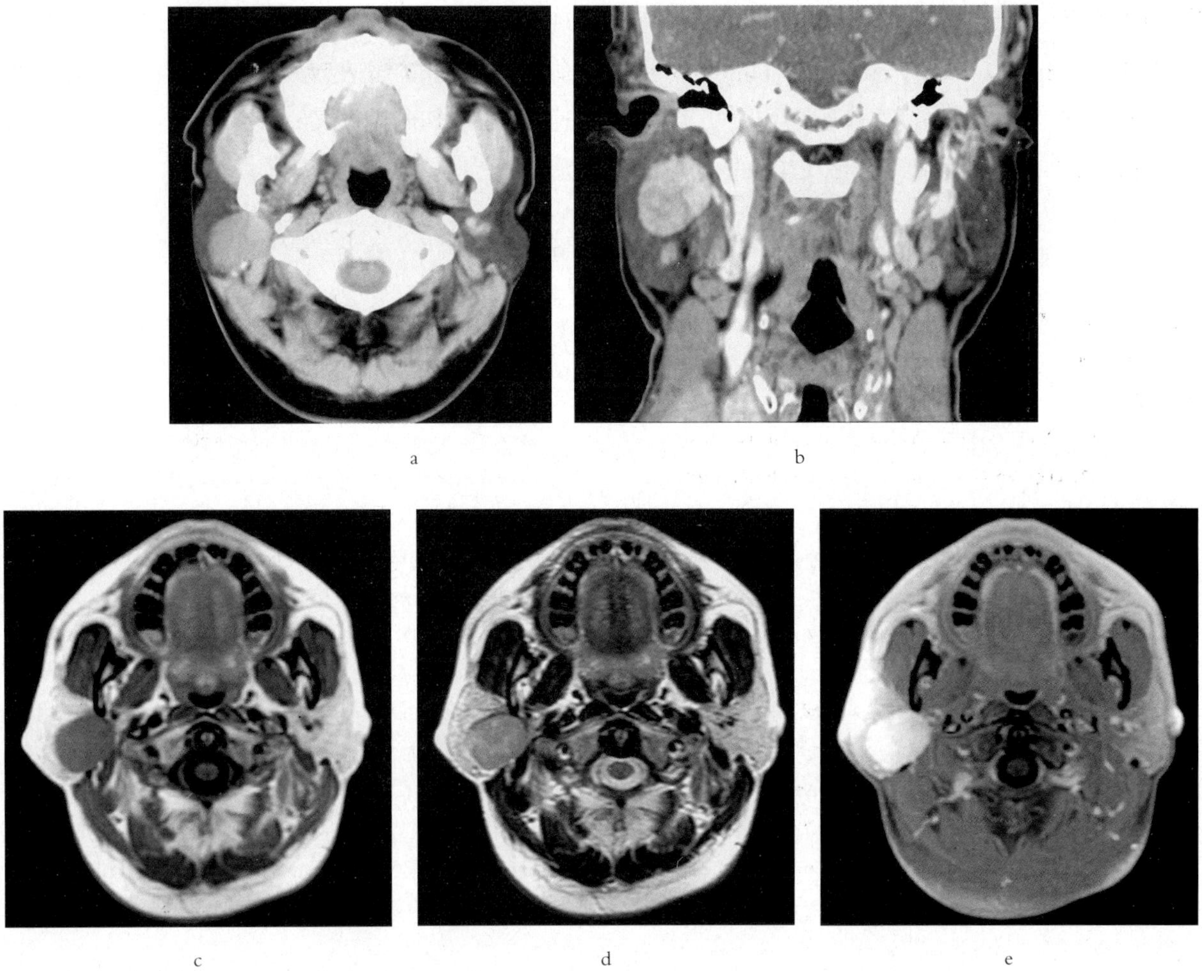

a　　b

c　　d　　e

图 3-17　右腮腺基底细胞腺瘤(basal cell adenoma in the right parotid gland)

横断面平扫 CT 图 a 示右腮腺深叶类圆形软组织肿块,边界清晰。增强 CT 冠状面重建图 b 示病变呈均匀强化。横断面 T1WI 图 c 上,病变呈中等信号;T2WI 图 d 上呈均匀略高信号;Gd-DTPA 增强压脂 T1WI 图 e 上,病变表现为均匀强化,边界清,可见包膜。

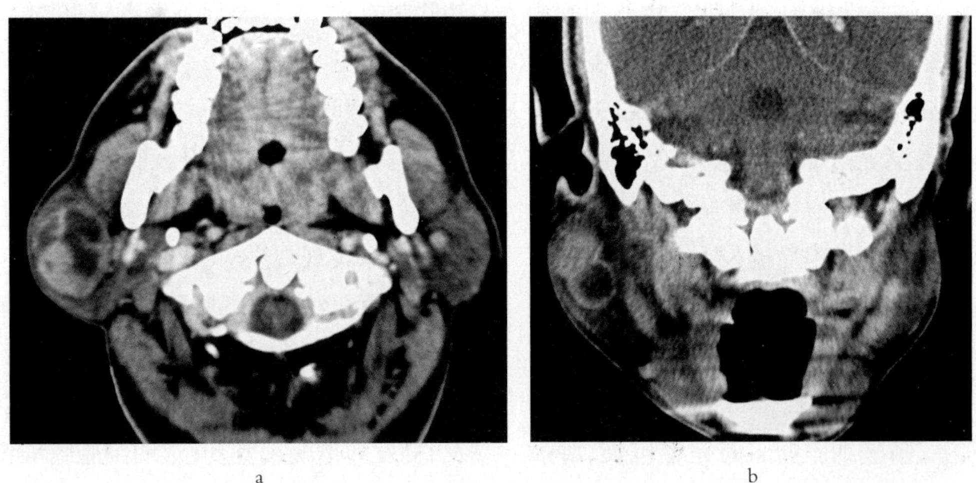

a　　b

图 3-18　右腮腺基底细胞腺瘤(basal cell adenoma in the right parotid gland)

横断面增强 CT 图 a 和增强 CT 冠状面重建图 b 示右腮腺内肿块呈不均匀密度改变,局部可见低密度囊变区,边缘光滑。

胞腺瘤的时间-密度曲线(TDC)和时间-信号强度曲线(Time-signal intensity curve,SI-Time 曲线)与多形性腺瘤和 Warthin 瘤有所不同,可作为其间相互鉴别的参考依据。三者之间的不同表现为:基底细胞腺瘤表现为对比剂的快速持续流入;Warthin 瘤表现为对比剂的快速流入和快速流出;多形性腺瘤表现为对比剂的缓慢持续流入。

参考文献

1 Barnes L, Eveson JW, Reichart P, et al. WHO classification of tumours. Pathology & Genetics of head and neck tumours. Lyon: IARC Press, 2005: 261-262.

2 Seifert G, Schulz CP. The monomorphic salivary duct adenoma. Classification and analysis of 79 cases. Virchows Arch A Pathol Anat Histol, 1979, 383: 77-99.

3 Batsakis JG, Luna MA, Naggar AK. Basaloid monomorphic adenomas. Ann Otol Rhinol Laryngal, 1991, 100: 687-690.

4 Zarbo RJ. Salivary gland neoplasia: a review for the practicing pathologist. Mod Pathol, 2002, 15: 298-323.

5 Katsuno S, Ishii K, Otsuka A, et al. Bilateral basal-cell adenomas in the parotid glands. J Laryngol Otol, 2000, 114: 83-85.

6 Jeong AK, Lee HK, Kim SY, et al. Basal cell adenoma in the parapharyngeal space: MR findings. Clin Imaging, 2001, 25: 392-395.

7 Jang M, Park D, Lee SR, et al. Basal cell adenoma in the parotid gland: CT and MR findings. AJNR Am J Neuroradiol, 2004, 25: 631-635.

8 Takeshita T, Tanaka H, Harasawa A, et al. CT and MR findings of basal cell adenoma of the parotid gland. Radiat Med, 2004, 22: 260-264.

9 Lee DK, Chung KW, Baek CH, et al. Basal cell adenoma of the parotid gland: characteristics of 2-phase helical computed tomography and magnetic resonance imaging. J Comput Assist Tomogr, 2005, 29: 884-888.

10 Chawla AJ, Tan TY, Tan GJ. Basal cell adenomas of the parotid gland: CT scan features. Eur J Radiol, 2006, 58: 260-265.

11 Okahara M, Kiyosue H, Matsumoto S, et al. Basal cell adenoma of the parotid gland: MR imaging findings with pathologic correlation. AJNR Am J Neuroradiol, 2006, 27: 700-704.

12 徐秋华,陆林国主编.浅表器官超声诊断图鉴.上海:上海科学技术出版社,2005:27-28.

13 Yerli H, Teksam M, Aydin E, et al. Basal cell adenoma of the parotid gland: dynamic CT and MRI findings. Br J Radiol, 2005, 78: 642-645.

14 Yerli H, Aydin E, Coskun M, et al. Dynamic multislice computed tomography findings for parotid gland tumors. J Comput Assist Tomogr, 2007, 31: 309-316.

嗜酸细胞瘤

嗜酸细胞瘤(oncocytoma)是一种完全由大上皮性细胞组成的涎腺良性肿瘤,该肿瘤以光亮的嗜酸性颗粒胞质(大嗜酸性细胞)为特点。嗜酸细胞瘤又称嗜酸细胞腺瘤(oncocytic adenoma)和嗜酸性腺瘤(oxyphilic adenoma)。嗜酸细胞瘤约占所有涎腺肿瘤的 1%,属罕见肿瘤。肿瘤多见于中老年人,平均发病年龄为 58 岁。无明显性别差异。根据报道,约 20%的嗜酸细胞瘤的发生和辐射有关。有辐射史的嗜酸细胞瘤患者的发病年龄较无辐射史者小 20 岁。嗜酸细胞瘤发生于双侧腮腺者偶见。

大体病理上,嗜酸细胞瘤多有完整包膜,肿瘤直径约 3~4 cm。剖面呈亮褐色,分叶状。镜下见,肿瘤由大嗜酸性细胞组成。嗜酸性粒细胞可排列成实性或梁状。偶尔可见微囊形成。嗜酸性细胞内有丰富的颗粒状嗜酸性胞质和椭圆形泡状核(亮细胞)。

临床上,嗜酸细胞瘤多表现为无痛性肿块。一般不伴有颌面部功能障碍。治疗嗜酸细胞瘤以手术切除为首选。术后局部复发者罕见。本病预后良好,恶变者罕见。

【影像学表现】

有关涎腺嗜酸细胞瘤的影像表现报道十分罕见。以下描述依据于有限的文献报道和笔者对 2 病例的影像表现观察。

部位　约 80%的嗜酸细胞瘤发生于腮腺,其次是下颌下腺,约占 9%。小涎腺者罕见。约 7%的嗜酸细胞瘤可表现为多发或双侧发生。嗜酸细胞瘤的多发、复发和透明细胞变(透明细胞嗜酸细胞增多症)之间可能存有某种联系。

形态和边缘　嗜酸细胞瘤多表现为多结节、分

叶状肿块(图 3-19),边界清晰。

内部结构　平扫 CT 上,嗜酸细胞瘤为实性软组织密度表现(图 3-19);增强 CT 上,肿瘤可表现为不均匀强化(图 3-19)。MRI 上,嗜酸细胞瘤的信号强度在 T1WI 和 T2WI 上均表现低或中等信号(图 3-20)。Gd-DTPA 增强 MR-T1WI 上,嗜酸细胞瘤可有轻度强化表现,或无明显强化(图 3-20)。

邻近结构侵犯和反应　位于腮腺和下颌下腺的嗜酸细胞瘤通常少有邻近组织结构侵犯,且与周围组织分界清晰。

影像鉴别诊断　嗜酸细胞瘤的影像表现无明显特征性,多与多形性腺瘤相似,与其他涎腺良性肿瘤鉴别存在困难。但其良性肿瘤的影像表现特点与高度恶性的涎腺肿瘤有所不同,一般易于鉴别。

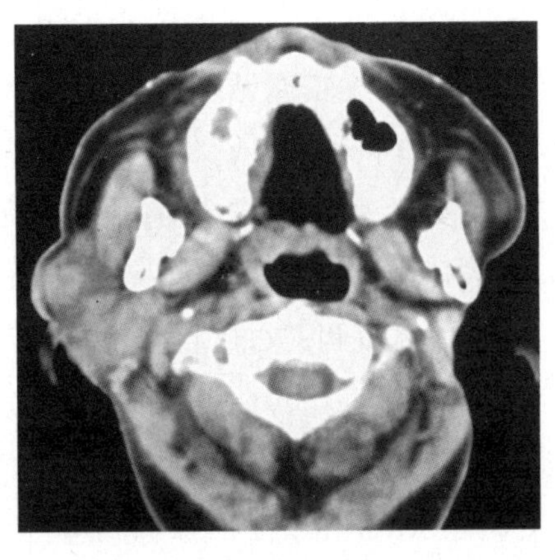

a

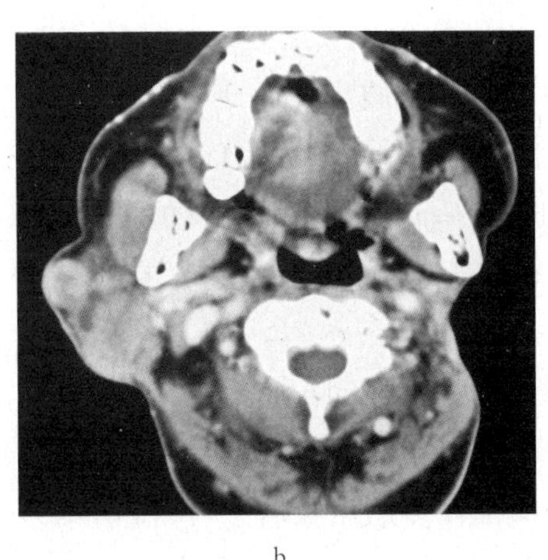

b

图 3-19　右腮腺嗜酸细胞瘤(oncocytoma in the right parotid gland)

横断面平扫 CT 图 a 示右腮腺内有不规则形软组织肿块,呈分叶结节改变,边界不清。增强 CT 图 b 示病变强化明显。

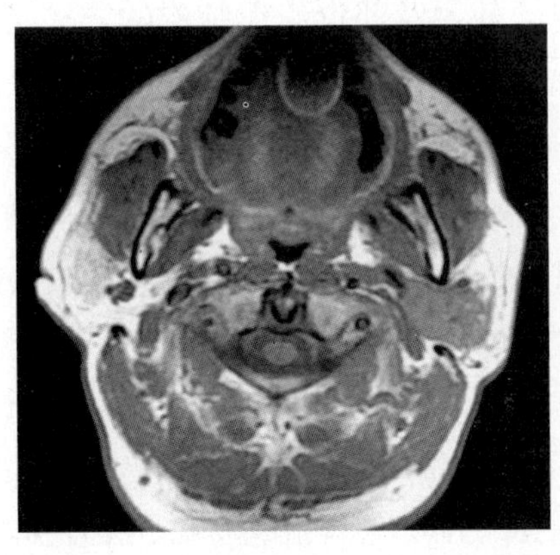

a

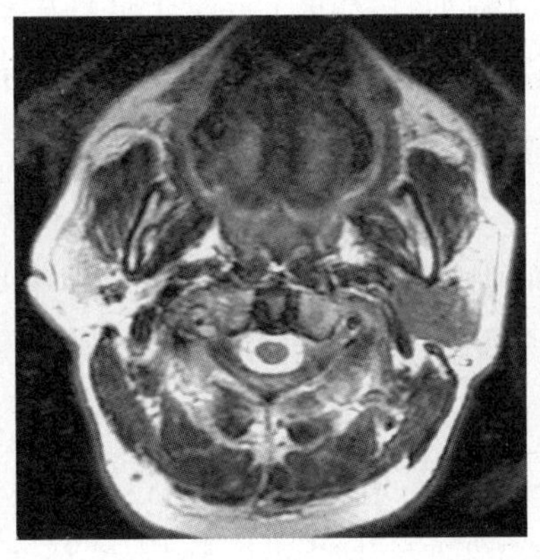

b

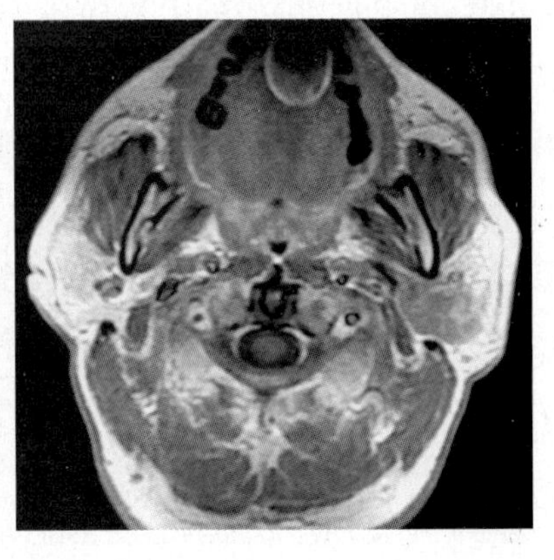

c

图 3-20　左腮腺嗜酸细胞瘤(oncocytoma in the left parotid gland)

MRI 示左腮腺深叶内有类圆形肿块状异常信号影。横断面 T1WI 图 a 上,病变呈中等信号;T2WI 图 b 上,病变呈中等略高信号,边界清晰。

参 考 文 献

1　Barnes L, Eveson JW, Reichart P, et al. WHO classification of tumours. Pathology & Genetics of head and neck tumours. Lyon: IARC Press, 2005: 266.

2　Stomeo F, Meloni F, Bozzo C, et al. Bilateral oncocytoma of the parotid gland. Acta Otolaryngol, 2006, 126: 324-326.

3　Brandwein MS, Huvos AG. Oncocytic tumors of major salivary glands. A study of 68 cases with follow-up of 44 patients. Am J Surg Pathol, 1991, 15:

514-528.

4 Thompson LD, Wenig BM Ellis GL. Oncocytomas of the submendibular gland. A series of 22 cases and a review of the literature. Cancer, 1996, 78: 2281-2287.

5 Sakai E, Yoda T, Shimamoto H, et al. Pathologic and imaging findings of an oncocytoma in the deep lobe of the left parotid gland. Int J Oral Maxillofac Surg, 2003, 32: 563-565.

管状腺瘤

管状腺瘤(canalicular adenoma)是一种由柱状上皮细胞构成的肿瘤,其排列成水珠样细而吻合的条索。肿瘤基质以细胞少和血管丰富为特点。该肿瘤又称管状型基底细胞腺瘤（basal cell adenoma, canalicular type)、管状型单形性腺瘤(monomorphic adenoma, canalicular type)和小涎腺腺瘤病(adenomatosis of minor salivary glands)。管状腺瘤的高发年龄为60~70岁,平均年龄65岁。男性患者多于女性。该肿瘤少见,约占所有涎腺肿瘤的1%;小涎腺肿瘤的4%。有研究认为在小涎腺良性肿瘤中,管状腺瘤的发生率排在多形性腺瘤之后,位居第二或第三。

大体病理上,管状腺瘤的直径多在5 mm~2 cm之间,切面呈浅黄色和褐色,边界清晰,部分有纤维性包膜。镜下见,肿瘤的上皮样成分为两列柱状细胞交替相对排列,且相互分开较远,呈管状排列。肿瘤细胞呈水珠样表现。肿瘤间质具有一定特征,细胞少而血管丰富。

临床上，管状腺瘤多表现为无痛性增大的结节。部分病变可呈蓝色。该肿瘤具有多发和多灶性特点。发生在黏膜的管状腺瘤可出现溃疡。对管状腺瘤的治疗以手术切除为主，术后复发者罕见,预后良好。

【影像学表现】

部位　80%的管状腺瘤发生于上唇,其次为颊黏膜,腭部黏膜偶见。大涎腺受累者罕见。

形态和边缘　管状腺瘤可呈分叶状肿块表现。有包膜者,肿瘤边缘清晰;包膜不完整或无包膜者,其界限多不清晰。

内部结构　CT上，管状腺瘤为软组织密度表现。平扫T1WI上，该肿瘤为中等信号表现；T2WI上,肿瘤呈不均匀高信号(图3-21)。增强CT和MRI上,管状腺瘤可呈中度强化表现(图3-21)。

邻近结构侵犯和反应　部位不同,管状腺瘤所累及的邻近组织结构也不尽相同。由于管状腺瘤属于良性肿瘤，其累及邻近组织结构的方式主要表现为推移和压迫。曾有管状腺瘤侵蚀颌面骨的报道。

影像鉴别诊断　迄今,尚未发现管状腺瘤的超声、CT和MRI表现具有一定的特征性,故较难根据影像表现将其同其他软组织肿瘤相区别。

参考文献

1 Barnes L, Eveson JW, Reichart P, et al. WHO classification of tumours. Pathology & Genetics of head and neck tumours. Lyon: IARC Press, 2005: 267.

2 Daley TD, Garther DG, Smout MS. Canalicular adenoma: not a basal cell adenoma. Oral Surg Oral Med Oral Pathol, 1984, 57: 181-188.

3 Yih WY, Kratochvil FJ, Stewart JC. Intraoral minor salivary gland neoplasms: review of 213 cases. J Oral Maxillofac Surg, 2005, 63: 805-810.

4 Buchner A, Merrell PW, Carpenter WM. Relative frequency of intra-oral minor salivary gland tumors: a study of 380 cases from northern California and comparison to reports from other parts of the world. J Oral Pathol Med, 2007, 36: 207-214.

5 Harmse JL, Saleh HA, Odutoye T, et al. Recurrent canalicular adenoma of the minor salivary glands in the upper lip. J Laryngol Otol, 1997, 111: 985-987.

6 Smullin SE, Fielding AF, Susarla SM, et al. Canalicular adenoma of the palate: case report and literature review. Oral Surg Oral Med Oral Pathol Oral Radiol Endod, 2004, 98: 32-36.

7 Yamada H, Ishii H, Seto K, et al. Canalicular adenoma of the buccal mucosa: a case report with computed tomography and magnetic resonance imaging. J Oral Maxillofac Surg, 2003, 61: 837-840.

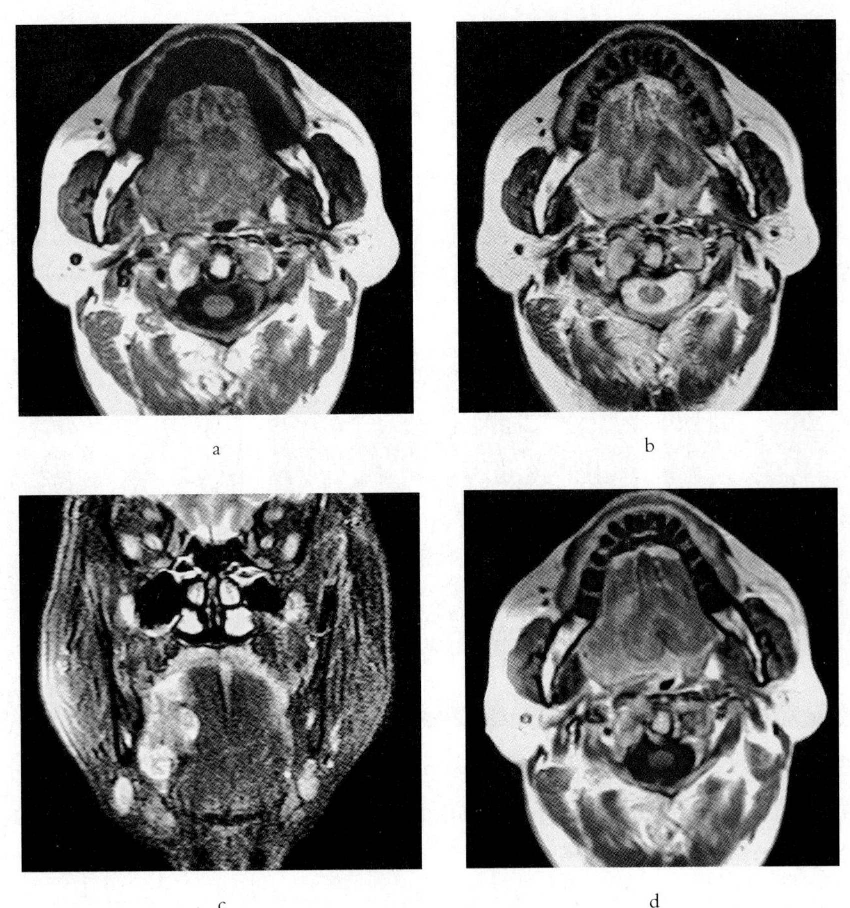

图3-21 右舌根管状腺瘤(canalicular adenoma in the right tongue)

MRI 示右舌根和口咽侧壁区有不规则形肿块状异常信号影。横断面 T1WI 图 a 上,病变呈中等信号;横断面 T2WI 图 b 和冠状面压脂 T2WI 图 c 上,病变呈中等略高信号,边界不清。Gd-DTPA 增强横断面 T1WI 图 d 上,病变表现为较均匀强化。

皮脂和非皮脂淋巴腺瘤

皮脂淋巴腺瘤(sebaceous lymphadenoma)是一种罕见的、界限清晰的、有包膜的肿瘤,其主要由不同大小和形态的典型性皮脂细胞巢所组成,通常混合以不同大小和比例的导管,并以淋巴细胞和淋巴滤泡为背景。非皮脂淋巴腺瘤(non-sebaceous lymphadenoma)与皮脂淋巴腺瘤相似,但缺乏皮脂分化。淋巴腺瘤多发生于中老年人,无明显性别差异。迄今,有关涎腺淋巴腺瘤的报道尚未超过 40 例,属罕见病例。近来有报道显示皮脂淋巴腺瘤可癌变为皮脂淋巴腺癌(sebaceous lymphadenocarcinoma)。

大体病理上,淋巴腺瘤通常有包膜。其剖面为黄色至灰色,可呈实性、多囊状或单囊状改变。囊腔内可含皮脂物。镜下见,皮脂淋巴腺瘤主要由大小不等的皮脂腺和涎腺导管混合而成,其背景为弥漫的淋巴样结构。淋巴腺瘤呈相互吻合的梁状或实性分叶状,周围有基底膜样物质围绕;或呈扩张的囊样腺结构,腔内含蛋白样物质。

临床上,淋巴腺瘤为无痛性肿块表现。手术是彻底治疗淋巴腺瘤的主要方法。对于癌变的皮脂淋巴腺瘤,除手术外还可辅以放疗。

【影像学表现】

部位 大多数淋巴腺瘤发生于腮腺。

形态和边缘 淋巴腺瘤可呈类圆形肿块表现。肿瘤边缘清晰。

内部结构 CT 上,淋巴腺瘤为软组织密度表现(图 3-22)。MRI 上,该肿瘤在 T1WI 上为中等信号表现；在 T2WI 上呈不均匀高信号。增强 CT 和 MRI 上，淋巴腺瘤可呈强化表现（图 3-22）。根据作者对 2 例腮腺淋巴腺瘤的 CT 影像观察和测量，肿瘤的实性部分在增强前后的 CT 值差均在 40 Hu 以上。

邻近结构侵犯和反应　淋巴腺瘤为良性肿瘤，较少有周围组织结构的侵犯。

影像鉴别诊断　迄今，尚未发现淋巴腺瘤的影像表现具有一定的特征性，故通常不易将其同其他软组织肿瘤相区别。但如在增强 CT 或 MRI 上发现腮腺区良性病变有明显强化者，还应考虑有淋巴腺瘤的可能。

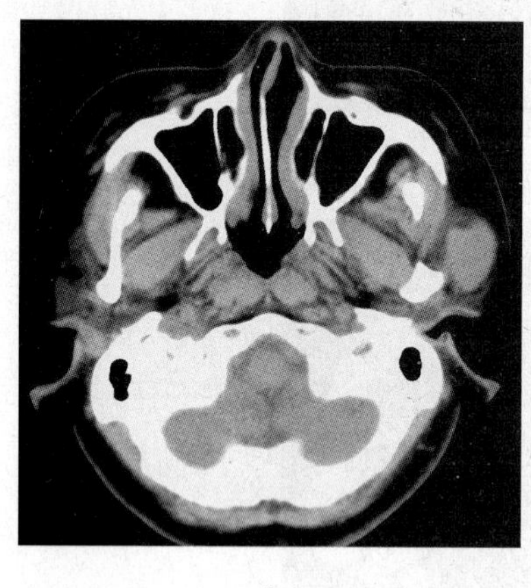

a

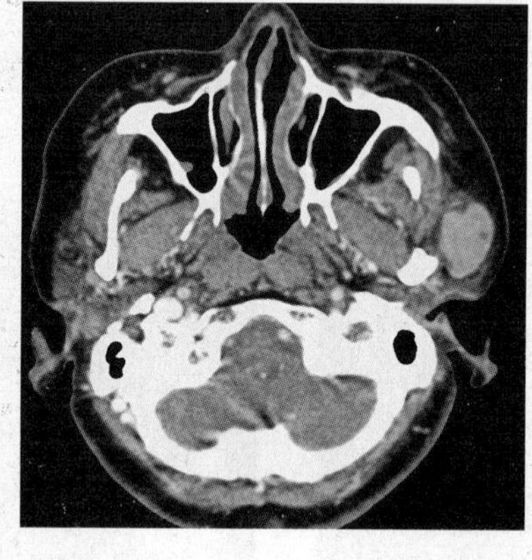

b

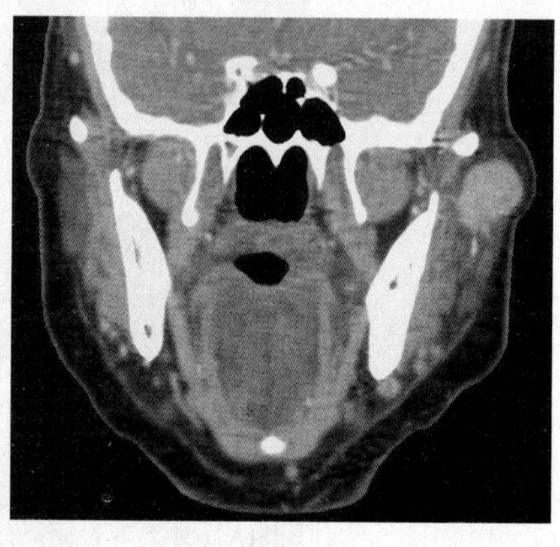

c

图 3-22　左腮腺皮脂淋巴腺瘤（sebaceous lymphadenoma in the left parotid gland）

横断面平扫 CT 图 a 示左腮腺内有类圆形软组织肿块，边界清晰。横断面增强 CT 图 b 和增强 CT 冠状面重建图 c 示病变呈均匀强化表现。

参 考 文 献

1　Barnes L，Eveson JW，Reichart P，et al. WHO classification of tumours. Pathology & Genetics of head and neck tumours. Lyon：IARC Press，2005：269.

2　Ahn SH，Park SY. Sebaceous lymphadenocarcinoma of parotid gland. Eur Arch Otorhinolaryngol，2006，263：940-942.

3　Auclair PL. Tumor-associated lymphoid proliferation in the parotidgland. A protential diagnostic pitfall. Oral Surg Oral Med Oral Pathol，1994，77：19-26.

4　Ma J，Chan JK，Chow CW，et al. Lymphadenoma：a report of three cases of an uncommon salivary gland neoplasm. Histopathology，2002，41：342-350.

囊腺瘤

囊腺瘤（cystadenoma）是一种罕见的良性上皮性肿瘤，以多囊生长为特征，其上皮成分呈腺瘤样增生。肿瘤上皮衬里常为乳头状，黏液性者少见。囊腺瘤的同义词有单形性腺瘤（monomorphic adenoma）、囊性导管腺瘤（cystic duct adenoma）、不含淋巴样间质的 Warthin 瘤（Warthin tumour without lymphoid stroma）、导管内乳头状增生（intraductal papillary hyperplasia）和嗜酸细胞囊腺瘤（oncocystic cystadenoma）。囊腺瘤约占整个涎腺良性肿瘤的 5%。女性患者多见。发病年龄在 12~89 岁之间，平均年龄 57 岁。

大体病理上，囊腺瘤的切面主要由多个小囊腔隙或单个大囊构成，周围多围以涎腺小叶或结缔组织。肿瘤边界清晰，有完整或不完整纤维包膜。镜下见，肿瘤的囊性结构所内衬的上皮组织为柱状或立方状细胞，有时可见灶性嗜酸瘤细胞、黏液细胞、表皮样细胞和顶浆分泌细胞。肿瘤囊腔内含嗜酸性物质（多由散在的上皮细胞、炎症细胞和泡沫细胞所组成）。囊腺瘤有 2 种类型：乳头状囊腺瘤（papillary cystadenoma）和黏液性囊腺瘤（mucinous cystadenoma)。

临床上,囊腺瘤主要表现为缓慢生长的无痛性肿物,表面可呈结节状。对囊腺瘤的治疗以手术切除为主。术后不易复发。囊腺瘤恶性变者少见。

【影像学表现】

迄今,有关涎腺囊腺瘤的影像表现报道极为少见。以下描述是作者结合自己所见对其进行的简要叙述。

部位　45%的囊腺瘤发生于腮腺;其余位于小涎腺,如唇腺、颊腺和腭腺。小涎腺良性肿瘤中,囊腺瘤的发生率排在多形性腺瘤之后。

形态和边缘　囊腺瘤多呈类圆形表现,边缘光滑,可见包膜。

内部结构　平扫CT上,囊腺瘤的CT值多与其周围软组织相似或相同,不易区别(图3-23);增强CT上,囊腺瘤病变内部多无强化表现,与周围有强化的软组织结构相比其仍呈低密度表现(图3-23)。MRI上,囊腺瘤可表现为T1WI上的低或中等信号和T2WI上的高信号。

邻近结构侵犯和反应　囊腺瘤为良性肿瘤,通常不侵犯周围组织结构,或以推移或压迫形式累及其周围组织结构。

影像鉴别诊断　涎腺囊腺瘤的CT和MRI表现具有与颌面颈部软组织囊肿相似的特点。但囊腺瘤的CT值通常高于水液。影像诊断上,一般也不易将囊腺瘤同其他实质性肿瘤相混淆。

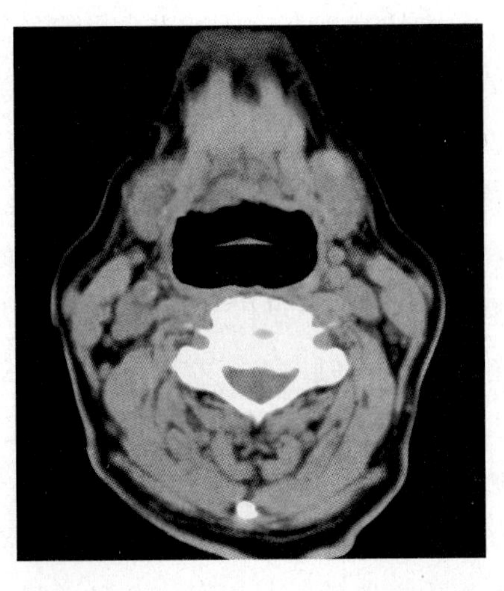

a

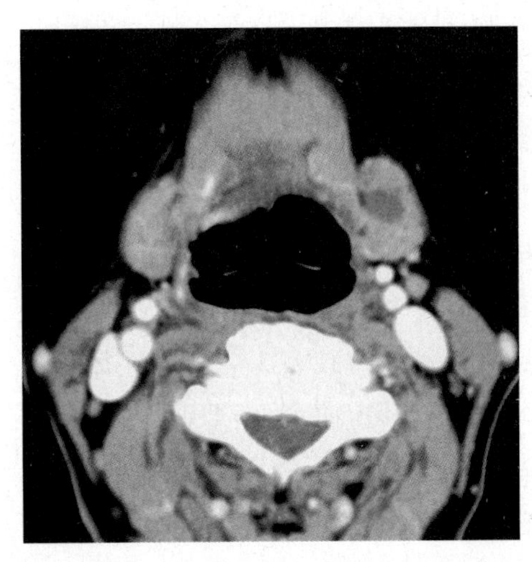

b

图3-23　左下颌下腺乳头状囊腺瘤(papillary cystadenoma in the left submandibular gland)

横断面平扫CT图a示两侧下颌下腺密度均匀,未见异常密度改变。横断面增强CT图b示两侧正常下颌下腺组织强化明显,于左下颌下腺内可见类圆形软组织肿块,病变无明显强化,边界清晰。

参考文献

1　Barnes L, Eveson JW, Reichart P, et al. WHO classification of tumours. Pathology & Genetics of head and neck tumours. Lyon: IARC Press, 2005: 273-274.

2　Waldron CA, Mofty SK, Gnepp DR. Tumors of the intraoral minor salivary glands: a demographic and histologic study of 426 cases. Oral Surg Oral Med Oral Pathol, 1988, 66: 323-333.

3　Neely MM, Rohrer MD, Young SK. Tumors of minor salivary glands and the analysis of 106 cases. J Okla Dent Assoc, 1996, 86: 50-52.

4　Buchner A, Merrell PW, Carpenter WM. Relative frequency of intra-oral minor salivary gland tumors: a study of 380 cases from northern California and comparison to reports from other parts of the world. J Oral Pathol Med, 2007, 36: 207-214.

(余　强　石慧敏　王平仲)

第二节 涎腺恶性上皮性肿瘤

从2005年WHO涎腺组织肿瘤分类中可见，恶性上皮性肿瘤的种类明显多于良性上皮性肿瘤。但就肿瘤的构成比而言，恶性上皮性肿瘤明显少于良性上皮性肿瘤。涎腺恶性上皮性肿瘤发生于腮腺者所占比例较小，多位于下颌下腺、舌下腺和小涎腺。80%发生于舌、口底和磨牙后区的涎腺肿瘤是恶性肿瘤。根据多数资料统计，在涎腺恶性上皮性肿瘤中，最为常见者为黏液表皮样癌。本节叙述的涎腺恶性上皮性肿瘤有黏液表皮样癌、腺样囊性癌、腺泡细胞癌、非特异性腺癌、癌在多形性腺瘤中、肌上皮癌、鳞状细胞癌、淋巴上皮癌、多形性低度恶性腺癌、上皮-肌上皮癌、基底细胞腺癌、皮脂腺癌、囊腺癌和涎腺导管癌。

影像学检查方面，超声、CT和MRI均可作为涎腺恶性上皮性肿瘤的检查方法。但具体选择时还应根据病变所在的部位而定。一般而言，对位于颌面颈浅表部位（如腮腺、下颌下腺、颊部和颈部）的病变应首选超声检查；对位于颌面颈深部（多为小涎腺，如腭与颌面深部间隙）的病变宜首选CT或MRI检查。应该明确的是：CT和MRI检查对肿瘤的显示作用具有互补性，不能简单地概括为孰优孰劣。此外，除超声、CT和MRI外，核素检查也有助于对某些涎腺恶性上皮性肿瘤的诊断。虽然核素图像的空间分辨率不及CT和MRI，但新近出现的PET-CT可在一定程度上弥补此不足。

黏液表皮样癌

黏液表皮样癌（mucoepidermoid carcinoma）是一种以黏液细胞、中间细胞和表皮样细胞为特点，兼有柱状细胞、透明细胞和嗜酸细胞的恶性腺体上皮性肿瘤。该肿瘤又称混合性表皮样和黏液分泌癌（mixed epidermoid and mucus secreting carcinoma）。流行病学调查显示黏液表皮样癌是儿童和成人中最为常见的原发性涎腺恶性肿瘤。黏液表皮样癌可发生于任何年龄，但以30~50岁者居多，平均发病年龄约45岁，儿童和老年人相对少见。女性患者多于男性。

大体病理上，黏液表皮样癌的剖面为实性，略呈分叶状，色灰白或浅粉红色或褐色，边界清晰或边界有浸润，无完整包膜。肿瘤内可有大小不等的囊腔，内含透明黏液状液体，或含血丝。镜下见，黏液表皮样癌主要由黏液细胞、表皮样细胞和中间细胞组成。不同类型的细胞比例和其内部结构（包括囊腔形成）在肿瘤内部和肿瘤之间是不同的。黏液表皮样癌的分级方法多样，迄今尚无任何一种方法被广泛接受。2005年WHO涎腺组织肿瘤分类中介绍的分级方法具有较好的可重复性。该方法以黏液表皮样癌的5个组织病理学表现特点为依据，以记分形式确定黏液表皮样癌的分级程度。此5种组织病理学表现和记分方法分别为：囊性成分少于20%（2分）、神经侵犯（2分）、坏死（3分）、4个以上的核分裂/10个高倍视野（3分）、退行发育（4分）。低度恶性者0~4分；中度恶性者5~6分；高度恶性者7分以上。

临床上，黏液表皮样癌主要表现为固定不活动的无痛性肿块。位于腭部的黏液表皮样癌多呈乳头状；位于腮腺内的黏液表皮样癌可以出现面瘫症状。此外，黏液表皮样癌还可引起疼痛、感觉异常、吞咽困难、出血和张口受限等症状。黏液表皮样癌具有浸润性生长的特点，下颌下腺的低分化黏液表皮样癌更具有侵袭性。对黏液表皮样癌的治疗以手术切除为主。肿瘤可术后复发。病变可发生局部淋巴结转移，亦可发生远处转移。多数获得适当治疗的患者有较好的预后。

【影像学表现】

部位　近50%的黏液表皮样癌发生于大涎腺，其中腮腺是最为好发的部位(45%)，其次为下颌下腺(7%)。小涎腺者多见于腭部和颊黏膜。

形态和边缘　黏液表皮样癌多呈类圆形肿块。低度恶性者多表现为边缘清晰；高度恶性者多表现为边缘模糊。

内部结构　超声上，黏液表皮样癌多呈不均匀低回声表现(图1-22、1-23、1-24、3-24)，少数病变伴有强回声光带或光团。CT上，黏液表皮样癌的密度变化多样，可为密度均匀(图3-25、3-26)或密度不均匀的软组织肿块(图3-27、3-28)。密度不均匀者的内部可以出现液化、坏死(图3-27、3-28)和钙化(图3-28)。MRI上，黏液表皮样癌多在T1WI上表现为中等信号；在T2WI上表现为低和中等信号(图3-29)，或为高信号表现(图3-30、3-31)。增强CT和MRI上，黏液表皮样癌多呈均匀(图3-25、3-26、3-29、3-31)或不均匀强化表现(图3-24、3-25、3-30)。

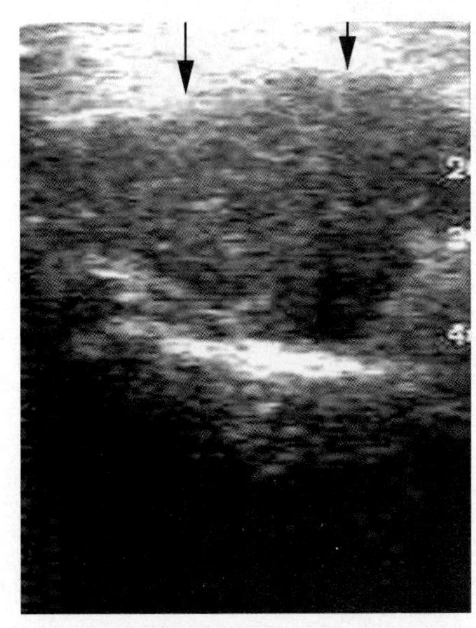

图3-24　左腮腺黏液表皮样癌(mucoepidermoid carcinoma in the left parotid gland)

超声图示左腮腺内有肿块状实性低回声区(黑箭头)，后方回声增强，境界欠清晰，无包膜反射光带。

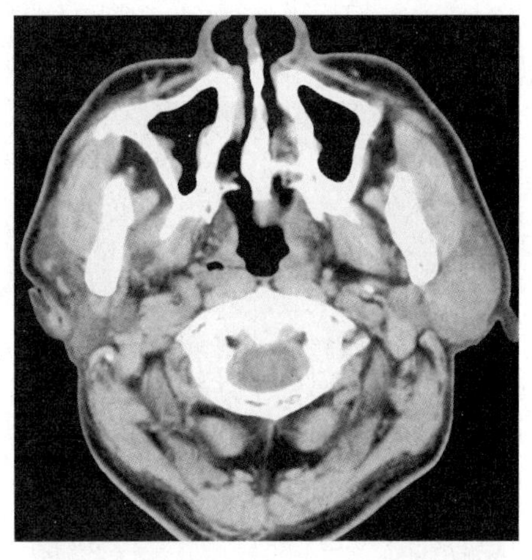

a

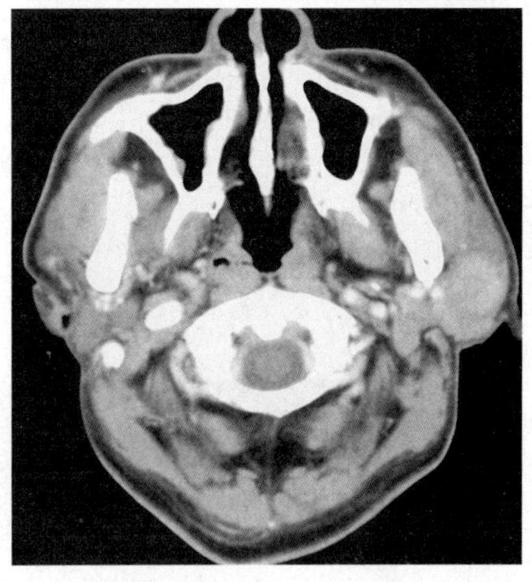

b

图3-25　左腮腺黏液表皮样癌(mucoepidermoid carcinoma in the left parotid gland)

横断面平扫CT图a示左腮腺内有类圆形软组织肿块，内部密度均匀，边界模糊。增强CT图b示病变呈均匀强化表现。

邻近结构侵犯和反应　位于腮腺区的黏液表皮样癌可侵犯面神经、破坏吸收下颌骨、侵犯腮腺内的血管(面后静脉和颌内动脉)，甚至向内后侵犯颈鞘内的神经和血管。位于腭部的黏液表皮样癌可破坏吸收腭骨水平板，侵犯上颌窦、鼻腔和翼腭间隙。

影像鉴别诊断　涎腺黏液表皮样癌的影像学

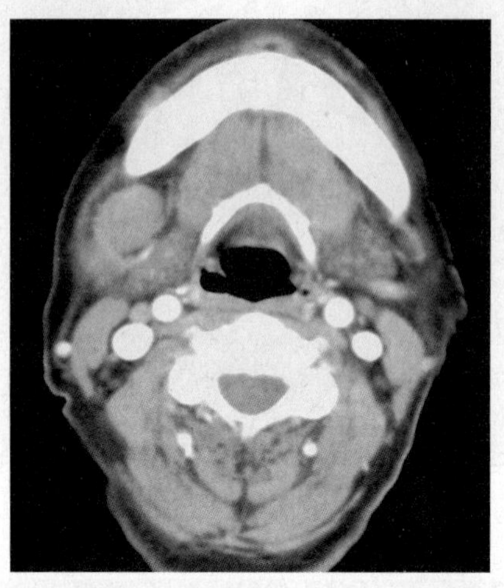

图 3-26　右下颌下腺黏液表皮样癌(mucoepidermoid carcinoma in the right submandibular gland)

横断面增强 CT 示右下颌下腺区有类圆形软组织肿块，密度均匀，界限清晰。

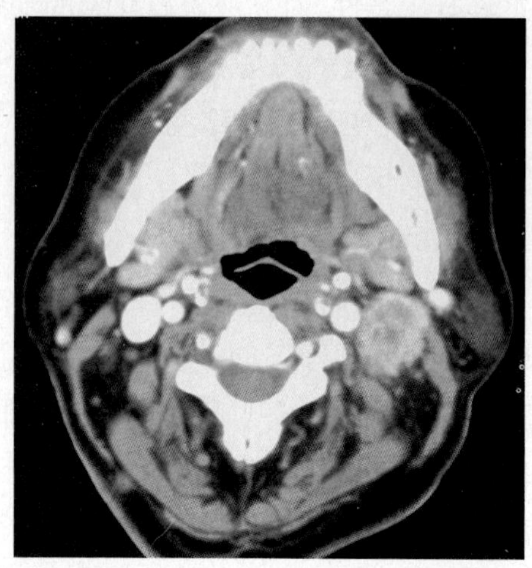

图 3-27　左下颌下腺黏液表皮样癌(mucoepidermoid carcinoma in the left submandibular gland)

横断面增强 CT 示左下颌下腺后方有类圆形软组织肿块，密度不均匀，边界清晰。

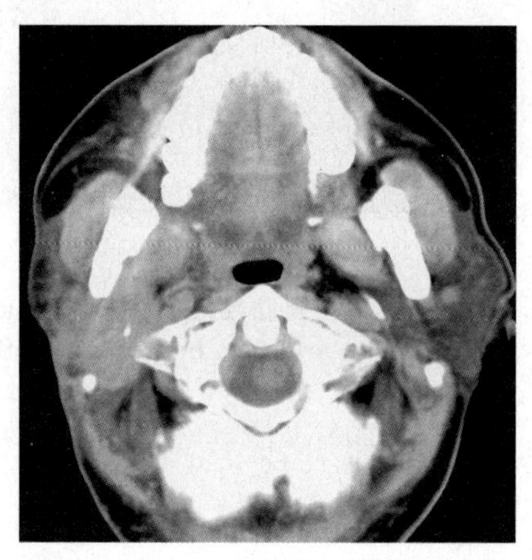

a

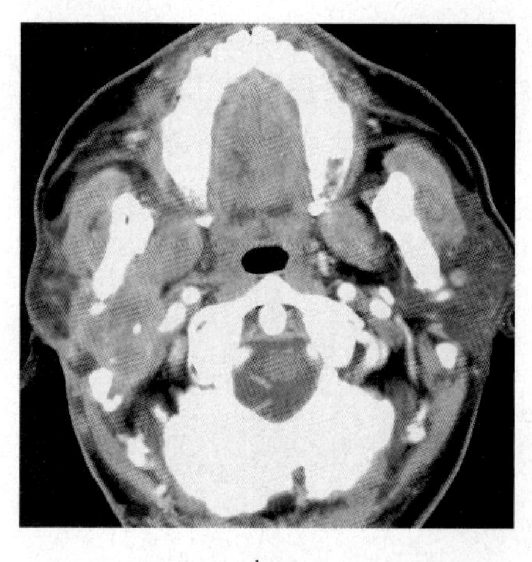

b

图 3-28　右腮腺黏液表皮样癌(mucoepidermoid carcinoma in the right parotid gland)

横断面平扫 CT 图 a 示右腮腺内有形态不规则的软组织肿块，内有钙化斑点，界限不清。增强 CT 图 b 示病变呈不均匀强化表现，并侵犯右侧颈内静脉。

表现缺乏特征性。低度恶性的黏液表皮样癌可以和多形性腺瘤的影像表现相似；而高度恶性的黏液表皮样癌不能和其他涎腺恶性肿瘤相区别。近来，动态增强 MRI的研究结果提示：黏液表皮样癌呈早期强化表现。此表现似乎能为涎腺良性病变和恶性肿瘤的鉴别提供有意义的信息。

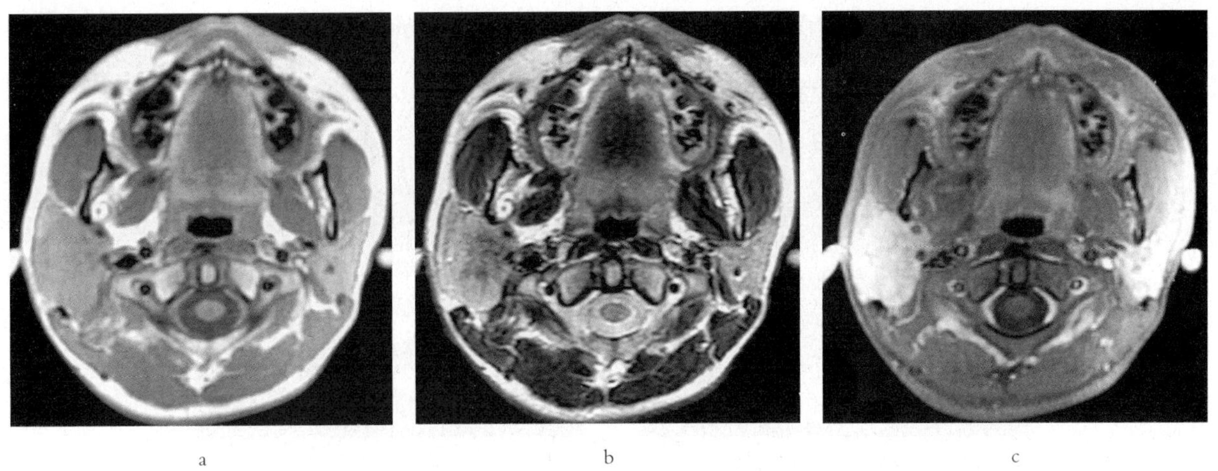

a　　b　　c

图 3-29　右腮腺黏液表皮样癌(mucoepidermoid carcinoma in the right parotid gland)

MR 横断面 T1WI 图 a 示右腮腺内有中等信号异常肿块,边界不清。T2WI 图 b 示病变呈中等信号和高信号混合。Gd-DTPA 增强压脂 T1WI 图 c 示病变有强化表现。右侧颌内动脉和面后静脉为病变所包绕。

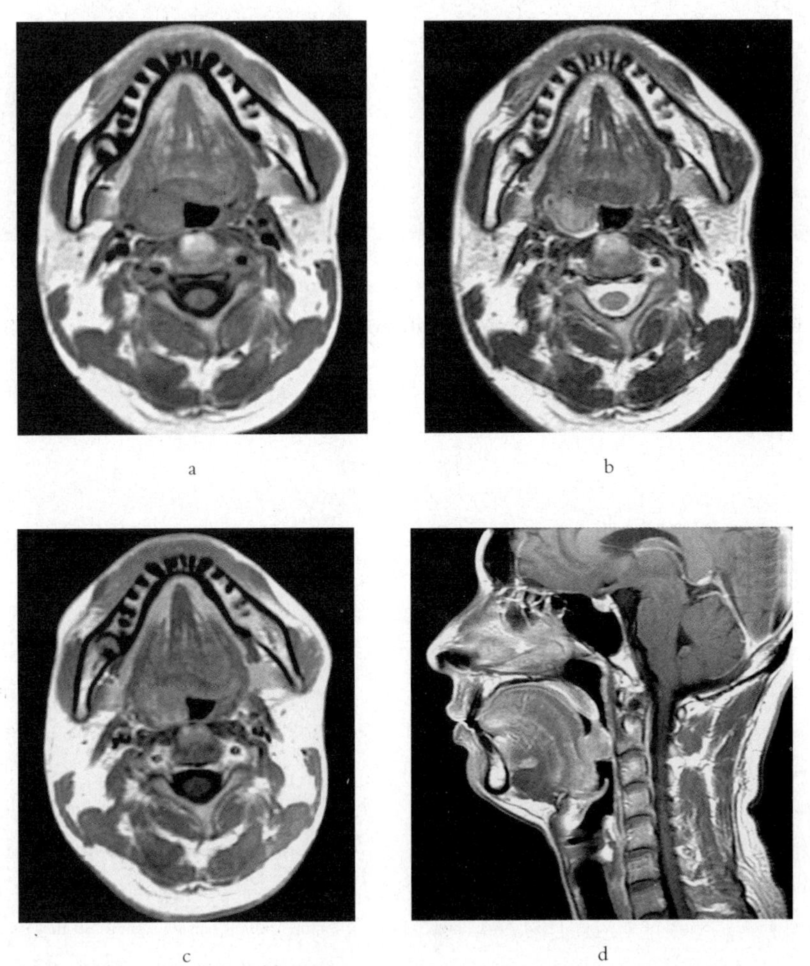

a　　b

c　　d

图 3-30　右舌根区小涎腺黏液表皮样癌(mucoepidermoid carcinoma in the minor salivary gland of tongue base)

MR 横断面 T1WI 图 a 示右口咽舌根区有类圆形中等信号肿块,边缘欠清晰。T2WI 图 b 示病变呈略高信号表现。Gd-DTPA 增强横断面图 c 和矢状面图 d T1WI 示病变呈不均匀强化表现。

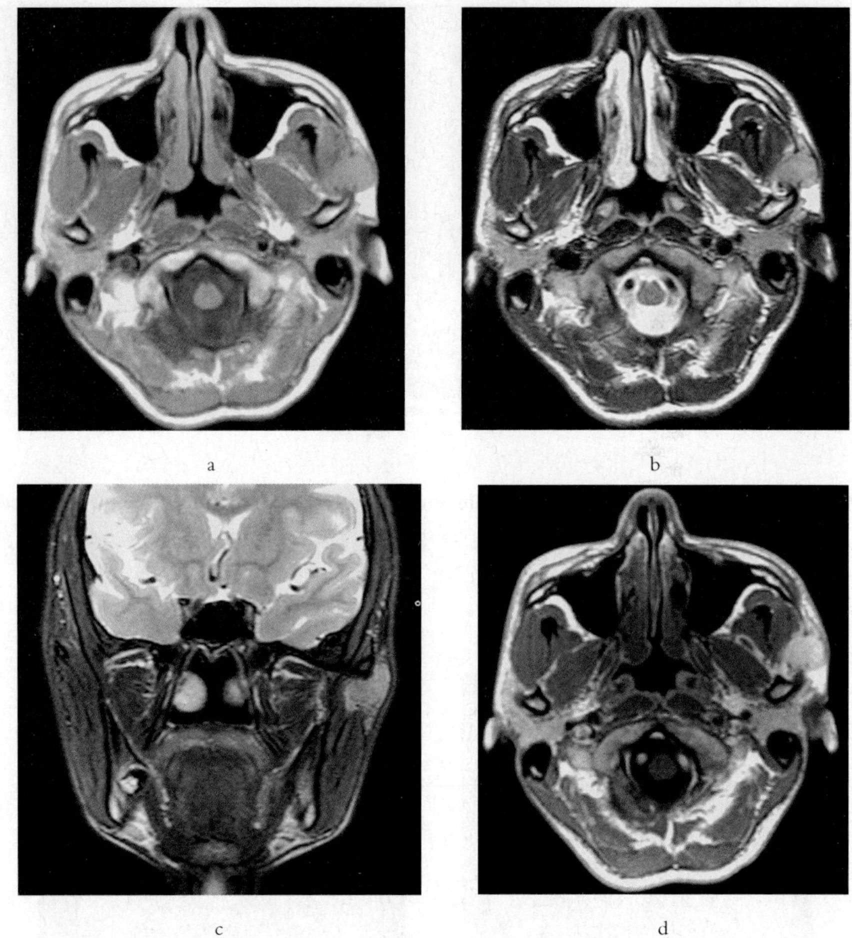

图 3-31 左腮腺黏液表皮样癌(mucoepidermoid carcinoma in the left parotid gland)

MR 横断面 T1WI 图 a 示左腮腺上极有中等略高信号肿块,边缘欠光滑。横断面 T2WI 图 b 和冠状面压脂 T2WI 图 c 上,病变呈不均匀高信号。Gd-DTPA 增强 T1WI 图 d 示病变呈明显强化表现。

参 考 文 献

1 Barnes L, Eveson JW, Reichart P, et al. WHO classification of tumours. Pathology & Genetics of head and neck tumours. Lyon: IARC Press, 2005: 219-220.

2 Lopes MA, de Abreu Alves F, Levy BA, et al. A clinicopathologic study of 196 intraoral minor salivary gland tumours. J Oral Pathol Med, 1999, 28: 264-267.

3 Waldron CA, el Mofty SK, Gnepp DR, et al. Tumors of the intraoral minor salivary glands: a demographic and histologic study of 426 cases. Oral Surg Oral Med Oral Pathol Oral Radiol Endod, 1988, 66: 323-333.

4 Claros P, Dominte G, Claros A, et al. Parotid gland mucoepidermoid carcinoma in a 4-year-old child. Int J Pediatr Otorhinolaryngol, 2002, 63: 67-72.

5 Nascimento AG, Amaral LP, Prado LA, et al. Mucoepidermoid carcinoma of salivary gland: a clinicopathologic study of 46 cases. Head Neck Surg, 1986, 8: 409-417.

6 Goode RK, Auclair PL, Ellis GL. Mucoepidermoid carcinoma of the major salivary glands: clinical and histopathologic analysis of 234 cases with evaluation of grading criteria. Cancer, 1998, 82: 1217-1224.

7 徐秋华,陆林国主编.浅表器官超声诊断图鉴.上海:上海科学技术出版社,2005: 37-39.

8 Kaste SC, Hedlund G, Pratt CB. Malignant parotid tumors in patients previously treated for childhood cancer: clinical and imaging findings in eight cases. AJR Am J Roentgenol, 1994, 162: 655-659.

9 Shah GV. MR imaging of salivary glands. Magn Reson Imaging Clin N Am, 2002, 10: 631-662.

10 Kaneda T, Minami M, Ozawa K, et al. Imaging tumors of the minor salivary glands. Oral Surg Oral Med Oral Pathol, 1994, 78: 385-390.

11 Kurabayashi T, Ida M, Yoshino N, et al. Differential diagnosis of tumours of the minor salivary glands of the palate by computed tomography. Dentomaxillofac Radiol, 1997, 26: 16-21.

12 Asaumi J, Shigehara H, Konouchi H, et al. Assessment of carcinoma in the sublingual region based on magnetic resonance imaging. Oncol Rep, 2002, 9: 1283-1287.

腺样囊性癌

腺样囊性癌（adenoid cystic carcinoma）是一种由上皮细胞和肌上皮细胞组成，具有管状、筛状和实体等不同形态结构的基底样细胞肿瘤。腺样囊性癌约占所有涎腺肿瘤的10%。国内最新资料显示：腺样囊性癌是小涎腺恶性肿瘤中最常见者。腺样囊性癌多见于50~60岁中老年患者。无明显性别差异，但发生于下颌下腺者，女性患者多见。

大体病理上，腺样囊性癌为实性结构，肿瘤多呈圆形或结节状，大小不等，界限清晰而无包膜，并可向周围组织浸润。肿瘤质地均匀而稍硬，剖面呈灰白色，偶见出血、囊变和透明条索。镜下见，腺样囊性癌的细胞类型有2种：导管内衬上皮细胞和变异的肌上皮细胞。腺样囊性癌的病理类型有3种：管状、筛状和实性。管状型者导管形成完好，衬以内层的上皮细胞和外层的肌上皮细胞，中央为管腔。筛状型者最常见，以肿瘤细胞巢伴有圆柱形微囊腔隙为特点。实性型或基底样型者少见，此型主要由上皮细胞构成的实性团块组成，瘤内可发生细胞退变坏死和囊性变，缺乏管状和微囊结构。应该指出上述3种类型中的每一型可作为肿瘤中主要部分，也可作为（更常见）复合性肿瘤的一部分。

临床上，腺样囊性癌主要表现为疼痛性或无痛性肿块。因腺样囊性癌有围绕或沿着纤维（神经纤维和胶原纤维）生长的倾向，故其易在早期侵犯神经组织。此时，患者可出现自发性疼痛、面部麻木和面瘫等症状。对腺样囊性癌的治疗多以手术切除为主。影响腺样囊性癌患者的生存率因素主要有组织学类型（管状型和筛状型的预后好于实性型）、肿瘤部位、临床分期和手术切缘情况。腺样囊性癌的5年生存率约为35%。局部复发率在16%~85%不等。伴有颈淋巴结转移者相对少见。约25%~50%的患者可发生远处转移。肺、骨、脑和肝是较为常见的远处转移器官。我院一组资料显示，腺样囊性癌是最为常见的易发生肺转移的头颈部恶性肿瘤之一。20%的腺样囊性癌患者的带瘤生存期较长，可达5年以上。笔者曾见腺样囊性癌肺转移后仍生存10年以上者。

【影像学表现】

部位　腺样囊性癌多发生于小涎腺，占小涎腺上皮性肿瘤的30%。腭、舌、颊、唇和口底均为腺样囊性癌的好发部位。在大涎腺中，腺样囊性癌好发于腮腺和下颌下腺。

形态和边缘　腺样囊性癌多呈肿块状表现。肿块的形态和边缘变化较大：病变直径较小者可呈类圆形改变，边界清晰；病变直径较大者多呈不规则形态改变，边缘模糊，无包膜影显示。

内部结构　超声上，腺样囊性癌多呈实性不均匀低回声表现，局部可见无回声区（图3-32）。CT上，腺样囊性癌多为软组织肿块表现（图3-33、3-34、3-35、3-36、3-37），肿瘤内部可以出现囊性变和坏死，密度不均匀。MRI上，腺样囊性癌多表现为T1WI上的低信号或中等信号和T2WI上的混合高信号（图3-38、3-39）。部分恶性程度较高的腺样囊性癌可在T2WI上表现为低信号或中等信号（图3-39）。增强CT和MRI上，腺样囊性癌多呈不

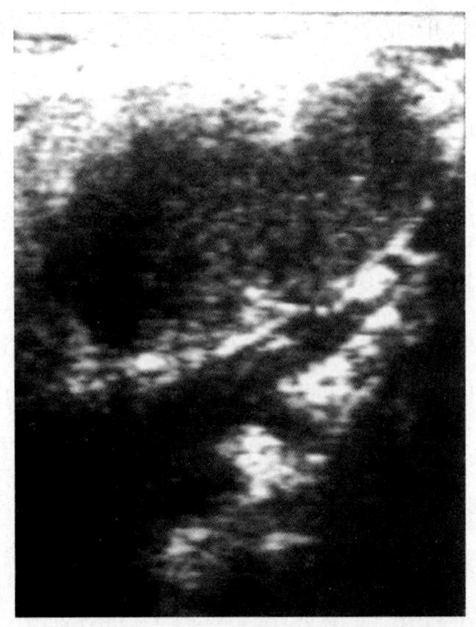

图3-32　右下颌下腺腺样囊性癌（adenoid cystic carcinoma in the right submandibular gland）

超声图示右下颌下腺区有不规则形分叶状混合低回声肿块，部分呈暗区样低回声表现，后方回声稍增强，境界清晰，有包膜反射光带。

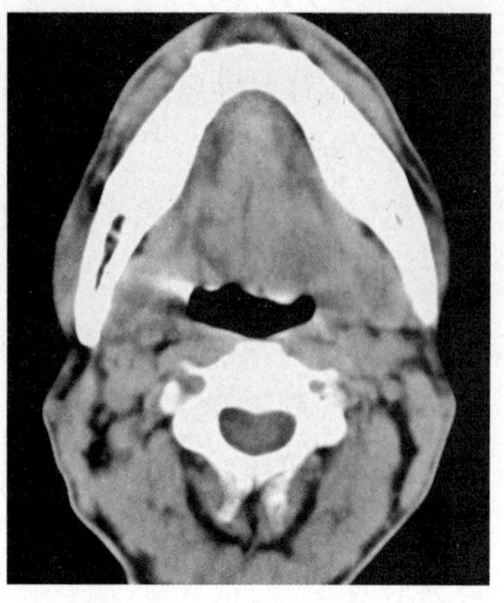

a

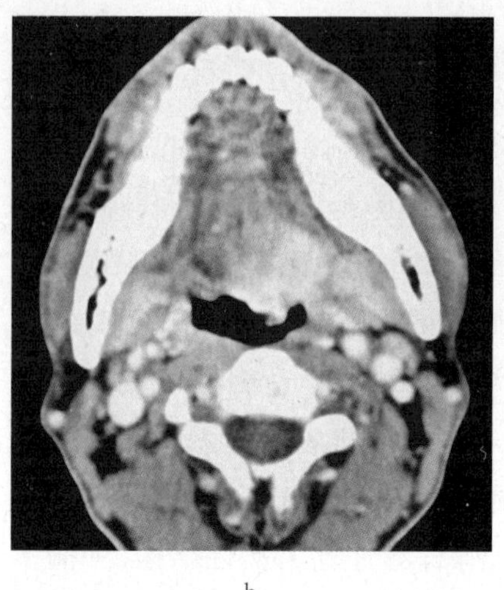

b

图 3-33　左舌根区小涎腺腺样囊性癌(adenoid cystic carcinoma in the minor salivary gland of left tongue base)

横断面平扫 CT 图 a 示左舌根区有不规则形软组织肿块,边缘模糊。横断面增强 CT 图 b 上,病变呈不均匀强化。

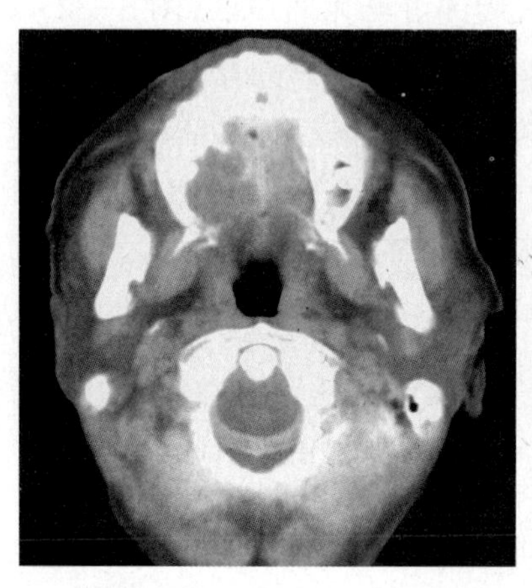

a

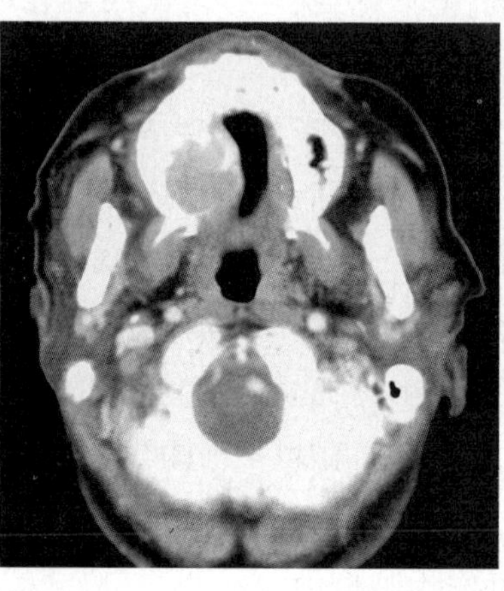

b

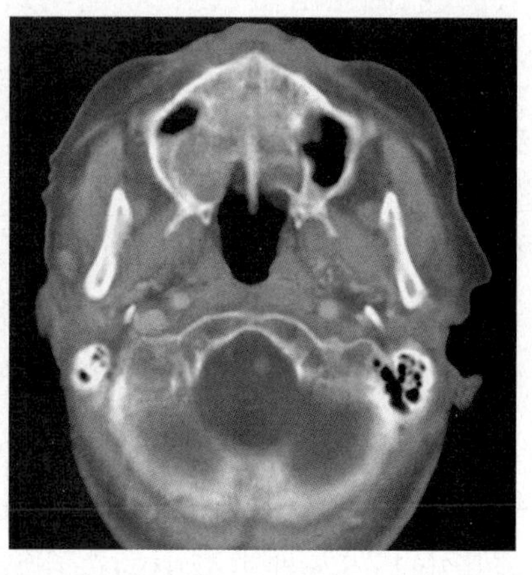

c

图 3-34　右腭区小涎腺腺样囊性癌(adenoid cystic carcinoma in the minor salivary gland of right palate)

横断面平扫 CT 软组织窗图 a 示右腭部有不规则形软组织肿块,边界欠清晰。横断面增强 CT 软组织窗图 b 和骨窗图 c 示病变呈均匀强化表现。右侧腭骨和上颌牙槽骨破坏吸收。

均匀强化表现(图 3-33、3-36、3-38)。

邻近结构侵犯和反应　由于腺样囊性癌有围绕神经组织生长的特性,故病变沿神经组织的扩散和侵犯是其影像表现特点之一。在颌面颈部,腺样囊性癌累及的神经主要有三叉神经的第二支(上颌神经)、第三支(下颌神经)和面神经。CT 和 MRI 均可不同程度地显示这些神经受侵情况。CT 上,神经受累的主要征象有:① 颅底上骨性孔管(圆孔、卵圆孔和翼管)的异常扩大;② 可见有三叉神经穿行的翼腭窝(翼腭间隙)前后径增宽(图 3-35);③ 蝶骨翼突的破坏吸收(图 3-35)。事实上,

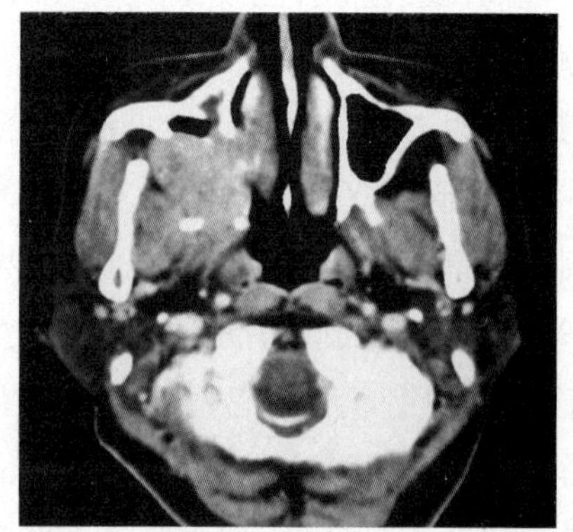

图 3-35　右上颌腺样囊性癌(adenoid cystic carcinoma in the right maxillary sinus)

横断面增强CT 示右上颌区有不规则形软组织肿块,边界不清。右上颌窦内、外、后壁和蝶骨翼突有破坏吸收。病变向后外侵犯右颞下间隙和翼腭间隙。

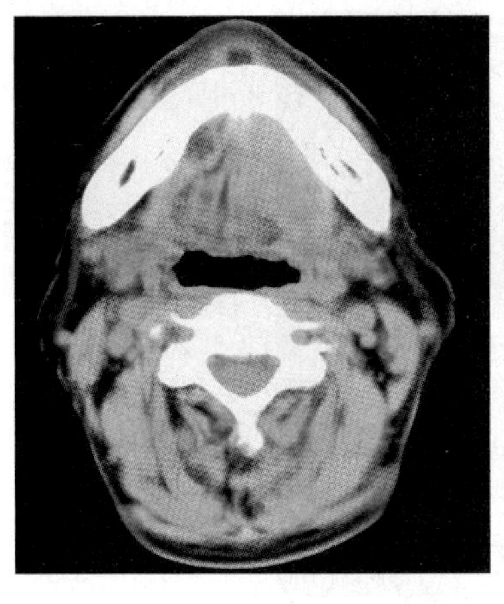
a

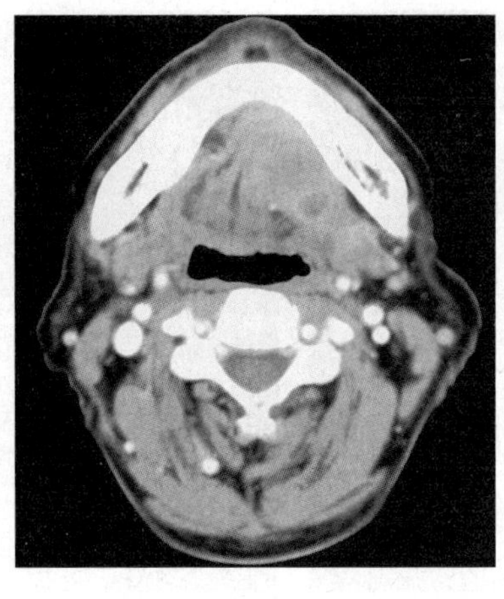
b

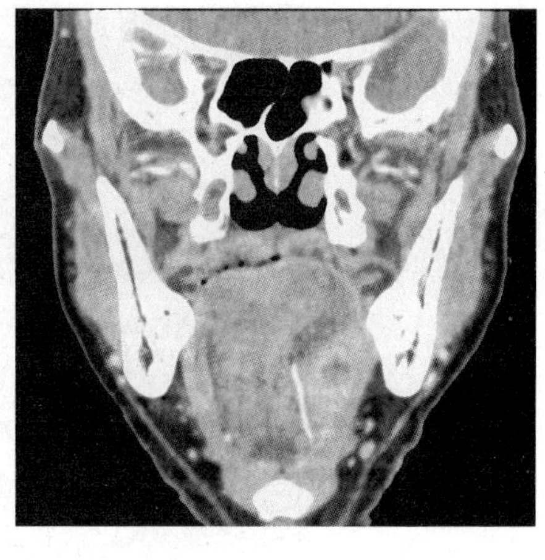
c

图3-36　左舌下腺腺样囊性癌(adenoid cystic carcinoma in the left sublingual gland of tongue base)

横断面平扫 CT 图 a 示左侧舌下腺区有不规则形软组织肿块，边界不清。横断面增强 CT 图 b 和增强 CT 冠状面重建图 c 示病变表现为不均匀强化。

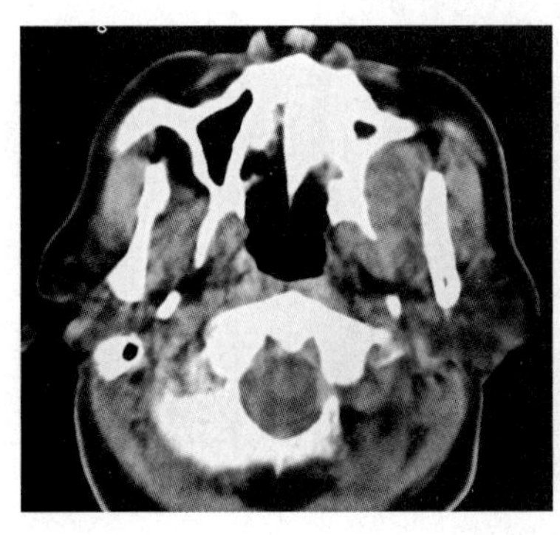
a

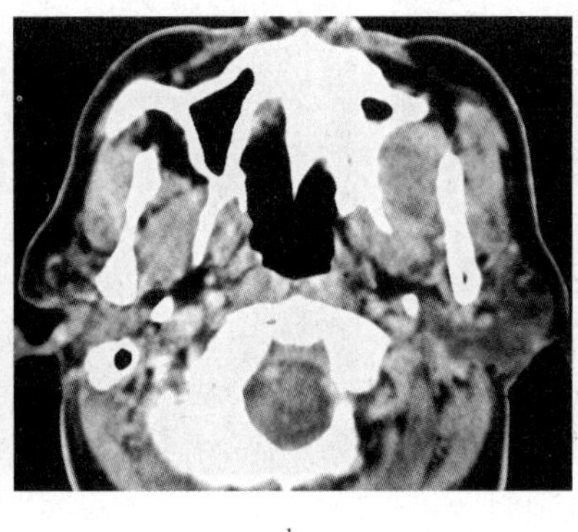
b

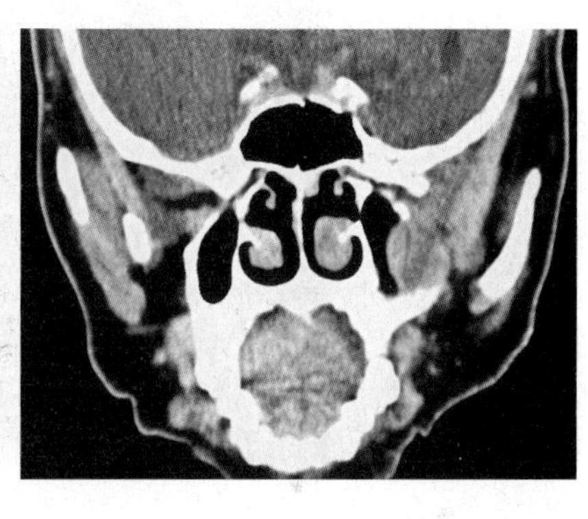
c

图 3-37　左面颊部小涎腺腺样囊性癌(adenoid cystic carcinoma in the minor salivary gland of left buccal region)

横断面平扫 CT 图 a 示左颊间隙和颞下间隙区有不规则形软组织肿块，界限不清，左翼外肌受累。横断面图 b 和冠状面图 c 增强 CT 示病变表现为轻度强化。左上颌窦外侧壁破坏吸收。

MRI 检查能较CT 更直接清晰地显示受累神经的形态变化。MRI 上，颌面部恶性肿瘤侵犯神经的主要征象有：① 神经的增大或增粗；② 圆孔或卵圆孔扩大；③ 低信号表现的三叉神经为中等信号的肿瘤组织所取代；④ 单侧海绵窦增大和脑膜增厚；⑤ 咬肌或舌肌萎缩。此外。腺样囊性癌可以破坏吸收与之相邻的颌面骨组织，如下颌骨、上颌骨(窦)、腭骨、颧骨、蝶骨和颞骨等(图 3-34、3-35、3-37)。

影像鉴别诊断　一般情况下，腮腺区低度恶性的腺样囊性癌在影像学上很难同腮腺区良性肿瘤相区别，而高度恶性的腺样囊性癌虽在 MR 信号、病变边缘和病变外形上明显有别于腮腺良性肿瘤，但在各涎腺恶性肿瘤之间，其也常缺少特征性的影像表现。小涎腺腺样囊性癌可以在 CT 和 MRI 上显示出侵犯神经的特点。尽管其他颌面部恶性肿瘤也可拥有此特性(如鳞状细胞癌、恶性黑色素瘤和腺癌等)，但鉴于腺样囊性癌更具此生物学特性，一旦在 CT 或 MRI 上发现面部神经的受累征象，则应首先考虑腺样囊性癌的诊断。近来，有研究者采用动态增强 MRI 评价腺样囊性癌，结果显示该肿瘤表现为早期强化。

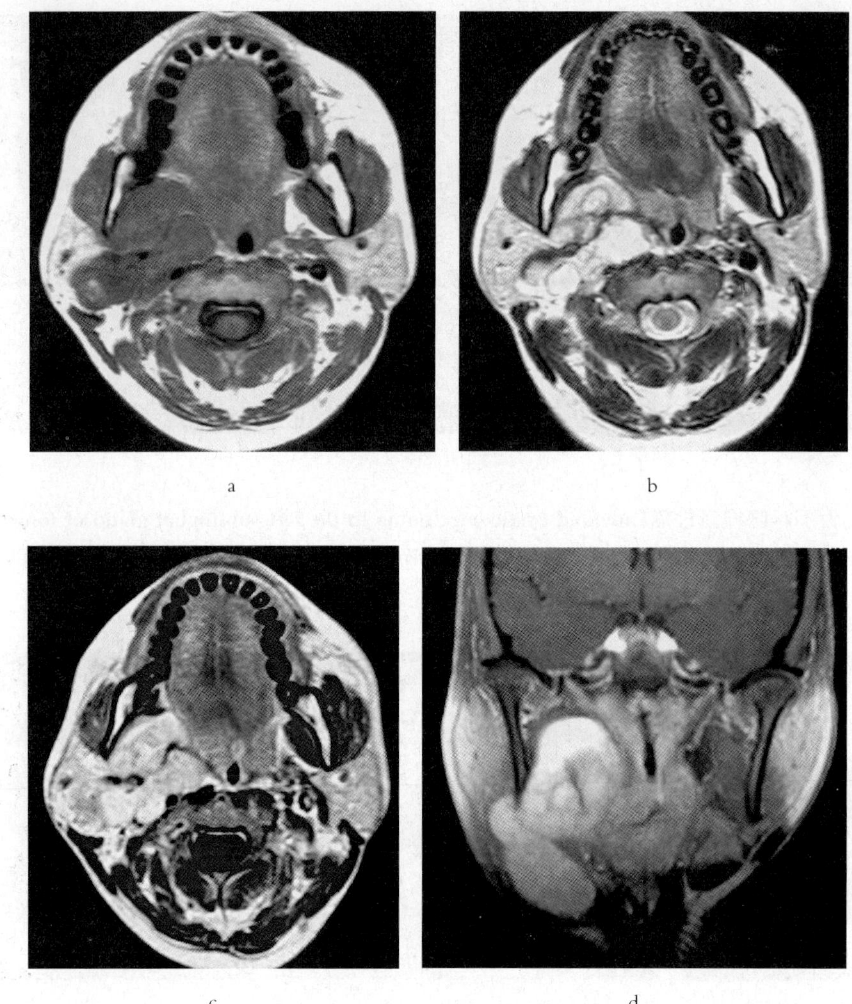

图3-38　右腮腺腺样囊性癌(adenoid cystic carcinoma in the right parotid gland)

MR 横断面 T1WI 图 a 示右腮腺深叶有分叶状不规则形肿块，呈中等信号，边界欠清晰。横断面 T2WI 图 b 上，病变呈不均匀高信号表现。Gd-DTPA 增强横断面 T1WI 图 c 和冠状面压脂 T1WI 图 d 上，病变呈不均匀高信号表现。

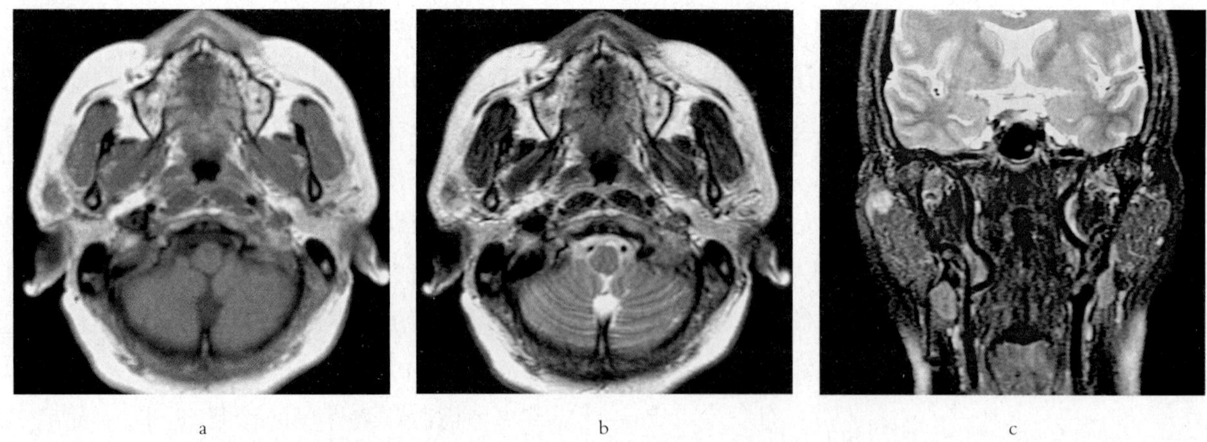

图 3-39　右腮腺腺样囊性癌(adenoid cystic carcinoma in the right parotid gland)

MR 横断面 T1WI 图 a 示右腮腺上极类圆形肿块，为中等信号表现，边缘不光滑。横断面 T2WI 图 b 上，肿块表现为中等信号和高信号混合。冠状面压脂 T2WI 图 c 上，病变呈高信号。

参 考 文 献

1 Barnes L, Eveson JW, Reichart P, et al. WHO classification of tumours. Pathology & Genetics of head and neck tumours. Lyon: IARC Press, 2005: 221-222.

2 Wang D, Li Y, He H, et al. Intraoral minor salivary gland tumors in a Chinese population: a retrospective study on 737 cases. Oral Surg Oral Med Oral Pathol Oral Radiol Endod, 2007, 104: 94-100.

3 Nascimento AG, Amaral LP, Prado LA, et al. Adenoid cystic carcinoma of salivary gland: A study of 61 cases with clinicopathologic correlation. Cancer, 1986, 57: 312-319.

4 Perzin KH, Gullane P, Clairmont AC. Adenoid cystic carcinomas arising in salivary glands: a correlation of histologic features and clinical course. Cancer, 1978, 42: 256-282.

5 Sun D-X, Jin Y-W, Yu Q, et al. A radiologic study of pulmonary metastases originating from oral and maxillofacial tumors. Oral Surg Oral Med Oral Pathol Oral Radiol Endod, 1992, 73: 633-637.

6 徐秋华,陆林国主编.浅表器官超声诊断图鉴.上海：上海科学技术出版社,2005: 35-37.

7 Som PM, Biller HF. High-grade malignancies of the parotid gland: identification with a MR imaging. Radiology, 1989,173: 823-826.

8 王平仲,余强,石慧敏等.涎腺恶性肿瘤的磁共振成像评价.上海口腔医学,1997,6: 6-9.

9 Sigal R, Monnet O, de Baere T, et al. Adenoid cystic carcinoma of the head and neck: evaluation with MR imaging and clinical-pathologic correlation in 27 patients. Radiology, 1992, 184: 95-101.

10 Parker GD, Harnsberger HR. Clinical-radiologic issues in perineural tumor spread of malignant diseases of the extracranial head and neck. Radiographics, 1991,11: 383-399.

11 Caldemeyer KS, Mathews VP, Righi PD, et al. Imaging features and clinical significance of perine ural spread or ext ension of head and neck tumors. Radiographics, 1998, 18: 97-110.

12 Yu Q, Wang P, Shi H, et al. Central skull base invasion of maxillofacial tumors: computed tomography appearance. Oral Surg Oral Med Oral Pathol Oral Radiol Endod, 2000, 89: 643-650.

13 Nemzek WR, Hecht S, Gandour-Edwards R, et al. Perineural spread of head and neck tumors: how accurate is MR imaging? AJNR Am J Neuroradiol, 1998, 19: 701-706.

14 Laine FJ, Braun IF, Jensen ME, et al. Perineural tumor extension through the foramen ovale: evaluation with MR imaging. 36: Radiology, 1990, 174: 65-71.

15 Yu Q, Wang P, Shi H, et al. Lesions of the pterygopalatine and infratemporal spaces. Oral Surg Oral Med Oral Pathol Oral Radiol Endod, 1998, 85: 742-751.

16 Chang PC, Fischbein NJ, McCalmont TH, et al. Perineural spread of malignant melanoma of the head and neck: clinical and imaging features. AJNR Am J Neuroradiol, 2004, 25: 5-11.

17 Tsushima Y, Matsumoto M, Endo K. Parotid and parapharyngeal tumours: tissue characterization with dynamic magnetic resonance imaging. Br J Radiol, 1994, 67: 342-345.

18 Suenaga S, Indo H, Noikura T. Diagnostic value of dynamic magnetic resonance imaging for salivary gland diseases: a preliminary study. Dentomaxillofac Radiol, 2001, 30: 314-318.

19 Ueda F, Suzuki M, Matsui O, et al. MR findings of nine cases of palatal tumor. Magn Reson Med Sci, 2005, 4: 61-67.

20 Asaumi J, Shigehara H, Konouchi H, et al. Assessment of carcinoma in the sublingual region based on magnetic resonance imaging. Oncol Rep, 2002, 9: 1283-1287.

腺泡细胞癌

腺泡细胞癌(acinic cell carcinoma)是一种涎腺恶性上皮性肿瘤,至少部分肿瘤细胞表现为浆液性腺泡细胞分化，并以胞质内酶原分泌颗粒为特点。涎腺导管细胞也是该肿瘤的一部分。腺泡细胞癌亦称浆液细胞腺癌(serous cell adenocarcinoma)和腺泡细胞腺癌 (acinic cell adenocarcinoma or acinous cell carcinoma)。该肿瘤在涎腺恶性上皮性肿瘤中并不少见,有资料显示腺泡细胞癌在恶性涎腺上皮性肿瘤中位居第二或第三。本病可见于任何年龄(10~70岁),20岁以下者较少见。女性患者略多于男性。无明显种族差异。目前,多数研究认为腺泡细胞癌来自朝向腺泡细胞分化的终末导管细胞的肿瘤变。

大体病理上，腺泡细胞癌多呈圆形，边界清晰,有不完整包膜。肿瘤剖面为实性分叶状,呈褐色或黄白色,质地柔软。偶有出血、坏死和囊性变。镜下见，腺泡细胞癌的主要特点是浆液性腺泡细胞的分化。除此之外,肿瘤细胞还可呈腺泡状、闰管状、空泡样、透明样和非特异腺样细胞、实体/小叶状、微囊性和滤泡样结构等。肿瘤细胞呈圆形或多边形,大小一致,且多具有特征性的嗜碱性颗粒状胞浆。肿瘤细胞多排列成片状,并具有分泌功能。研究显示肿瘤的病理分级与患者的生存率相关,即高分化腺泡细胞癌的生存率高;低分化者反之。

临床上,腺泡细胞癌主要表现为缓慢增大的实性肿块,多数具有活动性。许多患者可出现面部疼痛(间隙性疼痛),偶尔可出现面部感觉异常。对腮腺腺泡细胞癌的治疗以手术切除(常为腮腺浅叶或全叶切除)为主。观察表明腺泡细胞癌有 30%~45% 的复发率,这可能和肿瘤侵犯包膜或包膜外以及手术不彻底有关。肿瘤可转移至局部颈淋巴结和肺。

【影像学表现】

部位 80%的腺泡细胞癌好发于腮腺,约 3% 的腺泡细胞癌可同时发生在两侧腮腺。发生于小涎腺者占 17%。

形态和边缘 腮腺腺泡细胞癌多呈类圆形或不规则形改变,界限清晰或欠清晰。

内部结构 超声上,腺泡细胞癌主要表现为实性不均匀低回声。CT 上,腺泡细胞癌有实性和囊性之分,多数病变表现为实性软组织密度(图 3-40);少数病变可呈囊性(图 3-41),并伴有壁结节。病变内部还可出现低密度或不均匀密度区,其往往同肿瘤内部的囊性变、出血和坏死区相对应。一般情况下,腺泡细胞癌内少有钙化出现,但亦有报道称腺泡细胞癌内可伴有骨形成。MRI 上,腺泡细胞癌多表现为 T1WI 上的中等信号和 T2WI 上的高信号(图 3-42)。如肿瘤内有出血,其可表现为 T1WI 和 T2WI 上的高信号。双侧腮腺发病时,可见相同的异常肿块密度或信号分别出现在双侧腮腺内。

邻近结构侵犯和反应 腮腺腺泡细胞癌通常局限于腺体内生长,较少侵犯至腺体外。但腺泡细胞癌容易复发,而复发的腺泡细胞癌可以侵犯其周围的软硬组织结构,如下颌骨、腭骨、上颌骨、肌肉组织、间隙组织和颅底结构等。少数腺泡细胞癌还可侵犯至颅内。

影像鉴别诊断 腺泡细胞癌的影像学表现缺乏特征性。大多数腺泡细胞癌的 CT 和 MRI 表现和多形性腺瘤相似,鉴别诊断较为困难。部分呈侵袭性改变的腺泡细胞癌具有恶性肿瘤的影像表现特点,但通常很难和其他涎腺恶性肿瘤相区别。

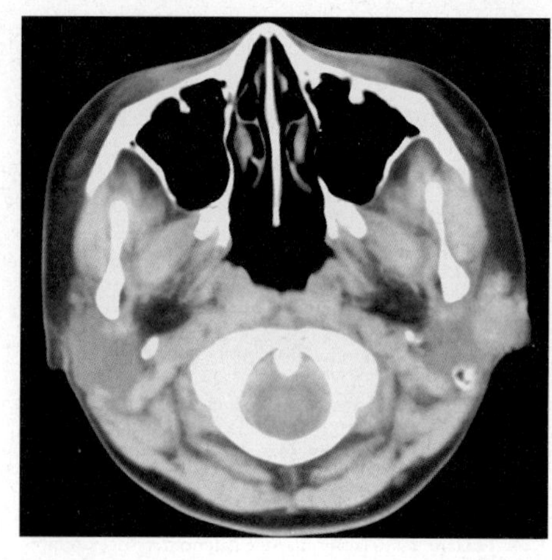

a

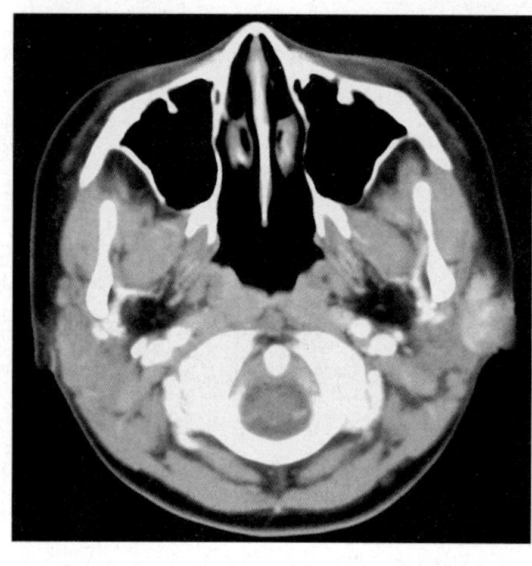

b

图3-40 左腮腺腺泡细胞癌(acinic cell carcinoma in the left parotid gland)

横断面平扫 CT 图a 示左腮腺浅叶有分叶状软组织肿块,边界欠清晰。增强 CT 图 b 上,病变呈均匀强化表现。

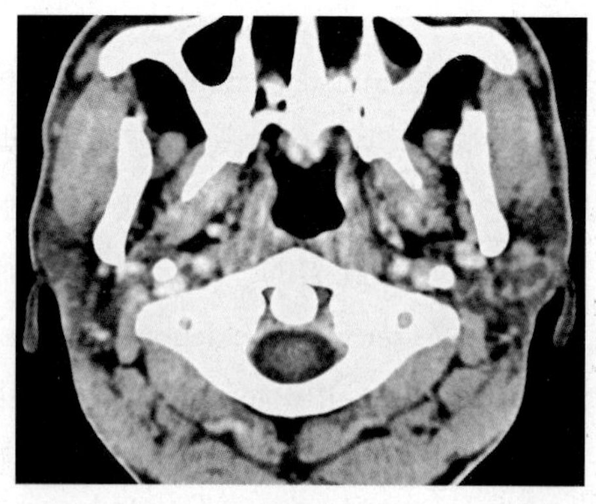

图 3-41 左腮腺腺泡细胞癌(acinic cell carcinoma in the left parotid gland)

横断面增强 CT 示左腮腺内有不规则形软组织肿块,病变内部密度不均,可见低密度囊变区,边界模糊不清。

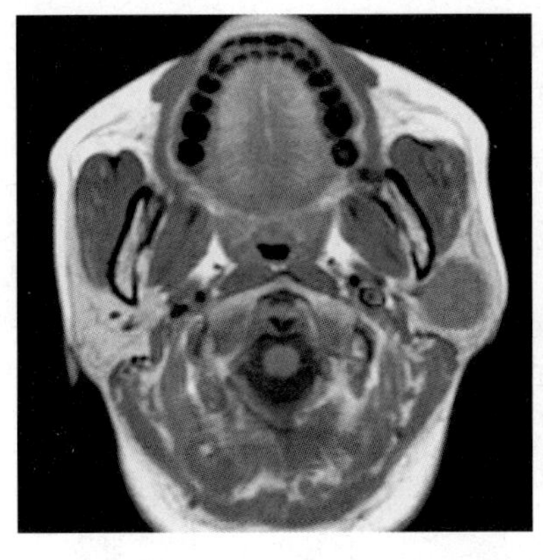
a

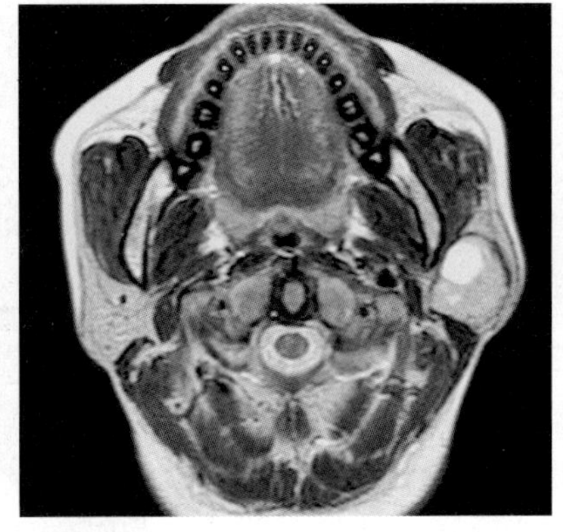
b

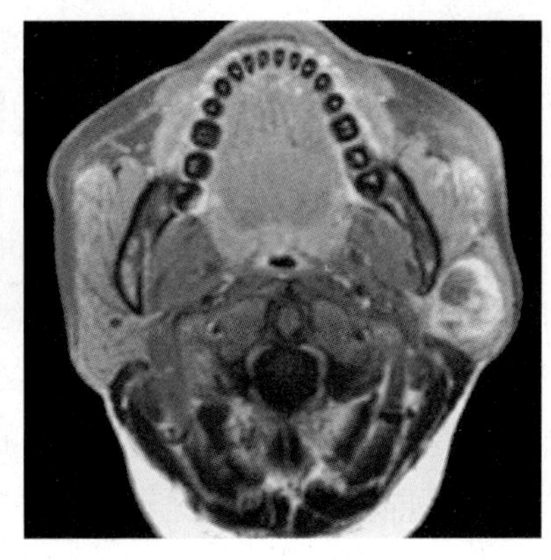
c

图 3-42　左腮腺腺泡细胞癌（acinic cell carcinoma in the left parotid gland）

MR 横断面 T1WI 图 a 示左腮腺深叶有类圆形肿块，为中等信号表现，边缘欠光滑。横断面 T2WI 图 b 上，肿块表现为混合高信号。Gd-DTPA 增强横断面压脂 T1WI 图 c 上，病变呈不均匀强化表现。

参 考 文 献

1　Barnes L，Eveson JW，Reichart P，et al. WHO classification of tumours. Pathology & Genetics of head and neck tumours. Lyon：IARC Press，2005：216-218.

2　Shapiro NL，Bhattacharyya N. Clinical characteristics and survival for major salivary gland malignancies in children. Otolaryngol Head Neck Surg，2006，134：631-614.

3　Luukkaa H，Klemi P，Leivo I，et al. Salivary gland cancer in Finland 1991-1996：an evaluation of 237 cases. Acta Otolaryngol，2005，125：207-214.

4　Dardick I. Mounting evidence againstcurrenthistogenetic concepts forsalivary gland tumorigenesis. Eur J Morphol，1998，36 suppl：257-261.

5　Laskawi R，Rödel R，Zirk A. Retrospective analysis of 35 patients with acinic cell carcinoma of the parotid gland. J Oral Maxillofac Surg，1998，56：440-443.

6　Lewis JE，Olsen KD，Weiland LH. Acinic cell carcinoma. Clinicopathologic review. Cancer，1991，67：172-179.

7　Guimaraes DS，Amaral AP，Prado LF，et al. Acinic cell carcinoma of salivary glands：16 cases with clinicopathologic correlation. J Oral Pathol Med，1989，18：396-399.

8　徐秋华，陆林国主编.浅表器官超声诊断图鉴.上海：上海科学技术出版社，2005：39-40.

9　Suh SI，Seol HY，Kim TK，et al. Acinic cell carcinoma of the head and neck：radiologic-pathologic correlation. J Comput Assist Tomogr，2005，29：121-126.

10　Ota Y，Arai I，Aoki T，et al. Acinic cell carcinoma of the sublingual gland accompanied by bone formation. Tokai J Exp Clin Med，2001，26：127-130.

11　Sakai O，Nakashima N，Takata Y，et al. Acinic cell Carcinoma of the parotid gland：CT and MRI. Neuroradiology，1996，38：675-679.

12　Spencer ML，Neto AG，Fuller GN，et al. Intracranial extension of acinic cell carcinoma of the parotid gland. Arch Pathol Lab Med，2005，129：780-782.

非特异性腺癌

非特异性腺癌（adenocarcinoma，no otherwise specified）是一种涎腺恶性肿瘤，病变内有导管分化，但没有其他涎腺肿瘤的组织形态表现特点。由于许多其他类型的上皮性涎腺恶性肿瘤也可被命名为腺癌，故对本病的命名应冠以“非特异性”之名。以往，有关非特异性腺癌的命名有：混合性腺癌（miscellaneous carcinoma）、未分类腺癌（unclassified carcinoma）和腺癌（adenocarcinoma）。非特异性腺癌应与来自鼻腔、副鼻窦和喉部的腺癌相区别，因为这些部位的腺癌比非特异性腺癌更具侵袭性。非特异性腺癌并不少见，该肿瘤好发于 60~80 岁老年患者，儿童罕见。女性患者稍多见。

大体病理上，非特异性腺癌表现为实性，硬性肿块。多数肿瘤界限不清，仅部分肿瘤有清晰边界。其剖面呈白色或黄白色，可有出血和坏死，但极少有腔隙形成。镜下见，非特异性腺癌内几乎都有腺样或导管样结构出现，并向腺实质和周围组织浸润。腺癌细胞多呈实性团块状或条索状排列。低度和中度恶性的非特异性腺癌中有广泛的导管分化。但在分化程度较低的非特异性腺癌中，分化导管较少见。

临床上，大涎腺非特异性腺癌主要表现为实性、无症状性、质地较硬的肿块。约20%的患者可伴有疼痛(常见于下颌骨)和面部不适。发生在小涎腺的非特异性腺癌可出现溃疡。肿瘤病程在1~10年之间。对非特异性腺癌的治疗多以手术为主。非特异性腺癌患者的预后和病变的临床分期、病变部位、组织学分级密切相关。发生于小涎腺的非特异性腺癌似较大涎腺者预后好。高度恶性的非特异性腺癌常有复发和转移。非特异性腺癌常可发生同侧颈深上淋巴结转移。

【影像学表现】

部位　非特异性腺癌主要见于腮腺、下颌下腺和腭部的小涎腺。

形态和边缘　非特异性腺癌多呈类圆形或不规则形。病变边界多模糊不清。超声上多无包膜反射光带。

内部结构　超声上，非特异性腺癌多表现为混合性低回声(图3-43)。CT上，非特异性腺癌一般为软组织密度表现，内部密度可均匀或不均匀(图3-44、3-45)。MRI上，非特异性腺癌可表现为T1WI上的中等信号和T2WI上的等与高混合信号(图3-46)，或高信号(图3-45)。核素显像提示非特异性腺癌能摄取 ^{18}F-FDG。

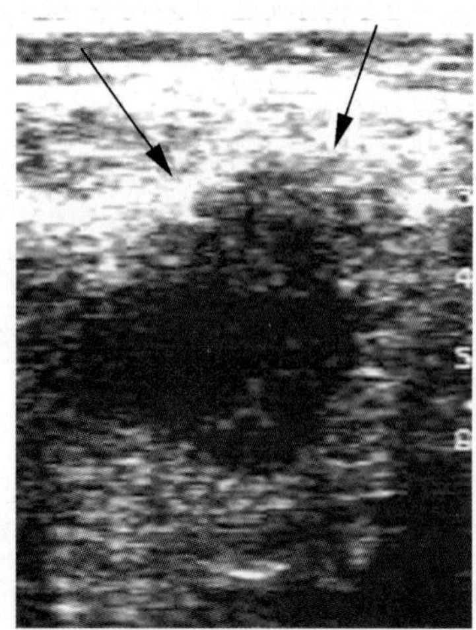

图3-43　右腮腺非特异性腺癌(no otherwise specified adenocarcinoma in the right parotid gland)

超声图示右腮腺内肿块呈混合低回声表现(黑箭头)，中央有液性暗区，后方回声稍增强，边界欠清晰，无包膜反射光带。

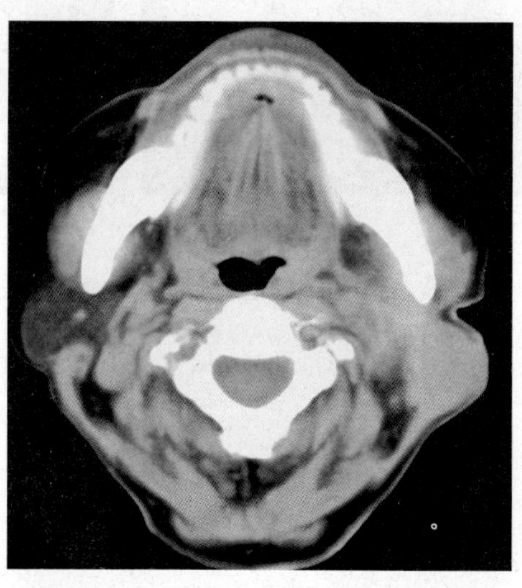

a

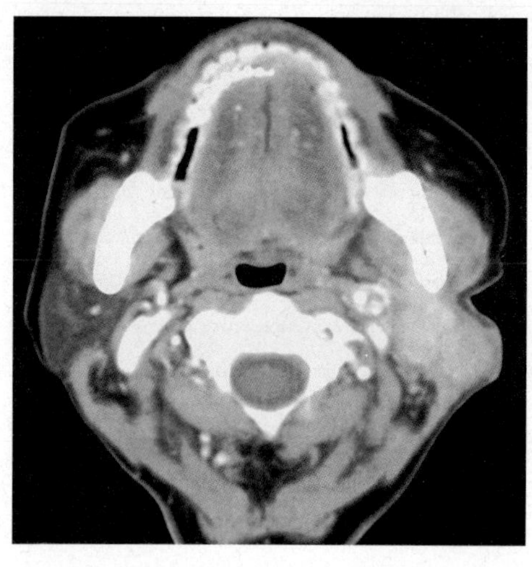

b

图3-44　左腮腺非特异性腺癌(no otherwise specified adenocarcinoma in the left parotid gland)

横断面平扫CT图a示左腮腺内有不规则形软组织肿块，边缘模糊。横断面增强CT图b示病变呈均匀强化表现。

邻近结构侵犯和反应　位于腮腺内的非特异性腺癌可侵犯腺体内的面神经、面后静脉、颌内动脉和下颌骨(图3-46)。而位于腭部的非特异性腺癌可破坏吸收腭骨水平板，甚至侵犯至上颌窦和鼻腔。

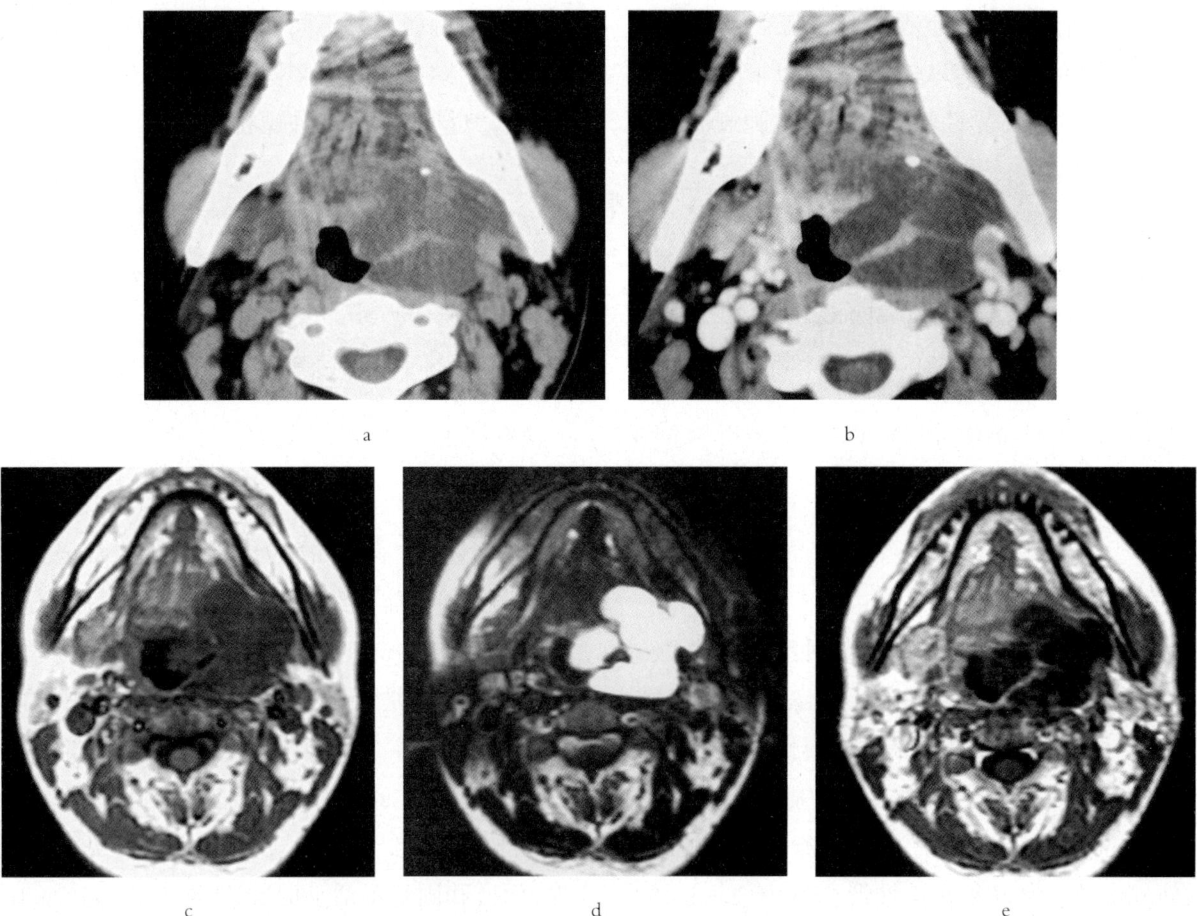

图 3-45 左舌根区小涎腺非特异性腺癌(no otherwise specified adenocarcinoma in the minoe salivary gland of left tongue base)

横断面平扫 CT 图 a 和增强 CT 图 b 示左舌根和口咽侧壁区有不规则形低密度软组织肿块,边界不清。病变内部大部分区域无明显强化,但其内线状分隔强化明显。MR 横断面 T1WI 图 c 示病变为低信号表现。T2WI 图 d 上,肿块为均匀高信号改变。Gd-DTPA 增强 T1WI 图 e 上,病变无强化表现。

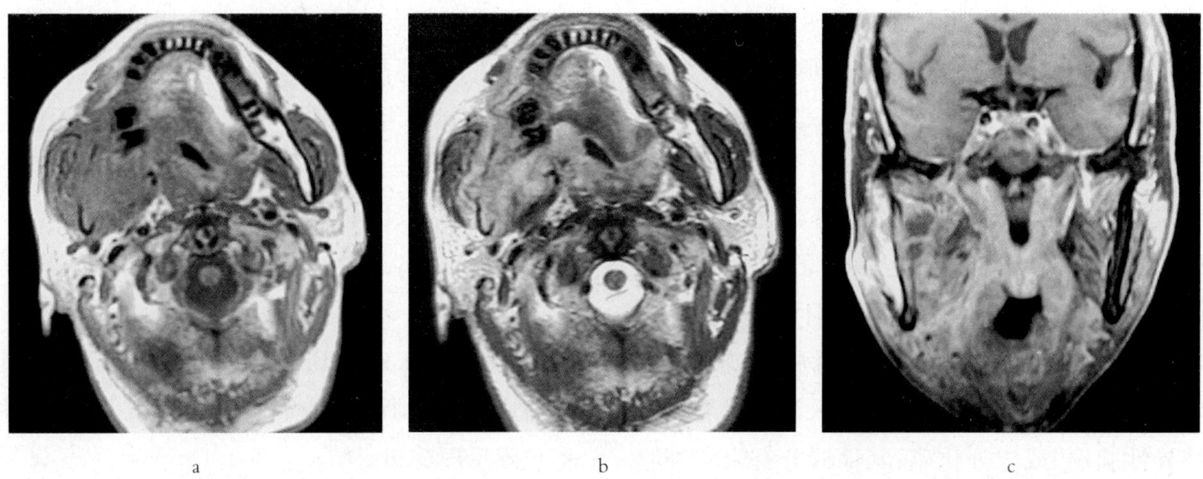

图 3-46 右咬肌间隙区非特异性腺癌(no otherwise specified adenocarcinoma in the minor salivary gland of masticator space)

MR 横断面 T1WI 图 a 示右咬肌间隙区病变呈中等信号表现,边界不清。右下颌骨升支破坏明显。T2WI 图 b 上,病变为不均匀高信号。Gd-DTPA 增强冠状面 T1WI 图 c 上,病变呈不均匀强化表现。

影像鉴别诊断　发生在大唾液腺内的低度恶性非特异性腺癌的影像表现可以类似于多形性腺瘤。高度恶性的非特异性腺癌具有恶性肿瘤的一般影像表现特征，易于同良性涎腺上皮性肿瘤区别。由于非特异性腺癌的影像表现不具有特征性，一般不能将其同其他恶性肿瘤相区别。

参考文献

1 BarnesL, EvesonJW, ReichartP, etal. WHO classification of tumours. Pathology & Genetics of head and neck tumours. Lyon：IARC Press，2005：238-239.

2 Spiro RH，Huvos AG，Strong EW. Adenocarcinomaof salivary origin：Clinicopathologic study of 204 patients. Am J Surg，1982，144：423-431.

3 徐秋华，陆林国主编.浅表器官超声诊断图鉴.上海：上海科学技术出版社，2005：40-41.

4 邱蔚六，余强，燕山主编.颌面颈部疾病影像学图鉴.济南：山东科学技术出版社，2002：277-280.

5 Otsuka H，Graham MM，Kogame M，et al. The impact of FDG-PET in the management of patients with salivary gland malignancy. Ann Nucl Med，2005，19：691-694.

癌在多形性腺瘤中

根据 2005 年 WHO 涎腺组织肿瘤分类中的定义，癌在多形性腺瘤中（carcinoma ex pleomorphic adenoma，Ca-ex-PA）是指来自多形性腺瘤的上皮性恶性肿瘤。本病又名恶性多形性腺瘤(malignant pleomorphic adenoma)、恶性混合瘤(malignant mixed tumor)、癌发生在良性混合瘤中(carcinoma arising in a benign mixed tumour)、癌在良性混合瘤中(carcinoma ex benign mixed tumour)和癌发生在多形性腺瘤中（carcinoma arising in a pleomorphic adenoma)。根据较新的总结，Ca-ex-PA 大约占所有涎腺肿瘤的 3.6%；占所有涎腺恶性肿瘤的 12%。90%的恶性多形性腺瘤源于多形性腺瘤的癌变。本病多见于 50~70 岁中老年人。Ca-ex-PA 较多形性腺瘤患者的发病年龄晚 10 年。

大体病理上，Ca-ex-PA 的平均大小是多形性腺瘤的 2 倍，肿瘤无包膜或包膜不完整，呈浸润性生长。肿瘤实质部分可有出血和坏死。镜下见，Ca-ex-PA 中的良性和恶性成分比例变化较大。肿瘤中的恶性成分主要是低分化腺癌(涎腺导管癌或非特异性腺癌)或未分化癌，其他成分有鳞状细胞癌、肌上皮癌或软骨肉瘤。肿瘤癌变部分的上皮细胞丰富，大小不等，核多形性，核染色质和核浆比例增加，有异常核分裂相。WHO 涎腺组织肿瘤分类中建议分 Ca-ex-PA 为非侵袭性、微侵袭性和侵袭性 3 组。前 2 组预后较佳，后者预后较差。侵袭性 Ca-ex-PA 和非侵袭性 Ca-ex-PA 的区别要点在于，肿瘤是否破坏包膜和侵犯其周围的组织结构。

临床上，Ca-ex-PA 主要表现为长期存在的无痛性肿块(常在 3 年以上)，但偶尔可见局部有疼痛、面瘫和固定不活动的肿块。对 Ca-ex-PA 的治疗以手术切除为主。对部分有广泛浸润的 Ca-ex-PA 还可辅以放疗。非侵袭性和微侵袭性 Ca-ex-PA 具有较好的预后，局部复发、扩散和转移均少见。侵袭性 Ca-ex-PA 预后较差，复发率在 20%~50%之间，远处转移发生率高。全身转移的部位依次是肺、脊柱、腹部和中枢神经系统。有研究显示，该肿瘤患者的 5 年生存率与 Ca-ex-PA 的组织学亚型有关。

【影像学表现】

部位　Ca-ex-PA 多见于腮腺和腭部小涎腺。

形态和边缘　Ca-ex-PA 多为圆形或类圆形表现，部分 Ca-ex-PA 的形态为不规则形或呈分叶状。肿瘤边界可清晰，亦可模糊不清。超声上，多数肿瘤有包膜反射光带。

内部结构　超声上，大多数 Ca-ex-PA 呈实性不均匀低回声表现(图 3-47)。如肿瘤内部软骨成分多，则可表现为强回声区；如肿瘤内部黏液成分

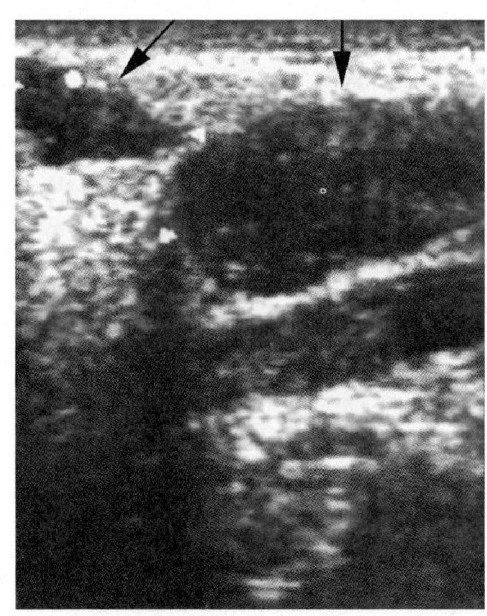

图3-47　右腮腺癌在多形性腺瘤中（carcinoma ex pleomorphic adenoma in the right parotid gland）

超声图示右腮腺内有混合性低回声肿块(黑箭头),后方回声增强,境界尚清晰,有包膜反射光带。

多,则表现为液性暗区。平扫 CT 上,Ca-ex-PA 为软组织密度表现，部分病变内可出现高密度钙化或骨化(图 3-48),亦可有低密度液化坏死灶显现。MRI 上,Ca-ex-PA 在T1WI 和 T2WI 上可分别表现为中等信号和混合高信号（图 3-49)。增强 CT 和 MRI 上,Ca-ex-PA 内部可呈轻至中度强化表现(图 3-48、3-49)。事实上,Ca-ex-PA 内部结构的变化在影像学表现上具有多样性。此多样性变化可

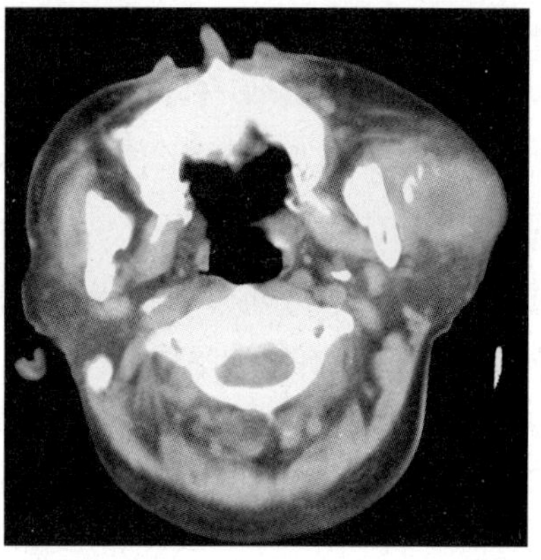

a

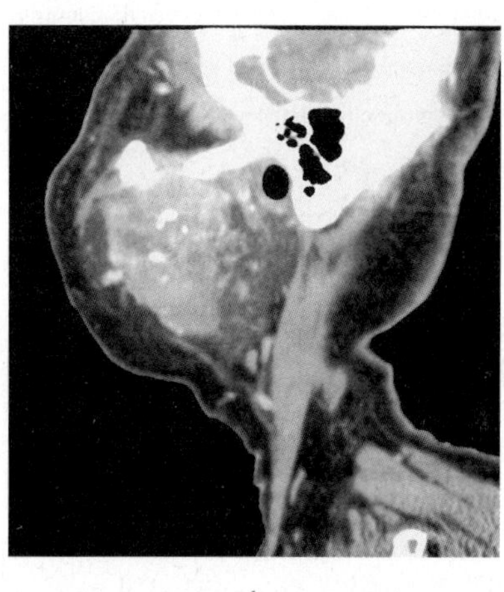

b

图 3-48　左腮腺癌在多形性腺瘤中（carcinoma ex pleomorphic adenoma in the left parotid gland）

横断面平扫 CT 图 a 示左腮腺前缘有不规则形软组织肿块,边缘模糊,内有钙化斑点。增强 CT 矢状面重建图 b 示病变呈不均匀强化表现。

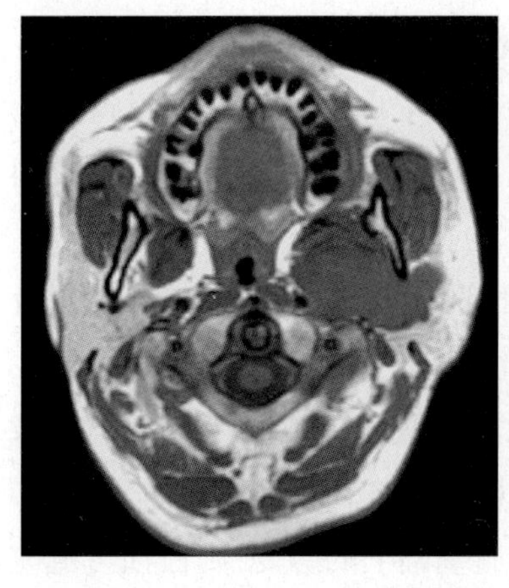

a

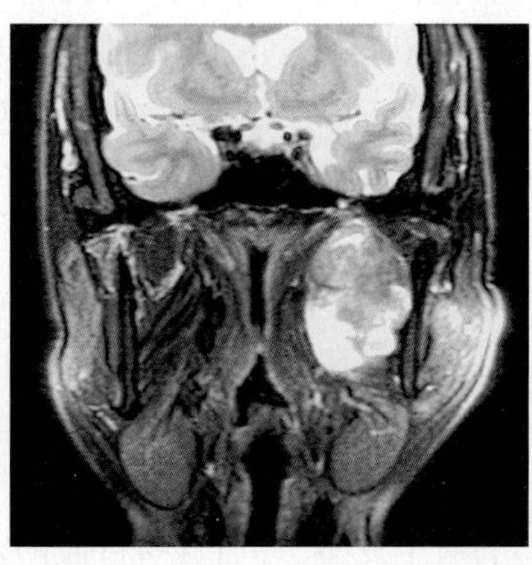

b

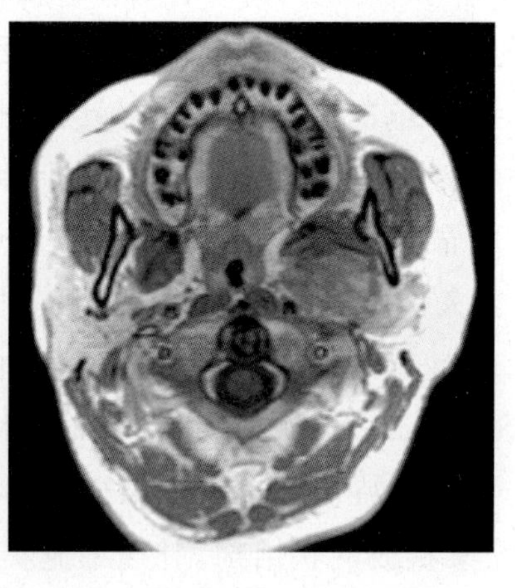

c

图3-49　左腮腺癌在多形性腺瘤中(carcinoma ex pleomorphic adenoma in the left parotid gland)

MR 横断面 T1WI 图 a 示左腮腺深叶肿块状病变呈中等信号,左咽旁间隙受压变小,下颌骨升支被推外移。冠状面压脂 T2WI 图 b 上,病变呈不均匀高信号。Gd-DTPA 增强横断面 T1WI 图 c 上,病变有不均匀强化。

能和 Ca-ex-PA 内不同的肿瘤组织类型有关。核素显像显示 Ca-ex-PA 能摄取 ^{18}F-FDG。

邻近结构侵犯和反应　影像学上，Ca-ex-PA 可以表现为对周围组织的侵犯。Ca-ex-PA 可以侵犯其周围的神经和血管，亦可破坏吸收与之相邻的颌面诸骨，如腭骨、上颌骨和下颌骨等。

影像鉴别诊断　Ca-ex-PA 的病理和影像表现均有十分明显的多样性，且和其他涎腺肿瘤有相似之处，故影像鉴别诊断较为困难。一般而言，侵袭性 Ca-ex-PA 的影像表现特点和涎腺恶性肿瘤相似，病变内部可以出现低密度坏死灶、肿瘤壁厚而不规则、边界不清，而非侵袭性和微侵袭性Ca-ex-PA 的影像表现特点多和涎腺良性肿瘤相似。

参 考 文 献

1　Barnes L, Eveson JW, Reichart P, et al. WHO classification of tumours. Pathology & Genetics of head and neck tumours. Lyon：IARC Press，2005：242-245.

2　Gnepp DR. Malignant mixed tumors of the salivary glands：a review. Pathol Annu，1993，28：279-328.

3　Lewis JE，Olsen KD，Sebo TJ. Carcinoma ex pleomorphic adenoma：pathologic analysis of 73 cases. Hum Pathol，2001，32：596-604.

4　Tortoledo ME，Lune MA，Batsakis JG. Carcinomas ex pleomorphic adenoma and malignant mixed tumors. Histomorphologic indexes. Arch Otolaryngol，1984，110：172-176.

5　徐秋华，陆林国主编.浅表器官超声诊断图鉴.上海：上海科学技术出版社，2005：41-43.

6　邱蔚六，余强，燕山主编.颌面颈部疾病影像学图鉴.济南：山东科学技术出版社，2002：280-284.

7　Otsuka H，Graham MM，Kogame M，et al. The impact of FDG-PET in the management of patients with salivary gland malignancy. Ann Nucl Med，2005，19：691-694.

肌上皮癌

涎腺肌上皮癌（myoepithelial carcinoma of the salivary glands）是一种几乎全部由肌上皮分化的肿瘤细胞所构成的涎腺肿瘤，且以浸润性生长和潜在转移为特征。该肿瘤是良性肌上皮瘤的恶性型。肌上皮癌又称恶性肌上皮瘤（malignant myoepithelioma）。在所有涎腺肿瘤中，其所占比例不足 2%。肌上皮癌的年龄分布广泛（14~86 岁），平均年龄 55 岁。无明显性别差异。肌上皮癌可为原发性病变，但近一半病例来自多形性腺瘤和良性肌上皮瘤，尤其是复发性肌上皮瘤。

大体病理上，肌上皮癌可有比较清晰的结节状表面，但无包膜。肿瘤切面呈灰白色，可为透明状表现。部分肿瘤内有坏死和囊性变。镜下见，肌上皮癌的特征是多叶状结构，也可形成实性、片状、梁状或网状结构。肿瘤细胞类型和肌上皮瘤相对应，为梭形、星状、上皮样、浆细胞样和印戒空泡样细胞。事实上，大多数肌上皮癌的形态不如肌上皮瘤单一。肿瘤显示有高分裂活性和相当程度的变异。肿瘤的浸润性和破坏性生长是诊断肌上皮癌的主要证据，也是区别其与良性肌上皮瘤的要点。

临床上，多数肌上皮癌表现为面部无痛性肿块。治疗肌上皮癌以手术切除为主。治疗后约有 1/3 可出现复发。肌上皮癌的预后和其组织学表现密切相关，明显的细胞多形性和高增殖活性与较差的预后有关。

【影像学表现】

文献上有关肌上皮癌的影像表现报道极为少见。作者结合自己所收集的肌上皮癌影像资料（3 例 MRI 和 8 例 CT）对其进行简要叙述。

部位　75%的肌上皮癌发生于腮腺，其余发生于下颌下腺和小涎腺。

形态和边缘　多数肌上皮癌呈不规则形或分叶状肿块表现，边界模糊不清。但如肿瘤系在多形性腺瘤和肌上皮瘤基础上的恶变，则往往可见完整或不完整包膜存在。

内部结构　超声上，肌上皮癌多呈混合性低回声表现（图 3-50）。平扫 CT 上，肌上皮癌多为不均匀软组织密度表现(图 3-51)。MRI 上,肌上皮癌多表现为 T1WI 上的低或中等信号和 T2WI 上的不均匀高信号(图 3-51、3-52)。增强 CT 和 MRI 上,病变可呈中度强化,部分为不均匀强化(图 3-51、3-52)。

邻近结构侵犯和反应　位于腮腺内的肌上皮癌可侵犯行走于腺体内的面神经、面后静脉和颌内动脉。病变还可向上侵犯颞骨乳突。位于腭部的肌上皮癌可破坏吸收腭骨水平板。

影像鉴别诊断　和其他涎腺上皮性肿瘤相比,肌上皮癌的影像表现亦缺乏特征性。典型的肌上皮癌具有一般涎腺上皮性恶性肿瘤的特点。但部分在多形性腺瘤和肌上皮瘤基础上恶变的肌上皮癌可以和涎腺良性上皮性肿瘤的影像表现相似,鉴别诊断较为困难。

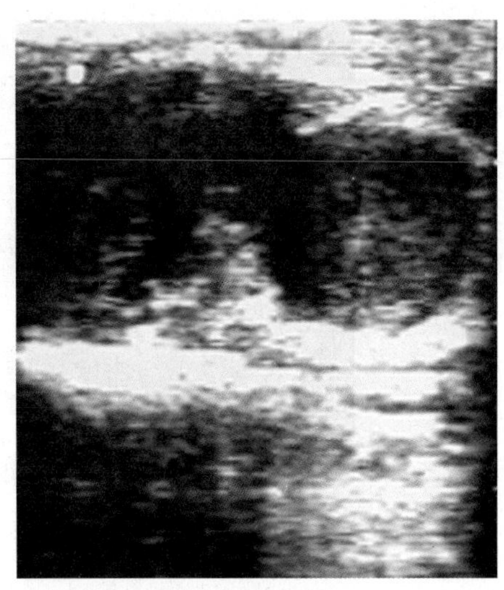

图3-50　右腮腺肌上皮癌(myoepithelial carcinoma in the right parotid glands)

超声图示右腮腺下极有多个混合性低回声肿块,内有液性暗区,后方回声有增强,境界清晰,有不连续包膜反射光带。

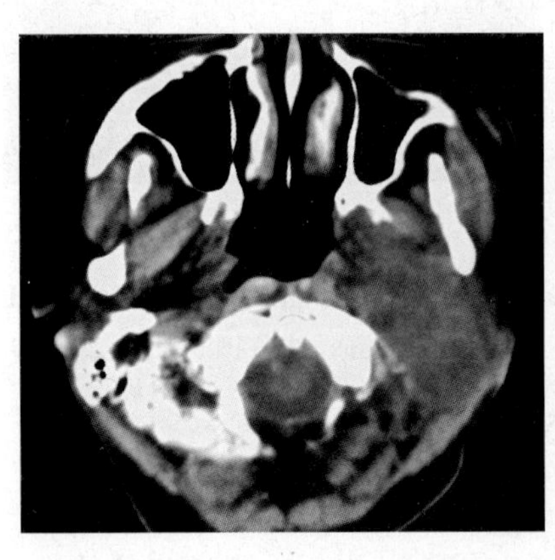

a

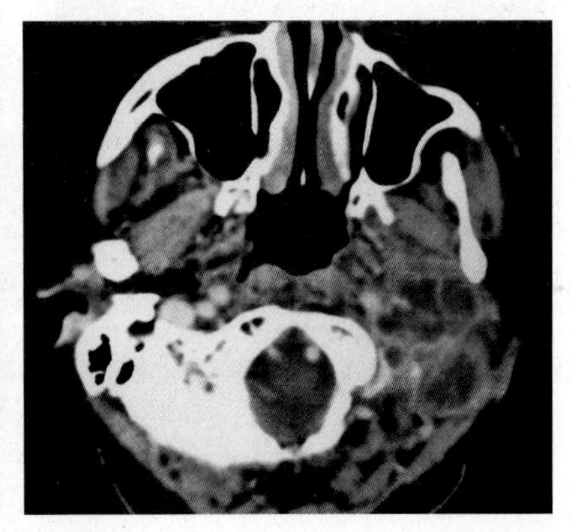

b

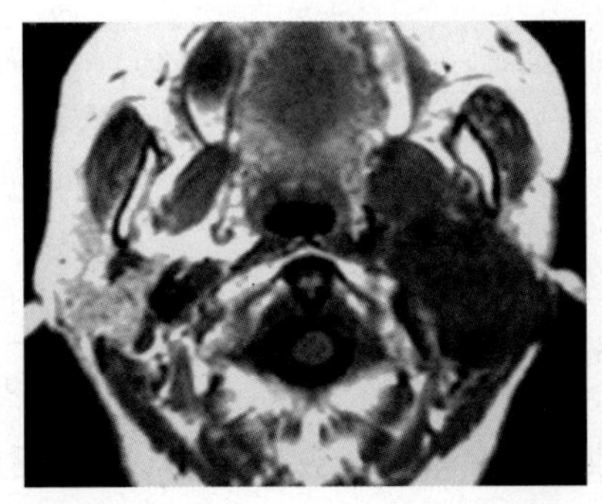

c

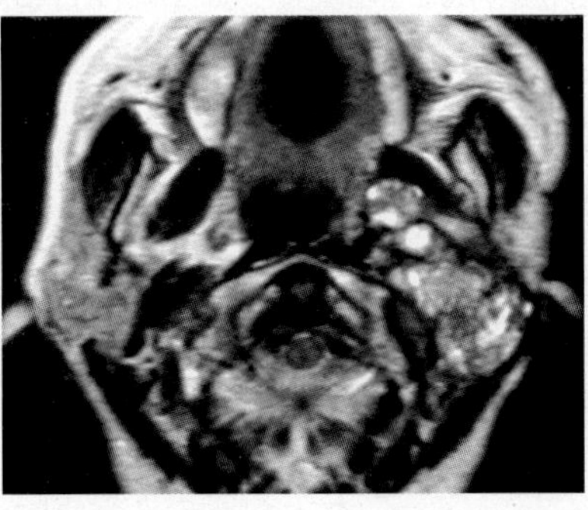

d

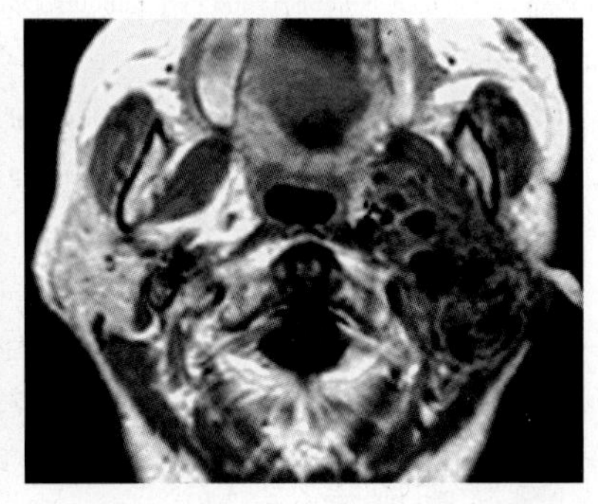

e

图 3-51　左腮腺肌上皮癌(myoepithelial carcinoma in the right parotid glands)

横断面平扫 CT 图 a 示左腮腺内有不规则形软组织肿块,边缘模糊。增强 CT 图 b 上,病变为囊实相间的不均匀强化表现。MR 横断面 T1WI 图 c 示病变为低信号表现。T2WI 图 d 上,肿块为不均匀高信号表现。Gd-DTPA 增强横断面 T1WI 图 e 上,病变呈不均匀强化表现。

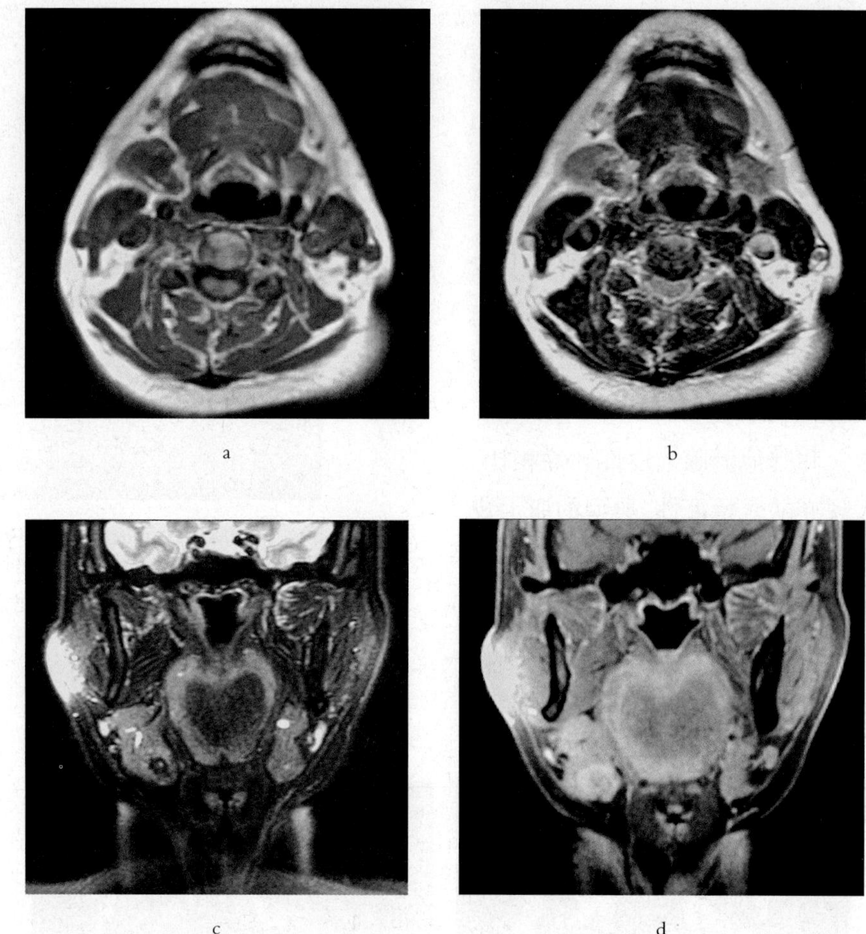

图3-52 右下颌下腺肌上皮癌(myoepithelial carcinoma in the right submandibular glands)

MR 横断面 T1WI 图 a 示右下颌下腺下缘有异常肿块形病变,呈中等信号。横断面 T2WI 图 b 和冠状面压脂 T2WI 图 c 上,病变表现为不均匀高信号。Gd-DTPA 增强冠状面压脂 T1WI 图 d 上,病变为不均匀强化表现。

参 考 文 献

1 Barnes L, Eveson JW, Reichart P, et al. WHO classification of tumours. Pathology & Genetics of head and neck tumours. Lyon: IARC Press, 2005: 240-241.

2 Di PalmaS, Guzzo M. malignant myoepithelioma of salivary glands: clinicopathological features of ten cases. Virchows Arch A Pathol Anat Histopathol, 1993, 423: 389-396.

3 Nagao T, Sugano I, Ishida Y, et al. Salivary gland malignant myoepithelioma: a clinicopathologic and immunohistochemical study of the cases. Cancer, 1998, 83: 1292-1299.

4 Severa AT, Sloman A, Huvos AG, et al. Myoepithelial carcinoma of the salivary glands: a clinicopathologic study of 25 patients. Am J Surg Pathol, 2000, 24: 761-774.

5 徐秋华,陆林国主编.浅表器官超声诊断图鉴.上海:上海科学技术出版社,2005: 45.

6 邱蔚六,余强,燕山主编.颌面颈部疾病影像学图鉴.济南:山东科学技术出版社,2002: 286-291.

鳞状细胞癌

根据 2005 年 WHO 涎腺组织肿瘤中的定义,鳞状细胞癌是一种由表皮样细胞构成的原发性恶性上皮性肿瘤,在光学显微镜下,可见肿瘤细胞形成角化和/或细胞间桥。一般情况下,诊断涎腺鳞状细胞癌时应先排除转移性病变。由于不能确认鳞状细胞癌的来源是小涎腺或黏膜,诊断涎腺鳞状细胞癌时通常也仅限于大涎腺。涎腺鳞状细胞癌又称表皮样癌(epidermoid carcinoma)。流行病学调查显示涎腺原发性鳞状细胞癌(primary squamous cell carcinoma, PSCC)在所有涎腺肿瘤中的所占比例可能不足 1%。该肿瘤好发于中老年男性患者(男女之比为 2:1),平均发病年龄约 60~65 岁,20 岁以下者少见。有研究提示 PSCC 与辐射史有关,潜伏期为 15~30 年。此外,PSCC 多由涎腺的导管上皮鳞状化生而来,此鳞状化生可能和涎腺结石、慢性炎症密切相关。

大体病理上,PSCC 为边界模糊的侵袭性肿瘤。多数 PSCC 的直径超过 3 cm。肿瘤切面为实性,质地硬,呈浅灰色、褐色至白色。有时可见肿瘤内有坏死。镜下见,PSCC 的组织学表现和头颈部其他部位的高至中分化 SCC 相似。肿瘤多呈不规则巢状和梁状侵入涎腺腺体实质,且伴有纤维性或促结缔组织性反应,不存在黏液分泌。

临床上,PSCC 主要表现为快速生长的质硬、活动欠佳肿块。常伴有疼痛、麻木和面瘫等症状出现。对 PSCC 的治疗通常以手术切除为主,也可辅以放疗和化疗。由于 PSCC 是相对高度恶性和侵袭性的涎腺癌,预后相对较差。PSCC 的远处转移发生率约为 20%~30%。影响 PSCC 预后的最重要因素是肿瘤分期。年龄超过 60 岁、肿瘤固定不活动、有溃疡形成和出现面瘫者均为预后不良的标志。

【影像学表现】

部位　80%的 PSCC 发生于腮腺,20%见于下颌下腺。舌下腺内发生 PSCC 者极为少见。

形态和边缘　大多数 PSCC 为不规则形态,少数可呈类圆形改变。肿瘤边界模糊不清。

内部结构　超声上,PSCC 多表现为分布不均匀的低回声(图 3-53)。CDFI 上可见肿瘤周缘有彩色血流信号。CT 上,PSCC 多为软组织密度表现(图 3-54、3-55),少数为密度不均匀表现。MRI 上,PSCC 在 T1WI 和 T2WI 上多为低或中等信号改变,或在 T2WI 上表现为混合高信号(图 3-55)。增强 CT 和 MRI 上,病变可呈中度强化表现(图 3-

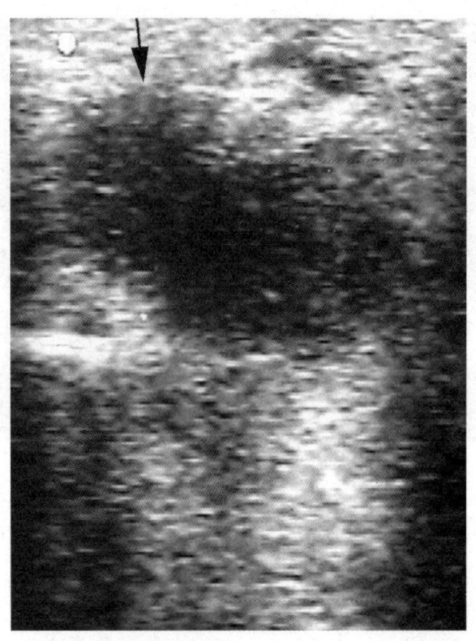

图 3-53　左腮腺鳞状细胞癌(squamous cell carcinoma in the left parotid gland)

超声图示左腮腺浅叶有实质性低回声类圆形肿块(黑箭头),病变内回声以暗区样低回声表现为主,后方回声部分稍增强,境界不清晰,无包膜反射光带。

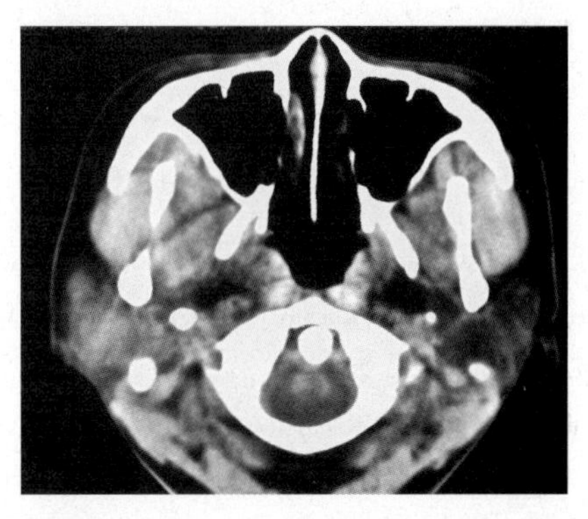

a

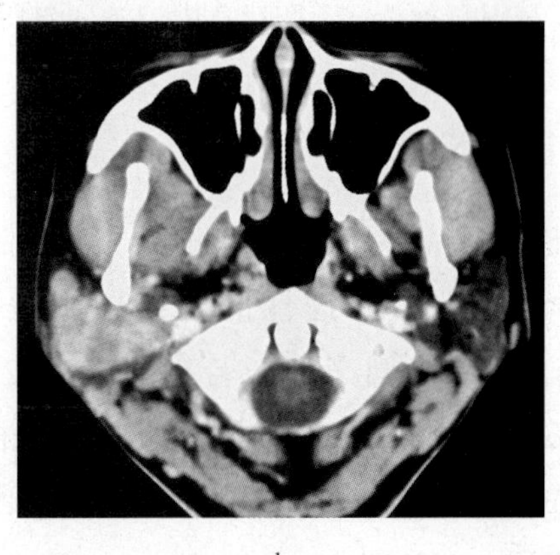

b

图 3-54　右腮腺鳞状细胞癌(squamous cell carcinoma in the right parotid gland)

横断面平扫 CT 图 a 示右腮腺内有不规则形软组织肿块影,边缘模糊。增强 CT 图 b 上,病变为不均匀强化表现。

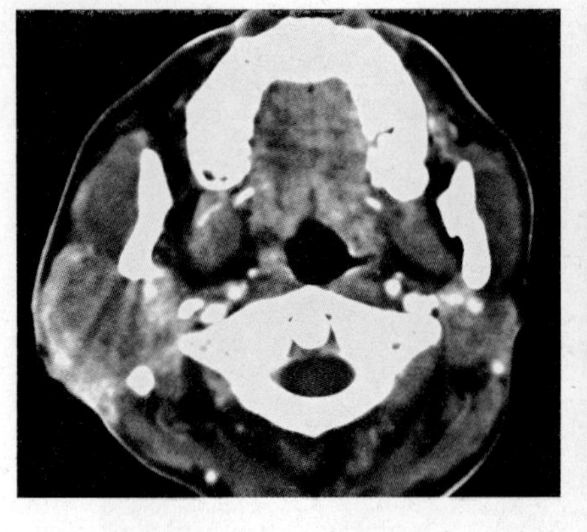
a

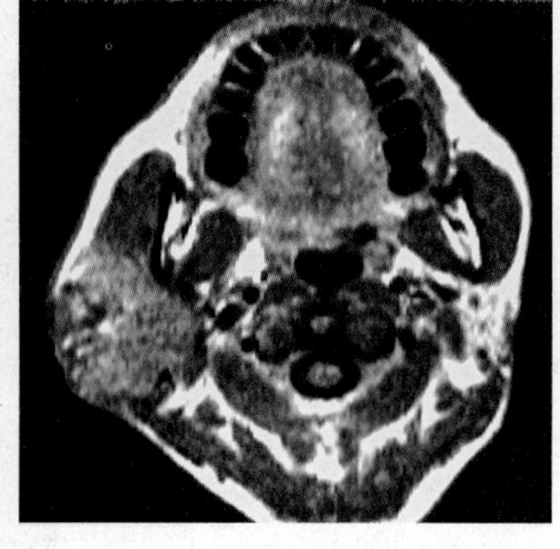
b

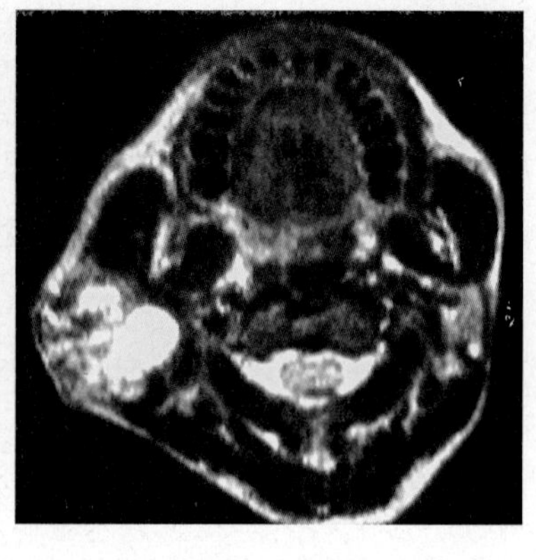
c

图 3-55 右腮腺鳞状细胞癌(squamous cell carcinoma in the right parotid gland)

横断面增强 CT 图 a 示右腮腺不规则形软组织病变呈不均匀强化表现,边界不清。MR 横断面 T1WI 图 b 上,病变呈中等略高信号表现。T2WI 图 c 上,其为不均匀高信号表现。

54、3-55)。核素显像提示 PSCC 能摄取 ^{18}F-FDG。

邻近结构侵犯和反应 位于腮腺和下颌下腺区的 PSCC 可以侵犯腺体内的神经和血管,亦可破坏吸收下颌骨。

影像鉴别诊断 一般而言,腮腺和下颌下腺区 PSCC 具有恶性肿瘤的共同影像表现特征,不易同涎腺良性肿瘤相混淆。但由于 PSCC 的影像表现缺乏特异性,故很难将其同其他涎腺区恶性肿瘤相区别。

参 考 文 献

1 Barnes L, Eveson JW, Reichart P, et al. WHO classification of tumours. Pathology & Genetics of head and neck tumours. Lyon: IARC Press, 2005: 245-246.

2 Shemen LJ, Huvos AG, Spiro RH. Squamous cell carcinoma of salivary gland origin. Head Neck Surg, 1987, 9: 235-240.

3 Lee S, Kim GE, Park CS, et al. Primary squamous cell carcinoma of the parotid gland. Am J Otolaryngol, 2001, 22: 400-406.

4 徐秋华,陆林国主编.浅表器官超声诊断图鉴.上海:上海科学技术出版社,2005: 43-44.

5 邱蔚六,余强,燕山主编.颌面颈部疾病影像学图鉴.济南:山东科学技术出版社, 2002: 284-285.

6 Otsuka H, Graham MM, Kogame M, et al. The impact of FDG-PET in the management of patients with salivary gland malignancy. Ann Nucl Med, 2005, 19: 691-694.

淋巴上皮癌

淋巴上皮癌(lymphoepithelial carcinoma, LEC)是一种伴有明显肿瘤性淋巴浆细胞浸润的未分化癌。与 LEC 同义的病名有淋巴上皮瘤样癌(lymphoepithelioma-like carcinoma)、恶性淋巴上皮病(malignant lymphoepithelial lesion)、伴淋巴样间质未分化癌(undifferentiated carcinoma with lymphoid stroma)、未分化癌(undifferentiated carcinoma)和癌在淋巴上皮病中(carcinoma ex lymphoepithelial lesion)。涎腺淋巴上皮癌罕见,约占所有涎腺肿瘤的 1%。LEC 有明显的种族发病倾向,好发于蒙古人种,如北极因纽特人、中国南方人和日本人。LEC 的发病年龄分布广泛(10~90 岁),但多见于 40~50 岁成年人。LEC 无明显性别差异,或女性患者略多见。过去曾认为 LEC 与良性淋巴上皮病(Sjögren 综合征)有关,故有恶性淋巴上皮病和癌在淋巴上皮病中之称。近来研究表明 LEC 可能是一种独立的疾病。地方性 LEC 的发生与 Epstein-Barr(EB)病毒关系密切,而非地方性 LEC 的发生似与 EB 病毒无关。由此似可说明种族性、地方性和病毒在涎腺 LEC 的发生中起着复杂的相互作用。

大体病理上，LEC多呈实性表现，质地较硬。和周围组织有分界，但呈浸润性生长。LEC的剖面为鱼肉状，呈灰黄或黄褐色。镜下见，LEC中有丰富的淋巴细胞和浆细胞浸润，且常伴有反应性淋巴样滤泡。肿瘤细胞界限清晰，胞质嗜酸性，为椭圆形泡状核，染色质空，核仁明显。肿瘤呈浸润的片状、岛状和条索状。部分LEC的肿瘤岛中有丰富的组织细胞，呈满天星状排列。

临床上，LEC多表现为腮腺或下颌下腺区疼痛性或无痛性肿胀，该肿胀可以长期存在（可历经数年之久），或于近期快速增大。约20%的患者可出现面瘫。部分患者可同时伴有颈部淋巴结肿大。20%的患者可发生远处转移，远处转移的部位主要为肺、肝、骨和脑。多数患者不伴有Sjögren综合征的临床和血清学表现。对LEC的治疗以手术切除为主，放疗和化疗为辅。LEC的预后和肿瘤分期有关。联合治疗LEC后的5年生存率约在75%~86%之间。以往认为LEC是未分化癌的一种，但因其预后明显好于其他类型的未分化癌，且与EB病毒密切相关，故有人建议将两者区分之。

【影像学表现】

文献上极少有关于LEC影像表现的论述。以下描述是本文作者依据10例LEC的CT和MRI资料所进行的简单叙述。

部位　80%的LEC发生于腮腺，下颌下腺次之，小涎腺者罕见。

形态和边缘　LEC多呈圆形或类圆形改变，少数呈不规则分叶状形态，大多数LEC境界清晰；部分边界模糊。超声上，部分肿瘤可显示不连续的包膜反射光带。如同时伴有淋巴结转移者，则可见病变在腮腺区或下颌下腺区呈多结节状改变。

内部结构　超声上，LEC多呈不均匀低回声表现（图3-56），部分可见液性暗区。CDFI示肿瘤内部和周围有点状和条状血流信号。CT上，LEC一般表现为密度均匀或不均匀的单发软组织肿块（图3-

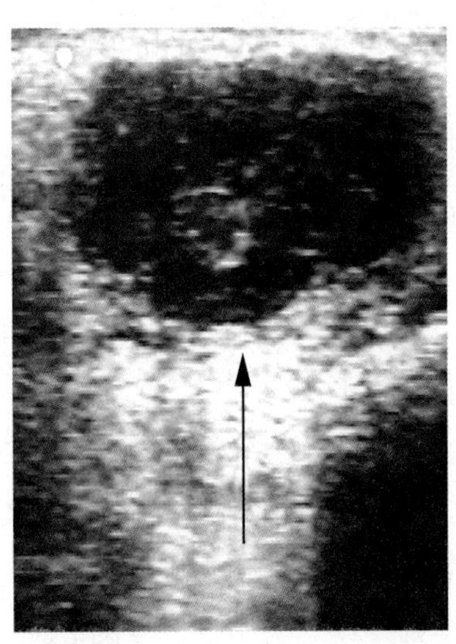

图3-56　右腮腺淋巴上皮癌（lymphoepithelial carcinoma in the right parotid gland）

超声图示右腮腺浅叶内有混合性低回声类圆形肿块（黑箭头），部分回声呈液性暗区改变，后方回声增强，境界尚清晰，无包膜反射光带。

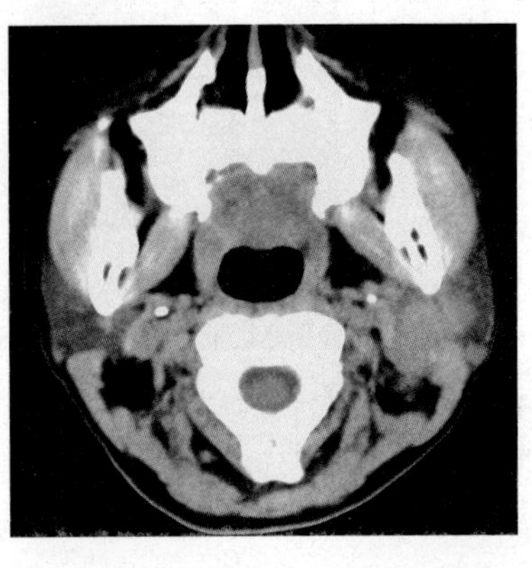

a

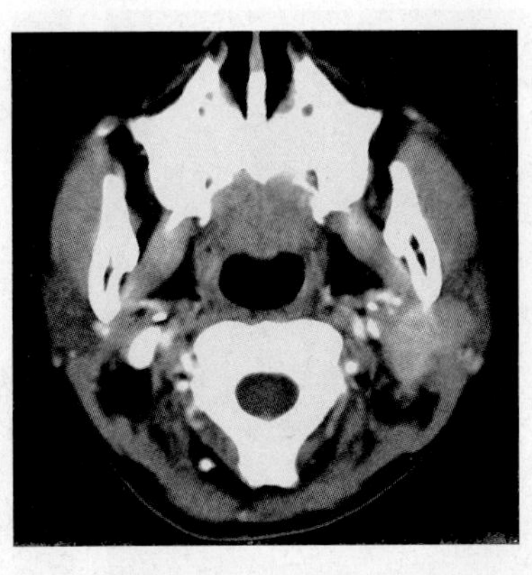

b

图3-57　左腮腺淋巴上皮癌（lymphoepithelial carcinoma in the left parotid gland）

横断面平扫CT图a示左腮腺深叶有不规则形软组织肿块，边缘模糊。增强CT图b示病变呈不均匀强化表现。

57)。少数 LEC 可呈多发囊性和实性肿块改变(多为转移性淋巴结)(图 3-58)。MRI 上,LEC 在 T1WI 上多表现为低或中等信号;在 T2WI 上多表现为中等信号或混合高信号 (图 3-59)。增强 CT 和 MRI上,病变的实性部分可呈轻度至中度强化表现(图 3-57、3-58、3-59)。核素显像检查提示 LEC 能摄取 ^{18}F-FDG。

邻近结构侵犯和反应　位于腮腺和下颌下腺区的 LEC 可以侵犯腺体内的神经和血管,亦可破坏吸收下颌骨。

影像鉴别诊断　呈实性改变的 LEC 多缺乏影像学表现特点,通常较难与涎腺其他肿瘤鉴别。多结节性病变如出现在同侧腮腺区或下颌下腺区时,除应考虑有恶性淋巴瘤、结核和淋巴结炎外,还应考虑有发生本病的可能。值得注意的是:部分良性淋巴上皮病(Sjögren 综合征)除可发展为恶性淋巴瘤外,还可演变为 LEC。根据作者的经验,在良性淋巴上皮病患者的随访观察过程中,一旦在 CT 上发现腮腺或下颌下腺内的多囊病变全部或部分转变为实性软组织密度者,首先应高度怀疑病变有转变为恶性淋巴瘤可能,其次还应考虑有 LEC 的可能。

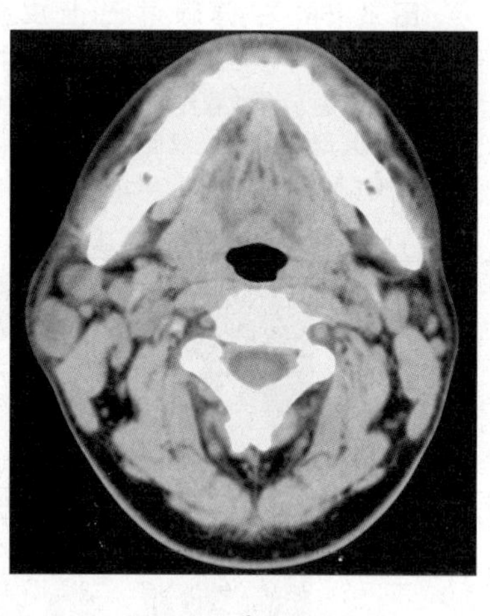
a

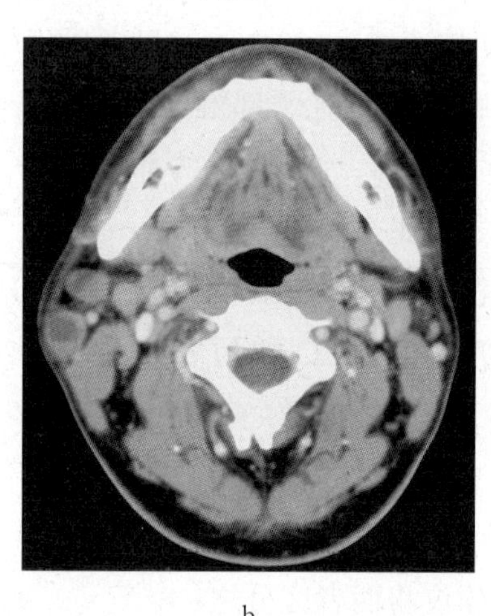
b

图 3-58　右腮腺淋巴上皮癌(lymphoepithelial carcinoma in the right parotid gland)

横断面平扫 CT 图 a 示右腮腺下极可见多个类圆形软组织肿块,边缘光滑。增强 CT 图 b 示病变中心无强化,边缘呈环形强化表现。

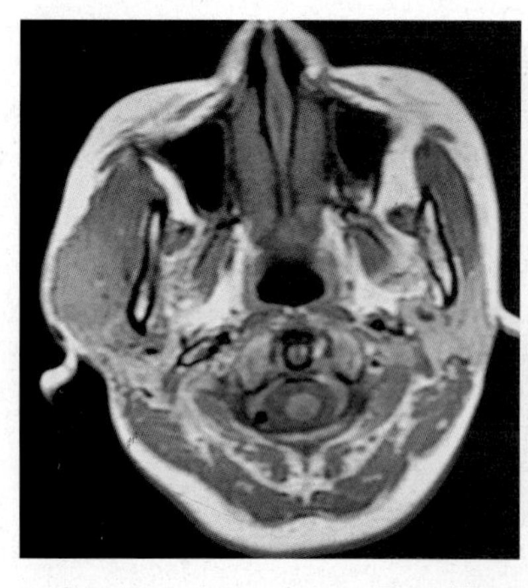
a

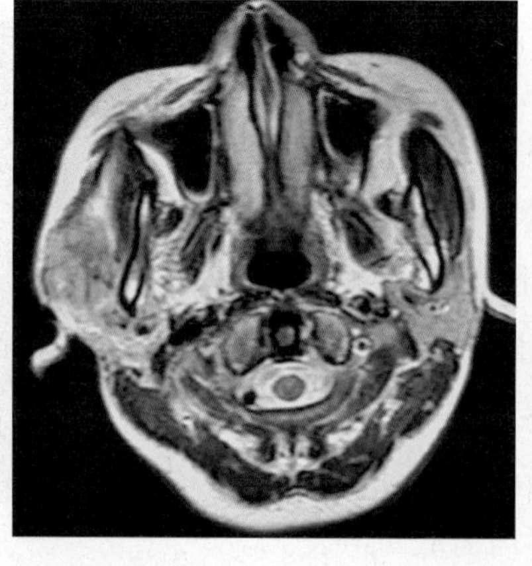
b

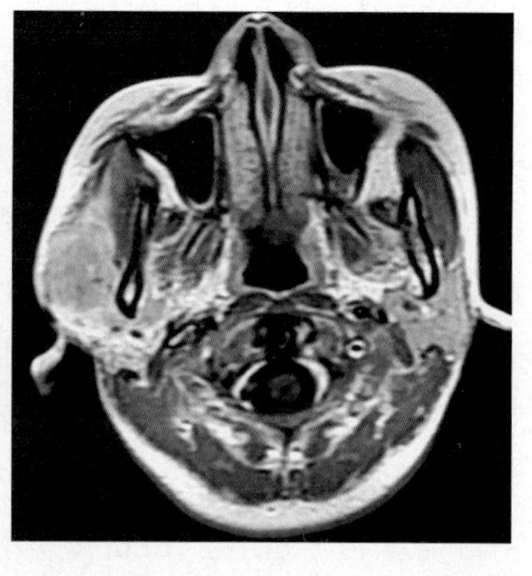
c

图 3-59　右腮腺淋巴上皮癌(lymphoepithelial carcinoma in the right parotid gland)

MR 横断面 T1WI 图 a 示右腮腺区肿块性病变呈中等信号表现,边界不清。T2WI 图 b 上,病变为不均匀高信号改变。Gd-DTPA 增强冠状面 T1WI 图 c 上,病变呈较均匀强化表现。

参考文献

1 Barnes L，Eveson JW，Reichart P，et al. WHO classification of tumours. Pathology & Genetics of head and neck tumours. Lyon：IARC Press，2005：251-252.

2 Kitazawa M，Ohnishi Y，Nonomura N，et al. Malignant lymphoepithelial lesion. Acta Pathol Jpn，1987，37：515-526.

3 Borg MF，Benjamin CS，Morton RP，et al. Malignant lymphoepithelial lesion of the salivary gland：a case report and review of the literature. Australas Radiol，1993，37：288-291.

4 Leung SY，Chung LP，Yuen ST，et al. Lymphoepithelial carcinoma of the salivary gland in situ detection of Epstein-Barr virus. J Clin Pathol，1995，48：1022-1027.

5 Tsai CC，Chen CL，Hsu HC. Expression of Epstein-Barr virus in carcinomas of major salivary glands：a strong association with lymphoepithelioma-like carcinoma. Hum Pathol，1996，27：258-262.

6 Wang CP，Chang YL，Ko JY，et al. Lymphoepithelial carcinoma versus large cell undifferentiated carcinoma of the major salivary glands. Cancer，2004，101：2020-2027.

7 徐秋华，陆林国主编.浅表器官超声诊断图鉴.上海：上海科学技术出版社，2005：48-49.

8 Otsuka H，Graham MM，Kogame M，et al. The impact of FDG-PET in the management of patients with salivary gland malignancy. Ann Nucl Med，2005，19：691-694.

多形性低度腺癌

多形性低度腺癌（polymorphous low-grade adenocarcinoma，PLGA）是一种以细胞学的一致性和形态的多样性为特点，并具有浸润生长和低转移潜能特征的涎腺上皮性恶性肿瘤。该肿瘤又称终末导管癌（terminal duct carcinoma）和小叶癌（lobular carcinoma）。最新统计资料显示在口腔内小涎腺恶性肿瘤中，PLGA 的发生率位居第二。男女比例为 1:2。年龄范围在 16~94 岁之间，平均年龄 59 岁。70%PLGA 患者的发病年龄在 59~70 岁，儿童和青少年少见。

大体病理上，PLGA 通常为实性表现，剖面呈黄褐色，可为分叶结节状，界限清晰，但无包膜。镜下见，PLGA 呈浸润性生长，且具有细胞一致性和组织学的多样性特点。肿瘤细胞较小或为中等大小，形态一致，核分裂和坏死不常见。PLGA 的组织学表现具有多样性。主要镜下结构有：小叶状、乳头或囊性乳头样、筛状、梁状或小导管样结构。肿瘤间质内可见黏液样变和玻璃样变区。

临床上，PLGA 多表现为无痛性软组织肿块，可伴有出血、溃疡和充血。PLGA 的病程可较长，总生存率高，肿瘤致死者少见。对 PLGA 的治疗多以手术切除为主，可辅以放疗。研究发现 PLGA 的复发率在9%~17%之间，局部淋巴结转移率在 9%~15%之间。远处转移少见。

【影像学表现】

文献上，有关涎腺 PLGA 的影像学表现描述较为少见。以下描述基于作者对 4 例 PLGA 的 CT 表现观察。

部位　PLGA 主要发生于腭部，也可位于颊黏膜、磨牙后区、上唇、舌根和大涎腺。

形态和边缘　根据作者对 4 例腭部 PLGA 的 CT 表现观察，该肿瘤以不规则形肿块表现为主，边界不清（图 3-60、3-61）。

内部结构　平扫 CT 上，PLGA 多为均匀软组织密度表现；增强 CT 上，肿瘤可呈均匀或不均匀强化表现（图 3-60、3-61）。迄今为止，尚未见有关 PLGA 之 MRI 表现的描述。

邻近结构侵犯和反应　位于腭部的 PLGA 常可破坏吸收腭骨水平板，并可向上侵入上颌窦（图 3-60、3-61）。腭部 PLGA 还可致口咽腔缩小和咽旁间隙受累。

影像鉴别诊断　由于 PLGA 的影像表现具有一般恶性肿瘤特点，但无特征性，故较难将其同其他涎腺恶性上皮性肿瘤相区别。

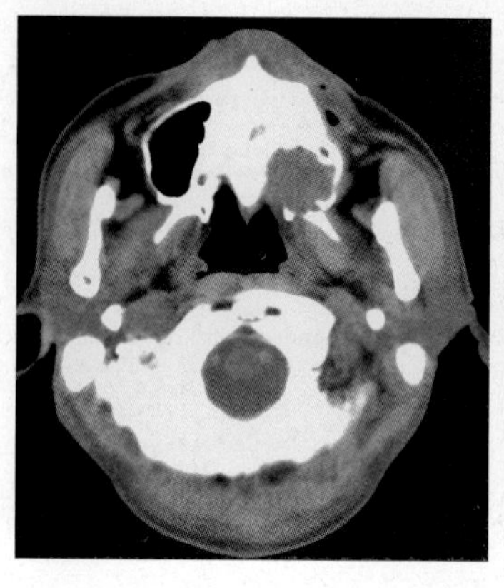

a

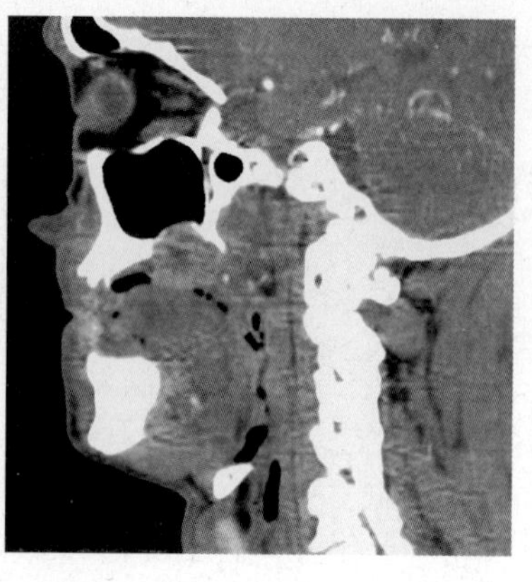

b

图 3-60 左腭部多形性低度恶性腺癌（polymorphous low-grade adenocarcinoma in the left palate）

横断面平扫 CT 图 a 示左腭部有不规则形软组织肿块，边缘欠光滑，左侧腭骨水平板破坏吸收。增强 CT 矢状面重建图 b 示病变呈轻度强化表现，且突向左上颌窦。

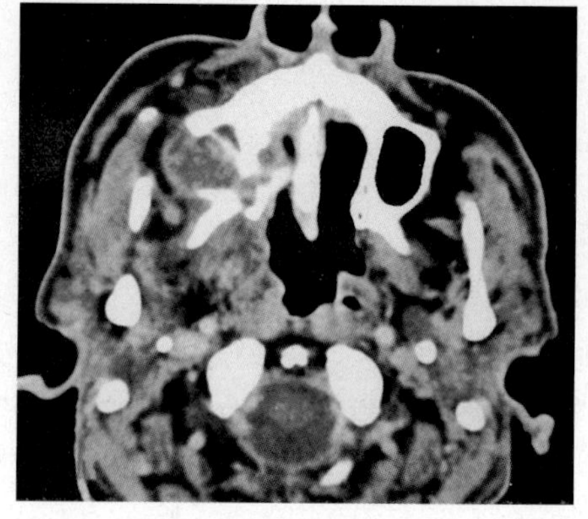

图 3-61 右腭部多形性低度恶性腺癌（polymorphous low-grade adenocarcinoma in the right palate）

横断面增强 CT 示右侧腭部软组织肿块呈不均匀强化表现，右侧上颌牙槽骨破坏吸收。

参 考 文 献

1 Barnes L, Eveson JW, Reichart P, et al. WHO classification of tumours. Pathology & Genetics of head and neck tumours. Lyon: IARC Press, 2005: 223-224.

2 Buchner A, Merrell PW, Carpenter WM. Relative frequency of intra-oral minor salivary gland tumors: a study of 380 cases from northern California and comparison to reports from other parts of the world. J Oral Pathol Med, 2007, 36: 207-214.

3 Castle JT, Thompson LD, Frommelt RA, et al. Polymorphous low grade adenocarcinoma: a clinicopathologic study of 164 cases. Cancer, 1999, 86: 207-219.

4 Evans HL, Luna MA. Polymorphous low grade adenocarcinoma: a study of 40 cases with long-term follow up and an evaluation of the importance of papillary areas. Am J Surg Pathol, 2000, 24: 1319-1328.

5 Vincent SD, Hammond HL, Finkelstein MW. Clinical and therapeutic features of polymorphous low-grade adenocarcinoma. Oral Surg Oral Med Oral Pathol, 1994, 77: 41-47.

6 Pogodzinski MS, Sabri AN, Lewis JE, et al. Retrospective study and review of polymorphous low-grade adenocarcinoma. Laryngoscope, 2006, 116: 2145-2149.

上皮-肌上皮癌

上皮-肌上皮癌（epithelial-myoepithelial carcinoma, EMC）是一种由两种细胞呈不同比例构成的恶性肿瘤，典型者形成导管样结构。EMC 具有双相形态学特点，即肿瘤内的导管结构内衬上皮细胞，外层为透明的肌上皮细胞。该肿瘤的同义词有腺肌上皮瘤（adenomyoepithelioma）、透明细胞腺瘤（clear cell adenoma）、富于糖原的腺瘤（glycogen-rich adenoma）、富于糖原的腺癌（glycogen-rich adenocarcinoma）和透明细胞癌（clear cell carcinoma）。EMC 为少见涎腺肿瘤，约占所有涎腺肿瘤的 1%。该肿瘤多见于女性，男女之比约为 1:2。发病年龄在 13~89 岁之间，以 50~70 岁者多见。

大体病理上，EMC 多表现为基底宽的多结节性肿物，无包膜，其内可见囊性腔隙。小涎腺 EMC 界限不清。镜下见，EMC 呈分叶状生长，管状和实性区混合存在，有周围组织浸润。EMC 的主要组织学表现是双管状结构。其内层为立方细胞；外层为单层或多层的多角形细胞。此双层结构多出现在乳头状囊性区，也可见于完全由透明细胞构成的实性区内。EMC 常有神经和血管侵犯，也可发生骨侵犯。

临床上，EMC 主要表现为无痛性缓慢生长的软组织肿块，界限不清。小涎腺 EMC 常表现为溃疡性黏膜下结节。如病变累及神经，还可出现疼痛、麻木或神经麻痹症状。对 EMC 的治疗应以彻底手术切除为主。不完全切除易导致复发。复发的发生率约 40%。EMC 的转移率为 14%。颈部淋巴结是最常见的转移部位，其次是肺、肝和肾。EMC 的 5 年和 10 年生存率分别为 80%和 72%。

【影像学表现】

部位　EMC 主要发生于腮腺，但也可见于小涎腺。

形态和边缘　EMC 多呈不规则形肿块表现，边界不清(图 3-62、3-63)。近来有病例报道显示腮腺 EMC 的 CT 和 MRI 表现可与良性肿瘤相似。

内部结构　平扫 CT 上，EMC 为软组织密度表现；增强 CT 上肿瘤可呈不均匀强化表现（图 3-62、3-63)。MRI 上，EMC 多表现为 T1WI 上的中等信号和 T2WI 上的不均匀高信号(图 3-63)。此外，核素显像提示 EMC 能高摄取 ^{18}F-FDG。

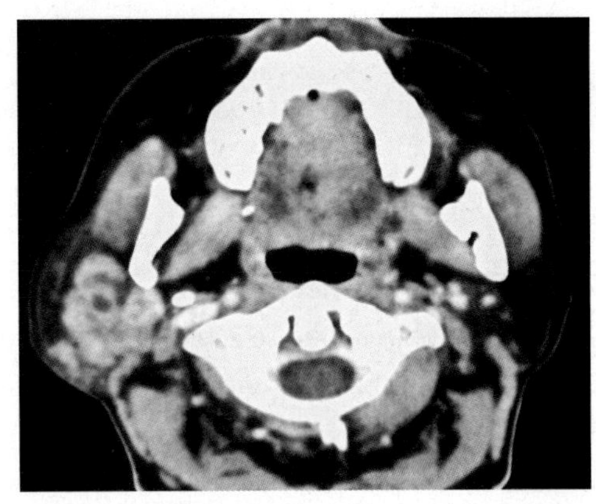

图 3-62　右腮腺上皮-肌上皮癌(epithelial-myoepithelial carcinoma in the right parotid gland)

横断面增强 CT 示右腮腺深叶有不规则形软组织肿块，呈不均匀强化表现，边缘欠清晰。

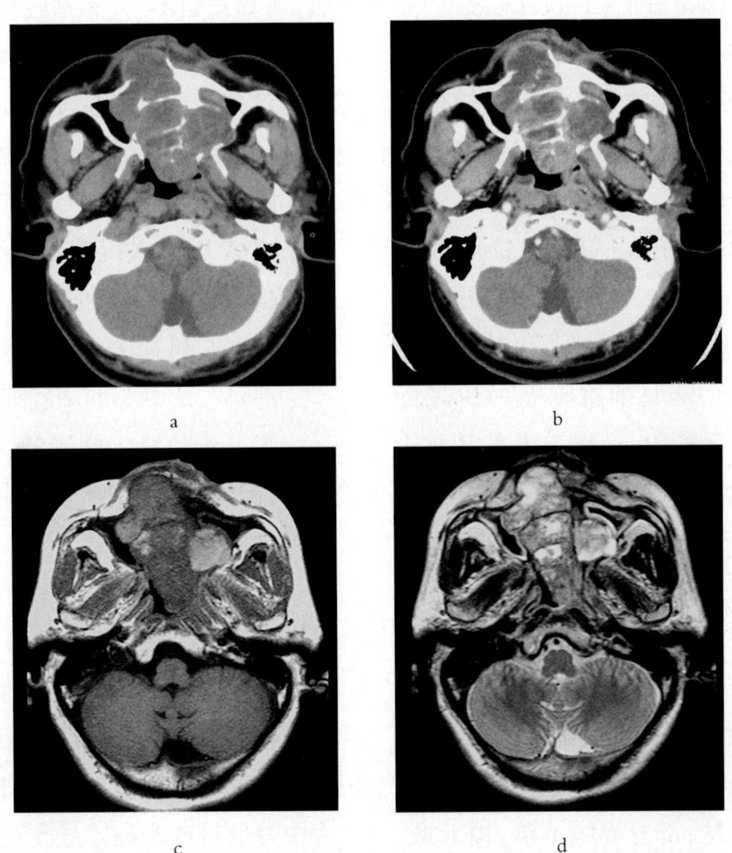

图 3-63　鼻腔上皮-肌上皮癌(epithelial-myoepithelial carcinoma in the nasal cavity)

横断面平扫 CT 图 a 示鼻腔内有巨大不规则形软组织肿块，鼻甲和两侧上颌窦部分窦壁呈破坏吸收改变。横断面增强 CT 图 b 示病变呈不均匀强化表现，与周围正常组织分界不清。MR 横断面 T1WI 图 c 上，病变呈中等信号和高信号混合；T2WI 图 d 上，其为不均匀高信号表现，与周围正常组织分界不清。

邻近结构侵犯和反应 根据作者的观察，位于腭部和鼻腔的EMC可破坏吸收其周围骨质结构。而腮腺区EMC可侵犯面神经和腮腺内血管结构。

影像鉴别诊断 大多数EMC的影像表现具有一般涎腺恶性肿瘤的特点，但无特征性，故很难将EMC同其他涎腺恶性肿瘤相区别。

参考文献

1 Barnes L, Eveson JW, Reichart P, et al. WHO classification of tumours. Pathology & Genetics of head and neck tumours. Lyon: IARC Press, 2005: 225−226.

2 Cho KL, Naggar AK, Ordonez NG, et al. Epithelial-myoepithelial carcinoma of salivary glands. A clinicopathologic, DNA flow cytometric, and immunohistochemical study of Ki-67 and HER-2/neu oncogene. Am J Clin Pathol, 1995, 103: 432−437.

3 Fonseca I, Soares J. Epithelial-myoepithelial carcinoma of the salivary glands. A study of 22 cases. Virchows Arch A Pathol Anat Histopathol, 1993, 422:389−396.

4 Piscioli I, Morelli L, Falzone A, et al. Epithelial-myoepithelial carcinoma of the parotid gland, unusual malignancy radiologically simulating a benign lesion: case report. Int Semin Surg Oncol, 2007, 4: 25.

5 Slivers AR, Som PM, Brandwein M. Epithelial-myoepithelial carcinoma of the parotid gland. AJNR Am J Neuroradiol, 1996, 17: 560−562.

6 Yamada H, Kawaguchi K, Yagi M, et al. Epithelial-myoepithelial carcinoma of the submandibular gland with a high uptake of 18F−FDG: a case report and image diagnosis. Oral Surg Oral Med Oral Pathol Oral Radiol Endod, 2007, 104: 243−248.

基底细胞腺癌

基底细胞腺癌（basal cell adenocarcinoma）是一种由基底样细胞构成，且具有转移潜能的浸润性涎腺上皮性肿瘤，在细胞学上，其组织学形态和基底细胞腺瘤相似。基底细胞腺癌又称基底样涎腺癌（basaloid salivary carcinoma）、癌在单形性腺瘤中（carcinoma ex monomorphic adenoma）、恶性基底细胞腺瘤（malignant basal cell adenoma）、恶性基底细胞瘤（malignant basal cell tumour）和基底细胞癌（basal cell carcinoma）。基底细胞腺癌为少见的涎腺肿瘤。平均发病年龄为60岁，未见儿童受累者，无明显性别差异。77%的基底细胞腺癌为原发肿瘤，23%的基底细胞腺癌与基底细胞腺瘤恶变有关。和基底细胞腺瘤相似，部分基底细胞腺癌患者可同时伴有多发性皮肤附属器肿瘤。

大体病理上，基底细胞腺癌的剖面呈灰色、白褐色或褐色。质地均匀。部分肿瘤局部有囊性变，无包膜。部分肿瘤界限清楚；部分界线不清。镜下见，基底细胞腺癌的组织学结构可分为实性型、膜性型、梁状型和管状型。其中最常见者为实性型基底细胞腺癌，其内可见大小不等的瘤巢，中间为粗细不等的胶原纤维间隔。

临床上，多数基底细胞腺癌表现为无痛性肿胀，病程长短不一。和基底细胞腺瘤相似，部分患者可同时伴发多发性皮肤附属器肿瘤。对基底细胞腺癌的治疗以手术切除为主。基底细胞腺癌虽可复发，但少有转移，致死者更为少见。

【影像学表现】

文献上，有关涎腺基底细胞腺癌的影像学表现描述极为少见。以下描述基于作者对3例基底细胞腺癌的CT和MRI表现的观察。

部位 约90%的基底细胞腺癌发生于腮腺。

形态和边缘 腮腺基底细胞腺癌可呈类圆形改变，部分为不规则形态。肿瘤边界可为清晰表现，亦可模糊不清。

内部结构 平扫CT上，基底细胞腺癌为软组织密度改变，部分实质性病变内部可见囊性变（图3−64）；增强CT上，基底细胞腺癌的实性区可呈中度强化表现。MRI上，基底细胞腺癌在T1WI上呈低或中等信号改变；T2WI上，病变的实性区域仍为中等信号或略高信号改变，而其囊变区为均匀高信号表现；Gd−DTPA增强MRI上，肿瘤实性区域可有中度强化（图3−65）。

邻近结构侵犯和反应 一般情况下，腮腺基底

细胞腺癌多局限于腮腺内生长，可侵犯腮腺内的面神经和血管结构，较少有腺体外结构侵犯。

影像鉴别诊断　基底细胞腺癌的影像学表现多样，部分与良性肿瘤类似（图 3-65）；部分为恶性肿瘤表现（图 3-64）。为此，仅根据该肿瘤的影像形态表现尚难以给出可靠的鉴别。

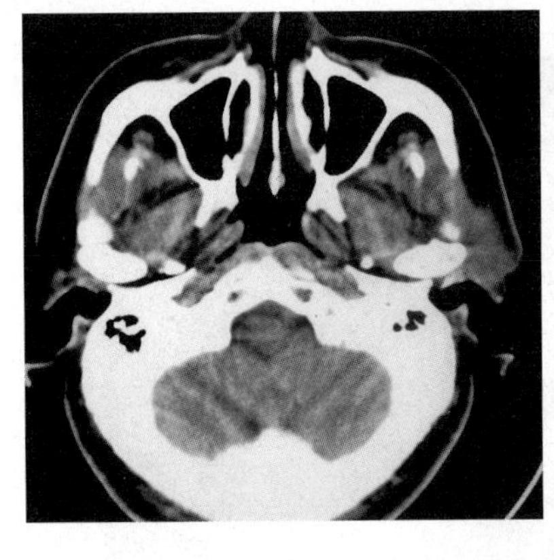
a

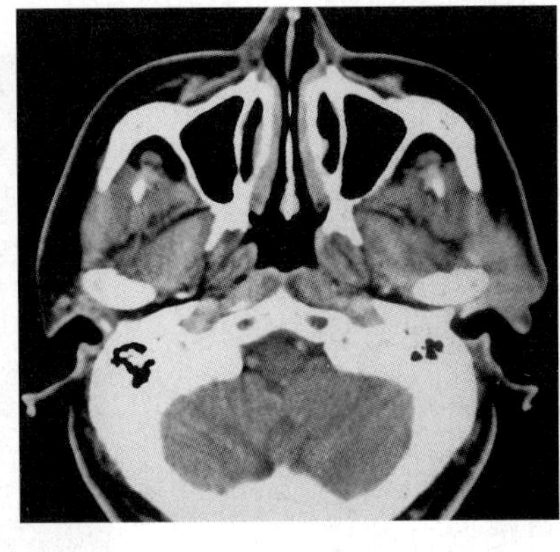
b

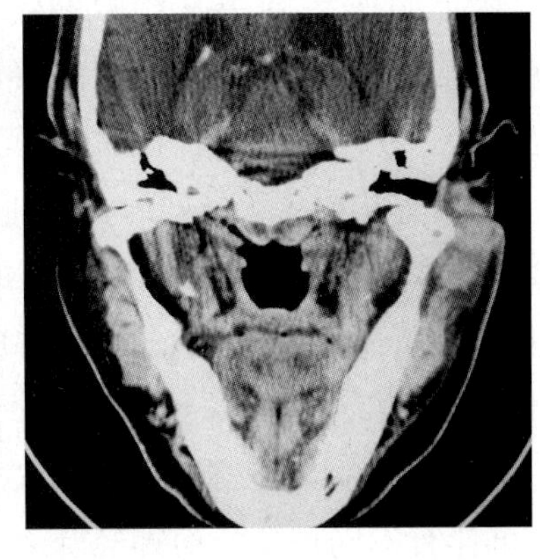
c

图 3-64　左腮腺基底细胞腺癌（basal cell adenocarcinoma in the left parotid gland）

横断面平扫 CT 图 a 示左腮腺上极有不规则形软组织肿块，边缘模糊不清。横断面增强 CT 图 b 和冠状面增强 CT 图 c 示病变呈均匀强化表现，与周围正常组织分界不清。

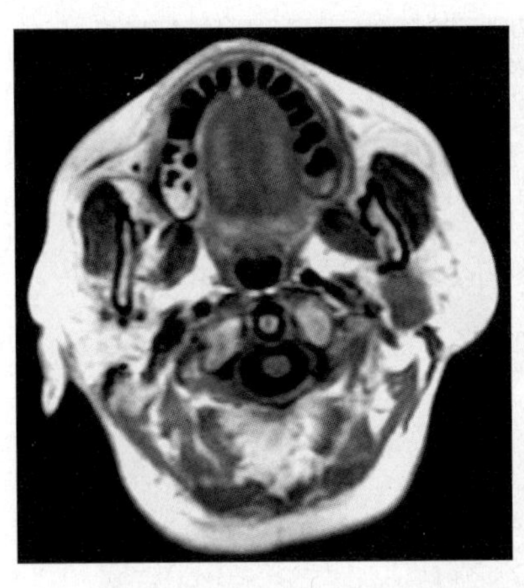
a

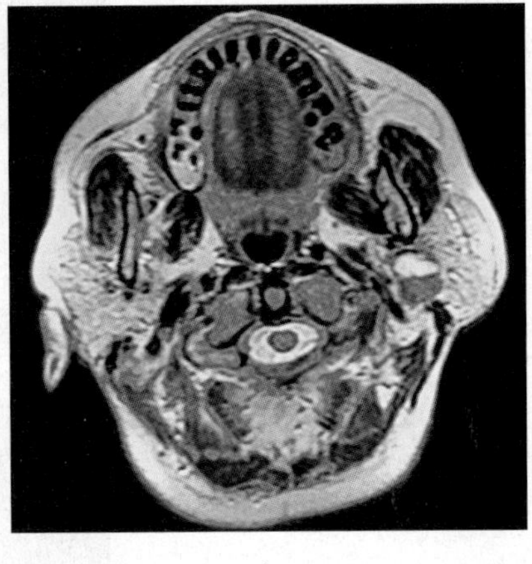
b

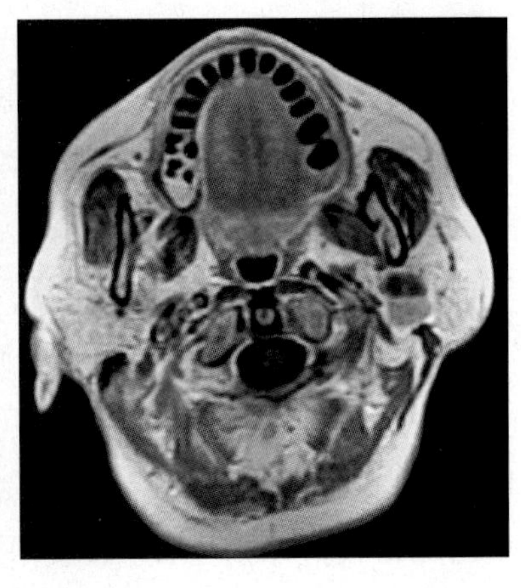
c

图 3-65　左腮腺基底细胞腺癌（basal cell adenocarcinoma in the left parotid gland）

MR 横断面 T1WI 图 a 示左腮腺深叶类圆形肿块性病变呈中等信号表现，边缘较清晰。T2WI 图 b 上，病变为不均匀高信号改变。Gd-DTPA 横断面增强 T1WI 图 c 上，病变呈不均匀强化表现。

参 考 文 献

1　Barnes L，Eveson JW，Reichart P，et al. WHO classification of tumours. Pathology & Genetics of head and neck tumours. Lyon：IARC Press，2005：229-230.

2　Luna MA，Batsakis JG，Tortoledo ME，et al. Carcinoma ex monomorphic adenoma of salivary glands. J Laryngol Otol，1989，103：756-759.

3　Muller S，Barnes L. Basal cell adenocarcinoma of the salivary glands. Report of seven cases and review of the literature. Cancer，1996，78：2471-2477.

4　Ellis GL，Wiscovitch JG. Basal cell adenocarcinomas of the major salivary glands. Oral Surg Oral Med Oral Pathol，1990，69：461-469.

皮脂腺癌

皮脂腺癌（sebaceous carcinoma）是一种由成熟度不同的皮脂细胞所组成的恶性肿瘤，其细胞可排列成片状或巢状，伴有不同程度的多形性、细胞核异性和侵袭性。涎腺皮脂腺癌的发病年龄呈双峰特征：20~30 岁和 60~80 岁。无明显性别差别。和皮肤皮脂腺癌不同，涎腺皮脂腺癌患者罹患内脏癌的危险性并无明显增加。

大体病理上，涎腺皮脂腺癌界线清晰，部分有包膜，边缘呈膨胀性改变或具有局部浸润性。肿瘤切面呈黄色、黄白色、白色至浅粉色。镜下见，皮脂腺癌由多个呈巢状或片状排列的肿瘤细胞组成，细胞核深染，有丰富的透明至嗜酸性胞质。细胞的多形性和非典型性程度不一。鳞状分化、坏死和纤维化均较常见。肿瘤可有周围神经侵犯，血管受侵犯者少见。

临床上，涎腺皮脂腺癌一般表现为疼痛性肿块，可伴有不同程度的面神经麻痹。对涎腺低度恶性皮脂腺癌的治疗多以大范围手术切除为主；高度恶性者还应辅以放疗。涎腺皮脂腺癌的 5 年生存率约为 62%。

【影像学表现】

文献上，关于涎腺皮脂腺癌的影像学表现描述极为少见。以下描述基于作者对 1 例皮脂腺癌的 CT 表现观察（图 3-66）。

部位　90%涎腺皮脂腺癌发生于腮腺，口腔、舌下腺、下颌下腺和会厌区亦可偶见。

形态和边缘　涎腺皮脂腺癌可呈规则或不规则形肿块表现，边界欠清（图 3-66）。

内部结构　平扫 CT 上，涎腺皮脂腺癌呈软组织密度表现；增强 CT 上，肿瘤可有轻度至中度强化表现（图 3-66）。

邻近结构侵犯和反应　腮腺皮脂腺癌可侵犯其内的面神经。

影像鉴别诊断　和上述大多数涎腺恶性上皮性肿瘤相同，腮腺皮脂腺癌的影像表现具有一般涎腺恶性肿瘤特点，但尚未发现其有别于其他恶性肿瘤的特征性表现，故几乎不可能将其同其他恶性肿瘤相区分。

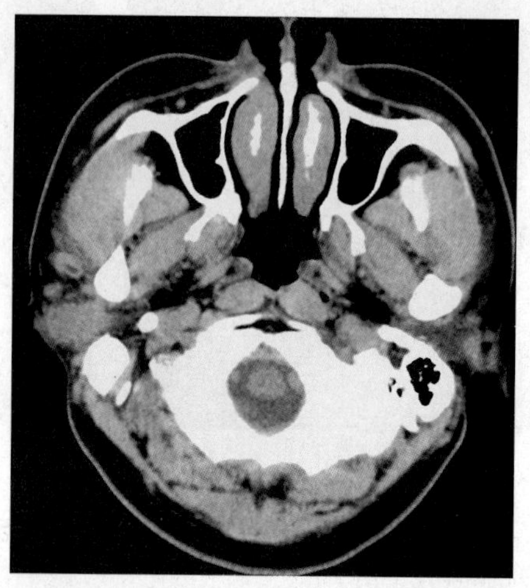

a

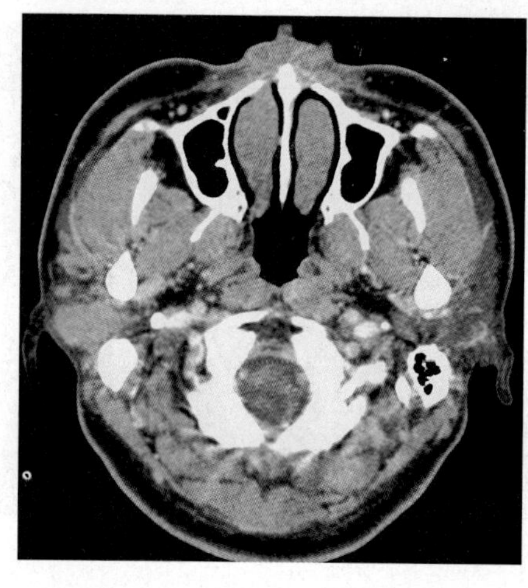

b

图3-66　右腮腺皮脂腺癌（sebaceous carcinoma in the right parotid gland）

横断面平扫 CT 图 a 示右腮腺深叶有不规则形软组织肿块，边缘不光滑。横断面增强 CT 图 b 示病变呈均匀强化表现。

参 考 文 献

1　Barnes L, Eveson JW, Reichart P, et al. WHO classification of tumours. Pathology & Genetics of head and neck tumours. Lyon：IARC Press，2005：231.

2　Gnepp DR. Sebaceous neoplasms of the salivary gland origin：a review. Pathol Annu，1983，18 Pt 1：71-102.

3　Gnepp DR，Brannon R. Sebaceous neoplasms of salivary gland origin. Report of 21 cases. Cancer，1984，53：2155-2170.

4　Houshoulder MS，Zeligman I. Sebaceous neoplasms associated with visceral carcinomas. Arch Dermatol，1980，116：61-64.

5　Rulon DB，Helwig EB. Multiple sebaceous neoplasms of the skin：an association with multiple visceral carcinomas，especially of the colon. Am J Clin Pathol，1973，60：745-752.

囊腺癌

囊腺癌(cystadenocarcinoma)是一种以囊性增生为主的罕见的恶性肿瘤，其常表现为囊内乳头增生。囊腺癌缺乏任何其他类型的、伴囊性生长的涎腺肿瘤的组织病理特征。概念上，该肿瘤为良性囊腺瘤的恶变部分。囊腺癌又称乳头状囊腺癌(papillary cystadenocarcinoma)、恶性乳头状囊腺瘤(malignant papillary cystadenoma)、腭低度恶性乳头状囊腺癌（low-grade papillary adenocarcinoma of the palate）和产黏液的腺乳头状（非表皮样)癌[mucusproducing adenopapillary（non-epidermoid）carcinoma]。71%的囊腺癌超过 50 岁，其平均发病年龄为 58.8 岁(20~86 岁之间)，无明显性别差异。

大体病理上，囊腺癌内部由大小不一的多囊腔隙组成，其内容物为黏液。部分病变边界清晰，无包膜。镜下见，囊腺癌内有大量随机分布的囊腔，内含黏液。各囊之间有不等量的纤维结缔组织，其内可见肿瘤岛或导管样结构。囊腔内有不同程度的乳头状增生。囊腔的内衬上皮具有多样性，常见者为立方形细胞和柱状细胞。

临床上，囊腺癌多表现为缓慢生长的无痛性软组织肿块。大多数囊腺癌属于低度恶性肿瘤，高度恶性者偶见。治疗囊腺癌多以手术为主。该肿瘤的转移和复发均较少见。

【影像学表现】

部位　65%的囊腺癌发生于大涎腺，主要位于腮腺，而下颌下腺和舌下腺均较少见；35%的囊腺癌发生于小涎腺，依次好发于唇、颊、腭、舌、磨牙后垫和口底。

形态和边缘　囊腺癌可呈规则或不规则形肿块表现。多数病变边界不清(图 3-67)；少数可有清晰边缘(图 3-68)。

内部结构　平扫 CT 上，囊腺瘤多为均匀软组织密度表现；增强 CT 上，该肿瘤可呈轻至中度强化表现，可为均匀或不均匀强化(图 3-67、3-68)。

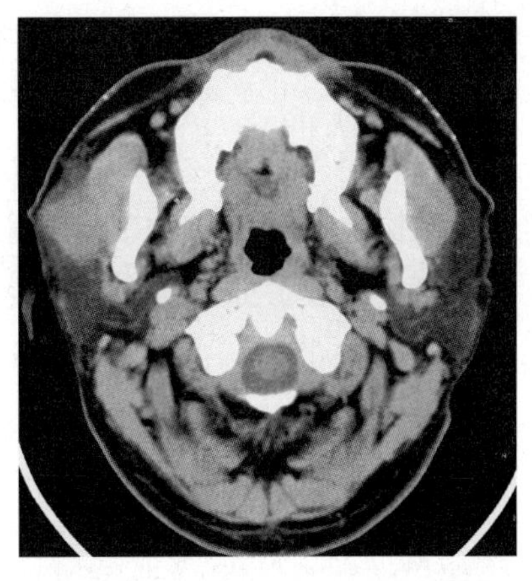

a

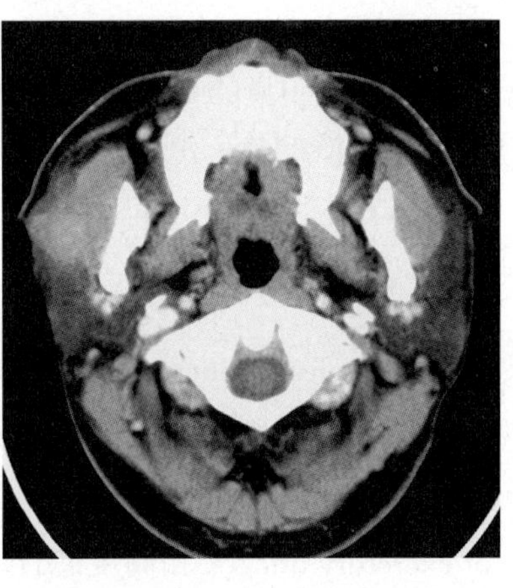

b

图3-67　右腮腺囊腺癌(cystadenocarcinoma in the right parotid gland)

横断面平扫 CT 图 a 示右腮腺前缘近右咬肌外侧有不规则形软组织肿块形成，边缘不清。横断面增强 CT 图 b 示病变呈较均匀强化表现，与咬肌分界模糊。

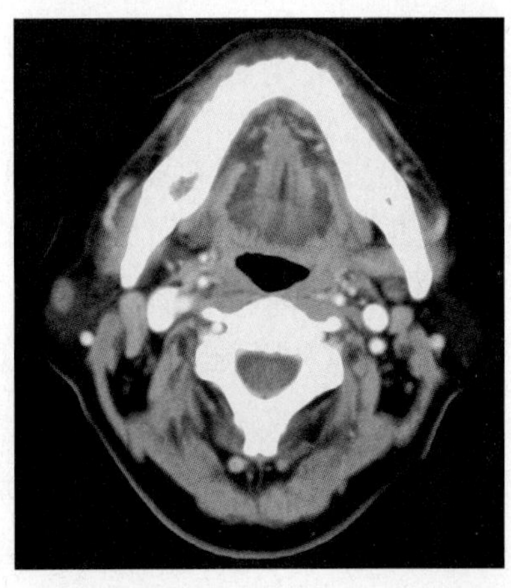

图3-68　右腮腺囊腺癌(cystadenocarcinoma in the right parotid gland)

横断面增强 CT 示右腮腺浅叶有类圆形软组织肿块形成，边缘光滑。

MRI 上，囊腺瘤呈 T1WI 上的中等信号和 T2WI 上的高信号表现。

邻近结构侵犯和反应　位置不同的囊腺癌，其所侵犯的邻近结构也不尽相同。如位于腮腺的囊腺癌可累及面神经；位于腭部的囊腺癌可侵蚀腭骨；位于颊部和磨牙后垫的囊腺癌可侵犯邻近的肌肉组织等。

影像鉴别诊断　囊腺癌的影像表现较为复杂。多数囊腺癌具有恶性肿瘤的形态学特点，易于同涎腺良性肿瘤区别（图 3-67）；少数囊腺癌类似于良性软组织肿瘤（图 3-68），欲在其间作出准确鉴别，多较为困难。

参 考 文 献

1 Barnes L, Eveson JW, Reichart P, et al. WHO classification of tumours. Pathology & Genetics of head and neck tumours. Lyon: IARC Press, 2005: 232.

2 Foss RD, Ellis GL, Auclair PL. Salivary gland cystadenocarcinomas. A clinicopathologic study of 57 cases. Am J Surg Pathol, 1996, 20: 1440-1447.

3 Cavalcante RB, da Costa Miguel MC, Souza Carvalho AC, et al. Papillary cystadenocarcinoma: report of a case of high-grade histopathologic malignancy. Auris Nasus Larynx, 2007, 34: 259-262.

4 Harimaya A, Somekawa Y, Sasaki M, et al. Cystadenocarcinoma (papillary cystadenocarcinoma) of the submandibular gland. J Laryngol Otol, 2006, 120: 1077-1080.

涎腺导管癌

涎腺导管癌（salivary duct carcinoma，SDC）是一种类似于高度恶性乳腺导管癌的侵袭性腺癌。SDC 又称涎腺分泌管筛状癌（cribriform salivary carcinoma of excretory ducts）和高度恶性涎腺导管癌（high-grade salivary duct carcinoma）。在所有涎腺恶性肿瘤中，SDC 约占 9%。男性患者多于女性，男性与女性之比约为 3~4:1。SDC 好发于 50~70 岁的成年人。曾有研究报道：在长期阻塞性涎腺炎的基础上可发生 SDC。SDC 也可作为癌在多形性腺瘤中的恶性成分，故在组织学上可具有多形性腺瘤的特点。

大体病理上，SDC 通常表现为质硬的实性肿块，瘤内可有囊性成分，肿瘤剖面呈褐色、白色或灰色，边界不清，通常有明显的邻近组织侵犯。镜下见，SDC 与乳腺导管内癌和侵袭性导管癌相似。肿瘤的多形性上皮样细胞可形成筛状结构，瘤内可见实性和乳头状区，可伴有沙砾体和鳞状分化。肿瘤细胞内有丰富的粉红色胞质，呈强嗜酸性，核分裂多见。

临床上，典型的 SDC 多表现为快速生长的软组织肿块，可伴有疼痛和面神经麻痹。肿瘤的周围神经侵犯和伴有血管内栓塞均较常见。约 66%的 SDC 患者在就诊时其病变已处在 T3 或 T4 期。SDC 是最具侵袭性特征的涎腺恶性肿瘤之一。约 48%的 SDC 可有局部复发；59%有局部淋巴结转移；48%发生远处转移。SDC 远处转移的部位主要有肺、骨、肝、脑和皮肤。其 5 年生存率不高。

【影像学表现】

部位　SDC 最多见于腮腺（78%），其次为下颌下腺（12%），再其次为舌下腺和小涎腺（10%）。

形态和边缘　SDC 多表现为不规则形肿块，边界不清。

内部结构　平扫 CT 上，SDC 为软组织密度表现，偶尔可见钙化；增强 CT 上，SDC 可呈强化表现（图 3-69）。MRI 上，SDC 在 T1WI 上呈中等信号表现；在 T2WI 上呈中等或高信号；Gd-DTPA 增强MRI 上，病变可无明显强化。动态增强 MRI 上，SDC 表现为早期强化和低流出率。此外，核素显像提示 SDC 能摄取 ^{18}F-FDG。

邻近结构侵犯和反应　SDC 主要沿面神经和三叉神经侵犯周围组织，其中沿三叉神经侵犯者可侵犯至颅底和颅内。

影像鉴别诊断　SDC 的影像表现具有一般涎腺恶性肿瘤特点，但尚未发现其有别于其他恶性肿瘤的特征性表现，故较难将其同其他恶性肿瘤相区分。

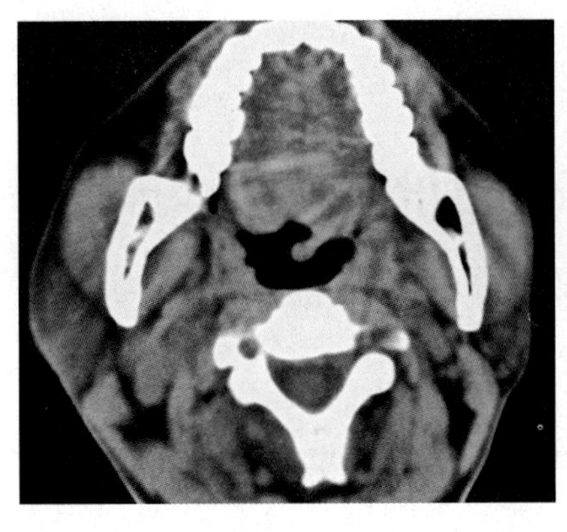

a

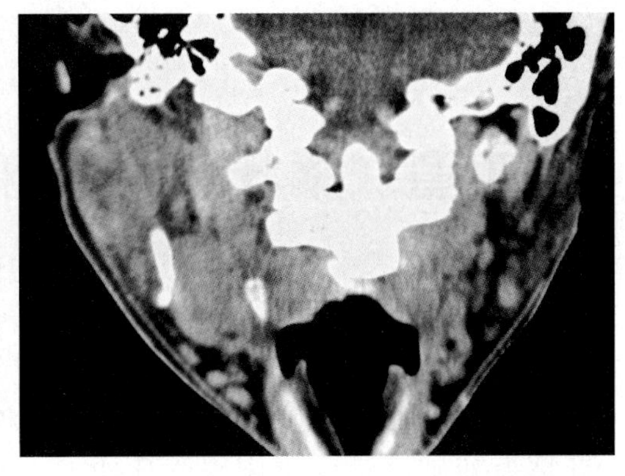

b

图 3-69 右腮腺涎腺导管癌(salivary duct carcinoma in the right parotid gland)

横断面平扫 CT 图 a 示右腮腺有不规则形软组织肿块形成,边缘不清。冠状面增强 CT 图 b 示病变呈较均匀强化表现,与周围结构分界不清。

参 考 文 献

1 Barnes L, Eveson JW, Reichart P, et al. WHO classification of tumours. Pathology & Genetics of head and neck tumours. Lyon: IARC Press, 2005: 236-237.

2 Jaehne M, Roeser K, Jaekel T, et al. Clinical and immunohistologic typing of salivary duct carcinoma: a report of 50 cases. Cancer, 2005, 103: 2526-2533.

3 Delgado R, Vuitch F, Albores-Saavedra J. Salivary duct carcinoma. Cancer, 1993, 72: 1503-1512.

4 Hogg RP, Ayshford C, Watkinson JC. Parotidduct carcinoma arising in bi-lateral chronic sialadenitis. J Laryngol Otol, 1999, 113: 686-688 .

5 Hosal AS, Fan C, Barnes L, et al. Salivary duct carcinoma. Otolaryngol Head Neck Surg, 2003, 129: 720-725.

6 Motoori K, Iida Y, Nagai Y, et al. MR imaging of salivary duct carcinoma. AJNR Am J Neuroradiol, 2005, 26: 1201-1206.

7 Huh KH, Heo MS, Lee SS, et al. Three new cases of salivary duct carcinoma in the palate: a radiologic investigation and review of the literature. Oral Surg Oral Med Oral Pathol Oral Radiol Endod, 2003, 95: 752-760.

8 Otsuka H, Graham MM, Kogame M, et al. The impact of FDG-PET in the management of patients with salivary gland malignancy. Ann Nucl Med, 2005, 19: 691-694.

9 Li CH, Su CY, Chien CY, et al. Salivary duct carcinoma of submandibular gland with trigeminal nerve invasion to intracranium. J Laryngol Otol, 2003, 117: 731-733.

（石慧敏　余　强　王平仲）

第四章 鳞状细胞癌和其他上皮性肿瘤

在众多头颈部疾病中，来源于上皮组织的肿瘤性病变一直是为基础医学和临床医学所重视的领域之一。其中，鳞状细胞癌（squamous cell carcinoma，SCCa）是备受关注的重点。不仅因为SCCa在头颈部的各重要解剖区域均有较广泛的分布，更由于其近年来的发病年轻化趋势正对人类的健康造成日益严重的危害。本章将重点介绍颌面颈部SCCa的影像表现，并简单介绍部分与SCCa有别的其他上皮性肿瘤。

第一节 鳞状细胞癌

鳞状细胞癌（squamous cell carcinoma，SCCa）是头颈部区域最为常见的恶性肿瘤。该肿瘤主要发生在头颈部的咽部（包括鼻咽、口咽和下咽）和口腔。咽部和口腔的黏膜上皮组织是SCCa的主要起源地。病因调查显示，SCCa的发生与吸烟、饮酒、咀嚼烟草、病毒感染（如EB病毒和HP病毒）和特殊的环境因素（如职业性石棉）密切相关。SCCa多见于中老年人。男性患者多于女性。

病理上，发生在头颈各区域的SCCa都有相同的组织学表现。大体病理上，SCCa形态各异：或为略高出黏膜的扁平斑块和结节；或为霉菌状、乳头状、息肉样和菜花样隆起。病变大小不一，质地或脆或硬、表面可有溃疡和出血，部分区域有坏死。SCCa的边界有时为清晰表现，有时呈浸润状模糊改变。镜下见，SCCa有角化性和非角化性之分。角化性SCCa有明显的鳞状细胞分化，包括细胞外角化、细胞内角化（粉红色胞质和角化不全细胞）和细胞间桥。肿瘤细胞可以巢状、块状、小簇细胞或单个细胞存在。根据肿瘤的分化程度，可分SCCa为高分化、中分化和低分化3种类型。非角化性（柱状细胞型和移行细胞型）SCCa是一种以丛状或带状生长方式为特征的肿瘤。浸润灶边界常为清晰表现。癌巢中无明显角化，与泌尿道移行细胞癌相似。非角化性SCCa主要表现为中分化和低分化两种。

本节根据颌面部SCCa的发病部位，分别描述鼻咽癌、口腔和口咽SCCa、鼻腔和鼻窦SCCa的临床表现和影像学表现。

鼻咽癌

根据2005年WHO定义，鼻咽癌（nasopharyngeal carcinoma，NPC）是一种起源于鼻咽部黏膜的癌，其在光镜和超微结构中均被证实有鳞状上皮分化。NPC包括3种类型：鳞状细胞癌（squamous cell carcinoma）、非角化性癌（分化型和非分化型）[nonkeratinizing carcinoma（differentiated or undifferentiated）] 和基底样鳞状细胞癌（basaloid squamous cell carcinoma）。不包括腺癌和涎腺型癌。

NPC的同义词较多，有淋巴上皮瘤（lymphoepithelioma)、淋巴上皮瘤样癌(lymphoepitheliomalike carcinoma)、淋巴上皮癌(lymphoepithelial carcinoma)、Schmincke 型淋巴上皮瘤 (Schmincke type lymphoepithelioma)、Regaud 型淋巴上皮瘤(Regaud type lymphoepithelioma)、移行细胞癌(transitional cell carcinoma)、中间细胞癌 (intermediate cell carcinoma)、间变型癌(anaplastic carcinoma)、具有淋巴间质的未分化型癌 (undifferentiated carcinoma with lymphoid stroma)、泡状核细胞癌(vesicular nucleus cell carcinoma)、鳞状细胞癌[squamous cell carcinoma,(WHO-1)]、非角化性癌[nonkeratinizing carcinoma,(WHO-2)]和未分化型癌[undifferentiated carcinoma,(WHO-3)]。NPC 具有明显的地理差异。全球范围内,我国南部和东南亚地区的 NPC 发病率最高。环境和生活方式的改变可以降低 NPC 的发病率。除地区和种族来源外,NPC 与 EB 病毒(Epstein-Barr virus) 感染密切相关。NPC 多见于 40~60 岁男性患者,男性发病率为女性的 2~3 倍。

临床上，近 10%的 NPC 患者可无任何症状表现。近 50%的 NPC 有血性鼻涕和无痛性颈部淋巴结肿大。部分患者表现为耳咽鼓管堵塞症状(耳鸣、耳聋和耳痛)和眼部症状(如复视、斜视和失明)。头痛和颅神经受累的相关症状(如面部麻木、颅神经麻痹等)也是 NPC 发展的标志。一般而言,NPC 对放射治疗敏感，且多有较好的临床预后。约 80%~90%的 NPC 伴有颈部淋巴结转移，但远处转移仅占 10%，依次为骨、肺和肝。目前采用的 NPC 之 TNM 分类和分期组分别见表 4-1 和表 4-2。

表 4-1　鼻咽癌 TNM 分类

T-原发性肿瘤	TX	原发肿瘤不能判断
	T0	无原发肿瘤证据
	Tis	原位癌
	T1	肿瘤局限于鼻咽部
	T2	肿瘤扩散至软组织
	T2a	肿瘤扩散至口咽和/或鼻腔,无咽旁侵犯
	T2b	肿瘤扩散至咽旁
	T3	肿瘤侵犯骨结构和鼻窦
	T4	肿瘤侵犯颅内和/或颅内神经,颞下窝、下咽、眼眶和咬肌间隙
N-区域淋巴结(颈部)	Nx	区域淋巴结不能评估
	N0	无区域淋巴结转移
	N1	单侧(包括中线区域)淋巴结转移,最大径小于 6 cm,在锁骨上窝
	N2	双侧淋巴结转移,最大直径小于 6 cm,在锁骨上窝
	N3	淋巴结转移,最大直径大于 6 cm 和/或在锁骨上窝
	N3a	最大直径大于 6 cm
	N3b	在锁骨上窝
M-远处转移	MX	远处转移不能判定
	M0	无远处转移
	M1	远处转移

表 4-2 鼻咽癌分期组

0 期	Tis	N0	M0
Ⅰ期	T1	N0	M0
ⅡA 期	T2a	N0	M0
ⅡB 期	T1	N1	M0
	T2a	N1	M0
	T2b	N0，N1	M0
Ⅲ期	T1	N2	M0
	T2a，T2b	N2	M0
	T3	N0，N1，N2	M0
ⅣA 期	T4	N0，N1，N2	M0
ⅣB 期	任何 T	N3	M0
ⅣC 期	任何 T	任何 N	M1

对 NPC 的影像学检查应采用 CT 和 MRI。PET 核素检查可用于发现原发部位不明的 NPC 病灶(多位于黏膜下区)。目前多数观点认为,MRI 应作为评价 NPC 浸润范围的首选方法,CT 作为辅助检查方法能弥补 MRI 在评价颅底骨皮质轻微破坏上的不足。此外,在评价有液化坏死的颈部转移性淋巴结方面,CT 多较 MRI 敏感,但转移性咽后淋巴结除外。临床上,大多数 NPC 的确诊依靠于活体组织检查,而非影像学检查。影像学检查的目的在于了解 NPC 的范围和其对周围组织结构的影响。但近来有研究认为 MRI 检查具有监测正常健康人鼻咽部的作用,而无需进行活检。

【影像学表现】

部位　NPC 好发于鼻咽侧壁(咽隐窝最多见,后上侧壁其次)的咽黏膜间隙(pharyngeal mucosal space)。颈部淋巴结转移者十分常见。

形态和边缘　NPC 形态变化与其病变大小直接相关。病变早期,肿瘤可表现为黏膜增厚,单侧咽隐窝和咽鼓管开口变小或消失。病变晚期,肿瘤直径可达数厘米不等,形态不规则。大多数 NPC 无清晰边缘。

内部结构　平扫 CT 上,NPC 表现为软组织密度;增强 CT 上,病变可有轻度强化(图 4-1、4-2)。MRI 上,NPC 在 T1WI 上表现为低或中等信号;在 T2WI 上表现为中等或略高信号(图 4-3、4-4)。增强MRI 上,NPC 可呈中度均匀强化表现(图 4-3、4-4)。核素检查显示:NPC 可摄取 ^{18}F-FDG,呈明显浓聚表现。

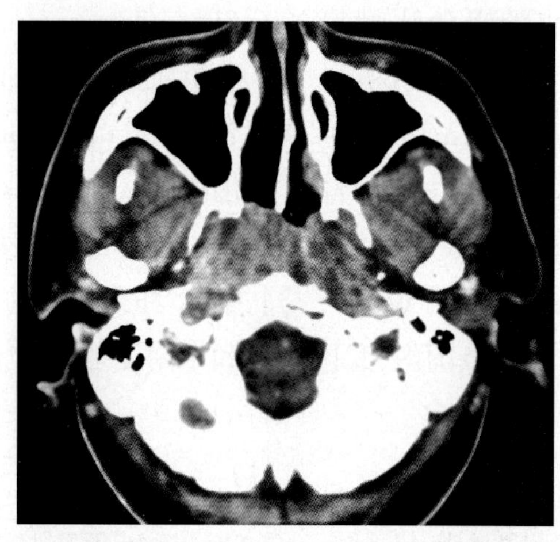

a

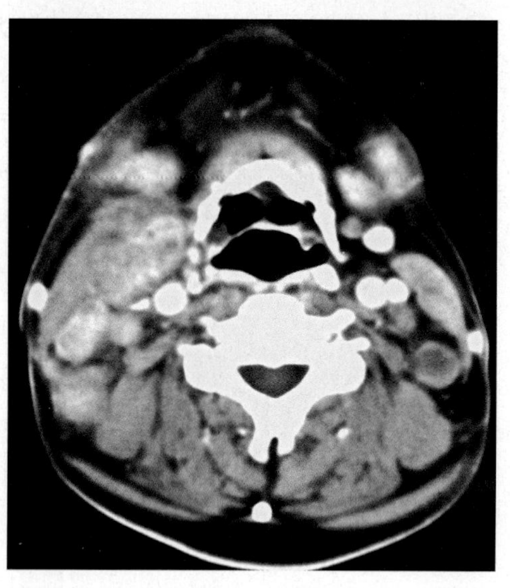

b

图 4-1　鼻咽癌伴双侧颈淋巴结转移(nasopharyngeal carcinoma with metastasis in the bilateral lymph nodes of neck)

鼻咽层面横断面增强 CT 图 a 示鼻咽部正常结构消失,有不均匀强化之软组织肿块形成。舌骨层面横断面增强 CT 图 b 示双侧颈部有多个肿大淋巴结影。部分病变为实性软组织密度;部分呈囊性,边缘为环形强化。右侧颈内静脉受压变形。

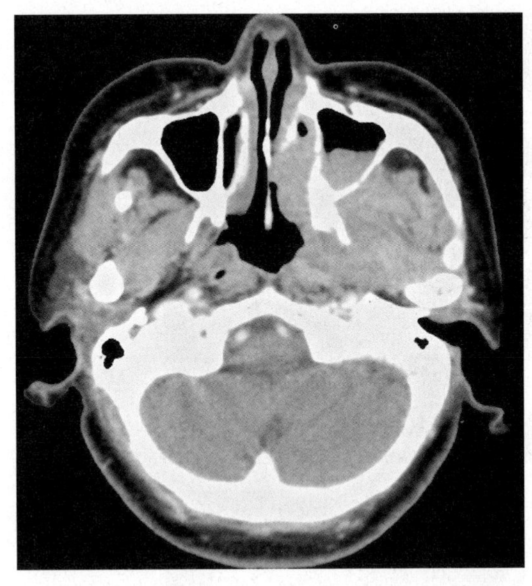

a

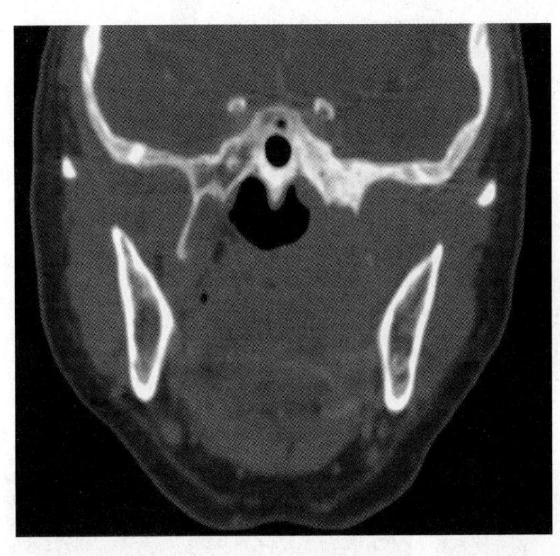

b

图4-2　左鼻咽癌（left nasopharyngeal carcinoma）

横断面平扫 CT 图 a 示左侧咽隐窝结构消失，软组织肿大明显，与周围肌肉分界模糊，左咽旁间隙消失。冠状面 CT 骨窗图 b 示左侧蝶骨大翼和翼突根部呈硬化改变。

邻近结构侵犯和反应　NPC 对局部邻近结构的侵犯通路如下：向前侵犯鼻腔，进而侵入翼突、翼腭窝和上颌窦；向下通过黏膜下侵入口腔和口咽；向外侵犯咽旁间隙和咬肌间隙，进而累及颈鞘；向后可通过咽后间隙侵犯椎前肌肉，甚至累及颈椎椎体；向上侵犯和破坏蝶窦、枕骨斜坡前部、中颅窝底及其卵圆孔和破裂孔，并可沿神经血管束侵犯至海绵窦和颅内。

CT 和 MRI 检查发现：NPC 最常侵犯的邻近结构为中颅窝底，约在 31%~63%之间。而 NPC 侵犯海绵窦和硬脑膜者分别为 25%~28%和 5%。NPC 侵犯颅内的常见通路为破裂孔和卵圆孔。CT 骨窗上可见 NPC 破坏颅底骨质的方式有 3 种骨质溶解吸收、骨质硬化（图 4-2）和骨孔增大。MRI 上，NPC 侵犯颅底骨髓的表现是：中等信号的病变部分或全部取代了正常骨髓的高信号区（图 4-4）。此外，多数 NPC 可伴有颈部淋巴结转移（图 4-1、4-3、4-4），其密度和信号改变可与其原发病灶或相同，或不同（多见于有液化坏死者）。有影像研究提示 NPC 伴咽后淋巴结转移者最为多见，约占 94%。而在非咽后转移性淋巴结（约占 74%）中，颈内静脉区淋巴结最多见（72%），次为脊副淋巴结（57%）。

影像鉴别诊断　NPC 应与以下疾病鉴别：淋巴滤泡增生（lymphoid hyperplasia）、鼻咽腺样体增大（nasopharyngeal adenoids）、良性混合瘤、纤维血管瘤、非霍奇金淋巴瘤（NHL）和小涎腺恶性肿瘤。淋巴滤泡增生和鼻咽腺样体增大多见于青少年和 30 岁以下成人。腺样体增大多为对称性表现，增强 MRI 上可见其内有强化隔，且致颅底骨质破坏吸收者少见。良性混合瘤多有清晰边缘，甚至可见包膜。鼻咽纤维血管瘤是血供十分丰富的肿瘤，其在增强 CT 和 MRI 的强化程度明显高于 NPC。T1WI 和 T2WI 上可见病变内部有点、管状信号流空影。NHL 为系统性疾病，可表现为颌面颈部多发性病灶。根据 King 等研究观察，鼻咽部 NHL 更易向浅表部位（口咽扁桃体和鼻腔）扩散；且伴颅底侵犯者较 NPC 少见。小涎腺恶性肿瘤本身的影像表现与 NPC 基本相似，但前者的颈部淋巴结转移较后者少见。

此外，影像研究观察还提示：应用 CT 和 MRI 鉴别 NPC 复发和放疗后反应尚存在一定的局限性，两者的敏感性低（50%~60%）而特异性中等（70%~80%）。

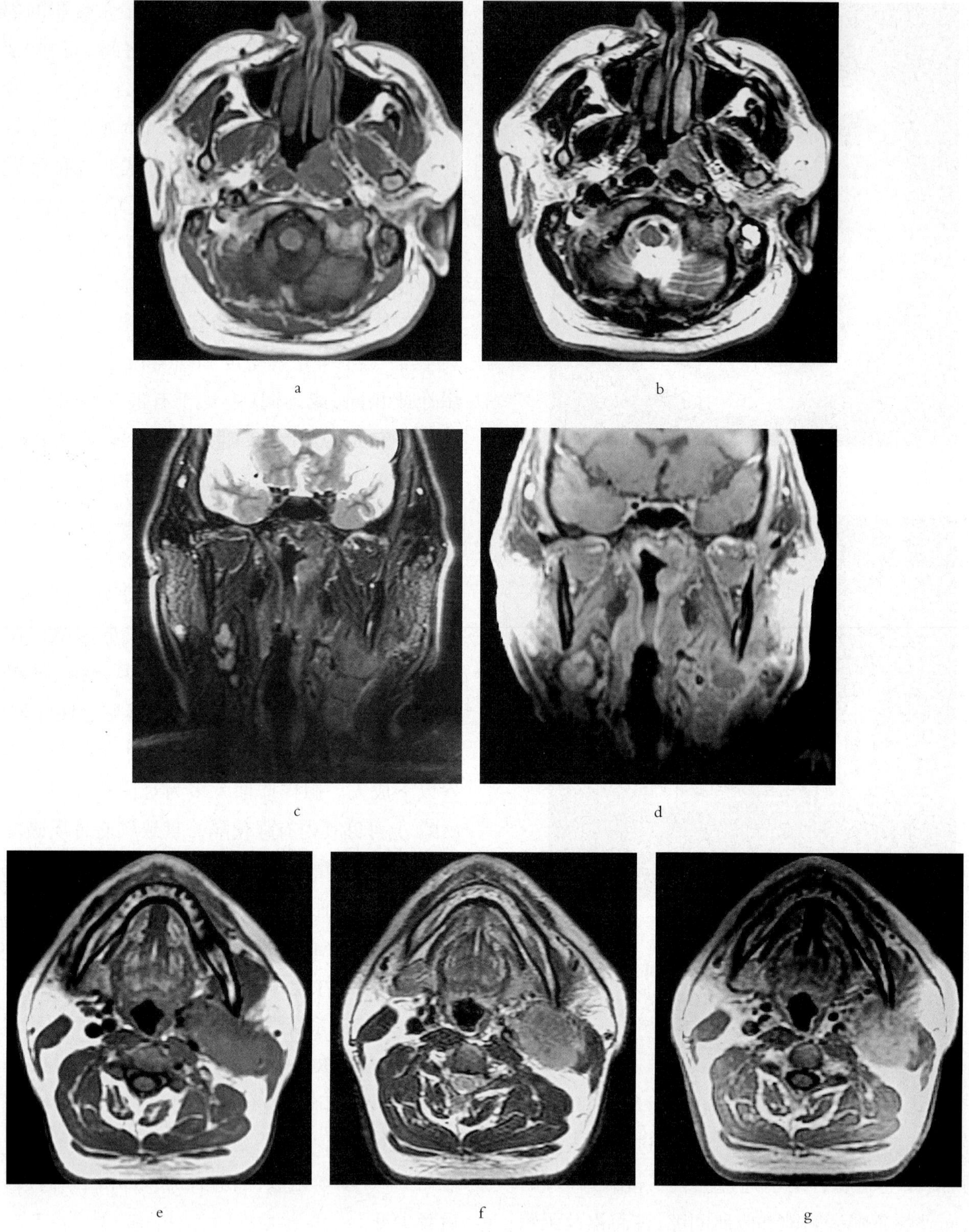

图 4-3　左鼻咽癌伴左颈淋巴结转移（left nasopharyngeal carcinoma with metastasis in the left lymph nodes of neck）

MR 横断面 T1WI 图 a 示左侧鼻咽部组织肿大，呈中等信号改变。横断面 T2WI 图 b 和冠状面压脂 T2WI 图 c 示病变呈略高信号，边界不清。Gd-DTPA 增强 T1WI 图 d 示左鼻咽病变呈高信号改变。颅底和颅内结构无明显受累。同一患者下颌骨体部横断面 T1WI 图 e 和 T2WI 图 f 示左下颌下间隙有明显肿大的软组织肿块，呈长 T1 和长 T2 信号改变，边界清晰。Gd-DTPA 增强 T1WI 图g 示左下颌下区病变强化明显。

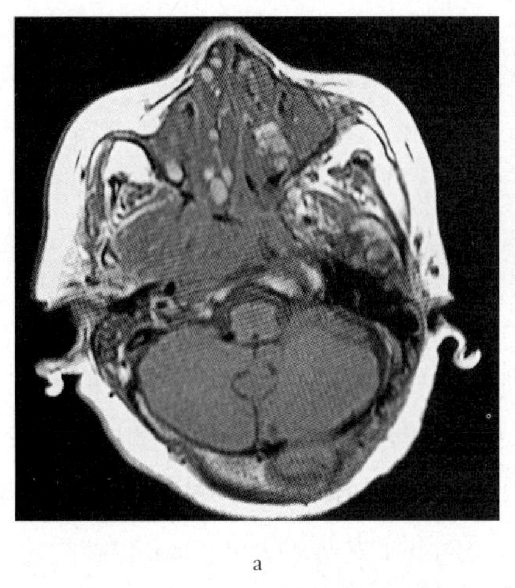

a

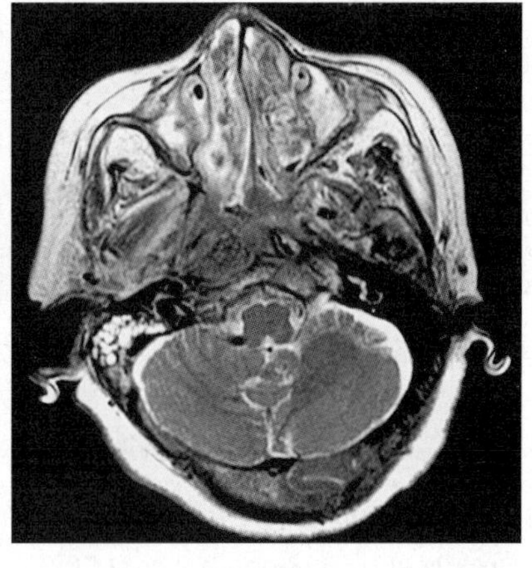

b

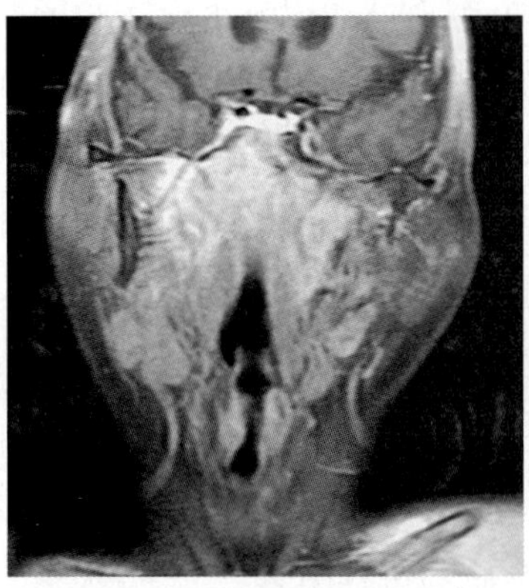

c

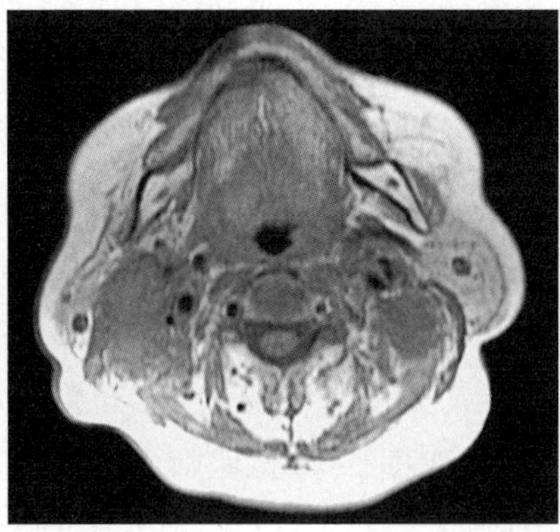

d

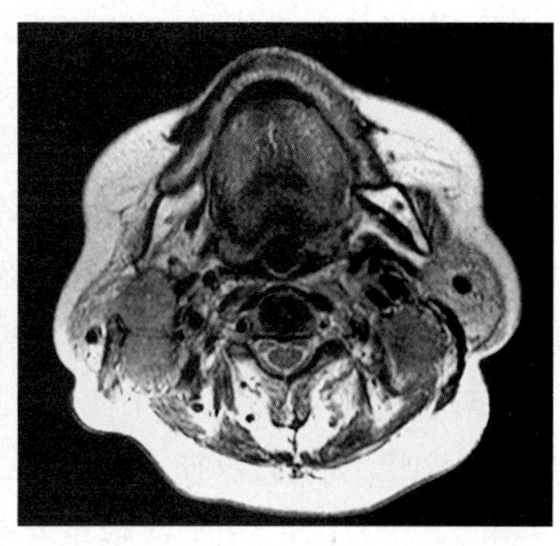

e

图 4-4　右鼻咽癌伴双侧颈淋巴结转移（right nasopharyngeal carcinoma with metastasis in the bilateral lymph nodes of neck）

MR 横断面 T1WI 图 a 示右侧鼻咽部组织肿大，呈中等信号改变，与周围肌肉组织分界不清。病变侵蚀枕骨斜坡，其内部分骨髓高信号为病变之中等信号所取代。横断面 T2WI 图 b 示病变呈中等信号和略高信号混合。Gd-DTPA 增强冠状面压脂 T1WI 图 c 示病变有轻至中度强化。颅内结构未受累。同一患者颈部横断面 T1WI 图 d 和 T2WI 图 e 示双侧颈后三角区有多个软组织肿块形成，呈长 T1 和长 T2 信号改变，边界清晰。

参 考 文 献

1 Barnes L, Eveson JW, Reichart P, et al. WHO classification of tumours. Pathology & Genetics of head and neck tumours. Lyon: IARC Press, 2005: 81-97.

2 Harnsberger HR. Diagnostic imaging. Head and neck. Salt Lake: Amirsys, 2004, Ⅲ: 1-16-19.

3 Wakisaka M, Mori H, Fuwa N, et al. MR analysis of nasopharyngeal carcinoma: correlation of the pattern of tumor extent at the primary site with the distribution of metastasized cervical lymph nodes. Preliminary results. Eur Radiol, 2000, 10: 970-977.

4 King AD, Ahuja AT, Leung SF, et al. Neck node metastases from nasopharyngeal carcinoma: MR imaging of patterns of disease. Head Neck, 2000, 22: 275-281.

5 King AD, Vlantis AC, Tsang RK, et al. Magnetic resonance imaging for the detection of nasopharyngeal carcinoma. AJNR Am J Neuroradiol, 2006, 27: 1288-1291.

6 Yabuuchi H, Fukuya T, Murayama S, et al. CT and MR features of nasopharyngeal carcinoma in children and young adults. Clin Radiol, 2002, 57: 205-210.

7 Sham JST, Cheung YK, Choy D, et al. Nasopharyngeal carcinoma: CT evaluation of patterns of tumour spread. AJNR Am J Neuroradiol, 1991, 12: 265-270.

8 Chong VF, Fan YF, Khoo JB. Nasopharyngeal carcinoma with intracranial spread: CT and MR characteristics. J Comput Assist Tomogr, 1996, 20: 563-569.

9 丁建辉，胡超军，彭卫军等. 鼻咽癌海绵窦侵犯的 MRI 评价. 中华肿瘤杂志，2006，28：530-532.

10 King AD, Ahuja AT, Leung SF, et al. Neck node metastases from nasopharyngeal carcinoma: MR imaging of patterns of disease. Head Neck, 2000, 22: 275-281.

11 King AD, Lei KI, Richards PS, et al. Non-Hodgkin's lymphoma of the nasopharynx: CT and MR imaging. Clin Radiol, 2003, 58: 621-625.

12 Chong VF, Fan YF. Detection of recurrent nasopharyngeal carcinoma: MR imaging versus CT. Radiology, 1997, 202: 463-470.

13 Ng SH, Liu HM, Ko SF, et al. Posttreatment imaging of the nasopharynx. Eur J Radiol, 2002, 44: 82-95.

口腔和口咽鳞状细胞癌

口腔和口咽鳞状细胞癌（oral cavity and oropharynx of squamous cell carcinoma）是一种具有不同程度鳞状分化的侵袭性上皮性肿瘤，有早期、广泛淋巴结转移倾向，主要发生于40~70岁烟酒嗜好者。近10年来，年轻患者明显增加，尤其是男性。SCCa占口腔和口咽恶性肿瘤的90%以上，多起源于衬里黏膜，极少数来自小涎腺和软组织。对进展期口腔和口咽SCCa而言，有时很难辨别其原发部位所在，但总体上口腔SCCa多于口咽SCCa。

临床上，小体积口腔和口咽SCCa患者常无任何症状或症状不明显。早期，患处可出现红色病损、红白相间病损或白色病损。多数患者于就诊时就已表现为晚期病损和体征。口腔和口咽SCCa的罹患部位不同，其相应的临床表现也可各异。病变可表现为黏膜增生和溃疡、疼痛、耳部牵涉性疼痛、口臭、语言、张口和咀嚼困难、吞咽疼痛和困难、出血、消瘦和颈部肿大等。对SCCa的治疗，多以手术切除治疗为主，放疗和化疗为辅。对SCCa切除是否完整能充分影响其预后和是否出现复发。口腔和口咽SCCa的颈部淋巴结转移较为多见，主要发生于颈上部，其中颈Ⅱ区(下颌下区)淋巴结转移最多见。和颈部淋巴结转移相比，口腔和口咽SCCa的远处转移较为少见，转移的部位主要在肺。目前采用的口腔癌和口咽癌TNM分类和分期组分别见表4-3和表4-4。影像医师可根据此分类和分期对治疗前的口腔和口咽SCCa作出影像学评价，以供临床参考。

表4-3 口咽癌和口腔癌TNM分类

		口 咽 癌	口 腔 癌
T-原发性肿瘤	TX	原发肿瘤不能判断	原发肿瘤不能判断
	T0	无原发肿瘤证据	无原发肿瘤证据
	Tis	原位癌	原位癌
	T1	肿瘤最大直径等于或小于2 cm	肿瘤最大直径等于或小于2 cm
	T2	肿瘤最大直径大于2 cm、小于4 cm	肿瘤最大直径大于2 cm、小于4 cm
	T3	肿瘤最大直径大于4 cm	肿瘤最大直径大于4 cm
	T4a	肿瘤侵入喉、舌深/外肌群(颏舌骨肌、舌骨舌肌、腭舌肌和茎突舌骨肌)、翼内肌、硬腭、下颌骨	肿瘤侵入骨皮质、舌深/外肌群（颏舌骨肌、舌骨舌肌、腭舌肌和茎突舌骨肌）
	T4b	肿瘤侵入翼外肌、翼板、侧鼻咽、颅底或包绕颈动脉	肿瘤侵入咬肌间隙、翼板，或颅底，或包绕颈内动脉
N-区域淋巴结(颈部)	Nx	区域淋巴结不能评估	区域淋巴结不能评估
	N0	无区域淋巴结转移	无区域淋巴结转移
	N1	单个同侧淋巴结转移，最大直径等于或小于3 cm	单个同侧淋巴结转移，最大直径等于或小于3 cm

续 表

		口 咽 癌	口 腔 癌
	N2a	单个同侧淋巴结转移,最大直径大于 3 cm、小于 6 cm	单个同侧淋巴结转移,最大直径大于 3 cm、小于 6 cm
	N2b	多个同侧淋巴结转移,最大直径小于 6 cm	多个同侧淋巴结转移,最大直径小于 6 cm
	N2c	双侧或对侧淋巴结转移,最大直径小于 6 cm	双侧或对侧淋巴结转移,最大直径小于 6cm
	N3	单个淋巴结转移,最大直径大于 6 cm	单个淋巴结转移,最大直径大于 6 cm
M–远处转移	MX	远处转移不能判定	远处转移不能判定
	M0	无远处转移	无远处转移
	M1	远处转移	远处转移

表 4–4 口腔和口咽癌分期组

0 期	Tis	N0	M0
Ⅰ期	T1	N0	M0
Ⅱ期	T2	N0	M0
Ⅲ期	T1，T2	N1	M0
	T3	N0，N1	
Ⅳ期 A	T1，T2，T3	N2	M0
	T4a	N0，N1，N2	M0
Ⅳ期 B	任何 T	N3	M0
	T4b	任何 N	M0
Ⅳ期 C	任何 T	任何 N	M1

根据口腔和口咽 SCCa 所在部位不同,在选择影像学检查模式上可分别选择 X 线、CT 和 MRI。X 线检查(包括牙片、咬合片和曲面体层摄影)适宜于评价肿瘤区牙槽骨的破坏。CT 和 MRI 适宜于评价原发病变的范围和颈部淋巴结转移情况。应该指出在大多数情况下,MRI 因能较 CT 更准确地显示病变的范围及其对周围组织结构的影响,故多被视为影像检查的首选。此外,目前也有研究建议采用 PET 检查原发灶不明但有颈部淋巴结肿大的 SCCa 和复发性口腔与口咽 SCCa。Leslie 等观察结果表明 MRI 对口腔和口咽原发性 SCCa 的 T 分期评价较 CT 准确,但两者对 N 分期的评价作用均有限。

【影像学表现】

部位 口腔 SCCa 好发部位为牙龈、颊、下唇、硬腭、软腭复合体、舌前 2/3(包括舌背、舌腹和舌侧缘)和口底。口咽 SCCa 多见于舌根(舌后 1/3),其他发病部位还包括会厌、扁桃体(窝和柱)、舌扁桃沟、由软腭下面和悬雍垂构成的后壁和上壁。

形态和边缘 大多数口腔和口咽 SCCa 呈不规则形态,边缘不清。少数仅表现为黏膜溃疡的 SCCa 可在 CT 和 MRI 上表现为假阴性。

内部结构 平扫 CT 上,口腔和口咽 SCCa 为软组织密度表现(图 4–5、4–6、4–7、4–8、4–9、4–10);增强 CT 上,SCCa 常表现为明显强化,密度多不均匀。平扫 MRI 上,病变多表现为 T1WI 上的中等信号和T2WI 上的中等信号或不均匀高信号(图 4–5、4–6、4–11),部分病变还可在 T2WI 上呈低信号表现;增强 MRI 之 T1WI 上,病变强化明显。

邻近结构侵犯和反应 口腔和口咽 SCCa 的所在位置不同,其可侵犯的邻近解剖结构也不尽相同。

舌前 2/3 和舌根区黏膜 SCCa 的侵犯范围为:向下扩散至口底;向外侵犯下颌骨体;向上累及口咽侧壁和顶壁的软腭;向后通过舌根侵犯会厌间隙

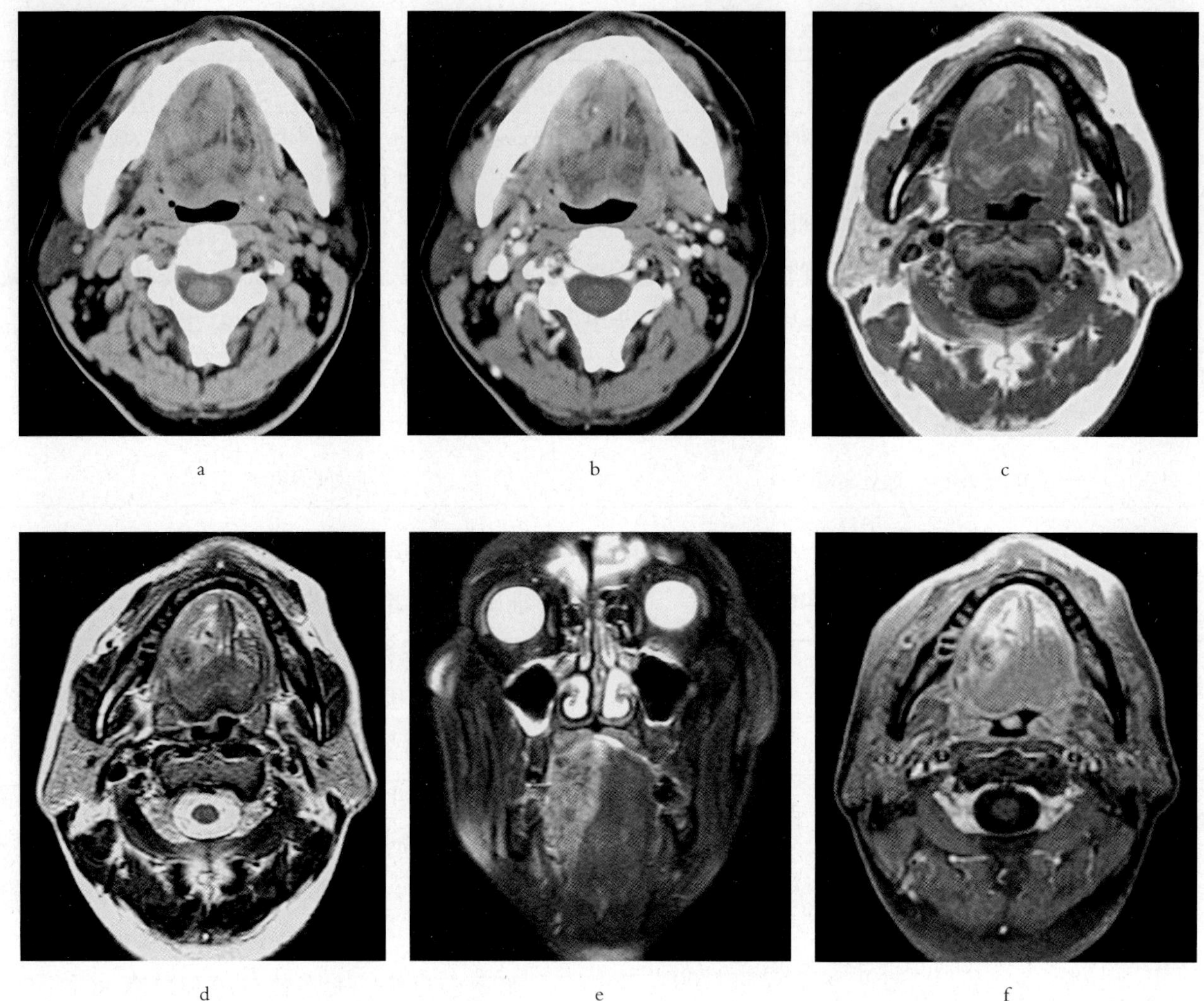

图4-5　右舌和口底鳞状细胞癌(squamous cell carcinoma in the right tongue and mouth floor)

横断面平扫 CT 图 a 示右舌和口底区有异常软组织肿块形成,跨越中线,边界模糊。增强 CT 图 b 示病变呈中度强化。MR 横断面 T1WI 图 c 示病变呈中等信号。横断面 T2WI 图 d 和冠状面压脂 T2WI 图 e 上,病变呈不均匀高信号。Gd-DTPA 增强横断面 T1WI 图 f 示病变呈不均匀强化表现。

和软骨。

口底黏膜 SCCa 的侵犯范围为:向上侵犯舌体,向后侵犯舌根和下颌下间隙(图 4-5),向前和向外侵犯下颌骨体。

牙龈黏膜 SCCa 的邻近结构侵犯为:下颌牙龈 SCCa 可侵及下颌牙槽骨、口底、颊肌和颊间隙;上颌牙龈 SCCa 可侵犯腭、上颌牙槽骨、上颌结节和上颌窦。X 线检查上可见吸收的牙槽骨呈“扇形”改变(图 4-7)。

腭部黏膜 SCCa 的侵犯范围为:向后外可以累及咽旁间隙;向上可破坏腭骨水平板(图 4-8),侵入至鼻腔、上颌窦(图 4-8)、颌面深部间隙和颅底(图 4-9);向下可累及舌体和舌根部。

颊黏膜 SCCa 的侵犯范围为:可向颌面深部的颞下间隙侵犯(图 4-10),也可破坏上颌结节和下颌骨前缘。咬肌和翼内肌常可受累。

影像鉴别诊断　大多数口腔和口咽 SCCa 的 CT 和 MRI 表现具有典型的恶性肿瘤特征。由于治疗方法上存在明显不同,故应注意将 SCCa 同 NHL(非霍奇金淋巴瘤)鉴别。CT 和 MRI 上,发生于口咽、舌和口底区的 NHL 多为黏膜异常增厚和肿块状表现,病变密度和信号分布较为均匀,少有

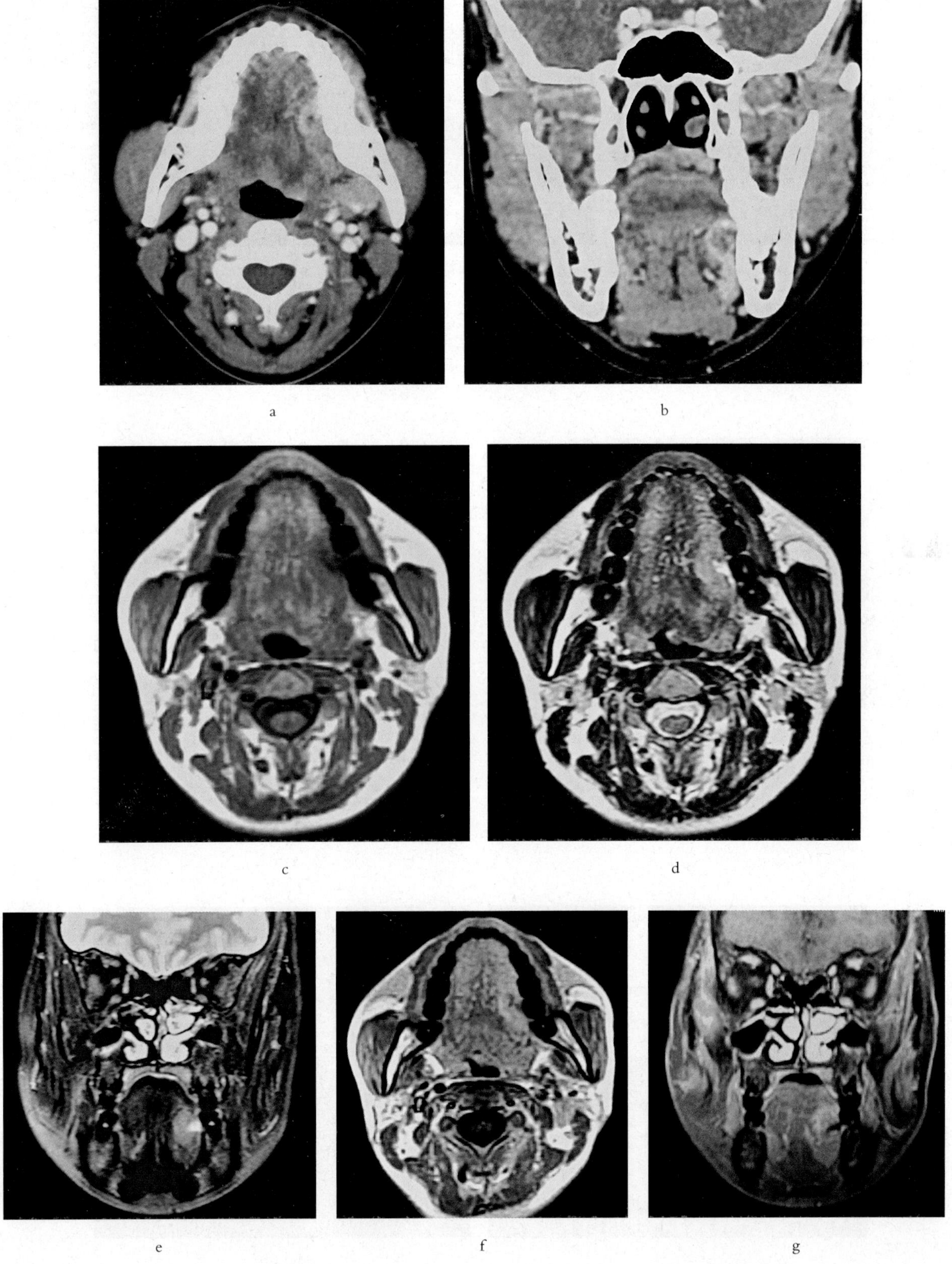

图4-6 左舌体鳞状细胞癌(squamous cell carcinoma in the left tongue)

横断面图 a 和冠状面图 b 增强 CT 示左侧舌体有异常强化的软组织肿块形成，边界欠清晰。MR 横断面 T1WI 图 c 示左舌体病变呈中等信号；横断面 T2WI 图 d 和冠状面压脂 T2WI 图 e 上，病变呈不均匀高信号；Gd-DTPA 增强冠状面压脂 T1WI 图 f、图 g 示病变呈不均匀强化表现。

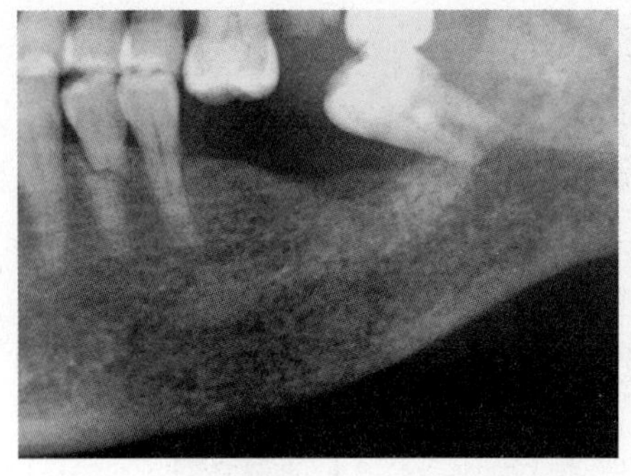

a

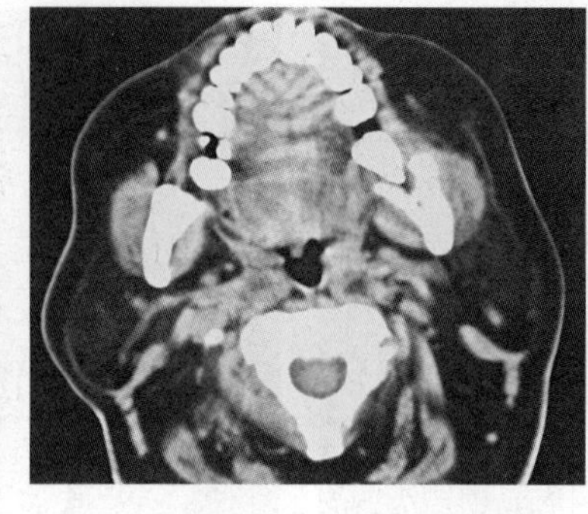

b

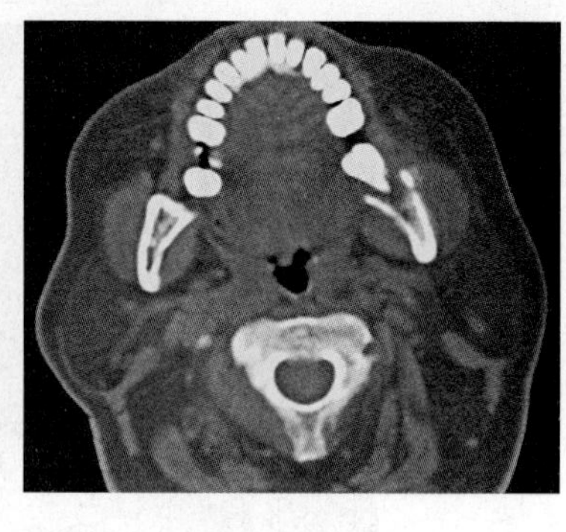

c

图4-7　左下牙龈鳞状细胞癌(squamous cell carcinoma in the left gingiva)

X线曲面断层片图a示左侧下颌磨牙区牙槽骨呈弧形吸收,边界清晰。横断面平扫CT软组织窗图b和骨窗图c示左下颌磨牙区牙龈软组织略肿大,左下颌骨升支前缘骨皮质破坏吸收,边界不清。

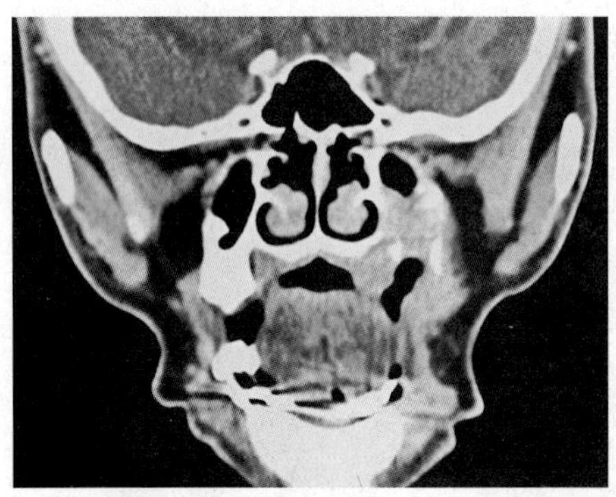

图4-8　左腭鳞状细胞癌(squamous cell carcinoma in the left palate)

冠状面增强CT示左侧腭部软组织肿块形成,边界不清。病变破坏吸收左侧腭骨水平板和上颌窦底壁,侵入左侧上颌窦内。

坏死灶出现。NHL还可同时伴有颈部淋巴结病变,CT和MRI上其多表现为多个大小不一、密度和信号均匀的肿块。增强CT和MRI上,NHL一般少有SCCa淋巴结转移所特有的环形强化表现。此外,少数良性肿瘤和瘤样病变也可出现在舌和口底区,如囊肿、血管瘤、神经鞘瘤和异位甲状腺等。但这些病变多有清晰的边缘和包膜,与SCCa和NHL的影像表现明显不同。值得注意的是某些慢性炎症性或肉芽肿性病变的影像表现有时可以和SCCa相似或相同,鉴别诊断多较为困难。

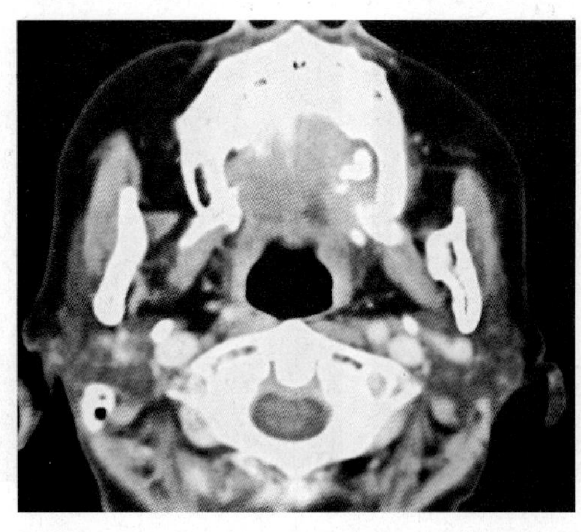

a

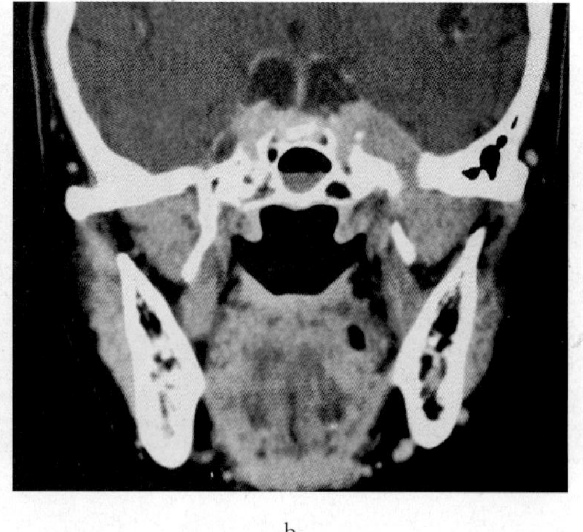

b

图4-9　左腭鳞状细胞癌(squamous cell carcinoma in the left palate)

横断面增强CT图a示左软硬腭交界区有软组织肿块形成,边界不清。冠状面增强CT图b示左侧卵圆孔和颅内海绵窦外形较对侧增大,提示左腭病变经左侧卵圆孔侵入颅内。

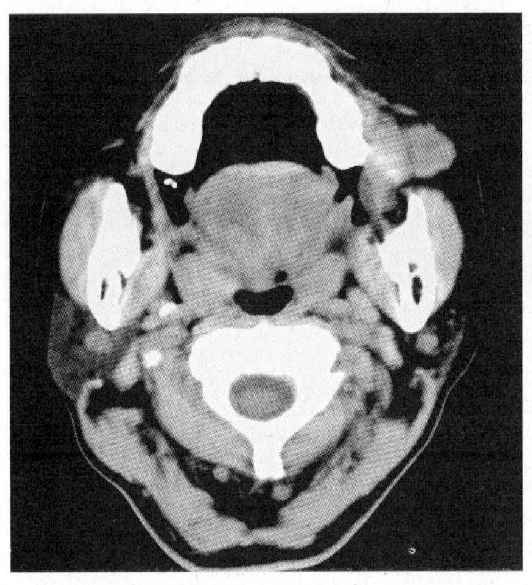

a

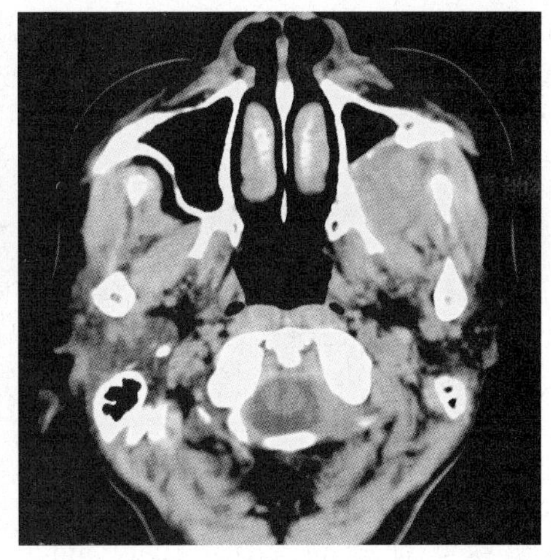

b

图 4-10　左颊黏膜鳞状细胞癌（squamous cell carcinoma in the left buccal mucous membrane）

横断面平扫 CT 图 a、图 b 示左颊间隙和颞下间隙区有异常软组织肿块形成，边界欠清晰。左侧上颌窦后外壁呈破坏吸收改变。

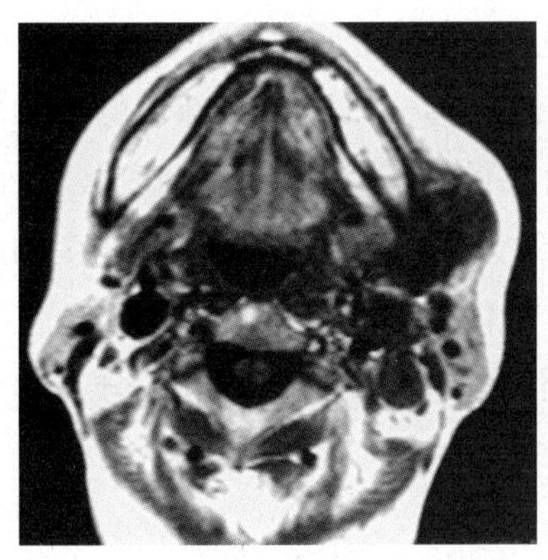

a

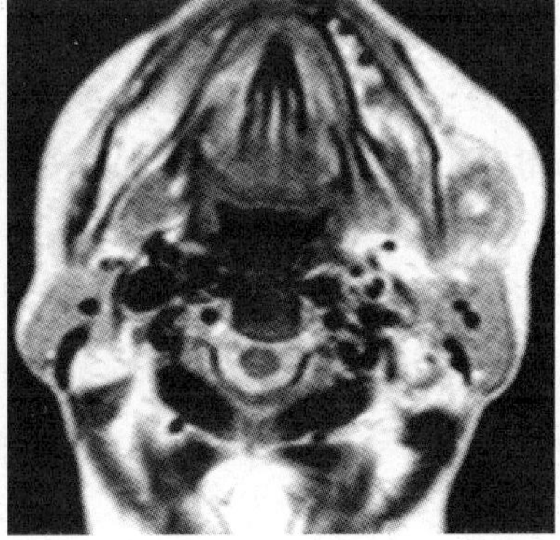

b

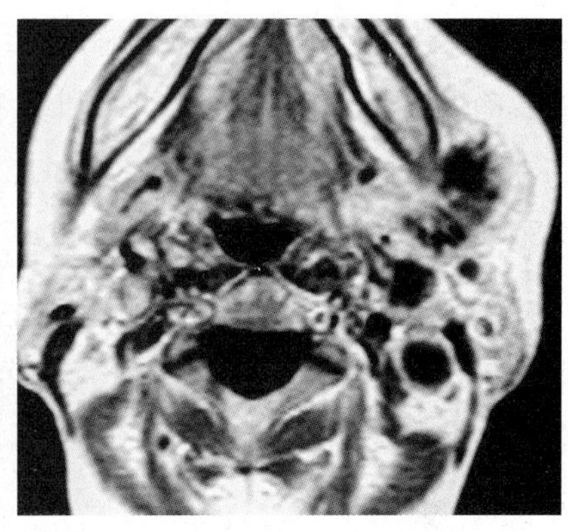

c

图 4-11　左颊黏膜鳞状细胞癌（squamous cell carcinoma in the left buccal mucous membrane）

MR 横断面 T1WI 图 a 示左颊部和左颈后三角区分别有异常肿块形成，呈中等信号表现；横断面 T2WI 图 b 上，病变为不均匀高信号表现。Gd-DTPA 增强 T1WI 图 c 上，病变中心无强化，边缘呈不规则形（颊部病变）和环形（颈部病变）强化。

参 考 文 献

1 Barnes L, Eveson JW, Reichart P, et al. WHO classification of tumours. Pathology & Genetics of head and neck tumours. Lyon: IARC Press, 2005: 163-175.

2 Llewellyn CD, Linklater K, Bell J et al. Squamous cell carcinoma of the oral cavity in patients aged 45 years and under: a descripitive analysis of 116 cases diagnosed in the South East of England from 1990 to 1997. Oral Oncol, 2003, 39: 106-114.

3 Schantz SP, Yu GP. Head and neck cancer incidence trends in young Americans, 1973-1997, with a special analysis for tongue cancer. Arch Otolaryngol Head Neck Surg, 2002, 128: 268-274.

4 Held P, Breit A. MRI and CT of tumors of the pharynx: comparison of the two imaging procedures including fast and ultrafast MR sequences. Eur J Radiol, 1994, 18: 81-91.

5 Lufkin RB, Wortham DG, Dietrich RB, et al. Tongue and oropharynx: findings on MR imaging. Radiology, 1986, 161: 69-75.

6 Harnsberger HR. Diagnostic imaging. Head and neck. Salt Lake: Amirsys, 2004, Ⅲ: 4-34-39, Ⅲ: 1-20-27.

7 Weber AL, Romo L, Hashmi S. Malignant tumors of the oral cavity and oropharynx: clinical, pathologic, and radiologic evaluation. Neuroimaging Clin N Am, 2003, 13: 443-464.

8 Leslie A, Fyfe E, Guest P, et al. Staging of squamous cell carcinoma of the oral cavity and oropharynx: a comparison of MRI and CT in T- and N-staging. J Comput Assist Tomogr, 1999, 23: 43-49.

9 Som PM, Silvers AR, Catalano PJ et al. Adenosquamous carcinoma

of the facial bones, skull base, and calvaria: CT and MR manifestations. AJNR Am J Neuroradiol, 1997, 18: 173–175.

10 Kassel EE, Keller MA, Kucharczyk W. MRI of the floor of the mouth, tongue and orohypopharynx, Radiol Clin North Am, 1989, 27: 331–351.

11 邱蔚六,余强,燕山主编.颌面颈部疾病影像学图鉴.济南:山东科学技术出版社,2002: 400–411.

12 Jumper JR, Fischbein NJ, Kaplan MJ, et al. The "small, dark tonsil" in patients presenting with metastatic cervical lymphadenopathy from an unknown primary. AJNR Am J Neuroradiol, 2005, 26: 411–413.

13 Chung TS, Yousem DM, Seigerman HM, et al. MR of mandibular invasion in patients with oral and oropharyngeal malignant neoplasms. AJNR Am J Neuroradiol, 1994, 15: 1949–1955.

14 王平仲,余强,石慧敏等.头颈部非霍奇金淋巴瘤的 CT 表现.中华口腔医学杂志,1999,34: 208–210.

15 King AD, Lei KI, Ahuja AT. MRI of primary non-Hodgkin's lymphoma of the palatine tonsil. Br J Radiol, 2001, 74: 226–229.

鼻腔和鼻窦鳞状细胞癌

鼻腔和鼻窦鳞状细胞癌(nasal cavity and paranasal sinuses of squamous cell carcinoma)是一种来源于鼻腔和鼻窦黏膜的恶性上皮性肿瘤,伴有鳞状细胞或表皮样细胞分化,包括角化性和非角化性两种。鼻腔和鼻窦 SCCa 病因不明,相关危险的因素主要有:暴露于镍、对氯苯酚和纺织物灰尘、吸烟和乳头状瘤复发史。与咽和口腔 SCCa 相比,鼻腔和鼻窦 SCCa 相对少见。在鼻腔和鼻窦 SCCa 中,鼻窦 SCCa 占 70%;鼻腔 SCCa 占 30%。在头颈部肿瘤中,鼻腔和鼻窦 SCCa 所占比例不到 3%。鼻腔和鼻窦 SCCa 的发病年龄多在 55~65 岁之间,儿童罕见。男性患者多于女性。

临床上,鼻腔和鼻窦 SCCa 主要表现为鼻腔肿块、鼻塞、鼻出血、鼻溢液、疼痛、经久不愈的鼻腔溃疡和感觉障碍等。病变进展后可出现鼻腔和面部肿胀、突眼、复视、流泪和张口受限,甚至还可出现颅神经麻痹。对鼻腔和鼻窦 SCCa 的治疗多以手术切除为主,放疗和化疗为辅。约 15%鼻腔和鼻窦 SCCa 可伴有颈部淋巴结转移,但同其他部位的头颈部 SCCa 相比,明显少见。此外,鼻腔和鼻窦 SCCa 的远处转移发生率约为 10%。肿瘤的预后和病变的病理类型有关,非角化性 SCCa 的预后好于角化性 SCCa。目前采用的鼻腔鼻窦癌的 TNM 分类和分期组见表 4–5 和表 4–6。

表 4–5 鼻腔鼻窦癌 TNM 分类

		上颌窦癌	鼻腔和筛窦癌
T–原发性肿瘤	TX	原发肿瘤不能判断	原发肿瘤不能判断
	T0	无原发肿瘤证据	无原发肿瘤证据
	Tis	原位癌	原位癌
	T1	肿瘤局限于鼻窦黏膜,无骨质破坏	肿瘤局限于鼻腔或筛窦一处,有或无骨质破坏
	T2	肿瘤侵犯上颌窦后壁、翼板、硬腭和中鼻道	肿瘤扩散到一个部位的两处,或扩散至鼻腔筛窦复合体的邻近部位,有或无骨质破坏
	T3	肿瘤侵犯上颌窦后壁、黏膜下组织、眶内侧壁和底壁、翼腭窝、筛窦	肿瘤侵犯眶内侧壁和底壁、上颌窦、腭、筛板
	T4a	肿瘤侵犯眶前部、颊部皮肤、翼板、颞下窝、筛板、蝶窦或额窦	肿瘤侵犯眶前部、鼻或颊部皮肤、前颅窝微小浸润、翼板、蝶窦或额窦
	T4b	肿瘤侵犯眶尖、硬脑膜、中颅窝、颅神经(除外三叉神经第二支)、鼻咽、斜坡	肿瘤侵犯眶尖、硬脑膜、中颅窝、颅神经(除外三叉神经第二支)、鼻咽、斜坡
N–区域淋巴结(颈部)	Nx	区域淋巴结不能评估	区域淋巴结不能评估

续　表

		上颌窦癌	鼻腔和筛窦癌
	N0	无淋巴结转移	无淋巴结转移
	N1	单个同侧淋巴结转移，最大直径等于或小于 3 cm	单个同侧淋巴结转移，最大直径等于或小于 3 cm
	N2a	单个同侧淋巴结转移，最大直径大于 3 cm、小于 6 cm	单个同侧淋巴结转移，最大直径大于 3cm、小于 6 cm
	N2b	多个同侧淋巴结转移，最大直径小于 6 cm	多个同侧淋巴结转移，最大直径小于 6cm
	N2c	双侧或对侧淋巴结转移，最大直径小于 6 cm	双侧或对侧淋巴结转移，最大直径小于 6cm
	N3	单个淋巴结转移，最大直径大于 6 cm	单个淋巴结转移，最大直径大于 6 cm
M–远处转移	MX	远处转移不能判定	远处转移不能判定
	M0	无远处转移	无远处转移
	M1	远处转移	远处转移

表 4–6　鼻腔和鼻窦癌分期组

0 期	Tis	N0	M0
Ⅰ期	T1	N0	M0
Ⅱ期	T2	N0	M0
Ⅲ期	T1，T2	N1	M0
	T3	N0，N1	M0
Ⅳ期 A	T1，T2，T3	N2	M0
	T4a	N0，N1，N2	M0
Ⅳ期 B	任何 T	N3	M0
	T4b	任何 N	M0
Ⅳ期 C	任何 T	任何 N	M1

对鼻腔和鼻窦 SCCa 的影像学检查应以 CT 和 MRI 为主。X 线平片检查可作为筛选手段，但不能视之为惟一的手段，因为其不能显示病变的确切范围。CT 和 MRI 在显示鼻腔和鼻窦病变时各有特点，常互为补充，不能相互取代。MRI能较 CT 更清晰地显示病变范围和其对邻近结构的侵犯，但有时不能显示病变对鼻窦窦壁的破坏和病变内部的钙化或骨化灶。

【影像学表现】

部位　鼻窦和鼻腔 SCCa 最常见于上颌窦（60%~70%），其次为鼻腔（12%~25%）、筛窦（10%~15%）、蝶窦和额窦（1%）。

形态和边缘　通常可见病变充满鼻腔或鼻窦，形态不规则。病变边界可表现为清晰，亦可为模糊不清。

内部结构　X 线上，鼻窦 SCCa 多表现为软组织肿块。约 70%~90%可有骨质破坏显示。平扫 CT 上，鼻腔和鼻窦 SCCa 多呈实性软组织密度改变（图 4–12、4–13、4–14）；增强 CT 上，肿瘤多表现为轻至中度的不均匀强化（图 4–12）。如病变内有坏死区存在，则为无强化表现。平扫 MRI 上，鼻腔和鼻窦 SCCa 在 T1WI 上呈中等信号，肿瘤内有出血者为高信号表现；T2WI 上，90%的鼻腔和鼻窦 SCCa 呈中等信号改变（图 4–13、4–15），仅 5%表现为高信号。如病变在 T2WI 上呈较低信号表现者，多提示其内细胞丰富或有较高的胞核/胞质比。增强 MRI 上，肿瘤多表现为不均匀弥散状轻至中度强化（图 4–12、4–15），而坏死区无强化。Gd–DTPA 增强压脂 T1WI 上，可见病变沿神经扩散。与腺癌和恶性黑色素瘤相比，SCCa 的强化程度较低。

邻近结构侵犯和反应　SCCa 部位不同，其所侵犯的周围组织结构亦有所差异。约 80%的上颌

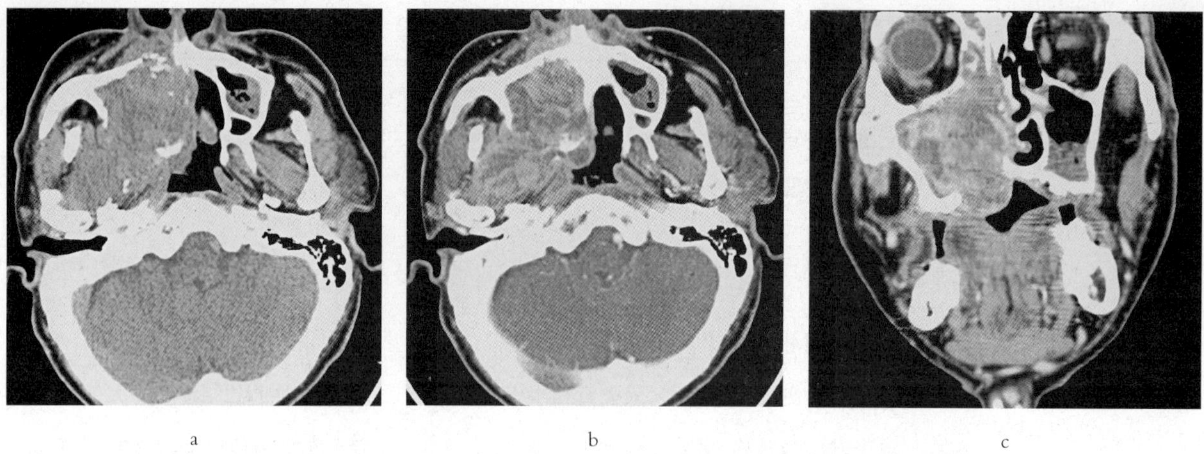

a　　b　　c

图 4-12　右上颌窦鳞状细胞癌(squamous cell carcinoma in the right maxillary sinus)

横断面平扫 CT 图 a 示右上颌窦内有异常软组织肿块形成,右上颌窦内、外、后壁和蝶骨翼突破坏吸收,病变侵入右侧鼻腔、颞下间隙和翼腭间隙。横断面图 b 和冠状面图 c 增强 CT 示右侧上颌窦病变呈不均匀强化表现,且向下破坏上颌窦底壁和腭骨水平板,侵入口腔。

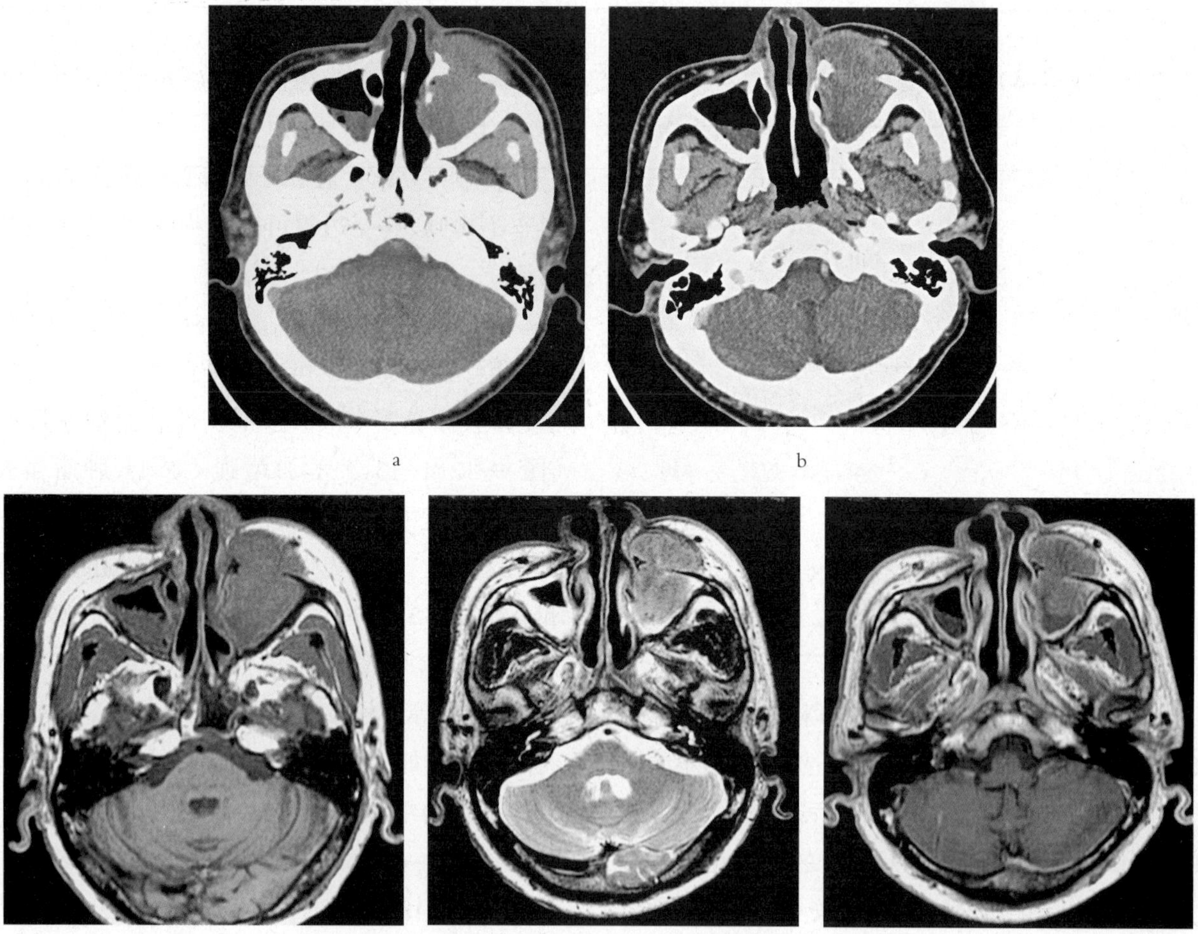

a　　b

c　　d　　e

图 4-13　左上颌窦鳞状细胞癌(squamous cell carcinoma in the left maxillary sinus)

横断面平扫 CT 图 a 示左上颌窦内有异常软组织肿块形成,左上颌窦前壁破坏吸收,病变突入左眶下间隙,界限清晰。横断面增强 CT 图 b 示病变强化不明显。MR 横断面 T1WI 图 c 和 T2WI 图 d 示病变分别呈中等信号和高信号改变。Gd-DTPA 增强 T1WI 图 e 上,病变呈中度强化表现。

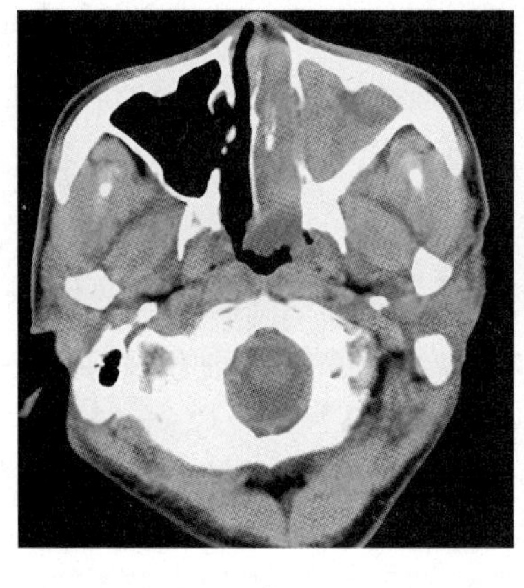

a

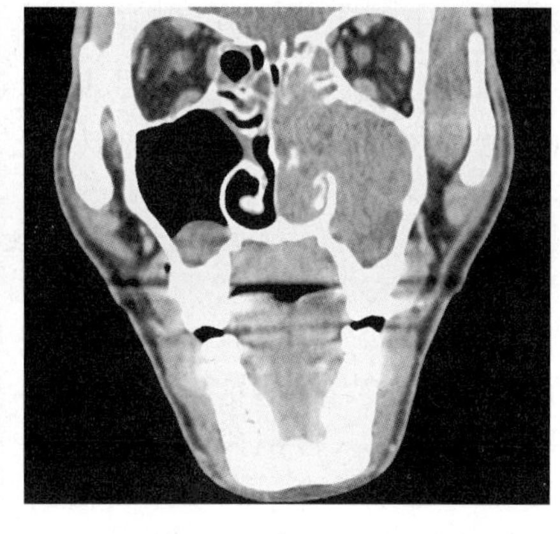

b

图4-14　左鼻腔黏膜鳞状细胞癌(squamous cell carcinoma in the left nasal cavity)

横断面平扫 CT 图 a 示左侧鼻腔黏膜和上颌窦内软组织增生明显，界限不清。左侧下鼻甲和上颌窦内侧壁部分破坏。平扫 CT 冠状面重建图 b 示左鼻腔病变向上侵犯筛窦。

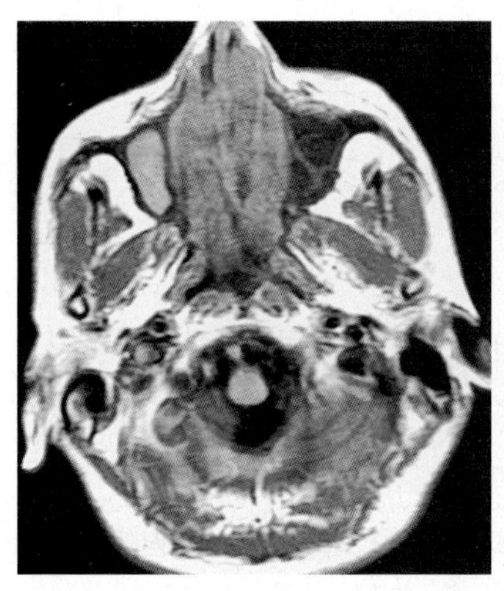

a

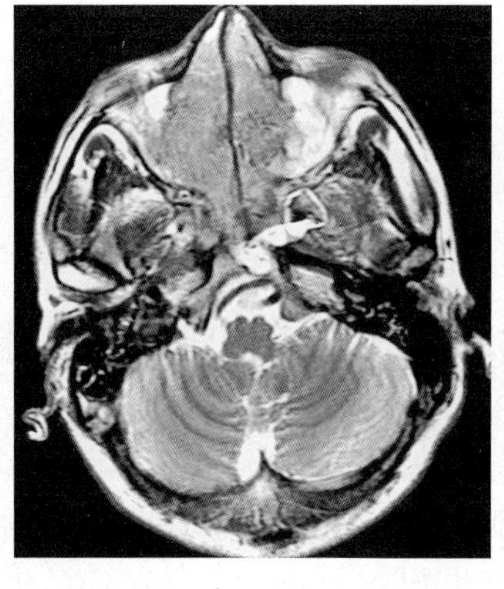

b

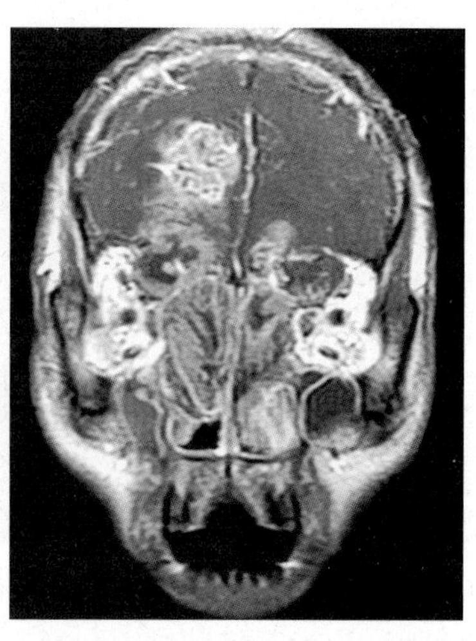

c

图4-15　鼻腔鳞状细胞癌(squamous cell carcinoma in the nasal cavity)

MR 横断面 T1WI 图 a 示两侧鼻腔病变呈中等信号，界限不清。横断面 T2WI 图 b 上，病变呈高信号改变。Gd-DTPA 增强冠状面 T1WI 图 c 上，病变呈不均匀强化表现，且可见病变通过两侧筛窦顶壁侵入两侧大脑额叶(右侧明显)。

窦 SCCa 可侵犯邻近组织结构，其侵犯途径为：向前累及眶下和颊部皮下组织(图 4-13)；向后侵犯翼腭窝(图 4-12)；向上侵犯眶下裂和眼眶；向外侵犯上颌结节和颞下窝（图 4-12）；向下侵犯牙槽嵴、颊间隙和硬腭；向内侵犯鼻腔(图 4-12)。此外，鼻腔和鼻窦 SCCa 还可沿神经周侵犯，并向上侵蚀颅底，或经中颅底上的圆孔和卵圆孔，侵犯海绵窦。鼻腔 SCCa 多可向外或向上侵犯上颌窦和筛窦(图 4-14、4-15)，甚至还可侵犯至颅内(图 4-15)。

影像鉴别诊断　鼻腔和鼻窦 SCCa 的影像表现缺乏特征性。与鼻腔和鼻窦 SCCa 影像表现相似的疾病主要有炎性假瘤(inflammatory pseudotumor)、侵入性真菌性鼻窦炎(invasive fungal sinusitis)、Wegener 肉芽肿病(Wegener granulomatosis)、非霍奇金淋巴瘤(non-Hodgkin lymphoma)和其他恶性肿瘤。一般情况下，鼻腔和鼻窦 SCCa 可为单纯的肿瘤表现，较少伴有鼻窦或鼻腔炎症；而炎性感染性疾病和 Wegener 肉芽肿病可或多或少地伴有鼻腔和鼻窦炎症。Som 等认为炎症性病变和肿瘤性病变在常规 T2WI 上的表现是有区别的，前者均为高信号改变；后者多为（90%）中等信号表现。非霍奇金淋巴瘤可以表现为多发，病变内部坏死区相对少见。应该指出，目前还不能仅根据影像学表现在鼻腔鼻窦 SCCa 和其他恶性肿瘤之间予以鉴别。

参考文献

1 Barnes L, Eveson JW, Reichart P, et al. WHO classification of tumours. Pathology & Genetics of head and neck tumours. Lyon: IARC Press, 2005: 10-17.

2 Harnsberger HR. Diagnostic imaging. Head and neck. Salt Lake: Amirsys, 2004, Ⅱ: 2-82-85.

3 Crissman JD, Visscher DW, Sakr W. Premalignant lesions of the upper aerodigestive tract: pathologic classification. J Cell Biochem, 1993, 17F: 49-56.

4 Batsakis J. Tumor of the head and neck: clinical and pathological considerations. 2nd ed. Baltimore: Williams and Wilkins, 1979, 177-187.

5 Som PM, Curtin HD. Head and neck imaging. 4th ed, St. Louis: Mosby, 2003: 268-272.

6 Som PM, Shapiro MD, Biller HF, et al. Sinonasal tumors and inflammatory tissues: differentiation with MR imaging. Radiology, 1988, 167: 803-808.

7 Som PM, Dillon WP, Sze G, et al. Benign and malignant sinonasal lesions with intracranial extension: differentiation with MR imaging. Radiology, 1989, 172: 763-766.

8 Hermans R, de Vuysere S, Marchal G. Squamous cell carcinoma of the sinonasal cavities. Semin Ultrasound CT MR, 1999, 20: 150-161.

9 Phillips CD, Futterer SF, Lipper MH, et al. Sinonasal undifferentiated carcinoma: CT and MR imaging of an uncommon neoplasm of the nasal cavity. Radiology, 1997, 202: 477-480.

10 Eggesbø HB. Radiological imaging of inflammatory lesions in the nasal cavity and paranasal sinuses. Eur Radiol, 2006, 16: 872-888.

（余　强　董敏俊）

第二节　特殊类型鳞状细胞癌和其他上皮性肿瘤

本节所述特殊类型的鳞状细胞癌和其他上皮性肿瘤均为少见肿瘤，包括有疣状癌（verrucous carcinoma）、基底样鳞状细胞癌（basaloid squamous cell carcinoma）、乳头状瘤（papilloma）和神经内分泌癌（neuroendocrine carcinoma）。

影像学检查上，对于颌面颈部特殊类型的鳞状细胞癌和其他上皮性肿瘤多以 CT 和 MRI 检查为主。而对部分位置浅表病变可首选超声检查。

疣状癌

疣状癌（verrucous carcinoma）是一种非转移性的高分化鳞状细胞癌的亚型，以外生性、疣状缓慢生长和边缘推压为特征。该病变多发生于 60~70 岁男性患者。在全身好发于肛门生殖区、头颈部、足的跖面及其他皮肤表面。头颈部者多见于口腔黏膜，亦可发生于喉。在口腔，下唇、颊、舌和牙龈均为其好发部位。疣状癌与咀嚼烟草、病毒及慢性感染有关。调查发现，在疣状癌患者中，有 40%的患者感染过人乳头状瘤病毒（human papilloma virus，HPV）16 和 18。

大体病理上，疣状癌表现为境界清晰的广基的外生性疣状肿瘤，质硬，切面白色或棕褐色。镜下见，肿瘤由分化较好的伴有明显角化的鳞状上皮和纤细的血管轴心构成，鳞状上皮缺乏恶性的细胞学特征，即缺乏细胞有丝分裂的 S 期。病变呈推进式侵犯基质，无浸润边缘。周边黏膜表现为从增生到疣状癌的渐变过程。下陷生长的上皮通常环绕疣状癌的周边，这是深部活检的理想部位。

临床上，发生于口腔黏膜的单纯疣状癌多无明显症状，基本无溃疡和出血，除非在大片病损中出现小灶性的鳞状细胞癌。发生于喉的病变常引起声音嘶哑，其他症状包括吞咽困难和咽痛等。单纯疣状癌通常生长缓慢，有局部侵蚀性，一般不发生转移。对该病的治疗以完整的手术切除为主。对不适合手术的患者，可施以放射治疗。疣状癌预后较好。

对疣状癌的影像学检查多以 CT 和 MRI 为主。检查目的主要在于了解病变范围。

【影像学表现】

部位　头颈部疣状癌主要发生于口腔黏膜和喉。

形态和边缘　疣状癌形态多为不规则，边缘不清。

内部结构　平扫 CT 上，疣状癌为软组织密度表现；增强 CT 上，因疣状癌本身有丰富的血供，因此病变常表现为明显的均匀强化（图 4-16）。平扫 MRI 上，疣状癌在 T1WI 上多以等信号表现为主；在 T2WI 上，病变呈高信号；增强 MRI 之 T1WI 上，病变强化明显。

邻近结构侵犯和反应　与肿瘤相邻近的肌肉、间隙、神经、血管组织均可受侵；与之相邻的骨质结构亦可有破坏吸收。

影像鉴别诊断　由于疣状癌本身的影像学表现缺乏特征性，一般难以将其与其他软组织恶性肿瘤相鉴别。

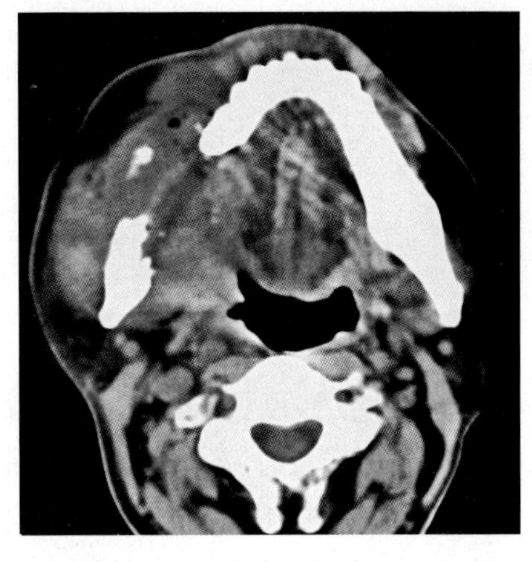

a

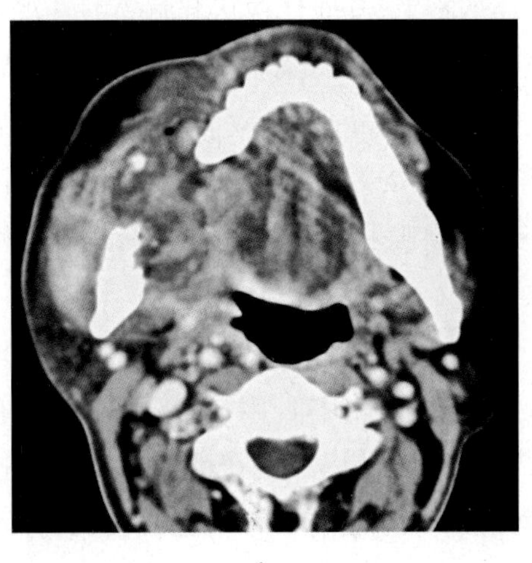

b

图4-16　右颊和口咽疣状癌（verrucous carcinoma of right buccal region and oro-pharynx）

横断面平扫 CT 图a 示右颊和口咽区有不规则形软组织肿块形成，边界不清。右侧下颌骨呈破坏性改变。横断面增强 CT 图 b 示右颊和口咽区病变呈不均匀强化表现。

参考文献

1 Barnes L, Eveson JW, Reichart P, et al. WHO classification of tumours. Pathology & Genetics of head and neck tumours. Lyon: IARC Press, 2005: 122-123, 175.

2 McCaffrey TV, Witte M, Ferguson MT. Verrucous carcinoma of the larynx. Ann Otol Rhinol Laryngol, 1998, 107: 391-395.

3 Koch BB, Trask DK, Hoffman HT et al. National survey of head and neck verrucous carcinoma: patterns of presentation, care, and outcome. Cancer, 2001, 92: 110-120.

4 邱蔚六，余强，燕山主编.颌面颈部疾病影像学图鉴.济南：山东科学技术出版社，2002：412.

5 E Vandeneyer, F Sales, R Deraemaecker. Cutaneous verrucous carcinoma. Br J Plast Surg, 2001, 54: 168-170.

6 Odell EW, Jani P, Sherriff M et al. The prognostic value of individual histologic grading parameters in small lingual squmous cell carcinomas. The impotance of the pattern of invasion. Cancer, 1994, 74: 789-794.

7 Shroyer KR, Greer RO, Frankhouser CA, et al. Detection of human papillomavirus DNA in oral verrucous carcinoma by polymerase chain reaction. Mod Pathol, 1993, 6: 669-672.

8 Hyams VJ, Batsakis JG, Michaels L. Tumors of upper respiratory tract and ear. Atlas of Tumor Pathology. Armed Forces Institute of Pathology. Fascicle,

1986, 25: 72–76.

9 Batsakis JG, Suarez P, El Naggar AK. Proliferative verrucous leukoplakia and its related lesions. Oral Oncol, 1999, 35: 354–359.

10 Jacobson S, Shear M. Verrucous carcinoma of the mouth. J Oral Pathol, 1972, 1: 66–75.

11 Ovidas LJ, Olsen KD, Lewis JE, et al. Verrucous carcinoma of the larynx: a review of 53 patients. Head Neck, 1998, 20: 197–203.

12 Newman AN, Colman M, Jayich SA. Verrucous carcinoma of the frontal sinus: a case report and review of the literature. J Surg Oncol, 1983, 24: 298–303.

基底样鳞状细胞癌

基底样鳞状细胞癌(basaloid squamous cell carcinoma)是一种侵袭性的、高级别的鳞状细胞癌的亚型，同时具有基底细胞样和鳞状细胞的成分。该病主要发生于60~80岁有烟酒嗜好的男性。

大体病理上，基底样鳞状细胞癌的外观表现为中央溃疡性的肿块，伴有黏膜下广泛的硬结，病变最大直径在1~6 cm之间。镜下见，肿瘤由基底样细胞和鳞状细胞构成。含有PAS和阿尔辛蓝阳性物质的小囊状空隙和间质的透明样变是该病变的特殊征象。

临床上，喉部基底样鳞状细胞癌多表现为声音嘶哑、疼痛、吞咽困难、喉痛等，可同时伴有颈部肿块。由于该病是一种侵袭性的、生长迅速的肿瘤，多数患者早期就有局部淋巴结转移，亦可有远处转移。在分期相同的情况下，基底样鳞状细胞癌比鳞状细胞癌更具侵袭性。

【影像学表现】

部位　基底样鳞状细胞癌主要发生于梨状窝和喉声门上区，亦可发生于口腔黏膜(少见)、鼻腔、鼻咽部和鼻窦。

形态和边缘　基底样鳞状细胞癌形态多为不规则，边缘不清。

内部结构　平扫CT上，基底样鳞状细胞癌为软组织密度表现；增强CT上，由于基底样鳞状细胞癌本身有丰富的血供，中央有溃疡(图4-17)，因此病变多呈强化表现，密度多不均匀。平扫MRI上，基底样鳞状细胞癌在T1WI上多以中等信号为主；在T2WI上，病变呈不均匀高信号；增强MRI上，病变强化明显。

邻近结构侵犯和反应　由于基底样鳞状细胞癌具有侵袭性，因此与之相邻的肌肉、骨骼、软组织间隙、神经和血管组织均可受侵。

影像鉴别诊断　基底样鳞状细胞癌的影像学表现缺乏特征性，一般很难与其他软组织恶性肿瘤鉴别。

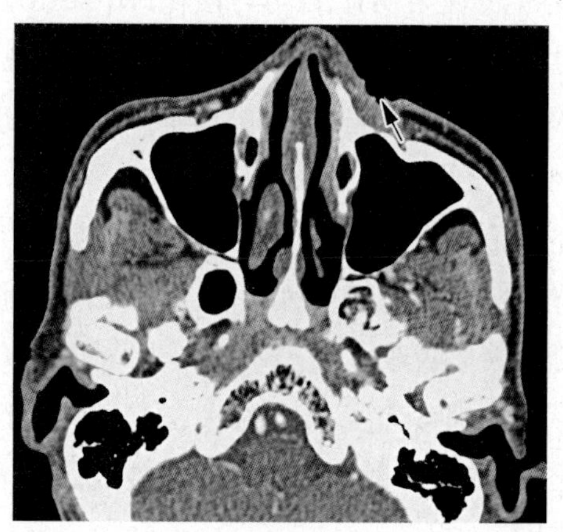

图4-17　左眶下皮肤基底样鳞状细胞癌(basaloid squamous cell carcinoma of left infraorbital skin)

横断面平扫CT示左眶下鼻旁区皮肤和皮下区软组织增生，表面有不规则形凹陷(黑箭头)，提示有溃疡形成，病变界限不清。

参考文献

1 Barnes L, Eveson JW, Reichart P, et al. WHO classification of tumours. Pathology & Genetics of head and neck tumours. Lyon: IARC Press, 2005: 124–125.

2 Luna MA, Naggar A, Parichatikanond P, et al. Basaloid squamous carcinoma of the upper aerodigestive tract. Clinicopothologic and DNA flow cytometric analysis. Cancer, 1990, 66: 537–542.

3 Wain SL, Kier R, Vollmer RT et al. Basaloid-squamous carcinoma of the tongue, hypopharynx, and larynx: report of 10 cases. Hum Pathol, 1986, 17: 1158–1166.

4 Barnes L, Ferlito A, Altavilla G, et al. Basaloid squamous cell carcinoma of

the head and neck: clinicopathological features and differential diagnosis. Ann Otol Rhinol Laryngol, 1996, 105: 75-82.

5 Raslan WF, Barnes L, Krauser JR. Basaloid squamous cell carcinoma of the head and neck: a clinicopathologic and flow cytometric study of 10 new cases with review of the English literature. Am J Otolaryngol, 1994, 15: 204-211.

6 Paulino AF, Singh B, Shah JP, et al. Basaloid squamous cell carcinoma of the head and neck. Laryngoscope, 2000, 110: 1479-1482.

7 Banks ER, Frierson HFJr, Mills SE, et al. Basaloid squamous cell carcinoma of the head and neck. A cilinicopothologic and immunohistochemical study of 40 cases. Am J Surg Pathol, 1992, 16: 939-946.

8 Klijanienko J, el Naggar A, Ponzio-Prion A, et al. Basaloid squamous cell carcinoma of the head and neck. Immunohistochemical comparison with the adenoid cystic carcinoma and squamous carcinoma. Arch Otolaryngol Head Neck Surg, 1993, 119: 887-890.

乳头状瘤

乳头状瘤(papilloma)是一组由局部上皮呈外生性和息肉样增生而形成的疣状或菜花状肿物，不包括纤维上皮的增生。该肿瘤是口腔内最为常见的良性上皮性肿瘤，具有一定的侵袭性，亦可发生于鼻腔和鼻窦。该病长期以来一直被怀疑和病毒感染有关，PCR 已经证实有人乳头状病毒(HPV)基因组存在，尤其是 HPV6 和 HPV11。根据罹患部位的不同，头颈部乳头状瘤有不同的流行病学特点。鼻腔鼻窦乳头状瘤常起源于黏膜表面的外胚层纤毛呼吸上皮（亦称为 Schneiderian 黏膜)，可分为三类：内翻性(最多见)、嗜酸性细胞性和外翻性。该区域乳头状瘤多见于中年男性。咽腔乳头状瘤多发生于喉，发病年龄有两个高峰期：一是 5 岁以前，性别无差异；另一为 20~40 岁，男性稍多。

大体标本上，乳头状瘤呈外生性、分叶状、有蒂或无蒂的团块，切面粉色或红色，表面呈细乳头样改变。镜下见，乳头突起表面覆盖鳞状上皮，突起的中心为具有血管的纤维结缔组织轴。乳头状瘤内有时可以混有癌的成分，最多见的是鳞状细胞癌。

临床上，鼻腔和鼻窦乳头状瘤的主要症状为鼻塞、鼻出血、头痛和突眼等；咽腔乳头状瘤的主要症状为发音困难、声音嘶哑、喘鸣，亦可伴有咳嗽、反复发作的肺炎和呼吸困难等；口腔乳头状瘤主要表现为口腔上皮的疣状、局灶性的良性增生。对于该病的治疗，多以手术为主。乳头状瘤一般少有复发，但手术不彻底者，复发率较高。

【影像学表现】

部位　乳头状瘤好发于口腔的硬软腭、唇黏膜、舌和牙龈，亦可见于鼻腔鼻窦、喉部。

形态和边缘　乳头状瘤多形态不规则，边界尚清晰。

内部结构　平扫 CT 上，乳头状瘤为软组织密度表现(图 4-18)，有时可见病灶内有不规则钙化影。增强 CT 上，病变常可有明显强化表现，密度可均匀或不均匀。平扫 MRI 之 T1WI 上，病变呈低或中等信号；T2WI 上，病变呈中等或稍高信号；增强 MRI 上，病变多强化明显。

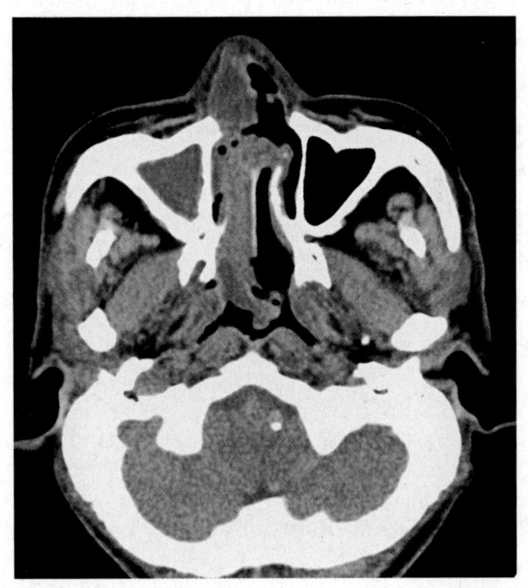

图4-18　右鼻腔乳头状瘤（papilloma in the right nasal cavity）

横断面平扫 CT 示右鼻腔内异常软组织增生成块，界限不清。病变破坏右下鼻甲，并累及右侧鼻腔。

邻近结构侵犯和反应　虽然乳头状瘤是良性肿瘤，但其本身具有一定侵袭性。可伴有邻近骨质受压吸收及增生。Lee 等报道，根据骨质增生情况可以有助于肿瘤原发地的判定：斑块状骨质增生

见于鼻腔外侧壁；圆锥状骨质增生见于鼻中隔及鼻旁窦壁。

影像鉴别诊断　影像上需与乳头状瘤相鉴别的有炎症、囊肿及恶性肿瘤。炎症多为密度均匀表现，增强后仅有边缘黏膜强化，呈白线状；囊肿外形光滑，密度较低，增强后仅有黏膜强化或无强化，而乳头状瘤可有明显强化。恶性肿瘤由于其本身的生物学特性，病变进展快，边界不清，邻近骨质破坏，增强后肿瘤明显强化；而乳头状瘤本身边界清晰，呈膨胀性生长，邻近骨质结构可有不同程度吸收或增生。根据这些表现应能在两者之间给予鉴别。但当乳头状瘤本身可以含有癌变组织，此时则难以在两者之间予以区别。

综合以上所述，可将乳头状瘤的影像学表现归纳如下：① 病变形态不规则，边界清晰，呈膨胀性生长；② 邻近骨质吸收或不同程度增生；③ 注入对比剂后，病变明显强化，内部密度（信号）均匀或不均匀。

参考文献

1 Barnes L, Eveson JW, Reichart P, et al. WHO classification of tumours. Pathology & Genetics of head and neck tumours. Lyon: IARC Press, 2005: 28—32, 126, 182-184.

2 刘复生，刘彤华主编.肿瘤病理学.北京：北京医科大学、中国协和医科大学联合出版社出版，1997：572.

3 Gale N, Poljak M, Kambic V, et al. Laryngeal pappilomatosis: molecular, histopathological, and clinical evaluation. Virchows Arch, 1994, 425: 291-295.

4 Levi JE, Delcelo R, Alberti VN, et al. Human papillomavirus DNA in respiratory papillomatosis detected by in situ hybridization and the polymerase chain reaction. Am J Pathol, 1989, 135: 1179-1184.

5 Mounts P, Shah KV, Kashima H. Viral etiology of juvenile-and adult — onset squamous papilloma of the larynx. Proc Natl Acad Sci USA, 1982, 79: 5425-5429.

6 Bauman NM, Smith RJ. Recurrent respiratory papillomatosis. Pediatr Clin North Am, 1996, 43: 1385-1401.

7 Boston M, Derkay CS. Recurrent respiratory papillomatosis. Clin Pulm Med, 2003: 10-16.

8 Praetorius F. HPV-associated diseases of oral mucosa. Clin Dermatol, 1997, 15: 399-413.

9 Han JK, Smith TL, Loehul T, et al. An evolution in the management of sinonasal inverting papilloma. J Laryngoscope, 2001, 111: 1395-1400.

10 Yousem DM, Fellows DW, Kennedy DW, et al. Inverted papilloma: evaluation with MR imaging. Radiology, 1992, 185: 501-505.

11 Savy L, Lloyd G, Lund VJ, et al. Optimum imaging for inverted papilloma. J Laryngol Otol, 2000, 114: 891-893.

12 Ojiri H, Ujita M, Tada S, et al. Potentially distinctive features of sinonasal inverted papilloma on MR imaging. AJR, 2000, 175: 465-468.

13 Lee DK, Chung SK, Dhong HJ, et al. Focal hyperostosis on CT of sinonasal inverted papilloma as a predictor of tumor origin. AJNR Am J Neuroradiol, 2007, 28: 618-621.

14 Lanzieri CF, Shah M, Krauses D, et al. Use of gadolinium-enhanced MR imaging for differentiating mucoceles from neoplasms in the paranasal sinuses. Radiology, 1991, 178: 425-428.

神经内分泌癌

神经内分泌癌（neuroendocrine carcinoma）是恶性上皮性肿瘤，由于该病变的细胞从圆形到梭形，组织学、免疫组化和超微结构上呈神经内分泌分化，故命名为神经内分泌癌。神经内分泌癌有 4 种类型：分别是典型类癌（typical carcinoid）、不典型类癌（atypical carcinoid）、神经内分泌型小细胞癌（small cell carcinoma, neuroendocrine type）和混合性神经内分泌型小细胞癌（combined small cell carcinoma, neuroendocrine type）。神经内分泌癌的发病年龄约 60 岁。男性多于女性，男女之比为 2~3 : 1。多数神经内分泌癌的患者是严重吸烟者。

典型类癌和不典型类癌是一种低度恶性的上皮性肿瘤，细胞从圆形到梭形，组织学、免疫组化和超微结构上呈神经内分泌分化。前者又名类癌（carcinoid）、成熟类癌（mature carcinoid）和分化好的（Ⅰ级）神经内分泌癌［well differentiated (Grade Ⅰ) neuroendocrine carcinoma］。后者又名恶性类癌（malignant carcinoid）、中等分化的（Ⅱ级）神经内分泌癌［moderately differentiated (Grad Ⅱ) neuroendocrine carcinoma］和大细胞神经内分泌癌(large cell neuroendocrine carcinoma)。神经内分泌型小细胞癌是高度恶性的上皮性肿瘤，由小圆形、椭圆形和梭形细胞组成，细胞显示神经内分泌化。该肿瘤又名小细胞类癌（small cell carcinoma)、小细胞神经内分泌癌（small cell neuroendocrine carcinoma)、分化差的(Ⅲ级)神经内分泌癌［poorly differentiated （Grade Ⅲ） neuroendocrine carcinoma］、燕麦细胞癌（oat cell carcinoma)、间变性小细胞癌（anaplastic small carcinoma)、中间型小细胞神经内分泌癌(small cell neuroendocrine carcinoma of intermediate type)。混合性神经内分泌型小细胞癌是伴有鳞状细胞癌或腺癌成分的神经内分泌型小细胞癌。在上述神经内分泌癌的各种类型中，以不典型类癌最为多见，神经内分泌型小细胞癌次之，典型类癌最为少见。恶性程度最高的是神经内分泌型小细胞癌。

大体病理上，典型类癌和不典型类癌肿瘤表现为黏膜下肿块或息肉样肿块，呈棕黄色、灰白色或粉色，内部可有出血，平均直径 1.6 cm。而神经内分泌型小细胞癌则表现为黏膜下溃疡性病变，与鳞状细胞癌相似。镜下见，典型类癌和不典型类癌的细胞表现为圆形或梭形细胞。和典型类癌相比，不典型类癌中有更多的核分裂及细胞异型性；而在神经内分泌型小细胞癌中，肿瘤由片状或带状细胞组成，内部可见核分裂、坏死、凋亡，黏膜常可发生溃疡，但其边缘处的上皮没有不典型增生。

神经内分泌癌可呈无痛性肿块表现。腮腺区神经内分泌癌可伴有面瘫症状。喉部神经内分泌癌的常见临床症状为声音嘶哑、吞咽困难、咽喉疼痛和颈部肿块。由于该病变有较强的侵袭性，因此对该病的治疗应首选手术治疗。典型类癌和不典型类癌对放疗和化疗几乎无效。不同的是，对典型类癌的手术治疗可不必行颈部淋巴结清扫，但对不典型类癌应行颈部淋巴结清扫，因其颈部淋巴结转移率较高。神经内分泌型小细胞癌局部和远处转移(肺部多见)可出现在病变早期。对此宜采用的治疗方法为局部放疗加化疗。总体而言，神经内分泌癌的预后较差。

【影像学表现】

部位　神经内分泌癌主要发生于喉部，最多见于声门上部；鼻腔和鼻窦少见；偶尔可见于腮腺(图 4-19)。

形态和边缘　神经内分泌癌形态多为不规则，边缘不清。

内部结构　平扫 CT 上，神经内分泌癌为软组织密度表现(图 4-19)；增强 CT 上，因神经内分泌癌内部血供丰富，故多表现为明显强化(图 4-19)。病变内部有坏死者，其内密度多不均匀。T1WI 上，神经内分泌癌多为中等信号表现；T2WI 上，病变呈不均匀高信号；增强 MRI 之 T1WI 上，病变强化

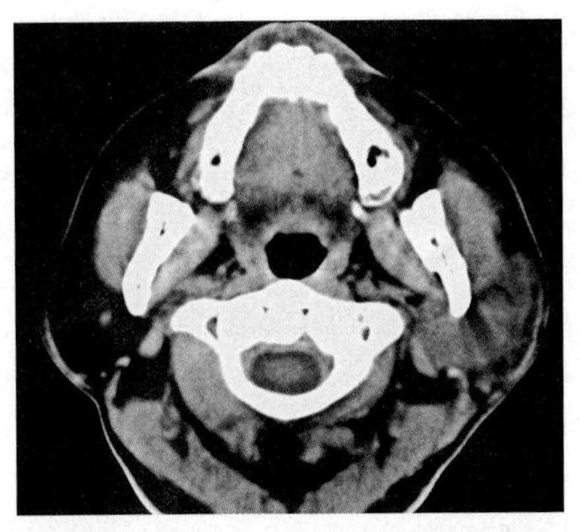

a

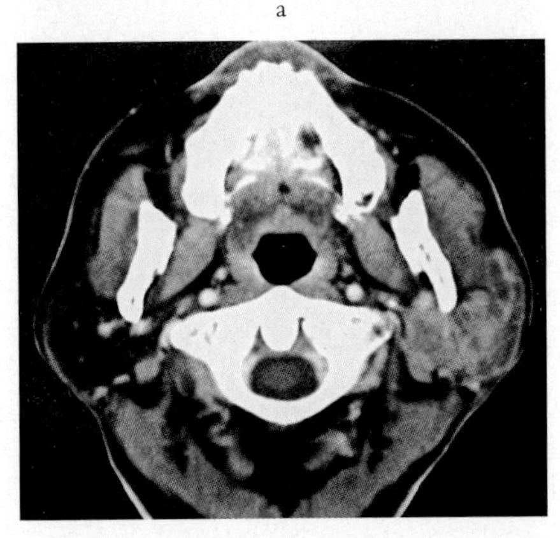

b

图 4-19　左腮腺神经内分泌癌(neuroendocrine carcinoma in the left parotid gland)

横断面平扫 CT 图 a 示左腮腺区有软组织肿块形成，界限不清。横断面增强 CT 图 b 示左腮腺病变呈不均匀强化表现。

明显。

邻近结构侵犯和反应　由于肿瘤有极强的侵袭性，邻近肌肉、间隙、神经、血管均可受侵，骨质破坏多见。但亦有报道，在鼻腔、鼻窦处发生的病变，邻近窦壁骨质可呈膨胀性改变。

影像鉴别诊断　CT 和 MRI 上，神经内分泌癌具有软组织恶性肿瘤的一般特点，但无特征性表现。与神经内分泌癌影像表现相似的恶性肿瘤有恶性淋巴瘤、软组织肉瘤和鳞状细胞癌等。恶性淋巴瘤多为均匀密度表现，具有多发性，病变至后期可见骨质破坏，并可同时伴有颈部多个大小不一、密度均匀的淋巴结；神经内分泌癌在早期就可出现周围解剖结构的侵犯和颈部淋巴结转移。软组织肉瘤一般表现为明显肿大的软组织肿块，疾病进展迅速，常破坏与之相邻的骨质结构，并可向周围扩展，肿块内多有不同程度钙化或骨化病灶，淋巴结转移罕见。神经内分泌癌的影像表现可与上述软组织肉瘤有较大的差别。神经内分泌癌与鳞状细胞癌在病变密度、信号和淋巴结转移上可十分相似，但在发病部位方面，前者多见于喉部、鼻腔和鼻窦；后者可发生于头颈部的各个解剖结构。此外，根据文献描述，神经内分泌癌可使邻近骨质呈膨胀性破坏改变，而鳞状细胞癌多以骨质溶解破坏或硬化改变为主。

参考文献

1 Barnes L, Eveson JW, Reichart P, et al. WHO classification of tumours. Pathology & Genetics of head and neck tumours. Lyon: IARC Press, 2005: 26—27, 135-139.

2 Wenig BM, Hyams VJ, Heffner DK. Moderately differentiated neuroendocrine carcinoma of the larynx. A cilinicopathologic study of 54 cases. Cancer, 1988, 62: 2658-2676.

3 Woodruff JM, Senie RT. Atypical carcinoid tumor of the larynx. A critical review of literature. ORL J Otorhinolaryngol Relat Spec, 1991, 53: 194-209.

4 Ferlito A, Barns L, Rinaldo A, et al. A review of neuroendocrine neoplasms of the larynx: update on diagnosis and treatment. J Laryngol Otol, 1998, 112: 827-834.

5 Ferlito A, Shaha AR, Rinaldo A. Neuroendocrine neoplasms of larynx: diagnosis, treatment, and prognosis. ORL J Otorhinolaryngol Relat Spec, 2002, 64: 108-113.

6 Renner G. Small cell carcinoma of the head and neck: a review. Semin Oncol, 2007, 34: 3-14.

7 罗道天主编.眼耳鼻咽喉疾病影像学图鉴.济南：山东科学技术出版社，2002: 327.

8 Kanamalla US, Kesava PP, McGuff HS. Imaging of nonlaryngeal neuroendcrine carcinoma. AJNR Am J Neuroradiol, 2000, 21: 775-778.

（董敏俊　余　强）

第五章 软组织囊肿、肿瘤和瘤样病变

本章所述内容包括：软组织囊肿和软组织肿瘤。其中，软组织肿瘤的入选原则为：① 2002年 WHO 软组织肿瘤分类中所列常见肿瘤和瘤样病变；② 剔除 WHO 软组织肿瘤分类中不发生于颌面颈部的疾病种类；③ 增加 WHO 软组织肿瘤分类中未被列入，但却并不罕见于颌面颈部的类肿瘤样病变（包括部分炎性假瘤和肉芽肿性病变）。

发生于颌面颈部的软组织囊肿多为先天发育性囊肿，少数为后天获得性囊肿。

第一节 软组织囊肿

发生于颌面颈部软组织的囊肿主要有甲状舌管囊肿（thyroglossal duct cyst）、鳃裂囊肿（brachial cleft cyst）、皮样囊肿（dermoid cyst）、表皮样囊肿（epidermoid cyst）、畸胎样囊肿（见本章第八节）、鼻唇囊肿（nasolabial cyst）、舌下囊肿（ranula）、胸腺囊肿（thymic cyst）、滑膜囊肿和腱鞘囊肿（见本章第五节）。本节将对其中的主要病变作简要描述。

超声、CT 和 MRI 均可作为颌面颈部软组织囊肿的影像检查方法。对浅表部位的软组织囊肿而言，超声应作为首选影像检查方法。CT 和 MRI 检查则适宜于位置深在和范围较大的软组织囊肿性病变。如某些发育性软组织囊肿以瘘或窦的形式出现，则还可采用瘘道或窦道 X 线造影方法检查病变。

甲状舌管囊肿

甲状舌管囊肿（thyroglossal duct cyst）是一种显现于舌根盲孔（foramen cecum of tongue base）和甲状腺床（thyroid bed）之间的甲状舌管残余（remnant of thyroglossal duct）。胚胎期，甲状舌管起源于舌后 1/3 的舌盲孔，以后逐渐下降，通过舌根、口底、舌骨周围、带状肌前缘，最后下降至甲状软骨和环状软骨前缘的甲状腺床。约在胚胎 5~6 周，甲状舌管开始正常消退。如不消退，且具有持续性的分泌活性，则可导致甲状舌管囊肿的形成。虽然罕见，但甲状舌管囊肿可能和遗传有关。甲状舌管囊肿是最为常见的先天性颈部异常。在非牙源性先天发育性囊肿中，90%为甲状舌管囊肿。和鳃裂囊肿相比，甲状舌管囊肿的发病率为其 3 倍。尸检显示：约 7%的人群患有甲状舌管囊肿。90%的甲状舌管囊肿发生于 10 岁以下儿童；10%发生于 20~35 岁成人。本病的性别分布差异不明显。儿童组中，男性患者略多；成人组中，女性患者略多。

大体病理上，甲状舌管囊肿表现为光滑的囊腔状结构，并可有伴行至舌骨或舌盲孔的管道。镜下见，囊肿的上皮衬里为鳞状上皮细胞或呼吸道上皮细胞，且具有分泌活性。囊壁内可见少量甲状腺组织和胶体沉积。

临床上，甲状舌管囊肿主要表现为颈部柔软的无痛性肿物。该肿物可因上呼吸道感染或外伤而反复肿大。若病变位于舌骨附近，则肿物可随舌的运动而移动。近来报道较多的是甲状舌管囊肿所引发的嘶哑、吞咽困难和呼吸困难。为数不少的患者可有多次手术切除或切开引流史。治疗上，应以彻底切除甲状舌管囊肿（可包括舌骨中部）、管道和舌盲孔为首选。如此可降低手术后的复发率。不完全切除的术后复发率可达 50%，而完全切除术（sistrunk operation）的复发率约为 4%。完全切除后的甲状舌管囊肿有较好的预后。然而，也有关于在甲状舌管囊肿基础上发生癌变的报道，其发生率约为 1%，最多见的病理类型是乳头状癌。

【影像学表现】

部位　甲状舌管囊肿可分布于自舌盲孔至甲状腺床之间的任何区域，其中 25%位于舌骨上区；50%位于舌骨区；25%位于舌骨下区。位于舌骨上区和舌骨区的甲状舌管囊肿大多位于颈中线区，而舌骨下甲状舌管囊肿多位于颈侧区。甲状舌管囊肿的部位分布趋势为：自舌而下，病变逐渐偏离颈中线至颈侧方。

形态和边缘　甲状舌管囊肿多呈类圆形改变。病变的直径大小通常为 2~4 cm。囊肿边缘光滑，囊壁薄而均匀。CT 上，此囊壁表现为软组织密度。MR 上，囊壁在 T1WI 和 T2WI 上表现为略低信号或中等信号。继发感染时，囊壁可增厚，并于增强 CT 和 MRI 上呈明显强化表现。

内部结构　Wadsworth 等和 Ahuja 等的观察表明：甲状舌管囊肿的超声表现可呈多样性变化，有 4 种形式：无回声型（图 1-18）、均匀低回声型、假实性型（图 5-1）和不均匀回声型（图 5-2）。其中，儿童甲状舌管囊肿中以假实性型最为多见，约占一半以上。平扫 CT 上，病变以低密度表现为主，病变的 CT 值等于或接近于水（图 5-3）。MRI 上，甲状舌管囊肿多表现为 T1WI 上的低信号或高信号（含蛋白分泌液）和 T2WI 上的均匀高信号（图 5-4）。增强 CT 和 MRI 上，除囊壁和囊隔（偶见）有强化外，囊内容物一般无强化表现（图 5-3、5-4）。

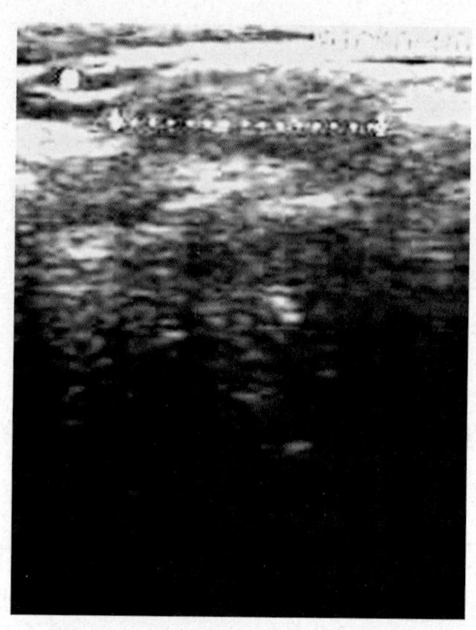

图 5-1　颈部甲状舌管囊肿（thyroglossal duct cyst in the neck）

超声图示颈前区有实性低回声肿块形成，部分回声较低，境界清晰，有包膜反射光带。

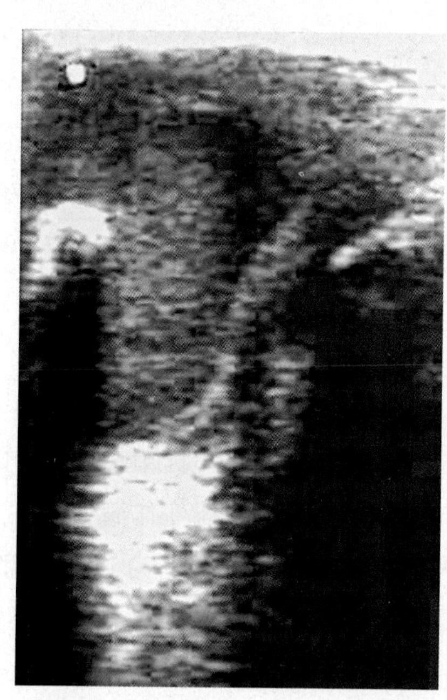

图 5-2　颈部甲状舌管囊肿（thyroglossal duct cyst in the neck）

超声图示颈部甲状舌骨旁有一混合性低回声椭圆形肿块，部分为暗区样低回声，肿块后方回声增强，境界清晰，有包膜反射光带。

邻近结构侵犯和反应　位于舌根部的甲状舌管囊肿可向后下侵入口底和会厌前间隙；位于舌骨

和舌骨下区的甲状舌管囊肿可植入带状肌内、黏附于舌骨，或推舌骨移位(少见)，或侵入咽腔，使气道受压变小。少数直径较大的病变还可向侧后方生长，影响颈鞘血管。

影像鉴别诊断　首先应强调的是一旦在甲状舌管囊肿的囊壁上有壁结节或钙化影显示，则应怀疑其有癌变的可能，尤其是乳头状癌。其他应与甲状舌管囊肿鉴别的疾病主要有皮样和表皮样囊肿、舌或舌下区异位甲状腺、脓肿、第三或第四鳃裂囊肿、坏死性淋巴结和淋巴水瘤等。皮样和表皮样囊肿均极少累及舌骨。皮样囊肿内部常有特征性的脂肪密度和信号出现；表皮样囊肿虽表现为水液密度和信号，但较少分布于颈中线区。异位甲状腺在超声、CT 和 MRI 上均呈实性回声、密度和信号表现，与甲状舌管囊肿的囊性结构表现有较大差异。脓肿常为大小不等的多囊状结构，其壁多有不规则增厚，病变极少有植入颈部带状肌内的影像表现。此外，舌骨下区甲状舌管囊肿的影像表现常与第三或第四鳃裂囊肿、坏死性淋巴结和淋巴水瘤相似，鉴别诊断较为困难。

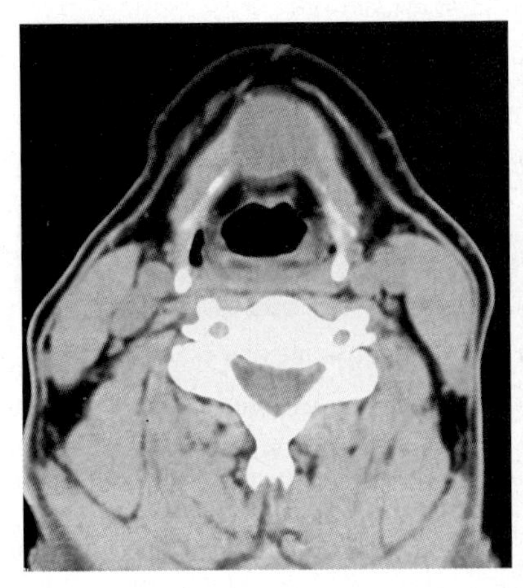
a

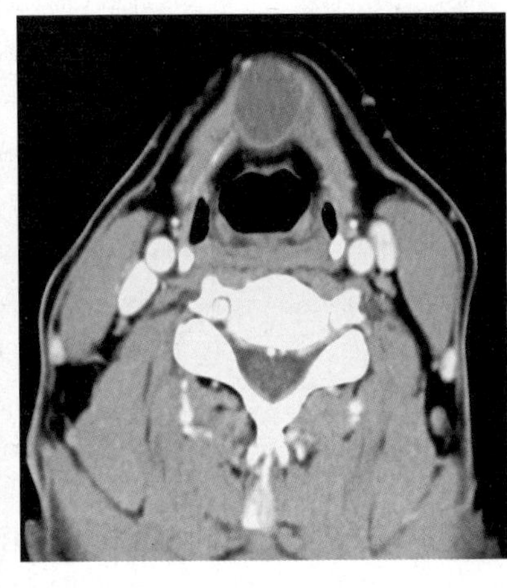
b

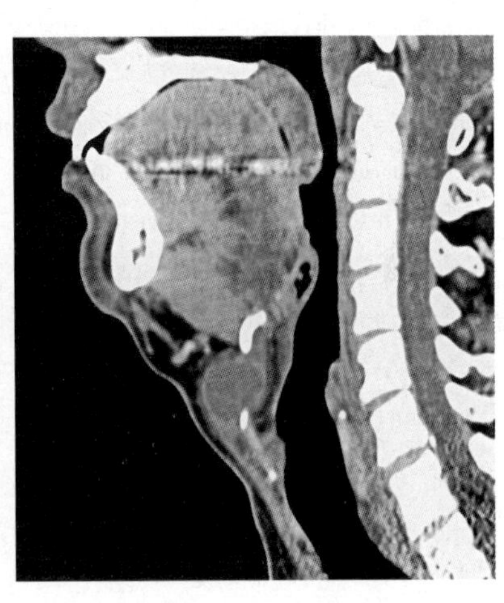
c

图 5-3　颈部甲状舌管囊肿(thyroglossal duct cyst in the neck)

横断面平扫 CT 图 a 示舌骨前缘平面区有一圆形均匀低密度肿块影，边缘光滑。增强 CT 图 b 和矢状面增强 CT 重建图 c 示病变内部无明显强化，边缘呈环形强化表现。

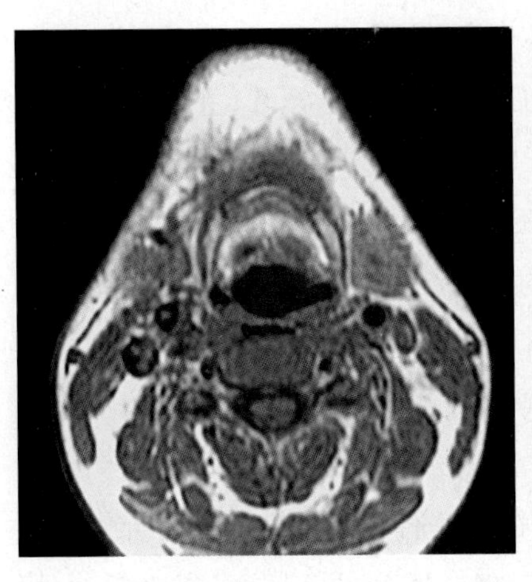
a

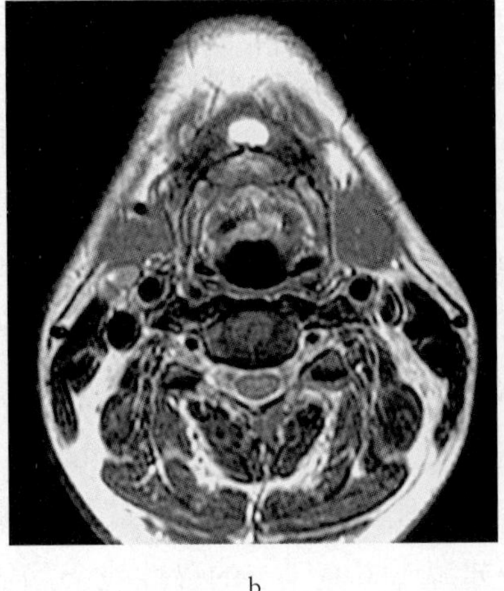
b

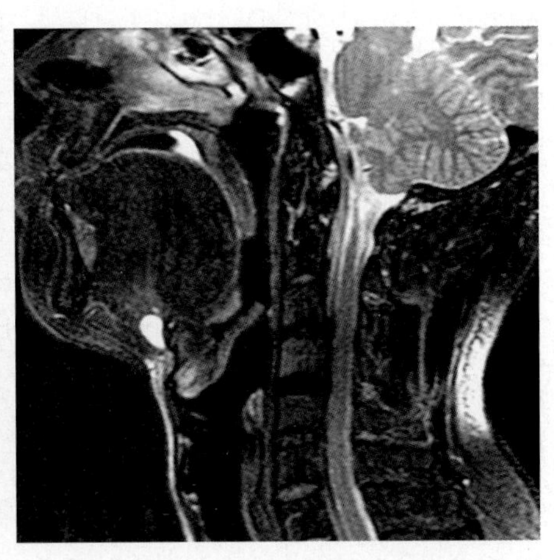
c

图5-4　颈部甲状舌管囊肿(thyroglossal duct cyst in the neck)

MR 横断面 T1WI 图 a 示正中线舌骨区域有一低信号区。横断面 T2WI 图 b 和矢状面压脂 T2WI 图 c 示病变呈圆形均匀高信号。

参考文献

1 Harnsberger HR. Diagnostic imaging. Head and neck. Salt Lake：Amirsys，2004，Ⅳ：22-25.

2 Schader I，Robertson S，Maoate K，et al. Hereditary thyroglossal duct cysts. Pediatr Surg Int，2005，21：593-594.

3 Brousseau VJ，Solares CA，Xu M，et al. Thyroglossal duct cysts：presentation and management in children versus adults. Int J Pediatr Otorhinolaryngol，2003，67：1285-1290.

4 Prasad KC，Dannana NK，Prasad SC. Thyroglossal duct cyst：an unusual presentation. Ear Nose Throat J，2006，85：454-456.

5 Soliman AM，Lee JM. Imaging case study of the month. Thyroglossal duct cyst with intralaryngeal extension. Ann Otol Rhinol Laryngol，2006，115：559-562.

6 Turkyilmaz Z，Sonmez K，Karabulut R，et al. Management of thyroglossal duct cysts in children. Pediatr Int，2004，46：77-80.

7 Motamed M，McGlashan JA. Thyroglossal duct carcinoma. Curr Opin Otolaryngol Head Neck Surg，2004，12：106-109.

8 Ahuja AT，King AD，Metreweli C. Sonographic evaluation of thyroglossal duct cysts in children. Clin Radiol，2000，55：770-774.

9 Wadsworth DT，Siegel MJ. Thyroglossal duct cysts：variability of sonographic findings. AJR Am J Roentgenol，1994，163：1475-1477.

10 Ahuja AT，King AD，King W，et al. Thyroglossal duct cysts：sonographic appearances in adults. AJNR Am J Neuroradiol，1999，20：579-582.

11 Reede DL，Bergeron RT，Som PM. CT of thyroglossal duct cysts. Radiology，1985，157：121-125.

12 Byrd SE，Richardson M，Gill G，et al. Computer-tomographic appearance of branchial cleft and thyroglossal duct cysts of the neck. Diagn Imaging，1983，52：301-312 .

13 Koeller KK，Alamo L，Adair CF，et al. Congenital cystic masses of the neck：radiologic-pathologic correlation. Radiographics，1999，19：121-146.

14 King AD，Ahuja AT，Mok CO，et al. MR imaging of thyroglossal duct cysts in adults. Clin Radiol，1999，54，304-308.

15 Cignarelli M，Ambrosi A，Marino A，et al. Three cases of papillary carcinoma and three of adenoma in thyroglossal duct cysts：clinical-diagnostic comparison with benign thyroglossal duct cysts. J Endocrinol Invest，2002 Dec，25(11)：947-954.

16 Branstetter BF，Weissman JL，Kennedy TL，et al. The CT appearance of thyroglossal duct carcinoma. AJNR Am J Neuroradiol，2000，21：1547-1550.

17 Glastonbury CM，Davidson HC，Haller JR，et al. The CT and MR imaging features of carcinoma arising in thyroglossal duct remnants. AJNR Am J Neuroradiol，2000，21：770-774.

鳃裂囊肿

鳃裂囊肿(branchial cleft cyst)是一种发生于颌面颈部的良性、先天性、发育性囊肿。关于鳃裂囊肿的起因，目前虽无定论，但一般认为和胚胎期鳃器(branchial apparatus)或咽囊的上皮残余有关。根据囊肿的发生部位不同，鳃裂囊肿有第一到第四鳃裂囊肿之分。第二鳃裂囊肿最为常见，以后依次为第一鳃裂囊肿、第三鳃裂囊肿和第四鳃裂囊肿。值得一提的是术语淋巴上皮囊肿(lymphoepithelial cyst)一词。目前多认为淋巴上皮囊肿即为第一鳃裂囊肿。但淋巴上皮囊肿可分为 2 型：AIDS 相关型(HIV 感染者)和非 AIDS 相关型。

第一鳃裂囊肿是一种出现在腮腺和外耳道周围的良性、先天性、发育性囊肿。该囊肿起源于未完全消退的第一鳃器上的上皮剩余。病变可有内口、外口或内外口相通。其末端封闭者为盲袋(blind pouch)。多数第一鳃裂囊肿发生于 10 岁以下儿童；有窦道形成者的发病年龄可以更小；仅表现为囊肿者的发病年龄可较大。第一鳃裂囊肿相对少见，仅占所有鳃裂囊肿的 8%。约 2/3 的第一鳃裂囊肿为孤立性囊肿。第一鳃裂囊肿有 2 种类型：Ⅰ型第一鳃裂囊肿主要发生于外耳道周围(多见于外耳道的前、下或后方)，属于纯外胚层异常；Ⅱ型第一鳃裂囊肿主要发生于腮腺周围(包括腮腺内和腮腺浅表皮肤)，包括外胚层和中胚层异常。尚存异议的是位于咽旁间隙的鳃裂囊肿究竟属于第一鳃裂囊肿或第二鳃裂囊肿。如其属于第一鳃裂囊肿，则应是Ⅱ型第一鳃裂囊肿。Ⅱ型第一鳃裂囊肿较Ⅰ型者更常见。

第二鳃裂囊肿是一种与第二鳃器发育异常有关的囊性残余。第二鳃弓残余可以是瘘、窦或囊肿。第二鳃弓的过度生长导致颈窦不能完全消失，进而形成第二鳃裂囊肿、鳃裂瘘或窦。完整的第二鳃裂瘘起自下颌下腺，通过颈动脉分叉至扁桃体窝的末端。第二鳃裂囊肿约占所有鳃裂囊肿的90%，是最为常见的鳃裂囊肿。本病多见于青少年（66%~75%）和成人。无明显性别差异。根据病变所在部位的不同，第二鳃裂囊肿可被分为4种亚型：Ⅰ型位于下颌下腺前方，颈阔肌之下；Ⅱ型与颈内动脉相邻，通常与颈内静脉相粘连；Ⅲ型位于颈内动脉和颈外动脉之间；Ⅳ型位于咽侧壁的外侧（咽旁间隙），可伸展至颅底。

第三和第四鳃裂囊肿分别为第三和第四鳃弓上的囊性上皮衬里残余。与第一和第二鳃裂囊肿的成因相同，第三和第四鳃裂囊肿的形成也与第三和第四鳃器的不全消失有关。第三和第四鳃裂囊肿均为罕见疾病，约占所有鳃裂异常的1%~3%。通常，第三和第四鳃裂异常多以瘘或窦的形式出现，而不表现为囊肿。第三和第四鳃裂异常多见于成人，儿童和青少年者少见。

大体病理上，鳃裂囊肿呈囊性肿物表现，其内液体或呈清亮水样，或呈黏液状。偶尔可见去鳞化的细胞碎片。镜下见，第一鳃裂囊肿的囊壁外层为纤维组织；内层为无角化的扁平或柱状鳞状上皮。由于反复感染和免疫变化，该囊肿的镜下病理改变可以随年龄变化而异。

临床上，鳃裂囊肿常表现为颈部无痛性肿块，质地柔软，大小不固定。囊肿易继发感染，并出现反复肿大。感染破溃后可经久不愈，形成鳃裂瘘（branchial cleft fistula）或窦（sinus）。瘘为双开口（外口和内口），而窦仅有单个开口（内口或外口）。继发感染者可出现发热。对鳃裂囊肿的治疗采用完整的外科手术切除即可。鳃裂囊肿术后复发者少见，约5%。绝大多数病变预后良好，但文献上亦有在鳃裂囊肿基础上发生癌变的报道。

【影像学表现】

部位　不同类型的鳃裂囊肿其发生部位亦各不相同。Ⅰ型第一鳃裂囊肿主要发生于外耳道周围（后方）；Ⅱ型第一鳃裂囊肿可见于腮腺周围（包括腮腺深叶和咽旁间隙）。第二鳃裂囊肿主要位于下颌角周围，多位于下颌下腺的后外侧、颈动脉间隙的外侧和胸锁乳突肌的前内方。第二鳃裂囊肿少见的发生部位有咽旁间隙和舌骨下颈动脉间隙。如有第二鳃裂瘘或窦形成，则其多位于颈内、外动脉之间至咽扁桃体处。第三鳃裂囊肿主要位于上颈部的颈后间隙和中下颈部的胸锁乳突肌前缘。第四鳃裂囊肿可见于左侧梨状窝至甲状腺的任何部位，但常见于甲状腺左叶或附着于甲状软骨表面。

形态和边缘　几乎所有鳃裂囊肿均为单囊类圆形表现。第一鳃裂囊肿的直径通常小于3 cm；第二至第四鳃裂囊肿的直径可在1~5 cm之间，少数可大于5 cm。鳃裂囊肿边界清晰，超声、CT和MRI上均可见囊肿有较薄的囊壁。增强CT和MRI上，囊壁或有强化表现，或强化不明显。遇有继发感染时，可见囊壁有增厚表现，且强化明显。

内部结构　超声上，鳃裂囊肿的内部结构表现多样，主要表现有4型：无回声型（图1-17、5-5）、均匀低回声伴碎片型、假实性型和不均匀型。其中，无回声和均匀低回声者多见。平扫CT上，鳃裂囊肿多为CT值等于或接近于水的低密度表现（图5-6、5-7），如为以往有感染的鳃裂囊肿，则其密度

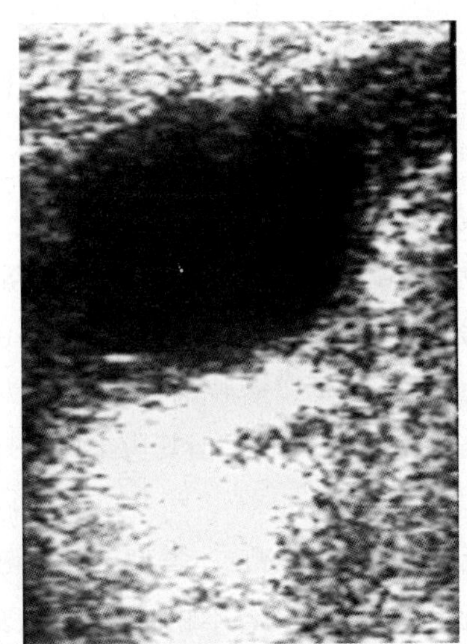

图5-5　左颈部第二鳃裂囊肿（second brachial cleft cyst in the left neck）

超声图示颈部有一类圆形无回声肿块影形成，后方回声增强，境界清晰，有不连续状包膜反射光带。

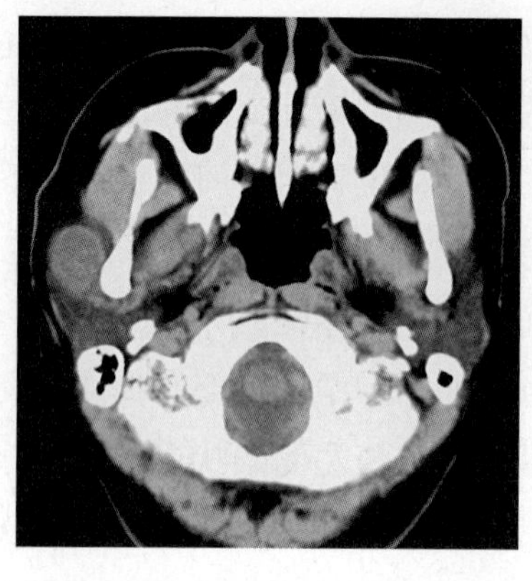

a

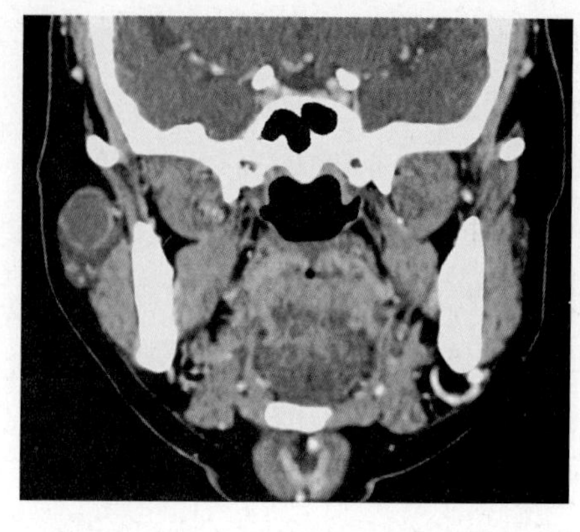

b

图 5-6　右腮腺第一鳃裂囊肿（first brachial cleft cyst in the right neck）

横断面平扫 CT 图 a 示右腮腺区有一类圆形水液密度肿块影，边缘光滑。增强 CT 冠状面重建图 b 示病变内部无强化，边缘呈环形强化。

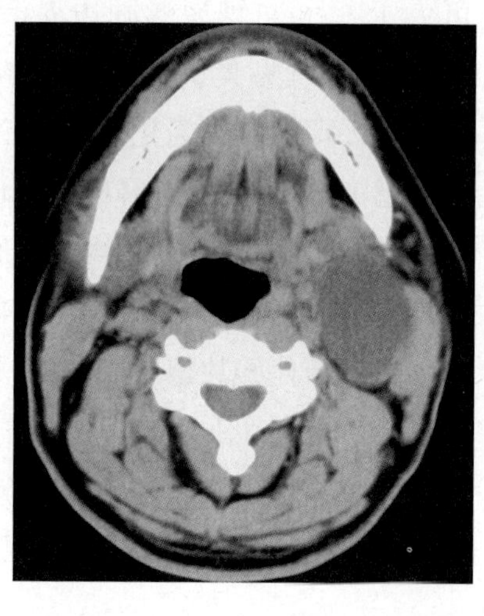

a

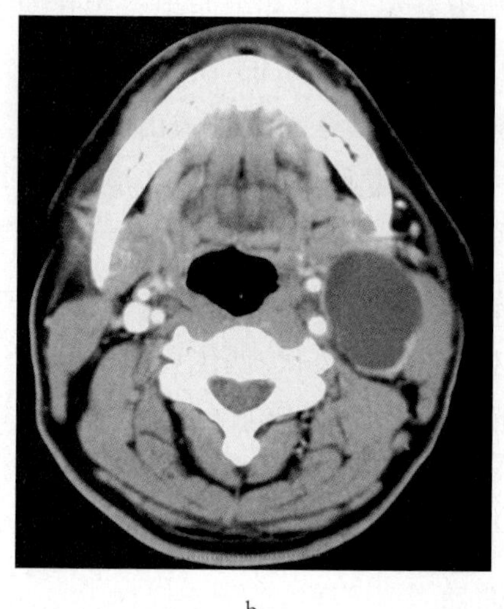

b

图5-7　左颈部第二鳃裂囊肿（second brachial cleft cyst in the left neck）

横断面平扫 CT 图 a 示左下颌下腺后方有一类圆形水液密度肿块影，边缘光滑。横断面增强 CT 图 b 示病变内部无强化，部分边缘呈弧线强化。

可等于或接近于软组织（图 5-8）。MRI 上，鳃裂囊肿表现为 T1WI 上的均匀低信号或中等信号或略高信号；T2WI 上的高信号（图 5-9、5-10）。增强 CT 和 MRI 上，鳃裂囊肿的内部表现为无强化（图 5-6、5-7、5-9、5-10），但其边缘可呈环形强化表现。

邻近结构侵犯和反应　类型不同的鳃裂囊肿其对邻近组织的影响也各不相同。第一鳃裂囊肿多紧邻外耳道或可黏附于腮腺内的面神经周围。第二鳃裂囊肿可与颈内静脉粘连，或推移颈鞘血管向后外移位。位于咽旁间隙的鳃裂囊肿可向上侵蚀颅底，并可导致咽腔缩小。部分还可侵犯后组颅神经，导致神经瘫痪症状。

影像鉴别诊断　鳃裂囊肿依其所在部位不同，所需鉴别的疾病种类也各有异同。通常，鳃裂囊肿的影像表现易于同淋巴管瘤、脓肿、化脓性淋巴结炎和恶性坏死性淋巴结病变相混同。第一鳃裂囊肿的影像表现常与腱鞘囊肿或滑膜囊肿（颞下颌关节区）、Warthin 瘤和 Sjögren 综合征相似；第二鳃裂囊肿的发生部位和影像表现可与囊性迷走神经鞘瘤相似；第三鳃裂囊肿的影像表现可与咽后脓肿和舌骨下甲状舌管囊肿相似；第四鳃裂囊肿的影像表现

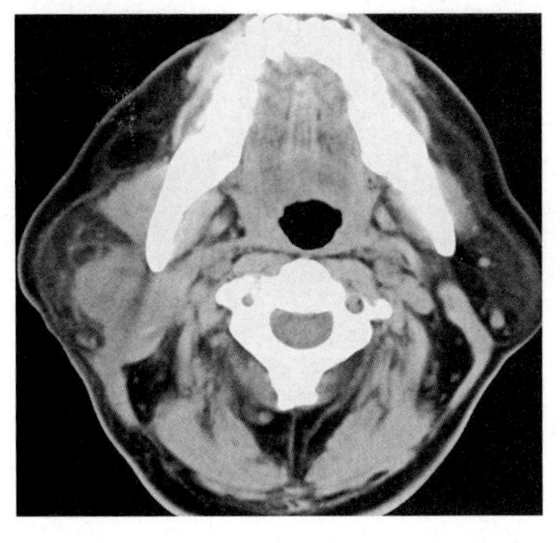

a

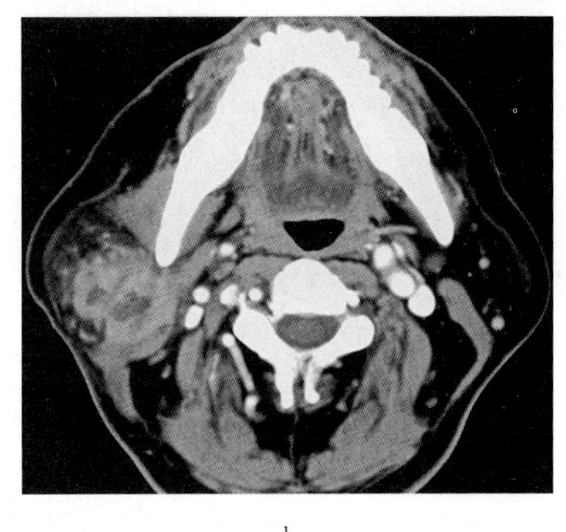

b

图5-8　右腮腺第一鳃裂囊肿(first brachial cleft cyst in the right parotid gland)

横断面平扫 CT 图 a 示右腮腺有一类圆形软组织密度肿块,边缘欠光滑。横断面增强 CT 图 b 示病变内部无强化;边缘增厚明显,有明显强化。

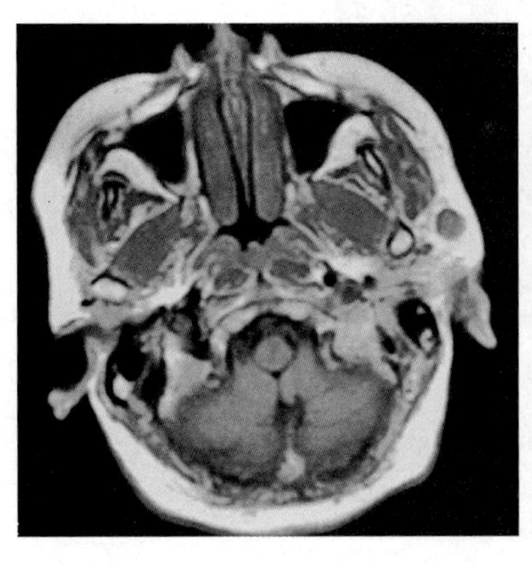

a

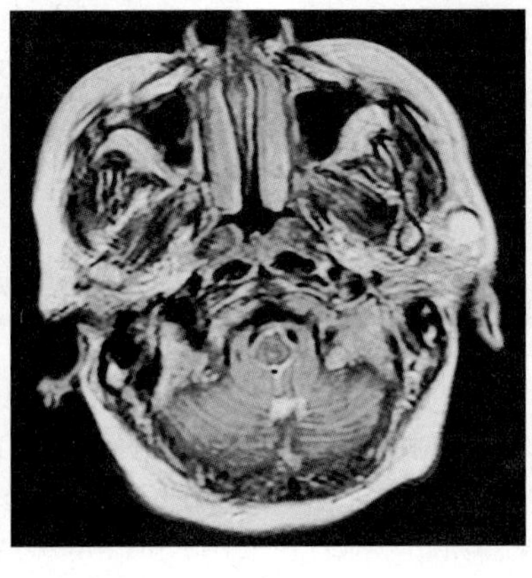

b

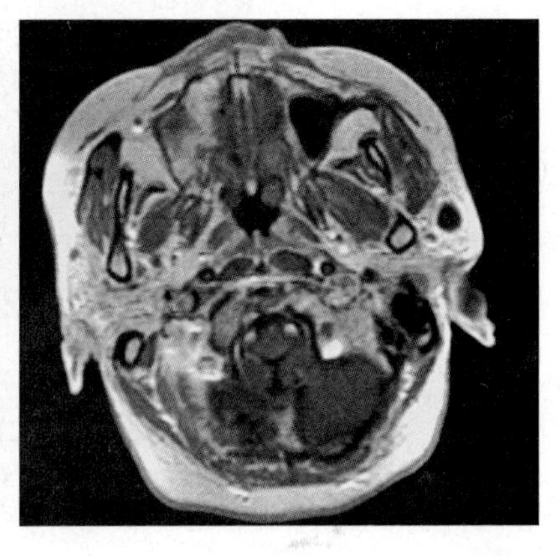

c

图5-9　左腮腺第一鳃裂囊肿(first brachial cleft cyst in the left parotid gland)

MR 横断面 T1WI 图 a 示左腮腺内有一小圆形中等信号区，边缘光滑。横断面 T2WI 图 b 示病变呈均匀高信号。增强横断面 T1WI 图 c 上,病变内部无强化。

可与甲状舌管囊肿、甲状腺脓肿和胸腺囊肿相似。

淋巴管瘤的影像特点为：病变可呈多囊状改变,其内有分隔,并可见液-液平面,但单囊状淋巴管瘤的影像表现多难与鳃裂囊肿相区别。脓肿和化脓性淋巴结炎常伴有典型的感染症状(临床上表现为压痛和发热),病变的影像表现以厚壁囊性肿块为特点,其内可见分隔,并有间隙感染征象和周围淋巴结的反应性增大。恶性坏死性淋巴结病变(如淋巴结转移性肿瘤)的影像表现虽可与鳃裂囊肿相同,但该病变包膜外侵犯的特点少见于鳃裂囊肿。

Ⅰ型第一鳃裂囊肿多紧贴于外耳道后方,而来源于颞下颌关节的腱鞘囊肿或滑膜囊肿多紧贴于下颌髁突的外表面,呈圆形改变,直径大小多在 1 cm 左右。Sjögren 综合征常呈多囊状改变,多累及两侧腮腺和下颌下腺,与呈单发和单囊表现的第一鳃裂囊肿明显不同。Warthin 瘤和Ⅱ型第一鳃裂囊肿均好发于腮腺下极。虽然 Warthin 瘤可呈囊性改变,但其实性表现部分几乎不见于鳃裂囊肿,故易于在影像学上予以区分。

囊性迷走神经鞘瘤和第二鳃裂囊肿的不同之处在于：前者多位于颈内动脉,颈总动脉和颈内静脉的后方;多有强化而增厚的囊壁,临床上无反复发作的感染史。

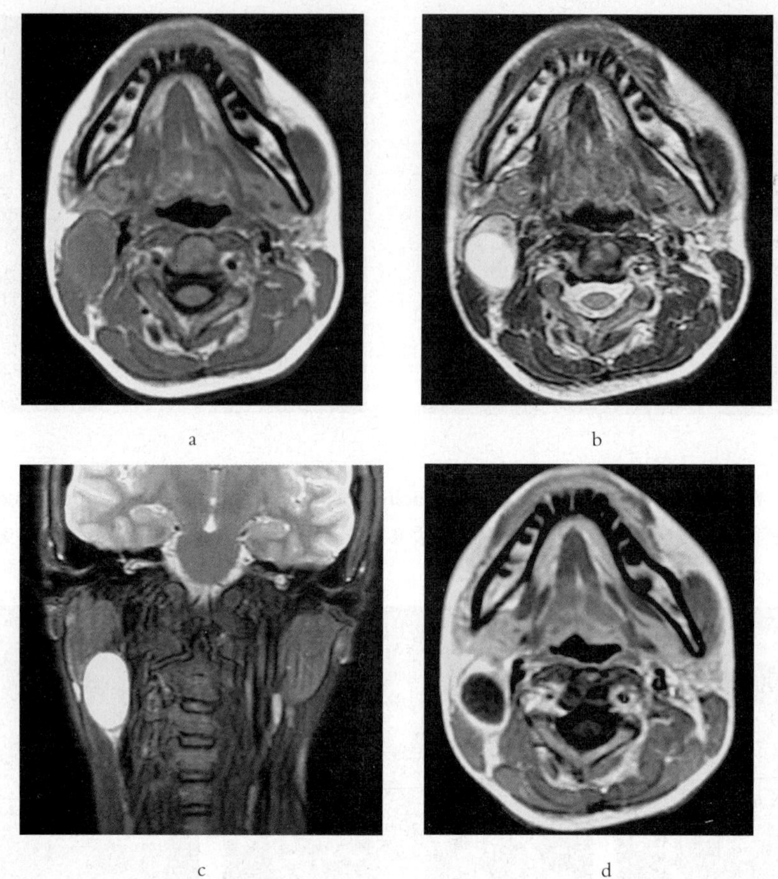

图5-10　右颈部第二鳃裂囊肿(second brachial cleft cyst in the right neck)

MR横断面T1WI图a示右下颌下腺后方有卵圆形中等信号区，边缘光滑。横断面T2WI图b和冠状面压脂T2WI图c上，病变呈不均匀高信号，其外周可见弧线低信号包膜形。增强横断面T1WI图d上，病变内部无强化。

舌骨下甲状舌管囊肿和第三鳃裂囊肿的发生部位有所不同：前者多与带状肌、甲状软骨关系密切或位于甲状腺前方，后者多位于颈后间隙区和胸锁乳突肌前缘。胸腺囊肿也可位于左侧甲状腺附近，与第四鳃裂囊肿相似，但前者在T1WI上可表现为高信号。50%的胸腺囊肿可突入纵隔，而第四鳃裂囊肿几乎不会突入纵隔。Burton等认为囊性病变如与颈鞘有密切关系者应多考虑胸腺囊肿的可能。此外，近半数的胸腺囊肿患者为儿童，第四鳃裂囊肿则多见于成人。

参考文献

1 Harnsberger HR. Diagnostic imaging. Head and neck. Salt Lake：Amirsys，2004，Ⅳ：6-21.

2 Finn DG，Buchalter IH，Sarti E，et al. First branchial cleft cysts：clinical update. Laryngoscope，1987，97：136-140.

3 Shin JH，Lee HK，Kim SY，et al. Parapharyngeal second branchial cyst manifesting as cranial nerve palsies：MR findings. AJNR Am J Neuroradiol，2001，22：510-512.

4 Agaton-Bonilla FC，Gay-Escoda C. Diagnosis and treatment of branchial cleft cysts and fistulae. A retrospective study of 183 patients. Int J Oral Maxillofac Surg，1996，25：449-452.

5 Girvigian MR，Rechdouni AK，Zeger GD，et al. Squamous cell carcinoma arising in a second branchial cleft cyst. Am J Clin Oncol，2004，27：96-100.

6 Bernstein A，Scardino PT，Tomaszewki MM，Carcinoma arising in a branchial cleft cyst. Cancer，1976，37：2417-2422.

7 Ahuja AT，King AD，Metreweli C. Second branchial cleft cysts：variability of sonographic appearances in adult cases. AJNR Am J Neuroradiol，2000，21：315-319.

8 Byrd SE，Richardson M，Gill G，et al. Computer-tomographic appearance of branchial cleft and thyroglossal duct cysts of the neck. Diagn Imaging，1983，52：301-312.

9 Harnsberger HR, Mancuso AA, Muraki AS, et al. Branchial cleft anomalies and their mimics: computed tomographic evaluation. Radiology, 1984, 152: 739-748.

10 Salazar JE, Duke RA, Ellis JV. Second branchial cleft cyst: unusual location and a new CT diagnostic sign. AJR Am J Roentgenol, 1985, 145: 965-966.

11 Lev S, Lev MH. Imaging of cystic lesions. Radiol Clin North Am, 2000, 38: 1013-1027.

12 Ahn JY, Kang SY, Lee CH, et al. Parapharyngeal branchial cleft cyst extending to the skull base: a lateral transzygomatic-transtemporal approach to the parapharyngeal space. Neurosurg Rev, 2005, 28: 73-76.

13 Durrant TJ, Sevick RJ, Lauryssen C, et al. Parapharyngeal branchial cleft cyst presenting with cranial nerve palsies. Can Assoc Radiol J, 1994, 45: 134-136.

14 Chen MF, Ueng SH, Jung SM, et al. A type Ⅱ first branchial cleft cyst masquerading as an infected parotid Warthin's tumor. Chang Gung Med J, 2006, 29: 435-439.

15 Lanham PD, Wushensky C. Second brachial cleft cyst mimic: case report. AJNR Am J Neuroradiol, 2005, 26: 1862-1864.

16 Huang RY, Damrose EJ, Alavi S, et al. Third branchial cleft anomaly presenting as a retropharyngeal abscess. Int J Pediatr Otorhinolaryngol, 2000, 54: 167-172.

17 Burton EM, Mercado-Deane MG, Howell CG, et al. Cervical thymic cysts: CT appearance of two cases including a persistent thymopharyngeal duct cyst. Pediatr Radiol, 1995, 25: 363-365.

皮样囊肿

颌面颈部的皮样囊肿(dermoid cyst)是指起源于胚胎期发育性上皮剩余的囊性病变。发生于口底的皮样囊肿为第一和第二鳃弓处外胚层结构陷入所致。皮样囊肿一词常同其他一些不同的病理实体相混淆，包括良性囊性畸胎瘤(benign cystic teratoma)。实际上，皮样囊肿、表皮样囊肿和畸胎样囊肿均属于畸胎瘤类疾病。皮样囊肿起源于胚胎的外胚层和中胚层。在头颈部，皮样囊肿属于较为少见的先天性异常，但其较表皮样囊肿和畸胎样囊肿多见。皮样囊肿的发病年龄多在20~30岁，无明显性别差异。在全身皮样囊肿中，发生于头颈部者仅占7%。

组织学上，皮样囊肿的囊壁较厚，约2~6 mm，内含皮肤及其附件。剖面观察示：囊肿内含干酪样物质，可呈棕褐色、黄色或白色；也可含血液或慢性出血产物。镜下见，皮样囊肿内衬角化鳞状上皮，且含有皮肤结构，包括皮脂腺、发囊、血管、汗腺和脂质。

临床上，皮样囊肿多表现为头颈部皮下或黏膜下无痛性缓慢生长的肿块。触诊有弹性和面团感。直径较大的病变可压迫气道，引发呼吸困难。遇有继发感染者可使病变突然增大。为预防或减少囊肿的复发，治疗上多以完整手术切除囊肿为主。皮样囊肿预后良好，但有约5%的皮样囊肿可恶变为鳞状细胞癌。

【影像学表现】

部位　头颈部皮样囊肿好发于中线区域，最常见部位为眼眶(50%)、口底(25%)和鼻部(16%)。口底皮样囊肿是颌面颈部最常见者。通常以下颌舌骨肌为界分口底区囊肿为口内型(舌下区)和口外型(颏下和下颌下区)2种。口内型皮样囊肿占多数(52%)，依次为颏下区(26%)和下颌下区(6%)，约16%的皮样囊肿可跨越口内和口外区域。

形态和边缘　皮样囊肿多为圆形或类圆形表现。病变边缘光滑清晰。超声上可见囊壁回声较明显，有包膜反射光带。平扫CT上，囊肿壁薄而光滑，呈软组织密度表现，增强CT上囊壁可有强化表现，也可无明显强化。MR上，囊肿一般在T1WI上表现为低信号；在T2WI上呈略高信号。

内部结构　超声上，皮样囊肿呈单囊混合回声表现(图1-19、5-11)，其内含有不同量的脂肪和钙化。病灶内可见散在分布且强弱不一的光点。实时超声检查时可见其内光点呈翻滚样变化。CT上，皮样囊肿呈单囊状结构表现，其内CT值变化因其内部结构不同而异：或呈均匀脂肪密度表现(图5-12)；或呈水液密度改变(图5-13)；少数病变内还可见钙化；部分病变内可有脂-液平面显示。MRI上，皮样囊肿的信号变化亦随其内容物而异。如病变内含脂肪，则其在T1WI和T2WI上均为高信号表现；如其内含液体，则表现为T1WI上的低或中等信号和 T2WI 上的高信号(图 5-14、5-15);如病变内有点片状钙化,则为低信号表现。CT 和 MRI 上均可见皮样囊肿呈"大理石袋"表现(sack of marble appearance)(图 5-15)。此表现与病变内脂肪结构融合成结节并镶嵌于囊肿液体有关。增强 CT 和 MRI 上,皮样囊肿的内容部分无强化表现(图 5-13)。

邻近结构侵犯和反应　位于口底区的皮样囊肿可推移口底区肌肉组织向下移位,如下颌舌骨肌、颏舌肌和颏舌骨肌。部分直径较大的皮样囊肿还可侵占口咽腔,致气道明显变小。

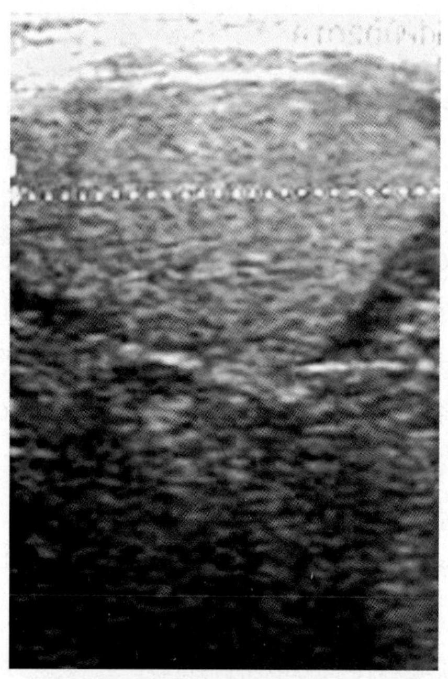

图 5-11　右下颌下区皮样囊肿(dermoid cyst in the right submandibular space)

超声图示右下颌下区前方见一低回声椭圆形肿块,边界清晰,有包膜反射光带。

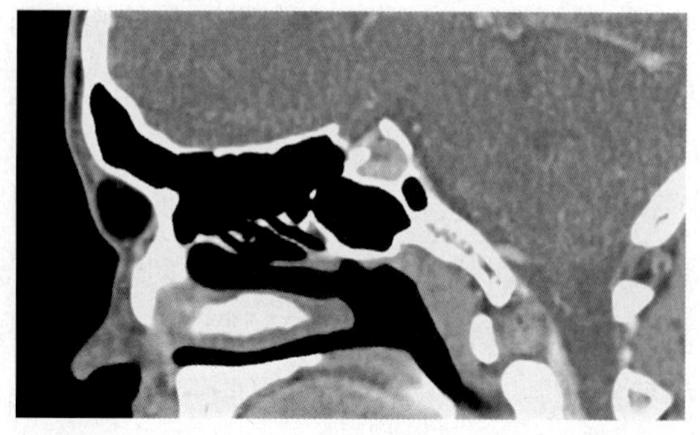

图 5-12　鼻根部皮样囊肿(dermoid cyst in the nose)

平扫 CT 矢状面重建图示鼻根区皮下组织内可见一类圆形低密度(CT 值接近于脂肪)肿块,边缘光滑。

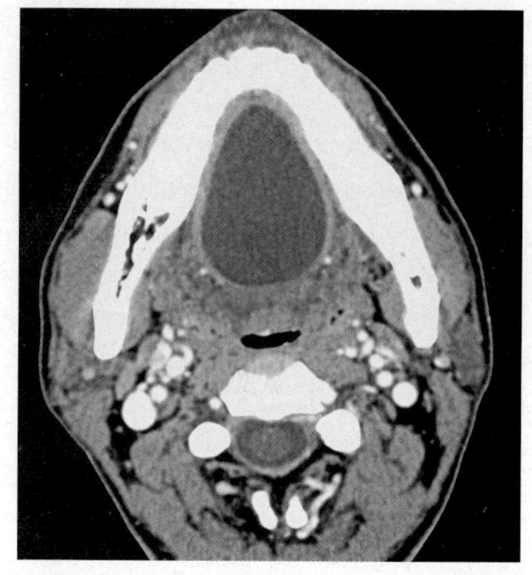

a

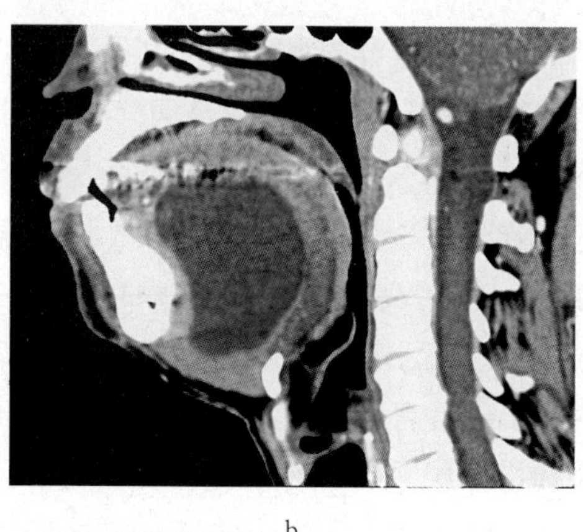

b

图 5-13　口底区皮样囊肿(dermoid cyst in the mouth floor)

横断面增强 CT 图 a 和增强CT 矢状面重建图 b 示口底中线区有类圆形低密度(CT 值与水液相近)肿块影,边缘光滑。

影像鉴别诊断　位于口底中线附近的皮样囊肿应同舌骨上甲状舌管囊肿、舌下囊肿、口腔淋巴管瘤或淋巴管畸形和口腔脓肿鉴别。如果皮样囊肿的内容物以脂肪组织为主,或为不均匀密度和信号表现,或含有钙化组织,则其超声、CT 和 MRI 表现均明显有别于甲状舌管囊肿、舌下囊肿和表皮样囊肿,鉴别诊断比较容易。但如皮样囊肿的内容物是水液,则很难根据其回声、密度和信号变化将其同上述囊肿进行区分。皮样囊肿和舌下囊肿的不同之处主要在位置不同：皮样囊肿多位于口底中线区；舌下囊肿多位于口底的一侧。淋巴管瘤或淋巴管畸形常为多囊状表现，其密度和信号亦可呈不均匀性改变，但其变化形式不如皮样囊肿丰富，在CT和MRI上更缺乏“大理石袋”征象，且少见于舌下口底区。口腔脓肿患者在临床上有特殊的症状和体征。增强CT和MRI上，脓肿壁强化明显，且厚薄不均，欠光滑，周围组织多有水肿表现。

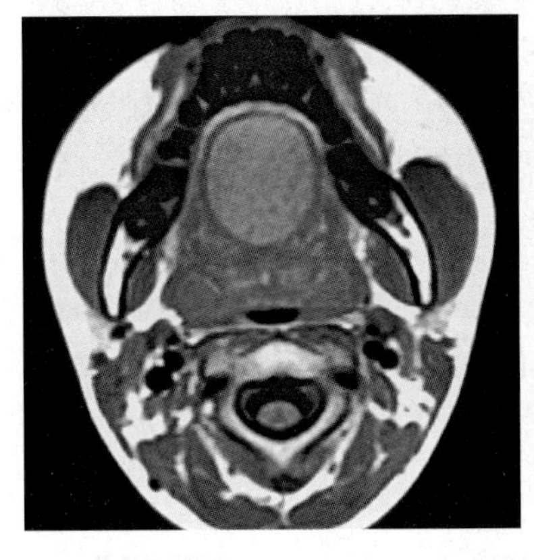

a

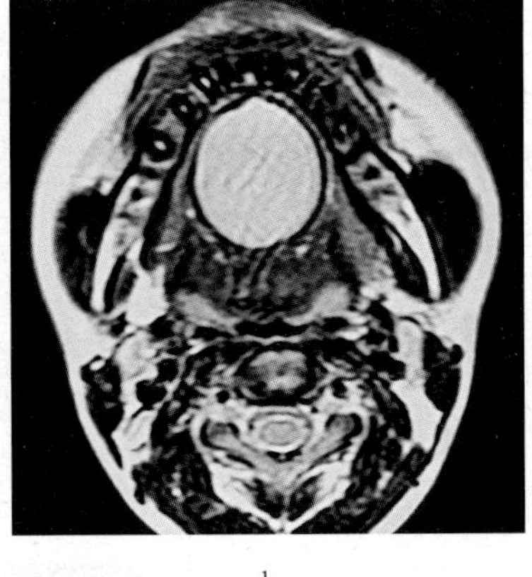

b

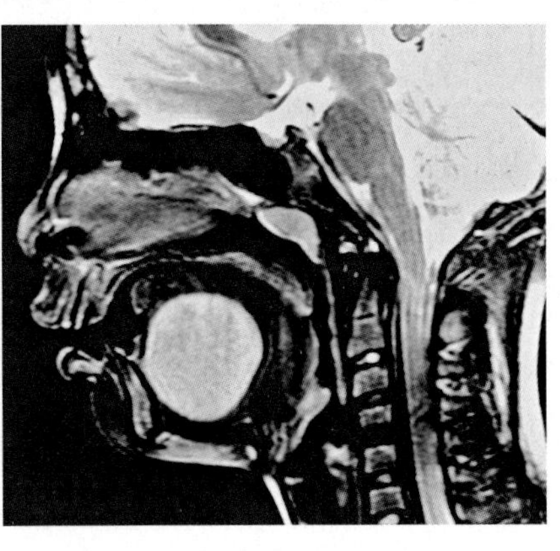

c

图 5-14　口底区皮样囊肿(dermoid cyst in the mouth floor)

MR 横断面 T1WI 图 a、横断面 T2WI 图 b 和矢状面压脂 T2WI 图 c 示口底中线区有类圆形肿块，病变为均匀高信号表现，边缘光滑。

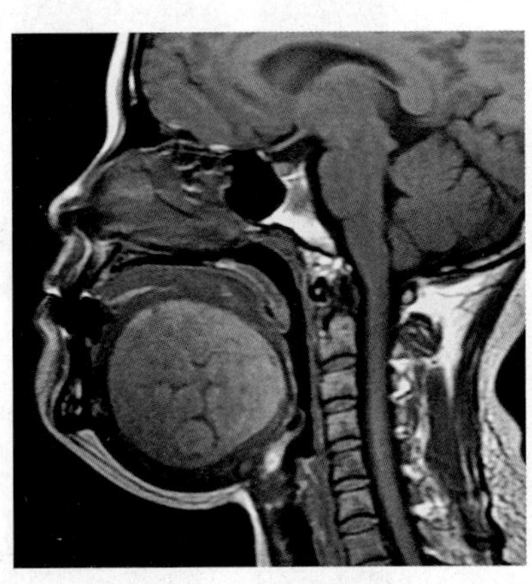

a

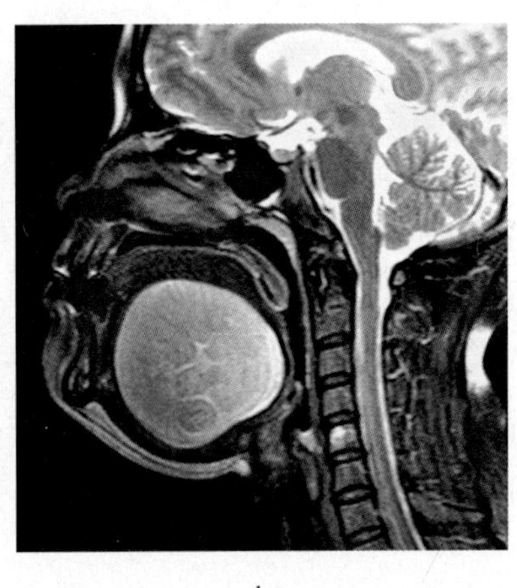

b

图5-15　口底区皮样囊肿(dermoid cyst in the mouth floor)

MR 矢状面 T1WI 图 a 和压脂 T2WI 图 b 示口底区类圆形病变呈高信号改变，其内可见分隔，类似于“大理石袋”，边缘光滑。

参 考 文 献

1　Koeller KK, Alamo L, Adair CF, et al. Congenital cystic masses of the neck: radiologic-pathologic correlation. Radiographics, 1999, 19: 121-146.

2　Harnsberger HR. Diagnostic imaging. Head and neck. Salt Lake: Amirsys, 2004, Ⅲ4: 10-13.

3　New GB. Congenital cysts of the tongue, the floor of the mouth, the pharynx, and larynx. Arch Otolaryngol, 1947, 45: 145-158.

4　Lev S, Lev MH. Imaging of cystic lesions. Radiol Clin North Am, 2000, 38: 1013-1027.

5　Som PM. Cystic lesions of the neck. Postgrad Radiol, 1987, 7: 211-236.

6　Som PM, Curtin HD. Head and neck imaging. 4th ed, St. Louis: Mosby, 2003, 1389-1394, 1858-1859.

7　徐秋华，陆林国主编. 浅表器官超声诊断图鉴. 上海：上海科学技术出版社，2005：65-66.

8　Vogl TJ, Steger W, Ihrer S, et al. Cystic masses in the floor of the mouth:

value of MR imaging in planning surgery. AJR Am J Roentgenol，1993，161：183–186.

9 Hunter TB，Paplanus S，Chernin M，et al. Dermoid cyst of the floor of the mouth：CT appearance. AJR Am J Roentgenol，1983，141：1239–1240.

表皮样囊肿

和皮样囊肿一样，表皮样囊肿(epidermoid cyst)也是一种起源于胚胎期发育性上皮剩余的囊肿性病变。与皮样囊肿不同，表皮样囊肿来源于胚胎的外胚层。表皮样囊肿一词常被误用为皮脂腺囊肿(sebaceous cyst)，实际上，该囊肿多因位于真皮内的表皮样细胞异常增生所致。位于皮肤的表皮样囊肿又名漏斗囊肿(infundibular cyst)。颈部表皮样囊肿的发病率低于皮样囊肿和畸胎样囊肿。表皮样囊肿多见于儿童青少年和年轻成人，发病年龄可早于皮样囊肿。无明显性别差异。

大体病理上，表皮样囊肿具有一般囊肿特点，囊液或透明而黏稠，或含干酪样黄白色物质，囊壁光滑。镜下见，表皮样囊肿内衬复层鳞状上皮，纤维囊壁内无皮肤附属结构。

临床上，表皮样囊肿多表现为无痛性、缓慢生长、质地柔软的软组织肿块。遇有感染时，肿块可出现突然增大和疼痛症状。治疗表皮样囊肿多以手术切除为主。表皮样囊肿预后良好，复发少见。

【影像学表现】

部位　表皮样囊肿多发生于头颈部两侧的浅表区域，好发部位有眼睑、鼻、耳下(腮腺区)和口底区等。

形态和边缘　表皮样囊肿多呈圆形或类圆形改变，病变边界清晰而光滑。超声上可见包膜反射光带。

内部结构　超声上，表皮样囊肿多为单囊无回声或分布均匀的低回声结构表现(图 5–16)，后方回声可有增强。囊液内的细胞碎片可造成“假实性”(psuedosolid)表现。CT 上，表皮样囊肿多为单囊均匀的水液体密度表现(图 5–17)。MRI 上，表皮样囊肿的信号表现和一般囊肿相同，多呈 T1WI 上的低信号和 T2WI 上的均匀高信号(图5–18)。

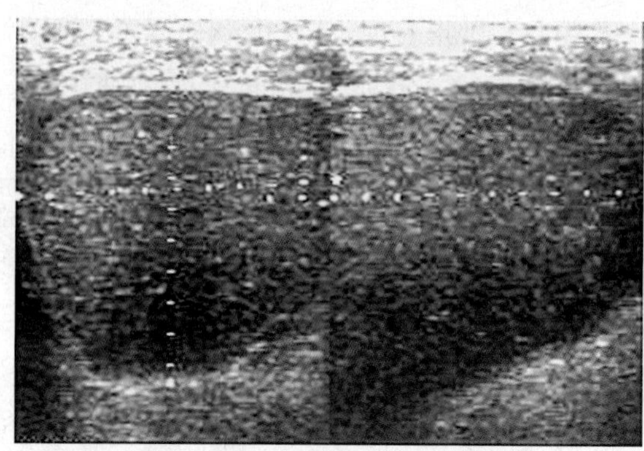

图 5–16　口底区表皮样囊肿（epidermoid cyst in the mouth floor）

超声图示口底区肌层内有椭圆形低回声肿块，后方回声增强，境界清晰，有包膜反射光带。

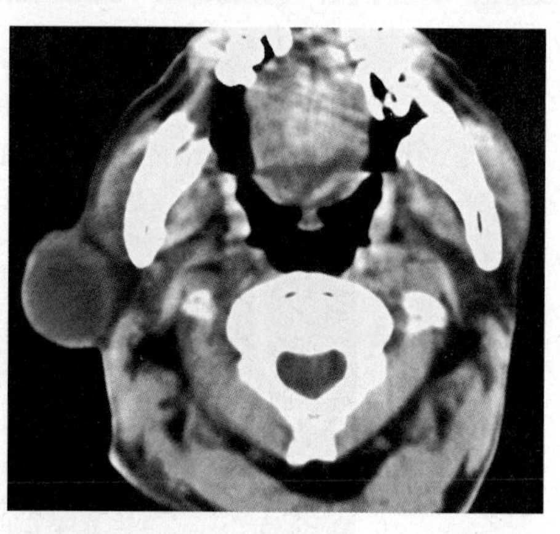

a

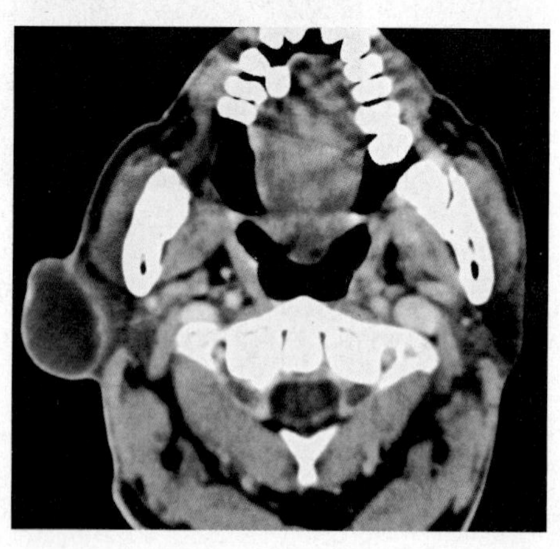

b

图 5–17　右腮腺区表皮样囊肿(epidermoid cyst in the right parotid gland)

横断面平扫 CT 图 a 示右腮腺区皮下组织内有类圆形低密度肿块影，边缘光滑。横断面增强 CT 图 b 示病变内部无强化；边缘强化明显。

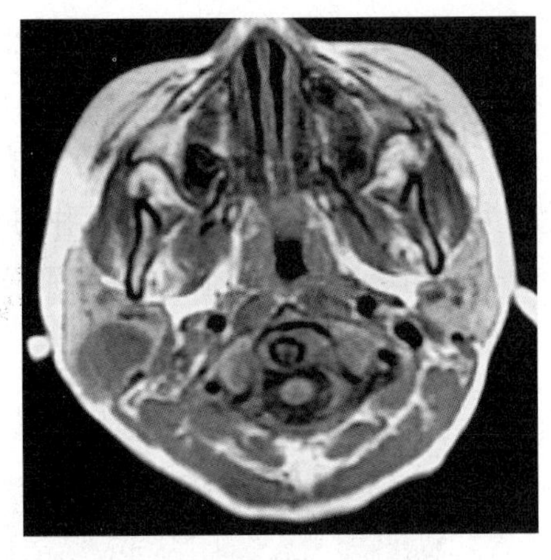

a

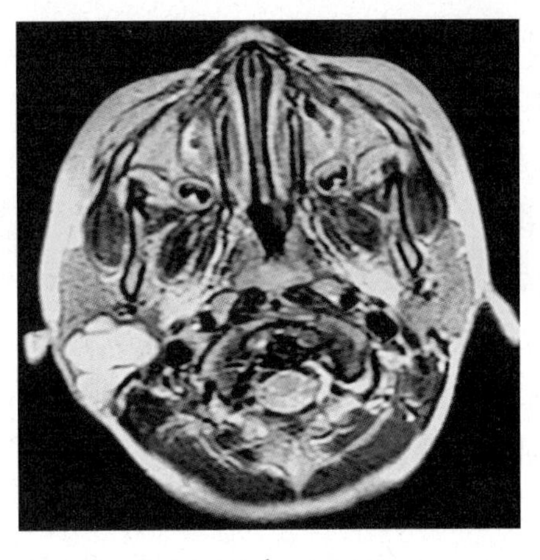

b

图5-18　右腮腺区表皮样囊肿(epidermoid cyst in the right parotid gland)

MR 横断面 T1WI 图 a 示右腮腺内有一类圆形中等信号区,边缘光滑。横断面 T2WI 图 b 示病变呈多囊均匀高信号改变。

邻近结构侵犯和反应　大多数表皮样囊肿的范围局限,较少侵入周围组织结构或引发周围组织反应。

影像鉴别诊断　与头颈部表皮样囊肿影像表现相似的囊肿性病变主要有皮样囊肿（影像鉴别见皮样囊肿)、皮脂腺囊肿和舌下囊肿。头颈部表皮样囊肿多位于皮肤和黏膜的浅表部位，其影像表现具有一般囊肿表现的共性,但缺乏特性。因此仅以回声、密度和信号表现为依据，常很难与其他囊肿性病变相区别。近来有研究提示 MR-DWI 技术能在表皮样囊肿和真性囊性病变之间给出区别。

参考文献

1　Harnsberger HR. Diagnostic imaging. Head and neck. Salt Lake: Amirsys, 2004, Ⅲ4: 10-13.

2　Som PM, Curtin HD. Head and neck imaging. 4th ed, St. Louis: Mosby, 2003, 1858-1859, 2176.

3　Lev S, Lev MH. Imaging of cystic lesions. Radiol Clin North Am, 2000, 38: 1013-1027.

4　徐秋华,陆林国主编. 浅表器官超声诊断图鉴. 上海: 上海科学技术出版社, 2005: 65-66.

鼻唇囊肿

鼻唇囊肿(nasolabial cyst)是一种位于鼻孔底部附近牙槽突上的囊肿。该囊肿又名鼻牙槽囊肿(nasoalveolar cyst)和 Klestadt 囊肿,是一种位于骨外鼻翼旁的非牙源性软组织囊肿，而非颌骨囊肿。有关鼻唇囊肿的起源尚存争议。一种观点认为该囊肿的形成可能与球状突、侧鼻突和上颌突三者融合过程中上皮剩余的残留有关。另一种观点认为该囊肿的上皮组织可能源自紧贴于上颌骨外层表面的胚胎性鼻泪管。鼻唇囊肿属于罕见的软组织囊肿(自 1887 年 Zukuerkandl 首次描述以来,迄今的英文文献报道不足 300 例)。该囊肿年龄分布广泛,但多见于 40~50 岁成人。女性患者多于男性,男女之比约为 1:3。

大体病理上，鼻唇囊肿的囊壁通常有皱起,欠光滑。镜下见,囊壁多衬以非纤毛假复层柱状上皮,局部可有灶性鳞状上皮和立方上皮。

临床上,鼻唇囊肿主要表现为单侧鼻唇部疼痛性隆起或不适。病变增大后可导致鼻腔阻塞、鼻翼膨隆、鼻中隔弯曲和上唇饱满。对鼻唇囊肿的治疗多以口内进路的手术切除为主。本病预后良好,少有复发。

对鼻唇囊肿的影像学检查可采用 X 线牙片和

咬合片，但其不能完整显示病变在软组织内的范围。CT 和 MRI 检查能完整显示病变的软组织范围,有助于手术者在治疗前对疾病有充分的估计。

【影像学表现】

部位　鼻唇囊肿主要发生于上颌尖牙和侧切牙的唇侧上方软组织内。

形态和边缘　鼻唇囊肿多为圆形或类圆形表现。病变边界清晰。增强 CT 和 MRI 上可见其边缘有强化表现。

内部结构　X 线上，鼻唇囊肿多表现为单囊状 X 线透射区。平扫 CT 上,该囊肿多呈均匀水液密度改变(图 5-19)。MRI 上,囊肿主要表现为 T1WI 上的均匀中等信号和 T2WI 上的均匀高信号。增强 CT 和 MRI 上,病变内部无强化表现。

邻近结构侵犯和反应　部分鼻唇囊肿可破坏上颌牙槽突表面,侵入骨内,形成位于牙根尖区的 X 线透射区。较大的鼻唇囊肿还可压迫上颌窦前壁。

影像鉴别诊断　影像学上应与鼻唇囊肿鉴别的疾病主要有鼻腭管囊肿、急性牙槽脓肿和唇部小涎腺囊肿。牙片和 X 线咬合片上,部分侵入牙槽骨的鼻唇囊肿可与鼻腭管囊肿十分相似,但后者为骨内囊肿，一般不会出现明显的鼻唇部软组织肿胀。急性牙槽脓肿可以和感染性鼻唇囊肿有相同的临床表现。但两者之间的主要不同在于：与鼻唇囊肿相邻近的牙多为活髓牙,而急性牙槽脓肿内或周围多为死髓牙。小涎腺潴留性囊肿的 CT 或 MRI 表现也可与鼻唇囊肿相似,影像鉴别较为困难。近来,有文献报道了鼻唇囊肿和囊性神经鞘瘤的 MRI 表现也有相似之处。

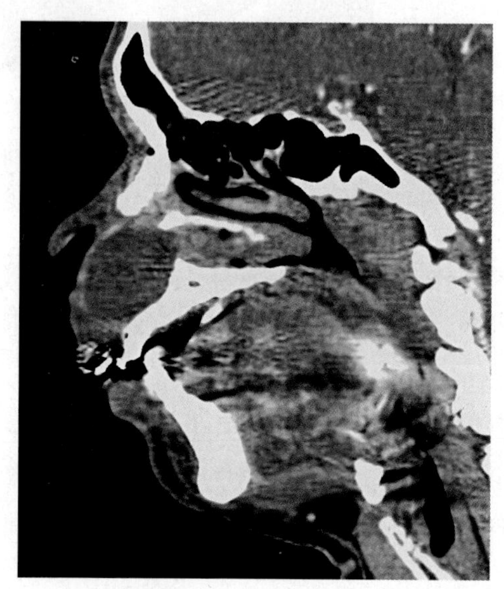

图5-19　上唇部鼻唇囊肿（nasolabial cyst in the upper lip）

增强 CT 矢状面重建图示上唇部软组织明显增厚,内有类圆形低密度(CT 值接近于水液)肿块,边缘光滑有强化表现。

参 考 文 献

1　White SC，Pharoah MJ. Oral radiology：principles and interpretation. 5th ed. St. Louis：Mosby，2004：401–404.

2　Kramer IRH，Pindborg JJ，Shear M. Histological typing of odontogenic tumours. 2nd ed. Berlin：Springer Verlag，1992，39.

3　Hisatomi M，Asaumi J，Konouchi H，et al. MR imaging of epithelial cysts of the oral and maxillofacial region. Eur J Radiol，2003，48：178–182.

4　Curé JK，Osguthorpe JD，van Tassel P. MR of nasolabial cysts. AJNR Am J Neuroradiol，1996，17：585–588.

5　Iida S，Aikawa T，Kishino M，et al. Spheric mass beneath the alar base：MR images of nasolabial cyst and schwannoma. AJNR Am J Neuroradiol，2006，27：1826–1829.

舌下囊肿

舌下囊肿(ranula)是一种因外伤或感染而发生于舌下腺或舌下间隙小涎腺的潴留性囊肿。舌下囊肿又名舌下腺黏液囊肿（sublingual gland mucocele)和黏液潴留性囊肿(mucous retention cyst)。舌下囊肿为涎腺囊肿之一。涎腺囊肿有潴留性和渗出性之分,主要发生于舌下区,其次为腮腺间隙和下颌下间隙。通常可将舌下囊肿分为 2 种类型：单纯性舌下囊肿(simple ranula)和潜跃性舌下囊肿(diving ranula)。前者是真性舌下囊肿,几乎均位于口底和下颌舌骨肌之上,属于口内型舌下囊肿

(intraoral ranula)；后者为深在或潜跃性舌下囊肿，多由前者破裂后发展而来，既可位于下颌舌骨肌之上，也可位于下颌舌骨肌之下(口外型舌下囊肿)。比较而言，单纯性舌下囊肿较潜跃性舌下囊肿多见，故口外型舌下囊肿较口内型者少见。国内资料显示舌下囊肿好发于 20 岁左右成年人，男性患者略多见。在 AIDS 高发地区，近 90%的舌下囊肿患者可呈 HIV 阳性表现。

大体病理上，单纯性舌下囊肿多为蓝色肿物；潜跃性舌下囊肿内为渗出性黏液。镜下见，单纯性舌下囊肿的囊壁衬以鳞状立方或柱状上皮组织；潜跃性舌下囊肿的囊壁无上皮衬里，多为含有慢性炎性细胞的纤维组织、肉芽组织和致密结缔组织所包绕，其实质为假囊肿(pseudocyst)。

临床上，舌下囊肿主要表现为舌下区或下颌下区的蓝色透明状无痛性隆起。约 50%的患者有口腔或颈部外伤史可寻。儿童口内型舌下囊肿可在 6 个月内自行消失。治疗上，对舌下囊肿多采用传统的手术摘除法(根据其所在位置的不同采用不同的手术进路)。舌下囊肿预后良好，但可有复发。

【影像学表现】

部位　单纯性舌下囊肿通常位于单侧舌下间隙；潜跃性舌下囊肿常同时累及单侧舌下间隙和下颌下间隙，甚至可累及咽旁间隙。双侧舌下腺囊肿可见，但较少发生。

形态和边缘　单纯性舌下囊肿多为类圆形薄壁肿块，直径大小多在 3~4 cm，边界清晰。潜跃性舌下囊肿多表现为由“尾征”(tail sign)和“头部”(head)组成的彗星状肿块，囊肿的直径大小可超过 5 cm，形成颈部巨大型舌下囊肿。囊肿壁薄而光滑，边界清晰。增强 CT 和 MRI 上，囊肿壁可呈轻度强化表现。遇有感染时，多有明显强化。潜跃性舌下囊肿的“尾征”指其位于舌下间隙的部分，“头部”指其位于下颌下间隙的部分。

内部结构　超声上，舌下囊肿主要表现为无回声或均匀低回声肿块(图 5-20)，后方回声略增强。CT 上，单纯性舌下囊肿多为单囊状表现。病变内部的 CT 值等于或接近于水液(图 5-21)；潜跃性舌下囊肿既可为单囊状，也可呈多囊状低密度表现。MRI 上，舌下囊肿主要表现为 T1WI 上的低信号和 T2WI 上的均匀高信号(图 5-21)。增强 CT 和 MRI 上，囊肿中心部分无强化表现(图 5-21)。

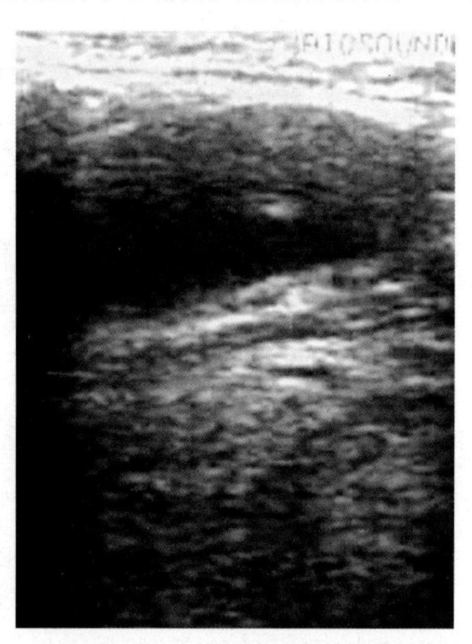

图 5-20　左舌下腺囊肿(ranula)

超声图示左颌下区有一椭圆形无回声肿块，内有短条状纤维光带，后方回声稍增强，境界清晰，有包膜反射光带。

邻近结构侵犯和反应　单纯性舌下囊肿虽多局限于舌下间隙，但也可向后侵入下颌下间隙。潜跃性舌下囊肿可向下累及咽旁间隙。大多数舌下囊肿局限于一侧，但也有少数病变可跨越中线侵犯致对侧。Kurabayashi 等认为：虽然潜跃性舌下囊肿可以侵犯至咽旁间隙，但其推移血管和肌肉的程度轻微，体现出潜跃性舌下囊肿是外渗性假囊肿的特点。

影像鉴别诊断　与舌下囊肿发生部位和影像表现相似，且应鉴别的疾病主要有皮样囊肿、表皮样囊肿、第二鳃裂囊肿、淋巴管瘤、坏死性淋巴结、脓肿和下颌下腺黏液囊肿。口底区皮样囊肿多位置居中，和单侧生长的舌下囊肿明显不同。表皮样囊肿较少出现在舌下间隙，而一旦出现则很难同单纯性舌下囊肿鉴别。第二鳃裂囊肿和下颌下腺黏液囊

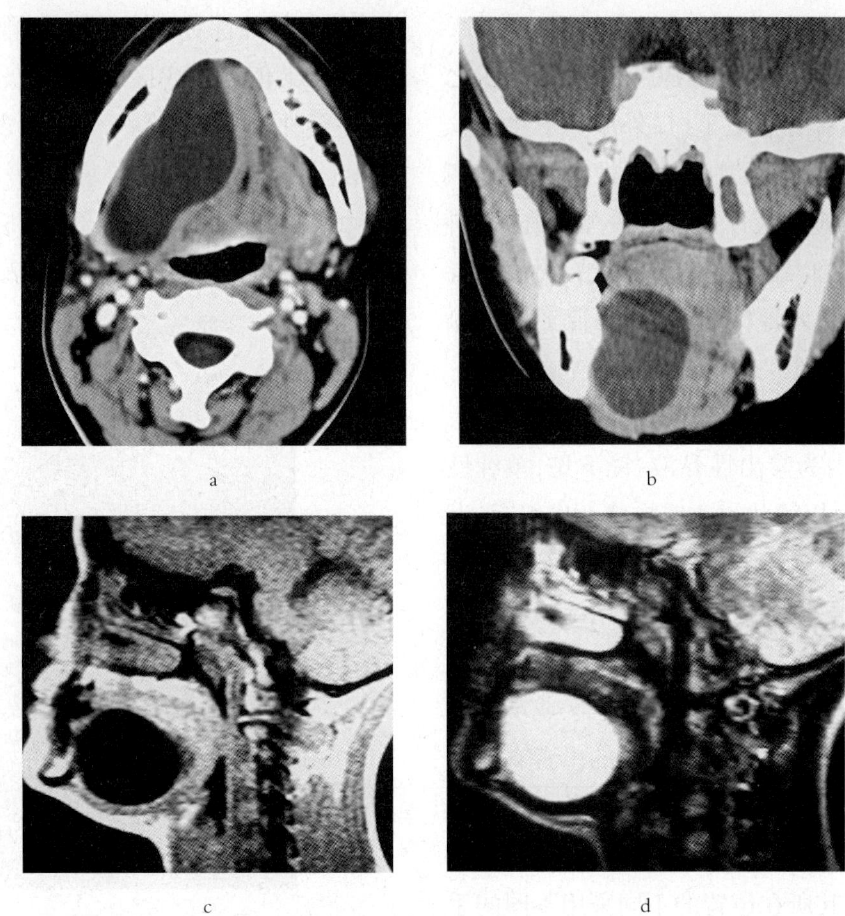

a b c d

图 5-21　右口底区口内型舌下囊肿(ranula)

横断面图 a 和冠状面图 b 增强 CT 示右侧口底区有一单囊状低密度占位，边缘光滑。右颏舌肌被推向对侧移位。MR 矢状面 T1WI 图 c 和 T2WI 图 d 示病变分别呈低信号和均匀高信号表现。病变位于下颌舌骨肌上方。

肿可位于下颌下间隙，但一般不会出现在舌下间隙，更不会出现潜跃性舌下囊肿所特有的“尾征”。淋巴管瘤的多囊表现可与多囊表现的潜跃性舌下囊肿相似，但淋巴管瘤也较少出现在舌下间隙区。颏下区坏死性淋巴结具有多灶性特点，可有别于单灶多囊表现的舌下囊肿。脓肿多具有典型的炎症病程和体征。影像学表现上，脓肿壁厚薄不均，强化特征明显。

参考文献

1 Harnsberger HR. Diagnostic imaging. Head and neck. Salt Lake: Amirsys, 2004, Ⅲ4: 26-29.

2 Som PM, Curtin HD. Head and neck imaging. 4th ed, St. Louis: Mosby, 2003: 2063-2066.

3 Zhao YF, Jia Y, Chen XM, et al. Clinical review of 580 ranulas. Oral Surg Oral Med Oral Pathol Oral Radiol Endod, 2004, 98: 281-287.

4 Chidzonga MM, Mahomva L. Ranula: experience with 83 cases in Zimbabwe. J Oral Maxillofac Surg, 2007, 65: 79-82.

5 Macdonald AJ, Salzman KL, Harnsberger HR. Giant ranula of the neck: differentiation from cystic hygroma. AJNR Am J Neuroradiol, 2003, 24: 757-761.

6 徐秋华，陆林国主编. 浅表器官超声诊断图鉴. 上海：上海科学技术出版社，2005：16-18.

7 Coit WE, Harnsberger HR, Osborn AG, et al. Ranulas and their mimics: CT evaluation. Radiology, 1987, 163: 211-216.

8 Kurabayashi T, Ida M, Yasumoto M, et al. MRI of ranulas. Neuroradiology, 2000, 42: 917-922.

（王平仲　余　强）

第二节　纤维母细胞/肌纤维母细胞肿瘤和纤维组织细胞瘤

纤维母细胞/肌纤维母细胞肿瘤是间叶组织肿瘤的一大类型，约占所有软组织肿瘤的 5%。在此类肿瘤中，许多病变的细胞既具有纤维母细胞，又具有肌纤维母细胞的特点。实际上，两种细胞可能是同一类型细胞的不同功能状态。不同病例或同一病变的不同时期，两种细胞的相对比例不同。根据 2002 年 WHO 软组织肿瘤分类，纤维母细胞/肌纤维母细胞肿瘤所包含的疾病类型见表 5−1。

表 5−1　WHO 软组织肿瘤中纤维母细胞/肌纤维母细胞肿瘤的分类

良　性	中间型（局部侵袭性）	中间型（罕见转移性）	恶　性
结节性筋膜炎	浅表纤维瘤病（掌/跖）	孤立性纤维性肿瘤和血管周细胞瘤（包括脂肪瘤性血管周细胞瘤）	成人纤维肉瘤
增生性筋膜炎	韧带型纤维瘤病	炎症性肌纤维母细胞瘤	黏液纤维肉瘤
增生性肌炎	脂肪纤维瘤病	低度恶性肌纤维母细胞肉瘤	低度恶性纤维黏液样肉瘤
骨化性肌炎		黏液炎症性纤维母细胞肉瘤	玻璃样变纤维梭形细胞瘤
指（趾）纤维骨化性假瘤			
缺血性筋膜炎		婴儿纤维肉瘤	硬化性上皮样纤维肉瘤
弹力纤维瘤			
婴儿纤维性错构瘤			
肌纤维瘤/肌纤维瘤病			
颈纤维瘤病			
青少年玻璃样纤维瘤病			
包涵体纤维瘤病			
腱鞘纤维瘤			
促结缔组织增生性纤维母细胞瘤			
乳腺型肌纤维母细胞瘤			
钙化性腱膜纤维瘤			
血管肌纤维母细胞瘤			
富细胞性血管纤维瘤			
项型纤维瘤			
Gardner 纤维瘤			
钙化纤维性肿瘤			
巨细胞血管纤维瘤			

上述诸多肿瘤性病变中，可发生于颌面颈部者主要有结节性筋膜炎(nodular fasciitis)、骨化性肌炎 (myositis ossificans)、肌纤维瘤/肌纤维瘤病(myofibroma/myofibromatosis)、颈纤维瘤病(fibromatosis colli)、富细胞性血管纤维瘤(cellular angiofibroma)、项型纤维瘤 (nuchal type fibroma)、Gardner 纤维瘤(Gardner fibroma)、钙化纤维性肿瘤 (calcifying fibrous tumor)、巨细胞血管纤维瘤(giant cell angiofibroma)、韧带样型纤维瘤病(desmoid type fibromatosis)、孤立性纤维性肿瘤(solitary fibrous tumour) 和血管周细胞瘤(haemangiopericytoma)、炎症性肌纤维母细胞瘤(inflammatory myofibroblastic tumor)、低度恶性肌纤维母细胞肉瘤 (low grade myofibroblastic sarcoma)、婴儿纤维肉瘤(infantile fibrosarcoma)、成人纤维肉瘤 (adult fibrosarcoma) 和黏液纤维肉瘤(myxofibrosarcoma)。本节将对其中发生于颌面颈部的主要疾病进行简要叙述。

在 2002 年发表的 WHO 软组织肿瘤分类中，有一组疾病被称之为"所谓纤维组织细胞性肿瘤"(so called fibrohistiocytic tumours)。其所包括的肿瘤类型见表 5-2。由于纤维组织细胞分化的概念受到挑战，现在多认为此类疾病属于定义不明的组织细胞形态分化。所谓纤维组织细胞性肿瘤的类型有 3 种，包括良性、中间型和恶性(详见表 5-2)。本节仅叙述其中的深部良性纤维组织细胞瘤(deep benign fibrohistiocytic tumours，DBFH)和恶性纤维组织细胞瘤 (malignant fibrohistiocytic tumours，MFH)。弥漫性巨细胞瘤(diffuse-type giant cell tumour)的影像表现见本章第五节。

影像学检查上，超声、CT 和 MRI 均可用于颌面颈部纤维母细胞/肌纤维母细胞肿瘤和纤维组织细胞瘤的检查。其中，超声检查常作为浅表性软组织疾病的首选检测方法；CT 和 MRI 则于软组织浅表或深在部位病变均适宜。由于具有良好的组织信号对比，MRI 检查常能更清晰地显示深部病变的范围及与邻近结构的关系，故应作为首选方法。

表 5-2 WHO 所谓纤维组织细胞性肿瘤分类

良 性	中间型(偶见转移型)	恶 性
腱鞘巨细胞瘤	丛状纤维组织细胞性肿瘤	多形性"恶性纤维组织细胞瘤"/未分化多形性肉瘤
弥漫型巨细胞瘤	软组织巨细胞瘤	巨细胞性"恶性纤维组织细胞瘤"/伴有巨细胞的未分化多形性肉瘤
深部良性纤维组织细胞瘤		伴有明显炎症的未分化多形性肉瘤

参考文献

1 Schepper AMDe. Imaging of soft tissue tumors. 2nd ed，Berlin：Springer，2001：149.

2 Fletcher CDM，Unni KK，Mertens F. WHO classification of tumours. Pathology and Genetics of Tumours of Soft Tissue and Bone. IARC press：Lyon，2002：10-11.

结节性筋膜炎

结节性筋膜炎(nodular fasciitis)是一种经常发生于皮下组织，有肿物形成的纤维增生性病变。该病变由丰满而一致的纤维母细胞/肌纤维母细胞构成，表现为一种疏松或类组织培养样的生长方式。本病又名假肉瘤性筋膜炎 (pseudosarcomatous)。尽管有报道显示少数结节性筋膜炎与局部外伤或炎症有关，但多数病变的原因仍不明。结节性筋膜炎是一种相对常见的软组织病变，可见于任何年龄患者，但多见于青年人。无明显性别差异。结节性筋膜炎一般发生于皮下，偶见于肌内和筋膜（多沿浅表筋膜层扩散）。全身各个部位均可发病，但多见于上肢、躯干和头颈部。在全身结节性筋膜炎中，头颈部发病者占 15%~20%。

大体病理上，结节性筋膜炎为无包膜的局限性或浸润性病变，切面黏液样或纤维性，偶尔可见中心有囊性变。镜下见，结节性筋膜炎由相同而丰满的梭形纤维母细胞或肌纤维母细胞构成，胞核无深染和多形性。病变细胞丰富，但部分区域可呈结构疏松和黏液样，并伴有撕碎样、羽毛状或组织培养样结构。在细胞丰富区，常见 S 或 C 形结构，有时可见席纹状结构。病变内胶原含量较少，间质可有广泛玻璃样变。根据结节性筋膜炎的组织学成分可分其为 3 类：黏液型（1 型）、细胞型（2 型）和纤维型（3 型）。不同类型者可存在于同一病变中。

临床上，结节性筋膜炎主要表现为生长较快的疼痛性或无痛性肿物。病变直径大小一般在 2 cm 左右，少有超过 4~5 cm 者。通常认为该病变具有自限性。对结节性筋膜炎的治疗多以手术切除为主，复发非常罕见，几乎无转移。

【影像学表现】

部位　头颈部结节性筋膜炎主要发生于皮下组织。锁骨上窝、口腔、腮腺、颏下、眶下和枕部均有报道。

形态和边缘　结节性筋膜炎多表现为不规则形态，亦可呈类圆形，病变直径较小，少有超过 3 cm 者。多数病变边界清晰；少数为边界模糊表现。

内部结构　超声上，结节性筋膜炎主要表现为实性低回声，偶见囊性。平扫 CT 上，结节性筋膜炎多表现为软组织肿块，少数可为低密度囊肿样表现。增强 CT 上，病变或为均匀强化表现；或为环形强化表现（图 5-22）。平扫 MRI 上，结节性筋膜炎的信号变化较大。如病变以黏液型和细胞型为主，则病变在 T1WI 和 T2WI 上分别以中等和高信号表现为主；如病变以纤维型为主，则其在 T1WI 和 T2WI 上均以低信号表现为主；增强 MRI 之 T1WI 上，实性病变多有显著强化表现（图 5-23）；囊性病变的边缘亦有明显强化，可表现为环形强化。根据 Schepper 等描述，某些结节性筋膜炎病变在 MRI 上可呈“倒靶征”（inverted target sign）表现，即在 T1WI 上，病变表现为中心低信号和外周高信号；在 T2WI 上，病变表现为中心高信号和外周低信号；增强 T1WI 上，病变外周强化明显，中心强化较轻微。

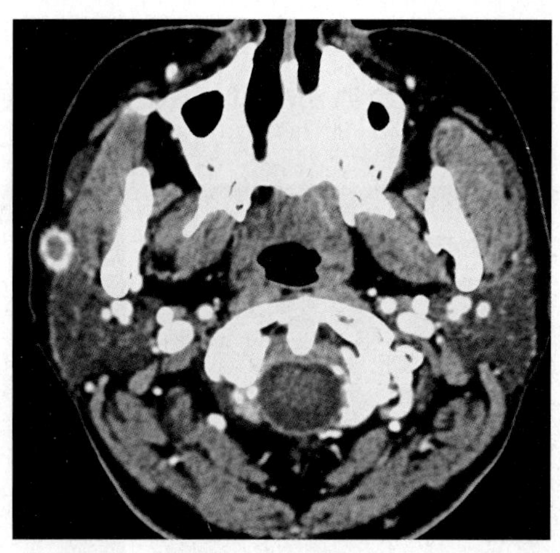

图 5-22　右颊部结节性筋膜炎（nodular fasciitis in the right buccal region）

横断面增强 CT 示右腮腺浅面皮下组织内有小圆形肿块，边缘强化明显，呈环形，界限清晰。

邻近结构侵犯和反应　结节性筋膜炎有一定的浸润性生长特性，与病变相邻的肌肉结构常被累及。头颈部结节性筋膜炎可破坏颅底，侵犯颅内。

影像鉴别诊断　应与结节性筋膜炎鉴别的疾病主要有软组织肉瘤（恶性纤维组织细胞瘤和纤维肉瘤）和纤维瘤病。恶性纤维组织细胞瘤多见于中老年男性患者，病变多发生于深部软组织，体积一般较大，周围组织结构受侵明显；结节性筋膜炎则多见于年轻成人，病变多位于皮下或皮下筋膜，病变体积较小，周围组织结构虽可受累，但侵犯程度较恶性纤维组织细胞瘤轻。纤维肉瘤也可发生于皮下组织，病变对周围组织结构的侵犯常较结节性筋膜炎明显。纤维瘤病是一种非常少见的软组织良性病变，亦可呈浸润性生长，其MR信号表现与结节性筋膜炎相似。但在平扫CT上，纤维瘤病的CT值高于肌肉组织。结节性筋膜炎较纤维瘤病常见，平扫CT上，病变密度可与肌肉相等或低于肌肉组织。

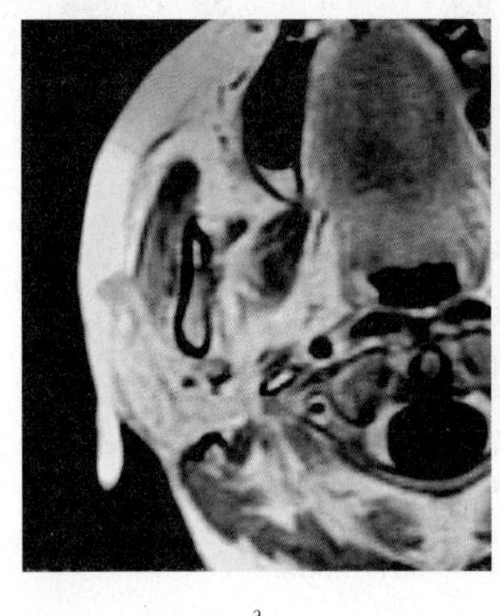
a

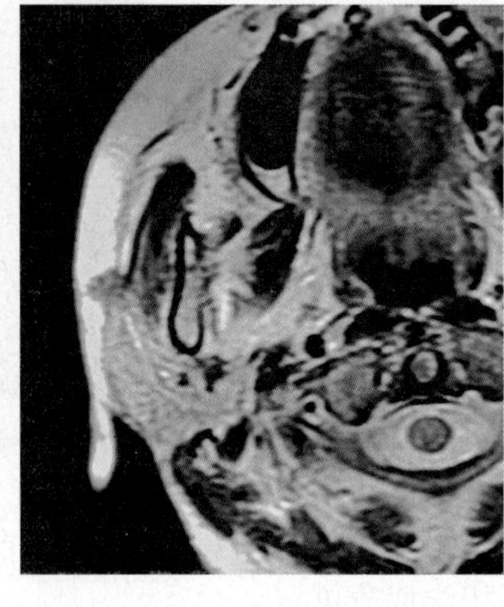
b

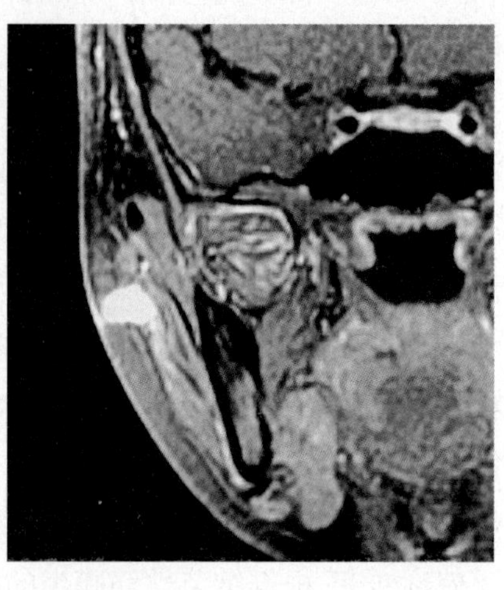
c

图 5-23 右颊部结节性筋膜炎(nodular fasciitis in the right buccal region)

MR 横断面 T1WI 图 a 示右腮腺浅面皮下组织内有小圆形中等信号肿块，边界清晰。横断面 T2WI 图 b 示病变呈中等略高信号。冠状面增强压脂 T1WI 图 c 示病变呈高信号改变。

参 考 文 献

1 Fletcher CDM, Unni KK, Mertens F. WHO classification of tumours. Pathology and Genetics of Tumours of Soft Tissue and Bone. IARC press: Lyon, 2002, 48-49.

2 Schepper AMDe. Imaging of soft tissue tumors. 2nd ed, Berlin: Springer, 2001: 150-151.

3 Bernstein KE, Lattes R. Nodular (pseudosarcomatous) fasciitis, a nonrecurrent lesion: clinicopathologic study of 134 cases. Cancer, 1982, 49: 1668-1678.

4 Shimizu S, Hashimoto H, Enjoji M. Nodular fasciitis: an analysis of 250 patients. Pathology, 1984, 16: 161-166.

5 Goodlad JR, Fletcher CD. Intradermal variant of nodular fasciitis. Histopathology, 1990, 17: 569-571.

6 Meyar C, Kransdorf M, Jelinek J, et al. MR and CT appearance of nodular fasciitis. J Comput Assist Tomogr, 1991, 15: 276-279.

7 Kim ST, Kim HJ, Park SW, et al. Nodular fasciitis in the head and neck: CT and MR imaging findings. AJNR Am J Neuroradiol, 200, 26: 2617-2623.

8 Nishi SP, Brey NV, Sanchez RL. Dermal nodular fasciitis: three case reports of the head and neck and literature review. J Cutan Pathol, 2006, 33: 378-382.

9 Carr MM, Fraser RB, Clarke KD. Nodular fasciitis in the parotid region of a child. Head Neck, 1998, 20: 645-648.

10 Katada T, Tsuchimochi M, Oda T, et al. Magnetic resonance imaging findings of nodular fasciitis in the mental region. Odontology, 2004, 92: 77-80.

11 Karagama YG, Karkos PD, Smelt GJ, et al. Nodular fasciitis of the infraorbital rim in an adult patient. Rhinology, 2004, 42: 35-37.

12 Shin JH, Lee HK, Cho KJ, et al. Nodular fasciitis of the head and neck: radiographic findings. Clin Imaging, 2003, 27: 31-37.

骨化性肌炎

骨化性肌炎(myositis ossificans, MO)是一种由细胞丰富的反应性纤维组织和骨组织构成的局灶性、自限性和修复性病变。形态上与之相似的病变还可出现在皮下、腱鞘和筋膜，分别被命名为骨化性脂膜炎（panniculitis ossificans）和骨化性筋膜炎(fasciitis ossificans)。这些病变的快速生长常使临床怀疑其为典型性软组织假肉瘤(classic peudosarcomas of soft tissues)，后者细胞丰富、有异型性和分裂活跃。MO 又名软组织假恶性骨肿瘤(pseudomalignant osseous tumour of soft tissue)、骨外局限性非肿瘤性骨和软骨形成（extraosseous localized, nonneoplastic bong and cartilage formation)、局限性骨化性肌炎(myositis ossificans circumscripta)和创伤性骨化性肌炎(myositis ossificans traumatica)。外伤与 MO 的发生关系密切(60%~75%)，被认为是本病的始发因素。无创伤史可寻的 MO 可能与长期轻微机械刺激、缺血和炎症有关。MO 可见于任何年龄，但好发于青少年和喜欢运动的年轻成人，平均年龄 32 岁。男性稍多见。MO 于身体各个部位均可发病，包括四肢、躯干和头颈部，易受创伤的部位，如肘部、大腿和肩部最为常见。

大体病理上，MO 为界限清晰的椭圆形褐色肿物，中心质软有光泽，外周质硬灰白色，有沙砾感。镜下见，MO 以纤维母细胞和成骨的骨母细胞区带状增生为特点，并随病程而进展，反映了细胞渐进性成熟过程。MO 中心区的细胞成熟度低，主要由大量增生的纤维母细胞构成；外周区细胞成熟度高，可见形成良好的骨小梁和类皮质骨，开始为编织骨结构，以后逐渐改建为板层骨。

MO 的临床和影像学表现与病变的发展相一致。早期 MO 多表现为受累部位的疼痛，之后是弥漫性软组织肿胀。发病 2~6 周后，软组织肿胀逐渐变圆变硬，形成无痛性、界限清晰的质硬肿物。对于 MO 的治疗多以手术切除为主。MO 预后好，罕见有复发和恶变。

X 线平片、CT 及 MRI 均可作为骨化性肌炎的影像学检查方法。但比较而言，X 线平片和 CT 对异常钙化和骨组织的显示优于 MRI。

【影像学表现】

部位　头颈部 MO 多见于咬肌区，偶见于椎旁肌和胸锁乳突肌。

形态和边缘　MO 早期仅为软组织肿胀，形态不规则，边界不清。MO 晚期则多有肿物形成，病变形态规则，边界清晰。

内部结构　MO 早期(又称急性 MO)，病变在 X 线和 CT 上仅表现为软组织肿胀，内无钙化或骨化征象出现；MRI 上，MO 呈 T1WI 上的中等或略高信号和 T2WI 上的高信号表现；增强 MRI 上，MO 病变周围表现为清晰的环状强化。随着病程进展，MO 进入中期和后期阶段。X 线平片上，可见肿胀的软组织病变内有不规则形絮状致密影显示，之后病变周边周缘有板层骨结构显示，并向中心发展。CT 上，可见病变自外向内逐渐形成成熟的同心圆结构。病变中心的不成熟区为低密度表现，外周成熟区显示有钙化和骨化(图 5-24)。Amendola 等称之为“区域”现象(zoning phenomenon)；MRI 上，MO 病变在 T1WI 上呈中等或高信号，在 T2WI 上呈略高信号（图 5-24)。有时可见部分病变内有出血和液-液平面。病变外周的成熟区域在各序列上均为广泛的无信号区，此与钙化或骨化区相对应。增强 MRI 上，病变外周区无明显强化表现（图 5-24)。

邻近结构侵犯和反应　MO 多局限于软组织内，几乎不伴有邻近骨结构的破坏和吸收。局限于软组织内的 MO 可占据颌面颈部软组织间隙，导致该区域的脂肪组织结构为病变密度和信号所取代。

影像鉴别诊断　早期 MO 的影像表现与软组织恶性肿瘤相似，两者之间应予鉴别。平扫 CT 和 MRI 上，早期 MO 的密度和信号表现虽无特征性，但在增强 CT 和 MRI 上，MO 的环状强化表现多与软组织恶性肿瘤的不均匀强化表现有所区别。此外，恶性肿瘤多伴有邻近骨结构的破坏，而 MO 则少有此影像表现。在定期 X 线复查随访过程中，如能发现病变正逐渐趋于成熟（如出现钙化或骨化，或钙化和骨化区域扩大)，则亦有助于在 MO 与恶性肿瘤之间给出准确鉴别。

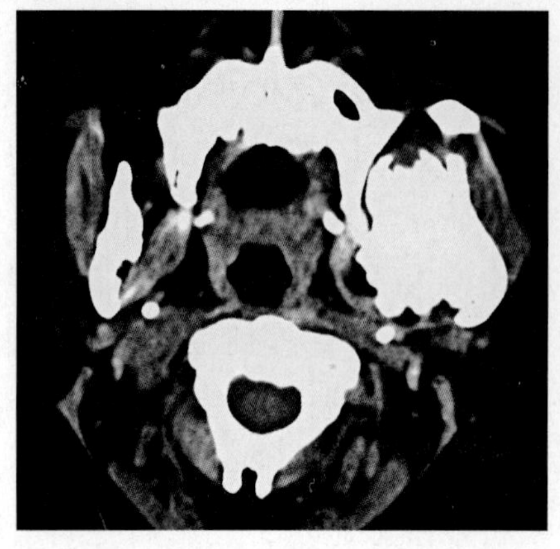

a

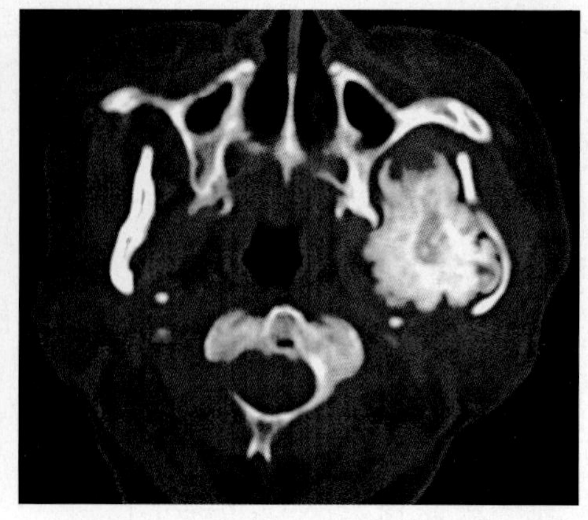

b

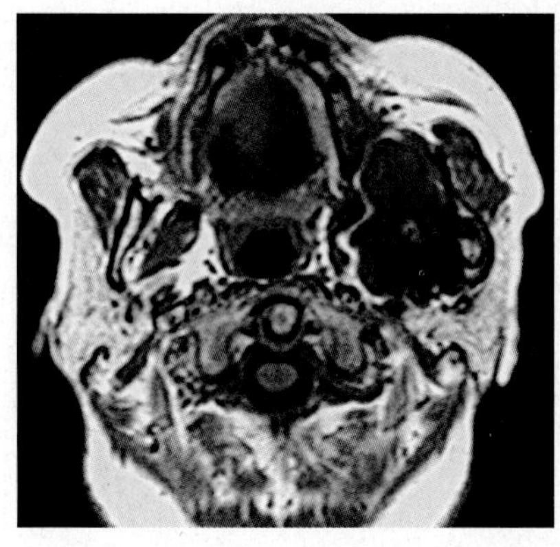

c

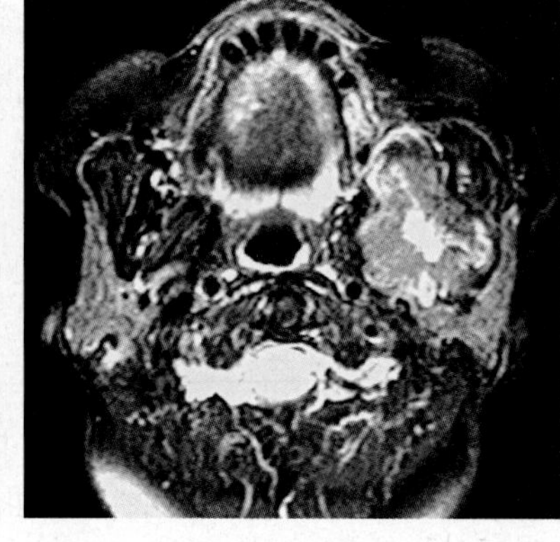

d

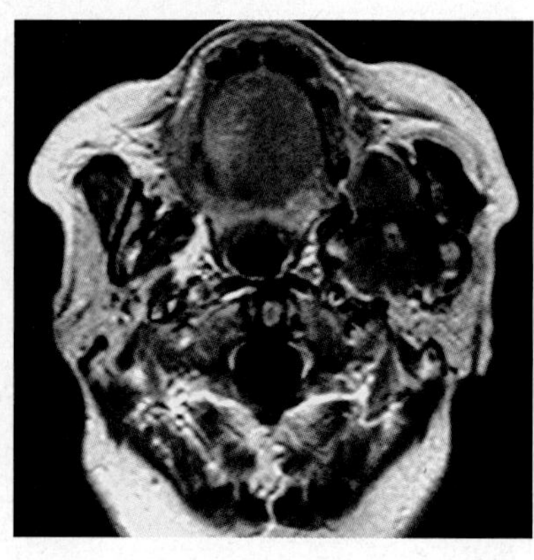

e

图 5-24　左咬肌间隙骨化性肌炎（myositis ossificans in the left masticator space）

横断面平扫 CT 软组织窗图 a 和骨窗图b 示左深部咬肌间隙区有不规则形、不均匀高密度骨化团块，边缘不规则。左下颌骨被推外移。MR 横断面 T1WI 图 c 和压脂 T2WI 图 d 上，病变分别呈中等信号和不均匀高信号。Gd-DTPA 增强 T1WI 图 e 上，病变强化不明显。

参考文献

1 Fletcher CDM, Unni KK, Mertens F. WHO classification of tumours. Pathology and Genetics of Tumours of Soft Tissue and Bone. IARC press: Lyon, 2002: 52-54.

2 Paterson DC. Myositis ossificans circumscripta. Report of four cases without history of injury. J Bone Joint Surg Br, 1970, 52: 296-301.

3 Norman A, Dorfman HD. Juxtacortical circumscribed myositis ossificans: evolution and radiographic features. Radiology, 1970, 96: 301-306.

4 Clapton WK, James CL, Morris LL, et al. Myositis ossificans in childhood. Pathology, 1992, 24: 311-314.

5 Nuovo MA, Norman A, Chumas J, et al. Myositis ossificans with atypical clinical, radiographic, or pathological findings: a review of 23 cases. Skeletal Radiol, 1992, 21: 87-101.

6 Sumiyoshi K, Tsuneyoshi M, Enjoji M. Myositis ossificans. A clinicopathologic study of 21 cases. Acta Pathol Jpn, 1985, 35: 1109-1102.

7 Lagier R, Cox JN. Pseudomalignant myositis ossificans. A pathological study of eight cases. Hum Pathol, 1975, 6: 653-665.

8 Schepper AMDe. Imaging of soft tissue tumors. 2nd ed, Berlin: Springer, 2001: 343-345.

9 Mevio E, Rizzi L, Bernasconi G. Myositis ossificans traumatica of the temporal muscle: a case report. Auris Nasus Larynx, 2001, 28: 345-347.

10 Mann SS, Som PM, Gumprecht JP. The difficulties of diagnosing myositis ossificans circumscripta in the paraspinal muscles of a human immunodeficiency virus-positive man: magnetic resonance imaging and temporal computed tomographic findings. Arch Otolaryngol Head Neck Surg, 2000, 126: 785-788.

11 Georgalas C, Kapoor L, Chau H, et al. Inflammatory focal myositis of the sternomastoid muscle: is there an absolute indication for biopsy? A case report and review of the literature. Eur Arch Otorhinolaryngol, 2006, 263: 149-151.

12 Cvitanic O, Sedlak J. Acute myositis ossificans. Skeletal Radiol, 1995, 24:

139－141.

13 De Smet AA, Noris MA, Fisher DB. Magnetic resonance imaging of myositis ossificans: analysis of seven cases. Skeletal Radiol, 1992, 21: 503－507.

14 Kransdorf MJ, Meis JM, Jelinek JS. Myositis ossificans: MR appearance with radiologic-pathologic correlation. AJR Am J Roentgenol, 1991, 157: 1243－1248.

15 Siegal MJ. Magnetic resonance imaging of musculoskeletal soft tissue masses. Radiol Clin North Am, 2001, 39: 701－720.

16 Shirkhoda A, Armin AR, Bis KG, et al. MR imaging of myositis ossificans: variable patterns at different stages. J Magn Reson Imaging, 1995, 5: 287－292.

17 Erlemann R, Reiser MF, Peters PE. Musculoskeletal neoplasms: static and dynamic GdDTPA-enhanced MR imaging. Radiology, 1989, 171: 767－773.

18 Amendola MA, Glazer GM, Agha FP, et al. Myositis ossificans circumscripta: computed tomographic diagnosis. Radiology, 1983, 149: 775－779.

鼻咽血管纤维瘤

鼻咽血管纤维瘤(nasopharyngeal angiofibroma)是一种累及男性鼻咽部的良性、富含细胞和血管间充质的肿瘤。鼻咽区软组织肿瘤的种类和临床病理特点与上呼吸道其他部位肿瘤相似，但鼻咽纤维血管瘤除外。鼻咽血管纤维瘤又名青少年鼻咽血管纤维瘤 (juvenile nasopharyngeal angiofibroma, JNA)、血管纤维瘤 (angiofibroma)、纤维血管瘤(fibroangioma)和纤维瘤(fibroma)。在所有鼻咽部肿瘤中，鼻咽血管纤维瘤不足 1%。该肿瘤发病机理不明，但通过封闭肿瘤内雌激素或孕激素受体可改变肿瘤的生长。鼻咽血管纤维瘤主要发生于男性青少年，10~20 岁为发病高峰年龄。如为女性发病，必须排除女性睾丸男性化的存在。

大体病理上，鼻咽血管纤维瘤的平均直径大小约为 4 cm，最大直径可达 22 cm。肿瘤外形呈圆形或多结节轮廓的息肉，切面为红色、灰色到棕褐色。镜下见，鼻咽血管纤维瘤的纤维间质中有血管增生，其血管壁薄，肌层可缺如。血管内皮细胞较单薄，也可以饱满。纤维间质由多种形态的细胞及数量不等的胶原纤维组成，背景中可见黏液样变性。

临床上，鼻咽血管纤维瘤患者的症状多以自发性鼻出血、流涕、鼻塞为主，另可出现面部畸形、复视、突眼、鼻窦炎和中耳炎等。基于鼻咽血管纤维瘤的大小和范围，通常将鼻咽血管纤维瘤分为 4 期。Ⅰ期：肿瘤局限于鼻咽部，无骨破坏；Ⅱ期：肿瘤侵犯鼻腔、上颌窦、筛窦或蝶窦，无骨破坏；Ⅲ期：肿瘤侵犯翼腭窝、颞下窝、眼眶或蝶鞍旁区；Ⅳ期：肿瘤侵入颅腔、海绵窦、视交叉或垂体窝。由于可能出现大出血并危及生命，故组织活检必须慎重对待。对鼻咽血管纤维瘤的临床治疗常以外科手术为主。但因病变的部位及组织病理特点，术中极易发生大出血，给手术造成困难，导致瘤体残留或是患者出现出血性休克等并发症。近年来，综合治疗方案(包括 DSA 下选择性血管栓塞；经皮穿刺瘤体内直接栓塞；再配以外科手术切除)的采用对减少术中出血和最大范围地切除瘤体起到了关键作用，并已取得较好的效果。约 20%的鼻咽血管纤维瘤可出现复发，最常见的复发部位在颅内。

CT、MRI 及 DSA 均可用于鼻咽血管纤维瘤的检查。DSA 作为诊断血管性疾病的主要影像学方法，对鼻咽血管纤维瘤的诊断及术前栓塞也具有十分重要的作用。

【影像学表现】

部位　鼻咽血管纤维瘤主要发生于鼻后外侧壁或鼻咽部，通常广泛浸润周围组织结构。

形态和边缘　鼻咽血管纤维瘤多为不规则肿块形态，边缘不清。

内部结构　平扫 CT 上，鼻咽血管纤维瘤为软组织肿块表现；增强 CT 上，病变(包括术后残留病变)强化明显(图 5-25)。平扫 MRI 上，病变主要表现为 T1WI 上的不均匀中等信号和 T2WI 上的不均匀中至高信号。病变内可见点状或蜿蜒状血管流空影像(图 5-25)。增强 MRI 之 T1WI 上，病变呈明显强化表现，但其内仍有信号流空区。MRA 上可见同侧颈外动脉和颈内动脉增粗。DSA 上，病变表现为鼻咽部高血循占位，并可见其主要供血动脉

(如上颌动脉、咽升动脉等)和明显的毛细血管染色(图5-25)。

邻近结构侵犯和反应　由于鼻咽血管纤维瘤生长具有浸润性,因此病变区周围的组织结构均可受侵。病变可向前侵犯鼻腔、上颌窦;向外侵犯颞下窝和翼腭窝(翼腭窝增宽),向上侵犯眼眶和颅底,导致骨结构重建和破坏吸收,甚至可侵入颅内,累及海绵窦。

影像鉴别诊断　鼻咽血管纤维瘤的影像表现可以和许多疾病类似,包括脑膨出(encephalocele)、鼻窦息肉(antrochoanal polyp)、静脉性血管瘤和横纹肌肉瘤。脑膨出通常表现为异常结构与颅内脑实质和脑膜相连,脑组织无明显强化表现。鼻窦息肉可充满上颌窦、筛窦、蝶窦和鼻腔,但不会侵犯翼腭窝。鼻窦息肉一般呈边缘强化表现,而鼻咽血管纤维瘤呈实质强化表现。静脉性血管瘤内部缺乏信号流空征象,且不只局限于男性患者。横纹肌肉瘤一般较少以鼻咽和鼻腔后外侧为中心,亦较少通过蝶腭孔侵入翼腭窝。此外,还应注意鼻咽纤维血管瘤和鼻咽癌的鉴别。鼻咽癌是鼻咽部最为常见的肿瘤。两者侵犯其周围的组织结构影像表现方式基本相同。不同之处主要在于鼻咽纤维血管瘤内的血管数量、血流量和血容量均远较鼻咽癌丰富。CT、MRI 和 DSA 上,鼻咽纤维血管瘤以病灶强化明显、内有明显的血管流空征象和明显的对比剂染色为特点。

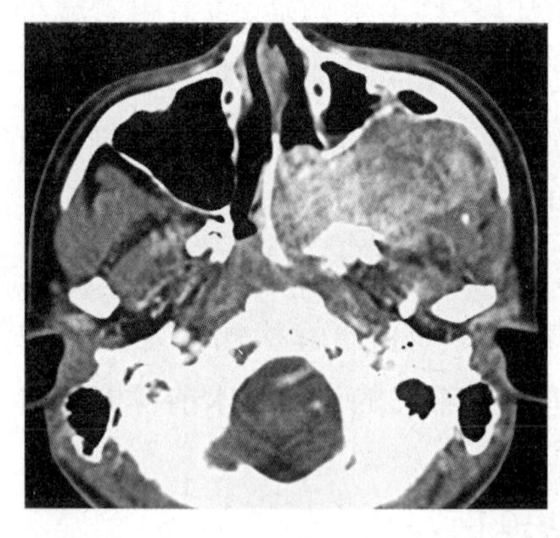
a

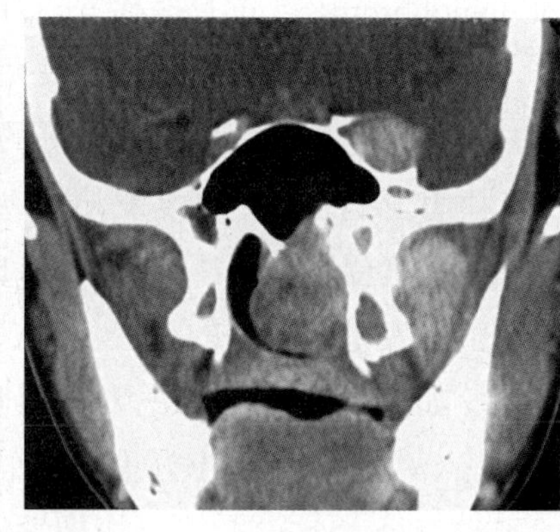
b

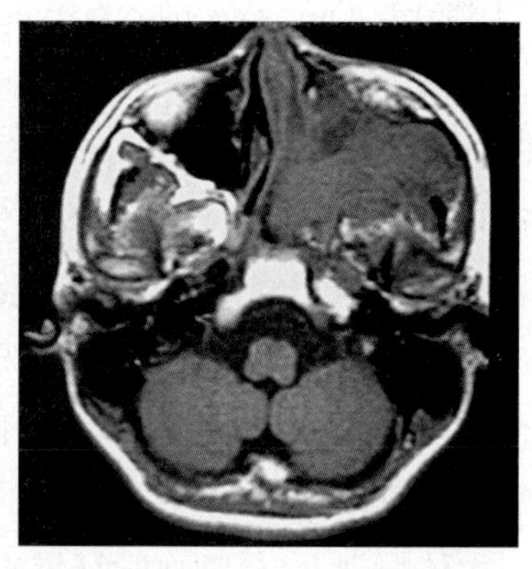
c

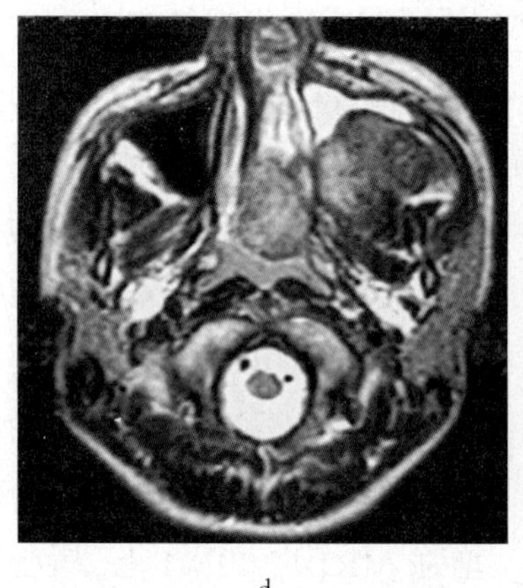
d

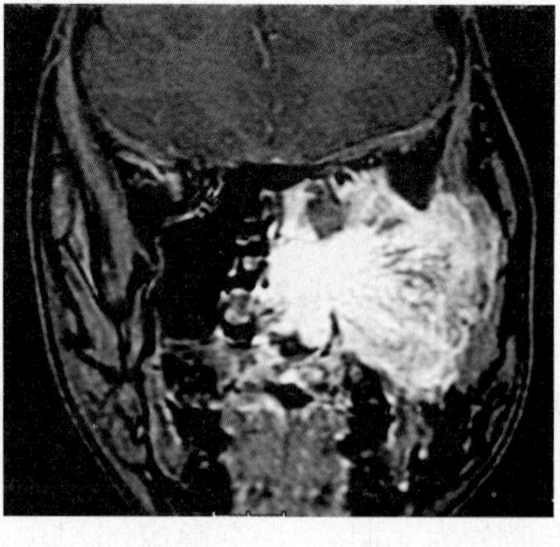
e

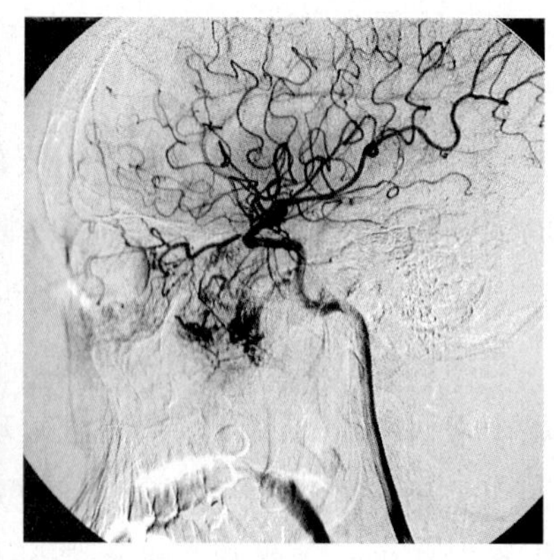
f

图5-25　左鼻咽血管纤维瘤(left nasopharyngeal angiofibroma)

横断面图 a 和冠状面图 b 增强CT 示左侧鼻咽、翼腭间隙和颞下间隙区有强化明显而界限不清的软组织肿块。病变累及左侧海绵窦。MR 横断面 T1WI 图 c 和 T2WI 图 d 示病变分别呈中等信号和略高信号表现。Gd-DTPA 冠状面压脂增强 T1WI 图 e 示病变强化明显。头颅侧位 DSA 图 f 示鼻咽部病变于动脉期有明显染色。

参考文献

1 Barnes L, Eveson JW, Reichart P, et al. WHO classification of tumours. Pathology & Genetics of head and neck tumours. Lyon: IARC Press, 2005: 102-103.

2 Neel HBI, Whicker JH, Devine KD, et al. Juvenile angiofibroma. Review of 120 cases. Am J Surg, 1973, 126: 547-556.

3 Beham A, Fletcher CD, Kainz J, et al. Nasopharyngeal angiofibroma: an immunohistochemical study of 32 cases. Virchows Arch A Pathol Anat Histopathol, 1993, 423: 281-285.

4 Bremer JW, Bryan NH, De Sando LW, et al. Angiofibroma: treatment trends in 150 patients during 40 years. Laryngoscope, 1986, 96: 222-231.

5 Chandler JR, Goulding R, Moskowitz L, et al. Nasopharyngeal angiofibromas: staging and management. Ann Otol Rhinol Laryngol, 1984, 93: 322-329.

6 Paris J, Guelfucci B, Zanaret m, et al. Diagnosis and treatment of juvenile nasopharyngeal angiofibroma. Eur Arch Otorhinolaryngol, 2001, 258: 120-124.

7 Siniluoto TM, Luotonen JP, Tikkakoski TA, et al. Value of pre-operative embolization in surgery for nasopharyngeal angiofibroma. J Laryngol Otol, 1993, 107: 514-521.

8 孟昭明,张改华.鼻咽纤维血管瘤术前供血动脉栓塞的临床价值探讨.中国医学影像技术,2002, 18: 551-553.

9 董敏俊,范新东,石润杰.鼻咽纤维血管瘤术前双重介入栓塞的临床价值.介入放射学,2006, 15: 342-344.

10 Harnsberger HR. Diagnostic imaging. Head and neck. Salt Lake: Amirsys, 2004, Ⅱ: 2-64-67.

11 Kania RE, Sauvaget E, Guichard JP, et al. Early postoperative CT scanning for juvenile nasopharyngeal angiofibroma: detection of residual disease. AJNR Am J Neuroradiol, 2005, 26: 82-88.

12 Chagnaud C, Petit P, Bartoli J, et al. Postoperative follow-up of juvenile nasopharyngeal angiofibromas: assessment by CT scan and MR imaging. Eur Radiol, 1998, 8: 756-764.

项型纤维瘤

项型纤维瘤(nuchal type fibroma, NTF)是一种罕见的累及真皮和皮下组织的良性玻璃样变性纤维母细胞增生性疾病。此病又名项纤维瘤(nuchal fibroma)。NTF 的发病高峰年龄在 20~50 岁之间。男性多于女性。

大体病理上,NTF 的直径多在 3 cm。肿瘤质地硬,白色。镜下见,NTF 无包膜,界限不清。病变内细胞成分少,含有粗大而分布杂乱的胶原纤维。由于 NTF 内的胶原纤维粗细与正常颈部相似,仅为真皮胶原层增厚,并包围附属器和皮下脂肪,故有观点认为 NTF 似乎是颈部正常的、细胞成分稀少的胶原性结缔组织的局部增厚。少数病例可浸润骨骼肌。

临床上。NTF 多表现为无痛性肿块或局部组织增厚,少数患者可有疼痛症状。资料显示 NTF 与外伤、Gardner 综合征、硬化病和糖尿病有关。Michal 等的病例资料显示约 44% NTF 的患者患有糖尿病。NTF 易术后复发,但无转移。

【影像学表现】

部位　NTF 主要发生于颈后部,但也可见于其他部位,如面部和四肢等。

形态和边缘　NTF 可呈规则或不规则肿块表现,部分 NTF 可表现为项韧带的局部增厚。病变边界多不清晰。

内部结构　超声上,NTF 多呈较均匀等回声或低回声表现(图 5-26)。CT 上,NTF 为软组织密度表现,密度较均匀(图 5-27)。

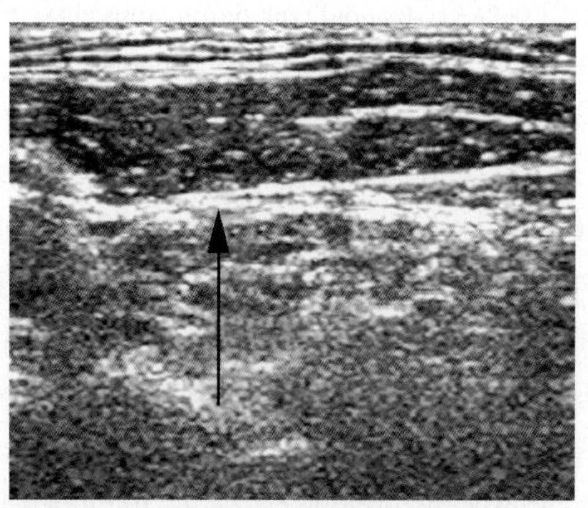

图5-26　颈部项型纤维瘤(nuchal type fibroma)

超声图示颈项部有一梭形混合性低回声肿块(黑箭头),内有条状强回声光带,肿瘤后方回声稍增强,境界清晰。

MRI 上，由于内部成分主要为胶原纤维，NTF 在 T1WI 和 T2WI 上均为低或中等信号表现。部分病变内可见点状高信号脂肪影卷入病灶内。

邻近结构侵犯和反应　NTF 多局限于软组织内，但可浸润邻近肌肉、韧带和肌间脂肪间隙。

影像鉴别诊断　NTF 的影像学表现缺乏特征性，但发生于颈后部的其他肿瘤性病变亦不多见。因此，根据此病好发于男性和颈后部的特点，一旦发现颈后部异常隆起，应考虑有发生 NTF 的可能。

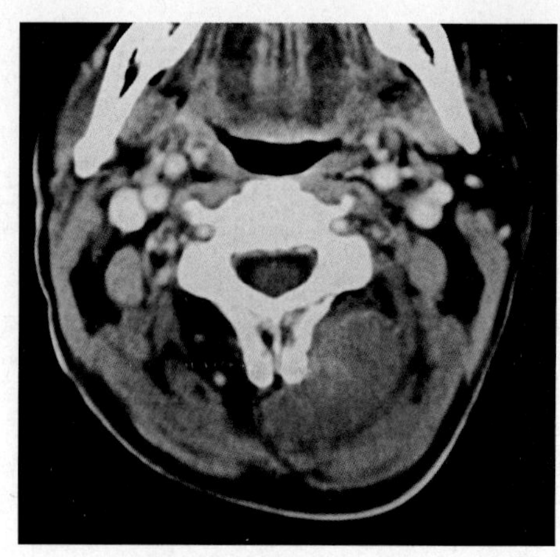

图 5-27　左颈项部项型纤维瘤（nuchal type fibroma in the left neck）

横断面增强 CT 示左颈后部有类圆形软组织肿块影，病变内部密度均匀，边界清晰。

参考文献

1　Fletcher CDM, Unni KK, Mertens F. WHO classification of tumours. Pathology and Genetics of Tumours of Soft Tissue and Bone. IARC press: Lyon, 2002: 75.

2　Abraham Z, Rozenbaum M, Rosner I, et al. Nuchal fibroma. J Dermatol, 1997, 24: 262-265.

3　O'Connell JX, Janzen DL, Hughes TR. Nuchal fibrocartilaginous pseudotumor: a distinctive soft-tissue lesion associated with prior neck injury. Am J Surg Pathol, 1997, 21: 836-840.

4　Karonidis A, Rigby HS, Orlando A. Collagenosis Nuchae: a case report of a rare and often misdiagnosed condition. J Plast Reconstr Aesthet Surg, 2007, 60: 320-323.

5　Michal M, Fetsch JF, Hes O, et al. Nuchal type fibroma: a clinicopathologic study of 52 cases. Cancer, 1999, 85: 156-163.

6　Schepper AMDe. Imaging of soft tissue tumors. 2nd ed, Berlin: Springer, 2001: 152-154.

韧带样型纤维瘤病

韧带样型纤维瘤病（desmoid-type fibromatosis）或硬纤维瘤病（desmoid type fibromatosis）是一种起源于深部软组织的克隆性纤维母细胞增生性疾病。该肿瘤以浸润性或侵袭性生长为特征，易局部复发，但不转移。在颅外头颈部，硬纤维瘤病多起源于腱膜结构。硬纤维瘤病命名复杂，又可称为腹外韧带样瘤（extra-abdominal desmoid）、腹外韧带样纤维瘤病（extra-abdominal fibromatosis）、韧带样瘤（desmoid tumour）、侵袭性纤维瘤病（aggressive fibromatosis）、青少年韧带样型纤维瘤病（juvenile desmoid-type fibromatosis）、婴幼儿纤维瘤病（infantile fibromatosis）和肌肉腱膜纤维瘤病（musculoaponeurotic fibromatosis）。全身硬纤维瘤病多好发于腹部以外，如肩部、胸壁、背部、大腿和头颈部。头颈部硬纤维瘤病约占全身硬纤维瘤病的 10%~15%。本病可见于任何年龄，但儿童和 35 岁以下成人多见。女性患者多于男性，也有认为无明显性别差异。硬纤维瘤病可以是 Gardner 综合征的表征之一，可以多发。与全身其他部位的硬纤维瘤病相比，头颈部者更具侵袭性，可伴有邻近骨或颅底的骨质破坏，甚至会导致死亡。

大体病理上，硬纤维瘤病质地硬，有沙砾感。切面呈棕褐色至白色，有光泽，内有粗大的梁状结构，类似于瘢痕组织，肿瘤直径通常约 5~10 cm 左右。镜下见，硬纤维瘤病以一致性长行纤细的梭形细胞增生为特征，周围伴有胶原性间质和数量不等的血管。肿瘤界限不清，多浸润至周围软组织。

临床上，头颈部硬纤维瘤病的典型症状为深在性界限不清的质硬肿物，可轻度疼痛或无痛。累及鼻窦、鼻甲和口腔者可出现鼻出血和牙齿移位。如病变侵犯邻近神经，还可有异常麻木和针刺感等。硬纤维瘤病生长缓慢，具有一定的稳定性，甚至可随时间的延续而出现萎缩。对硬纤维瘤病的治疗多以手术切除为主，切除是否完整与局部复发密切相关。

【影像学表现】

部位 头颈部硬纤维瘤病依次好发于颈部（锁骨上窝）、面部（咬肌间隙）、口腔、头皮、鼻窦和眼眶。

形态和边缘 硬纤维瘤病的形态表现多样，可呈规则或不规则形态。轻度侵袭性者多为边缘清晰表现；侵袭明显者多边缘模糊，类似于恶性肿瘤。

内部结构 超声上，硬纤维瘤病多表现为均匀低回声。平扫 CT 上，硬纤维瘤病为软组织密度表现（罕见有钙化和骨化）；增强 CT 上，病变内部有不均匀轻至中度强化（图 5-28、5-29）。平扫 MRI 之 T1WI 上，病变多以低或中等信号表现为主；T2WI 上，病变呈不均匀中等至高信号，且随时间的延续病变内部可出现低信号区；增强 MRI 之 T1WI 上，病变强化明显（图 5-29）。

邻近结构侵犯和反应 颈部硬纤维瘤病可压

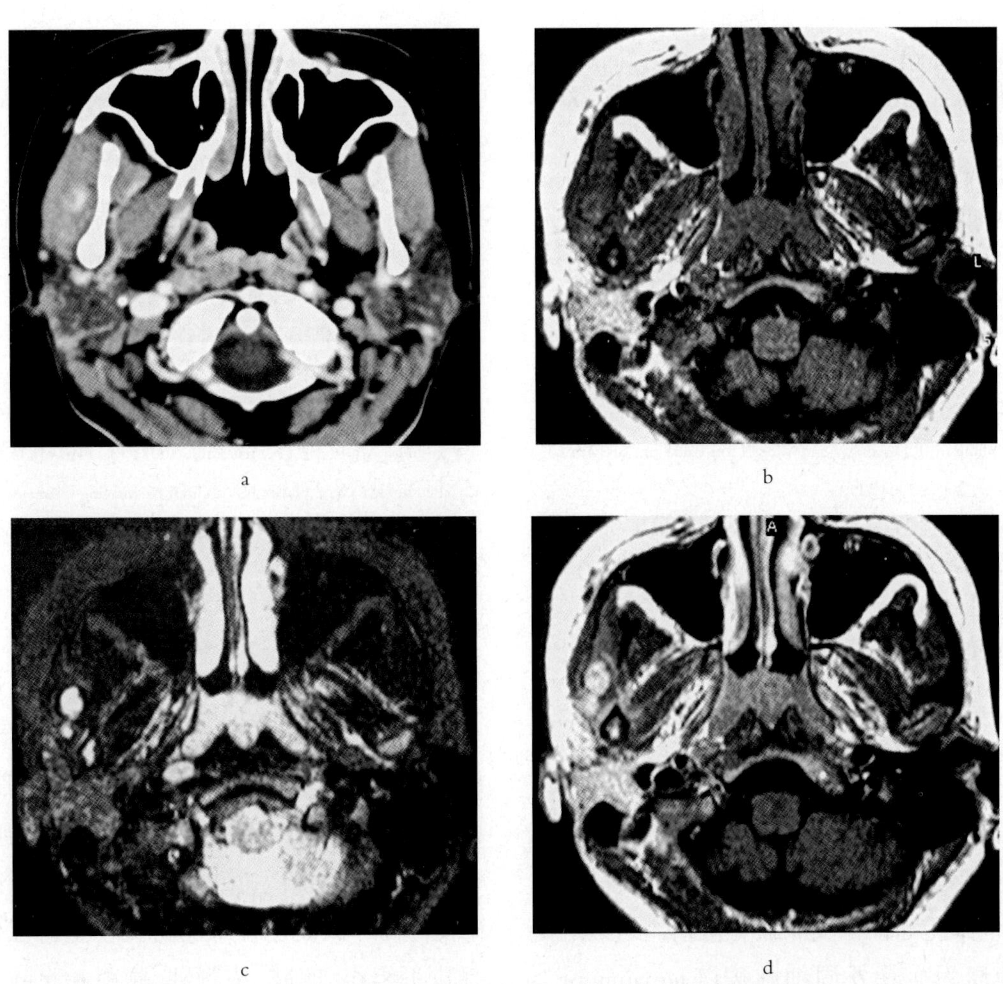

图 5-28 右咬肌区韧带样型纤维瘤病（desmoid type fibromatosis in the right masticator space）

横断面增强 CT 图 a 示右侧咬肌内有小圆形强化肿块影，边缘欠清晰。MR 横断面 T1WI 图 b 和压脂 T2WI 图 c 上，病变分别呈中等信号和均匀高信号。Gd-DTPA 增强 T1WI 图 d 上，病变有明显强化，较均匀，界限清晰。

迫或包绕颈鞘血管。咬肌间隙病变可致颌骨和颅底骨质结构发生异常改变，表现为骨皮质增厚、骨质增生和骨质吸收。少数病变还可侵入颅内。病变周围的肌肉结构多有受侵，表现为肌肉轮廓模糊。

影像鉴别诊断　硬纤维瘤病的影像表现缺乏特征性，且多数病变可与软组织恶性肿瘤（如纤维肉瘤、非霍奇金淋巴瘤、横纹肌肉瘤）和软组织蜂窝织炎的影像表现相似，鉴别诊断比较困难。临床上，软组织蜂窝织炎与硬纤维瘤病之间有较大的表现差异（前者主要表现为红肿热痛肿块）。

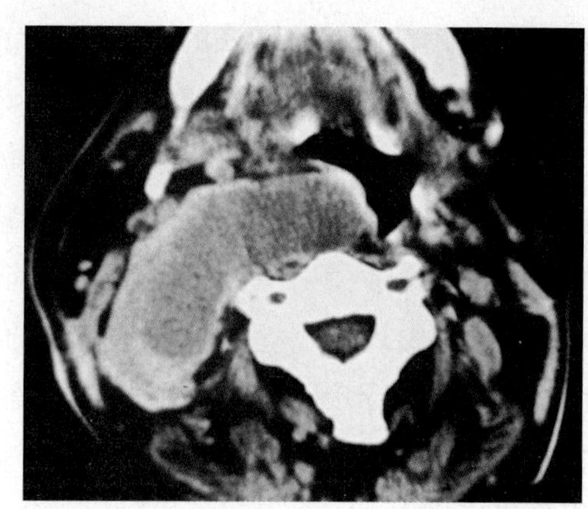

图 5-29　右咽旁间隙韧带样型纤维瘤病（desmoid type fibromatosis in the right parapharyngeal space）

横断面平扫 CT 示右咽旁间隙和颈动脉间隙区有长圆形软组织肿块影，密度均匀，边缘清晰。

参 考 文 献

1　Fletcher CDM, Unni KK, Mertens F. WHO classification of tumours. Pathology and Genetics of Tumours of Soft Tissue and Bone. IARC press: Lyon, 2002: 83-84.

2　Barnes L, Eveson JW, Reichart P, et al. WHO classification of tumours. Pathology & Genetics of head and neck tumours. Lyon: IARC Press, 2005: 43-44.

3　Harnsberger HR. Diagnostic imaging. Head and neck. Salt Lake: Amirsys, 2004, Ⅳ: 2-2-5.

4　Gnepp DR, Henley J, Weiss SW et al. Desmoid fibromatosis of the sinonasal tract and nasopharynx: a clinicopathological study of 25 cases. Cancer, 1996, 78: 2572-2578.

5　Weiss SW, Goldblum JR. Enzinger and Weiss's soft tissue tumors. 4th ed, St. Louis: Mosby, 2001: 320-329.

6　Hayry P, Reitama JJ, Totterman S, et al. The desmoid tumor Ⅱ. Analysis of factors possibly contributing to the etiology and growth behavior. Am J Clin Pathol, 1982, 77: 674-680.

7　Tse GM, Chan KF, Ahuja AT, et al. Fibromatosis of the head and neck region. Otolaryngol Head Neck Surg, 2001, 125: 516-519.

8　Eich GF, Hoeffel JC, Tschappeler H, et al. Fibrous tumors in children imaging features of a heterogeneous group of disorders. Pediatr Radiol, 1998, 28: 500-509.

9　Kingston CA, Owens CM, Jeanes A, et al. Imaging of desmoid fibromatosis in pediatric patients. AJR Am J Roentgenol, 2002, 178: 191-199.

10　Flacke S, Pauleit D, Keller E, et al. Infantile fibromatosis of the neck with intracranial involvement: MR and CT findings. AJNR Am J Neuroradiol, 1999, 20: 923-925.

11　Garant M, Remy H, Just N. Aggressive fibromatosis of the neck: MR findings. AJNR Am J Neuroradiol, 1997, 18: 1429-1431.

12　Petchprapa CN, Haller JO, Schraft S. Imaging characteristics of aggressive fibromatosis in children. Comput Med Imaging Graph, 1996, 20: 153-158.

13　Lewin JS, Lavertu P. Aggressive fibromatosis of the prevertebral and retropharyngeal spaces: MR and CT characteristics. AJNR Am J Neuroradiol, 1995, 16: 897-900.

孤立性纤维瘤和血管周细胞瘤

孤立性纤维瘤（solitary fibrous tumour）是一种间质性肿瘤，其性质可能为纤维母细胞型，并有明显的血管外周细胞瘤样分支状血管。过去多诊断孤立性纤维肿瘤为血管外周细胞瘤（haemangiopericytoma）。事实上，血管外周细胞瘤与孤立性纤维瘤的细胞丰富区域十分相似，可能也属纤维母细胞性肿瘤。两者之间界限模糊。此外，血管周细胞瘤的组织学表现可见于多种软组织肿瘤，故目前认为此疾病可能不再是一种独立的病变类型。孤立性纤维瘤属于少见疾病，其中胸腔内孤立性纤维瘤约占50%。胸外孤立性纤维瘤可见于全身任何部位，包括皮下组织、四肢、头颈部、腹膜和腹腔等。患者发病年龄多在20~70岁（平均年龄50岁），无明显性别差异。

大体病理上，孤立性纤维瘤多表现为界限清晰的肿物，部分区域有包膜，平均大小约5~8 cm。肿瘤切面常为结节状，色白质硬。偶见黏液样和出血区。肿瘤内有坏死者或/和边缘呈浸润性生长者，可能为恶性肿瘤。镜下见，孤立性纤维瘤无固定结构，具有肿瘤内细胞稀疏区和细胞丰富区交替分布的特点，两者之间有粗玻璃样变胶原和分支状血管周细胞瘤样血管分隔。恶性孤立性纤维瘤多表现为细胞丰富，有局灶性中度至重度异型性，核分裂相多见。少数由良性孤立性纤维瘤突变为高级别肉瘤者，可能为去分化表现。

临床上，大多数孤立性纤维瘤表现为缓慢生长、界限清晰的无痛性肿块。恶性孤立性纤维瘤可有局部浸润性症状，表现为病变界限不清，质地偏硬而活动性差。少数孤立性纤维瘤因病变内产生胰岛素样生长因子而导致低血糖。对孤立性纤维瘤的治疗以手术切除为主。虽然大多数（80%~85%）孤立性纤维瘤无复发和转移，为良性肿瘤表现，但其生物学行为仍难预料，必须进行长期随访。组织学上表现为恶性孤立性纤维瘤者具有侵袭性，可发生转移。较为常见的远处转移部位是肺、骨和肝。

【影像学表现】

部位　孤立性纤维瘤在头颈部的常见发生部位是口腔和眼眶，其他发生部位包括鼻腔和鼻窦、鼻咽、涎腺、甲状腺和软组织间隙（咽旁间隙、颞下窝和咽后间隙）。

形态和边缘　孤立性纤维瘤多表现为形态规则的类圆形肿块，可呈分叶状，边界清晰，部分可见包膜。

内部结构　超声上，孤立性纤维瘤为相对低回声表现。平扫 CT 上，该肿瘤的 CT 值等于或略低于周围肌肉组织，密度较均匀（图 5-30）。病变内可偶有高密度钙化影出现。增强 CT 上，病变多表现为明显均匀或不均匀强化（图 5-30、5-31）。MRI 上，孤立性纤维瘤在 T1WI 上呈均匀中等信号；在 T2WI 上病变信号变化多样，多数病变表现为低等

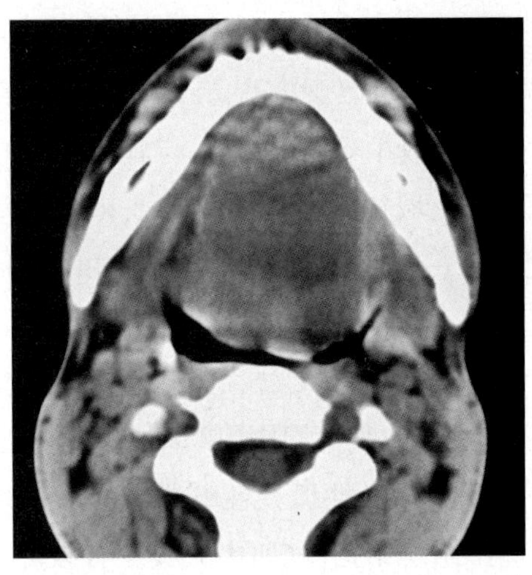

a

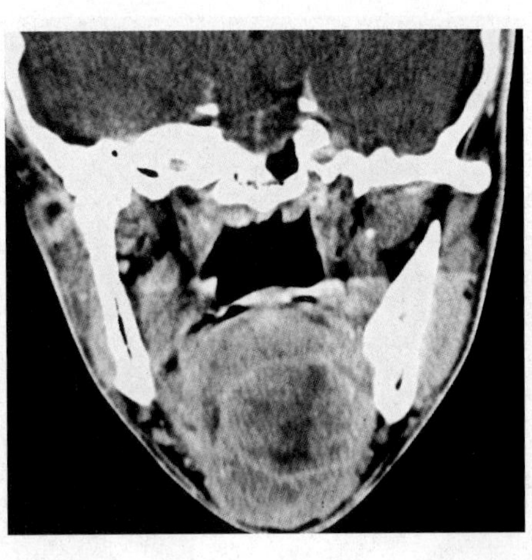

b

图 5-30　舌部孤立性纤维瘤（solitary fibrous tumor in the tongue）

横断面平扫 CT 图 a 示舌部有略低密度软组织肿块，界限不清。增强 CT 冠状面重建图 b 示病变呈不均匀强化表现。

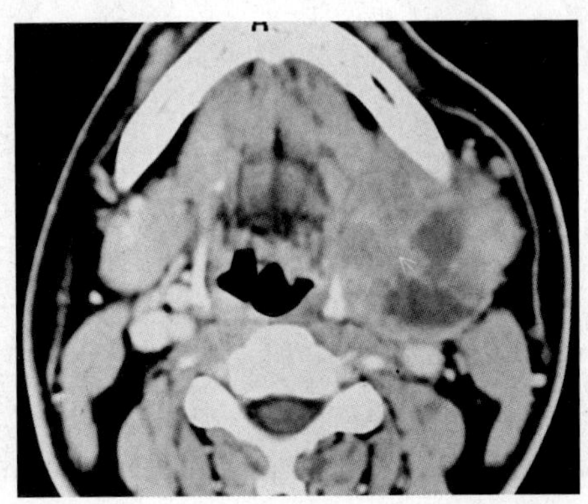

图 5-31　左下颌下区孤立性纤维瘤（solitary fibrous tumor in the left submandibular space）

横断面增强 CT 示左下颌下区软组织肿块呈不均匀强化表现，边界不清。

信号或混合信号，少数为高信号表现(图 5-32、5-33)。与病理的对照观察提示，孤立性纤维瘤在 T2WI 上的低或中等信号表现与其内丰富的细胞和胶原纤维区域相对应。增强 MRI 上，孤立性纤维瘤强化明显，一般有均匀性、结节性和不均匀性 3 种表现形式。

邻近结构侵犯和反应　孤立性纤维瘤的性质和所在部位不同，其对周围组织结构的影响亦不尽相同。一般而言，良性孤立性纤维瘤多表现为推移或压迫周围组织结构(如肌肉)，极少有破坏吸收周围骨质结构的征象。恶性孤立性纤维瘤具有侵袭性生长的特点，其周围的软组织结构可为病灶取代，邻近骨质结构可被溶解吸收。部分位于鼻窦和深部颌面间隙的侵袭性孤立性纤维瘤还可破坏颅底，侵入颅内。

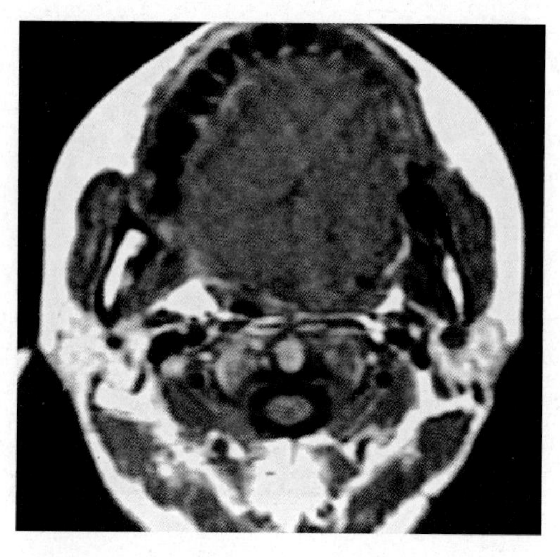

a

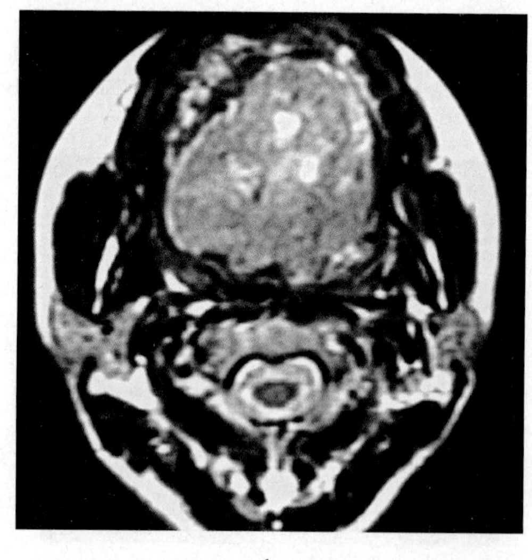

b

图 5-32　舌部孤立性纤维瘤(solitary fibrous tumor in the tongue)

MR 横断面 T1WI 图a 示舌部肿块性病变呈中等信号表现。T2WI 图 b 上，病变为不均匀高信号表现，界限不清。

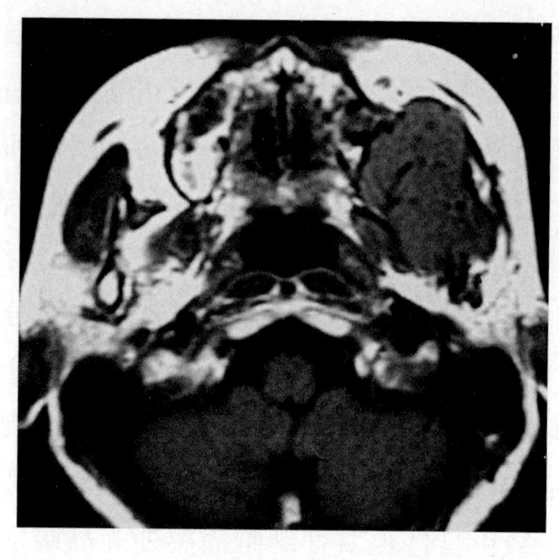

a

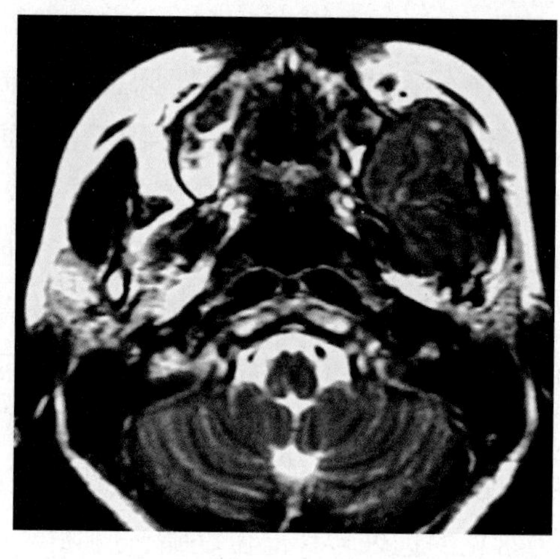

b

图 5-33　左咬肌区孤立性纤维瘤(solitary fibrous tumor in the left masticator space)

MR 横断面 T1WI 图 a 示左颊间隙和颞下间隙区肿块性病变为中等信号表现，边界不清。T2WI 图 b 上，病变为中等信号和略高信号混合。

影像鉴别诊断　和其他实性软组织肿瘤相比，孤立性纤维瘤的影像表现缺乏特征性。另外，不同部位的孤立性纤维瘤所需鉴别的疾病种类亦有所差异。位于鼻腔和鼻窦的孤立性纤维瘤应与 SCCa 相鉴别。良性孤立性纤维瘤边界清晰，由完整或不完整包膜的征象几乎不见于SCCa。呈侵袭性表现的孤立性纤维瘤与SCCa的鉴别比较困难，两者的影像表现近乎相同。位于腮腺、咽旁间隙、颞下窝和咽后间隙的孤立性纤维瘤应与多形性腺瘤、神经鞘瘤和淋巴结肿大型疾病相鉴别。多形性腺瘤和神经鞘瘤内部可有囊性变或小囊肿形成，有时可见出血；孤立性纤维瘤则几乎均为实性肿瘤，其内部囊性变和出血均少见。许多淋巴结肿大性疾病具有多发性特点，而孤立性纤维瘤为单发性疾病。

参考文献

1 Fletcher CDM, Unni KK, Mertens F. WHO classification of tumours. Pathology and Genetics of Tumours of Soft Tissue and Bone. IARC press: Lyon, 2002: 86–90.

2 Ganly I, Patel SG, Stambuk HE, et al. Solitary fibrous tumors of the head and neck: a clinicopathologic and radiologic review. Arch Otolaryngol Head Neck Surg, 2006, 132: 517–525.

3 Vallar-Decouvelaere AV, Dry SM, Fletcher CD. Atypical and malignant solitary fibrous tumors in extrathoracic locations: evidence of their comparability to intra-thoracic tumors. Am J Surg Pathol, 1998, 22: 1501–1511.

4 Mentzel T, Bainbridge TC, Katenkamp D. Solitary fibrous tumour: clinicopathological immunohistochemical, and ultrastructural analysis of 12 cases arising in soft tissues, nasal cavity and nasopharynx, urinary bladder and prostate. Virchows Arch, 1997, 430: 445–453.

5 Dotan ZA, Mor Y Olchovsky D, et al. Solitary fibrous tumor presenting as perirenal mass associated with hypoglycemia. J Urol, 1999, 162: 2087–2088.

6 Jeong AK, Lee HK, Kim SY, et al. Solitary fibrous tumor of the parapharyngeal space: MR imaging findings. AJNR Am J Neuroradiol, 2002, 23: 473–475.

7 Kim TA, Brunberg JA, Pearson JP, et al. Solitary fibrous tumor of the paranasal sinuses: CT and MR appearance. AJNR Am J Neuroradiol, 1996, 17: 1767–1772.

8 Kim HJ, Lee HK, Seo JJ, et al. MR imaging of solitary fibrous tumors in the head and neck. Korean J Radiol, 2005, 6: 136–142.

9 Shin JH, Sung IY, Suh JH, et al. Solitary fibrous tumor in the buccal space: MR findings with pathologic correlation. AJNR Am J Neuroradiol, 2001, 22: 1890–1892.

10 Abe T, Murakami A, Inoue T, et al. Solitary fibrous tumor arising in the sphenoethmoidal recess: a case report and review of the literature. Auris Nasus Larynx, 2005, 32: 285–289.

11 Tateishi U, Nishihara H, Morikawa T, et al. Solitary fibrous tumor of the pleura: MR appearance and enhancement pattern. J Comput Assist Tomogr, 2002, 26: 174–179.

炎症性肌纤维母细胞性肿瘤

炎症性肌纤维母细胞性肿瘤(Inflammatory myofibroblastic tumor, IMT)是一种由肌纤维母细胞性梭形细胞和浆细胞、淋巴细胞、嗜酸性粒细胞等炎症细胞组成的特殊类型病变。该肿瘤属于交界性病变，又名浆细胞肉芽肿(plasma cell granuloma)、浆细胞假瘤(plasma cell pseudotumour)、炎症性肌纤维母细胞性增生(inflammatory myofibrohistiocytic proliferation)、炎性假瘤(inflammatory pseudotumour)、浆细胞炎性假瘤(plasma cell pseudotumour)和假肉瘤样病变/肿瘤(pseudosarcomatous lesions/tumour)。IMT的病因不明，可能与损伤和免疫抑制有关。全身IMT主要发生于软组织和内脏(纵隔、胃肠道和胰腺)，颌面颈部罕见。头颈部IMT主要发生于儿童和年轻人，女性稍多见。

大体病理上，IMT界限清楚，或呈多结节状，质硬，白色或褐色。病变切面呈漩涡状肉质感或黏液样。少数病变有局灶出血、坏死和钙化。镜下见，IMT主要由3种基本结构组成：梭形肌纤维母细胞、纤维母细胞和炎症细胞。

临床上，IMT所在部位不同，症状也各不相同。一般情况下，IMT表现为疼痛或无痛性局限性或弥散状肿块。如IMT发生于眼眶，则可出现突眼、复视和眶肌运动障碍；如IMT发生于咬肌间隙则可引发张口受限；如病变与咽腔相邻则可发生呼吸困难。除局部症状外，不少患者还可出现发热、体重减轻、倦怠、贫血、血沉加快和血小板增多症。对IMT的治疗多以完整手术切除为主。术后复发者较少，偶见转移，恶变罕见。

【影像学表现】

部位　头颈部 IMT 常见于眼眶和咽腔、扁桃体、舌、咽旁间隙、鼻窦、涎腺和颈淋巴结。

形态和边缘　IMT 多为不规则形肿块表现，病变边缘不清。

内部结构　超声上，IMT 多表现为低回声肿块。平扫 CT 上，IMT 主要为软组织肿块表现（图 5-34），内部偶见钙化（图 5-35）；增强 CT 上，病变可有轻度至中度强化（图 5-35）。如内部有坏死者，则为不均匀强化表现。平扫 MRI 上，多数病变表现 T1WI 和 T2WI 上的中等信号（图 5-34）；少数 IMT 病变可在 T2WI 上呈不均匀略高信号表现；增强 MRI 上，病变多有轻至中度强化表现（图 5-34）。

邻近结构侵犯和反应　IMT 可累及与之相邻的肌肉和软组织间隙，致其正常轮廓消失或为病变组织取代。颈部 IMT 可累及咽腔和气管。位于咬肌间隙和鼻窦的 IMT 可累及并破坏下颌骨和鼻窦窦壁，甚至还可导致颅底骨的破坏吸收。

影像鉴别诊断　颌面颈部 IMT 的影像表现无特征性，可以和许多软组织肿瘤相似，尤其是恶性肿瘤相似，鉴别诊断较为困难。近来，作者采用 ¹H-MRS 技术在颌面部 IMT 和恶性肿瘤之间进行了比较。结果显示两类病变为胆碱

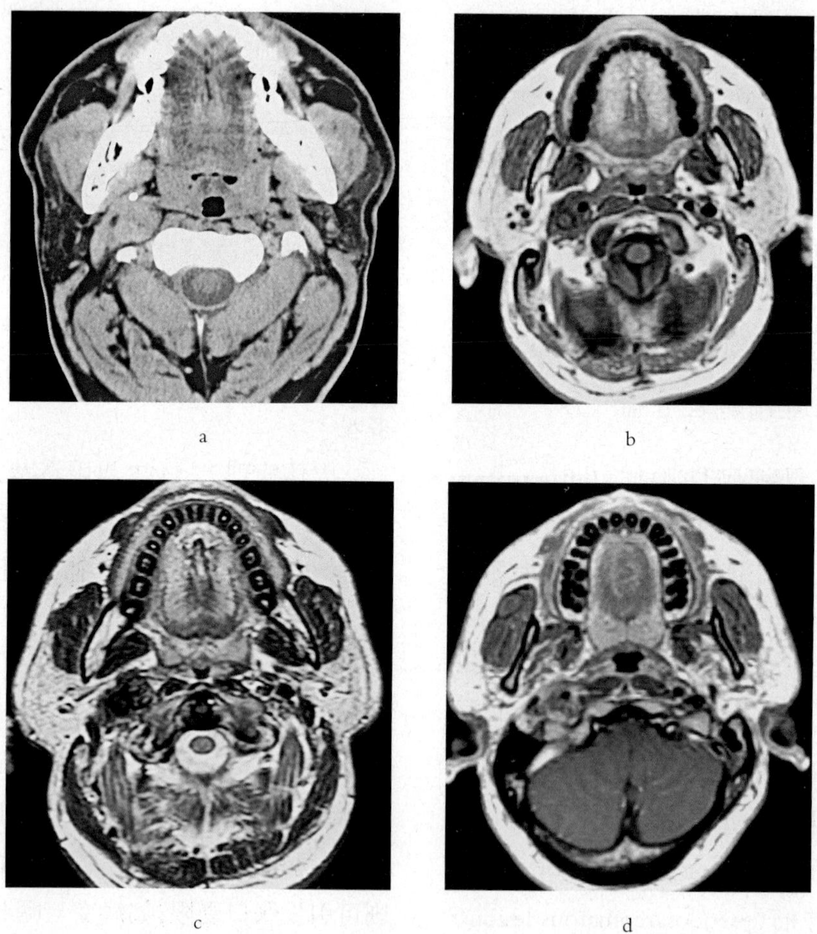

图 5-34　右颈动脉间隙区炎症性肌纤维母细胞性肿瘤（inflammatory myofibroblastic tumor in the right carotid space）

横断面平扫 CT 图 a 示右颈动脉间隙内有类圆形软组织肿块，边界清晰。右侧茎突被推前移。MR 横断面 T1WI 图 b 和 T2WI 图 c 上，病变均为中等信号表现。Gd-DTPA 增强 T1WI 图 d 上，病变为轻度不均匀强化表现。

(choline，Cho)代谢物标记时存在差异。即恶性肿瘤易被 Cho 标记，IMT 则不易被标记。据此，我们认为 ^{1}H-MRS 技术能为两类疾病的鉴别提供参考依据。

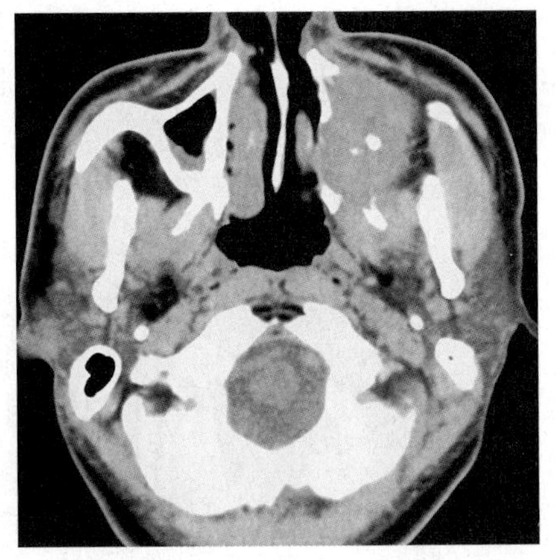

a

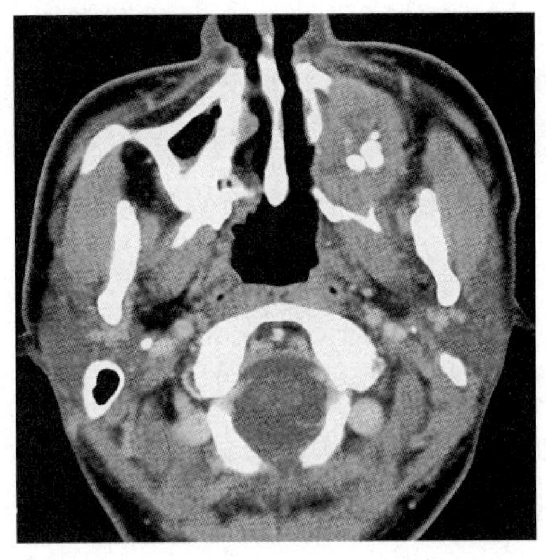

b

图5-35　左上颌窦炎症性肌纤维母细胞性肿瘤(inflammatory myofibroblastic tumor in the left maxillary sinus)

横断面平扫 CT 图 a 示左上颌窦内有类圆形软组织肿块，病变内有钙化斑点，边界不清。左上颌窦各壁均有破坏吸收。病变侵犯左颞下间隙和翼腭间隙。左侧蝶骨翼突破坏吸收。横断面增强 CT 图 b 上，病变呈轻度强化。

参 考 文 献

1　Fletcher CDM，Unni KK，Mertens F. WHO classification of tumours. Pathology and Genetics of Tumours of Soft Tissue and Bone. IARC press：Lyon，2002：91-93.

2　Gangopadhyay K，Mahasin ZZ，Kfoury H，et al. Inflammatory myofibroblastic tumour of the tonsil. J Laryngol Otol，1997，111：880-882.

3　Wenig BM，Devaney K，Biscegia M. Inflammatory myofibroblastic tumor of the larynx. A clinicopathologic study of eight cases simulating a malignantspindle cell neoplasms. Cancer，1995，76：2217-2229.

4　Coffin CM，Humphrey PA，Dehner LP. Extrapulmonary inflammatory myofibroblastic tumor：a clinical and pathological survey. Semin Diagn Pathol，1998，15：85-101.

5　Coffin CM，Watterson J，Priest JR，et al. Extrapulmonary inflammatory myofibroblastic tumor (inflammatory pseudotumor). A clinicopathologic and immunohistochemical study of 84 cases. Am J Surg Pathol，1995(19)：859-872.

6　de Vuysere S，Hermans R，Sciot R，et al. Extraorbital inflammatory pseudotumor of the head and neck：CT and MR findings in three patients. AJNR Am J Neuroradiol，1999，20：1133-1139.

7　Som PM，Curtin HD. Head and neck imaging. 4th ed，St. Louis：Mosby，2003：250，320-321，1908-1909.

8　Brown G，Shaw DG. Inflammatory pseudotumors in children：CT and ultrasound appearances with histopathological correlation. Clin Radiol，1995，50：782-786.

9　Som PM，Brandwein MS，Maldjian C，et al. Inflammatory pseudotumor of the maxillary sinus：CT and MR findings in six cases. AJR Am J Roentgenol，1994，163：689-692.

10　Browne M，Abramson LP，Chou PM，et al. Inflammatory myofibroblastic tumor (inflammatory pseudotumor) of the neck infiltrating the trachea. J Pediatr Surg，2004，39：e1-4.

11　Nakayama K，Inoue Y，Aiba T，et al. Unusual CT and MR findings of inflammatory pseudotumor in the parapharyngeal space：case report. AJNR Am J Neuroradiol，2001，22：1394-1397.

12　Han MH，Chi Je G，Kim MS，et al. Fibrosing inflammatory pseudotumors involving the skull base：MR and CT manifestations with histopathologic comparison. AJNR Am J Neuroradiol，1996，17：515-521.

13　Maruya S，Kurotaki H，Hashimoto T，et al. Inflammatory pseudotumour (plasma cell granuloma) arising in the maxillary sinus. Acta Otolaryngol，2005，125：322-327.

14　Thomas L，Uppal HS，Kaur S，et al. Inflammatory pseudotumour of the maxillary sinus presenting as a sino-nasal malignancy. Eur Arch Otorhinolaryngol，2005，262：61-63.

低度恶性肌纤维母细胞肉瘤

低度恶性肌纤维母细胞肉瘤 (low grade myofibroblastic sarcoma) 是一种特殊的非典型性肌纤维母细胞性肿瘤，常有纤维瘤病样结构。低度恶性肌纤维母细胞肉瘤只是肌纤维母细胞肉瘤

(myofibroblastic sarcoma)的一种特殊类型。低度恶性肌纤维母细胞肉瘤又名肌纤维肉瘤(myofibrosarcoma)。该肿瘤可见于许多解剖部位,但好发于四肢和头颈部。本病主要发生于成年人,男性稍多见,儿童罕见。

大体病理上,肌纤维母细胞肉瘤为质硬肿块,边界不清,切面呈白色纤维性。极少数病变界限清楚,边缘推进式生长。镜下见,大部分低度恶性肌纤维母细胞肉瘤以弥漫性浸润生长为特征。大多数肿瘤由富于细胞的细胞束构成,或梭形肿瘤细胞排列成席纹状结构。肿瘤内部可含有大量薄壁毛细血管。

临床上,大多数肌纤维母细胞肉瘤表现为无痛性渐进增大肿物。病变所在部位不同可引发不同的临床症状。治疗后,肿瘤复发较常见,转移罕见。对肌纤维母细胞肉瘤的治疗多以手术为主。复发与手术是否彻底密切相关。增殖活性高或有坏死的肿瘤具有较强的侵袭性,预后较差。

【影像学表现】

由于肌纤维母细胞肉瘤作为一种独立疾病出现尚不足30年,且较罕见,故迄今为止较少有关于该肿瘤的影像表现报道。在此,作者根据自己所见病例的CT和MRI对其作简单描述。

部位　肌纤维母细胞肉瘤多见于头颈部,依次好发于舌、口腔、涎腺和鼻窦。

形态和边缘　肿瘤形态多不规则,边界模糊。

内部结构　平扫CT上,肌纤维母细胞肉瘤为软组织密度表现;增强CT上,病变有强化,内部有坏死者密度不均(图5-36)。平扫MRI之T1WI上,病变多以等信号为主;T2WI上,病变呈等或高信号;增强MRI之T1WI上,病变可有强化。

邻近结构侵犯和反应　由于病变呈浸润性生长,可破坏与之相邻的骨质结构。颅底骨质亦可受侵,病变可侵入颅内。与病变相邻的肌肉、脂肪间隙均可受侵。

影像鉴别诊断　肌纤维母细胞肉瘤本身的影像学表现没有特征性,因此与其他软组织恶性肿瘤很难鉴别。

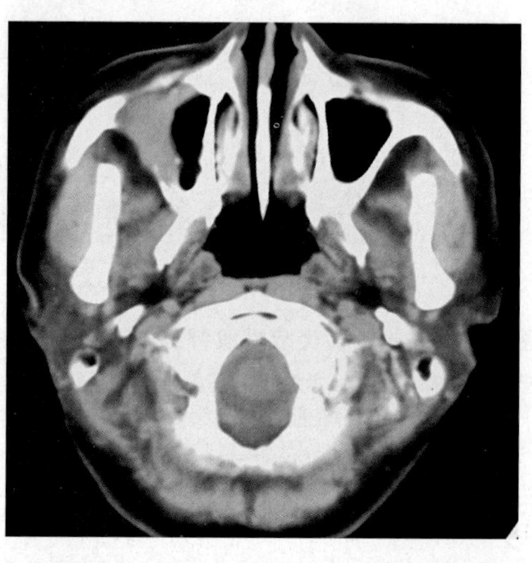

a

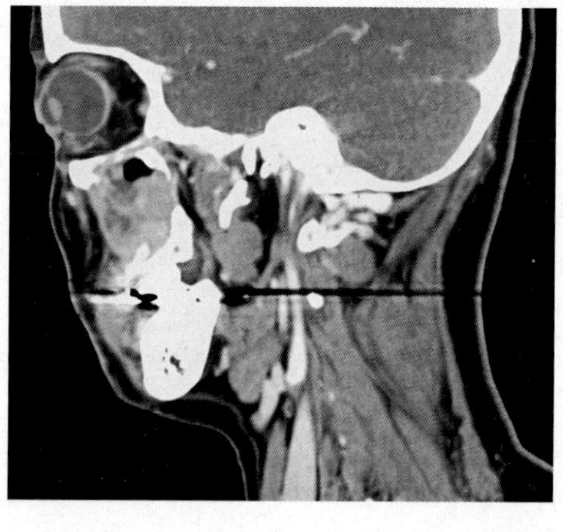

b

图5-36　右上颌低度恶性肌纤维母细胞肉瘤(low grade myofibroblastic sarcoma in the right maxillary region)

横断面平扫CT图a示右上颌区有异常软组织增生影,边缘欠光滑。右上颌窦前壁和外侧壁破坏吸收。增强CT矢状面重建图b上,可见病变呈轻度不均匀强化。

参考文献

1 Fletcher CDM, Unni KK, Mertens F. WHO classification of tumours. Pathology and Genetics of Tumours of Soft Tissue and Bone. IARC press: Lyon, 2002: 94-95.

2 Mentzel T, Dry S, Katenkamp D, et al. Low-grade myofibroblastic sarcoma: analysis of 18 cases in the spectrum of myofibroblastic tumors. Am J Surg Pathol, 1998, 22: 1228-1238.

3　Montgomery E, Goldblum JR, Fisher C. Myofibrosarcoma: a clinicopathologic study. Am J Surg Pathol, 2001, 25: 219-228.

4　Meiss JM, Enzinger FM. Proliferative fasciitis and myositis of childhood. Am J Surg Pathol, 1992, 16: 364-372.

5　Kondo S, Yoshizaki T, Minato H et al. Myofibrosarcoma of the nasal cavity and paranasal sinus. Histopathology, 2001, 39: 216-217.

纤维肉瘤

纤维肉瘤（fibrosarcoma）有婴儿纤维肉瘤（infantile fibrosarcoma）和成人纤维肉瘤（adult fibrosarcoma）之分。该肿瘤是一种由纤维母细胞及其各种胶原产物所构成的恶性肿瘤，典型的成人纤维肉瘤不同于婴儿纤维肉瘤和其他特殊类型的纤维母细胞性肉瘤，具有特征性的鲭鱼骨（herringbone）样结构。纤维肉瘤来源于纤维母细胞或肌纤维母细胞。深部病变多起源于肌肉和肌间纤维组织、筋膜鞘、腱膜和肌腱；表浅或皮下病变多发生在有外伤、疤痕、烫伤和辐射的部位。婴儿纤维肉瘤约占婴幼儿软组织恶性肿瘤的12%，好发于四肢末端、躯干和头颈部；成人纤维肉瘤因已作为一种排除性诊断而难以估计其发病率，约占成人肉瘤的1%~3%，主要累及部位亦为四肢、躯干和头颈部。婴儿和成人纤维肉瘤均好发于男性。成人纤维肉瘤好发于中年和老年人，50岁左右为高发年龄。在头颈部软组织肉瘤中，纤维肉瘤可能是仅次于横纹肌肉瘤而位列第二。但也有研究认为在排除了可能由放疗诱发的肿瘤外，真性纤维肉瘤可能是一种相对少见的肿瘤。

大体病理上，纤维肉瘤多表现为界限清楚（有假包膜形成）的白色或褐色的分叶状肿物，部分病变以弥散浸润性方式生长。肿瘤硬度与胶原含量有关。高度恶性者，其内部可出现出血或坏死。镜下见，纤维肉瘤由梭形细胞构成，排列成特征性的连绵束状结构，细胞束排列成角，类似于鲭鱼骨样。肿瘤间质含有数量不等的胶原成分，可形成网络结构或硬化、玻璃样变区域，亦可发生黏液样变和骨软骨化生。

临床上，纤维肉瘤多表现为生长缓慢的孤立性肿物，可伴有或不伴有疼痛。纤维肉瘤所发生的头颈部部位不同可导致不同的局部症状出现，如位于鼻窦的纤维肉瘤患者几乎都有鼻塞和鼻出血；位于咬肌者或其他部位的纤维肉瘤累及咬肌者均可引发张口受限；三叉神经及其分支受累者还可出现半面麻木等。婴儿纤维肉瘤的预后明显好于成人纤维肉瘤。目前，对纤维肉瘤的治疗仍以手术切除和放射治疗为主，或两者结合使用。治疗后的局部复发率较高（可达60%）。复发与肿瘤的不完整切除有关。纤维肉瘤易发生肺和骨（尤其是中轴骨）的转移，淋巴结转移者罕见。

【影像学表现】

部位　头颈部纤维肉瘤主要发生在皮下组织、颊部、腭部、鼻窦和面深部。

形态和边缘　纤维肉瘤形态多为不规则形，边缘不清。

内部结构　平扫CT上，纤维肉瘤为软组织肿块表现（图5-37、5-38），内部偶见钙化，增强CT上，因病变内部有乏血管区和坏死区而多呈不均匀强化表现（图5-39）。平扫MRI上，纤维肉瘤的信号变化多样。病变在T1WI上为均匀低或中等信号；在T2WI上或为不均匀低至中等信号；或为中等至高信号表现（图5-38、5-40）。前者在病理上多与致密胶原纤维相对应；后者则多与丰富的纤维母细胞基质相对应。增强MRI上，纤维肉瘤可为均匀或不均匀强化表现（图5-38、5-40）。

邻近结构侵犯和反应　与纤维肉瘤相邻的骨骼、肌肉、血管神经和软组织间隙均可受侵（图5-37、5-38、5-39）。病变侵犯骨骼者可出现明显的骨破坏吸收（图5-37、5-38、5-39）、骨髓侵犯和局灶性骨膜反应。病变侵犯咬肌者，则受累的

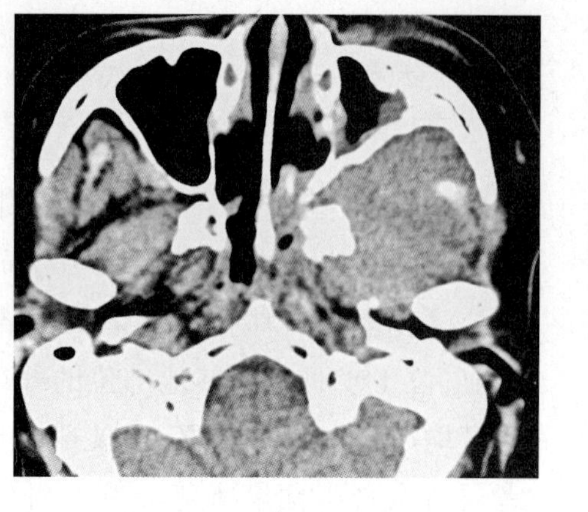

a

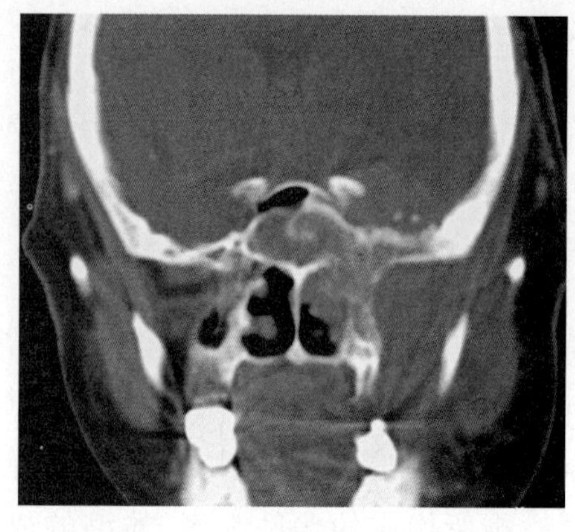

b

图5-37　左颞下窝区纤维肉瘤(fibrosarcoma in the left infratemporal fossa)

横断面平扫 CT 图 a 示左颞下间隙和翼腭间隙区有异常软组织增生影，病变密度均匀，边界不清。左翼腭间隙前后径明显增宽。冠状面增强 CT 图 b 示病变向上破坏蝶骨大翼，并侵犯至颅内。

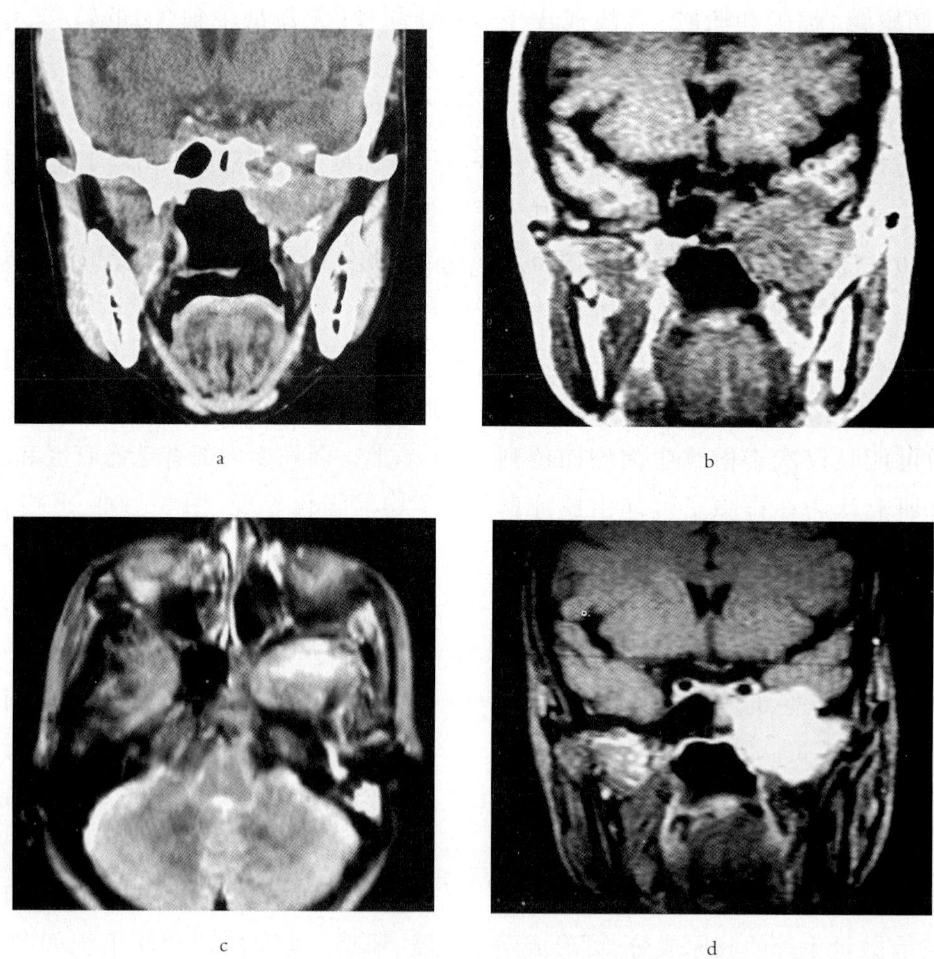

a　b　c　d

图5-38　左颞下窝区纤维肉瘤(fibrosarcoma in the left infratemporal fossa)

冠状面平扫 CT 图 a 示左颞下间隙有异常软组织肿块性病变，边界不清。左侧蝶骨大翼破坏吸收。MR 冠状面 T1WI 图 b 示病变呈中等信号。横断面 T2WI 图 c 上，病变为不均匀高信号表现。Gd-DTPA 冠状面增强 T1WI 图 d 上，病变强化明显，并向上侵犯左侧大脑颞叶。

肌肉多轮廓不清或消失。病变侵犯血管、神经和软组织间隙者，可见其包绕血管，软组织间隙变小或消失。

影像鉴别诊断　和许多软组织肉瘤一样，颌面颈部纤维肉瘤的影像表现除具有一般恶性肿瘤特点外，并无特征性。欲将其同其他软组织肉瘤（尤其是恶性纤维组织细胞瘤）进行区别，尚存在困难。但根据患者发病年龄的不同，通常能在纤维肉瘤或恶性纤维组织细胞瘤（中老年患者多见）和横纹肌肉瘤（青少年多见）之间给出区别。

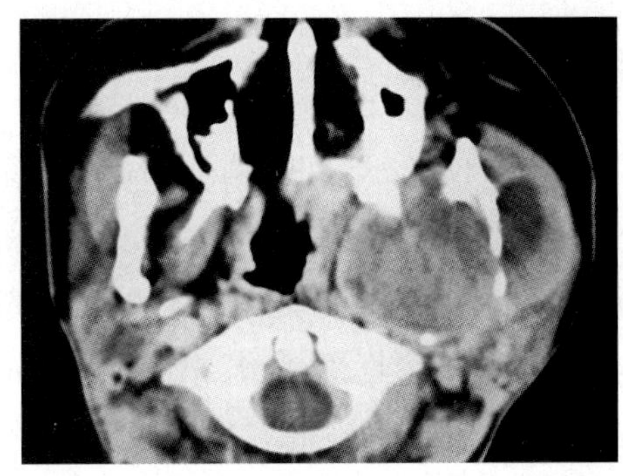

图 5-39　左咬肌间隙和咽旁间隙区纤维肉瘤（fibrosarcoma in the left masticator space and parapharyngeal space）

横断面增强 CT 示左咬肌间隙和咽旁间隙区有密度不均之软组织肿块形成，边界清晰。左侧下颌骨升支破坏吸收。

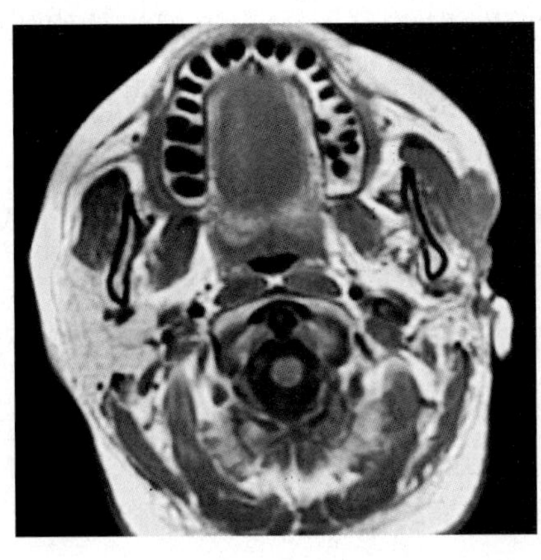

a

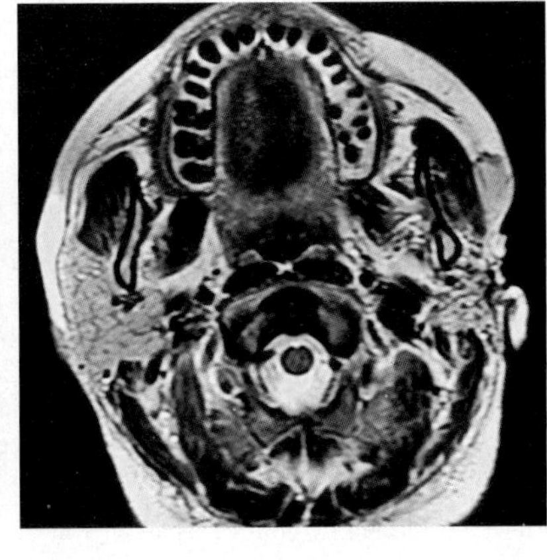

b

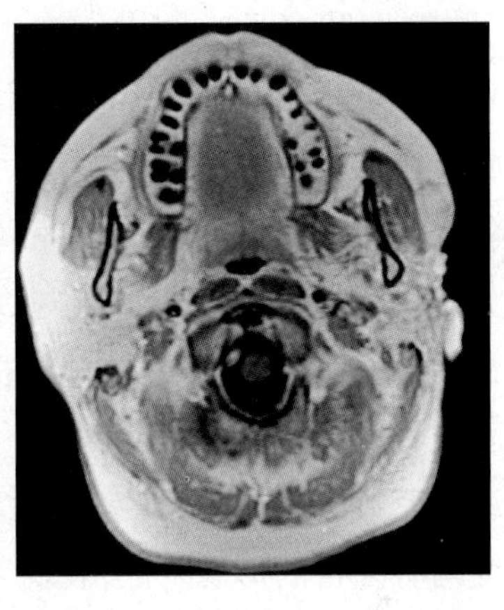

c

图 5-40　左颊部纤维肉瘤（fibrosarcoma in the left buccal region）

MR 横断面 T1WI 图 a 示左侧颊部和腮腺浅面有异常类圆形肿块状中等信号影，边界清晰。T2WI 图 b 示病变呈略高信号。Gd-DTPA 增强 T1WI 图 c 上，病变呈均匀强化表现。

参 考 文 献

1 Fletcher CDM, Unni KK, Mertens F. WHO classification of tumours. Pathology and Genetics of Tumours of Soft Tissue and Bone. IARC press: Lyon, 2002: 98-101.

2 Barnes L, Eveson JW, Reichart P, et al. WHO classification of tumours. Pathology & Genetics of head and neck tumours. Lyon: IARC Press, 2005: 35-36.

3 Schepper AMDe. Imaging of soft tissue tumors. 2nd ed, Berlin: Springer, 2001: 173-175.

4 Nageris B, Elidan J, Sherman Y. Fibrosarcoma of the vocal fold: a late complication of radiotherapy. J Laryngol Otol, 1994, 108: 993-994.

5 Stout AP. Fibrosarcoma. The malignant tumor of fibroblasts. Cancer, 1948, 1: 30-63.

6 Weiss SW, Goldblum JR. Enzinger and Weiss's soft tissue tumors. 4th ed, St. Louis: Mosby, 2001: 409-416.

7 Scout SM, Reiman HM, Pritchard DJ, Ilstrup DM. Soft tissue fibrosarcoma. A clinicopathologic study of 132 cases. Cancer, 1989, 64: 925-931.

8 Pritchard DJ, Soule EH, Taylor WF, et al. Fibrosarcoma-a clinicopathologic and statistical study of 199 tumors of the soft tissue of the extremities and trunk. Cancer, 1974, 33: 888-897.

9 邱蔚六，余强，燕山主编.颌面颈部疾病影像学图鉴.济南：山东科学技术出版社，2002: 421-423.

10 Dalley RW. Fibrous histiocytoma and fibrous tissue tumors of the orbit. Radiol Clin North Am, 1999, 37: 185-194.

11 O'Connell TE, Castillo M, Mukherji SK. Fibrosarcoma arising in the maxillary sinus: CT and MR features. J Comput Assist Tomogr, 1996, 20: 736-738.

12 Patel SC, Silbergleit R, Talati SJ. Sarcomas of the head and neck. Top Magn Reson Imaging, 1999, 10: 362-375.

黏液纤维肉瘤

黏液纤维肉瘤(myxofibrosarcoma)属于系列性恶性纤维母细胞性病变,伴有不同程度的黏液样间质,多形性,并有独特的曲线形血管形式。该肿瘤的同义词为黏液样恶性纤维组织细胞瘤(myxoid malignant fibrous histiocytoma),其属于恶性纤维组织细胞瘤的一个亚型(见恶性纤维组织细胞瘤)。黏液纤维肉瘤是老年人最常见的肉瘤之一,主要累及50~80岁患者,20岁以下者罕见。男性较女性略多见。全身黏液纤维肉瘤中,四肢为主要发病部位(下肢较上肢多见),约占80%。头颈部者罕见。约2/3病变位于真皮/皮下组织,其余位于筋膜和骨骼肌。

大体病理上,部位浅表的黏液纤维肉瘤一般表现为多发性、不同程度的胶冻状或质硬结节。部位深在的病变常为孤立性肿物,边缘浸润性生长。高度恶性者,内部常见坏死区。镜下见,黏液纤维肉瘤的细胞密度、多形性和增殖活性差异较大。但所有病变均有独特的形态特征,表现为不完全纤维性间隔的多结节生长,以及由透明质酸构成的黏液样间质。低度恶性者,肿瘤细胞成分少,黏液样成分多;高度恶性者,肿瘤内含有大量丰富的梭形和多形性细胞巢和细胞束。

临床上,黏液纤维肉瘤多表现为缓慢生长的无痛性肿物,与纤维肉瘤相似。黏液纤维肉瘤具有较高的局部复发率(50%~60%),且与组织分级无关,但在其复发时,肿瘤的恶性程度提升。该肿瘤的转移和致死率与组织分级密切相关。低度恶性的黏液纤维肉瘤极少发生转移,而中度和高度恶性的黏液纤维肉瘤约20%~35%,可发生转移。转移部位主要在肺和骨,淋巴结少见。

【影像学表现】

部位　作者所见的颌面颈部黏液纤维肉瘤的发生部位分别为颈部、上颌窦、咽侧壁、软组织间隙和下颌骨。

形态和边缘　黏液纤维肉瘤可为囊状类圆形表现,边界清楚。

内部结构　超声上,黏液纤维肉瘤为低回声表现。平扫CT上,黏液纤维肉瘤表现为软组织密度(图5-41);增强CT上。病变多呈均匀或不均匀强化表现,与病变内部的乏血管区和坏死区相对应(图5-41)。平扫MRI上,病变多呈T1WI上的均匀中等信号和T2WI上的不均匀高信号(图5-41)。另有报道显示,MRI上可见黏液纤维肉瘤内部有液-液平面。X线血管造影显示黏液纤维肉瘤内血管丰富,对比染色可呈斑片状和结节状。

邻近结构侵犯和反应　与黏液纤维肉瘤相邻的骨骼、肌肉和软组织间隙均可受累。骨骼多以破坏吸收为主;肌肉和软组织间隙的轮廓可表现为模糊或消失。

影像鉴别诊断　在目前有限的个案影像资料中尚未发现黏液纤维肉瘤的影像表现有特征性,因此很难与其他软组织恶性肿瘤鉴别,尤其是其他类型的恶性纤维组织肿瘤。

参考文献

1 Fletcher CDM, Unni KK, Mertens F. WHO classification of tumours. Pathology and Genetics of Tumours of Soft Tissue and Bone. IARC press: Lyon, 2002: 102-103.

2 Mentzel T, Calonje E, Wadden C et al. Myxofibrosarcoma. Clinicopathologic analysis of 75 cases with emphasis on the low-grade variant. Am J Surg Pathol, 1996, 20: 391-405.

3 Weiss SW, Enzinger FM. Myxoid variant of malignant fibrous histiocytoma. Cancer, 1977, 39: 1672-1685.

4 Merck C, Angervall L, Kindblom LG, et al. Myxofibrosarcoma. A malignant soft tissue tumor of fibroblastichistiocytic origin. A clinicopathlogic and prognostic study of 110 cases using multivariate analysis. Acta Pathol Microbiollmmunol Scand Suppl, 1983, 282: 1-40.

5 Schepper AMDe. Imaging of soft tissue tumors. 2nd ed, Berlin: Springer, 2001: 175.

6 Udaka T, Yamamoto H, Shiomori T, et al. Myxofibrosarcoma of the neck. J Laryngol Otol, 2006, 120: 872-874.

7 Reuther G, Mutschler W. An unusual location of a myxofibrosarcoma. ROFO Fortschr Geb Rontgenstr Nuklearmed, 1988, 149: 544-545.

8 Van Dyck P, Vanhoenacker FM, Vogel J, et al. Prevalence, extension and characteristics of fluid-fluid levels in bone and soft tissue tumors. Eur Radiol, 2006, 16: 2644-2651.

9 Kindblom LG, Merck C, Svendsen P. Myxofibrosarcoma: a pathologico-anatomical, microangiographic and angiographic correlative study of eight cases. Br J Radiol, 1977, 50: 876-887.

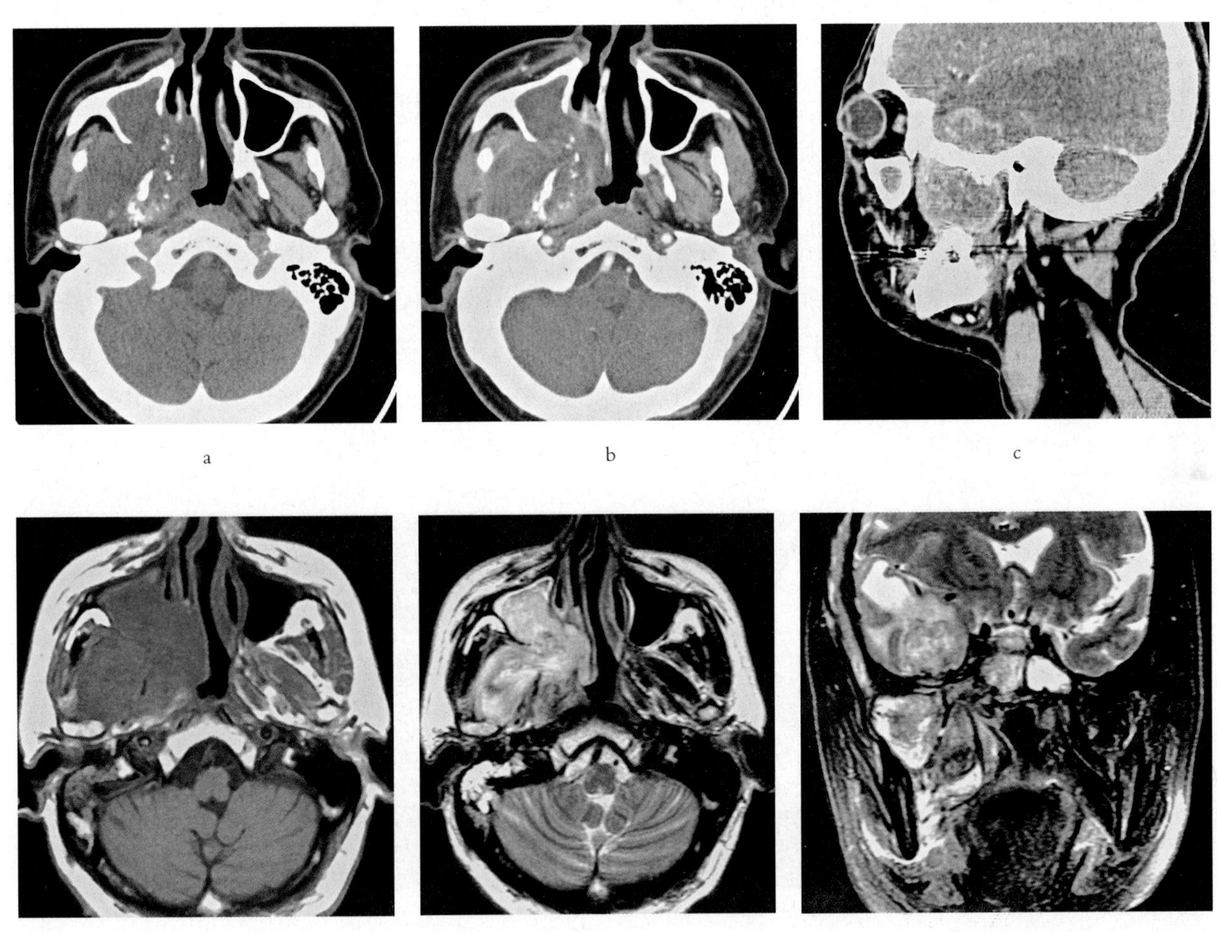

图 5-41 右颞下间隙区黏液纤维肉瘤(myxofibrosarcoma in the right infratemporal space)

横断面平扫CT 图 a 示右颞下间隙区有异常增生的软组织肿块形成,边界模糊。右上颌窦内、后、外壁和蝶骨翼突破坏吸收。横断面增强 CT 图 b 和增强 CT 矢状面重建图 c 示病变内部强化不明显,边缘略有强化。病变向上侵犯大脑颞叶。MR 横断面 T1WI 图 d 示病变呈中等信号。横断面 T2WI 图 e 和冠状面压脂 T2WI 图 f 示病变为不均匀高信号改变。左大脑颞叶受累。

深部良性纤维组织细胞瘤

深部良性纤维组织细胞瘤(deep benign fibrous histocytoma)是一种位于皮下组织、深层软组织或实质器官内的良性纤维细胞瘤，主要由纤维母细胞、组织细胞、不等量的黄色瘤细胞、多核巨细胞和淋巴细胞所组成。深部良性纤维组织细胞瘤是良性纤维组织细胞瘤一个亚型(其他亚型已不被归类为“所谓纤维组织细胞性肿瘤”)。该肿瘤发生部位广泛,多位于皮下组织,少数可见于肌肉、腹腔肠系膜、气管和肾。最常见的发病部位是下肢和头颈部。位置深在的良性纤维组织细胞瘤约占所有纤维组织细胞性肿瘤的 1%,属于罕见疾病。本病可见于任何年龄,但 25 岁以上者多见。男性多于女性。

大体病理上,深部良性纤维组织细胞瘤界限清楚,倾向于有假包膜。偶尔可见病灶内有出血。

多数病变的直径大于 4 cm。镜下见，深部良性纤维组织细胞瘤一般有明显的席纹状结构，核分裂活跃，有时伴有血管外周细胞瘤样区域。该肿瘤结构单一，缺乏继发性成分，如泡沫细胞和巨细胞，仅有散在分布的淋巴细胞。病变内可见小灶性坏死、间质黏液变、胶原纤维玻璃样变、灶性钙化和骨化。

临床上，深部良性纤维组织细胞瘤大多表现为无痛性缓慢增大的肿物。病变部位浅表者可呈微红或黑色，扁平状或带蒂。30%的患者为多发病变。病变深在者往往有较大的直径，但多无明显症状和功能障碍。对该病的治疗多以手术切除为主，手术不彻底者易出现局部复发。据报道该肿瘤的皮下复发率为 5%~10%；眼眶可达 57%。目前未见有转移报道。

【影像学表现】

部位　深部良性纤维组织细胞瘤多发生于头颈部皮肤等浅表部位，但少数病变也可发生于颌面深部软组织间隙。

形态和边缘　深部良性纤维组织细胞瘤的形态多为不规则形，边缘模糊不清。

内部结构　超声上，深部良性纤维组织细胞瘤多为实性低回声表现。CT 上，肿瘤为低密度或等密度软组织密度表现(图 5-42)，可伴有囊变和坏死区。平扫 MRI 上，肿瘤信号缺乏特点，多表现为 T1WI 上的中等信号和 T2WI 上的中等或高信号(图 5-42)，信号分布不均匀。增强 CT 和 MRI 上，病变密度和信号可有增高表现(图 5-42)。

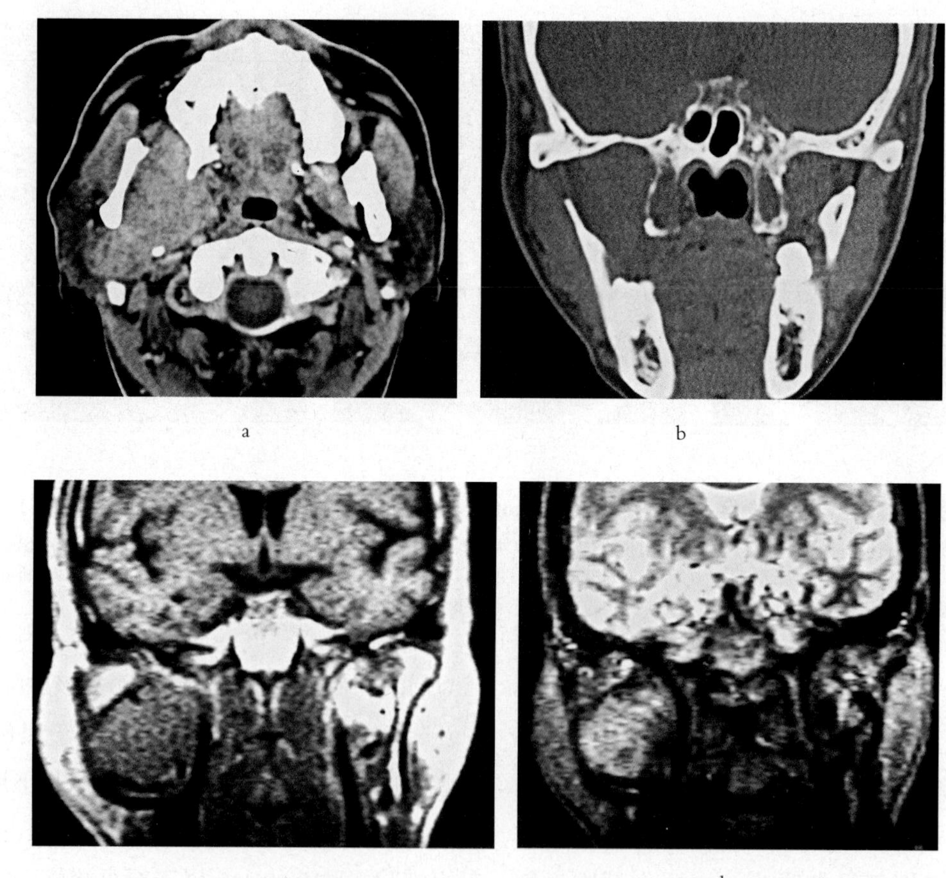

图 5-42　右腮腺和咽旁间隙深部良性纤维组织细胞瘤（deep benign fibrous histocytoma in the right parotid gland and parapharyngeal space）

横断面增强 CT 图 a 示右腮腺深叶和咽旁间隙有异常软组织肿块形成，密度较均匀，边界不清。冠状面 CT 骨窗图 b 示右蝶骨大翼受压变薄。MR 冠状面 T1WI 图 c 和 T2WI 图 d 示病变分别为中等信号和混合高信号表现。

邻近结构侵犯和反应　与病变相邻近的血管可被推移位，骨质结构可被压吸收。有报道显示位于颌面深部的良性纤维组织细胞瘤可侵入颅内。

影像鉴别诊断　由于良性纤维组织细胞瘤本身的影像学表现缺乏特征性，一般很难与其他软组织肿瘤鉴别，甚至难与其他软组织恶性肿瘤鉴别。

参考文献

1 Fletcher CDM, Unni K, Mertens F. WHO classification of tumours. Pathology and Genetics of Tumours of Soft Tissue and Bone. IARC press: Lyon, 2002: 109-126.

2 刘复生主编.中国肿瘤病理学分册(下卷).北京：科学技术文献出版社，2005：288-292.

3 Fletcher CD. Benign fibrous histiocytoma of subcutaneous and deep soft tissue: a clinicopathologic analysis of 21 cases. Am J Surg Pathol, 1990, 14: 801-809.

4 Enzinger FM, Weiss SW. Benign fibrohistiocytic tumors. Soft Tissue Tumors. 4th ed, 2002: 441-455.

5 Schepper AMDe. Imaging of soft tissue tumors. 2nd ed, Berlin: Springer, 2001: 133-135.

6 邱蔚六，余强，燕山主编.颌面颈部疾病影像学图鉴.济南：山东科学技术出版社，2002：365-366.

7 Fritz MA, Sade B, Bauer TW, et al. Benign fibrous histiocytoma of the pterygopalatine fossa with intracranial extension. Acta Neurochir (Wien), 2006, 148: 73-76.

8 Machiels F, De Maeseneer M, Chaskis C, et al. Deep benign fibrous histiocytoma of the keen: CT and MR features with pathologic correlation. Eur Radiol, 1998, 8: 989-991.

9 Shrier DA, Wang AR, Patel U, et al. Benign fibrous histiocytoma of the nasal cavity in a newborn: MR and CT findings. AJNR Am J Neuroradiol, 1998, 19: 1166-1168.

恶性纤维组织细胞瘤

根据2002年发表的WHO软组织肿瘤分类对恶性纤维组织细胞瘤（malignant fibrous histiocytoma, MFH）的描述，过去认为属于特殊类型，且最为常见的多形性恶性纤维组织细胞性肿瘤（pleomorphic MFH），现在多与未分化高级多形性肉瘤（undifferentiated high grade pleomorphic sarcoma）同义，成为一种排除性诊断，在成人肉瘤中不足5%。除多形性MFH外，属于MFH其他亚型者还有4种，分别是巨细胞恶性纤维组织细胞瘤（giant cell MFH）、炎症性恶性纤维组织细胞瘤（inflammatory MFH）、黏液样恶性纤维组织细胞瘤（myxoid MFH）和血管瘤样恶性纤维组织细胞瘤（angiomatoid MFH）。实际上，前两类亚型已见于其他多种类型的肿瘤；后两类仍作为独立而明确的肿瘤类型。在上述MFH各亚型中，多形性MFH是MFH的原始类型，也是最多见的MFH亚型。多形性MFH最初被定义为兼有成纤维细胞和组织细胞分化的多形性梭形细胞恶性肿瘤。随着免疫组化的应用和发展，对多形性MFH的质疑也渐趋增多，认为它是各种难以鉴别的肿瘤的总称。目前只有极少数不能确定分化方向的此类肿瘤仍保留多形性MFH这一名称。

多形性MFH的同义词有纤维黄色肉瘤（fibroxanthosarcoma）、席纹状或成纤维细胞型恶性纤维组织细胞瘤（MFH, storiform or fibroblastic type）和恶性纤维黄色瘤（malignant fibrous xanthoma）。黏液性MFH又称黏液纤维肉瘤（myxofibrosarcoma）。血管瘤样MFH又名血管瘤样纤维组织细胞瘤（angiomatoid fibrous histiocytoma）。巨细胞MFH的同义词有软组织恶性巨细胞瘤（malignant gaint cell tumour of soft parts）、恶性破骨细胞瘤（malignant osteoclastoma）和巨细胞肉瘤（gaint cell sarcoma）。炎症性MFH的同义词有黄色瘤性MFH（xanthomatous MFH）、恶性纤维性黄色瘤（malignant fibrous xanthoma）和黄色肉瘤（xanthosarcoma）。过去10年间，病理上诊断的MFH者已明显减少。MFH好发于四肢及躯干，发生于头颈部者少见，仅占所有MFH的3%。大多数

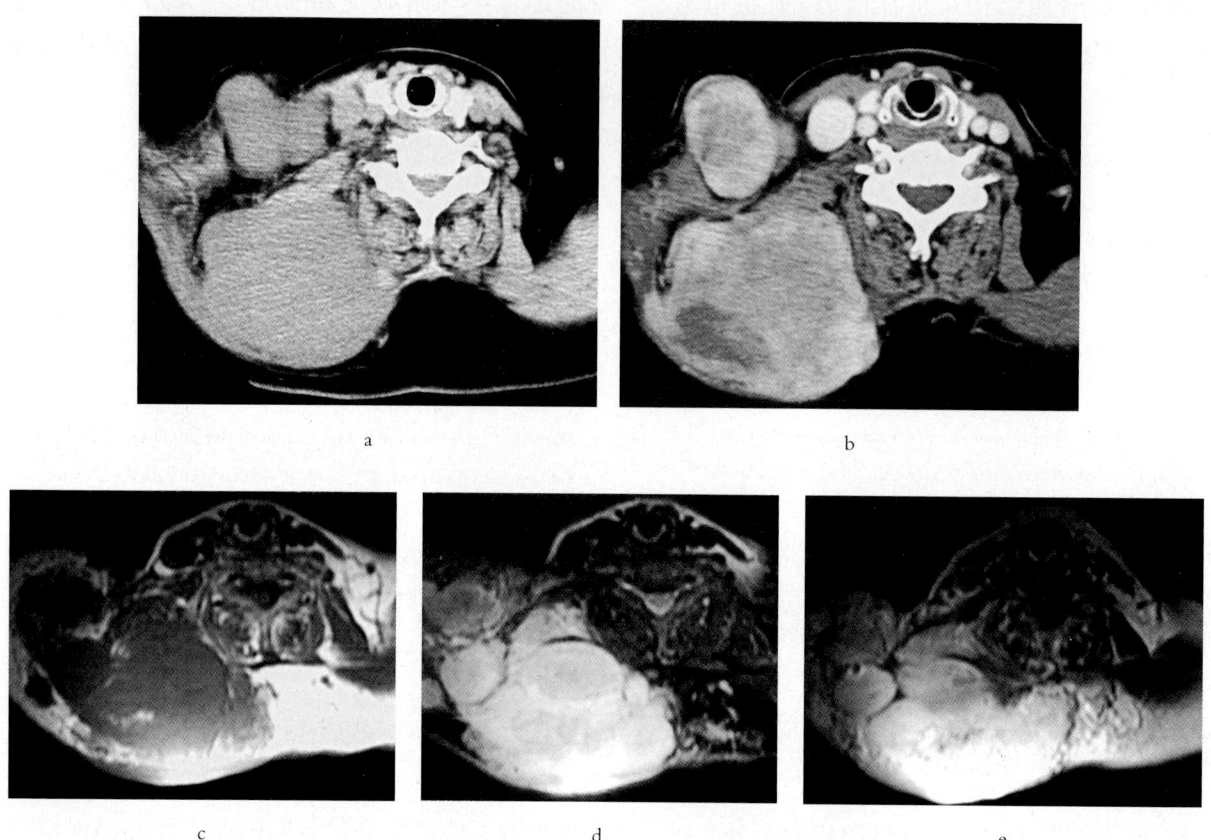

图 5-43 右颈部恶性纤维组织细胞瘤(malignant fibrous histiocytoma in the right neck)

横断面平扫 CT 图 a 示右颈项部有巨大软组织肿块增生影,密度均匀,边界欠清晰。横断面增强 CT 图 b 示病变呈不均匀强化表现,界限清晰。MR 横断面 T1WI 图 c 和 T2WI 图 d 示病变分别为中等信号和较均匀高信号表现。Gd-DTPA 增强 T1WI 图 e 上,病变呈较均匀强化表现。

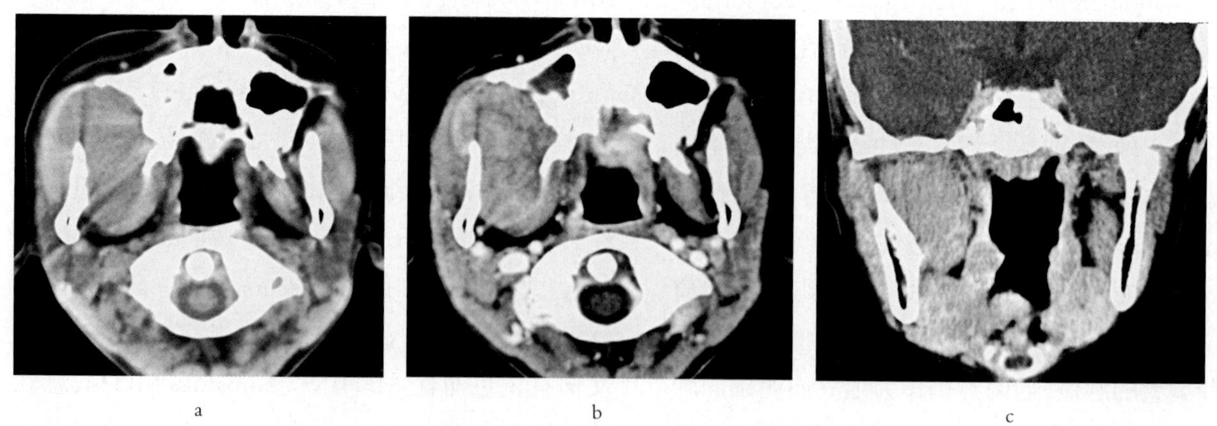

图 5-44 右深部咬肌间隙恶性纤维组织细胞瘤(malignant fibrous histiocytoma in the right deep masticator space)

横断面平扫 CT 图 a 示右颞下间隙区有异常软组织肿块形成,边界欠清晰。横断面图 b 和冠状面图 c 增强 CT 示病变呈中度强化表现,密度较均匀,边界不清。右上颌窦后外侧壁有破坏吸收。

MFH患者的发病年龄在40岁以上,发病高峰年龄在50~70岁之间。男性患者多见。

大体病理上,MFH表现为膨胀性生长肿物,可有假包膜。肿瘤切面表现多样,可见白色纤维性区域或肉质感区,亦可见坏死、出血和黏液变区。镜下见,多形性MFH是一类有多种结构和细胞形态的异质性肿瘤。部分多形性MFH有明显的纤维性间质。肿瘤细胞形态多样,可表现为奇异型肿瘤巨细胞,并混有数量不等的梭形细胞和圆形组织细胞样细胞(胞质为泡沫状)。肿瘤常表现为席纹状结构。黏液样MFH的特点为病变内有不完全纤维性间隔的多结节性生长和由透明质酸构成的黏液样间质。血管样MFH含有嗜酸性细胞、组织细胞样细胞和肌样细胞多结节状增生。瘤内可有假血管瘤样腔隙。巨细胞MFH含有不同程度的多形性椭圆形至梭形细胞,肿瘤间质内有明显的破骨细胞性巨细胞反应。炎症性MFH内含有片状良性黄瘤细胞、大量炎症细胞、少量淋巴细胞和浆细胞。

临床上,MFH多表现为无痛逐渐增大的肿块,同时可伴有颌面颈部的功能障碍(如感觉异常和张口困难等)。部分发生于鼻腔或鼻窦的MFH还可引发疼痛和鼻出血。对MFH的治疗,仍以手术切除为主,同时可辅以术前和术后放疗和化疗。由于该肿瘤属于高度恶性肿瘤,所以易出现局部复发和远处转移,预后较差。

【影像学表现】

部位　MFH主要发生于鼻腔、鼻窦、上颌骨和颌面深部软组织间隙。

形态和边缘　MFH多为不规则形肿块表现,边缘不清。

内部结构　平扫CT上,MFH表现为软组织密度表现,其内部可有钙化、出血和液化坏死(图5-43、5-44)。增强CT上,病变实性部分多呈强化表现(图5-43、5-44)。平扫MRI之T1WI上,MFH多以中等或低信号表现为主;T2WI上,MFH多呈不均匀高信号表现(图5-43)。增强MRI上,病变可表现为均匀或不均匀强化(图5-43)。

邻近结构侵犯和反应　MFH多有明显侵犯邻近肌肉组织和间隙组织的征象。肿瘤周围的血管组织可被包绕和压迫;鼻窦窦壁、上下颌骨骨质均可被破坏吸收。

影像鉴别诊断　MFH的CT和MRI表现具有一般头颈部软组织恶性肿瘤的形态学特点,但无特殊征象,故较难将其同其他软组织恶性肿瘤(尤其是软组织肉瘤)相区别。然而此两类肿瘤之间的临床表现可有不同:大多数软组织肉瘤多见于儿童青少年和年轻成人,而MFH则多见于老年男性患者。

参考文献

1　Fletcher CDM, Unni KK, Mertens F. WHO classification of tumours. Pathology and Genetics of Tumours of Soft Tissue and Bone. IARC press: Lyon, 2002: 109-126.

2　Fletcher CDM. Pleomorphic malignant fibrous histiocytoma: fact or fiction? A critical reappraisal based on 159 tumors diagnosed as pleomorphic sarcoma. Am J Surg Pathol, 1992, 16: 213-228.

3　Barnes L, Eveson JW, Reichart P, et al. WHO classification of tumors. Pathology & Genetics of head and neck tumours. Lyon: IARC Press, 2005: 36, 147.

4　Weiss SW. Malignant fibrous histiocytoma. A reaffirmation. Am J Surg Patho, 1994, 16: 773-784.

5　Iguchi Y, Takahashi H, Yao K, et al. Malignant fibrous histiocytoma of the nasal cavity and paranasal sinuses: review of the last 30 years. Acta Otolaryngol Suppl, 2002, 547: 75-78.

6　邱蔚六,余强,燕山主编.颌面颈部疾病影像学图鉴.济南:山东科学技术出版社,2002: 142-143, 423.

7　戴景蕊,石木兰,李根柱等.恶性纤维组织细胞瘤的CT表现.中华肿瘤杂志,1996,18: 140-142.

8　Mahajan H, Kim EE, Wallace S, et al. Magnetic resonance imaging of malignant fibrous histiocytoma. Magn Reson Imaging, 1989, 7: 283-288.

(余　强　董敏俊)

第三节　脂肪组织肿瘤

在 2002 年 WHO 发布的软组织肿瘤分类中，脂肪细胞性肿瘤被分为 3 类：良性、中间型（局部侵袭性）和恶性脂肪细胞性肿瘤（见表 5-3）。就全身软组织而言，良性和恶性脂肪细胞性肿瘤都是最为常见的软组织肿瘤。但就颌面颈部而言，脂肪细胞性肿瘤却相对少见。和良性脂肪细胞性肿瘤相比，恶性脂肪细胞性肿瘤在颌面颈区域更为少见。

表 5-3　WHO 脂肪细胞性肿瘤分类

良　性	中　间　型	恶　性
脂肪瘤	非典型性脂肪瘤性肿瘤/高分化脂肪肉瘤	去分化脂肪肉瘤
脂肪肉瘤		黏液样脂肪肉瘤
脂肪瘤病		圆形细胞脂肪肉瘤
神经脂肪瘤病		多形性脂肪肉瘤
脂肪母细胞病/脂肪母细胞瘤病		混合型脂肪肉瘤
血管脂肪瘤		脂肪肉瘤，非特异性
平滑肌脂肪瘤		
软骨样脂肪瘤		
肾外血管平滑肌脂肪瘤		
肾上腺外髓脂肪瘤		
梭形细胞/多形性脂肪瘤		
冬眠瘤		

影像学检查上，对于位置浅表的软组织病变通常以超声检查为首选，而对于位置较深的软组织病变多首选 CT 或 MRI 检查。

脂肪瘤

脂肪瘤（lipoma）是由成熟白色脂肪细胞瘤构成的良性肿瘤，是成年人中最为常见的间叶性软组织肿瘤。良性脂肪细胞性肿瘤的病理类型繁多（见表 5-3）。该肿瘤可见于全身任何部位（躯干、头颈和四肢较为常见），但于颌面颈部却相对少见，约占 25%。脂肪瘤多见于 50~60 岁成人。多发性脂肪瘤约占所有脂肪瘤的 5%，但罕见于儿童。脂肪瘤可根据其所在部位分为浅表型脂肪瘤（superficial lipoma）、深部脂肪瘤（deep lipoma）和肌内或肌间脂肪瘤（intermuscular or intramuscular lipomas）和树枝状脂肪瘤（arborescens lipoma）。肌内或肌间脂肪瘤又名浸润性脂肪瘤（infiltrating lipoma）；树枝状脂肪瘤以滑膜下结缔组织中有脂肪浸润为特点。

大体病理上，脂肪瘤主要呈分叶状肿块表现，肿瘤周围常有纤维包膜围绕。肿瘤剖面呈黄色油脂状。各类脂肪瘤外观大致相似，但软骨样脂肪瘤内可见灰色有光泽结节；肌内或肌间脂肪瘤周围常附有骨骼肌组织。镜下见，普通脂肪瘤主要由分叶状成熟脂肪细胞构成。脂肪瘤内细胞和周围脂肪组织细胞基本相同，仅大小和形态略有差异。

临床上，脂肪瘤生长缓慢，常无任何临床症状。较大的脂肪瘤可压迫外周神经，并引起疼痛。有文献报道显示位于咽旁间隙的脂肪瘤可导致呼吸睡眠暂停。对头颈部脂肪瘤的治疗以手术切除为主，术后罕见有复发。因浸润性脂肪瘤和血管性脂肪瘤可分布于其他组织结构内，手术难以彻底切除，故术后复发几率较高。

超声、CT 和 MRI 均可作为显示头颈部软组织脂肪瘤的影像学方法。超声检查更适宜于头颈部浅表部位病变的检查，因其操作简便、能展示大多数脂肪瘤的特点，故常被视为影像学检查的首选，而 CT 和 MRI 检查则更适合于位于颌面颈深部的脂肪瘤的显示。

【影像学表现】

部位 颌面颈部脂肪瘤最多见于颈后皮下组织，其他区域相对少见，文献报道的其他头颈部脂肪瘤发生部位有前颈部、颞下窝、咽部、扁桃体、腮腺、下咽、鼻咽、咽旁间隙和咽后间隙。

形态和边缘 脂肪瘤的形态变化较大，多为肿块状表现，边界清晰，可见包膜。

内部结构 超声上，脂肪瘤内部回声表现多样。与头颈部的肌肉组织相比，大多数脂肪瘤表现为高回声和等回声；少数为低回声（图 5-45）。CT 上，典型的脂肪瘤为低密度表现，其 CT 值范围约在 -20 至 -100 之间（图 5-46、5-47）。血管脂肪瘤（angiolipoma）内尚可见不规则形软组织密度影（图 5-48）。MRI 上，脂肪瘤在 T1WI 和 T2WI 上均呈

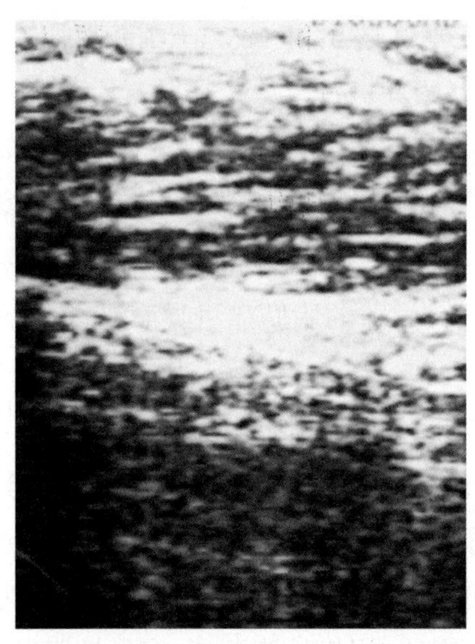

图 5-45 颈部脂肪瘤（lipoma in the neck）

超声图示颈后部皮下有一椭圆形实性均匀低回声肿块，内有条状纤维带，境界清晰，无明显包膜反射光带。

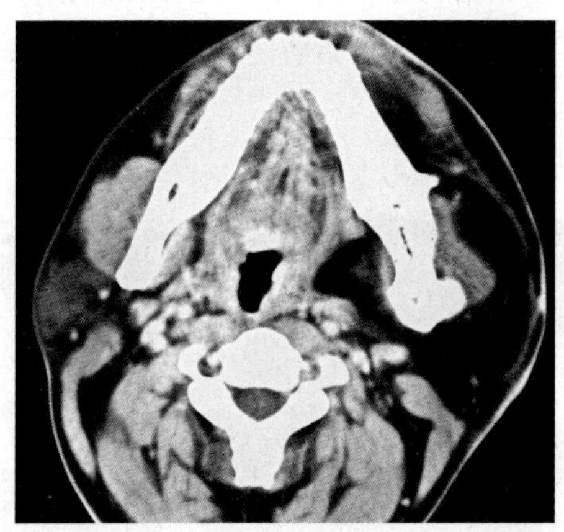

图5-46 左腮腺和咽旁间隙区脂肪瘤（lipoma in the left parotid gland and parapharyngeal space）

横断面增强 CT 示左腮腺和咽旁间隙区有不规则形低密度（CT 值等于脂肪组织）肿块影，边界清晰。

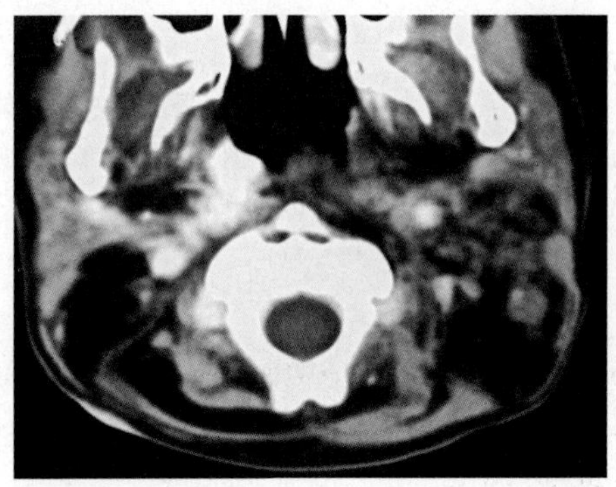

图 5-47 颈项部脂肪瘤（lipoma in the neck）

横断面增强 CT 示双侧颈后三角和颈项区有不规则形异常增生的脂肪密度肿块，病变内有多个淋巴结，边界较清晰。

高信号表现;T1WI 和 T2WI 压脂序列上，其为低信号表现(图 5-49)。

邻近结构侵犯和反应　位置浅表的头颈部脂肪瘤对其周围组织结构较少有侵犯。脂肪瘤对周围组织结构的侵犯多因其所在部位不同而存在差异。如位于咽旁间隙的脂肪瘤可导致咽腔的缩小和颅底侵犯。

影像鉴别诊断　因脂肪瘤在超声、CT 和 MRI 上有特殊的回声、密度和信号表现,对大多数脂肪瘤的影像诊断并不存在困难。然而不同类型的脂肪瘤之间可以有不同的表现。对部分类型较为少见的脂肪瘤而言,如浸润性脂肪瘤、多形性脂肪瘤、梭形细胞脂肪瘤和脂肪母细胞瘤,其影像学表现可以有别于普通型脂肪瘤。这些少见类型的脂肪瘤的影像表现可以和高分化型脂肪肉瘤相似,鉴别诊断较为困难(详见下述)。

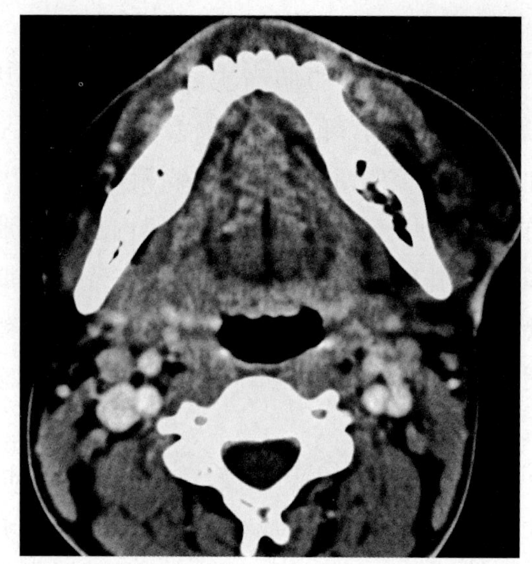

图 5-48　左颊部血管脂肪瘤（angiolipoma in the left bucca）

横断面增强 CT 示左颊部有异常肿大的低密度（CT 值等于脂肪组织）组织区,病变内可见有不规则形软组织密度影,边界不清。

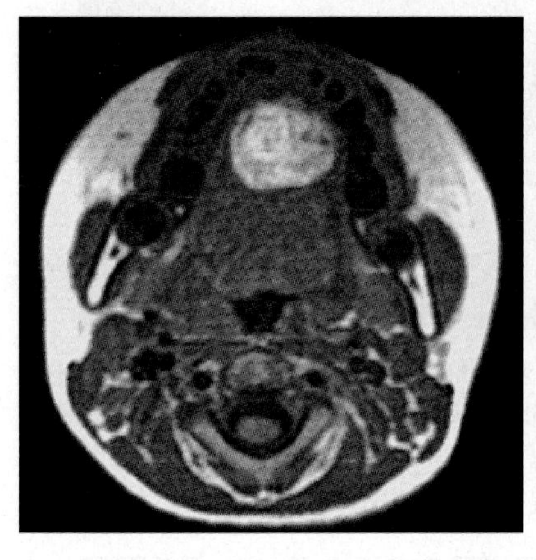

a

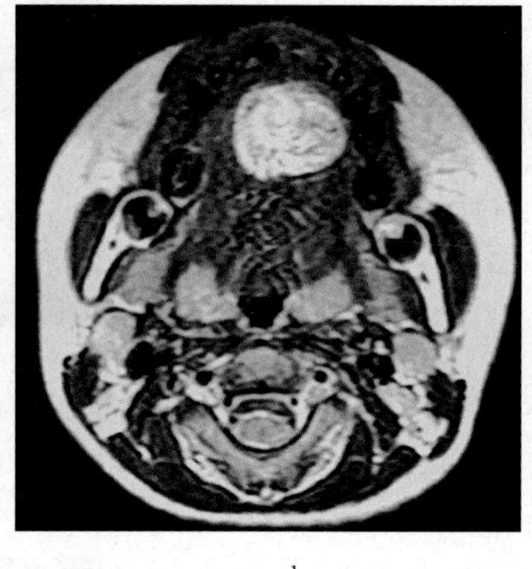

b

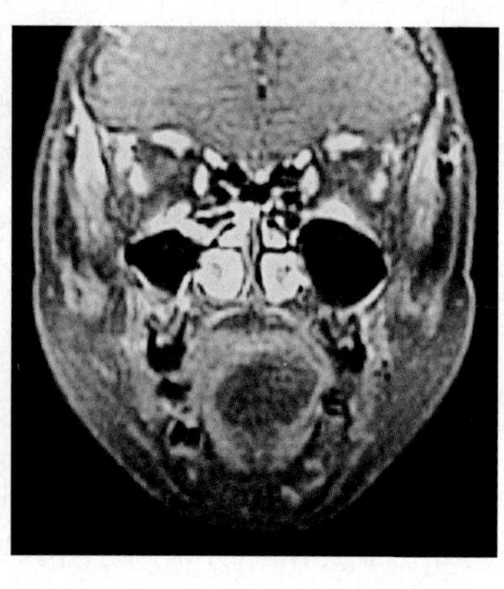

c

图 5-49　舌体部脂肪瘤(lipoma in the tongue)

MR 横断面 T1WI 图 a 和 T2WI 图 b 示舌体部有类圆形肿块状异常高信号,边界清晰。冠状面压脂 T1WI 图 c 示病变呈低信号。

参 考 文 献

1　Fletcher CDM, Unni K, Mertens F. WHO classification of tumours. Pathology and Genetics of Tumours of Soft Tissue and Bone. IARC press: Lyon, 2002: 20 -34.

2　Kransdorf MJ. Benign soft-tissue tumors in a large referral population: distribution of specific diagnoses by age, sex, and location. AJR Am J Roentgenol, 1995, 164: 395-402.

3　Abdullah BJJ, Liam CK, Kaur H, et al. Parapharygeal space lipoma causing sleep apnoea. British Journal of Radiology, 1997, 70: 1063-1065.

4　Dionne GP, Seemayer TA. Infiltrating lipoma and angiolipoma revisited. Cancer, 1974, 33: 732-738.

5　Som PM, Scherl MP, Rao VM, et al. Rare presentations of ordinary lipomas of the head and neck: a review. AJNR Am J Neuroradiol, 1986, 7: 657-

664.

6 Ahuja AT, King AD, Kew J, et al. Head and heck lipomas: sonographic appearance. AJNR Am J Neuroradiol, 1998, 19: 505-508.

7 Inampudi P, Jacobson JA, Fessell DP, et al. Soft-tissue lipomas: accuracy of sonography in diagnosis with pathologic correlation. Radiology, 2004, 233: 763-767.

8 Ulku CH, Uyar Y. Parapharyngeal lipoma extending to skull base: a case report and review of the literature. Skull Base, 2004, 14: 121-125.

中间型脂肪细胞性肿瘤

中间型（intermediate）脂肪细胞性肿瘤是具有局部侵袭性的高分化型恶性间叶性肿瘤，肿瘤全部或部分由成熟脂肪组织构成，细胞大小有明显差异，且脂肪细胞和间质细胞的细胞核至少有局灶异型性。高分化型脂肪肉瘤（well differentiated liposarcoma）又称非典型性脂肪瘤型肿瘤（atypical lipomatous tumour）、非典型性脂肪瘤（atypical lipoma）、脂肪细胞性脂肪肉瘤（adipocytic liposarcoma）、脂肪瘤样脂肪肉瘤（lipoma-like liposarcoma）、硬化性脂肪肉瘤（sclerosing liposarcoma）、梭形细胞脂肪肉瘤（spindle cell liposarcoma）和炎症性脂肪肉瘤（inflammatory liposarcoma）。高分化型脂肪肉瘤约占全部脂肪肉瘤的40%~45%。患者多为50~60岁成年人，儿童罕见。无明显性别差异。全身的高分化脂肪肉瘤主要发生于大腿、后腹膜、睾丸旁区域和纵隔。头颈部高分化型脂肪肉瘤较为罕见。

大体病理上，高分化型脂肪肉瘤常表现为大而界限清晰的分叶状肿物。肿瘤剖面的颜色因其内部的脂肪细胞、纤维成分和黏液成分的比例不同而差异明显，可呈黄色或白色（质地硬）。较大的病变常见坏死区域。镜下见，高分化型脂肪肉瘤依据其形态表现可分为4种亚型：脂肪细胞性（脂肪瘤样）、硬化性、炎症性和梭形细胞性。该肿瘤主要由相对成熟的增生的脂肪组织所构成。与良性脂肪瘤相比，肿瘤细胞的大小差异显著。肿瘤内可见数量不等的单泡或多泡脂肪母细胞。

临床上，脂肪肉瘤多为无痛性肿块表现，肿块质地柔软，边界不清。部分病变可引起面颈部功能障碍，如面部麻木、张口受限等。对高分化型脂肪肉瘤的治疗多以手术切除为主。影响高分化型脂肪肉瘤的预后因素是肿瘤的部位。如肿瘤所在部位易于完整的手术切除，则肿瘤复发少见，预后良好，5年生存率可达100%。反之，则复发多见，且可因肿瘤的侵袭性生长和转移而导致患者死亡。

由于高分化型脂肪肉瘤在颌面颈部的分布特点和良性脂肪瘤不同，对脂肪肉瘤的影像学检查多采用CT和MRI。CT和MRI检查不仅能显示肿瘤的形态和内部结构，而且还能明确肿瘤与周围组织结构的关系。这对于高分化型脂肪肉瘤的预后评估具有重要临床意义。

【影像学表现】

部位　高分化型脂肪肉瘤一般出现在颌面颈的深部，如颌面深部软组织间隙（颞下间隙、翼腭间隙、咽旁间隙）等。少见其发生于皮肤和皮下组织。

形态和边缘　多数高分化型脂肪肉瘤呈规则或不规则形肿块表现。肿瘤边界清晰。

内部结构　CT上，多数（75%以上）高分化型脂肪肉瘤为低密度表现（CT值接近于脂肪组织，多小于-20 HU），和良性脂肪源性肿瘤的密度相似（图5-50）。肿瘤内可见粗线状（宽度大于2mm）或结节状软组织分隔。有时可见肿瘤内有钙化出现。增强CT上可见肿瘤内分隔有强化表现。MRI上，高分化型脂肪肉瘤内的脂肪成分表现为T1WI和T2WI上的高信号，而肿瘤内的分隔多表现为T1WI上的低信号和T2WI上的高信号。增强MRI上，肿瘤内分隔强化明显。个案报道显示高分化型脂肪肉瘤内可出现脂肪-液体平面。

邻近结构侵犯和反应　位于颌面颈深部的高

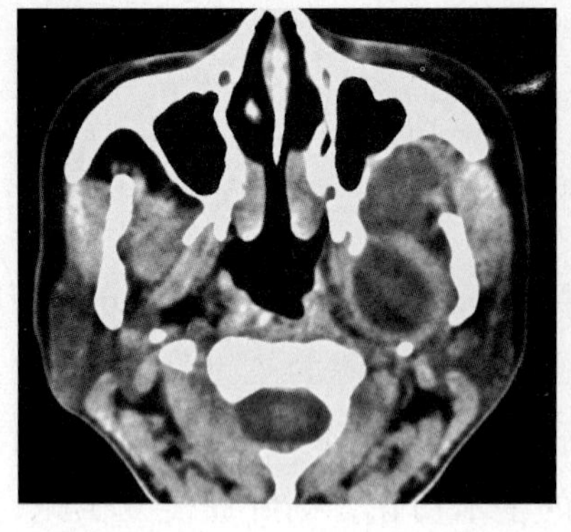
a

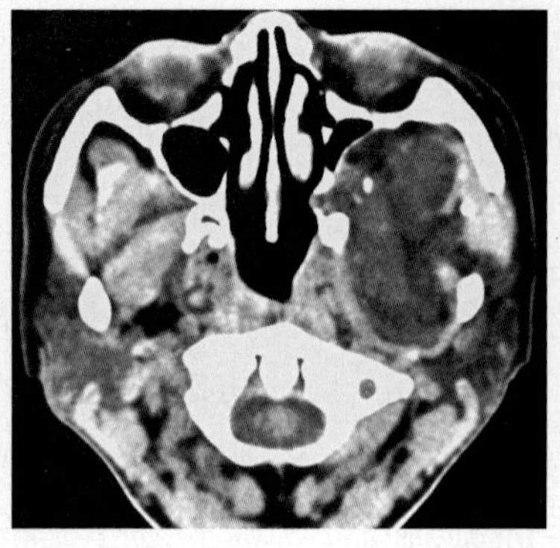
b

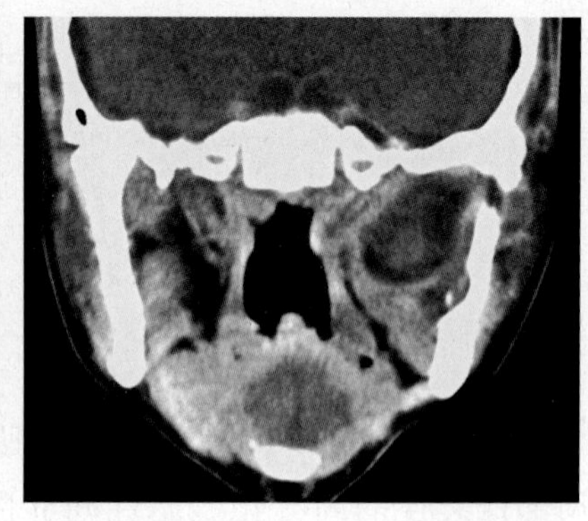
c

图 5-50 左深部咬肌间隙中间型脂肪肉瘤(intermediate liposarcoma in the left deep masticator space)

横断面平扫 CT 图 a 示左颞下间隙区有肿块状低密度(CT 值接近于脂肪)病变。病变内部有软组织分隔,边界较清晰。横断面图 b 和冠状面图 c 增强 CT 示病变无明显强化。左翼腭间隙前后径增宽。

分化型脂肪肉瘤可侵犯其周围的肌肉组织；压迫鼻腔、咽腔和上下颌骨；粘连或包绕颈鞘血管；破坏吸收颅底骨质结构。

影像鉴别诊断　高分化型脂肪肉瘤的影像表现和脂肪瘤十分相似。两者之间的影像鉴别诊断较为困难。一般情况下，如果在含脂肪密度和信号的头颈部肿块内部出现较粗的软组织条索、结节和斑块，并可见这些组织在对比剂注入后有明显增强表现，则应多考虑高分化型脂肪肉瘤的诊断可能。

参考文献

1. Fletcher CDM, Unni K, Mertens F. WHO classification of tumours. Pathology and Genetics of Tumours of Soft Tissue and Bone. IARC press: Lyon, 2002: 38-46.
2. Weiss SW, Goldblum JR. Enzinger and Weiss's soft tissue tumors. 4th ed, St. Louis: Mosby, 2001: 641-693.
3. Schepper AMDe. Imaging of soft tissue tumors. 2nd ed, Berlin: Springer, 2001: 210 -220.
4. Golledge J, Fisher C, Rhys-Evans PH. Head and neck liposarcoma. Cancer, 1995, 76: 1051-1058.
5. Murphey MD, Arcara LK, Fanburg-Smith J. From the archives of the AFIP: imaging of musculoskeletal liposarcoma with radiologic-pathologic correlation. Radiographics, 2005, 25: 1371-1395.
6. Kransdorf MJ, Meis JM, Jelinek JS. Dedifferentiated liposarcoma of the extremities: imaging findings in four patients. AJR Am J Roentgenol, 1993, 161: 127-130.
7. Ohguri T, Aoki T, Hisaoka M, et al. Differential diagnosis of benign peripheral lipoma from well-differentiated liposarcoma on MR imaging: is comparison of margins and internal characteristics useful? AJR Am J Roentgenol, 2003, 180: 1689-1694.
8. Jelinek JS, Kransdorf MJ, Shmookler BM, et al. Liposarcoma of the extremities: MR and CT findings in the histologic subtypes. Radiology, 1993, 186: 455-459.
9. Kransdorf MJ, Bancroft LW, Peterson JJ, et al. Imaging of fatty tumors: distinction of lipoma and well-differentiated liposarcoma. Radiology, 2002, 224: 99-104.
10. Hosono M, Kobayashi H, Fujimoto R, et al. Septum-like structures in lipoma and liposarcoma: MR imaging and pathologic correlation. Skeletal Radiol, 1997, 26: 150 -154.
11. Arkun R, Memis A, Akalin T, et al. Liposarcoma of soft tissue: MRI findings with pathologic correlation. Skeletal Radiol, 1997, 26: 167-172.
12. Kurosaki Y, Tanaka YO, Itai Y. Well-differentiated liposarcoma of the retroperitoneum with a fat-fluid level: US, CT, and MR appearance. Eur Radiol, 1998, 8: 474-475.

恶性脂肪细胞性肿瘤

恶性(malignant)脂肪细胞性肿瘤是一种起源于间叶组织细胞的恶性肿瘤，其可分化为脂肪组织,但不一定出现成熟的脂肪细胞。在 WHO 的脂肪组织肿瘤分类中,恶性脂肪细胞性肿瘤的组织学亚型有5种，分别是去分化脂肪肉瘤(dedifferentiated liposarcoma)、黏液样脂肪肉瘤(myxoid liposarcoma)、圆细胞脂肪肉瘤(round cell liposarcoma)、多形性脂肪肉瘤(pleomorphic liposarcoma)和混合型脂肪肉瘤(mixed type liposarcoma)。上述恶性脂肪细胞性肿瘤的亚型均为独立的疾病，各有不同的形态特点、遗传特征和自然病程。脂肪肉瘤发生于头颈部者十分罕见，仅占所有头颈部肉瘤的1%。迄今为止，仅有不足100例的病例报道。此类肿瘤多见于50~60岁成年人，但黏液样脂肪肉瘤的发病高峰年龄为30~50岁，为20岁以下年轻人中最常见的脂肪肉瘤类型。脂肪肉瘤多无明显性别差异，或男性患者略多。该类肿瘤好发于深部软组织。在各型脂肪肉瘤中，黏液样和圆细胞脂肪肉瘤最多见，其次是多形性脂肪肉瘤，去分化脂肪肉瘤和混合型脂肪肉瘤均属罕见疾病。

大体病理上，去分化脂肪肉瘤一般为多结节性黄色肿物，内含散在、实性的灰褐色非脂肪区域(常见有坏死区域)；黏液样和圆细胞脂肪肉瘤多表现为界限清晰的多结节性肌内肿物，剖面为褐色和白色；多形性脂肪肉瘤质地较硬，常为结节状，切面为白色至黄色，可见黏液样区和坏死区。混合型脂肪肉瘤为多结节表现，切面灰黄色，内有囊性和实性区。镜下见，去分化脂肪肉瘤的组织学特点表现为高分化脂肪肉瘤区向非脂肪肉瘤（多为高度恶性）区移行；黏液样脂肪肉瘤呈分叶状结构，肿瘤细胞为一致性圆形/椭圆形原始非脂肪性间叶细胞和小印戒样脂肪母细胞，肿瘤间质呈明显黏液样改变并有特征性的枝状血管结构；多形性脂肪肉瘤的背景为高度恶性的多形性肉瘤，其中有数量不等的多形性脂肪母细胞，无高分化脂肪肉瘤和其他分化(恶性间叶瘤)区域；混合型脂肪肉瘤主要表现为高分化型脂肪肉瘤/去分化脂肪肉瘤内有黏液样区域。

临床上，各种类型脂肪肉瘤多表现为无痛性肿块，可伴有张口受限和感觉异常。部分位置紧邻上呼吸道的脂肪肉瘤还可引起气道变小和呼吸困难。对软组织脂肪肉瘤的治疗，一般以手术扩大切除为主，放疗或化疗为辅。总体而言，各型软组织脂肪肉瘤的预后均不佳，肿瘤易于复发，5年生存率较低。近来有文献报道，舌部脂肪肉瘤的预后似乎好于头颈部其他部位的脂肪肉瘤。

和高分化型脂肪肉瘤的影像学检查相同，对发生于颌面颈深部的恶性脂肪细胞性肿瘤的影像学检查应以CT和MRI检查为主。CT和MRI检查对明确颌面颈部脂肪肉瘤的大小、范围和指导临床手术进路具有重要作用。

【影像学表现】

部位　头颈部脂肪肉瘤最多见于颈部。各类脂肪肉瘤多发生于颌面颈深部组织；发生于皮肤或皮下组织者少见。

形态和边缘　多数脂肪肉瘤表现为形态规则的肿块，边界清晰或模糊。少数黏液样脂肪肉瘤尚可有假包膜形成。

内部结构　脂肪肉瘤的内部结构较为复杂，其CT和MRI表现也多因其内部结构成分的不同而呈多样性变化。CT上，大多数脂肪肉瘤为均匀或不均匀软组织密度表现(图5-51)。部分黏液样脂肪肉瘤在CT上可呈水液密度改变，与囊肿性病变相似。增强CT上，肿瘤内部多有强化表现。MRI

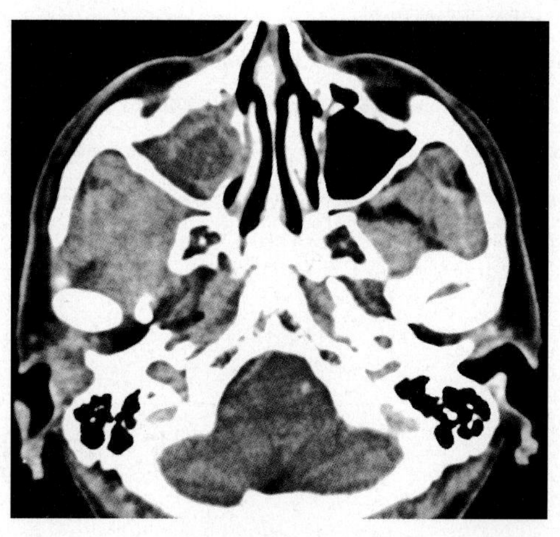

图5-51　右颞下间隙脂肪肉瘤(liposarcoma in the right infratemporal space)

横断面平扫CT示右侧颞下间隙有不规则形软组织增生，边界不清。

上，各型脂肪肉瘤的信号可为均匀或不均匀表现，且大多数脂肪肉瘤表现为T1WI上的低或中等信号和T2WI上的不均匀高信号。部分黏液样脂肪肉瘤的信号变化类似于含液量较多的囊肿性病变，其在T1WI、T2WI、压脂T1WI或T2WI上均为高信号表现。增强MRI上，脂肪肉瘤多表现为明显不均匀强化。有研究观察显示：除部分黏液样脂肪肉瘤和多形性脂肪肉瘤内部可含有少量脂肪密度或信号外，其余类型的脂肪肉瘤几乎无脂肪密度和信号影显示；而脂肪肉瘤的分级程度也和肿瘤的不均匀性和强化程度有关。

邻近结构侵犯和反应　根据脂肪肉瘤所在颌面颈部的位置不同，其所侵犯的邻近组织结构亦可各异。如位于颌面深部的脂肪肉瘤除可侵犯其周围的肌肉组织外，还可破坏吸收上颌窦的后外壁和下颌骨升支，甚至可破坏颅底，侵入颅内(图5-51)。

影像鉴别诊断　应与上述各型脂肪肉瘤鉴别的疾病主要有高分化型脂肪肉瘤、囊性病变和其他软组织恶性肿瘤等。和高分化型脂肪肉瘤内含大量脂肪组织的CT和MRI表现不同，上述各型脂肪肉瘤内或含少量脂肪组织，或几乎不含有脂肪组织。对呈囊性密度和信号改变的黏液样脂肪肉瘤而言，还应将其同囊肿样病变鉴别。增强CT和MRI上病变内的强化表现可以提示黏液样脂肪肉瘤是实性肿瘤而非囊肿性病变。由于上述各型脂肪肉瘤本身并无特殊的影像表现特点，故在一般情况下较难将其同其他软组织恶性肿瘤相区别。

参 考 文 献

1 Fletcher CDM, Unni K, Mertens F. WHO classification of tumours. Pathology and Genetics of Tumours of Soft Tissue and Bone. IARC press: Lyon, 2002: 38-46.

2 Golledge J, Fisher C, Rhys-Evans PH. Head and neck liposarcoma. Cancer, 1995, 76: 1051-1058.

3 Adelson RT, DeFatta RJ, Verret DJ, et al. Liposarcoma of the tongue: case report and review of the literature. Ear Nose Throat J, 2006, 85: 749 -751.

4 Chevalier D, Parent M, Lecomte-Houcke M, et al. Liposarcoma of the infratemporal fossa. Apropos of a case. Ann Otolaryngol Chir Cervicofac, 1991, 108: 253-255.

5 Arkun R, Memis A, Akalin T, et al. Liposarcoma of soft tissue: MRI findings with pathologic correlation. Skeletal Radiol, 1997, 26: 167-172.

6 Murphey MD, Arcara LK, Fanburg-Smith J. From the archives of the AFIP: imaging of musculoskeletal liposarcoma with radiologic-pathologic correlation. Radiographics, 2005, 25: 1371-1395.

7 Jelinek JS, Kransdorf MJ, Shmookler BM, et al. Liposarcoma of the extremities: MR and CT findings in the histologic subtypes. Radiology, 1993, 186: 455-459.

8 Schepper AMDe. Imaging of soft tissue tumors. 2nd ed, Berlin: Springer, 2001: 210 -220.

9 Kim T, Murakami T, Oi H, et al. CT and MR imaging of abdominal liposarcoma. AJR Am J Roentgenol, 1996, 166: 829-833.

10 Sung MS, Kang HS, Suh JS, et al. Myxoid liposarcoma: appearance at MR imaging with histologic correlation. Radiographics, 2000, 20: 1007-1019.

11 Jung JI, Kim H, Kang SW, et al. Radiological findings in myxoid liposarcoma of the anterior mediastinum. Br J Radiol, 1998, 71: 975-976.

12 Einarsdottir H, Söderlund V, Larson O, et al. MR imaging of lipoma and liposarcoma. Acta Radiol, 1999, 40: 64-68.

（王平仲　余　强）

第四节　脉管性肿瘤和瘤样病变

迄今为止，对脉管性疾病的定义和分类一直存在争议，相关术语应用也存在着混乱，临床与病理之间亦未达成统一。病理学界往往以镜下所见的脉管形态和病变发生部位来命名脉管性疾病，如滑膜血管瘤（synovial haemangioma）、肌内血管瘤（intramuscular angioma）、静脉性血管瘤（venous haemangioma）和动静脉性血管瘤（arteriovenous haemangioma）等。2002 年 WHO 关于血管组织肿瘤组织学分类见表 5-4。

1982 年 Mulliken 和 Glowacki 等提出了生物学分类方法，将过去的“血管瘤”分为血管瘤和血管畸形两大类别。之后，又陆续出现了众多不同的分类方法，如 1988 年汉堡分类法等。目前使用的最新分类方法是 1996 年在罗马举行的 ISSVA（The International Society for Study of the Vascular anomalies）会议上制定的（表 5-5）。该分类依据的是病变的细胞形态、流动特征及临床表现。笔者认为 ISSVA 分类法较为全面和客观，是目前世界上临床应用广泛的分类法。该分类法明确区分血管瘤和血管畸形。认为真性血管瘤有明确的增殖期及消退期。其余脉管性病变则无，故属于脉管畸形，其生长速度与患者身体的生长速度同步。胚胎学上，认为脉管畸形中又可分为发生于较早期（血管形成期）的非管源性病变及较晚期的管源性病变。后者分化较好，脉管由成熟的上皮组成，前者的原始内皮细胞周围常有胚胎期的间质浸润，常常表现为弥漫性、浸润性病变。静脉畸形和淋巴管畸形属于低血流病变，动静脉畸形属于高血流病变。毛细血管畸形常常与其他病变以综合征的形式出现。

表 5-4　WHO 软组织脉管型肿瘤分类

良　性	中间型（局部侵袭性）	中间型（偶见转移型）	恶　性
血管瘤	Kaposi 型血管内皮细胞瘤	网状血管内皮细胞瘤	上皮样血管内皮细胞瘤
皮下/深部软组织		乳头状淋巴管内血管内皮细胞瘤	软组织血管肉瘤
毛细血管性		混合型血管内皮细胞瘤	
海绵状		Kaposi 肉瘤	
静脉性			
肌内			
滑膜			
上皮样血管瘤			
血管瘤病			
淋巴管瘤			

表 5-5　1996 年 ISSVA 制定的脉管性病变分类法

肿瘤型	血管畸形（单纯型）	血管畸形（组合型）
血管瘤	毛细血管型（C）	动静脉瘘（AVF）
其他	淋巴管型（L）	动静脉畸形（AVM）
	静脉型（V）	毛细血管静脉畸形（CVM）
		毛细血管淋巴管静脉畸形（CLVM）
		淋巴管静脉畸形（LVM）
		毛细血管动静脉畸形（CAVM）
		毛细血管淋巴管动静脉畸形（CLAVM）

全身脉管性疾病中，发生于头颈部者约占60%，其次是四肢和躯干。在颌面颈部软组织良性肿瘤和瘤样病变中，脉管性病变最为常见，约占所有良性肿瘤的50%~60%。其中，毛细血管畸形和静脉畸形是最为常见的疾病类型，淋巴管畸形和动静脉畸形则相对少见。血管瘤和血管畸形大多出现于出生后不久的婴幼儿，但部分位置深在的脉管病变常不易被察觉，直至成年后方可有相应的临床体征出现。脉管性疾病无明显性别差异。

本节所叙述的脉管性肿瘤包括血管瘤或血管畸形、淋巴管瘤或淋巴管畸形、Kaposi 肉瘤和软组织血管肉瘤。

参 考 文 献

1 Fletcher CDM, Unni KK, Mertens F. WHO classification of tumours. Pathology and Genetics of Tumours of Soft Tissue and Bone. IARC press: Lyon, 2002: 156-158.

2 Mulliken JB, Glowacki J. Hemangiomas and vascular malformations in infants and children: a classification based on endothelial characteristics. Plast Reconstr Surg, 1982, 69: 412-420.

3 Belov S. Classification of congenital vascular defects. Int Angiol, 1990, 9: 141-146.

4 Enjolras O. Classification and management of the various superficial vascular anomalies: hemangioma and vascular malformation. J Dermatol, 1997,24: 701-710.

血管瘤和血管畸形

血管瘤（haemangioma）和血管畸形(vascular malformation)是十分常见的颌面颈部良性病变。无论良性血管瘤和血管畸形发生在何处，有时很难判断区分其为真性肿瘤、血管畸形抑或反应性病变。血管瘤是以血管内皮细胞和外皮细胞增生为特征的真性肿瘤，与之相应的同义词有婴儿血管瘤(infantile haemangioma)、良性或婴儿血管内皮瘤(benign or infantile haemangioendothelioma)、富细胞血管瘤（cellular haemangioma)、青少年血管瘤(juvenile haemangioma）和不成熟毛细血管瘤(immature capillary haemangioma)。大多数血管瘤为孤立性病变，主要发生于皮肤和皮下组织；约20%的血管瘤为多发性病变。血管瘤是发生于婴幼儿中的常见肿瘤，女性较男性多见，男女之比约1:2~2.5。血管畸形属于一种发育畸形，而非真性肿瘤。沿用至今的血管畸形类别仍为4种：毛细血管性(capillary)、海绵状(cavernous)、静脉性(venous)和动静脉性(arteriovenous)。混合性血管畸形(mixed haemangioma）一词是指上述两种或两种以上的血管畸形并存于同一病变内。血管畸形无明显性别差异。

病理上，真性血管瘤有增殖期和消退期之分。增殖期血管瘤的病理特征为内皮细胞分裂多，大量肥大细胞及基底膜增厚。消退期血管瘤的病理特征为内皮细胞形态扁平，呈静止态改变，其周围基质是所谓的“纤维脂肪组织”。

血管畸形主要由扩张的脉管腔组成，管壁是成熟的内皮细胞。静脉性血管畸形由扩张的厚壁血管腔组成。血管壁缺乏弹力层，α 平滑肌抗体染色表明其平滑肌缺乏或有异常排列，导致其随全身生长而不断扩张。海绵状血管畸形主要由扩张而充满血液的薄壁窦腔组成，窦腔壁衬以扁平内皮细胞。静脉性和海绵状血管畸形内均可有静脉石形成。毛细血管畸形由衬以扁平内皮细胞的扩张的毛细血管网组成，主要位于皮下，周围有不规则的胶原。动静脉畸形是动静脉的异常吻合，为动脉血不通过正常毛细血管直接贯注于静脉，导致静脉的动脉化。

临床上，血管瘤多在新生儿出生后1~4个月开始有所表现，出生后2~4周为快速生长期，直到6~8个月，而后进入消退期，至5~8岁时可完全消退。通常对血管瘤无需治疗，任何干预都是延时性的。90%以上的脉管畸形可在出生时被发现，其生长缓慢而稳定，与儿童全身同步生长。

血管畸形的临床表现可因类型不同而表现各异。静脉畸形通常为单发,形态大小不一,可以是小而界限清楚的病损,也可以是大而界限模糊的弥漫性病变。病变可累及皮下脂肪、骨骼、神经血管束和内脏。表浅的病变表现为柔软、可按压变形、无搏动和杂音。病变颜色因病变部位的深浅而变化,可由浅蓝到深紫色不等。同时,病变周围皮肤可出现毛细血管扩张、静脉曲张或淤斑。动静脉畸形多有特征显著的临床症状表现,如皮肤发红和发热、病变区有搏动和溃疡出血等。根据动静脉畸形的临床表现及危害程度可以进一步分其为静止型、扩张型、破坏型及失代偿型。此外,毛细血管畸形还可与其他病变一起以综合征形式出现,如 Sturge-Weber 综合征和 Maffucc 综合征等。

临床上和影像学表现上均可分血管瘤和血管畸形为低血流性(low flow)和高血流性(high flow)2 种。低血流性血管瘤或血管畸形主要有真性血管瘤、海绵状和静脉性血管畸形;高血流性血管畸形主要指动静脉畸形。

超声、X 线平片、CT、MRI 和 DSA 均可用于血管畸形的影像学检查和评价,且作用不同,特点各异。临床上,毛细血管畸形因主要位于皮肤和皮下组织而较少使用影像学检查进行评价。DSA 是诊断动静脉畸形的"金标准",可以动态观察增粗的供血动脉、提前显示的回流静脉及异常血管团。但 DSA 属于有创检查,目前在一定的范围内已为 MRA 和 CTA 所取代。

【影像学表现】

部位 真性血管瘤好发于腮腺和颊间隙。血管畸形可发生于颌面颈部的任何部位,分布广泛。通常,毛细血管畸形多见于浅表的皮肤和皮下组织,其他类型的血管畸形则多见于肌肉组织、皮下、软组织间隙、舌和涎腺等区域。

形态和边缘 不同类型的脉管性疾病,其形态表现各异。而同一类型的脉管性疾病可有不同的形态类型。单灶性真性血管瘤、海绵状或静脉性血管畸形多呈圆形或类圆形改变;毛细血管畸形和动静脉畸形的形态多不规则,部分病变可呈弥漫状改变。多发性血管畸形的形态可规则或不规则。一般规律为:呈规则形态表现的血管瘤和血管畸形多有清晰的边界,甚至可见包膜存在;而形态不规则的病灶多无清晰界限。

内部结构 超声上,真性血管瘤的内部以混合性低回声为主,可见大量管腔样或条束状结构或伴光带,后方回声增强或不变。随着血管瘤的消退,其内部的脂肪及纤维成分不断增多,血管减少。静脉性或海绵状血管畸形多为低回声表现(图 5-52、5-53)(82%)。16%的静脉性或海绵状血管畸形因含有静脉石而表现为后方强光团声影,此为该病变的特征性表现之一。约一半的静脉性或海绵状血管畸形在低头试验的超声检查中呈阳性表现:即在头低位时病变暗区增大。动静脉畸形表现为大脉管形态的不均匀回声,无软组织实质。CDFI 和脉冲多普勒超声上,78%的静脉性或海绵状血管畸形为单向血流,6%和 16%为双向血流和无血液流动。动静脉畸形内为收缩期血流,内有动静脉分流,即动脉血

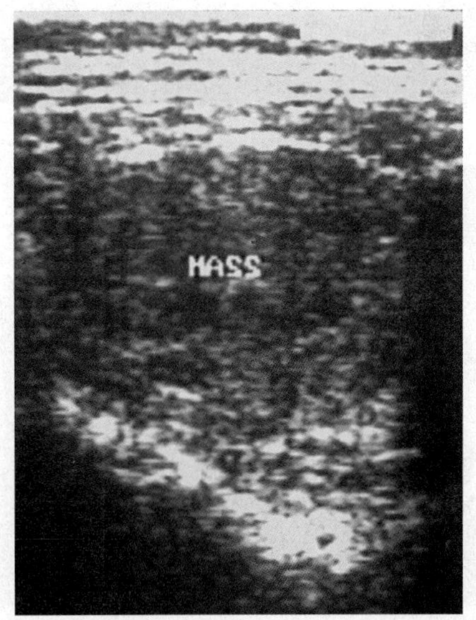

图 5-52 右颞部海绵状血管畸形(cavernous malformation in the right temporal region)

超声图示右颞部有一类圆形混合性低回声肿块,内有散在分布的液性暗区,后方回声稍增强,境界清晰。

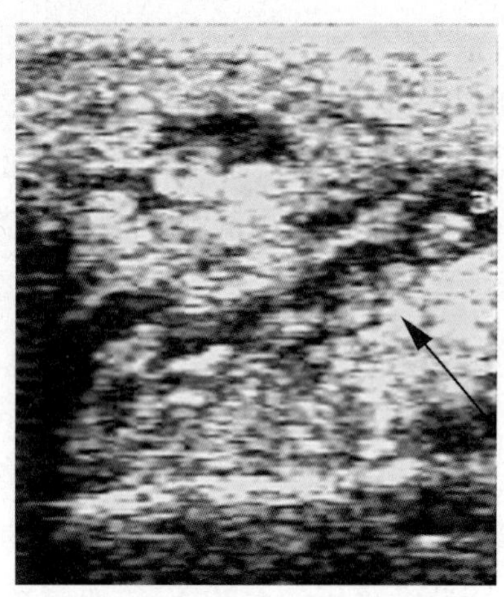

图 5－53　右腮腺区静脉性血管畸形(venous malformation in the right parotid gland)

超声图示右腮腺内有不规则形肿块(黑箭头),其内部呈多个条束状和管状无回声区,后方回声稍增强,境界不清晰,无包膜反射光带。

直接流入扩张的静脉内。

平扫 CT 上，几乎所有的血管瘤或/和血管畸形均为软组织密度改变（图 5-54、5-55、5-56、5-57)。增生期血管瘤多为均匀密度改变;消退期血管瘤因其内含有低密度脂肪组织而呈不均匀密度表现;静脉性或海绵状血管畸形内可出现单个或多个小圆形或结节状高密度影,是为静脉石(图 5-55),为诊断此类疾病的可靠依据。增强 CT 上,增殖期血管瘤多表现为均匀强化的软组织团块;静脉性或海绵状血管畸形在动脉期多无明显强化（图 5-54),以后随着对比剂逐渐进入瘤体,可呈渐趋性明显强化表现(图 5-55)。动静脉畸形亦呈早期明显强化表现,且可见增粗的供血动脉和扩张的回流静

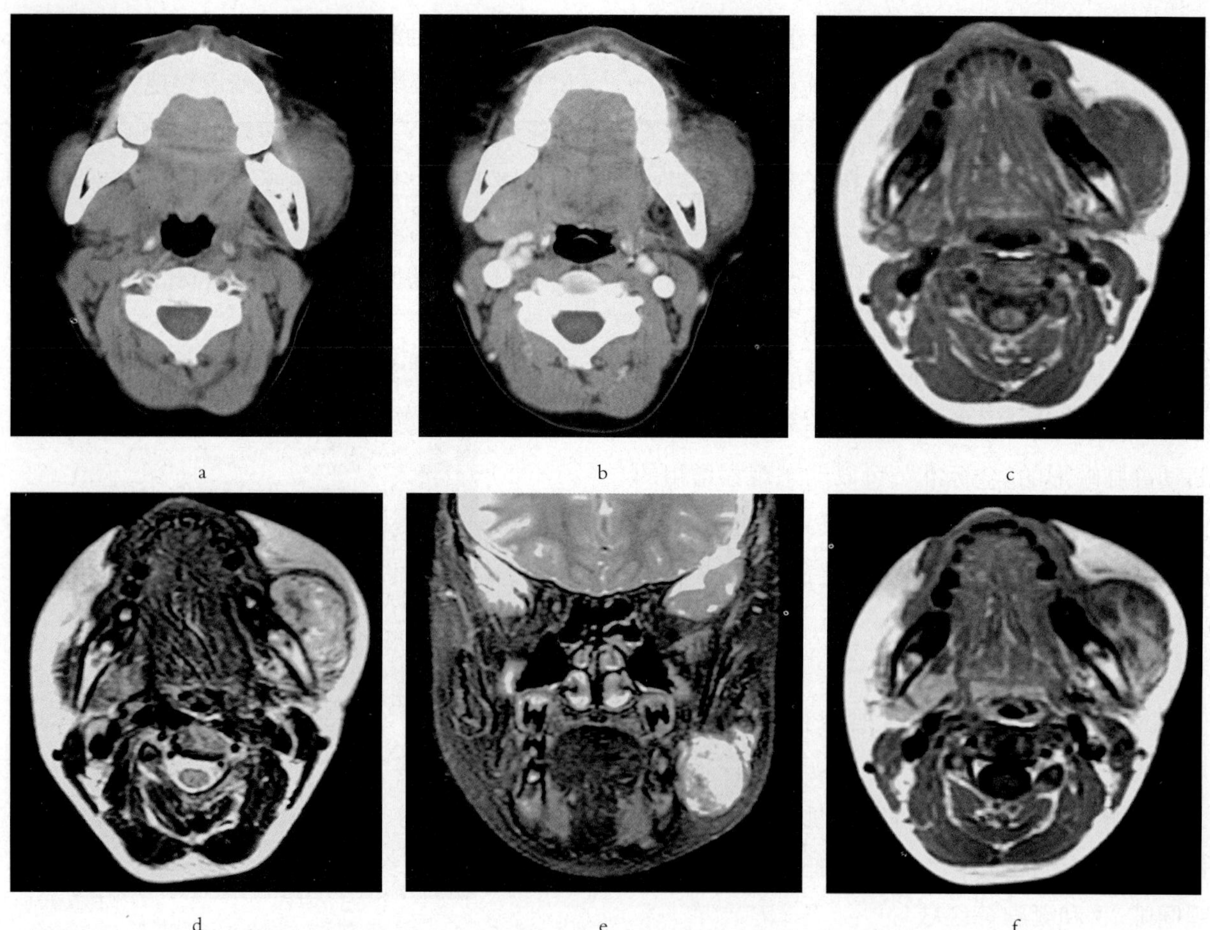

图 5-54　左咬肌区海绵状血管畸形(cavernous malformation in the left masticatory muscle)

横断面平扫 CT 图 a 示左咬肌明显肿大,界限不清。横断面增强 CT 图 b 示病变无明显强化。MR 横断面 T1WI 图 c 示左咬肌区病变呈中等信号。横断面 T2WI 图 d 和冠状面压脂 T2WI 图 e 示病变呈不均匀高信号,界限较清晰。Gd-DTPA 增强 T1WI 图 f 示病变强化明显。

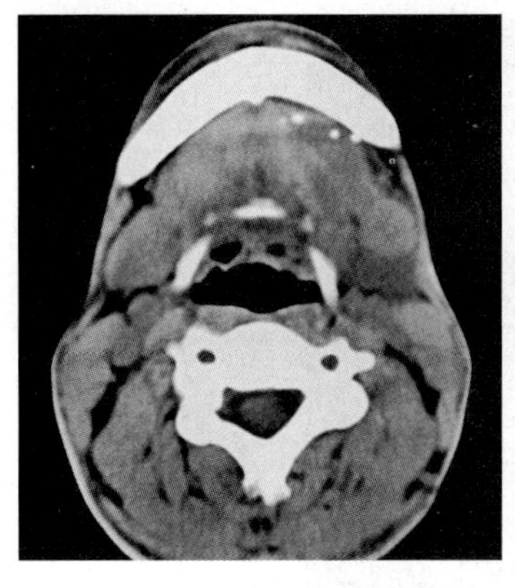

a

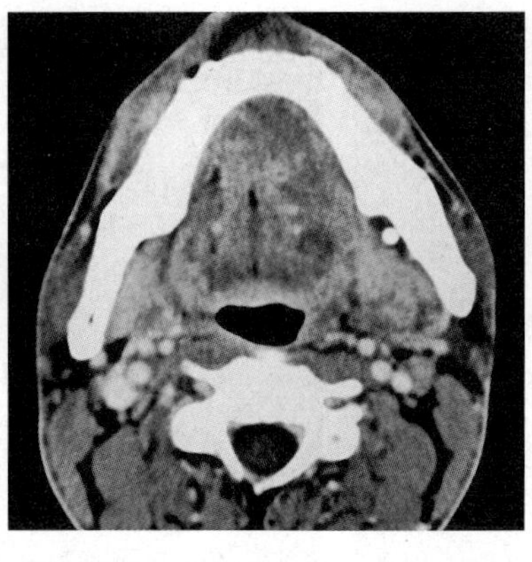

b

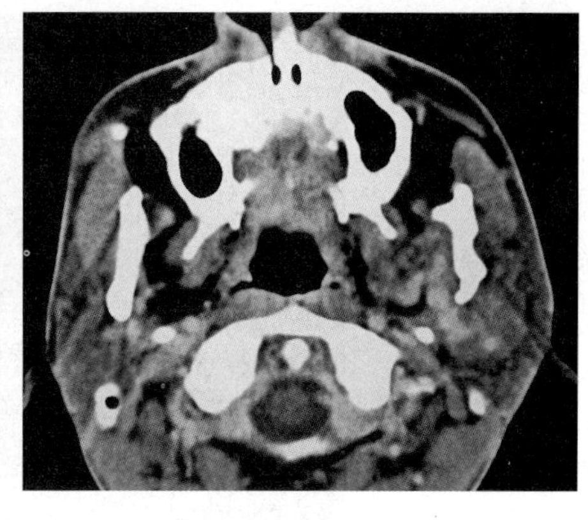

c

图 5-55 左口底和腮腺区静脉性血管畸形(venous malformation in the left mouth floor and parotid gland)

横断面平扫 CT 图 a 示左口底区软组织略肿大,内有高密度钙化点,界限不清。横断面增强 CT 图 b、c 示左口底和腮腺区肿块呈中度强化表现,界限不清。

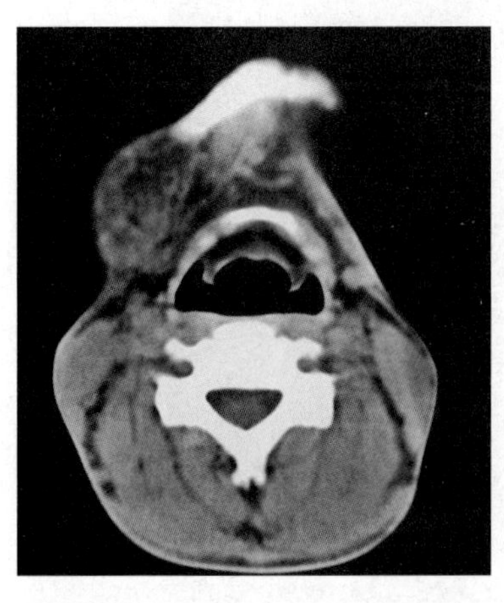

a

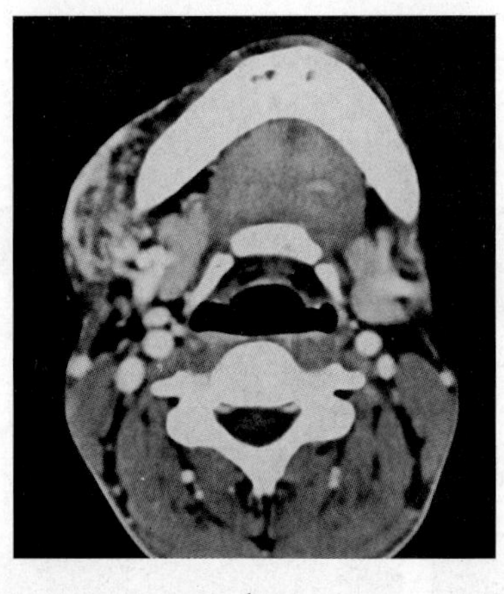

b

图 5-56 右下颌下区动静脉畸形(arteriovenous malformation in the right submandibular space)

横断面平扫 CT 图 a 示右侧下颌下区有不规则形软组织肿大影,其内密度不均。横断面增强 CT 图 b 示病变内部呈迂曲管状和点状强化,界限不清。

脉(图 5-56、5-57)。

MRI 上,毛细血管畸形多表现为 T1WI 上的中等信号和 T2WI 上的不均匀高信号(图 5-58)。静脉性或海绵状血管畸形有单囊和多囊结构之分,多囊病变的囊隔常为线状低信号影。静脉性或海绵状血管畸形在 T1WI 上为低或中等信号表现;在 T2WI 上为较均匀高信号表现(图 5-54、5-59)。病变内可出现静脉石影,表现为单个或多个散在的小类圆形低信号区(图 5-59)。通常,静脉性或海绵状血管畸形在 T2WI 上信号强度高于其周围的脂肪组织信号。"信号流空"(signal void)是高血循性动静脉畸形的特殊征象。扩张的供血动脉及迂曲的回流静脉团在所有 MRI 序列上均表现为低信号(图 5-57、5-60)的匍匐状、管状或大小不一多囊状结构。部分区域可为血块或血栓占据。增强 MRI 上,静脉性或海绵状血管畸形多呈明显强化表现,但强化出现的时间较晚;而动静脉畸形可无明显强化。DSA 上,除动静脉畸形在动脉期有明显的团块状对比剂染色外(图 5-60),其余类型的血管瘤和血管畸形均无明显的强化征象。

邻近结构侵犯和反应 颌面颈部软组织血管瘤或血管畸形的所在部位不同,其对周围组织结构的影响也不尽相同。一般而言,软组织血管瘤或血管畸形可以表现为推移、挤压其周围的血管、肌肉

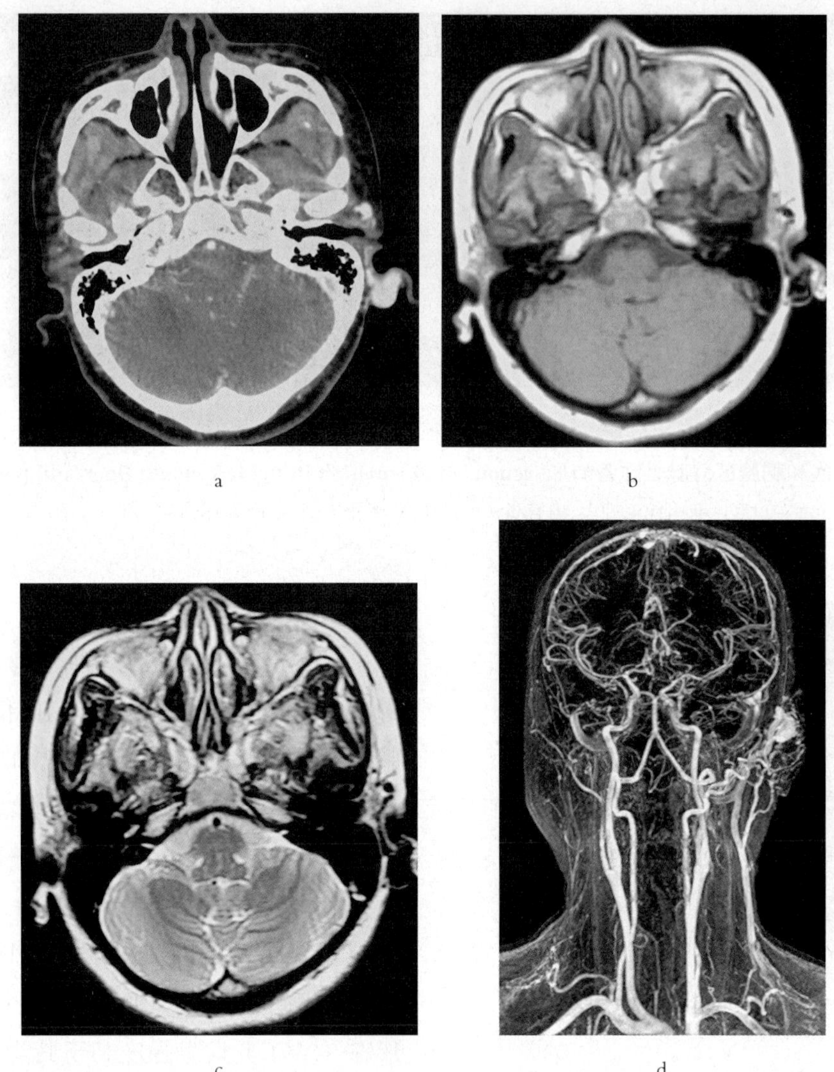

a b c d

图 5-57　左耳周动静脉畸形（arteriovenous malformation in the skin of left ear）

横断面增强 CT 图 a 示左耳周围有肿块状异常强化区，界限清晰。MR 横断面 T1WI 图 b 和 T2WI 图 c 示病变为极低信号表现。MR 血管造影图 d 示病变强化明显，且见其周围有迂曲扩张血管。左颈外静脉提前显示。

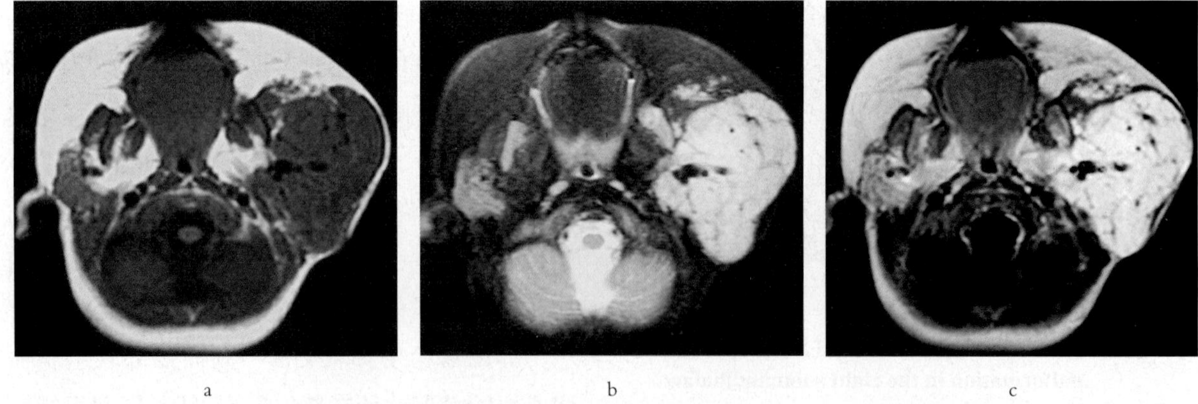

a b c

图 5-58　左腮腺区毛细血管畸形（capillary malformation in the left parotid gland）

MR 横断面 T1WI 图 a 示左腮腺咬肌区肿块性病变呈中等信号表现。横断面 T2WI 图 b 示病变呈不均匀高信号，界限较清晰。Gd-DTPA 增强 T1WI 图 c 示病变强化明显。

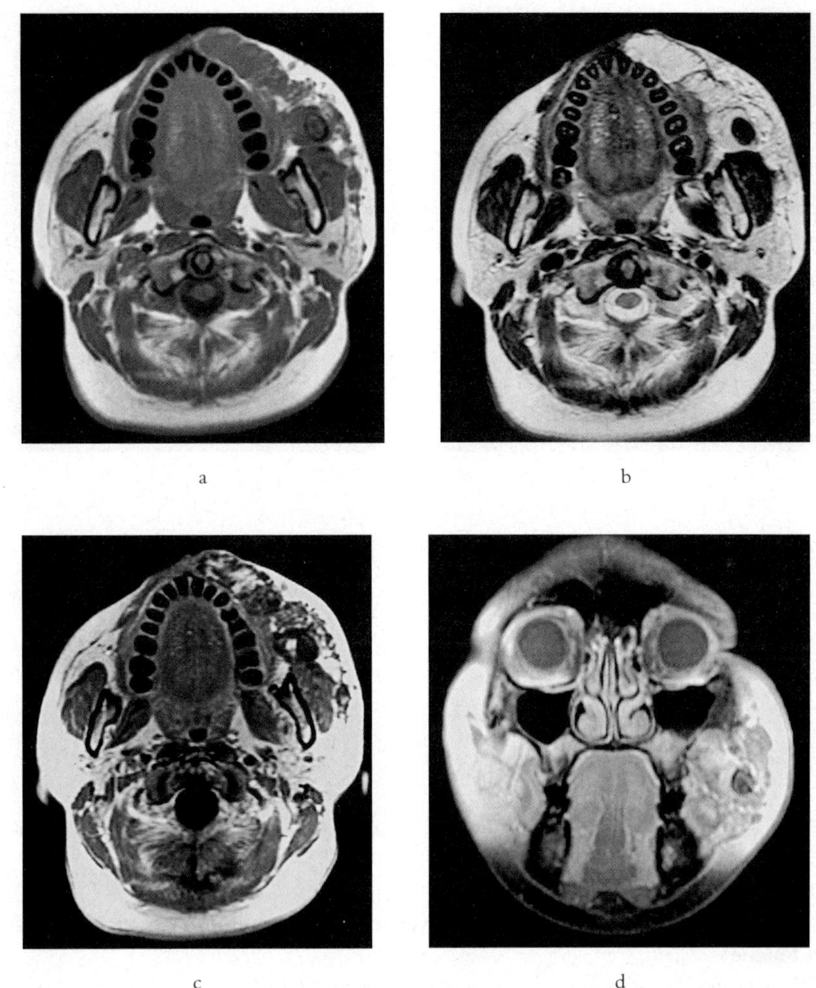

图 5-59　左颊间隙海绵状血管畸形（cavernous haemangioma in the left buccal space）

MR 横断面 T1WI 图 a 示左颊间隙区不规则形肿块性病变呈中等信号表现，界限不清。横断面 T2WI 图 b 示病变呈不均匀高信号，内有低信号静脉石影。Gd-DTPA 增强横断面 T1WI 图 c 和冠状面 T1WI 图 d 示病变局部有强化表现。

组织和软组织间隙；侵犯程度严重者可完全占据或取代周围组织结构。与四肢脉管畸形不同，颌面颈部静脉性或海绵状血管畸形导致骨骼发育异常和脱矿改变者相对少见。静脉性或海绵状血管畸形引起的骨骼异常主要表现为颌面骨的肥大和变形。动静脉畸形常伴有颌骨（尤其是下颌骨）的受累，主要表现为单囊或多囊状骨质破坏、下颌神经管的增粗和骨皮质的穿凿样破坏（见第六章第四节）。

影像鉴别诊断　血管瘤或血管畸形的 CT 和 MRI 表现可以和许多其他良性肿瘤或瘤样病变相似。但以下影像学表现特点可将血管瘤或血管畸形与其他病变区别：① 平扫 CT 上，如见颌面颈部软组织肿块中出现高密度钙化者，应多考虑有海绵状和静脉性血管瘤或血管畸形的可能；② 在 MRI 之 T2WI 上，如见病变的信号强度高于周围脂肪组织者，应多考虑有海绵状和静脉性血管瘤或血管畸形的可能；③ 增强 CT 和MRI 上，病灶呈缓慢强化表现者，应考虑有海绵状和静脉性血管瘤或血管畸形的可能；④ MRI 上，如见病变以多囊或单囊状、圆形、管状、弧形或不规则形的“信号流空”表现为主者，应多考虑有动静脉畸形的可能；⑤ 增强 CT 上，如见病灶强化明显且伴有周围粗大扩张血管者，应考虑有动静脉畸形的可能。

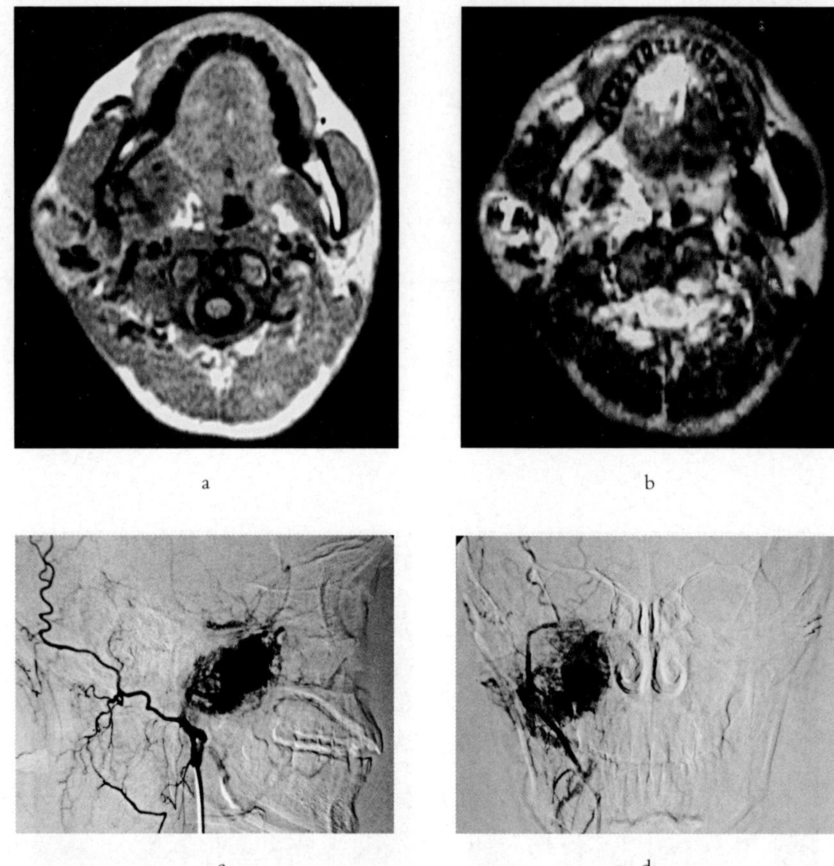

图 5-60　右腮腺、咬肌间隙和舌部动静脉畸形（**arteriovenous malformation in the right parotid gland, masticator space and tongue**）

MR 横断面 T1WI 图 a 示右腮腺、咬肌间隙和舌部肿块性病变呈中等信号表现，内有点、管状信号流空区，界限不清。横断面 T2WI 图 b 示病变表现为高信号区与点、管状信号流空区相混合。DSA 右侧位图 c 和正位图 d 图示病变于动脉期染色明显，并显示病变的主要供养血管为颌内动脉。

参 考 文 献

1　Fletcher CDM, Unni KK, Mertens F. WHO classification of tumours. Pathology and Genetics of Tumours of Soft Tissue and Bone. IARC press: Lyon, 2002: 156-158.

2　Mulliken JB, Glowacki J. Hemangiomas and vascular malformations in infants and children: a classification based on endothelial characteristics. Plast Reconstr Surg, 1982, 69: 412-420.

3　Hein KD, Mulliken JB, Kozakewich HP, et al. Venous malformations of skeletal muscle. Plast Reconstr Surg, 2002, 110: 1625-1635.

4　Mulliken JB, Fishman SJ, Burrows PE. Vascular anomalies. Curr Probl Surg, 2000, 37: 519-584.

5　Smoller BR, Rosen S. Port-wine stains: a disease of altered neural modulation of blood vessels? Arch Eermatol, 1986, 122: 177-179.

6　Gerald M. Legiehn, Manraj K.S. Heran, et al. Classification, Diagnosis, and Interventional Radiologic Management of Vascular Malformations. Orthop Clin N Am, 2006, 37: 435-474.

7　范新东. 口腔颌面部高流速血管畸形的诊断和介入治疗. 口腔颌面外科杂志, 2006, 6: 97-101.

8　Cappabianca S, Del Vecchio W, Giudice A, et al. Vascular malformations of the tongue: MRI findings on three cases. Dentomaxillofac Radiol, 2006, 35: 205-208.

9　Chooi WK, Woodhouse N, Coley SC, et al. Pediatric head and neck lesions: assessment of vascularity by MR digital subtraction angiography. AJNR Am J Neuroradiol, 2004, 25: 1251-1255.

10　Vilanova JC, Barceló J, Smirniotopoulos JG, et al. Hemangioma from head to toe: MR imaging with pathologic correlation. Radiographics, 2004, 24: 367-385.

11　Baker LL, Dillon WP, Hieshima GB, et al. Hemangiomas and vascular malformations of the head and neck: MR characterization. AJNR Am J Neuroradiol, 1993, 14: 307-314.

12　Smith JK, Castillo M, Wilson JD. MR characteristics of low-flow facial vascular malformations in children and young adults. Clin Imaging, 1995, 19: 109-117.

13 徐秋华,陆林国主编. 浅表器官超声诊断图鉴. 上海: 上海科学技术出版社, 2005: 30-33.

14 Dubois J, Garel L. Imaging and therapeutic approach of hemangiomas and vascular malformations in pediatric age group. Pediatr Radiol, 1999, 29: 879-893.

15 Harnsberger HR. Diagnostic imaging. Head and neck. Salt Lake: Amirsys, 2004, Ⅳ: 1-46-49.

16 马绪臣主编. 口腔颌面医学影像学. 北京: 北京大学医学出版社, 2006: 204-206.

17 Kakimoto N, Tanimoto K, Nishiyama H, et al. CT and MR imaging features of oral and maxillofacial hemangioma and vascular malformation. Eur J Radiol, 2005, 55: 108-112.

18 Memis A, Arkun R, Ustun EE, et al. Magnetic resonance imaging of intramuscular haemangiomas with emphasis on contrast enhancement patterns. Clin Radiol, 1996, 51: 198-204.

19 Kurabayashi T, Ida M, Tetsumura A, et al. MR imaging of benign and malignant lesions in the buccal space. Dentomaxillofac Radiol, 2002, 31: 344-349.

20 Kern S, Niemeyer C, Darge K, et al. Differentiation of vascular birthmarks by MR imaging. An investigation of hemangiomas, venous and lymphatic malformations. Acta Radiol, 2000, 41: 453-457.

21 Jenner G, Söderlund V, Bauer HF, et al. MR imaging of skeletal muscle hemangiomas. A report of 16 cases. Acta Radiol, 1996, 37: 140-144.

22 Yonetsu K, Nakayama E, Miwa K, et al. Magnetic resonance imaging of oral and maxillofacial angiomas. Oral Surg Oral Med Oral Pathol, 1993, 76: 783-789.

23 Dubois J, Soulez G, Olive VL, el at. Soft-tissue venous malformations in adult patients: imaging and therapeutic issues. Radiographics, 2001, 21: 1519-1531.

淋巴管瘤

淋巴管瘤(lymphangioma)是一种由扩张的淋巴管构成的海绵状/囊性良性淋巴管病变。同义词有囊性水瘤(cystic hygroma),多指囊腔体积大于 2 cm³ 的淋巴管瘤。目前多已肯定淋巴管瘤属于先天性畸形,故又称其为淋巴管畸形(lymphangial malformation)。淋巴管瘤可见于任何年龄,但于儿童更多见,多数患者(80%~90%)于出生时和 2 岁以内被发觉。无明显性别差异。淋巴管瘤还可以是 Turner 综合征的表征之一。相对于血管畸形而言,淋巴管瘤比较少见。淋巴管瘤主要发生于头颈部、腋窝、纵隔、腹股沟、躯干上部、四肢和腹部。

大体病理上,根据淋巴管瘤的形态表现差异,可分为 4 种类型:囊性水瘤(cystic hygroma)、海绵状淋巴管瘤(cavernous lymphangioma)、毛细血管性或单纯性淋巴管瘤(capillary or single lymphangioma)和血管淋巴管畸形(vasculolymphatic malformation)。有人推测:海绵状淋巴管瘤的海绵状腔隙经长时间进行性扩大之后可转变为囊性水瘤。淋巴管瘤的剖面为多囊状或海绵状改变。囊内含有水性或乳性液体。镜下见,淋巴管瘤的特征是含有大小不等、薄壁扩张的淋巴管。管壁衬覆扁平内皮细胞,周围常有淋巴细胞聚集。

临床上,淋巴管瘤多表现为无痛性肿块,质地柔软,触有波动感。如病变内有出血或继发感染,则可能压迫周围组织。囊性水瘤及海绵状(微囊)淋巴管畸形多为单发病灶,部分也可多发。除非发生淋巴水肿或过度角化,淋巴管瘤一般不伴有皮肤颜色的异常。对淋巴管瘤的治疗多以手术切除为主。切除不完整者可导致局部复发,但不会恶变。

超声检查为头颈部淋巴管瘤的首选影像学方法。CT 和 MRI 检查对明确病变与周围组织的关系具有重要意义。

【影像学表现】

部位　75%~80%的囊性水瘤位于颈部和下面部。儿童囊性水瘤最常见于颈后间隙,其次为口腔。成人囊性水瘤多见于舌下间隙、下颌下间隙和腮腺间隙。海绵状淋巴管瘤多见于舌和口腔黏膜。毛细血管性淋巴管瘤十分罕见,多位于皮下组织。

形态和边缘　囊性水瘤形态规则,多呈圆形或类圆形改变,边界清晰,可见包膜。海绵状淋巴管瘤或术后复发的淋巴管瘤可为不规则形态,与周围组织无清晰分界。少数受挤压后破裂的囊性水瘤亦可呈不规则形态表现。

内部结构　超声上,囊性水瘤多为多囊状无回声改变(图 5-61),内有厚薄不一的光带分隔。海绵

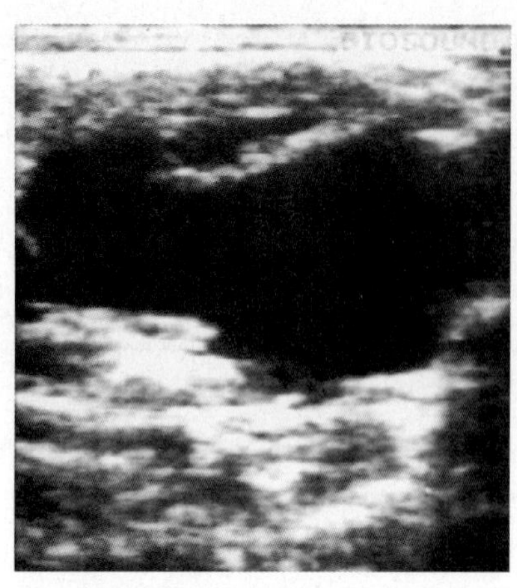

图 5-61　右腮腺区淋巴管瘤(lymphangioma in the right parotid gland)

超声图示右腮腺内有多囊状无回声暗区，后方回声增强，境界清晰。

状淋巴管瘤为多囊状混杂性高回声。CDFI 上，淋巴管瘤内无血流。平扫 CT 上，淋巴管瘤的 CT 值与水液相等或相近。囊性水瘤内多有囊隔，呈多囊结构改变(图 5-62)。海绵状淋巴管瘤多表现为皮下组织或黏膜的异常增厚，内呈多囊状低密度改变(图 5-63)。两者之间的主要影像表现区别在于：前者多为大囊，囊腔数量少；后者多为小囊，囊腔数量多。增强 CT 上，淋巴管瘤内的囊隔呈轻至中度强化；边缘呈环形强化表现(图5-62)。MRI 上，大多数淋巴管瘤呈多囊结构改变；少数为单囊结构。T1WI 上，淋巴管瘤多呈低或中等信号，少数病变可为高信号改变(与病变内的出血和脂肪样囊隔相对应)；T2WI 上，病变为均匀高信号表现(图5-64)。如病变内有出血或液体内富含蛋白成分，则可出现液-液平面征象(图 5-65)。增强 MRI 上，淋巴管瘤的内部无强化表现，但其纤维包膜和囊隔可出现“环形或弧形”强化。

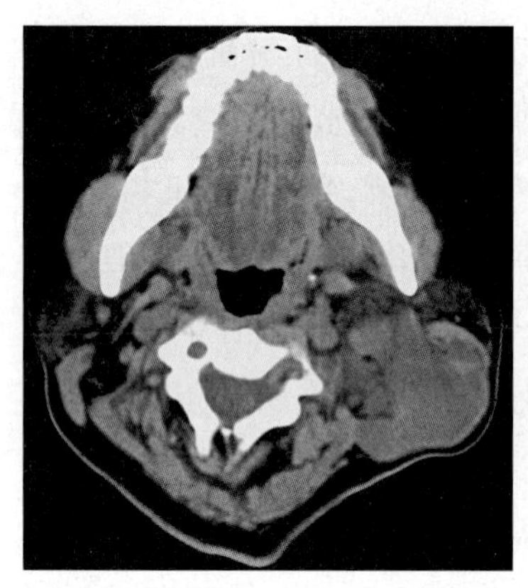

a

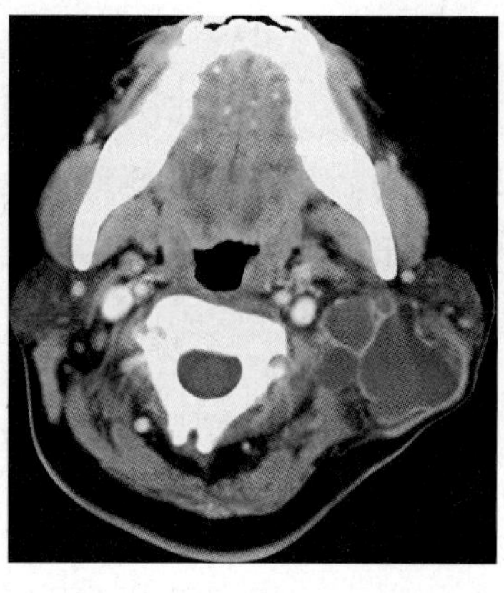

b

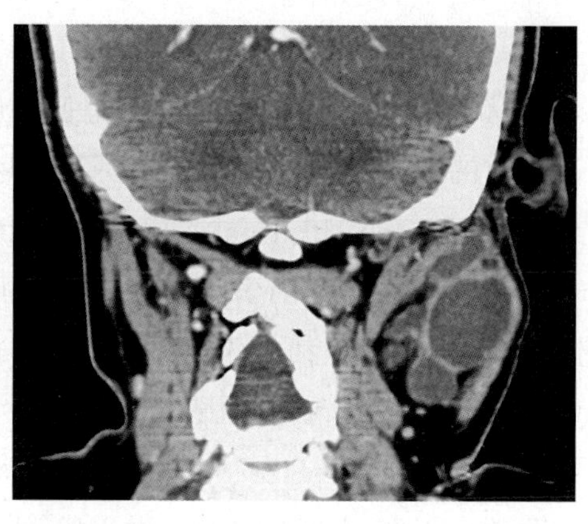

c

图 5-62　左颈部囊性水瘤(cystic hygroma in the left neck)

横断面平扫 CT 图 a 示左侧腮腺和颈后三角区有不规则形软组织肿块，边界较清晰。横断面增强 CT 图 b 和增强 CT 冠状面重建图 c 示病变呈多囊状改变，囊隔细而有强化。

邻近结构侵犯和反应　淋巴管瘤可推移或压迫与之相邻的血管和肌肉组织结构。位于颈后三角区的囊性水瘤可推颈鞘内血管向前内移位，胸锁乳突肌和颈深肌群可受压变小。淋巴管瘤导致骨性结构异常改变者少见。

影像鉴别诊断　发生于颈部的囊性水瘤应与

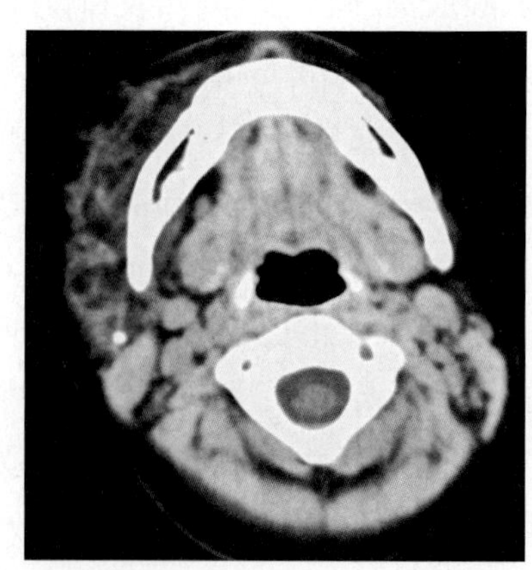

图 5-63　右颊部海绵状淋巴管畸形(lymphangial malformation in the right buccal space)

横断面平扫 CT 示左面颊部皮下组织区有弥漫网状软组织增生影，内有高密度钙化点，边界不清。

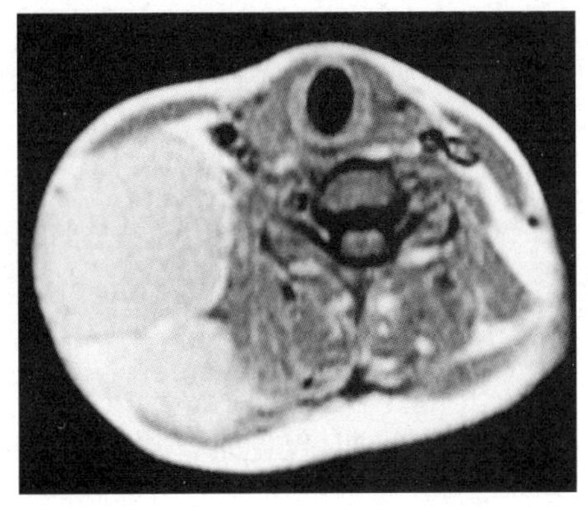

a

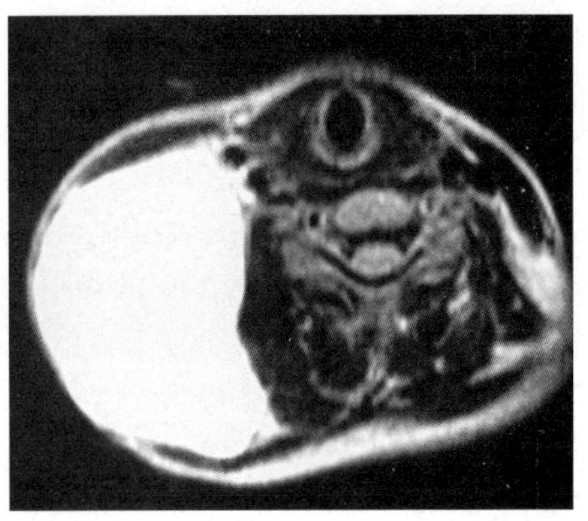

b

图 5-64　右颈部囊性水瘤(cystic hygroma in the right neck)

MR 横断面 T1WI 图 a 和 T2WI 图 b 示右颈后三角区有多囊状异常高信号影,边界清晰。

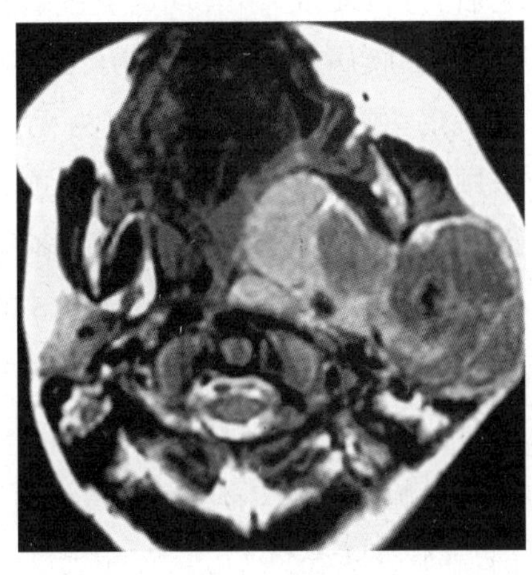

a

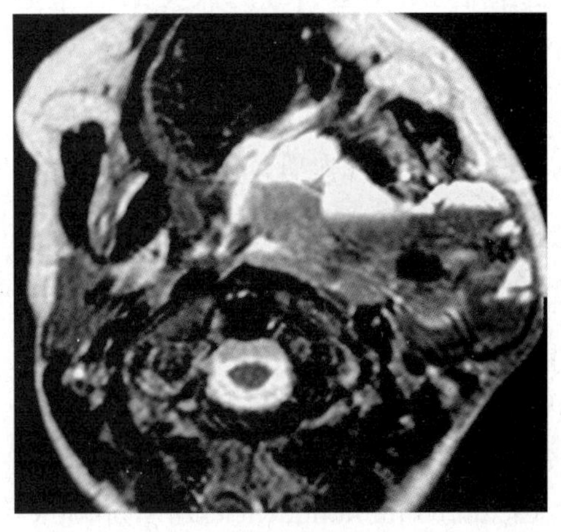

b

图 5-65　左腮腺和咽旁间隙区囊性水瘤(cystic hygroma in the left parotid gland and parapharyngeal space)

MR 横断面 T1WI 图 a 示左腮腺和咽旁间隙区有多囊状等、高信号混合区,边界清晰。横断面 T2WI 图 b 示病变呈低、等、高信号混合,有液-液平面显示。

坏死性淋巴结、脂肪瘤、脂性神经纤维瘤病和囊性神经鞘瘤鉴别。坏死性淋巴结一般少有淋巴管瘤的多囊状结构,病变可为多中心表现。脂肪瘤和脂性神经纤维瘤的内部虽然有纤维分隔,但其脂肪密度和信号表现与囊性水瘤的密度和信号表现明显有别。囊性神经鞘瘤多为单囊结构表现,内部没有弧线状纤维分隔,且肿瘤的中心靠近颈鞘。海绵状(微囊)淋巴管畸形多发生于皮肤或皮下等浅表组织。

参 考 文 献

1　Fletcher CDM, Unni KK, Mertens F. WHO classification of tumours. Pathology and Genetics of Tumours of Soft Tissue and Bone. IARC press: Lyon, 2002: 162.

2　Koeller KK, Alamo L, Adair CF, et al. Congenital cystic masses of the neck: radiologic-pathologic correlation. Radiographics, 1999, 19: 121-146.

3　Byrne KJ, Blanc WA, Warburton D, et al. The significance of cystic hygroma in fetuses, Hum Pathol, 1984, 15: 61-67.

4　Chervenak FA, Isaacson G, Blakemore KJ, et al. Fetal cystic hygroma. Cause and natural history. N Engl J Med, 1983, 309: 822-825.

5　Anzai Y, Blackwell K, McLachlan S, et al. Initial clinical experience with an iron-based MR imaging contrast agent for lymphnodes. Radiology, 1993, 189: 108.

6　Emery PJ, Bailey CM, Evans JN. Cystic hygroma of the head and neck: a review of 37 cases. Laryngol Otol, 1984, 98: 613-619.

7 Vazquez E, Enriquez G, Castellote A, et al. US, CT, and MR imaging of neck lesions in children. Radiographics, 1995, 15: 105-122.

8 Pui MH, Li ZP, Chen W, et al. Lymphangioma: imaging diagnosis. Australas Radiol, 1997, 41: 324-328.

9 Sheila S, Nussbaum AR, Hutchins GM, et al. Cystic hygromas in children: sonographic-pathologic correlation. Radiology, 1987, 162: 821-824.

10 Silverman PM, Korobkin M, Moore AV. CT diagnosis of cystic hygroma of the neck. J Comput Assist Tomogr, 1983, 7: 519 -520.

11 Som PM, Sacher M, Lanzieri CF, et al. Parenchymal cysts of the lower neck. Radiology, 1985, 157: 399-406.

12 Siegel MJ, Glazer HS, St Amour TE, et al. Lymphangiomas in children: MR imaging. Radiology, 1989, 170: 467-470.

Kaposi 肉瘤

Kaposi 肉瘤(Kaposi sarcoma, KS)是一种具有局部侵袭性的内皮细胞肿瘤。典型病变表现为皮肤多发性斑点、斑片或结节状病损。该病变也可累及黏膜、淋巴结和内脏器官。KS 与人类第八型疱疹病毒(HHV-8)的感染有关。KS 又称皮肤特发性多发性着色性肉瘤 (idiopathic multiple pigmented sarcoma of the skin)、多发性血管肉瘤(angiosarcoma multiplex)、多发性出血性肉芽肿(granuloma multiplex haemorrangicum) 和 Kaposi 病(Kaposi disease)。根据临床和流行病学特点,KS 有 4 类:经典惰性型 (classic indolent)、非洲地方性(endemic African)、医源性(iatrogenic)和获得性免疫缺陷综合征相关性 (acquired immunodeficiency syndrome-associated KS, AIDS-associated KS)。全身 KS 好发于皮肤和皮下组织,也可累及黏膜、淋巴结和内脏器官。经典 KS 的平均发病年龄为 50 岁,一般高于 AIDS 相关性 KS 的平均发病年龄(38 岁)。目前 4 型 KS 中,医源性 KS 和 AIDS 相关性 KS 最多见。在 AIDS 出现以前,头颈部 KS 并不常见;AIDS 流行之后,头颈部成为 KS 最常见部位之一。由此可见,目前发生于头颈部的 KS 多属于 AIDS 相关性 KS。在我国,此肿瘤相对少见。

大体病理上,皮肤 KS 病损多表现为斑点、斑块和结节。黏膜、淋巴结和内脏器官病损可表现为大小不等的出血性结节,且可相互融合。镜下见,病变早期为血管轻微增生,之后,血管增生数量逐渐增加,可呈弥漫状,且经常分布于血管周围,炎性细胞浸润可见。病变至结节期,可见轻度异型的梭形细胞束形成界限清晰的结节。淋巴结 KS 可为单灶性或多灶性,病变早期,仅见血管数量增多和浆细胞浸润;病变晚期,可见淋巴结组织被肿瘤组织完全取代。

临床上,颌面颈部 AIDS 相关性 KS 多无明显症状。一般多在病变处黏膜出现溃疡或有肿块形成之后,方被发现。多表现为黏膜病损和颈部淋巴结肿大。黏膜病损主要表现为红色斑块和结节,可伴有溃疡。颈部淋巴结肿大多为无痛性。治疗 KS 可采用手术、放疗和化疗。KS 的预后因其类型不同而异。有广泛内脏器官受累者,多预后不佳。

CT 和 MRI 是颌面颈部 KS 的主要影像学检查方法。通过 CT 和 MRI 检查,不仅能揭示头颈部皮肤和黏膜 KS 的侵犯深度和范围,还能显示其颈部淋巴结病灶。

【影像学表现】

部位 全部 KS 中,头颈部皮肤和皮下组织受累者占 66%;口腔和咽黏膜受累者占 56%;颈部淋巴结受累者占 13%。

形态和边缘 KS 多为规则肿块表现,边界清晰。

内部结构 CT 上,KS 为软组织密度表现。MRI 上,KS 在 T1WI 上呈中等信号表现;在 T2WI 上表现为混合高信号。增强 CT 和 MRI 上,病变可有明显强化。淋巴结 KS 病变的中心可出现坏死灶。

邻近结构侵犯和反应 颈部淋巴结 KS 可推移其周围血管、神经和肌肉组织。口腔牙龈、舌和腭区黏膜 KS 可破坏吸收牙槽骨。

影像鉴别诊断 颌面颈部 KS 的影像表现无特征性。通常,颈部淋巴结 KS 较难与其他淋巴结性恶性肿瘤(转移性肿瘤和恶性淋巴瘤)相鉴别,而发生于口腔和口咽黏膜区的 KS 不能同 SCCa 相区别。

参考文献

1　Fletcher CDM, Unni KK, Mertens F. WHO classification of tumours. Pathology and Genetics of Tumours of Soft Tissue and Bone. IARC press: Lyon, 2002: 170–172.

2　Restrepo CS, Martínez S, Lemos JA, et al. Imaging manifestations of Kaposi sarcoma. Radiographics, 2006, 26: 1169–1185.

3　Stafford ND, Herman RC, Forster S, et al. Kaposi's sarcoma of the head and neck in patients with AIDS. J Laryngol Otol, 1989, 103: 379–382.

4　Singh B, Har-el G, Lucente FE. Kaposi's sarcoma of the head and neck in patients with acquired immunodeficiency syndrome. Otolaryngol head Neck Surg, 1994, 111: 618–624.

5　Som PM, Curtin HD. Head and neck imaging. 4th ed, St. Louis: Mosby, 2003: 315, 1509–1511, 1909.

6　Becker M, Moulin G, Kurt AM, et al. Non-squamous cell neoplasms of the larynx: radiologic-pathologic correlation. Radiographics, 1998, 18: 1189–1209.

7　Olsen WL, Jeffrey RB Jr, Sooy CD, et al. Lesions of the head and neck in patients with AIDS: CT and MR findings. AJR Am J Roentgenol, 1988, 151: 785–790.

软组织血管肉瘤

软组织血管肉瘤（angiosarcoma of soft tissue）是一种恶性肿瘤，肿瘤细胞在一定程度上具有正常内皮细胞的形态和功能特点。软组织血管肉瘤又称淋巴管肉瘤(lymphangiosarcoma)、血管肉瘤(haemangiosarcoma)、血管母细胞瘤(haemangioblastoma）和恶性血管内皮瘤（malignant haemangioendothelioma or malignant angioendothelioma)。下肢深部肌肉内的血管肉瘤最常见，约占40%，其次为上肢、躯干和头颈部。在全身软组织肉瘤中，血管肉瘤仅占2%~3%。但有报道指出：近50%血管肉瘤出现在头颈部的皮肤和皮下组织。软组织血管肉瘤多见于中老年人，60~70为发病高峰年龄，儿童罕见。男性患者多见。

大体病理上，软组织血管肉瘤多表现为暗红色、边界不清的出血性肿块。镜下见，血管肉瘤有低级别(高分化)和高级别(低分化)之分，后者多见。低级别血管肉瘤内有明显的血管腔隙，大小不一，形态不规则，与血管瘤相似；高级别血管肉瘤则细胞丰富。软组织血管肉瘤的细胞形态从梭形至上皮样(多见)不等。上皮样区由大圆形细胞构成，排列成片状、小巢状、条索状或原始血管结构。病变内弥漫性出血是大多数血管肉瘤的特征性表现。

临床上，软组织血管肉瘤多表现为无痛性逐渐增大的肿物，近1/3的患者可同时伴发凝血异常、贫血、持续性血肿和淤斑。位于颌面深部的病变还可引发张口受限。对软组织血管肉瘤的治疗多以手术切除为主，放疗为辅。术后局部复发较多见。血管肉瘤的预后较差。头颈部皮下组织血管肉瘤的淋巴结转移率约在10%~41%之间，远处转移率在33%~63%之间，5年生存率约为50%。

CT和MRI是检查颌面颈部血管肉瘤的主要影像学方法。

【影像学表现】

部位　颌面颈部软组织血管肉瘤的发病部位多较浅表，如皮肤和皮下组织、牙龈、下唇、腭和舌部；深部病变可见于软组织间隙，如咽旁间隙、腮腺和咬肌间隙等。

形态和边缘　血管肉瘤多为不规则肿块表现，病变边界不清。

内部结构　CT上，软组织血管肉瘤表现为软组织密度(图5-66、5-67)。MRI上，病变在T1WI上呈中等信号；在T2WI上呈不均匀高信号(图5-68)。增强CT和MRI上，病变多有程度不等的强化表现(图5-66、5-67、5-68)。

邻近结构侵犯和反应　软组织血管肉瘤可侵犯与之相邻的皮下组织、肌肉组织和间隙，亦可破坏吸收其周围的上颌骨或下颌骨。

影像鉴别诊断　发生于颌面部的软组织血管肉瘤具有软组织恶性肿瘤的一般影像表现特点，但无特征性。因此很难根据其 CT 和 MRI 表现作出与病理诊断相同的结论。

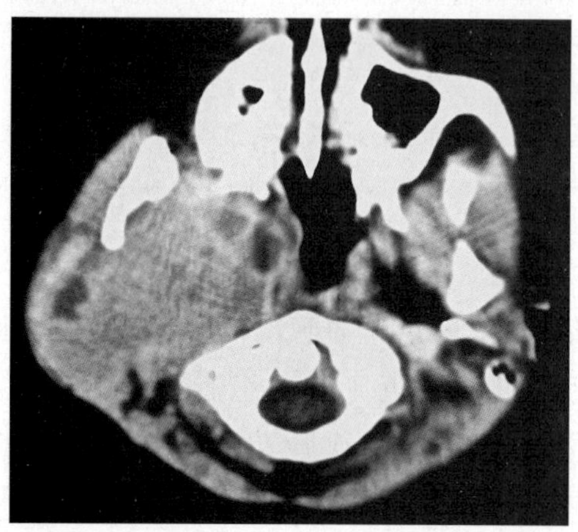

图 5-66　右腮腺和咽旁间隙区血管肉瘤（haemangiosarcoma in the right parotid gland and parapharyngeal space）

横断面增强 CT 示右腮腺和咽旁间隙区有异常增生之软组织肿块，其内部密度不均，可见低密度坏死区，边界尚清。

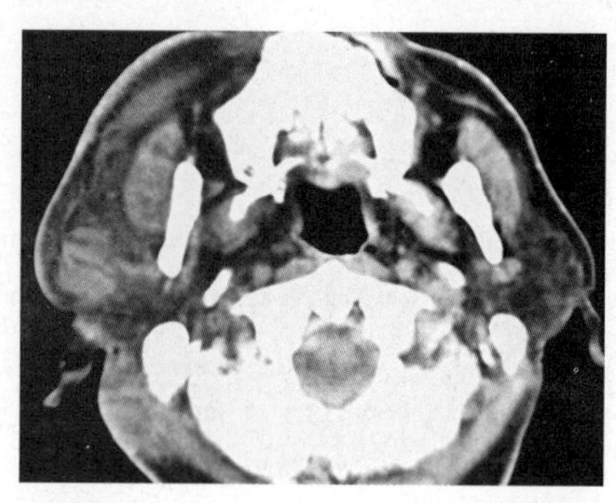

a

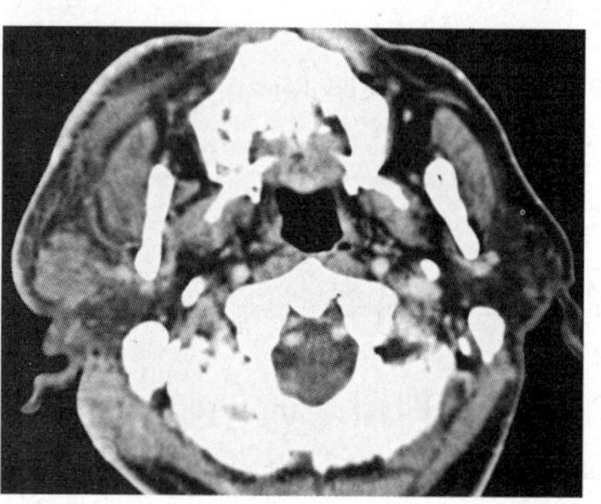

b

图 5-67　右腮腺血管肉瘤（haemangiosarcoma in the right parotid gland）

横断面平扫 CT 图 a 示右腮腺深叶有类圆形软组织肿块，边缘欠光滑。横断面增强 CT 图 b 示病变呈轻度强化改变。

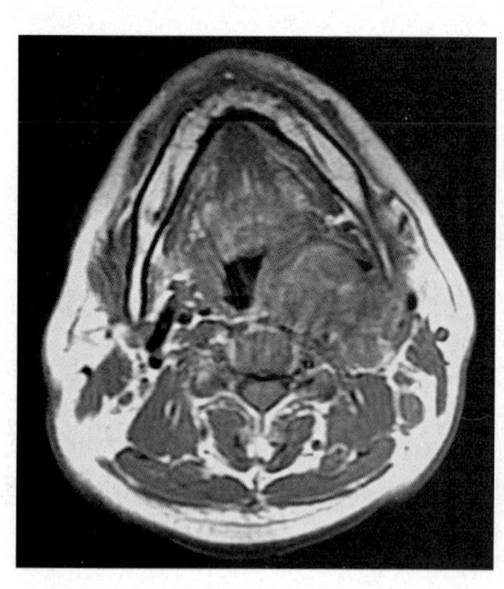

a

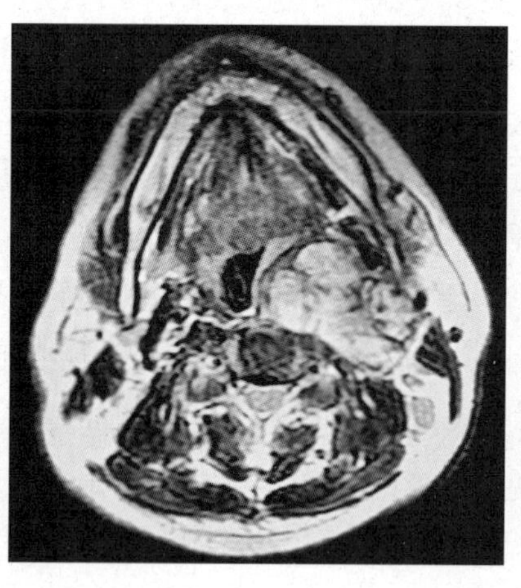

b

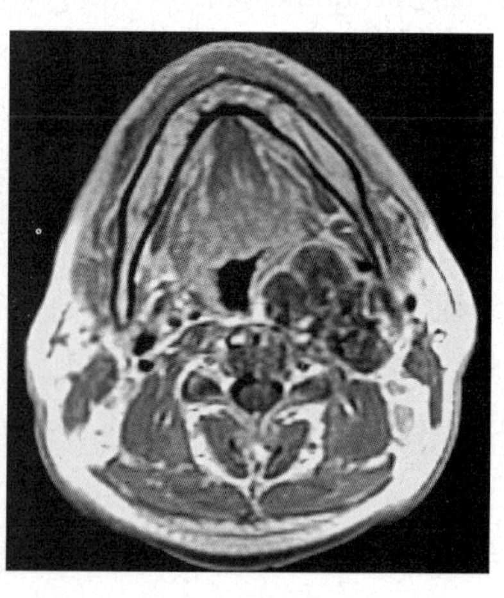

c

图 5-68　右咽后间隙区血管肉瘤（haemangiosarcoma in the right retropharyngeal space）

MR 横断面 T1WI 图 a 示右咽后间隙区有异常中等信号肿块，边界不清。横断面 T2WI 图 b 示病变呈不均匀高信号表现。Gd-DTPA 增强横断面 T1WI 图 c 示病变局部呈网格状强化。

参考文献

1　Fletcher CDM, Unni KK, Mertens F. WHO classification of tumours. Pathology and Genetics of Tumours of Soft Tissue and Bone. IARC press: Lyon, 2002: 175-177.

2　Som PM, Curtin HD. Head and neck imaging. 4th ed, St. Louis: Mosby, 2003: 312-314.

3　Ward JR, Feigenberg SJ, Mendenhall NP, et al. Radiation therapy for angiosarcoma. Head Neck, 2003, 25: 873–878.

4 Som PM, Shapiro MD, Biller HF, et al. Sinonasal tumors and inflammatory tissues: differentiation with MR imaging. Radiology, 1988, 167: 803–808.

5 邱蔚六，余强，燕山主编.颌面颈部疾病影像学图鉴.济南：山东科学技术出版社，2002：431–432.

6 Isoda H, Imai M, Inagawa S, et al. Magnetic resonance imaging findings of angiosarcoma of the scalp. J Comput Assist Tomogr, 2005, 29: 858–862.

7 Vilanova JC, Barceló J, Smirniotopoulos JG, et al. Hemangioma from head to toe: MR imaging with pathologic correlation. Radiographics, 2004, 24: 367–385.

（朱　凌　余　强）

第五节　肌源性肿瘤和腱鞘滑膜组织肿瘤

起源于肌肉组织的肿瘤比较少见，其发生于颌面颈部者更为少见。文献中有关颌面颈部肌源性肿瘤的研究多为病例报道，涉及其影像表现论述者则更少。根据 Enzinger 和 Weiss 对肌源性肿瘤的叙述，此类肿瘤类别繁多，其病理分类可见表 5–6。在本节中，作者将根据部分文献报道和自己有限的经验对颌面颈部肌源性肿瘤的影像学表现作简单叙述。内容包括平滑肌瘤（leiomyoma）、平滑肌肉瘤（leiomyosarcoma）、横纹肌瘤（rhabdomyoma）和横纹肌肉瘤（rhabdomyosarcoma）。影像学检查上，一般对部位浅表的肌源性肿瘤多以超声检查为首选；但对于范围广、位置深在的头颈部肌源性肿瘤则多首选 CT 或 MRI 检查。

发生于颌面颈部的腱鞘滑膜肿瘤几乎均为少见或罕见疾病。除滑膜肉瘤外（病变起源尚存争议），颌面颈部的腱鞘滑膜组织肿块性病变多发生在颞下颌关节区周围。这些肿块性病变可以是囊性病变和实性瘤样病变，如滑膜囊肿（synovial cyst）、腱鞘囊肿（ganglion cyst）和滑膜软骨瘤病（synovial chondromatosis）；也可以是肿瘤性病变，如色素性绒毛结节性滑膜炎（pigmented villonodular synovitis, PVNS）、腱鞘纤维瘤（tendon sheath fibroma）、滑膜血管瘤（synovial mambrane hemangioma）、滑膜脂肪瘤（synovial membrane lipoma）和腱鞘软骨瘤（tendon sheath chondroma）等。本节叙述的发生于颌面颈部并已见文献报道的腱鞘滑膜组织肿块性病变包括：滑膜囊肿和腱鞘囊肿、滑膜软骨瘤病和色素性绒毛结节性滑膜炎。

表 5–6　Enzinger 和 Weiss 的肌源性肿瘤分类

良性平滑肌肿瘤	平滑肌肉瘤	横纹肌瘤	横纹肌肉瘤
皮肤平滑肌瘤	软组织平滑肌肉瘤	成人型横纹肌瘤	胚胎型横纹肌肉瘤
血管平滑肌瘤	上皮性平滑肌肉瘤	胎儿型横纹肌瘤	腺泡型横纹肌肉瘤
深部软组织平滑肌瘤	黏液性平滑肌肉瘤	生殖器型横纹肌瘤	多形性横纹肌肉瘤
静脉平滑肌瘤	感染性平滑肌肉瘤	皮肤横纹肌间质错构瘤	
腹膜散布性平滑肌瘤病	颗粒细胞性平滑肌肉瘤		
	皮肤平滑肌肉瘤		
	血管源性平滑肌肉瘤		

颌面部腱鞘滑膜肿瘤多与颞下颌关节相邻。对于位置浅表、直径不大的病变可首选超声检查。但对于位置较深且范围较大(有可能累及颞骨和下颌骨)的病变,则宜采用 CT 或 MRI 检查。

血管平滑肌瘤

大多数平滑肌瘤(leiomyoma)来源于正常组织的平滑肌成分。平滑肌瘤在全身的分布范围广泛,其中以生殖器和胃肠道平滑肌瘤最为常见;皮肤或皮下组织平滑肌瘤少见;深部软组织平滑肌瘤(leiomyoma of deep soft tissue)则更为罕见。发生于颌面颈部的平滑肌瘤属罕见肿瘤,且多以血管平滑肌瘤(angioleiomyoma)为主。血管平滑肌瘤又称血管肌瘤(angiomyoma)或血管的平滑肌瘤(vascular leiomyoma)。通常为单发性。发病年龄主要在 30~60 岁之间。女性略多于男性。

大体病理上,血管平滑肌瘤境界清晰,常有包膜。肿瘤质地坚韧,直径通常小于 3 cm。肿瘤剖面呈灰白色或红黄色结节。镜下见,血管平滑肌瘤多发生于静脉壁。肿瘤由迂曲血管和分化良好的平滑肌细胞束组成。瘤细胞围绕在血管壁周围呈多层环状排列。有时可见肿瘤内发生黏液变性、玻璃样变、灶性软骨化生和血管内血栓形成。根据主要组织学结构,血管平滑肌瘤有 3 种亚型:实体型、静脉型和海绵型。其中实体型最为多见。

临床上,发生于全身其他部位的血管平滑肌瘤约 50%表现为疼痛性软组织肿块(可能和动静脉吻合有关),触诊可有压痛。但根据 Wang 等对 21 例头颈部血管平滑肌瘤的观察,所有患者均为无痛性肿块。头颈部平滑肌瘤所引起的临床症状还和其所在位置有关,如发生于鼻腔或舌者可导致鼻塞和气道阻塞等。手术切除肿瘤后,复发者罕见。

超声、CT 和 MRI 均可用于颌面颈部软组织平滑肌瘤的检查。Ikeda 等强调了 MRI 在检查鼻腔平滑肌瘤中的作用。

【影像学表现】

部位　Wang 等报道显示头颈部血管平滑肌瘤主要发生于外耳道、鼻腔、唇和颈部。除此之外,还有关于血管平滑肌瘤发生于腮腺、下颌下腺、舌、咽旁间隙、咽后间隙和扁桃体的报道。

形态和边缘　平滑肌瘤多为圆形或类圆形规则肿块形态,可呈分叶状,边界清晰,有包膜。

内部结构　平扫 CT 上,平滑肌瘤主要表现为软组织密度(图 5-69、5-70),偶尔可见其内有略低

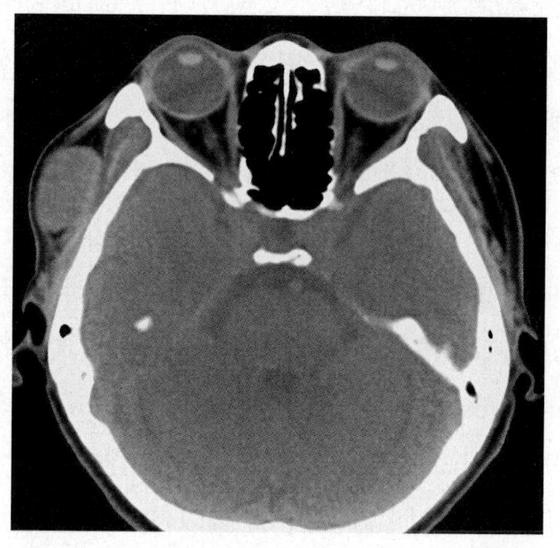

a

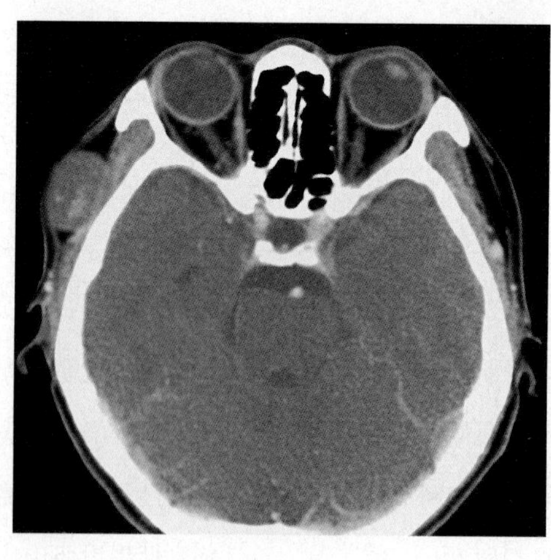

b

图 5-69　右颞部血管平滑肌瘤(vascular leiomyoma in the right temporal region)

横断面平扫 CT 图 a 示右颞间隙内有类圆形软组织肿块,边界清晰。横断面增强 CT 图 b 示病变内部有局灶性强化。

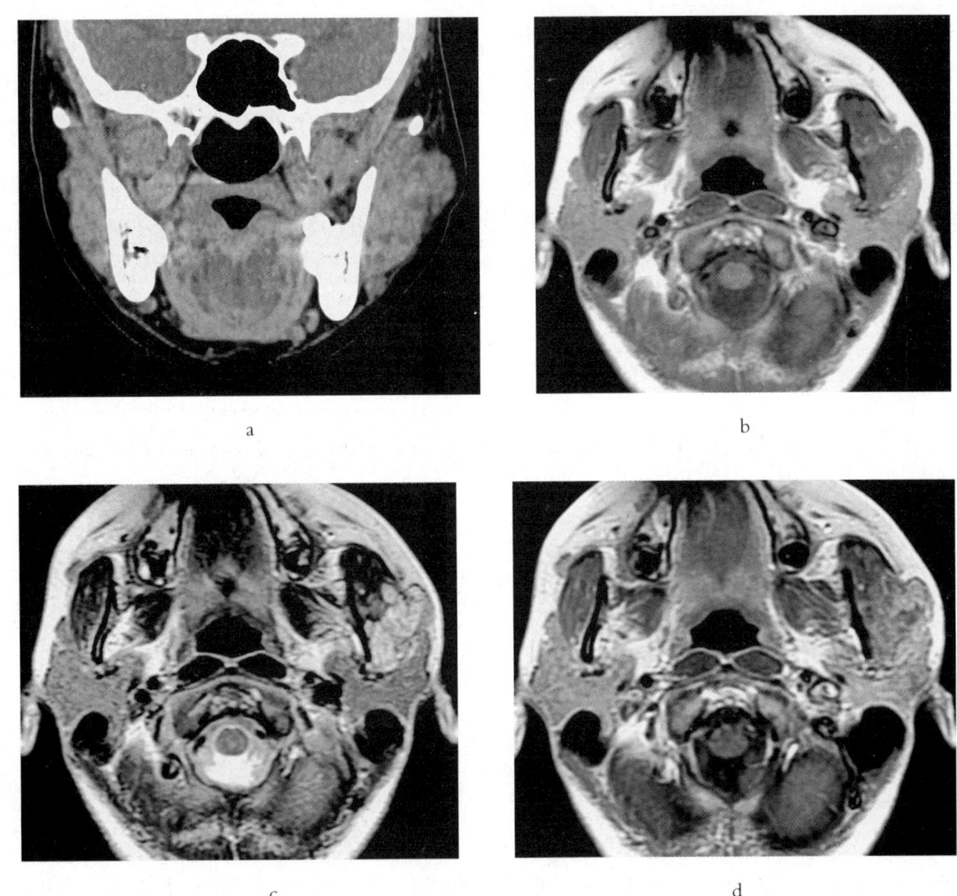

图 5-70　左面颊部血管平滑肌瘤（vascular leiomyoma in the left face）

冠状面平扫 CT 图 a 示左侧腮腺咬肌浅面有不规则形软组织肿块，边界不清。MR 横断面 T1WI 图 b 和 T2WI 图 c 示病变分别呈中等信号和高信号。Gd-DTPA 增强横断面 T1WI 图 d 示病变呈不均匀强化。

密度的囊性变、略高密度的出血和高密度钙化。增强 CT 上，平滑肌瘤可表现为不均匀强化（图 5-69）。MRI 上，平滑肌瘤在 T1WI 上可为均匀低信号或不均匀中等信号表现；T2WI 上，病变多为不均匀略高信号表现（图 5-70），其中囊性变区信号可更高，而肿瘤内的分隔可表现为低信号。增强 MRI 上，平滑肌瘤多呈均匀强化表现（图 5-70）。

邻近结构侵犯和反应　颌面颈部平滑肌瘤所在的具体位置不同，其所侵犯的邻近结构亦不尽相同。如病变位于鼻腔者可向上累及筛窦；病变位于咽旁间隙和腮腺者可推移颈鞘内血管。

影像鉴别诊断　颌面颈部平滑肌瘤罕见，且无特殊的影像表现，故通常不会将其作为疾病的首选诊断。不同部位的平滑肌瘤所需鉴别的病变类型也不尽相同。Ikeda 等认为鼻腔平滑肌瘤的鉴别诊断应包括：血管纤维瘤、血管瘤、神经瘤、内翻乳头状瘤和恶性淋巴瘤。其间主要不同之处为：血管纤维瘤和血管瘤在 T2WI 上多为明显高信号表现；神经性肿瘤则以不均匀强化表现为主；内翻乳头状瘤和恶性淋巴瘤则为轻度强化表现。Aikawa 等认为位于咽旁间隙的平滑肌瘤应与腮腺深叶的多形性腺瘤和平滑肌肉瘤鉴别。平滑肌肉瘤具有模糊边界和侵袭性影像表现特点；腮腺深叶多形性腺瘤与咽旁间隙肿瘤的鉴别要点见第三章第一节。

作者曾回顾性观察了 5 例颌面颈部血管平滑肌瘤（男性 1 例；女性 4 例；年龄范围：20~49 岁；平均年龄 38.6 岁）的 CT 和 MRI 表现。所有病变均为肿块表现，分别位于腮腺（2 例）、咬肌、颊和颞部（各 1 例）。肿块直径范围 1~4 cm 之间。3 例边界清晰（直径小于 3 cm）；2 例边界不清（直径大于 3 cm）。平扫 CT 示肿块为软组织密度，增强 CT 示病变有不均匀强化。平扫 MRI 示病变在 T1WI 上表现为中等信号；在 T2WI 上表现为均匀（直径小于 1.5 cm）或不均匀（直径大于 3 cm）高信号。增强 MRI 上，病变多为不均匀强化表现。5 例病变内均未见囊性变和出血征象，但有线状分隔伴骨受压吸收者和钙化者各 1 例。

参 考 文 献

1 Weiss SW, Goldblum JR. Enzinger and Weiss's soft tissue tumors. 4th ed, St. Louis: Mosby, 2001: 695-748, 769-835.

2 Wang CP, Chang YL, Sheen TS. Vascular leiomyoma of the head and neck. Laryngoscope, 2004, 114: 661-665.

3 Ikeda K, Kuroda M, Sakaida N, et al. Cellular leiomyoma of the nasal cavity: findings of CT and MR imaging. AJNR Am J Neuroradiol, 2005, 26: 1336-1338.

4 Kotler HS, Gould NS, Gruber B. Leiomyoma of the tongue presenting as congenital airway obstruction. Int J Pediatr Otorhinolaryngol, 1994, 29: 139-145.

5 Kido T, Sekitani T. Vascular leiomyoma of the parotid gland. ORL J Otorhinolaryngol Relat Spec, 1989, 51: 187-191.

6 Ide F, Mishima K, Saito I. Angiomyoma in the submandibular gland: a rare location for a ubiquitous tumour. J Laryngol Otol, 2003, 117: 1001-1002.

7 Aikawa H, Shinohara U, Tanoue S, et al. Leiomyoma of the parapharyngeal space. Radiat Med, 1999, 3: 247-250.

8 Dharnidharka VR, Bahl NK, Kandoth PW, et al. Retropharyngeal leiomyoma: case report and review of the literature. Head Neck, 1997, 19: 63-67.

9 Shetty SC, Kini U, DCruz MN, et al. Angioleiomyoma in the tonsil: an uncommon tumour in a rare site. Br J Oral Maxillofac Surg, 2002, 40: 169-171.

平滑肌肉瘤

平滑肌肉瘤（leiomyosarcoma）是一种来源于平滑肌的恶性肿瘤。在所有软组织肉瘤中，平滑肌肉瘤属于少见肿瘤，约占 5%~10%。平滑肌肉瘤主要出现在人体的消化道、子宫和后腹膜。约 3%的平滑肌肉瘤起源于头颈部。所有平滑肌肉瘤的组织学表现基本相同，但根据其临床表现和生物学行为可分为 3 个亚型：皮肤平滑肌肉瘤（cutaneous leiomyosarcoma），软组织平滑肌肉瘤（leiomyosarcoma of soft tissue）和血管平滑肌肉瘤（vascular leiomyosarcoma）。头颈部的平滑肌肉瘤主要是皮肤平滑肌肉瘤和软组织平滑肌肉瘤。平滑肌肉瘤可发生于任何年龄，但多见于 40~60 岁成年人，无明显性别差异。

大体病理上，平滑肌肉瘤的平均直径大小约 4 cm。通常，发生在深部软组织的平滑肌肉瘤比发生在浅表部位的平滑肌肉瘤体积大。肿瘤多呈浸润性生长，偶尔呈息肉状表现。多数病变境界清晰，有较薄的包膜。肿瘤表面常见溃疡，切面呈肉样灰白色，其内部常见出血、坏死和囊性变。镜下见，平滑肌肉瘤由一些呈直角交叉分布的梭形细胞束构成。这些细胞束可排列成栅栏状或编织状。肿瘤细胞丰富，细胞核可呈空泡状、卵圆形或雪茄样，并可见多少不一的典型或不典型的核分裂相。

临床上，颌面颈部平滑肌肉瘤多以无痛性肿块为特点，偶尔可为疼痛性肿块。肿瘤累及咽部和鼻腔者，可出现鼻塞伴鼻出血症状；累及咬肌肌群者，可出现张口困难；侵犯神经者，可出现麻木或感觉异常。对本病的治疗以手术切除为主，化疗为辅（个体差异较大）。部分病例可于一年内局部复发，甚至发生远处转移（常见部位为肺和肝）。平滑肌肉瘤的不良预后和病变的多部位受累、肿瘤直径较大（大于 5 cm）、核分裂相多以及肿瘤坏死有关。

位置浅表的颌面颈部平滑肌肉瘤多以超声检查为主。CT 和 MRI 是检查颌面颈部深部平滑肌肉瘤的主要影像学方法。X 线平片检查能显示部分平滑肌肉瘤对颌骨的侵犯和破坏。

【影像学表现】

部位 颌面颈部平滑肌肉瘤主要发生于皮肤和皮下组织，深部软组织间隙（如咬肌间隙、咽旁间隙），也有发生于副鼻窦、腮腺、舌、眼眶、颊和颌骨。

形态和边缘 平滑肌肉瘤多为类圆形肿块表现，边界可清晰或不清晰。边缘清晰表现者甚至有假包膜显示。病变边缘在 CT 和 MRI 上均可有强化表现。

内部结构 超声上，平滑肌肉瘤多为不均匀低回声表现（图 5-71）。平扫 CT 上，平滑肌肉瘤为软组织密度（图 5-72、5-73）。肿瘤内部可见低密度囊性变区，而高密度钙化影较为罕见（图 5-73）。增强 CT 上，平滑肌肉瘤可呈不同程度的强化表现（图 5-72、5-73）。平扫 T1WI 上，平滑肌肉瘤为中等信号表现；T2WI 上为中等或不均匀高信号，部分病变为低信号表现（图 5-74）。有研究者通过病理对照发现平滑肌肉瘤在 T2WI 上的灶性低信号影与病变内部的纤维组织、含铁血黄素和化生骨相对应。Sundaram 等认为病变内部低信号表现有助于对本病的诊断。增强 T1WI 上，平滑肌肉瘤以边缘强化为主，部分病变中央也可呈不均匀强化（图 5-74）。

邻近结构侵犯和反应 颌面颈部平滑肌肉瘤可以侵犯病变周围的软组织和骨组织。通常，平滑肌肉瘤破坏颅颌面骨（颅底诸骨、上颌骨和下颌骨等）的主要方式为骨破坏吸收（图 5-72、5-73），而呈现为骨硬化者极为少见。

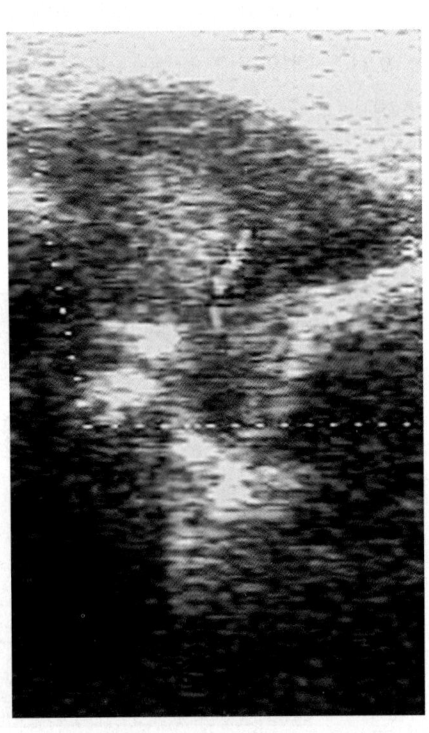

图 5-71 左面颊部平滑肌肉瘤（leiomyosarcoma in the left face）

超声图示左面颊部有不规则形实性低回声肿块，后方回声稍增强，境界尚清晰，有包膜反射光带。

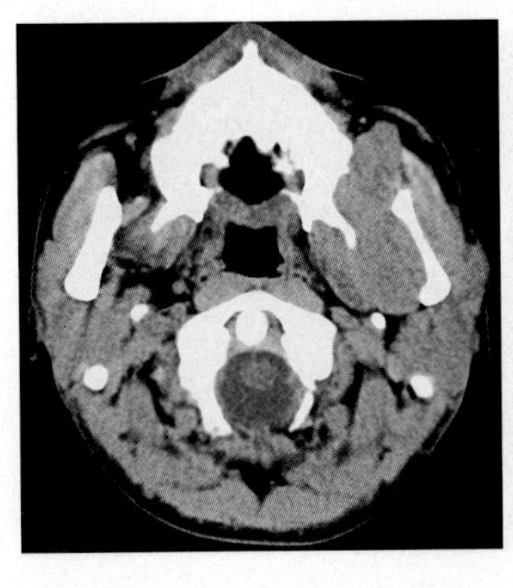

a

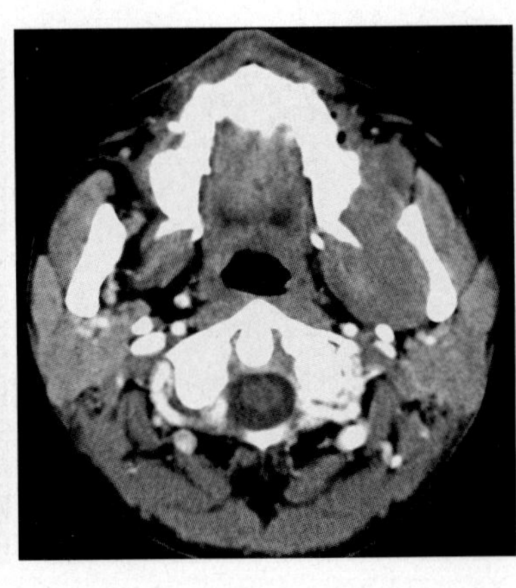

b

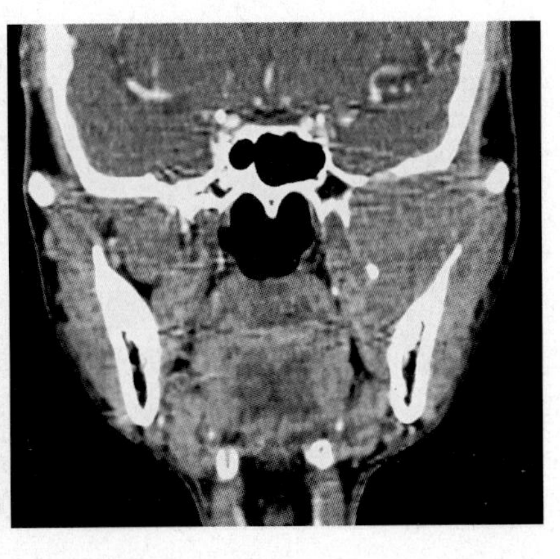

c

图 5-72 左颊部和咬肌间隙平滑肌肉瘤（leiomyosarcoma in the left bucca and masticator space）

横断面平扫 CT 图 a 示左颊部和深部咬肌间隙内有不规则形软组织肿块，边缘不清。横断面增强 CT 图 b 和增强 CT 冠状面重建图 c 示病变强化不明显。左侧蝶骨大翼呈破坏吸收改变。

影像鉴别诊断　大多数颌面颈部平滑肌肉瘤的影像表现缺乏特异性。部分平滑肌肉瘤甚至可呈良性肿瘤表现。对于后者，我们认为可从以下几方面予以鉴别：① 平滑肌肉瘤多出现在中老年人；② 平滑肌肉瘤可致周围骨结构破坏吸收；③ 平滑肌肉瘤累及咬肌肌群时可引起患者张口受限。

作者曾对7例原发于颌面颈部的平滑肌肉瘤的影像学资料进行了观察。7例（男性6例；女性1例；年龄范围：12~50岁；平均年龄：33.9岁）病变中，位于咬肌间隙者2例；颧部2例；眼眶、软腭和咽旁间隙者各1例。CT（4例）和MRI（4例）检查显示：所有病变均为软组织肿块表现；边界清晰者2例（有假包膜）；边界模糊者5例。平扫T1WI上，除1/4病变表现为略高信号外，余3/4病变均为均匀等信号；T2WI上所有病变均为高信号表现（3例不均匀，1例均匀）。增强CT和MRI上，除1例病变强化不明显外，其余病变均呈明显不均匀强化。7例颌面部软组织平滑肌肉瘤中，显示有颅颌面骨破坏者6例，显示肿瘤内有钙化、出血和液化坏死者各1例。

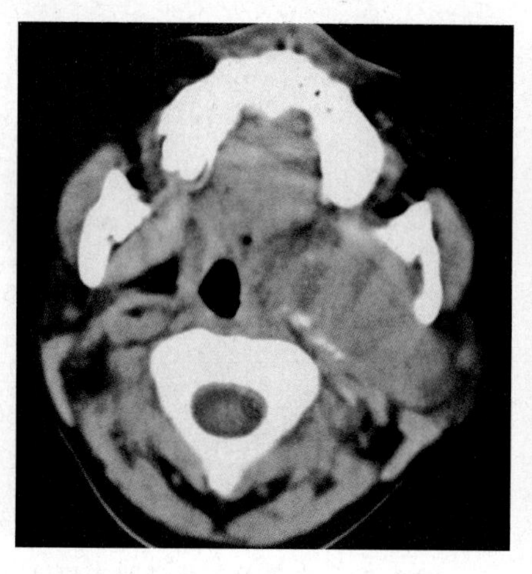

a

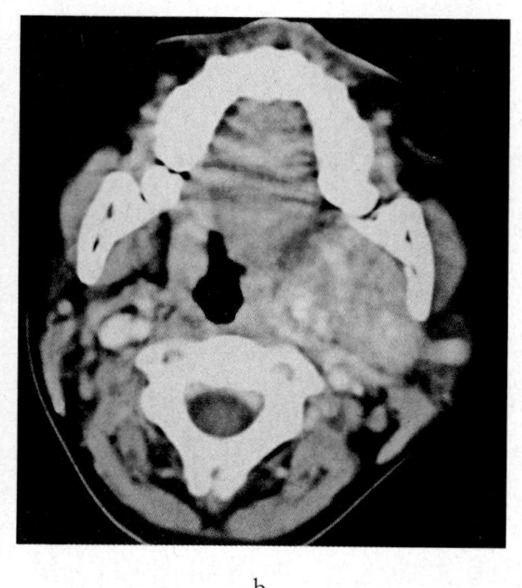

b

图5-73　左咽旁间隙平滑肌肉瘤（leiomyosarcoma in the left parapharyngeal space）

横断面平扫CT图a示左咽旁间隙和腮腺深叶区有异常增生的软组织肿块，其内可见钙化斑点，界限不清。横断面增强CT图b示病变有不均匀强化。左颈鞘血管受压向后移位。

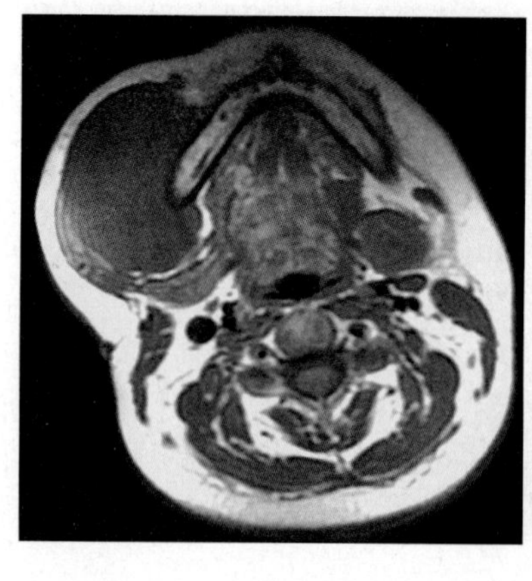

a

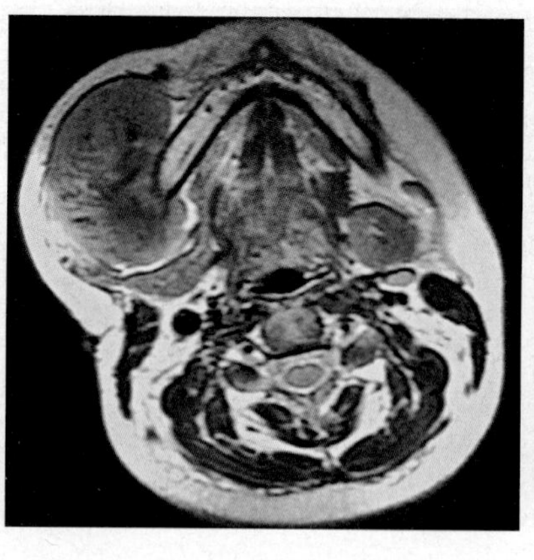

b

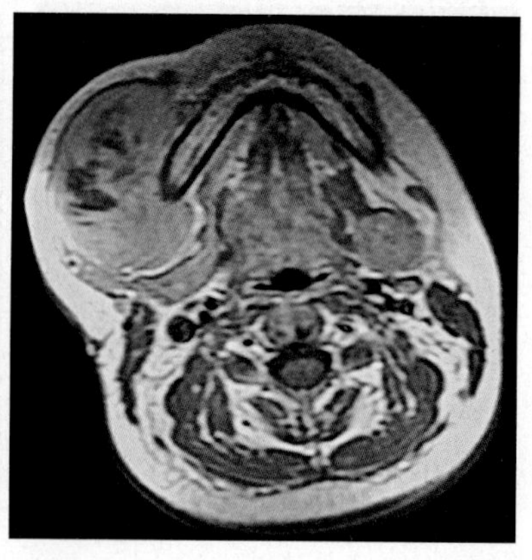

c

图5-74　右颊部平滑肌肉瘤（leiomyosarcoma in the bucca）

MR横断面T1WI图a和T2WI图b示右颊部肿块性病变分别呈中等信号和不均匀高信号，边界清晰。Gd-DTPA增强T1WI图c示病变呈不均匀强化。

参考文献

1 de Schepper AM. Imaging of soft tissue tumors. 2nd ed, Berlin: Springer, 2001: 255-271.

2 Rossell WO, Cohen J, Enzinger F, et al. A clinical and pathological staging system for soft tissue sarcomas. Cancer, 1977, 40: 1562-1570.

3 Weiss SW, Goldblum JR. Enzinger and Weiss's soft tissue tumors. 4th ed, St. Louis: Mosby, 2001: 727-748.

4 Tanaka H, Westesson PL, Wilbur DC. Leiomyosarcoma of the maxillary sinus: CT and MRI findings. Br J Radiol, 1998, 71: 221-224.

5 Montgomery E, Goldblum JR, Fisher C. Leiomyosarcoma of the head and neck: a clinicopathological study. Histopathology, 2002, 40: 518-525.

6 Sethi A, Mrig S, Sethi D, et al. Parotid gland leiomyosarcoma in a child: an extremely unusual neoplasm. Oral Surg Oral Med Oral Pathol Oral Radiol Endod, 2006, 102: 82-84.

7 Yang SW, Chen TM, Tsai CY, et al. A peculiar site of leiomyosarcoma: the tongue tip — report of a case. Int J Oral Maxillofac Surg, 2006, 35: 469-471.

8 Hou LC, Murphy MA, Tung GA. Primary orbital leiomyosarcoma: a case report with MRI findings. Am J Ophthalmol, 2003, 135: 408-410.

9 Voros GM, Birchall D, Ressiniotis T, et al. Imaging of metastatic orbital leiomyosarcoma. Ophthal Plast Reconstr Surg, 2005, 21: 453-455.

10 Laccourreye O, Cauchois R, Laccourreye L, et al. Primary leiomyosarcoma of the mandible. Am J Otolaryngol, 1996, 17: 415-419.

11 Pilavaki M, Drevelegas A, Nenopoulou H, et al. Foci of decreased signal on T2-weighted MR images in leiomyosarcomas of soft tissue: correlation between MR and histological findings. Eur J Radiol, 2004, 51: 279-285.

12 Sundaram M, McLeod RA. MR imaging of tumor and tumor like lesions of the bone and soft tissue. AJR Am J Roentgenol, 1990, 155: 817-824.

横纹肌瘤

横纹肌瘤(rhabdomyoma)是一种来源于骨骼肌或横纹肌的良性肿瘤，有心内横纹肌瘤(intracardiac rhabdomyoma)和心外横纹肌瘤(extracardiac rhabdomyoma)之分。心外横纹肌瘤主要发生于头颈部,属罕见肿瘤。在所有横纹肌肿瘤中,横纹肌瘤仅占2%,其余为横纹肌肉瘤。发生于头颈部的横纹肌瘤类型主要是成人型横纹肌瘤和胎儿型横纹肌瘤,后者较前者更少见。成人型横纹肌瘤多见于男性,男女之比约为3:1。该肿瘤好发于中老年人,平均发病年龄约60岁。胎儿型横纹肌瘤几乎只发生于3岁以下婴幼儿的头颈部。横纹肌瘤还有孤立性横纹肌瘤(solitary rhabdomyoma)和多灶性横纹肌瘤(mulitifocal rhabdomyoma)之分,后者约占10%~20%,多发生于颈部。

大体病理上,成人型横纹肌瘤为边界清晰的类圆形,或分叶状肿块。剖面呈颗粒状灰黄或红棕色,多数病变的直径小于5 cm,有包膜。胎儿型横纹肌瘤亦为边界清晰的类圆形肿块,剖面为灰白或粉红色。镜下见,成人型横纹肌瘤由成熟的横纹肌细胞组成,细胞分化好,多呈圆形或多角形,并伴有丰富的脂质和糖原嗜酸性胞浆。部分细胞具有"蜘蛛细胞"(spider cell)特点。胎儿型横纹肌瘤主要由不同分化阶段的横纹肌母细胞和原始间叶细胞组成。与胚胎性横纹肌肉瘤相似,但无核异型,核分裂相罕见。

临床上，由于头颈部横纹肌瘤主要发生在咽部,故常有咽侧壁异常膨隆和气道阻塞现象,甚至可因咽鼓管压力升高而导致的耳部阻塞感。手术是本病的主要治疗方法,成人型横纹肌瘤可术后局部复发。对本病的治疗以手术切除为主,术后复发者少见。

CT和MRI应是头颈部横纹肌瘤的主要影像学检查方法。Fukuda等认为T2WI和增强T1WI能清晰显示横纹肌瘤的轮廓和形态。

【影像学表现】

部位　头颈部成人型横纹肌瘤主要位于咽、喉、口底和舌根等部位,也有报道其发生于咬肌区和眼眶者。胎儿型横纹肌瘤主要好发于耳后区。

形态和边缘　头颈部横纹肌瘤多表现为规则的类圆形肿块,边界清晰,可见包膜。

内部结构　CT上，横纹肌瘤为软组织密度表现，病变密度与周围肌肉组织相同。平扫MRI上，病变在T1WI上呈中等信号；在T2WI上多呈不均匀高信号，或为略高信号或低信号。增强MRI上，横纹肌瘤可呈强化表现。

邻近结构侵犯和反应　咽部横纹肌瘤可向外侵入咽旁间隙；向上侵犯颅底；向下侵入下颌下间隙。

影像鉴别诊断　颌面颈部横纹肌瘤的影像表现具有一般软组织良性肿瘤特征。病变本身并无特殊之处。但因本病极为罕见，故通常不会将其列为首要诊断。作者认为如发现口咽部肿块在T2WI上呈低信号表现，则应考虑有发生本病的可能。

参 考 文 献

1　Stringer SP, Close LG, Merkel MA, et al. Adult parapharyngeal extracardiac rhabdomyoma. Otolaryngol Head Neck Surg, 1988, 10: 422–426.

2　Helmberger RC, Stringer SP, Mancuso AA. Rhabdomyoma of the pharyngeal musculature extending into the prestyloid parapharyngeal space. AJNR Am J Neuroradiol, 1996, 17: 1115–1118.

3　Weiss SW, Goldblum JR. Enzinger and Weiss's soft tissue tumors. 4th ed, St. Louis: Mosby, 2001: 769–783.

4　Kapadia SB, Meis JM, Frisman DM, et al. Adult rhadomyoma of head and neck: a clinicpathologic and immunophenotypic study. Hum Pathol, 1993, 24: 608–617.

5　Fukuda Y, Okamura HO, Nemoto T, et al. Rhabdomyoma of the base of the tongue. J Laryngol Otol, 2003, 117: 503–507.

6　Sanchez Jimenez J, Dean Ferrer A, Alamillos Granados F, et al. Adult rhabdomyoma in the masticatory area. New case presentation and review of the literature. Med Oral, 2001, 6: 64–68.

7　Myung J, Kim IO, Chun JE, et al. Rhabdomyoma of the orbit: a case report. Pediatr Radiol, 2002 Aug, 32: 589–592.

8　Spandow O, Gerdes U, Lindgren S. Adult rhabdomyoma extending from the nasopharynx to the skull base. Eur Arch Otorhinolaryngol, 1993, 250: 308–311.

9　Eskey CJ, Robson CD, Weber AL. Imaging of benign and malignant soft tissue tumors of the neck. Radiol Clin North Am, 2000, 38: 1091–1104.

10　Freije JE, Gluckman JL, Biddinger PW, et al. Muscle tumors in the parapharyngeal space. Head Neck, 1992, 14: 49–54.

横纹肌肉瘤

横纹肌肉瘤（rhabdomyosarcoma）是一种来源于骨骼肌的恶性肿瘤。又称肌肉瘤（myosarcoma），恶性横纹肌瘤（malignant rhabdomyoma），横纹肉瘤（rhabdosarcoma），胚胎性肉瘤（embryonal sarcoma）和横纹肌母细胞瘤（rhabdomaoblastoma）。头颈部是横纹肌肉瘤的好发区之一，约40%的横纹肌肉瘤发生在该区域。横纹肌肉瘤是最常见的儿童软组织肿瘤，多为胚胎型和腺泡型横纹肌肉瘤。多形性横纹肌肉瘤少见，几乎只发生于成人。男性患者略多见。

大体病理上，横纹肌肉瘤多有较大的直径（常大于5 cm）。胚胎型横纹肌肉瘤的边界不清，其剖面呈苍白或棕灰色肉样形态。胚胎型横纹肌肉瘤又可分为梭形细胞横纹肌肉瘤（spindle cell rhabdomyosarcoma）和葡萄状横纹肌肉瘤（botryoid rhabdomyosarcoma）。梭形细胞横纹肌肉瘤的质地较硬，可呈棕灰色至黄色，切面呈编织状。葡萄状横纹肌肉瘤呈外生性生长，有葡萄样或息肉状外观。腺泡型横纹肌肉瘤的剖面呈灰白到棕黄色肉样形态，质地坚硬。镜下见，胚胎型横纹肌肉瘤的瘤细胞多为染色丰富的圆形或梭形细胞。梭形细胞横纹肌肉瘤以梭形细胞呈束状或席纹状排列为特点。葡萄状横纹肌肉瘤发生在黏膜下，可见黏膜下细胞密集成带。腺泡型横纹肌肉瘤一般由圆形未分化细胞构成，纤维间隔将上述圆形细胞分割使之呈腺泡状排列。多形性横纹肌肉瘤主要由体积大而奇异的多角形或梭形横纹肌母细胞组成。这些细胞排列无一定规律，多分布在多少不一的胶原纤维间隔内。

临床上，因肿瘤部位不同而所致的临床表现也不尽相同。位于鼻咽、鼻腔和鼻窦的横纹肌肉瘤可引起鼻塞、呼吸困难、鼻出血和面部肿胀等症状。肿瘤有时呈巨大息肉状改变。位于颌面颈软组织间隙区的横纹肌肉瘤多为疼痛性或无痛性肿块表现，部分患者可有感觉异常。病变累及咬肌肌群时，可出现张口困难等症状。对本病的治疗包括手术切除、放射治疗和化疗。各种治疗方法的效果因人而异。部分横纹肌肉瘤可转移至局部淋巴结（7%~50%）、骨髓和肺。横纹肌肉瘤的预后与患者年龄和肿瘤的组织学分型有关。通常，年轻患者的预后好于年长患者。胚胎型横纹肌肉瘤的预后好于腺泡状横纹肌肉瘤。对非眼眶内横纹肌肉瘤而言，骨侵蚀是预测病变预后的重要因素。横纹肌肉瘤治疗后出现复发的情况并不少见。

CT 和 MRI 是检查颌面颈部横纹肌肉的主要影像学方法。X 线平片检查能显示部分横纹肌肉瘤对颌骨的侵犯和破坏。超声可用于检查位置浅表的横纹肌肉瘤。

【影像学表现】

部位　颌面颈部横纹肌肉瘤主要发生于鼻咽、鼻腔和鼻窦区。其中鼻咽比鼻腔和鼻窦多见。成人横纹肌肉瘤多见于筛窦，其次为上颌窦和鼻咽。颌面颈部软组织间隙（如咬肌间隙、咽旁间隙）也可发生横纹肌肉瘤，但相对少见。

形态和边缘　横纹肌肉瘤多表现为形态规则的类圆形肿块，部分病变为不规则形肿块；部分病变呈葡萄状（“葡萄串征”）。和平滑肌肉瘤一样，横纹肌肉瘤也多有清晰的边缘，甚至有假包膜。增强 CT 和 MRI 上，横纹肌肉瘤多可显示强化明显的边缘。

内部结构　超声上，横纹肌肉瘤的内部回声表现具有多样性，可以是不均匀低回声，或为等回声（图 5-75），或为高回声。肿瘤内的低回声区域多与病理上的坏死或出血区相对应。平扫 CT 上，横纹肌肉瘤为软组织密度表现（图 5-76），但其密度可略低于病变周围的肌肉组织。增强 CT 上，病变多呈轻至中度不均匀强化（图 5-76），或无强化。平扫 MRI 上，多数横纹肌肉瘤表现为 T1WI 上的中等信号和 T2WI 上的不均匀高信号（图 5-76）。增强 MRI 上，病变多表现为不均匀强化（图 5-76）。横纹肌肉瘤内部的坏死区一般可在 CT 和 MRI 上有所显示，主要表现为不均匀低密度影和长 T1 长 T2 异常信号；增强 CT 和 MRI 上，坏死区无强化表现。比较而言，病变内的出血和钙化相对少见。

邻近结构侵犯和反应　不同部位的横纹肌肉瘤可影响的邻近结构也不尽相同。位于鼻腔、鼻窦和鼻咽的横纹肌肉瘤可以破坏吸收鼻窦各骨壁，侵犯眼眶和与之邻近的软组织间隙（如颞下窝、翼腭窝和咽旁间隙）。同样，起源于颌面深部软组织间隙的横纹肌肉瘤也可侵犯颅底、上下颌骨（图 5-76）。位于咽旁间隙的横纹肌肉瘤尚可影响颈鞘内血管和神经组织（图 5-76）。

影像鉴别诊断　横纹肌肉瘤的影像鉴别诊断有两层含义：一为横纹肌肉瘤与其他肿块性病变的鉴别诊断；二为横纹肌肉瘤复发与否的鉴别诊断。就影像学表现而言，颌面颈部横纹肌肉瘤与该

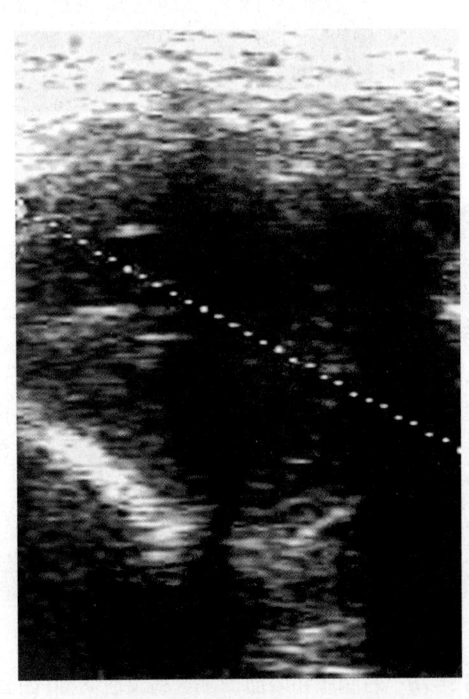

图 5-75　左颞部横纹肌肉瘤（rhabdomyosarcoma in the left temporal region）

超声图示左颞肌深面有不规则形混合性低回声肿块，内有较多的液性暗区，后方回声稍增强，境界欠清晰。

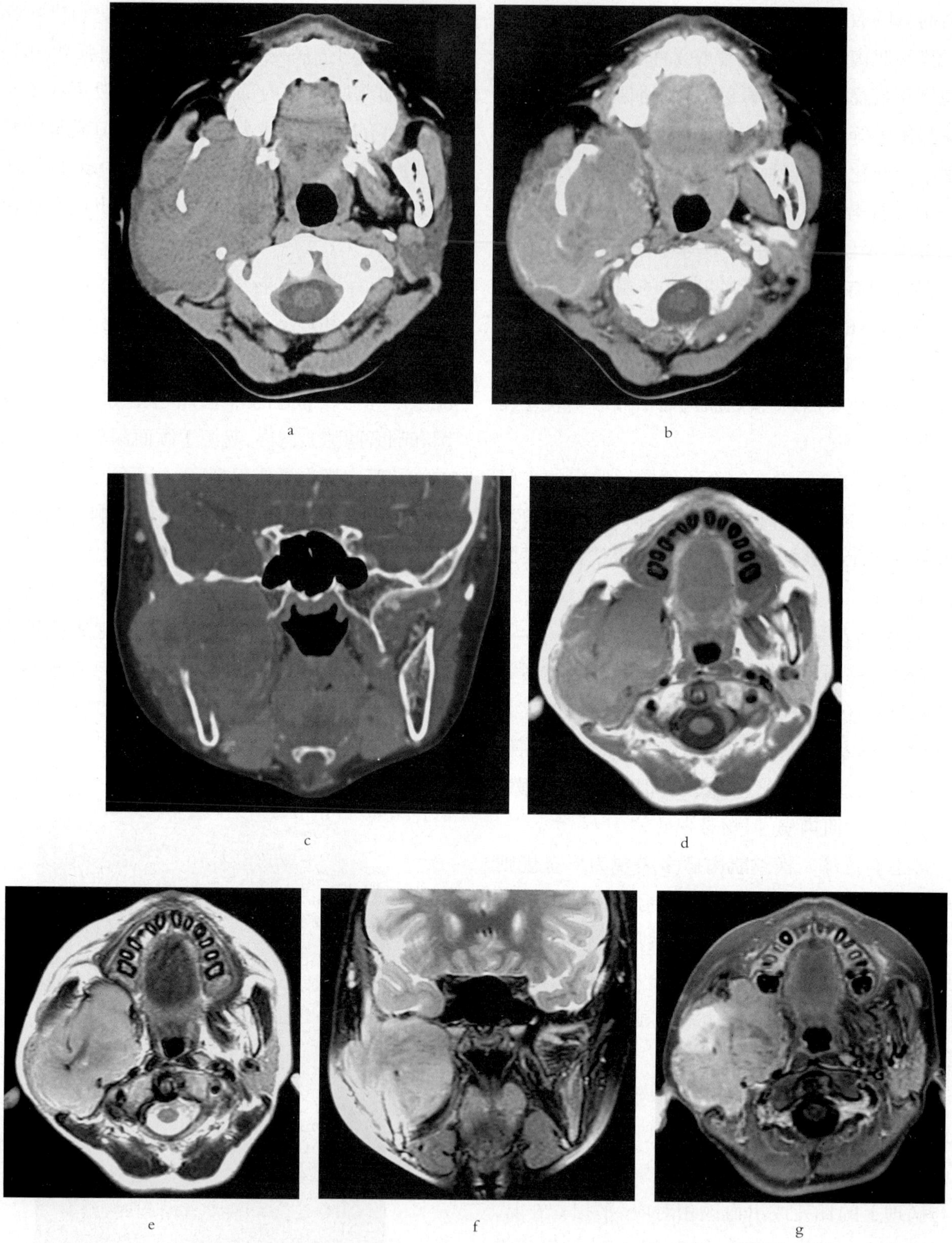

图 5-76　右腮腺和咬肌间隙区横纹肌肉瘤(rhabdomyosarcoma in the right parotid gland and masticator space)

横断面平扫 CT 图 a 示右腮腺和咬肌间隙内有巨大软组织肿块,边缘欠清晰。右侧下颌骨破坏,并被推向外移位。横断面增强 CT 图 b 和增强 CT 冠状面骨窗重建图 c 示病变呈不均匀强化改变,右侧颈鞘内血管被推内移。右侧蝶骨大翼和部分颞骨鳞部骨质破坏吸收。MR 横断面 T1WI 图 d 示病变呈中等信号表现。横断面 T2WI 图 e 和冠状面压脂 T2WI 图 f 示病变呈不均匀高信号。Gd-DTPA 增强压脂 T1WI 图 g 示病变呈不均匀强化。

区域最常见的鳞状细胞癌之间并无明显区别。但横纹肌肉瘤的特点是儿童和青少年好发。恶性淋巴瘤则以多发为特点，明显有别于单发的横纹肌肉瘤。此外，横纹肌肉瘤内部少见钙化的特点尚可同部分含钙化或骨化的恶性肿瘤（如软骨肉瘤和骨肉瘤等）相区别。尽管部分横纹肌肉瘤在 CT 和 MRI 上可以有清晰边界和假包膜等良性肿瘤征象，但该病变侵袭性生长的特点（如骨组织受侵和破坏）对其与良性肿瘤的鉴别具有重要意义。影像学检查对鉴别颌面颈部横纹肌肉瘤（尤其是深部组织的横纹肌肉瘤）的复发和预后评估具有一定的作用。通过回顾性观察 23 例头颈部横纹肌肉瘤的增强 CT 表现，Gilles 等发现：治疗后如原病变发生部位仍表现为软组织异常增厚（部分尚有强化表现）者，则肿瘤复发的可能性较大；相反，如无此表现者，则肿瘤的复发可能性较小。

参 考 文 献

1 Pappo AS, Meza JL, Donaldson SS, et al. Treatment of lacolized nonorbital, nonparameningeal head and neck rhabdomyosarcoma: lesions learned from intergroup rhabdomyosarcoma studies Ⅲ and Ⅳ. J Clin Oncol, 2003, 21: 638−645.

2 Nayar RC, Prudhomme F, Parise OJr, et al. Rhabdomyosarcoma of the head and neck in adult: a study of 26 patients. Laryngoscope, 1993, 103: 1362−1366.

3 Raney RB, Asmar L, Vassilopoulou-Sellin R, et al. Late complications of therapy in 213 children with localized, nonorbital soft-tissue sarcoma of the head and neck: A descriptive report from the intergroup Rhabdomyosarcoma Studies (IRS)-Ⅱ and -Ⅲ, IRS Group of the Children's Cancer Group and the Pediatric Oncology Group. Med Pediatr Oncol, 1999, 33: 362−371.

4 Canalis RF, Jenkens HA, Hemenway WG, et al. Nasopharyngeal rhabdomyosarcoma. A clinical perspective. Arch Otolaryngol, 1978, 104: 122−126.

5 Hicks J, Flaitz C. Rhabdomyosarcoma of the head and neck in children. Oral Oncol, 2002, 38: 450−459.

6 Sohaib SA, Moseley I, Wright JE. Orbital rhabdomyosarcoma — the radiological characteristics. Clin Radiol, 1998, 53: 357−362.

7 Hagiwara A, Inoue Y, Nakayama T, et al. The "botryoid sign": a characteristic feature of rhabdomyosarcomas in the head and neck. Neuroradiology, 2001, 43: 331−335.

8 McLeod AJ, Lewis E. Sonographic evaluation of pediatric rhabdomyosarcomas. J Ultrasound Med, 1984, 3: 69−73.

9 Geoffray A, Vanel D, Masselot J, et al. Contribution of computed tomography (CT) in the study of 24 head and neck embryonic rhabdomyosarcomas in children. Eur J Radiol, 1984, 4: 177−180.

10 Zampa V, Mascalchi M, Giordano GP, et al. Rhabdomyosarcoma of the petrous ridge. CT and MR imaging in an atypical case with multiple cranial nerve palsy. Acta Radiol, 1992, 33: 76−78.

11 Yousem DM, Lexa FJ, Bilaniuk LT, et al. Rhabdomyosarcomas in the head and neck: MR imaging evaluation. Radiology, 1990, 177: 683−686.

12 Lee JH, Lee MS, Lee BH, et al. Rhabdomyosarcoma of the head and neck in adults: MR and CT findings. AJNR Am J Neuroradiol, 1996, 17: 1923−1928.

13 Gilles R, Couanet D, Chevret S, et al. Importance of a post-therapeutic residue in the prognosis of head and neck rhabdomyosarcoma in children. Eur J Radiol, 1991, 13: 187−191.

14 Gilles R, Couanet D, Sigal R, et al. Head and neck rhabdomyosarcomas in children: value of clinical and CT findings in the detection of loco-regional relapses. Clin Radiol, 1994, 49: 412−415.

15 Mandell LR, Massey V, Ghavimi F, et al. The influence of extensive bone erosion on local control in non-orbital rhabdomyosarcoma of the head and neck. Int J Radiol Oncol Biol Phys, 1989, 17: 649−653.

滑膜囊肿和腱鞘囊肿

滑膜囊肿（synovial cyst）是指滑膜组织通过关节囊向外异常延伸或疝出。通常，滑膜囊肿多与相邻关节相通，囊腔内的液体成分也与关节腔内的滑液成分相同。滑膜囊肿的发生原因尚不明确，可能与某些关节疾病有关，如骨关节病、关节滑膜炎和关节创伤等。上述疾病可使关节内渗出增加，导致关节内压力增高，进而使关节滑膜和滑液通过关节囊的薄弱点向外延伸或疝出。滑膜囊肿主要见于膝关节及其周围组织。全身其他关节亦可出现滑膜囊肿，但非常少见。对颌面颈部而言，滑膜囊肿主要发生于颞下颌关节及其周围组织，属罕见病变。

与滑膜囊肿一样，腱鞘囊肿（ganglion cyst）亦为发生于关节旁软组织的良性囊性病变，但该囊肿不一定与邻近关节相连或相通。有关腱鞘囊肿的发病机制尚存争议。相关的理论猜想和假设包括：胚胎期滑膜组织的移位；多潜能间叶细胞的增殖；创伤后结缔组织的变性；滑液进入囊肿后的移行（滑膜疝理论）。目前，有人认为滑膜疝理论更令人信服。所谓滑膜疝理论是指滑膜囊肿和腱鞘囊肿是同一种疾病的不同表现。其形成机制为：两囊肿均系滑膜组织通过相邻关节的裂隙向外突出所致。起初形成的是滑膜囊肿，随着囊肿的增大并向关节外软组织延伸，囊肿发生退行性变（囊壁细胞层受囊内压波动的影响呈不连续中断表现，细胞形态扁平），最后囊肿与关节失去联系而成为腱鞘囊肿。支持滑膜疝理论为腱鞘囊肿发病机制的依据如下：① 滑膜囊肿与腱鞘囊肿的组织成分基本相似；② 某些腱鞘囊肿的形态学特点可以解释其为一种特殊形式的囊肿，如沿关节囊动脉或关节囊神经分支生长；③ 功能上，将高密度对比剂注入关节旁囊肿后经常可见与其相邻的关节有延迟显影；或在关节造影后可见关节旁囊肿有延迟显影。此现象证明关节和囊肿之间存在相通的可能性。与滑膜囊肿一样，颞下颌关节区的腱鞘囊肿也十分少见。

此外，根据：① 囊性病变所在的解剖位置及与邻近关节的关系；② 囊壁和囊内容物的组织成分，有作者将关节囊性病变分为 4 类：关节滑膜囊肿（arthro-synovial cyst）、腱鞘囊肿（ganglion cyst）、异位新生性黏液囊炎（bursitis de novo）和黏液囊（bursa）。

大体病理上，滑膜囊肿和腱鞘囊肿多呈圆形。可见病变由囊壁和囊腔组成。镜下见，滑膜囊肿的囊壁结构为连续性间皮层内衬，细胞为立方或柱状滑膜细胞。腱鞘囊肿的囊壁结构为不连续（中断）间皮层内衬，细胞为扁平状滑膜细胞。两囊肿的内容物均为黏蛋白样液体。

临床上，滑膜囊肿和腱鞘囊肿多为无痛性质地柔软肿块，边界清晰。病变一般不会引起颌面颈部的功能障碍。有研究者认为当下颌运动时，如颞下颌关节区或腮腺上极区病变的大小和位置发生变化，则应考虑有腱鞘囊肿可能。对滑膜囊肿和腱鞘囊肿的治疗，一般多采用手术方法。但对无痛性囊肿，也有建议采用保守治疗者。

超声检查适宜于评价位置浅表的关节旁囊性病变。CT 和 MRI 检查均可直接显示关节旁囊肿性病变。但 MRI 检查有更为良好的组织信号对比，且可清晰显示关节内囊肿性病变，并能清晰显示病变与关节内诸组织结构的关系。值得一提的是：部分关节区囊肿在平扫 CT 上可为等密度表现，不能与周围肌肉组织相区别，而只有在增强 CT 应用后方可清晰显示病变。

【影像学表现】

部位 多数滑膜囊肿和腱鞘囊肿位于颞下颌关节旁软组织内；少数囊肿可发生于颞下颌关节内，可与关节盘相邻，表现类似于膝关节内的交叉韧带囊肿。

形态和边缘 滑膜囊肿和腱鞘囊肿的影像学形态多呈圆形，病灶直径少有超过 2 cm 者。超声和 MRI 上，可见病变边缘清晰而光滑，有薄壁包膜显示（图 5-77、5-78）。增强 CT 和 MRI 上，囊肿的囊壁多呈强化表现。

内部结构 颞下颌关节区滑膜囊肿和腱鞘囊肿多为单囊表现，多囊表现者少见。超声上，滑膜囊肿和腱鞘囊肿常表现为无回声或低回声区。如病变内含细胞碎屑或伴滑膜增生，则可为实性肿块表现。平扫 CT 上，滑膜囊肿和腱鞘囊肿的密度高于周围脂肪组织，但等于或低于周围肌肉组织。由于囊肿密度与关节周围软组织密度之间缺乏良好对比，多数病变不能在平扫 CT 上获得清晰显示。增强 CT 上，病变内的囊液部分无强化表现，但囊壁多有强化，并可与周围组织形成良好对比（图 5-77、5-78）。MRI 上，典型的滑膜囊肿和腱鞘囊肿多呈 T1WI 上的均匀低信号和 T2WI 上的均匀高信号表现（图 5-77）。增强 MRI 上，囊肿中心无强化表现。

邻近结构侵犯和反应 颞下颌关节旁滑膜囊

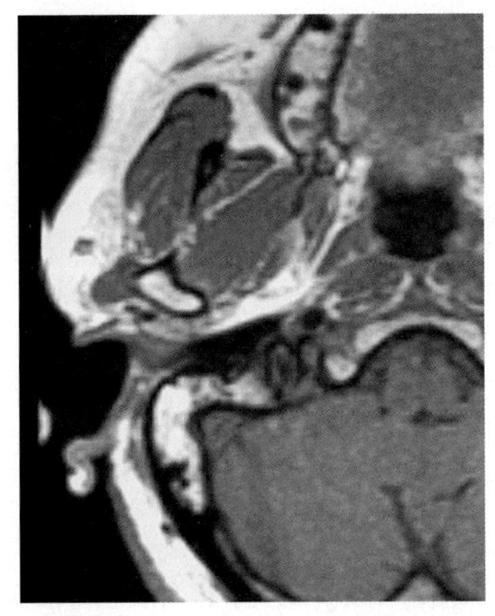

a

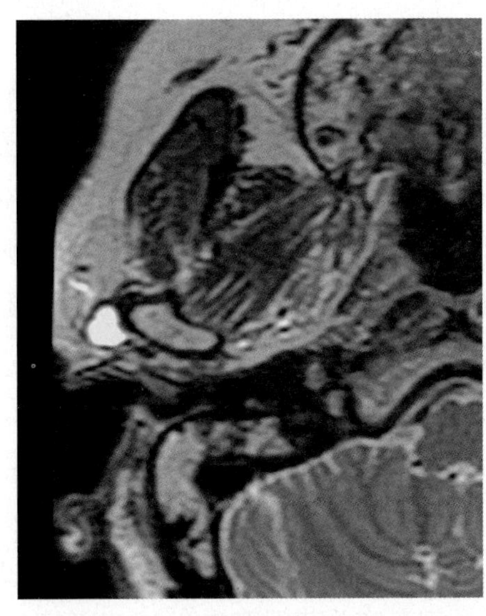

b

图 5-77　右颞下颌关节区腱鞘囊肿（ganglion cyst in the right temporalmandibular joint）

MR 横断面 T1WI 图 a 示右下颌髁突外侧有一异常小圆形中等信号影，边缘光滑。横断面 T2WI 图 b 示病变呈均匀高信号，可见完整的低信号包膜。

肿和腱鞘囊肿为良性病变，且外形较小，不会对周围组织形成侵袭性侵犯。虽然有研究显示超声和 MRI 能显示关节旁囊肿和其相邻关节的联系，但作者并未发现这种联系存在于关节区囊肿与颞下颌关节之间。颞下颌关节内囊肿可以致使关节盘呈局部受压变形改变。

影像鉴别诊断　颞下颌关节旁滑膜囊肿和腱鞘囊肿有时易与腮腺上极区占位性病变相混淆，尤其是腮腺区囊肿性病变（如第一鳃裂囊肿）。仅根据各自的影像学表现并不能明确其间的区别。但两者属于同性质病变，鉴别诊断的困难对疾病的预后和治疗并无重要影响。囊肿性病变的良性特征明显，通常不会与恶性肿瘤相混淆。但有时伴有中心液化坏死的淋巴结转移性病变的影像学表现可以类似于囊肿，需仔细予以鉴别。作者认为两者之间的主要不同在于：囊肿多为单发病变；转移性淋巴结多为多发病变，且多有恶性肿瘤病史。

作者曾对 5 例（均为女性，年龄范围 27~66 岁，平均年龄 45 岁）颞下颌关节区滑膜囊肿（1 例）和腱鞘囊肿（4 例）的 CT 和 MRI 表现进行观察，发现其有以下特点：① 所有病变均位于颞下颌关节外侧，且紧贴于下颌髁突外侧缘；② 病变最大直径不超过 15 mm；③ 所有病变均呈小圆形，边缘光滑；④ CT 上，病变中心 CT 值范围在 14~27 HU 之间；⑤ MRI 上，病变呈 T1WI 上的低信号和 T2WI 上的高信号，病变周缘有低信号包膜；⑥ 所有病变均不伴有关节骨性结构的侵犯；⑦ CT 和 MRI 上，未见病变与关节内结构有明显相连。此外，从作者观察的 5 例病例均为女性发病者看，我们推测颞下颌关节区滑膜囊肿和腱鞘囊肿可能与颞下颌关节紊乱病（temporomandibular disorder）密切相关。

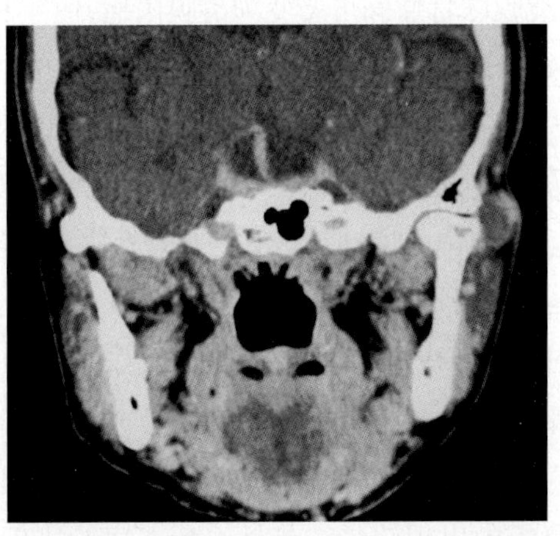

图 5-78　左颞下颌关节区滑膜囊肿（synovial cyst in the left temporalmandibular joint）

冠状面增强 CT 示左下颌髁突外侧有类圆形低密度肿块，边缘光滑，呈环形强化。

参考文献

1 de Schepper AM. Imaging of soft tissue tumors. 2nd ed, Berlin：Springer, 2001：273–283.

2 Kenney JG, Smoot EC, Morgan RF. Recognizing the temporomandibular joint ganglion. Ann Plast Surg，1987，18：323–326.

3 Kinkead LR, Bennett JE, Tomich CE. A ganglion of the temporomandibular joint presenting as a parotid tumor. Head Neck Surg，1981，3：443–445.

4 Hopper C, Banks P. A ganglion of the temporomandibular joint：a case report. J Oral Maxillofac Surg，1991，49：878–880.

5 Bui-Mansfield LT, Youngberg RA. Intraarticular ganglia of the knee：prevalence, presentation, etiology, and management. AJR Am J Roentgenol，1997，168：123–127.

6 Wang SC, Chhhem RK, Cardinal E, et al. Joint sonography. Radiol Clin North Am，1999，37：653–668.

7 Steiner E, Steinbach LS, Schnarkowski P, et al. Ganglia and cysts around joints. Radiol Clin North Am，1996，34：395–425.

滑膜软骨瘤病

滑膜软骨瘤病（synovial chondromatosis）又称滑膜软骨化生（synovial chondrometaplasia），是一种发生于关节滑膜的软骨化生性病变。该病变以滑膜化生形成许多软骨结节为特点。如这些软骨结节发生骨化，则称其为滑膜骨化性软骨瘤病（synovial osteochondromatosis）。滑膜软骨瘤病通常发生于全身大关节，如膝关节、髋关节和肩关节等。发生于颞下颌关节者罕见。近年来，有关本病的 CT 和 MRI（颞下颌关节区）报道逐渐增多。滑膜软骨瘤病为单侧关节病变。在人体大关节区，男性多于女性。在颞下颌关节区，有报道数据显示女性略多于男性。本病的发病者多为青年人，年龄多在 20~40 岁之间。根据报道，滑膜软骨瘤病可恶变为滑膜肉瘤，但罕见于颞下颌关节。

大体病理上，可见病变区的滑膜组织明显增厚，灰蓝色软骨结节既可嵌于增厚的滑膜组织中，也可游离于滑膜组织外（但在关节腔内）。Milgram 根据本病的发展分其为 3 期。Ⅰ期：滑膜化生并异常增厚，不伴有游离软骨结节或小体；Ⅱ期：滑膜化生，伴有游离软骨结节或小体；Ⅲ期：病变内仅见游离软骨结节或小体。镜下病理提示：滑膜组织中出现软骨结节是诊断本病的病理依据。在制作良好的切片中可见软骨结节周围排列着一层扁平的滑膜细胞，其软骨呈结节样，结节内软骨细胞呈簇状。

临床上，颞下颌关节区滑膜软骨瘤病主要表现为单侧关节区肿胀、疼痛、张口轻度受限和弹响。其中，患者较为常见的主诉为关节区肿胀。

X 线、CT 和 MRI 均可用于颞下颌关节区滑膜软骨瘤病的检查。其中 CT 和 MRI 冠状面或矢状面检查对清晰显示关节间隙内的游离钙化小体、颞骨关节面的骨质结构破坏和病变的颅内侵犯至关重要。此外，应用 CT 骨窗还能清晰显示位于关节间隙内的游离软骨结节。

【影像学表现】

部位　病变位于单侧颞下颌关节。本病在左右颞下颌关节的发生几率基本相等。

形态和边缘　X 线片上不能显示病变的形态，但可见病变侧关节间隙增宽，关节骨表面欠光滑规则。CT 上，多数病变表现为颞下关节区软组织肿大，边界欠清晰。MRI 上，滑膜软骨瘤病以颞下颌关节腔内大量积液为特点（上腔多见）。

内部结构　X 线上，部分病变内的软骨结节或钙化小体能隐约显示。CT 上，病变内高密度的游离软骨结节或钙化小体多能被清晰显示。游离的软骨小体形态多样，散布于异常肿大的软组织内。有时可在异常肿大的软组织中测得水液密度，此多为关节腔内异常积液。作者曾分滑膜软骨瘤病的 CT 表现为 3 种类型：① 软组织异常肿大，但无游离软骨样小体显示（图 5–79）；② 软组织异常肿大伴游离软骨样小体显示(图 5-80);③ 游离软骨样小体显示，但不伴有软组织异常肿大（图 5-81)。MRI 上，滑膜软骨瘤病的内部信号主要由 3 部分组成：关节腔异常积液、增厚的滑膜组织和游离的软骨样小体。异常积液主要发生于关节上腔，关节下腔积液偶尔可见。积液在 T1WI 上呈低等信号；在 PDWI 和 T2WI 上呈高信号(图 5-79、5-82)。增厚的滑膜组织在 T1WI 呈中等信号表现；在 T2WI 上多呈略高信号(与其周围肌肉组织相比)，但明显低于水液（图 5-79)。PDWI 和 T2WI 上可见其呈片

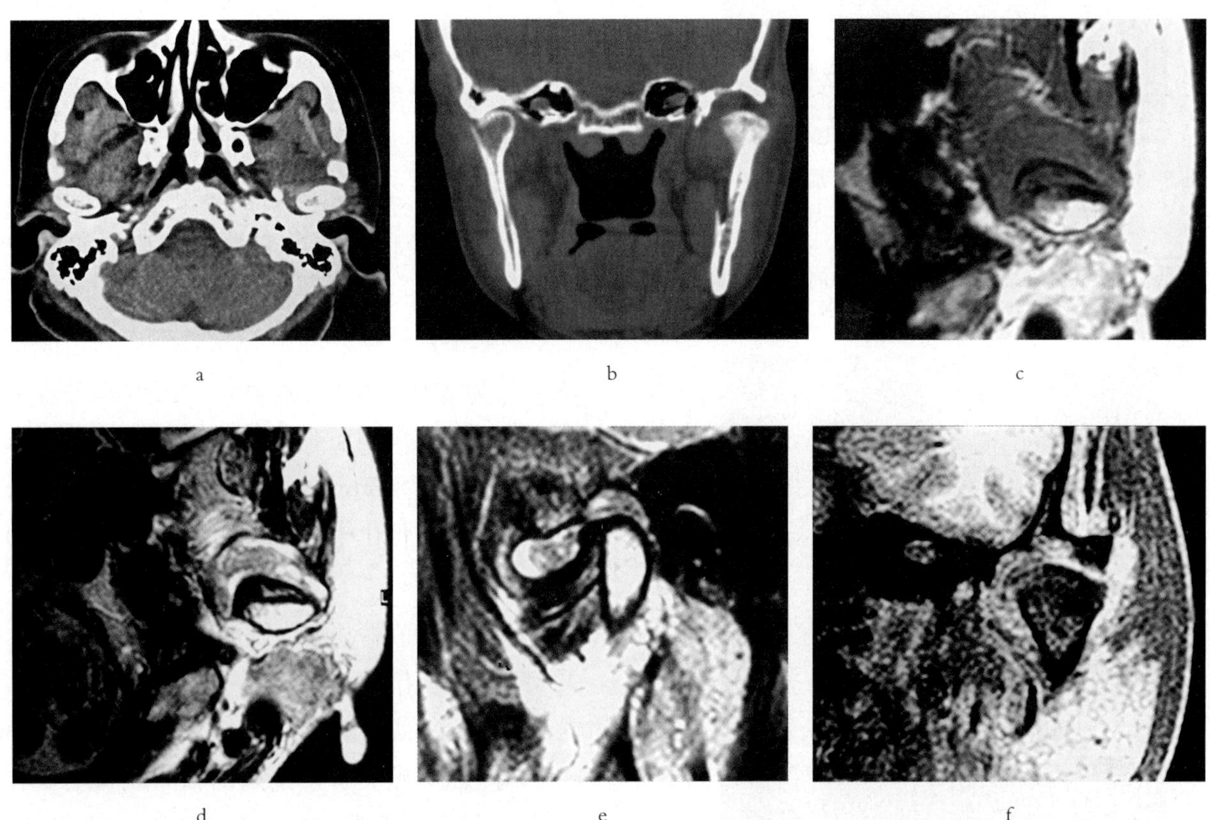

图 5-79　左颞下颌关节滑膜软骨瘤病(synovial chondromatosis in the left temporalmandibular joint)

横断面平扫 CT 图 a 示左侧翼外肌正常形态消失，病变呈软组织密度改变，界限不清。冠状面 CT 骨窗图 b 示左侧颞下颌关节间隙明显增宽，左颞骨鳞部骨壁变薄，左下颌髁突骨质呈硬化改变。MR 横断面 T1WI 图 c 病变呈中等信号。横断面 T2WI 图 d 和矢状面 T2WI 图 e 示左侧颞下颌关节上腔有大量高信号积液，其内中等信号区为增生的滑膜组织。冠状面 T2WI 图 f 示左侧颞骨鳞部关节面破坏。

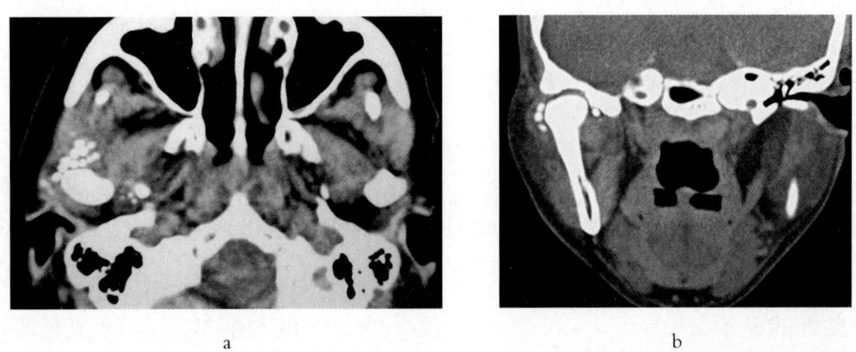

图 5-80　右颞下颌关节滑膜软骨瘤病(synovial chondromatosis in the right temporalmandibular joint)

横断面图 a 和冠状面图 b 平扫 CT 示右侧颞下颌关节软组织明显肿大，内有多个高密度钙化斑点，界限不清。

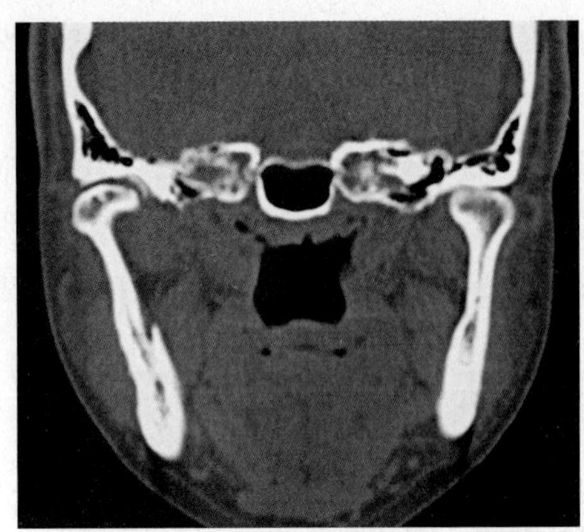

图 5-81　左颞下颌关节滑膜软骨瘤病（synovial chondromatosis in the left temporalmandibular joint）

冠状面平扫 CT 骨窗示右侧颞下颌关节间隙内侧有线条状钙化高密度影，关节周围软组织无明显肿大。

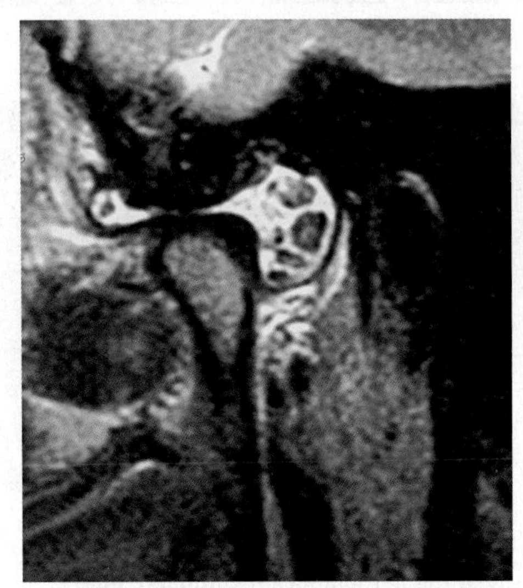

图 5-82　右颞下颌关节滑膜软骨瘤病（synovial chondromatosis in the right temporal-mandibular joint）

MR 矢状面（张口位）T2WI 示右侧颞下颌关节上腔有大量高信号积液，其内可见多个大小不一的圆形低信号区（软骨样小体）。

状衬映于高信号的关节腔积液内（图 5-79）。游离的软骨结节多呈低信号，有时也可见其边缘呈环形低信号，中央呈等信号（图 5-82）。根据观察，我们认为 T2WI 检查对颞下颌关节滑膜软骨瘤病的诊断至为重要。因为低信号的游离软骨结节能在高信号液体的衬托下获得良好的显示。

邻近结构侵犯和反应　一般而言，颞下颌关节区滑膜软骨瘤病所导致的关节腔异常积液十分明显。但少见有关节囊破裂引起腔内液体和游离软骨结节外溢的现象。滑膜软骨瘤病对邻近结构的影响主要体现：关节骨质结构改变和颅内结构的侵犯。X 线和 CT 上，可见病变周围的颞骨关节面和下颌髁突呈高密度硬化改变（CT 显示较 X 线平片佳）。此外，CT 上显示的颞骨关节面破坏方式为：骨质吸收和骨壁变薄。两者均为疾病导致骨结构重建的结果。虽然滑膜软骨瘤病导致的颅内结构侵犯者十分少见，但对于患者的预后评估和及早治疗至关重要。大脑颞叶脑膜和脑实质是颞下颌关节区滑膜软骨瘤病颅内侵犯的主要结构。

影像鉴别诊断　除滑膜软骨瘤病外，能在 X 线、CT 和 MRI 上显示游离软骨结节或钙化小体的颞下颌关节疾病还有：颞下颌关节紊乱病、软骨钙质沉积病（chondrocalcinosis）、关节鼠（joint mice）、透明软骨化生（hyaline cartilage metaplasis）和软骨肉瘤等。

颞下颌关节紊乱病为颌面颈部常见病之一。有关该疾病的术语命名十分繁多，常见者有颞下颌关节内紊乱（internal derangement of temporomandibular joint）等。颞下颌关节紊乱病的临床症状主要有疼痛、弹响和张口受限。在 X 线、CT 和 MRI 上，颞下颌关节紊乱病主要表现为：① 关节盘位置和形态的异常改变；② 关节骨质结构的异常改变。根据经验，作者认为颞下颌关节紊乱病和滑膜软骨瘤病的主要影像表现区别为：① 前者在 CT 和 MRI 上少见有关节区周围软组织肿胀，后者则多伴有软组织异常肿胀；② 两种疾病均可伴有关节腔异常积液，但前者关节腔的积液量一般明显少于后者，且滑膜软骨瘤病的关节腔积液主要发生在关节上腔；③ 前者病灶内虽可有高密度钙化小体显示于关节间隙及其周围组织中，但一般较为少见。后者则相反，约 2/3 的滑膜软骨瘤病中有游离的软骨结节显示。

软骨钙质沉积病又称假痛风（pseudogout）、关节和关节周围钙化（articular and periarticular calcification）、焦磷酸盐关节病（pyrophosphate arthropathy）和二羟钙磷酸盐晶沉积病（calcium pyrophosphate dihydrate crystal deposition disease），是一种以痛风样症状发作为特点，伴有软骨钙化沉积的关节炎。该病变累及颞下颌关节者罕见，其影像表现主要有：① 钙化点片沉积于关节盘或关节间隙；② 关节骨质结构的明显破坏。滑膜软骨瘤病骨破坏的范围和程度逊于本病的特点可能为两者的鉴别提供参考。

此外，就评估预后和及时治疗而言，滑膜软骨瘤病与软骨肉瘤的鉴别也相当重要。虽然两者均可导致关节骨质的破坏，但通常软骨肉瘤的骨破坏范围和骨质破坏吸收程度均较滑膜软骨瘤病更为广泛和明显。

根据对13例滑膜软骨瘤病（男性3例，女性10例，年龄范围在8~62岁之间，平均年龄39.2岁）的CT（9例）和MRI（6例）表现进行观察，作者发现其主要特点如下：① CT上，病变多表现为含钙化小体的软组织肿大（8/9例），且内含液体影；② MRI上，病变以T2WI上关节上腔内的明显高信号积液为特点，低信号钙化小体影在高信号液体的衬托下能被清晰显示（6/6例）；③ 颞下颌关节滑膜软骨瘤病可以影响和破坏下颌髁突和颞骨关节面等关节骨性结构，主要表现为骨质硬化（5/13例）和骨质吸收（4/13例）；④ 极少数病变尚可侵犯至颅内（1/13例）。通过对比分析，作者认为诊断颞下颌关节滑膜软骨瘤病时，MRI之T2WI检查较CT检查更有意义，因为从MRI上所获得的诊断信息较CT更为精细和准确。

参考文献

1 Nokes SR, King PS, Garcia R Jr, et al. Temporomandibular joint chondromatosis with intracranial extension: MR and CT contributions. AJR Am J Roentgenol, 1987, 148: 1173-1174.

2 Nitzan DW, Marmary Y, Fields SI, et al. The diagnostic value of computed tomography in temporomandibular joint synovial chondromatosis. Comput Med Imaging Graph, 1991, 15: 53-56.

3 Wong WC, Cheng PW, Chan FL. MRI appearance of synovial chondromatosis in the temporomandibular joint. Clin Radiol, 2001, 56: 773-774.

4 Petito AR, Bennett J, Assael LA, et al. Synovial chondromatosis of the temporomandibular joint: varying presentantion in 4 cases. Oral Surg Oral Med Oral Pathol Oral Radiol Endod, 2000, 90: 758-764.

5 Dolan EA, Vogler JB, Angelillo JC. Synovial chondromatosis of the temporomandibular joint diagnosed by magnetic resonance imaging: report of a case. J Oral Maxilofac Surg, 1989, 47: 411-413.

6 Boccardi A. CT evaluation of chondromatosis of the temporomandibular joint. J Comput Assist Tomogr, 1991, 15: 826-828.

7 Yu Q, Yang J, Wang P, et al. CT features of synovial chondromatosis in the temporomandibular joint. Oral Surg Oral Med Oral Pathol Oral Radiol Endod, 2004, 97: 524-528.

8 Ronald JB, Keller EE, Weiland LH. Synovial chondromatosis of the temporomandibular joint. J Oral Surg, 1978, 36: 13-19.

9 Bertoni F, Unni KK, Beabout JW et al. Chondrosarcomas of the synovium. Cancer, 1991, 67: 155-162.

10 Milgram JW. The classification of loose bodies in human joint. Clin Orthop, 1977, 24: 282-291.

11 Noyek AM, Holgate RC, Fireman SM, et al. The radiologic findings in synovial chondromatosis (chondrometaplasia) of the temporomandibular joint. J Otolaryngol Suppl, 1977, 3: 45-48.

12 De Schepper AM. Imaging of soft tissue tumors. 2nd ed, Berlin: Springer, 2001: 333.

13 Dijkgraaf LC, Liem RS, de Bont LG. Temporomandibular joint osteoarthritis and crystal deposition disease: a study of crystals in synovial fluid lavages in osteoarthritic temporomandibular joint. Int J Oral Maxillofac Surg, 1998, 27: 268-273.

14 Jibik M, Shimoda S, Nakagawa Y, et al. Calcification of the disk of the temporomandibular joint. J Oral Pathol Med, 1999, 28: 413-419.

15 Som PM, Curtin HD. Head and neck imaging. 4th ed, St. Mosby, 2003: 1035.

色素性绒毛结节性滑膜炎

色素性绒毛结节性滑膜炎（pigmented villonodular synovitis, PVNS）又称弥漫性腱鞘滑膜巨细胞瘤（diffuse tenosynovial giant cell tumor），是一种累及关节、韧带和关节囊的滑膜或腱鞘增生性病变。由 Jaffe 于 1941 年首先提出。根据该病变累及关节的范围可将其分为局限型和弥漫型两类。局限型系病变于关节内局限生长，亦名色素结节性滑膜炎(pigmented nodular synovitis)；弥漫型系病变于关节内弥漫生长，即是 PVNS。本病为罕见的、发生于单关节的关节病。20~50 岁患者多见。女性多于男性。色素性绒毛结节性滑膜炎主要发生于全身大关节，如膝关节和髋关节。累及颞下颌关节者罕见。

大体病理上，可见病变区有增厚的滑膜组织，呈褐色或黄色，表面有绒毛状结构。镜下见：滑膜绒毛肥大、滑膜细胞增生明显，增生的细胞呈小圆形或卵圆形，细胞核类似于咖啡豆。病变内尚有良性巨细胞散布。局灶性分布的泡沫细胞和含铁血黄素沉积也较常见。此外，病灶内尚有透明变性区和骨样组织区显示。绒毛缠结在一起时，还可见滑膜细胞衬附的裂隙。

临床上，色素性绒毛结节性滑膜炎主要表现为颞下颌关节区疼痛性肿块，咬合关系紊乱和张口受限。文献报道该病变的临床表现因缺乏特征而易被误诊为腮腺区肿块和颞下颌关节紊乱病。如病变通过外耳道或颞骨侵入颅内者还可出现耳聋症状。

X 线平片检查能显示部分色素性绒毛结节性滑膜炎破坏下颌髁突和颞骨关节窝的骨质结构状况。CT 和 MRI 检查能直接显示病变的形态学表现，故 CT 和 MRI 是检查色素性绒毛结节性滑膜炎的主要影像学方法。

【影像学表现】

部位　色素性绒毛结节性滑膜炎为单侧颞下颌关节病变。

形态和边缘　X 线平片不能显示病变的形态，但能显示部分病变的侵袭性行为，即对下颌髁突和颞骨鳞部关节面造成破坏。CT 和 MRI 上，色素性绒毛结节性滑膜炎呈规则或不规则肿块表现，病变多有清晰的边缘。

内部结构　CT 上，色素性绒毛结节性滑膜炎可因内部丰富的含铁血黄素而表现为密度略高的软组织肿块；如病变内有囊变或坏死区，则可在略高密度的软组织肿块中显示其低密度区(图 5-83)。平扫 MRI 上，因该病变内部有丰富的含铁血黄素沉积而在 T1WI 和 T2WI 上表现为特征性的低信号；T2WI 上，病变多为多囊状高信号表现(图 5-83)。此多囊表现或为病变囊性变所致；或为增生的滑膜组织分隔关节腔隙所致。增强 MRI 上，病变边缘区域可呈强化表现(图 5-83)。

邻近结构侵犯和反应　和滑膜软骨瘤病一样，颞下颌关节区色素性绒毛结节性滑膜炎也可有明显的关节腔异常积液。病变可侵蚀颞骨鳞部关节面和下颌髁突，形成骨质破坏(图 5-83)。严重者可见病变向上累及颅底颈动脉管，压迫大脑颞叶，或侵入颅内；向前侵犯与之相邻的颞下窝，并可压迫上颌窦；向下侵犯腮腺和咬肌间隙。

影像鉴别诊断　颞下颌关节区色素性绒毛结节性滑膜炎的 CT 和 MRI 表现有时和颞骨巨细胞肉芽肿十分相似，当后者伴有关节周围软组织侵犯之时，两者之间的鉴别尤为困难。根据观察，两者之间的区别主要在于色素性绒毛结节性滑膜炎病变内可见液体，而巨细胞肉芽肿为实性病变，少见有液体。色素性绒毛结节性滑膜炎和滑膜软骨瘤病一样，均为单侧关节受累病变。有时在色素性绒毛结节性滑膜炎内也可有钙化小点显示，此时两者之间的鉴别主要依据其病变范围。比较而言，多数滑膜软骨瘤病范围局限，少有关节囊外侵犯；相反，色素性绒毛结节性滑膜炎范围弥漫，多有关节囊外侵犯，且易造成关节骨质结构的破坏。

作者曾观察到 2 例色素性绒毛结节性滑膜炎的 CT 和 MRI 表现。2 例病变均在 CT 上表现为边界模糊的软组织肿块，其中 1 例病变内尚表现为多囊状低密度影。病变引起颞下关节骨质结构明显破坏者 1 例。MRI 上，仅 1 例病变在 T1WI 和 T2WI 上均显示为以低信号为主之病变，并在 T2WI 上显示有多囊状高信号区（局部）；另 1 例表现为 T1WI 上的等信号和 T2WI 上的高信号。增强 MRI 上，2 例病变均表现为线隔状或条状不均匀强化。

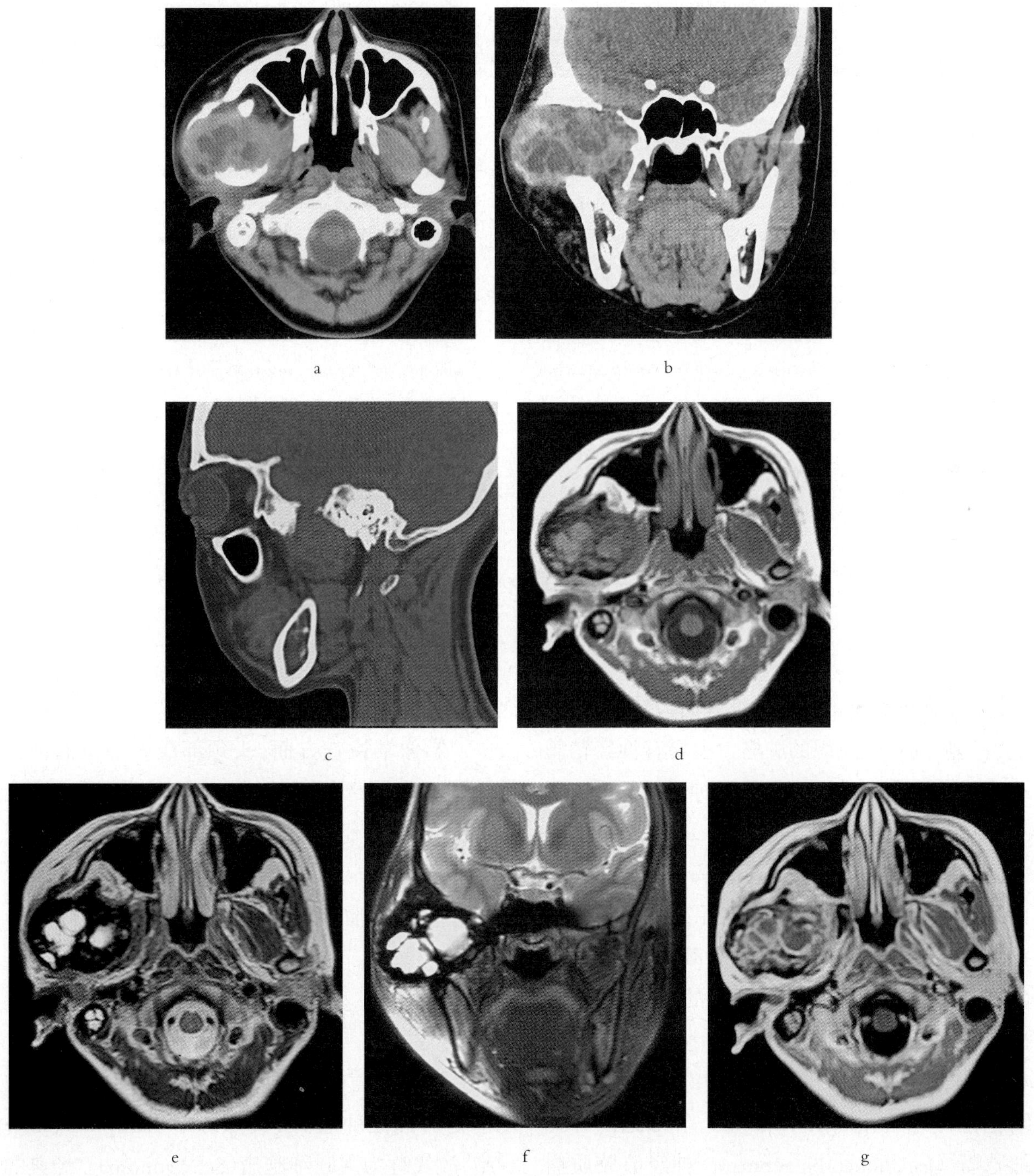

图 5-83　右颞下颌关节色素性绒毛结节性滑膜炎（pigmented villonodular synovitis in the right temporalmandibular joint）

横断面平扫 CT 图 a 示右侧颞下颌关节区有巨大软组织肿块，其内密度不均匀，可见囊性低密度影，边界模糊。平扫 CT 冠状面软组织窗重建图 b 和矢状面骨窗重建图 c 示病变向上破坏右侧蝶骨大翼。MR 横断面 T1WI 图d 示病变呈低信号和中等信号混合。横断面 T2WI 图 e 和冠状面压脂 T2WI 图 f 示病变呈低信号和高信号混合。Gd-DTPA 增强 T1WI 图 g 示病变内部呈网格状强化。

参 考 文 献

1 Youssef RE, Roszkowski MJ, Richter KJ. Pigmented villonodular synovitis of the temporomandibular joint. J Oral Maxillofacial Surg, 1996, 54: 224-227.

2 Llauger J, Palmer J, Roson N, et al. Pigmented villonodular synovitis and gaint cell tumors of the tendon sheath radiologic and pathologic fetures. AJR Am J Roentgenol, 1999, 172: 1087-1091.

3 Heo MS, An BM, Lee SS, et al. Use of advanced imaging modalities for the differential diagnosis of pathoses mimicking temporomandibular disorders. Oral Surg Oral Med Oral Pathol Oral Radiol Endod, 2003, 96: 630-638.

4 Stryjakowska KK, Martel M, Sasaki CT. Pigmented villonodular synovitis of the temporomandibular joint: differential diagnosis of the parotid mass. Auris Nasus Larynx, 2005, 32: 309-314.

5 Eisig S, Dorfman HD, Cusamano RJ, et al. Pigmented villonodular synovitis of the temporomandibular joint. Case report and review of the literature. Oral Surg Oral Med Oral Pathol, 1992, 73: 328-333.

6 O'Sullivan TJ, Alport EC, Whiston HG. Pigmented villonodular synovitis of the temporomandibular joint. J Otolaryngol, 1984, 13: 123-126.

7 Song MY, Heo MS, Lee SS, et al. Diagnostic imaging of pigmented villonodular synovitis of the temporomandibular joint associated with condylar expansion. Dentomaxillofac Radiol, 1999, 28: 386-390.

8 Kim KW, Han MH, Park SW, et al. Pigmented villonodular synovitis of the temporomandibular joint: MR findings in four cases. Eur J Radiol, 2004, 49: 229-234.

9 Chow LT, Kumta SM, King WW. Extra-articular pigmented villonodular synovitis of the temporomandibular joint. J Laryngol Otol, 1998, 112: 182-185.

10 Tanaka K, Suzuki M, Nameki H, et al. Pigmented villonodular synovitis of the temporomandibular joint. Arch Otolaryngol Head Neck Surg, 1997, 123: 536-539.

11 Tosun F, Carrau RL, Weissman J. Pigmented villonodular synovitis of the temporomandibular joint: an extensive case with skull-base involvement. Am J Otolaryngol, 2004, 25: 204-207.

（余　强）

第六节　神经组织肿瘤

起源于颌面颈部的神经源性肿瘤大致有3类：①起源于周围神经组织的肿瘤，主要有神经鞘瘤(neurilemmoma, schwannoma)，神经纤维瘤(neurofibroma)，神经纤维瘤病(neurofibromatosis, NF)，恶性神经鞘瘤(malignant nerve sheath tumors, malignant schwannoma）和外周性原始神经外胚层肿瘤（peripheral primitive neuroectodermal tumor, PPNET)；②起源于副神经节系统的肿瘤，主要有副神经节瘤(paraganglioma)或颈动脉体瘤(carotid body tumor)；③起源于神经节细胞的肿瘤，主要有节细胞性神经瘤(ganglioneuroma)，节细胞性神经母细胞瘤（ganglioneuroblastoma)，神经节胶质瘤(ganglioglioma）和神经母细胞瘤(neuroblastoma)。此外，颌面颈部也可偶发颅外脑膜瘤(extracranial meningioma)。上述神经组织肿瘤中，以起源于神经鞘的周围神经肿瘤(神经鞘瘤和神经纤维瘤)最为多见。

影像学检查方面，头颈部浅表部位的神经组织肿瘤应首选超声检查。对于位置深在且范围较大的神经组织肿瘤应以CT或MRI检查为主。此外，CT和MRI检查还能清晰显示多发性神经组织肿瘤和此类肿瘤对颅底和颅内结构的侵犯。

神经鞘瘤

神经鞘瘤(neurilemmoma)是一种起源于神经鞘膜的良性肿瘤。因其来源于雪旺(Schwann)细胞，故又称为雪旺细胞瘤(Schwannoma)。经典的神经鞘瘤为发生于成年人(20~50岁)的良性肿瘤，不复发，无明显性别差异。神经鞘瘤分布广泛，可以出现在身体的任何部位，包括颅神经、骨和胃肠道等。头颈部是周围雪旺细胞瘤的好发部位之一。除极少数患者有多发性雪旺细胞瘤(如双侧听神经雪旺细胞瘤—Ⅱ型神经纤维瘤病的主要特征)外,该肿瘤几乎与神经纤维瘤病(neurofibromatosis, NF)没有联系。

大体病理上,神经鞘瘤的质地较硬,分叶状,表面光滑,边界清晰,有包膜。肿瘤切面呈淡黄色或灰白色,其内可有囊性变和出血。有时含有水液的纤维囊腔内可见结节状肿瘤成分。镜下见,神经鞘瘤主要由雪旺细胞和周围胶原基质组成。根据神经鞘瘤细胞的形态和空间分布,该肿瘤特征性地表现为 Antoni A 区和 Antoni B 区。Antoni A 区和 Antoni B 区在肿瘤内部的分布比例可以不一,通常以 Antoni A 区为主。在 Antoni A 区中,肿瘤细胞丰富,多由形态单一的梭形雪旺细胞组成,沿长轴平行紧密排列,呈木栅状。嗜碱的肿瘤细胞核呈长圆形或短棍状;嗜酸的细胞浆分布均匀。Antoni A 区的 HE 染色特征为:肿瘤细胞核呈线样或栅栏状排列,其间为嗜酸性胞浆突起,此结构被称为 Verocay 小体。在 Antoni B 区中,肿瘤细胞排列松散,形态多样,境界模糊,且为蜂窝状嗜酸性细胞间质(其内网状纤维稀少,排列不均)所分隔。Antoni B 区内常见有黏液样变和微小囊变。微小囊变融合之后可导致瘤内囊肿的形成。除上述囊性变外,神经鞘瘤内部还可有出血、栓塞、坏死、钙化和玻璃样变等退行性变。有人描述神经鞘瘤为乏血管肿瘤或中度富血管肿瘤。肿瘤内部的坏死和出血形成可能和其自发性血管栓塞有关。神经鞘瘤的钙化比神经纤维瘤少见。有人将此类神经鞘瘤命名为“原始雪旺细胞瘤”(ancient schwannoma)。除此之外,病理学上还根据神经鞘瘤的组织学特点分其为以下几种类型:细胞型雪旺细胞瘤(cellular schwannoma);丛状雪旺细胞瘤(plexiform schwannoma);黑色素性雪旺细胞瘤(melanocytic schwannoma)。

临床上,较小的神经鞘瘤通常缺乏症状。当肿瘤增大压迫相应神经时可有感觉异常、疼痛等症状出现。部分神经鞘瘤的临床表现尚与其所在部位有关。如位于咽旁间隙的神经鞘瘤可致咽腔缩小和呼吸困难。

超声、CT 和 MRI 均可用于颌面颈部神经鞘瘤的检查。

【影像学表现】

部位　发生于颌面颈部的神经鞘瘤与颅神经中的三叉神经、面神经、舌咽神经、迷走神经、副神经和舌下神经的走行分布区域密切相关。周围神经和交感神经的分布区域也可偶发神经鞘瘤。头颈部神经鞘瘤的主要好发部位在咽旁间隙和颈动脉间隙。深部咬肌间隙、腮腺间隙、下颌下间隙、舌、腭、鼻腔鼻窦、颈后三角间隙(posterior triangle space)等区域也可发生神经鞘瘤,但相对少见。此外,如上、下牙槽神经发生神经鞘瘤还可导致上、下颌骨内神经鞘瘤的形成(见本章第六节)。

形态和边缘　神经鞘瘤多为类圆形或梭形表现,边界清晰,可见包膜。有时,位于颈静脉窝内的神经鞘瘤可纵向生长(上下)形成哑铃状肿块,该肿块的腰部位于颅底。

内部结构　神经鞘瘤的内部结构影像表现与其组织学表现具有一定的对应性。如前所述,由于神经鞘瘤的内部组织成分复杂,结构形式变化多样,故神经鞘瘤的影像表现也十分复杂。

超声上,神经鞘瘤多为低回声肿块,光点分布欠均匀(图 5-84、5-85、5-86),偶有散在分布的无回声区(图 1-21)。肿瘤内部的囊腔具有透声性强的特点。约 50%的神经鞘瘤有后方回声增强(图 5-84、5-86),肿瘤边缘为高回声,有完整的包膜反射光带,境界清晰。

平扫 CT 上,神经鞘瘤多为软组织密度表现(图 5-87、5-88)。遇有肿瘤囊性变(约 20%)时,则病变 CT 值可接近于水液(图 5-87),甚至可见液-液平面。增强 CT 上,多数神经鞘瘤呈程度不一的强化表现(图 5-87、5-88);不强化者相对少见(图 5-89)。神经鞘瘤的强化可表现为均匀或不

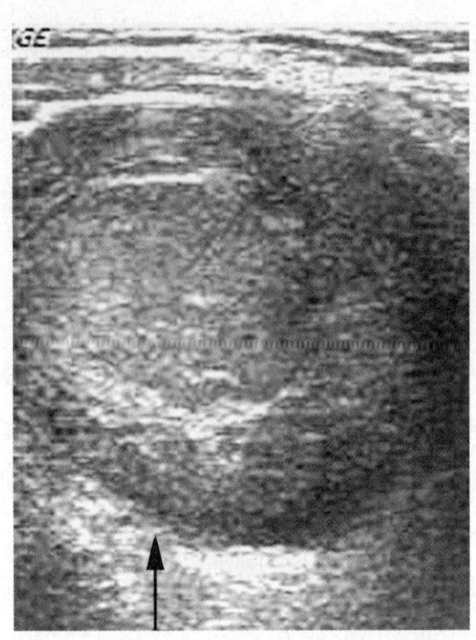

图 5-84 左下颌下区神经鞘瘤(schwannoma in the left submandibular space)

超声图示左下颌下腺深面有类圆形低回声肿块(黑箭头),其有条状弧形强回声带,后方回声增强,境界清晰,有包膜反射光带。

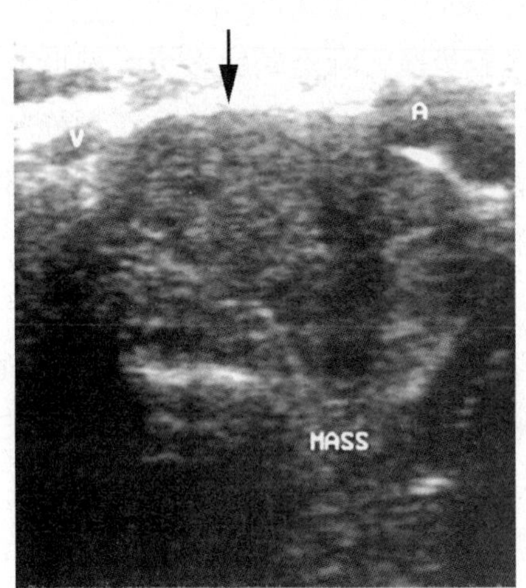

图 5-85 右颈部神经鞘瘤 (schwannoma in the right neck)

超声图示右颈动脉和颈内静脉深面有类圆形混合性低回声肿块(黑箭头),部分为暗区样低回声表现,肿块后方回声部分稍增强,境界清晰,有包膜反射光带。

均匀性,不均匀强化者相对多见。组织学上,神经鞘瘤内的囊变、出血、液化和坏死改变可能和该肿瘤的不均匀强化密切相关。肿瘤内部的囊变、液化和坏死在增强 CT 上多表现为低密度或等密度区。

平扫 MRI 上，神经鞘瘤多表现为 T1WI 上的低或等信号(与肌肉组织相比)和 T2WI 上的不均匀高信号(图 5-87、5-88、5-90、5-91)。遇有肿瘤内部出血时,神经鞘瘤在 T1WI 上可表现为高信号(图 5-91)。随着肿瘤内部细胞量的增加,其 T2 弛豫时间会缩短,表现为信号降低。如肿瘤内部有囊变或囊肿形成，则和肿瘤的其他区域相比，其在 T1WI 上为较低信号表现,在 T2WI 和 PDWI 上为较高信号表现(图 5-87)。增强 MRI 上,神经鞘瘤多有均匀或不均匀强化表现,(图 5-87、5-88、5-90、5-91)。和增强 CT 一样，肿瘤内部的囊变、出血、液化和坏死区是导致其不均匀强化的主要原因之一。

CT 和 MRI 上，神经鞘瘤呈现为不均匀密度或信号表现的原因除与肿瘤内有出血、坏死和囊性变有关外,尚可与以下组织学特点有关: ① 肿瘤之 Antoni A 区和 Antoni B 区相间分布；② 肿瘤内有载脂细胞(泡沫细胞)聚集区存在。

邻近结构侵犯和反应 不同部位的神经鞘瘤对其周围邻近结构的侵犯亦不尽相同。颌面颈部神

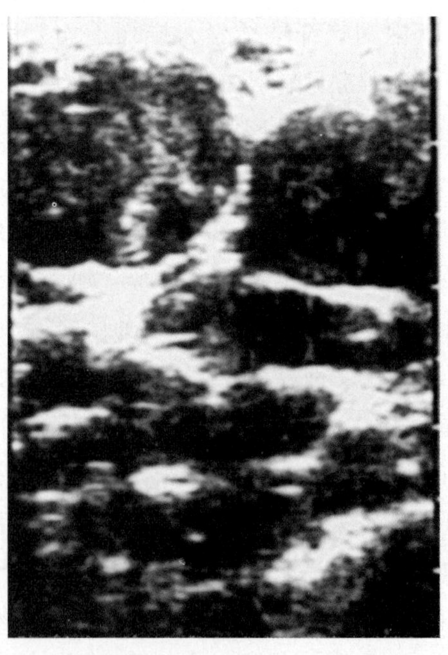

图 5-86 左颈部神经鞘瘤(schwannoma in the left neck)

超声图示在左颈鞘浅面见一相互融合的多结节状混合低回声肿块,后方回声增强,边界清晰。

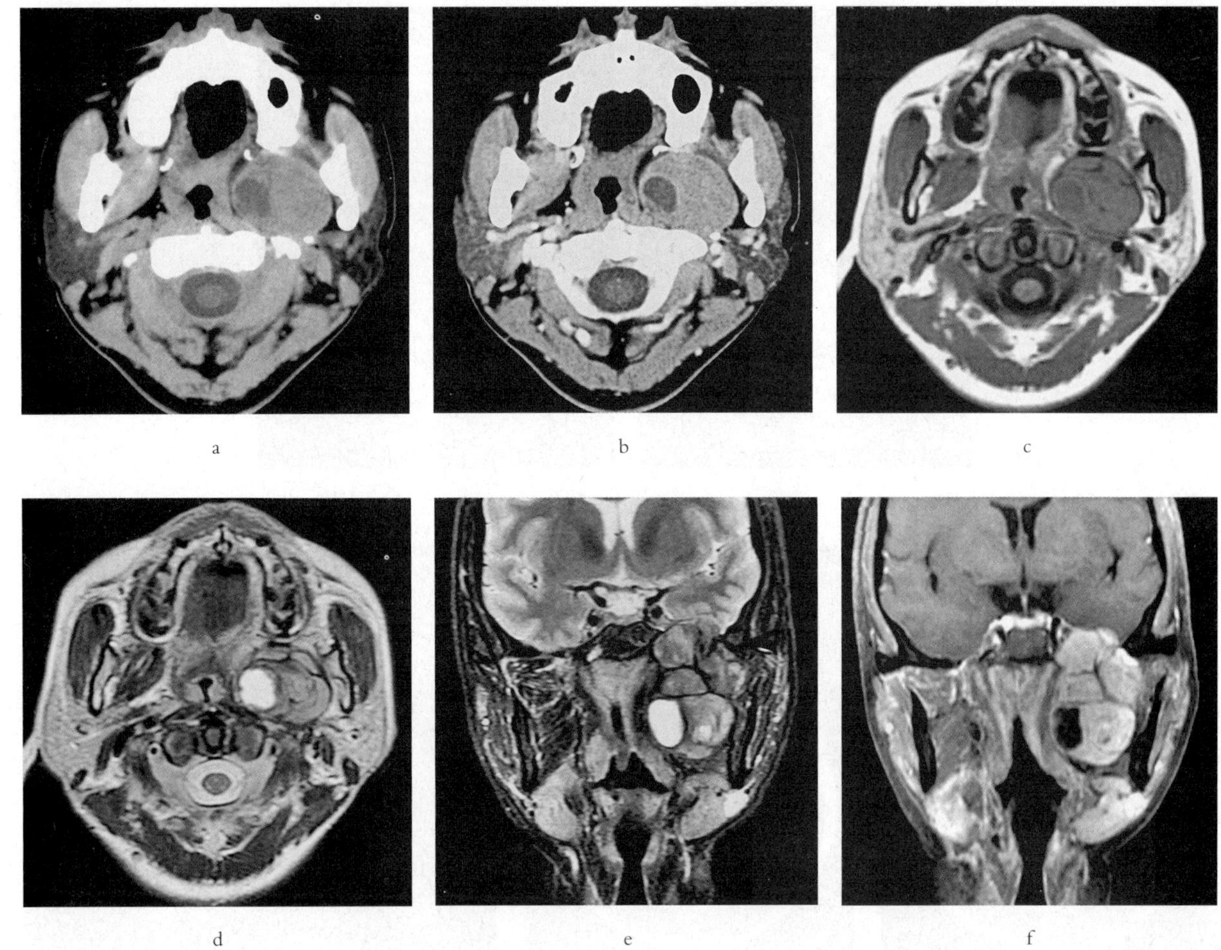

图 5-87　左咽旁间隙神经鞘瘤(schwannoma in the left parapharyngeal space)

横断面平扫 CT 图 a 示左咽旁间隙内有类圆形软组织肿块,其内密度不均,可见囊性变区,边界清晰。横断面增强 CT 图 b 示病变实质区强化明显,囊变区无强化。MR 横断面 T1WI 图 c 示病变呈不均匀中等信号,其内可见分隔。横断面 T2WI 图 d 和冠状面压脂 T2WI 图 e 示病变呈多囊不均匀高信号,界限清晰。左侧蝶骨大翼骨质结构破坏。Gd-DTPA 增强 T1WI 图 f 示病变实质区强化明显,囊变区无强化。左侧大脑颞叶实质受累。

经鞘瘤所能影响的邻近结构有:① 颈鞘内血管(主要是颈总或颈内动脉);② 中颅底;③ 咽腔;④ 下颌骨;⑤ 颈椎。

位于咽旁间隙和颈动脉间隙的神经鞘瘤对颈鞘内的血管影响最直接,也最常见。颈鞘内有Ⅳ－Ⅶ颅神经和上交感神经链,其中起源于迷走神经的神经鞘瘤最多见,次为舌咽神经。解剖上,迷走神经位于颈总动脉或颈内动脉之后,当发生迷走神经之神经鞘瘤时,其常推颈总动脉或颈内动脉向腹侧(前)和内侧移位(图 5-88)。颈交感神经链多位于颈鞘内后缘。起源于颈交感神经链的神经鞘瘤可推颈总动脉和颈内动脉向前移位,但也有部分病变表现为推动脉向后移位。有研究者认为颈总动脉或颈内动脉与颈内静脉之间的距离如有增宽则提示神经鞘瘤源自迷走神经;反之其间间距无增宽,则多提示神经鞘瘤来自颈交感神经链。

位于咽旁间隙、颈动脉间隙和深部咬肌间隙的神经鞘瘤还可侵犯中颅底(图 5-87、5-89)。虽然该肿瘤影响颅底的情况并不多见,但其影响形式可表现多样。CT 和 MRI 上,神经鞘瘤引起的颅底异常可表现为颅底诸孔的膨大、颅底骨壁变薄和破坏吸收。后两者是病变导致颅底骨结构重建的结果。此外,由于咽旁间隙和颈动脉间隙的神经鞘瘤内毗咽

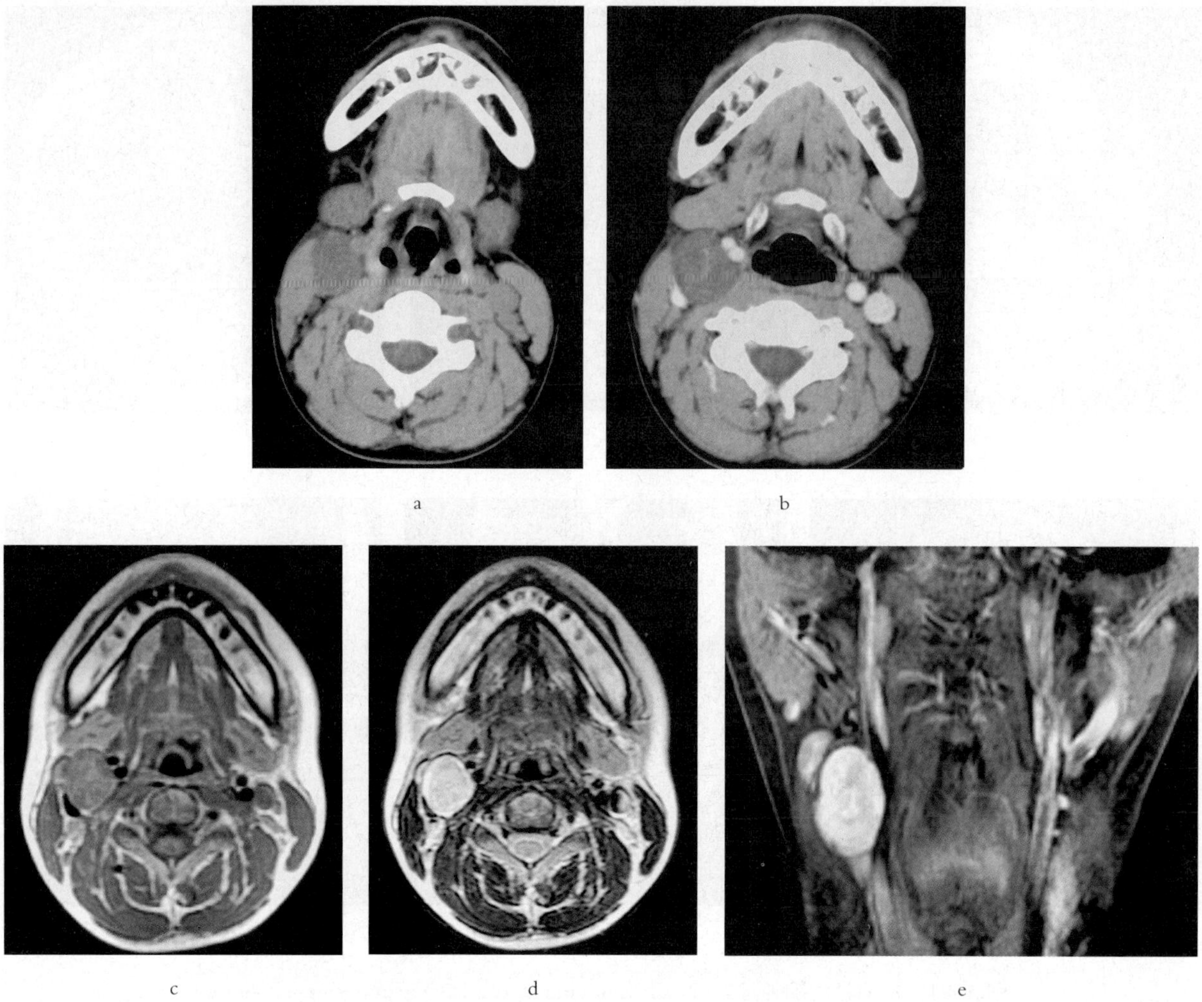

a　　b

c　　d　　e

图 5-88　右颈动脉间隙迷走神经鞘瘤(schwannoma in the right carotid space)

横断面平扫 CT 图 a 示左颈动脉间隙内有圆形软组织肿块,密度均匀,边界清晰。横断面增强 CT 图 b 示病变有轻度强化。MR 横断面 T1WI 图 c 示病变呈中等信号,左颈内动脉向前内移位,颈内静脉向后外移位。横断面 T2WI 图 d 示病变呈均匀高信号,可见低信号包膜。Gd-DTPA 增强压脂 T1WI 图 e 示病变呈均匀强化表现。

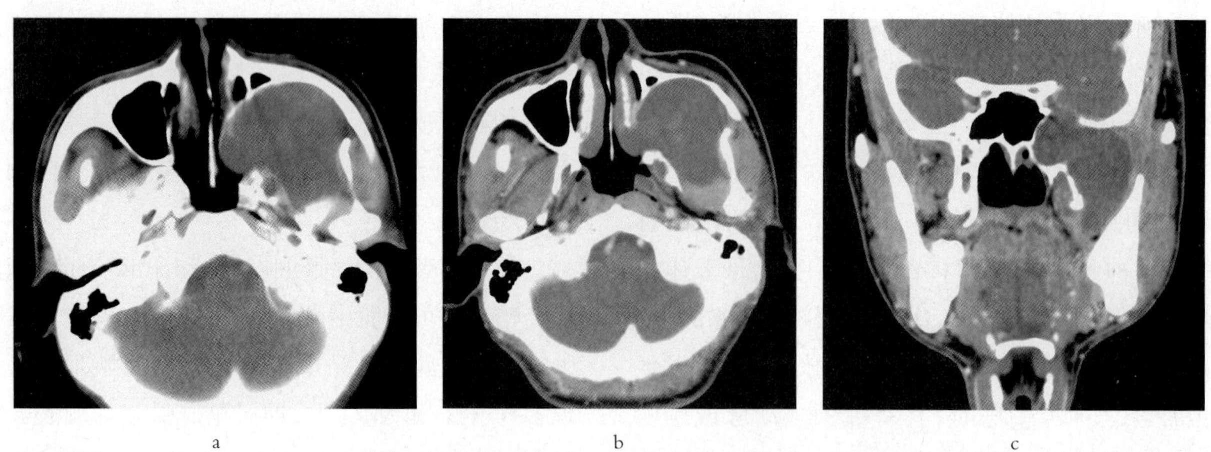

a　　b　　c

图 5-89　左深部咬肌间隙神经鞘瘤(schwannoma in the left deep masticator space)

横断面平扫 CT 图 a 示左颞下间隙和翼腭间隙内有低密度圆形软组织肿块,密度均匀,边界清晰。左上颌窦后外壁受压变形。横断面增强 CT 图 b 示病变内有局灶性轻度强化表现。增强 CT 冠状面重建图 c 示病变通过翼腭间隙上方的圆孔侵入颅内。

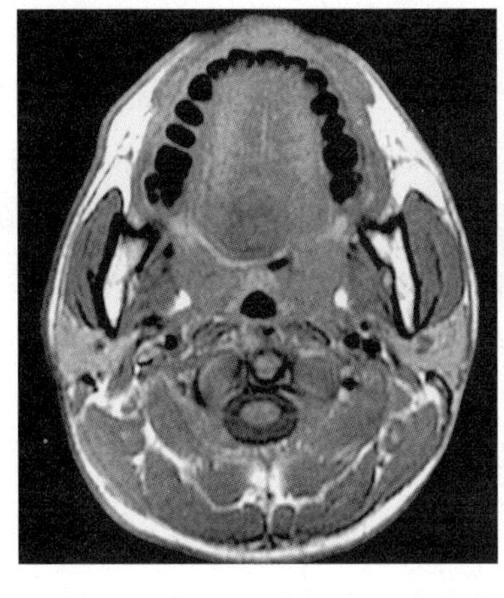
a

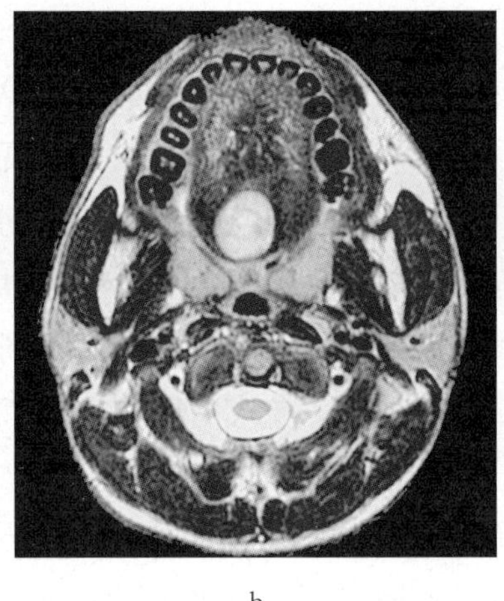
b

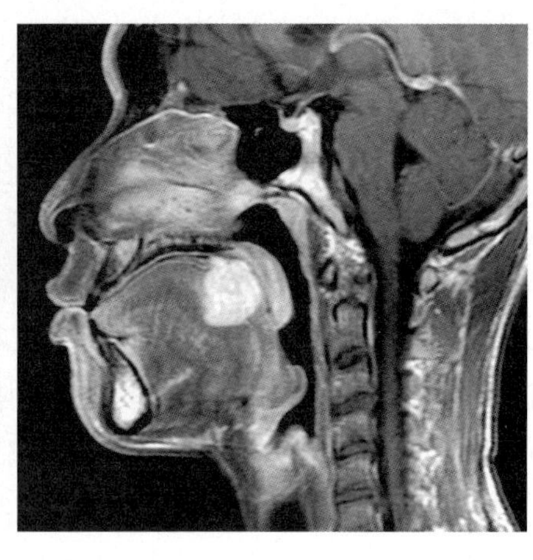
c

图 5-90　舌体部神经鞘瘤(schwannoma in the tongue)

MR 横断面 T1WI 图 a 示舌根部类圆形病变呈低等信号。横断面 T2WI 图 b 示病变呈均匀高信号,边界清晰。Gd-DTPA 增强矢状面压脂 T1WI 图 c 示病变呈均匀强化表现。

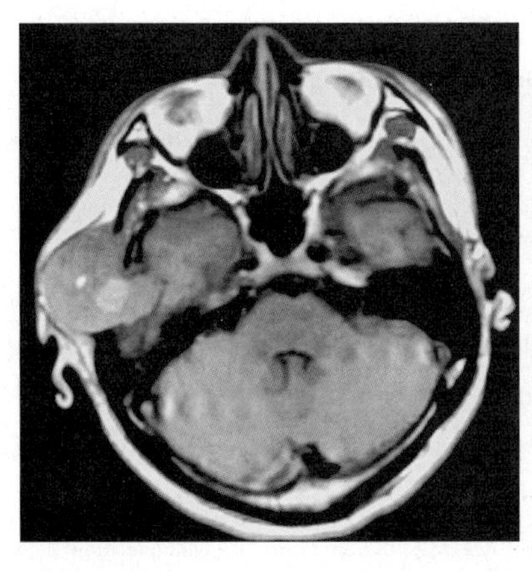
a

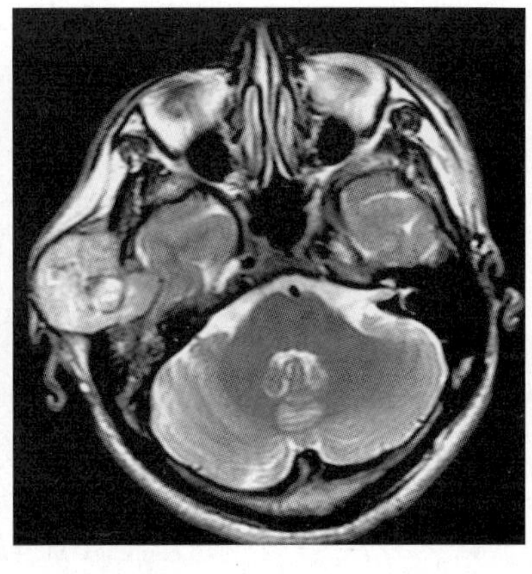
b

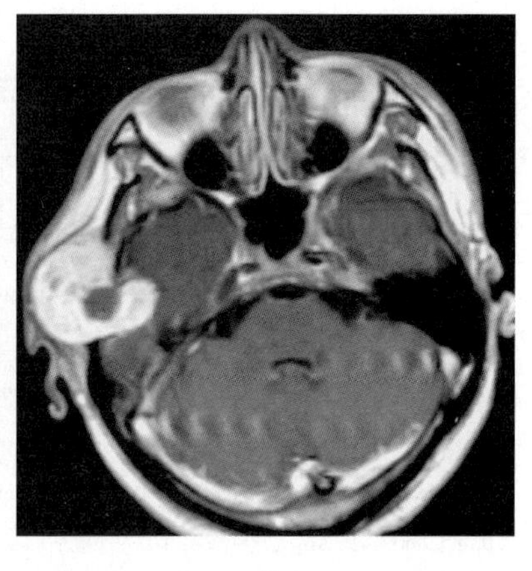
c

图 5-91　右腮腺区神经鞘瘤(schwannoma in the right parotid gland)

MR 横断面 T1WI 图 a 示右腮腺区肿块状病变呈中等混合信号改变,其内可见高信号灶(出血灶),边界清晰,有低信号包膜。右侧颞骨鳞部呈部分破坏吸收改变。横断面 T2WI 图 b 示病变呈不均匀高信号。Gd-DTPA 增强 T1WI 图 c 示病变呈不均匀强化表现。

腔,外邻下颌支,故两者均可在 CT 和 MRI 上表现为受压移位。位于颈椎旁(咽旁间隙、颈动脉间隙和颈后三角间隙)的神经鞘瘤还可通过增宽的椎间孔侵犯至椎管内。位于深部咬肌间隙和腮腺间隙的神经鞘瘤可以压迫上颌骨和上颌窦,甚至累及颧骨(图 5-89、5-91)。

影像鉴别诊断　部位不同的神经鞘瘤应予鉴别的病变也不尽相同。

咽旁间隙和颈动脉间隙的神经鞘瘤　应与咽旁间隙和颈动脉间隙神经鞘瘤鉴别的病变主要是腮腺深叶的涎腺肿瘤。颈内动脉移位方向是鉴别两者的重要影像学依据。如前所述,迷走神经肿瘤易推颈内动脉向腹侧(前)和内侧移位。而腮腺深叶肿瘤多推颈内动脉向后移位。但如遇起源于颈交感神经链之神经鞘瘤亦推颈内动脉向后移位时,则两者不能鉴别。Som 等认为脂肪带也是区别两者的标准之一。如在肿瘤和腮腺之间有脂肪带存在(通常肿瘤最大直径小于 4 cm),则多提示肿瘤源于咽旁间隙,为神经鞘瘤的可能性较大。反之,则多提示肿瘤源于腮腺深叶,为涎腺多形性腺

瘤的可能性较大。

深部咬肌间隙的神经鞘瘤　除神经鞘瘤外，位于深部咬肌间隙的病变尚有炎症性病变、血管瘤或血管畸形、软组织肉瘤等。和神经鞘瘤不同，上述病变中除血管瘤或血管畸形和部分软组织肉瘤可偶见包膜或假包膜外，炎症性病变和大多数软组织肉瘤均缺乏包膜。位于深部咬肌间隙的血管瘤或血管畸形多以多发形式出现，病变内部常有典型的静脉石影显现。神经鞘瘤多为单发肿瘤，瘤内钙化征象较为少见。由于部分软组织肉瘤和神经鞘瘤一样具有不均匀强化表现和比较完整的包膜和假包膜，故有时在两者之间进行鉴别较为困难。此时应结合患者的临床表现（如张口情况等）予以区分。

颈后三角间隙的神经鞘瘤　除神经鞘瘤以外，位于颈后三角间隙的病变主要有淋巴结病变和囊性淋巴管瘤（囊性水瘤）等。囊性淋巴管瘤常以多囊形式出现，与呈单囊或实性结构表现的神经鞘瘤明显有别。淋巴结病变主要有转移性肿瘤、恶性淋巴瘤和淋巴结炎症等。和多为孤立性表现的神经鞘瘤不同，上述淋巴结病变均可以多发形式出现。增强 CT 和 MRI 上，恶性淋巴瘤和淋巴结炎多为均匀强化表现；神经鞘瘤则多为不均匀强化表现。虽然转移性淋巴结和神经鞘瘤内均可有液化坏死表现，但两者的液化坏死在 CT 和 MRI 表现上是有所区别的。前者的液化坏死区多占据整个淋巴结并伴有环形强化；后者多表现为肿瘤实性区与液化坏死区互相分隔，且实性区的面积或体积往往大于液化坏死区（图 5-87）。神经鞘瘤多无环形边缘强化表现者。

参考文献

1. De Schepper AM. Imaging of soft tissue tumors. 2nd ed, Berlin: Springer, 2001: 302.
2. Weiss SW, Goldblum JR. Enzinger and Weiss's soft tissue tumors. 4th ed, St. Louis: Mosby, 2001: 1160.
3. Weber AL, Montandon C, Robson CD. Neurogenic tumors of the neck. Radiol Clin North Am, 2000, 38: 1077-1089.
4. Som PM, Curtin HD. Head and neck imaging. 4th ed, St. Mosby, 2003: 1966.
5. Abramowitz J, Dion JE, Jensen ME, et al. Angiographic diagnosis and management of head and neck schwannomas. AJNR Am J Neuroradiol, 1991, 12: 977-984.
6. Hughes DG, Wilson DJ. Ultrasound appearances of peripheral nerve sheath tumors. Br J Radiol, 1986, 59: 1041-1043.
7. Fornage BD. Peripheral nerves of the extremities: imaging with US. Radiology, 1988, 167: 179-182.
8. Silver AJ, Mawad ME, Hilal SK, et al. Computed tomography of the carotid space and related cervical spaces. Part Ⅱ: Neurogenic tumors. Radiology, 1984, 150: 729-735.
9. Catalano P, Fang-Hui E, Som PM. Fluid-fluid levels in benign neurogenic tumors. AJNR Am J Neuroradiol, 1997, 18: 385-387.
10. Som PM, Sacher M, Stollman, et al. Common tumors of the parapharygeal space: refined imaging diagnosis. Radiology, 1988, 169: 81-85.
11. Furukawa M, Furukawa MK, Katoh K, et al. Differentiation between schwannoma of the vagus nerve and schwannoma of the cervical sympathetic chain by imaging diagnosis. Laryngoscope, 1996, 106: 1548-1552.
12. Eldevik OP, Gabrielsen TO, Jacobsen EA. Imaging findings in schwannomas of the jugular foramen. AJNR Am J Neuroradiol, 2000, 21: 1139-1144.
13. Yu Q, Wang P, Shi H, et al. Central skull base invasion of maxillofacial tumors: computed tomography appearance. Oral Surg Oral Med Oral Pathol Oral Radiol Endod, 2000, 89: 643-650.
14. Som PM, Sacher M, Stollman AL, et al. Common tumors of the parapharyngeal space: Refined imaging diagnosis. Radiology, 1988, 169: 81-85.

神经纤维瘤和神经纤维瘤病

神经纤维瘤（neurofibroma）是一种可能来源于神经内膜细胞、生长缓慢的良性肿瘤。通常将神经纤维瘤分为孤立性神经纤维瘤（localized neurofibroma），弥漫性神经纤维瘤（diffuse neurofibroma）和丛状神经纤维瘤（plexiform neurofibroma）3 类。神经纤维瘤病（neurofibromatosis, NF）又称 von Recklinghausen 病（von Recklinghausen's disease），是一种多发性神经纤维瘤。根据临床和遗传学表现，目前将神经纤维瘤病分为 NF-1 型（von Recklinghausen 病或周围型 NF）和 NF-2 型（双侧听神经瘤或中心型 NF）两类，其中 NF-Ⅰ型较 NF-Ⅱ型明显多见。孤立性神经纤维瘤多与神经纤维瘤病无关；弥漫性和丛状神经纤维瘤则与神经纤维瘤病关系密切。弥漫性神经纤维瘤中约10%病例伴有 NF；丛状神经纤维瘤中约 1/3 病例伴有 NF，并可视之为 NF（NF-Ⅰ型）的特征性表现。神经纤维瘤约占所有头颈部良性软组织肿瘤的 5%。但比头颈部神经鞘瘤明显少见。孤立性和弥漫性神经纤维瘤常见于 20~40 岁患者；丛状神经纤维瘤多见于儿童，青年人少见。无明显性别差异。

大体病理上，多数孤立性神经纤维瘤为实性肿块，剖面为棕褐色或白色。肿瘤内钙化或骨化多见，囊变区少见，有时可见出血。如果神经纤维瘤起源于较大神经，则可见该神经迂曲穿过肿瘤。肿瘤若局限于神经周围，则可见其有真性包膜；若向外扩展至周围软组织，则包膜少见。弥漫性神经纤维瘤的特征为肿瘤组织取代整个真皮和皮下组织，无清晰界限。丛状神经纤维瘤是大神经干的弥漫增大和错位，主要由膨大的神经或神经纤维组成。病变沿神经束及其分支的长轴生长，表现为迂曲增厚的条索或结节。镜下见，神经纤维瘤主要由梭形细胞和胶原纤维基质组成。该肿瘤的组织学形式可有分区差异：肿瘤的中心区由富含细胞且紧密排列的嗜酸性纤维和稀疏的非纤维基质（如黏液样基质）组成；肿瘤周围区域则由细胞稀少且排列松散的嗜酸性纤维和丰富的非纤维基质组成。此组织学分布特点对理解 CT 和 MRI 上出现的“靶征”十分重要。

临床上，孤立性神经纤维瘤多表现为缓慢生长的无痛性、息肉样或结节状皮肤病损。弥漫性神经纤维瘤的病变范围较大，多伴有颜面颈部体表的畸形性损害，需整形外科手术处理。丛状神经纤维瘤于头颈部最为常见。此型多伴有皮肤赘积性皱褶形成的、程度不一的皮肤色素沉着。本病的特征性临床表现之一是皮肤上出现大小不一的棕色咖啡斑。NF 为常染色体显性遗传。通过观察 256 例丛状神经纤维瘤（伴 NF-Ⅰ型）的 MRI 表现，Mautner 等将其生长方式分为 3 类：浅表、移位和侵袭性生长方式。其中，约 52%的病变以侵袭性生长方式出现在面颈部。侵袭性丛状神经纤维瘤可导致颌面颈部的功能障碍和畸形。此外，约 2%~6%的 NF 可演变为恶性周围神经鞘瘤（malignant peripheral nerve sheath tumor, MPNST）。病变在短期内生长加快并伴有疼痛者，均应予以高度重视。

超声、CT 和 MRI 均为颌面颈部神经纤维瘤和 NF 的主要影像检查方法。

【影像学表现】

部位　神经纤维瘤多位于颌面颈部真皮或皮下组织内。位于深部者，尤其是位于人体中线附近者相对少见。对颌面部而言，神经纤维瘤主要沿三叉神经和面神经分布，既可累及眼、舌、腭和面颈部诸软组织间隙，也可累及涎腺和甲状腺组织。部分丛状神经纤维瘤甚至可累及颅颌面诸骨（见第六章第四节）。

形态和边缘　孤立性神经纤维瘤多呈圆形、梭形（或纺锭状）肿块表现，界限清晰。弥漫性神经纤维瘤多呈不规则形态，边界模糊。丛状神经纤维瘤多形如串珠或竹节状，边界不清。

内部结构　神经纤维瘤的内部结构影像表现具有多样性。这与肿瘤的组织病理学表现相对应。超声上，神经纤维瘤与神经鞘瘤一样，多呈低回声表现（图 5-92）。高频超声尚能显示低回声肿瘤与正常回声神经之间的联系。和神经鞘瘤相似，神经纤维瘤出现后方回声增强的情况相对少见。根据文献报道，部分神经纤维瘤还可表现为特征性的“靶征”，即低回声外周伴高回声内核。

平扫CT上，神经纤维瘤多表现不均匀软组织密度，且以低密度表现为主(图5-93、5-94、5-95)。有研究者通过比较发现：神经纤维瘤的CT值总比神经鞘瘤低。此低CT值表现与肿瘤内部含脂丰富的雪旺细胞、邻近脂肪组织的卷入和病变的囊性变等密切相关。神经纤维瘤呈高密度改变者偶见，可能与成纤维细胞产生的胶原组织致密带有关，也可能与病变内部的出血相关。增强CT上，神经纤维瘤多无强化表现(图5-94、5-95)，其CT值可低于邻近肌肉组织。但在部分丛状神经纤维瘤中，病变也可表现为形同于"靶征"的局灶性强化(图5-93)。

平扫MRI上，神经纤维瘤多表现为T1WI上呈中等信号或略高信号和T2WI上的均匀或不均匀高信号(图5-94、5-96)。特征性"靶征"在T2WI上表现为病变中央区的低信号和病变周边区的高信号(图5-96)。增强MRI上，神经纤维瘤多有均匀或不均匀强化表现。与增强CT一样，部分丛状神经纤维瘤在增强MRI上也呈"靶征"表现，即病变的中央区呈明显强化表现(图5-96)。有研究者认为对神经纤维瘤诊断而言，"靶征"的特异性高而敏感性低。Lim等认为：深部神经纤维瘤内"靶征"的出现几率多于浅表部位的神经纤维瘤。

邻近结构侵犯和反应　孤立性神经纤维瘤对周围组织结构的影响依其所在部位而定，通常其较少侵犯与其相邻的组织结构。NF-Ⅰ型病变者（无论何种类型神经纤维瘤）中约40%可伴有颌面颈部骨结构异常改变。颌面骨异常在影像学上的表现形式具有多样性，可以是颌面骨(包括颅底诸骨)外形的异常变小、增大或局部缺损，也可以是骨结构的异常改变(如颈椎椎体的扇形改变或颈椎间孔的扩大)。此外，部分NF-Ⅰ型病变可伴有眼眶、脊柱和

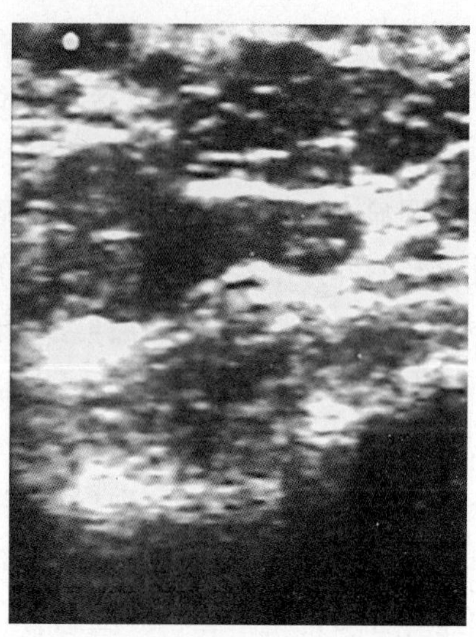

图5-92　左颌面部神经纤维瘤病(neurofibromatosis in the left maxillofacial region)

超声图示左颌面部有不规则形低回声肿块，内有强回声光带，肿块后方回声稍增强，境界不清。

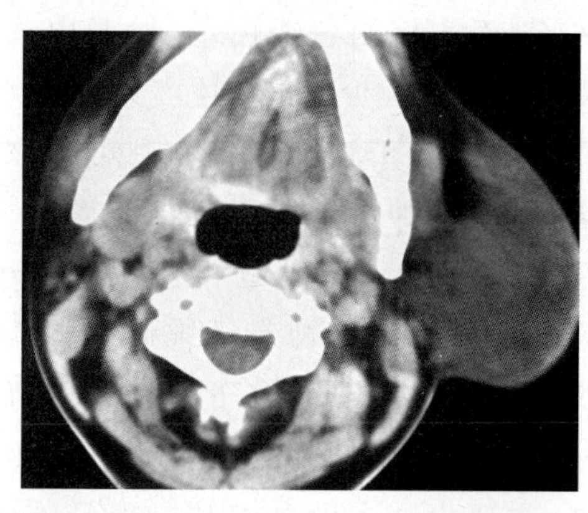

a

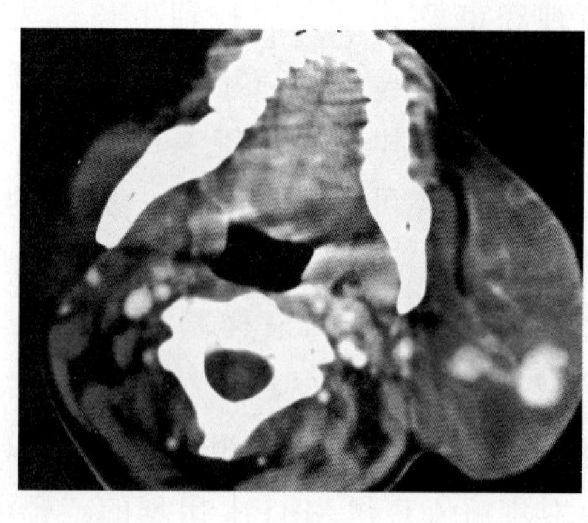

b

图5-93　左面颊部神经纤维瘤(neurofibroma in the left face)

横断面平扫CT图a示左腮腺咬肌区有异常增大的软组织肿块，密度较均匀，边界不清。横断面增强CT图b示病变内部有局灶性增强团块，呈"靶征"样改变。

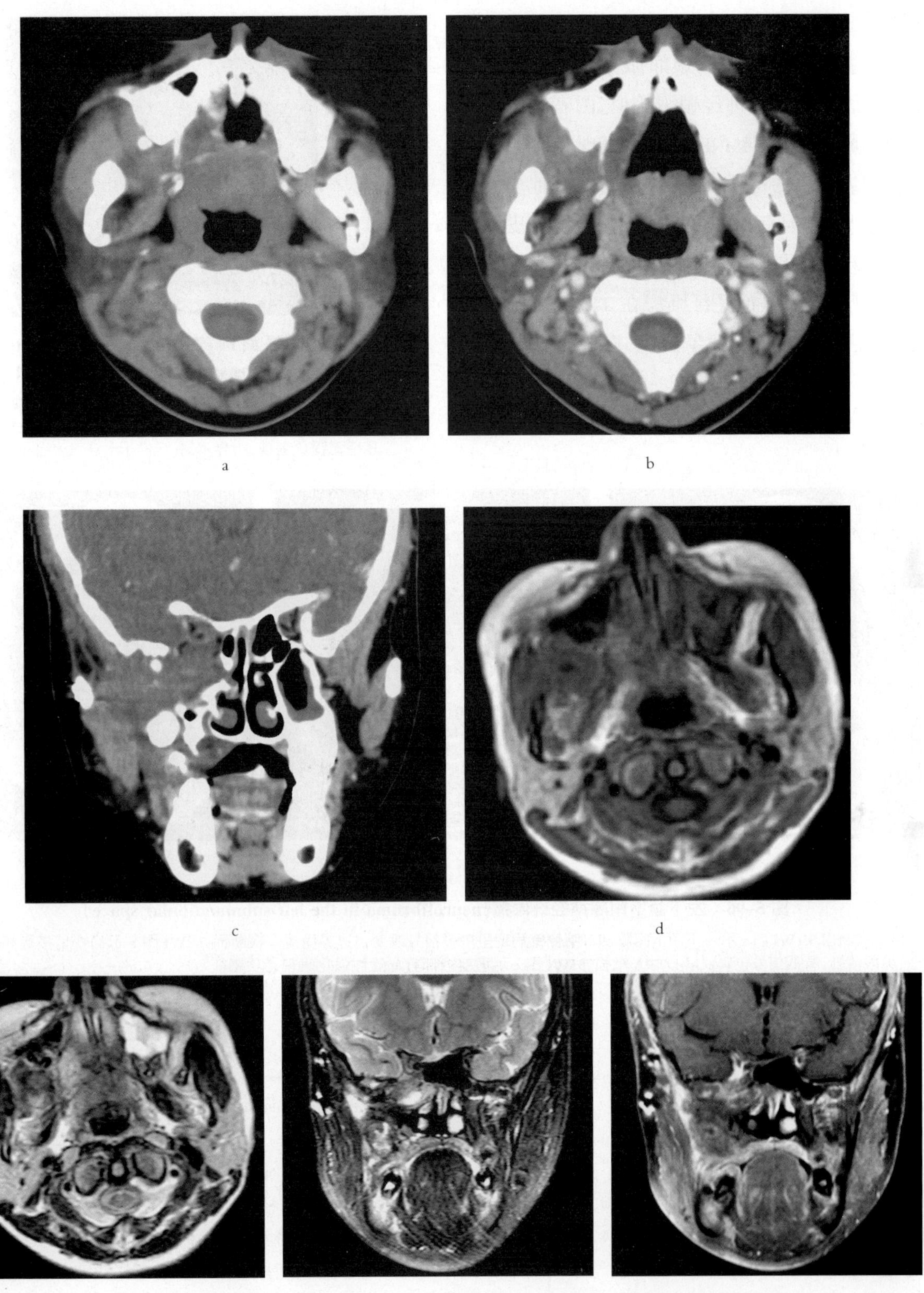

图 5-94 右颊和深部咬肌间隙神经纤维瘤病(**neurofibromatosis in the right buccal and masticator spaces**)

横断面平扫 CT 图 a 示右颊间隙区有软组织肿块形成,边界不清。横断面增强 CT 图 b 和增强 CT 冠状面重建图 c 示病变呈轻度强化表现。右蝶骨大翼部分缺损。MR 横断面 T1WI 图 d 示病变呈中等信号改变,边界不清。横断面 T2WI 图 e 和冠状面压脂 T2WI 图 f 示病变呈不均匀高信号。Gd-DTPA 增强冠状面压脂 T1WI 图 g 示病变呈均匀强化。

脑畸形。

影像鉴别诊断　颌面颈部孤立性神经纤维瘤的影像学表现通常和神经鞘瘤相似，两者之间的影像鉴别诊断较为困难。NF的临床表现和影像学表现具有较为突出的特征性，一般不需与其他多发性病变进行鉴别。但有报道显示：多发于浅表皮肤的丛状神经纤维瘤易与低血流血管畸形相混淆。如前所述，尽管浅表丛状神经纤维瘤在T2WI上显示的"靶征"少见，但只要此征象出现，则鉴别诊断并不困难。

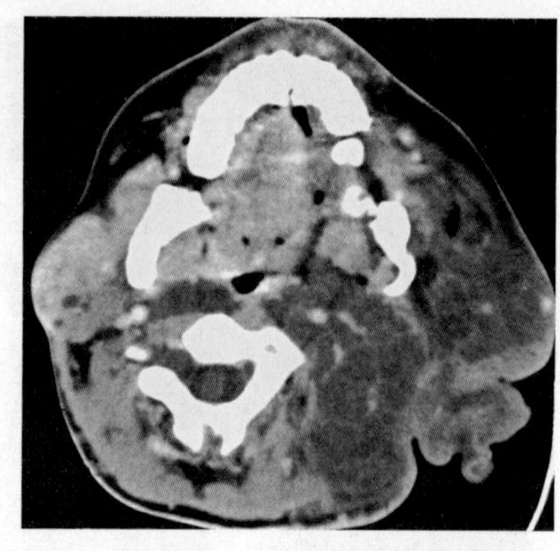

图 5-95　颌面颈部神经纤维瘤病（neurofibromatosis in the maxillofacial and neck）

横断面增强CT示两侧颈动脉间隙、咽后间隙、左面颊颈项部和右侧腮腺区有不规则形低密度肿块影。病变内部几乎无强化表现，边界不清。

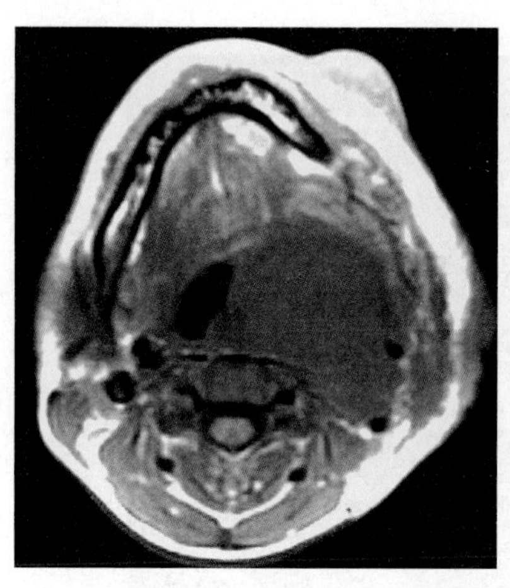

a

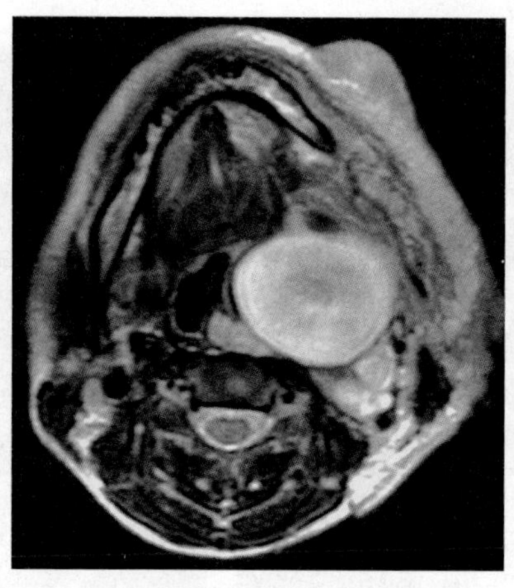

b

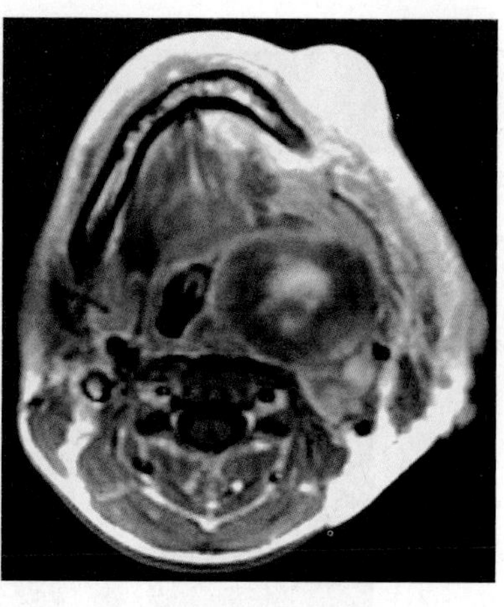

c

图 5-96　左下颌下间隙神经纤维瘤（neurofibroma in the left submandibular space）

MR横断面T1WI图a示左下颌下间隙和口咽侧壁病变呈中等信号改变，边界尚清。横断面T2WI图b示病变呈多囊高信号改变，界限清晰，有低信号包膜。Gd-DTPA增强T1WI图c示病变内部有局灶性强化表现，呈"靶征"。

参考文献

1　de Schepper AM. Imaging of soft tissue tumors. 2nd ed, Berlin: Springer, 2001: 312-327.

2　Weiss SW, Goldblum JR. Enzinger and Weiss's soft tissue tumors. 4th ed, St. Louis: Mosby, 2001: 1124, 1132.

3　Suh JS, Abenoza P, Galloway HR, et al. Peripheral (extracranial) nerve tumors: correlation of MR imaging and histologic findings. Radiology, 1992, 183: 341-346.

4　Mautner VF, Hartmann M, Kluwe L, et al. MRI growth patterns of plexiform neurofibromas in patients with neurofibromatosis type 1. Neuroradiology, 2006, 48: 160-165.

5　Wooddrull JM. Pathology of tumors of the peripheral nerve sheath in type I neurofibromatosis. Am J Med Genet, 1999, 89: 23-30.

6　Aribandi M, Wood WE, Elston DM, et al. CT features of plexiform neurofibroma of the submandibular gland. AJNR Am J Neuroradiol, 2006, 27: 126-128.

7　Anagnostouli M, Piperingos G, Yapijakis C, et al. Thyroid gland neurofibroma in a NF1 patient. Acta Neurol Scand, 2002, 106: 58-61.

8　Hughes DG, Wilson DJ. Ultrasound appearances of peripheral nerve sheath tumors. Br J Radiol, 1986, 59: 1041-1043.

9　Fornage BD. Peripheral nerves of the extremities: imaging with US. Radiology, 1988, 167: 179-182.

10　Iannicelli E, Rossi G, Almberger M, et al. Integrated imaging in peripheral nerve lesions in type 1 neurofibromatosis. Radiol Med (Torino), 2002, 103: 332-343.

11 Chui MC, Bird BL, Rogers J. Extracranial and extraspinal nerve sheath tumors: computed tomographic evaluation. Neuroradiology, 1988, 30: 47–53.

12 Kumar AJ, Kuhajda FP, Martinez CR, et al. Computed tomography of extracranial nerve sheath tumors with pathological correlation. J Comput Assist Tomogr, 1983, 7: 857–865.

13 Stines J, Rodde A, Carolus JM, et al. CT findings of laryngeal involvement in von Recklinghausen disease. J Comput Assist Tomogr, 1987, 11: 141–143.

14 Reinbold WD, Wimmer B, Adler CP, et al. Radiologic findings in peripheral neurilemoma. Eur J Radiol, 1987, 7: 268–273.

15 Bass JC, Korobkin M, Francis IR, et al. Retroperitoneal plexiform neurofibromas: CT findings. AJR Am J Roentgenol, 1994, 163: 617–620.

16 Verstraete KL, Achten E, De Schepper A, et al. Nerve sheath tumors: evaluation with CT and MR imaging. J Belge Radiol, 1992, 75: 311–320.

17 Meersschaut VA, Kros JM, Catsman-Berrevoets CE, et al. Congenital bilateral plexiform neurofibromas of the cavernous sinuses. Pediatr Radiol, 2003, 33: 272–274.

18 Winer-Muram HT, Kauffman WM, Gronemeyer SA, et al. Primitive neuroectodermal tumors of the chest wall (Askin tumors): CT and MR findings. AJR Am J Roentgenol, 1993, 161: 265–268.

19 Lim R, Jaramillo D, Poussaint TY, et al. Superficial neurofibroma: a lesion with unique MRI characteristics in patients with neurofibromatosis type 1. AJR Am J Roentgenol, 2005, 184: 962–968.

20 O'Keefe P, Reid J, Morrison S, et al. Unexpected diagnosis of superficial neurofibroma in a lesion with imaging features of a vascular malformation. Pediatr Radiol, 2005, 35: 1250–1253.

21 Simoens WA, Wuyts FL, De Beuckeleer LH, et al. MR features of peripheral nerve sheath tumors: can a calculated index compete with radiologist's experience? Eur Radiol, 2001, 11: 250–257.

22 Weber AL, Montandon C, Robson CD. Neurogenic tumors of the neck. Radiol Clin North Am, 2000, 38: 1077–1089.

恶性周围神经鞘瘤

恶性周围神经鞘瘤（malignant peripheral nerve sheath tumors, MPNTS）是起源于神经鞘组织、呈局部浸润性生长并可发生转移的恶性肿瘤。该疾病的同义词还有：恶性雪旺细胞瘤（malignant schwannoma）、神经源性肉瘤（neurogenic sarcoma）和神经纤维肉瘤（neurofibrosarcoma）。MPNST 约占所有软组织肉瘤的 5%~10%。病变主要发生于下肢、躯干和上肢，颌面颈部相对少见。该恶性肿瘤可发生于颌面颈部的固有神经，也可继发于神经纤维瘤。约 5%~13%之 NF-Ⅰ型患者的神经纤维瘤可发生恶变，尤其是丛状神经纤维瘤。相反，神经鞘瘤发生恶变者少见。MPNST 可以是放疗后的延迟并发症，约占 11%，其潜伏期 5~40 年不等。MPNST 的发病年龄多在 20~50 岁之间，伴 NF-Ⅰ型之 MPNST 多为低龄患者。MPNTS 有散发性 MPNST 和伴 NF-Ⅰ型之 MPNST 两种形式。散发性 MPNST 无明显性别差异。伴 NF-Ⅰ型之 MPNST 中，男性约为女性的 4 倍。约 30%~50%的 MPNST 伴有 NF-Ⅰ型特征或家族史。

大体病理上，MPNST 常表现为偏心性梭形肿块，该肿块多与神经干相连。肿块直径多大于 5 cm，但少见有超过 10 cm 者。肿瘤内部可有坏死或出血区。镜下见，肿瘤多由成束的梭形细胞组成。细胞稠密区和稀疏区（黏液区）相间排列，形成大理石样结构。MPNST 的组织学表现与纤维肉瘤或恶性纤维组织细胞瘤相似。典型的 MPNST 具有多向分化性，可以产生骨、软骨、骨骼肌（成横纹肌细胞）和上皮（腺上皮细胞和鳞状上皮细胞）等异常组织，其中最常见的是横纹肌肉瘤样成分。"恶性蝾螈瘤"（malignant triton tumors）指伴有横纹肌细胞分化的 MPNST。此瘤可伴随 NF-Ⅰ型出现，预后差。

临床上，快速增大且伴有疼痛的 NF-Ⅰ型患者应高度怀疑其病变有恶变可能。及时进行影像学检查和活检应为必不可少的诊断步骤。起源于大神经干的 MPNST 还可引起感觉和运动障碍。MPNST 因其具有侵袭性而易产生术后复发。散发性 MPNST 的预后好于伴 NF-Ⅰ型之 MPNST。MPNST 转移是该病导致死亡的主要原因，常见的转移部位为肝脏、皮下组织和骨骼。

超声、CT 和 MRI 均为颌面颈部 MPNST 的主要影像检查方法。有研究显示核医学成像（^{67}镓）检查对诊断 MPNST 具有一定的意义。

【影像学表现】

部位　MPNST 通常起源于颌面颈部的周围

神经，故其可出现在有周围神经分布的任何颌面颈部解剖区域。

形态和边缘 MPNST 在 CT 和 MRI 上多呈梭形或不规则形肿块表现，肿瘤边缘多不清晰。

内部结构 平扫 CT 上，MPNST 多表现为均匀或不均匀软组织密度(图 5-97、5-98)。增强 CT 上，肿瘤多呈不均匀强化表现(图 5-97、5-98)。平扫 T1WI 上，MPNST 呈等信号或略高信号表现，信号分布多不均匀(约占 75%)；T2WI 上，肿瘤表现为不均匀高信号(图 5-97)。通常在 T2WI 上肿瘤内部的高信号表现与病理上的肿瘤坏死区相对应。Gd-DTPA 增强 T1WI 上，MPNST 多有不均匀强化表现(图 5-97)。

邻近结构侵犯和反应 MPNST 多以侵袭性方式侵犯与之相邻的软组织结构，如肌肉、血管和脂肪组织等。受累的组织结构和边界多表现为正常轮廓变形或消失，界限不清。部分 MPNTS 还可沿神经干或神经鞘膜向远处扩散。MPNST 可以侵犯与之相邻的颌面诸骨。骨破坏吸收是其主要影响方式。

有人根据文献报道，提出 MPNTS 的影像诊断标准如下：① 巨大肿块伴邻近组织结构受压；② 瘤内出血或坏死导致病变结构不均匀；③ 脂肪间隙或邻近结构受侵；④ 淋巴结受累；⑤ 骨不规则破坏；⑥ 瘤周水肿。

影像鉴别诊断 多数 MPNTS 的影像表现具

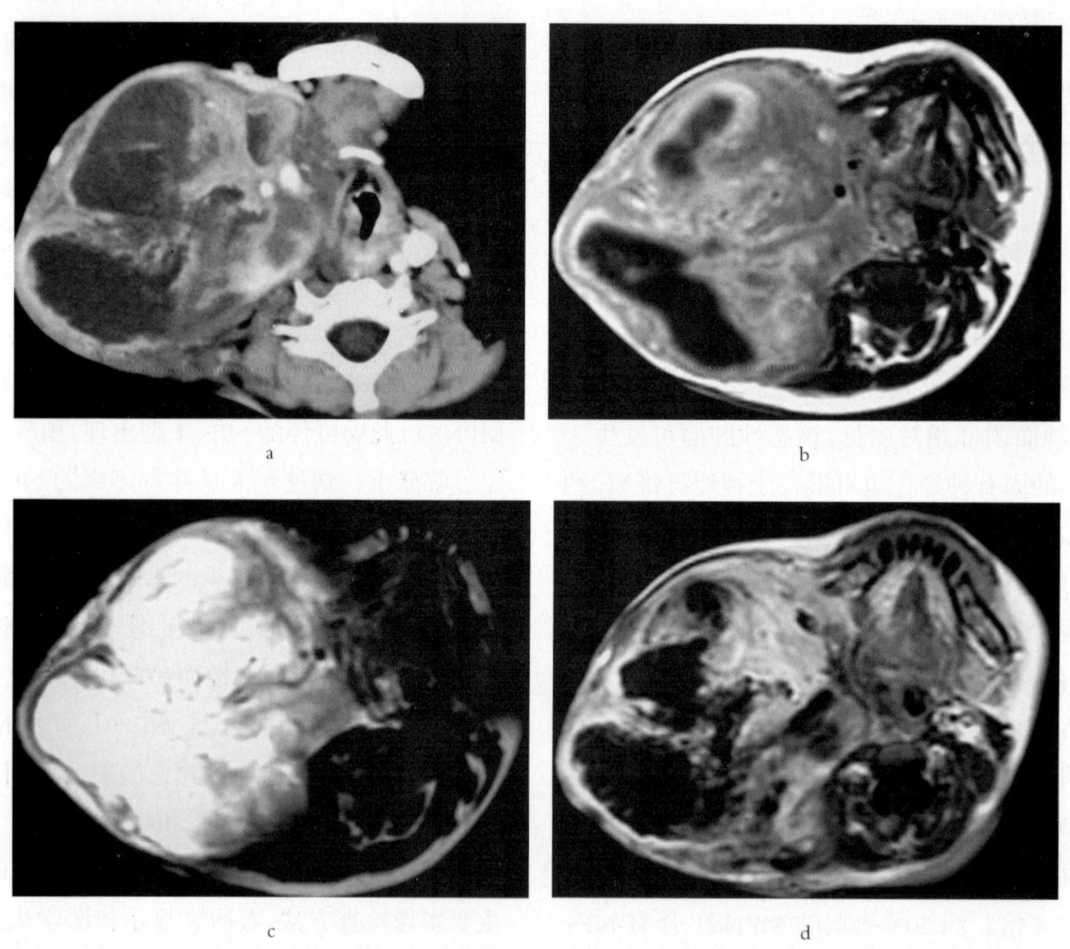

图 5-97 右颈部恶性神经鞘瘤(malignant peripheral nerve sheath tumors in the right neck)

横断面增强 CT 图 a 示右侧颈部巨大软组织肿块呈不均匀强化改变，内有无强化的液化坏死灶，边界欠清晰。病变包绕右侧颈鞘血管。MR 横断面 T1WI 图 b 示病变低、等、高混合信号。横断面 T2WI 图 c 上，病变以高信号改变为主。Gd-DTPA 增强 T1WI 图 d 示病变为不均匀强化，其内液化坏死区无强化表现。

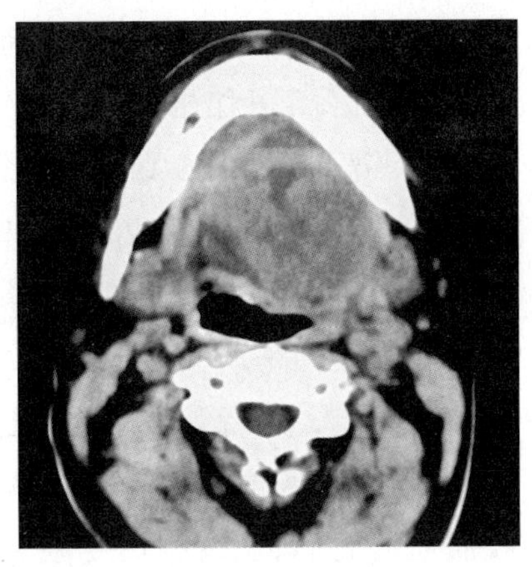

a

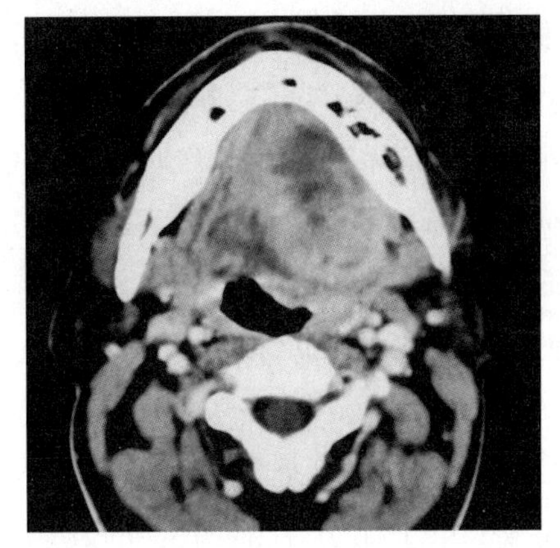

b

图 5-98　左舌和口底区恶性神经鞘瘤（malignant peripheral nerve sheath tumors in the left tongue and mouth floor）

横断面平扫 CT 图 a 示左舌和口底区有软组织肿块形成，边界不清。横断面增强 CT 图 b 示病变呈不均匀强化表现。

有一般软组织恶性肿瘤的特征，易于同软组织良性病变区别。但因部分 MPNTS（尤其是从良性神经鞘瘤恶变而来的 MPNTS）的 CT 和 MRI 表现与良性病变相似，故有人认为将 CT 和 MRI 作为鉴别诊断的评价标准是不可靠的。即便在颌面颈部软组织恶性肿瘤中，MPNTS 也缺乏独立而典型的特征。应与 MPNTS 鉴别的恶性肿瘤包括纤维肉瘤、滑膜肉瘤和平滑肌肉瘤。

参 考 文 献

1　Kransdorf MJ. Malignant soft tissue tumors in a large referral population: distribution of diagnosis by age, sex, and location. AJR Am J Roentgenol, 1995, 164: 129–134.

2　Ducatman BS, Scheithauer BW, Piepgras DG, et al. Malignant peripheral nerve sheath tumors. A clinico-pathologic study of 120 cases. Cancer, 1986, 57: 2006–2021.

3　Ducatman BS, Scheithauer BW. Postirradiation neurofibrosarcoma. Cancer, 1983, 51: 1028.

4　Foley KM, Woodruff JM, Ellis FT, et al. Radiation-induced malignant and atypical peripheral nerve sheath tumors. Ann Neurol, 1980, 7: 311–318.

5　Ducatman BS, Scheithauer BW. Malignant peripheral nerve sheath tumors showing divergent differentiation. Cancer, 1984, 54: 1049–1057.

6　Hruban RH, Shui MH, Senie RT, et al. malignant peripheral nerve sheath tumors of the buttock and lower extremity. Cancer, 1990, 66: 1253–1265.

7　Sordillo PP, Helson L, Hajdu SI, et al. Malignant schwannoma-clinical characteristics, survival and response to therapy. Cancer, 1981, 47: 2503–2509.

8　Levine E, Huntrakoon M, Wetzel LH. Malignant nerve-sheath neoplasms in neurofibromatosis: distinction from benign tumors by using imaging techniques. AJR Am J Roentgenol, 1987, 149: 1059–1064.

9　Burk DL Jr, Brunberg JA, Kanal E, et al. Spinal and paraspinal neurofibromatosis: surface coil MA imaging at 1.5 T. Radiology, 1987, 162: 797–801.

10　Weber AL, Montandon C, Robson CD. Neurogenic tumors of the neck. Radiol Clin North Am, 2000, 38: 1077–1089.

11　Rha SE, Byun JY, Jung SE, et al. Neurogenic tumors in the abdomen: tumor types and imaging characteristics. Radiographics, 2003, 23: 29–43.

外周性原始神经外胚层肿瘤

原始神经外胚层肿瘤（primitive neuroectodermal tumor, PNET）是一组发生在儿童和青少年的高度恶性的原始小圆形细胞肿瘤之一。此组肿瘤中还包括神经母细胞瘤、婴儿黑色素性神经外胚瘤、横纹肌肉瘤、淋巴瘤和 Ewing 肉瘤（Ewing sarcoma, EWS）。

外周性原始神经外胚层肿瘤（peripheral primitive neuroectodermal tumor, PPNET）和 EWS 代表了一组有不同程度神经外胚层分化的小圆细胞性肿瘤。在头颈部，两者常被合称为 EWS/PNET。

EWS/PNET 又称外周性神经上皮瘤（peripheral neuroepithelioma）、外周性神经外胚层肿瘤（peripheral neuroectodermal tumor）和外周性神经母细胞瘤（peripheral neuroblastoma）。目前认为该肿瘤起源于多能干神经外胚层细胞。EWS/PNET 的遗传学特点为：大部分肿瘤细胞内有特征性的可重复的染色体交互移位 t（11；22）（q24；q12）。EWS/PNET 主要发生于躯干（多见于脊椎旁）、胸壁（Askin 瘤）和下肢。头颈部 EWS/PNET 十分罕见。患者的发病年龄在 10~30 岁之间，男女发病率基本相等或男性略多于女性。儿童 PNET 患者中，约 20%发生于头颈部。

大体病理上，EWS/PNET 剖面呈灰白色，质地柔软，有光泽，可伴出血和广泛坏死。肿瘤表面常有溃疡。镜下见，EWS/PNET 由致密分布的形态一致的中小圆形细胞组成。细胞核浆比高，有较多核分裂。部分病例的染色质密集成块或有较高的核异型。

临床上，患者常表现为生长迅速的疼痛性肿块。发生于鼻腔或鼻窦者可有鼻塞症状。病变侵犯咬肌肌群者，可出现张口受限。对颌面颈部 EWS/PNET 的治疗以手术切除为主，但对较大肿瘤而言，手术切除常难以做到彻底。EWS/PNET 对化疗较为敏感，形态学分化十分差的肿瘤常有更好的

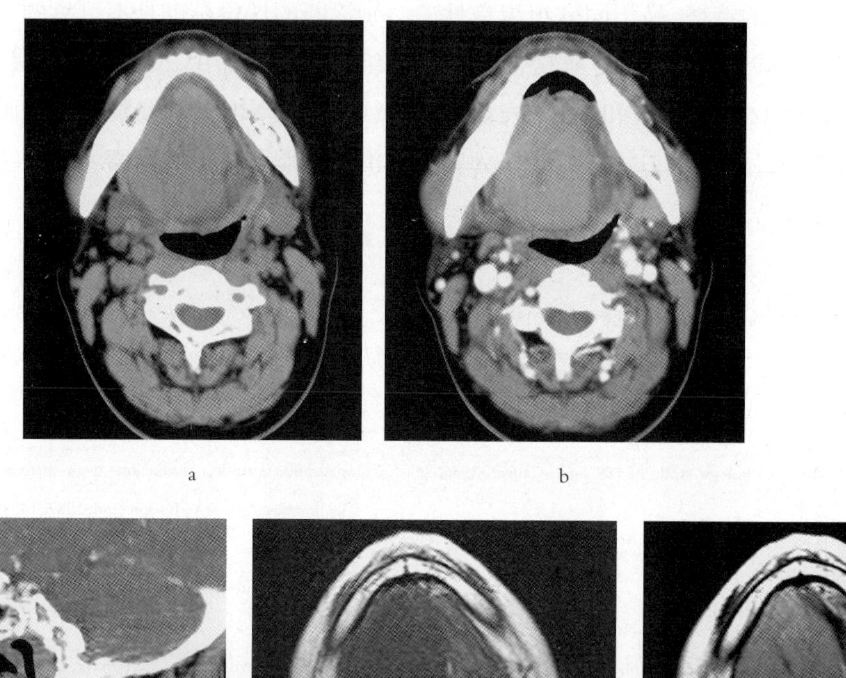

图 5–99　右口底原始神经外胚层肿瘤（primitive neuroectodermal tumor in the right mouth floor）

横断面平扫 CT 图 a 示右侧口底区有软组织肿块形成，界限清晰。横断面增强 CT 图 b 和增强 CT 矢状面重建图 c 示病变呈均匀强化表现。MR 横断面 T1WI 图 d 示病变呈中等信号；横断面 T2WI 图 e 上，病变呈较均匀高信号，并跨越中线，边界清晰。

化疗效果。头颈部 EWS/PNET 的预后一般好于全身其他组织器官的 EWS/PNET。肿瘤可有远处转移，转移部位主要在肺部和骨骼。肿瘤的大小和分期是预测 EWS/PNET 预后的重要指标。从目前的治疗水平上看，EWS/PNET 的 5 年生存率尚不乐观。

CT 和 MRI 是检查头颈部 EWS/PNET 的主要影像学方法。浅表部位的病变亦可采用超声检查。

【影像学表现】

部位　颌面颈部 EWS/PNET 可见于鼻窦、鼻腔和软组织间隙。

形态和边缘　EWS/PNET 多为不规则形肿块状表现。肿瘤边缘多不清晰。一般情况下，肿瘤有较大的直径（平均直径多大于 5 cm），但头颈部 EWS/PNET 的直径往往小于全身其他部位的 EWS/PNET。

内部结构　超声上，EWS/PNET 多表现为低回声，伴囊性结构。平扫 CT 上，EWS/PNET 多为软组织密度表现。肿瘤直径大于 5 cm 者，其内密度多为均匀或不均匀表现（图 5-99），钙化影少见。增强 CT 上，病变多有均匀或不均匀强化（图 5-99）。平扫 MRI 上，EWS/PNET 多表现为 T1WI 上的低或中等信号和 T2WI 上的均匀或不均匀高信号（图 5-99）。增强 MRI 上，病变强化方式多样，主要表现为不均匀强化。EWS/PNET 在 CT 和 MRI 上的不均匀密度和信号表现多与肿瘤内部的坏死和出血相对应。

邻近结构侵犯和反应　颌面部 EWS/PNET 多伴有邻近骨质结构侵犯。位于鼻窦鼻腔的病变可破坏吸收上颌窦各壁（图 5-99），侵犯眼眶和翼腭间隙；位于软组织间隙的病变可溶解吸收上、下颌骨。一般情况下，EWS/PNET 多对其周围组织结构有推移，呈包绕周围组织结构者少见。

影像鉴别诊断　颌面颈部 EWS/PNET 的影像学表现具有一般软组织恶性肿瘤的特点，但不具有特异性。通常不能将其同其他软组织恶性肿瘤相区别。

参 考 文 献

1 Turc-Carel C, Aurias A, Mugneret F, et al. Chromosomes in Ewing's sarcoma. 1. An evaluation of 85 cases of remarkable consistency of t(11; 22) (q24; q12). Cancer Genet Cytogenet, 1988, 32: 229-238.

2 Jurgens H, Bier V, Harms D, et al. Malignant peripheral neuroectodermal tumors. A retrospective analysis of 42 patients. Cancer, 1988, 61: 349-357.

3 Rud NF, Reiman HM, Pritchard DJ, et al. Extraosseous Ewing's sarcoma. A study of 42 cases Cancer, 1989, 64: 1548-1553.

4 Raney RB, Asmar L, Newton WAJr, et al. Ewing's sarcoma of soft tissue in childhood: a report from the intergroup Rhabdomyosarcoma Study, 1972-1991. J Clin Oncol, 1997, 15: 574-582.

5 Dick EA, McHugh K, Kimber C, et al. Imaging of non-central nervous system primitive neuroectodermal tumours: diagnostic features and correlation with outcome. Clin Radiol, 2001, 56: 206-215.

6 Khong PL, Chan GC, Shek TW, et al. Imaging of peripheral PNET: common and uncommon locations. Clin Radiol, 2002, 57: 272-277.

7 Alobid I, Bernal-Sprekelsen M, Alos L, et al. Peripheral primitive neuroectodermal tumour of the left maxillary sinus. Acta Otolaryngol, 2003, 123: 776-778.

8 Ibarburen C, Haberman JJ, Zerhouni EA. Peripheral primitive neuroectodermal tumors. CT and MRI evaluation. Eur J Radiol, 1996, 21: 225-232.

副神经节瘤

副神经节起源于神经嵴，由肾上腺副神经节和肾上腺外副神经节两部分组成。肾上腺外副神经节由位于颅神经、大血管、自主神经及神经节附近的神经内分泌细胞团组成。肾上腺外副神经节分为交感和副交感两型，其中副交感神经副神经节几乎均位于头颈部，沿舌咽神经和迷走神经分支分布。头颈部的副神经节瘤（paraganglioma）主要发生于颈动脉分支、中耳颞骨和迷走神经分布区域。根据 WHO 的分类，头颈部副神经节瘤有如下类型：颈动脉体副神经节瘤（carotid body paraganglioma），颈静脉鼓室副神经节瘤(jugulotympanic paraganglioma),迷走神经副神经节瘤(vagal paraganglioma),喉副神经节瘤(laryngeal paraganglioma),混合性副神经节瘤(mixed paraganglioma)。约10%的头颈部副神经节瘤患者有家族史,为常染色体显性遗传。本节将重点介绍颌面颈部最常见的颈动脉体副神经节瘤。

颈动脉体副神经节瘤起源于颈动脉分叉处的颈动脉体细胞,为隶属于颈动脉体副神经节的神经内分泌肿瘤。该肿瘤又称颈动脉体瘤(carotid body tumors),化学感受器瘤(chemodectoma),球瘤(glomus tumor),非嗜铬细胞副神经节瘤(non-chromaffin paraganglioma)和神经内分泌肿瘤(neuro-endocrine tumor)。颈动脉体瘤是头颈部副神经节瘤中最常见者,约占所有头颈部副神经节瘤的60%。在所有肿瘤中颈动脉体瘤的发生率约为0.012%,属于少见肿瘤。该肿瘤好发于成人,平均发病年龄40~60岁,儿童相对少见,女性多见。目前已知的影响本病的危险因素是家族遗传和慢性缺氧。

大体病理上,颈动脉体瘤多质韧而有弹性,边界清晰,周围有薄层纤维包膜。肿瘤剖面色彩丰富,可呈黄色、棕褐色、粉红色或红色,部分区域有出血和纤维化。偶尔可见动脉(通常为颈外动脉)穿过肿瘤,或与肿瘤包膜相连。镜下见,颈动脉体瘤血管丰富。肿瘤细胞由主细胞和支持细胞组成,排列成特征性的腺泡状或Zellballen模式。主细胞数量较多,细胞质中可见儿茶酚胺神经内分泌颗粒。支持细胞的细胞质中缺乏神经内分泌颗粒。根据颈动脉体瘤的生长方式和生物学行为,可分其为非侵袭型(良性肿瘤)、局部侵袭型和远处转移型(恶性肿瘤)。恶性颈动脉体副神经节瘤较少见,约占颈动脉体瘤的10%~15%。

临床上,颈动脉体瘤主要表现为无痛性肿块。该肿块多位于下颌角下方,胸锁乳突肌前缘。肿块可左右移动,但几乎不能上下移动(Fontaine征)。于肿块表面可及颤动,并可听及震颤音。患者可偶有疼痛、声音嘶哑、吞咽困难、Horner综合征和头痛。如果是能分泌儿茶酚胺的功能性副神经节瘤,则患者还可有高血压。约7%的颈动脉体瘤可于双侧颈部发生。

超声、DSA、CT和MRI均为颈动脉体瘤的主要影像检查方法。

【影像学表现】

部位　颈动脉体瘤通常位于颈总动脉分出颈内动脉和颈外动脉处(相当于舌骨大角水平面)。两侧同时发生者较为罕见。

形态和边缘　颈动脉体瘤多呈类圆形肿块,边缘清晰。超声上多可见包膜反射光带。CT和MRI上可见肿瘤有较完整的包膜。

内部结构　超声上,颈动脉体瘤多表现为实质性不均匀低回声,内有较强的中等回声光点(图1-20、5-100)。CDFI显示肿瘤内部的血流信号丰富(图5-101)。平扫CT上,颈动脉体瘤多表现为密度均匀的软组织肿块(图5-100、5-101)。增强CT上,肿瘤多有明显强化表现(图5-100、5-101)。其强化方式有均匀和不均匀两种,不均匀者多表现为病变中心区的低密度改变和病变边缘区的明显强化。平扫MRI之T1WI上,颈动脉体瘤多表现为中等信号;T2WI上,病变主体可表现为均匀高信号或不均匀高信号。前者见于直径小于2 cm的肿瘤。不均匀高信号系指高信号病变内有点、管状低信号影镶嵌其中(图5-100、5-101),即所谓"椒盐"征("salt and pepper" appearance)。有研究显示肿瘤内的血管流空主要出现在肿瘤直径大于2 cm者。"椒盐"征中的低信号区与病变内丰富的流空血管相对应。增强MRI上,病变内部强化明显,但亦可见点、管状低信号区镶嵌其中,亦为"椒盐"征(图5-100、5-101)。DSA上,可见病变在动脉期即出现对比剂染色(图5-101)。

邻近结构侵犯和反应　颈动脉体瘤所侵犯的邻近结构主要是颈鞘内血管。CT和MRI上,颈鞘内血管受累的方式可有多种表现形式。较为常见的表现是,颈内动脉和颈外动脉分别被推向前内和前

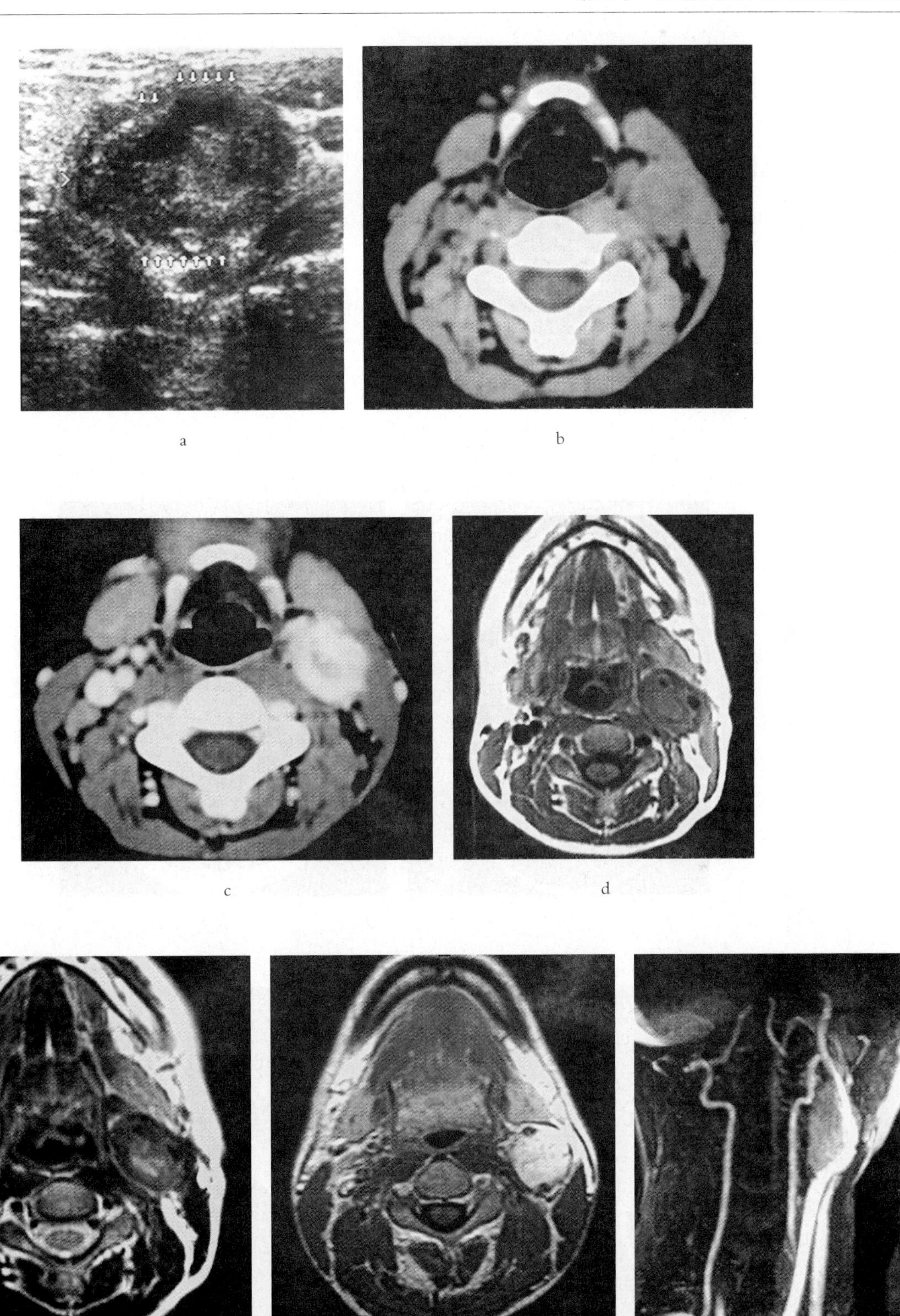

a　b　c　d　e　f　g

图 5-100　左颈上部颈动脉体瘤(carotid body tumors in the left neck)

超声图 a 示左颈部有类圆形混合性低回声肿块(白箭头),后方回声稍增强,境界清晰。横断面平扫 CT 图 b 示左颈动脉间隙(舌骨平面)内软组织肿块形成。横断面增强 CT 图 c 示病变呈明显均匀强化,边界清晰。MR 横断面 T1WI 图 d 示病变呈中等信号,左颈内动脉向前移位。横断面 T2WI 图 e 示病变呈不均匀高信号改变。Gd-DTPA 增强 T1WI 图 f 示病变呈均匀强化表现。MR 血管造影图 g 示病变推颈内动脉向外移位。

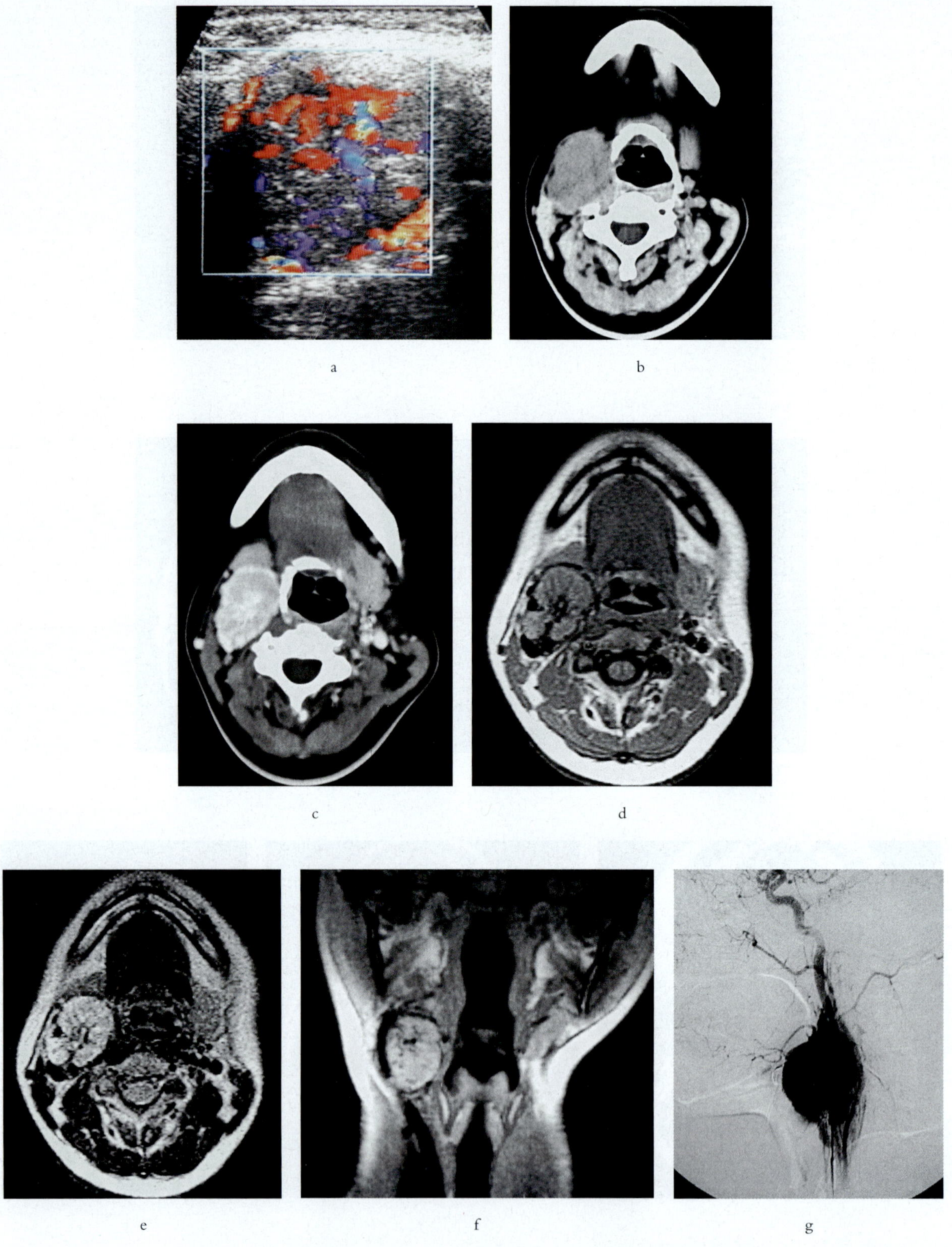

图 5-101 右颈上部颈动脉体瘤（carotid body tumors in the right neck）

彩色多普勒超声（CDFI）图 a 示右颈上部肿块内部有丰富血流信号。横断面平扫 CT 图 b 示右颈动脉间隙（舌骨平面）内软组织肿块形成。横断面增强 CT 图 c 示病变呈明显均匀强化，边界清晰。MR 横断面 T1WI 图 d 示病变呈低信号和中等信号混合，右颈内动脉略向后移位。横断面 T2WI 图 e 示病变呈不均匀高信号改变。可见"椒盐征"。Gd-DTPA 增强 T1WI 图 f 示病变呈较均匀强化表现。DSA 图 g 示病变在动脉期有明显强化。

外移位，移位的血管多位于肿瘤的边缘；较为少见的表现是，颈内动脉和颈外动脉位于病变内，表现为被肿瘤包绕。普通血管造影、DSA、CTA 或 MRA 上，多可见颈内动脉和颈外动脉之间的分叉角度增大，呈张开状态，血管移位明显。

影像鉴别诊断　与颈动脉体瘤影像表现相似的肿瘤性病变主要有位于颈动脉间隙的神经鞘瘤、颈部结内型 HD 或 NHL、颈部淋巴结转移性肿瘤（肾细胞癌或甲状腺癌转移）、部分软组织肉瘤和异位性脑膜瘤。颈动脉体瘤和神经鞘瘤的主要区别点在于病变内血流和血供方面。CDFI 上可见颈动脉体瘤内部血流信号丰富，而神经鞘瘤内的血流信号或少或无。CT 和 MRI 上，颈动脉体瘤内的对比剂强化时间和强化程度均明显早于和高于神经鞘瘤。CT 和 MRI 上表现为实性的颈淋巴结转移性肿瘤或结内型 NHL 内部也有丰富的血流和血供，并出现“椒盐”征。与颈动脉体瘤明显有别的是：NHL 和颈部淋巴结转移性病变常为多灶性病变；恶性肿瘤如有包膜外侵犯尚可表现为边缘模糊；颈部淋巴结转移性肿瘤多有原发病变可寻。异位性脑膜瘤和高度恶性的软组织肉瘤在超声、CT 和 MRI 上也可显示有丰富的血流和血供，并出现所谓的“椒盐”征。然而异位性脑膜瘤和软组织肉瘤多位于咽旁间隙、咬肌间隙和咽后间隙；发生于颈动脉间隙者较为罕见。

参考文献

1　Barnes L, Eveson JW, Reichart P. etal. WHO classification of tumours. Pathology & Genetics of head and neck tumours. Lyon: IARC Press, 2005: 362.

2　Grufferman S, Gillman MW, Pasternak LR, et al. Familial carotid body tumors: case report and epidemiologic review. Cancer, 1980, 46: 2116–2122.

3　Weiss SW, Goldblum JR. Enzinger and Weiss's soft tissue tumors. 4th ed, St. Louis: Mosby, 2001: 1326–1327.

4　Som PM, Curtin HD. Head and neck imaging. 4th ed, St. Louis: Mosby, 2003: 1950.

5　Cross RR, Shapiro MD, Som PM. MRI of the parapharyngeal space. Radiol Clin North Am, 1989, 27: 353–378.

6　van Gils A, van den Berg G, Falke T, et al.MR diagnosis of paraganglioma of the head and neck: value of contrast enhancement. Am J Roentgenol, 1994, 162: 147–153.

7　Som PM, Sacher M, Stollman, et al. Common tumors of the parapharygeal space: refined imaging diagnosis. Radiology, 1988, 169: 81–85.

颅外脑膜瘤

颅内脑膜瘤（intracranial meningioma）通常起源于颅内硬脑膜内层的蛛网膜细胞。除此之外，起源于硬膜外的脑膜瘤均可称为颅外脑膜瘤（extracranial meningioma），或异位性脑膜瘤（ectopic meningioma）。异位性脑膜瘤可分为两种类型，Ⅰ型者主要起源于胚胎发育异位的蛛网膜细胞或颅外段颅神经鞘上的蛛网膜细胞残留，其发生部位多在头皮、额和椎旁等区域的皮肤或软组织内。Ⅱ型者主要来源于颅内脑膜瘤的颅外侵犯，其主要位于感觉器官（如眼耳鼻）或颅神经和脊神经行走区域附近（如咽旁间隙和咬肌间隙）。在承认颅外脑膜瘤作为皮肤或软组织来源的原发性肿瘤之前，以往多认为该肿瘤系颅内脑膜瘤向颅外的延伸（Ⅱ型颅外脑膜瘤）。相对而言，Ⅰ型者较Ⅱ型者少见。和颅内脑膜瘤相比，Ⅰ型颅外脑膜瘤至少在病理和发生部位上与之有不同的发病机制。Ⅰ型颅外脑膜瘤有时在临床上极易同皮肤囊肿和痣相混淆。Ⅱ型者则很难在组织学上同原发于颅内的脑膜瘤相鉴别，这可能与Ⅱ型颅外脑膜瘤多是颅内脑膜瘤向颅外的延伸有关。Ⅱ型颅外脑膜瘤可见于任何年龄，但以成年人多见。

大体病理上，颅外脑膜瘤大多呈孤立的球形表现。肿瘤剖面多为实性结构，少数为大囊状表现。肿瘤周围可见包膜。镜下见，脑膜瘤类型复杂，有 10 余种亚型。肿瘤细胞的实巢部分多排列成片状、涡状和点状。颅外脑膜瘤似以沙砾型脑膜瘤为主。

临床上，位于不同部位的异位性脑膜瘤具有不同的临床症状：如位于眼眶者常表现为突眼和复视；位于副鼻窦者可出现鼻塞、眩晕和呕吐；位于咽旁间隙者可表现为无痛性咽侧壁隆起，偶尔可伴有吞咽异样感和呼吸困难。对颅外脑膜瘤的治疗，多数临床个案报道认为以手术切除治疗为佳。

超声、CT 和 MRI 均可用于颅外脑膜瘤的检查。

【影像学表现】

部位　头颈部是颅外脑膜瘤最好发的部位，主要发生于眼眶、外耳道、咽旁间隙和副鼻窦。此外，颅外脑膜瘤也有出现在颅骨、咬肌间隙、口底和下颌骨者。

形态和边缘　颅外脑膜瘤多为类圆形表现，边界清晰。MRI 上可以显示病变的低信号包膜。

内部结构　由于脑膜瘤内部具有丰富的血供，故其影像内部表现与副神经节瘤极为相似。病变内部多为实性结构，罕见有线条状分隔。超声上，颅外脑膜瘤多为实性低回声表现，内部光点分布不均，可见有较强的中等回声光点和包膜反射光带；CDFI 显示，病变内部有丰富的血流信号。平扫 CT 上，颅外脑膜瘤为软组织密度表现，有时可伴有散在的沙粒状钙化（亦称沙样瘤，psammoma）（图 5-102）；增强 CT 上，病变的软组织部分有明显强化表现（图 5-102、5-103）。平扫 MRI 之 T1WI 上，病变多以中等略高信号为主，亦可伴有点状低信号影（沙粒状钙化或血管流空所致）；T2WI 上，病变信号以不均匀高信号为主，其内亦可伴有多点状低信号影（图 5-102、5-103），两者可共同形成比较典型的“椒盐”征；增强 MRI 之 T1WI 上，病变的软组织部分强化明显，且也呈典型的“椒盐”征表现（图 5-102、5-103）。

邻近结构侵犯和反应　Ⅱ型异位性脑膜瘤可见颅内和颅外病变同时存在（图 5-102）。位于咽旁间隙的脑膜瘤可影响咽侧壁和颈鞘内血管。外形较大的咽旁间隙脑膜瘤可推咽侧壁向中线移位，造成局部咽腔单侧变小。咽旁间隙内的脑膜瘤尚可推颈内动脉和颈内静脉向后移位。此外，眼眶和咽旁间隙的脑膜瘤还可影响眶壁和颅底骨质结构，如侵蚀和吸收眼眶和颅底骨质，或致使眼眶和颅底骨质呈增厚表现（图 5-102）。

影像鉴别诊断　影像学上需与颌面颈部脑膜瘤鉴别诊断的主要病变有：颈动脉体瘤、神经鞘瘤、多形性腺瘤、软组织肉瘤和转移性淋巴结。由于有相似的影像学表现，通常颅外脑膜瘤和颈动脉体瘤较难鉴别。但两者之间也可有所不同，主要表现为：① 颅外脑膜瘤内可见高密度钙化灶，颈动脉体瘤内几乎无钙化出现；② 颈动脉体瘤多位于颈动脉间隙附近，颅外脑膜瘤则较少在此区域出现；③ 颈动脉体瘤可以包绕颈内动脉和颈内静脉，颅外脑膜瘤多以推移颈鞘内血管为主。位于咽旁间隙的神经鞘瘤和多形性腺瘤虽也可有强化表现，但两者的强化时间和强化程度均晚于和不及颅外脑膜瘤，且多无“椒盐”征表现。软组织肉瘤和转移性淋巴结的 CT 和 MRI 表现有时也可与颅外脑膜瘤和颈动脉体瘤相似，但恶性肿瘤具有生长迅速和变化较快的特点。大多数颌面颈部转移性淋巴结均可从其病史中获得原发性恶性肿瘤的信息。

有关颅外脑膜瘤的影像报道尚十分少见。根据作者对 6 例颅外脑膜瘤的观察，该肿瘤的 CT 和 MRI 表现特点如下：① 病变主要位于咽旁间隙（3/6 例），眼眶（2/6 例）和咬肌间隙（1/6 例）。② 平扫 CT 上显示病变内有沙粒状钙化者 3 例（眼眶 1 例、咽旁间隙 2 例）；增强 CT 或 MRI 上，所有病变均有明显强化表现。MRI 上均显示有“椒盐”征。③ 影像检查显示病变为颅内脑膜瘤之颅外延续者 4 例（咽旁间隙和眼眶各 2 例），且均伴有眼眶顶壁和颅底骨质受侵（其中 1 例表现为颅底骨增厚，3 例表现为颅底骨部分溶解吸收）。④ 3 例咽旁间隙颅外脑膜瘤均影响颈鞘内血管（推颈内动脉后移者 2 例，包绕颈内动脉者 1 例）。

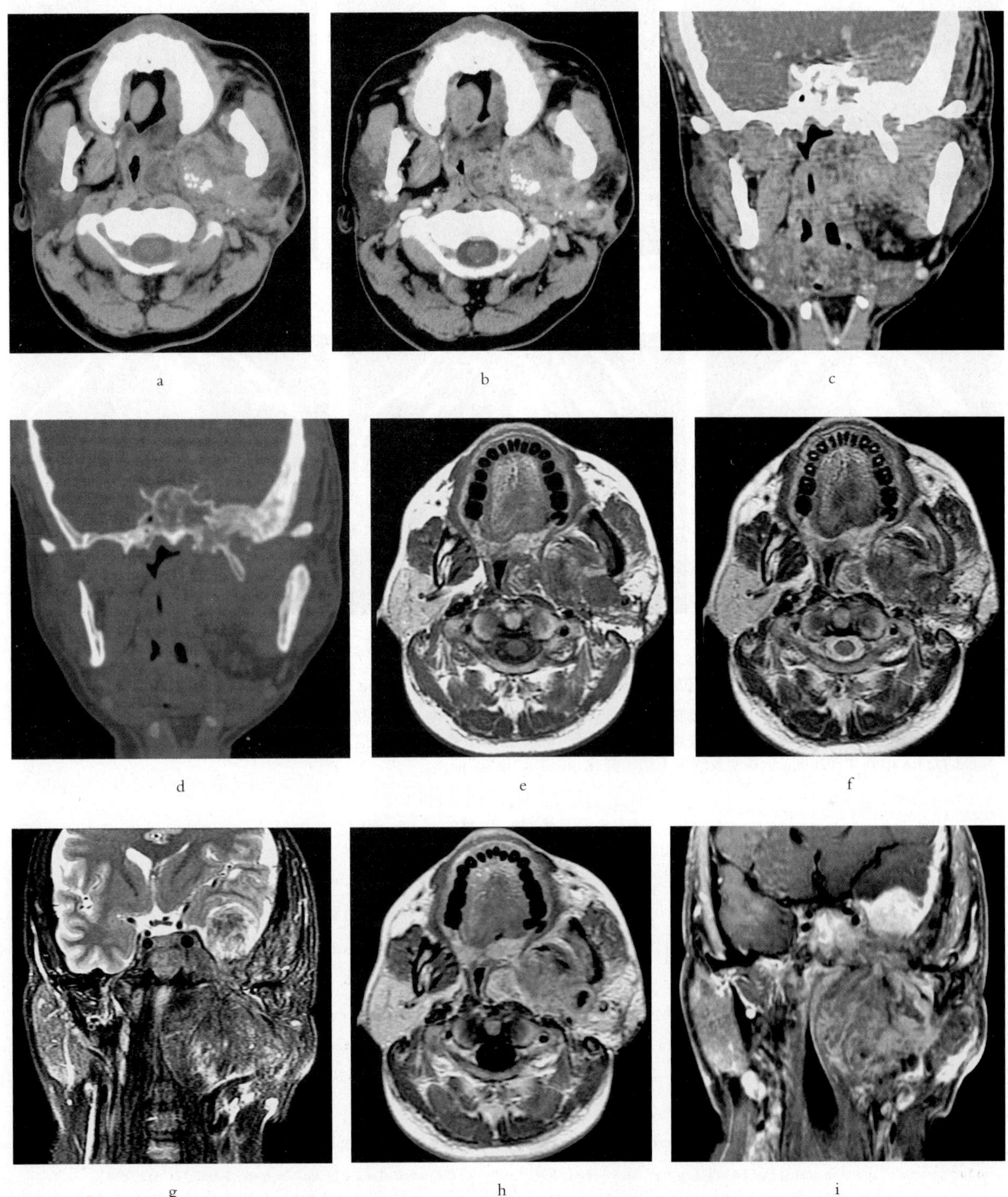

图 5-102　左咽旁间隙异位性脑膜瘤（ectopic meningioma in the left parapharyngeal space）

横断面平扫 CT 图 a 示左咽旁间隙内有不规则形软组织肿块形成，其内有钙化斑点，边界不清。横断面增强 CT 图 b 示病变呈中度强化表现。增强 CT 冠状面重建图软组织窗图 c 和骨窗图 d 示颅外病变与颅内病变通过破坏的蝶骨大翼相互连接。左颅骨骨壁明显增厚。MR 横断面 T1WI 图 e 示病变呈中等信号。横断面 T2WI 图 f 和冠状面压脂 T2WI 图 g 示颅内和颅外病变均呈不均匀略高信号改变。Gd-DTPA 增强横断面 T1WI 图 h 和冠状面压脂 T1WI 图 i 示病变呈不均匀强化表现。其中颅内病灶区强化明显。

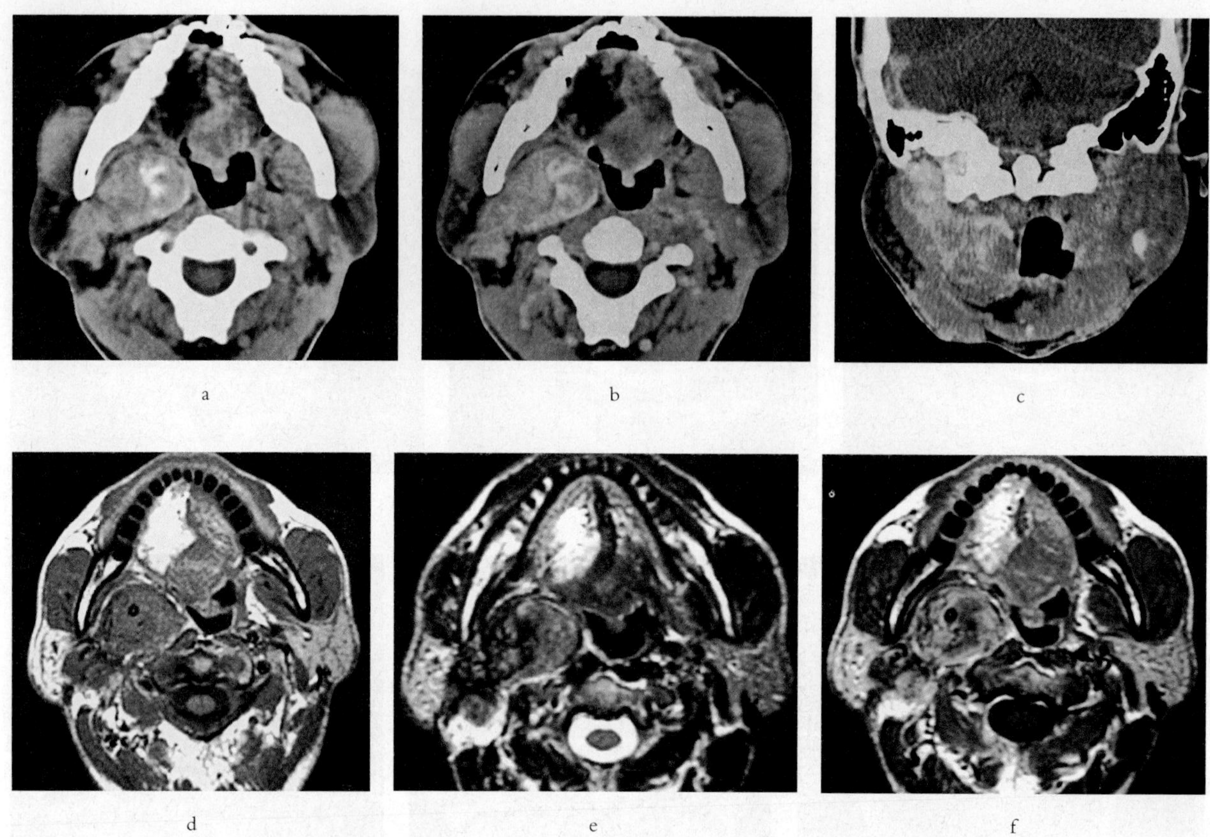

图 5-103　右咽旁间隙异位性脑膜瘤（ectopic meningioma in the right parapharyngeal space）

横断面平扫 CT 图 a 示右咽旁间隙和腮腺深叶内有类圆形软组织肿块，内有片状高密度钙化影显示，边界清晰。横断面图 b 和冠状面图 c 增强 CT 示病变呈不均匀强化表现。MR 横断面 T1WI 图 d 示病变呈中等信号。横断面 T2WI 图 e 示病变呈不均匀高信号。Gd-DTPA 增强 T1WI 图 f 示病变表现为不均匀强化，并显示"椒盐"征。

参考文献

1 Lopez DA, Silvers DN, Helwig EB. Cutaneous meningiomas: a clinicopathologic study. Cancer, 1974, 34: 728.

2 Enzinger FM, Weiss SW. Soft tissue tumors. 4th ed. St. Louis: Mosby Inc, 2002: 1193-1194.

3 Kawahara N, Sasaki T, Nibu K, et al. Dumbell type jugular foramen meningioma extending both into the posterior cranial fossa and into the parapharygeal space: report of 2 cases with vascular reconstruction. Acta Neurochir, 1998, 140: 323-330.

4 Kado H, Ogawa T, Okudera T, et al. Parapharygeal meningioma extending from the intracranial spaces evaluated by FDG PET. J Nucl Med, 1998, 39: 302-304.

5 Kershisnik M, Callender DL, Batsakis JG. Extracranial, extraspinal meningiomas of the head and neck. Ann Otol Rhinol Laryngol, 1993, 102: 967-970.

6 Ducic Y. Orbitozygomatic resection of meningiomas of the orbit. Laryngoscope, 2004, 114: 164-170.

7 Arai H, Sato K, Matsumoto T. Free-lying ectopic meningioma within the orbit. Br J Neurosurg, 1997, 11: 560-563.

8 Farah SE, Konrad H, Huang DT, Geist CE. Ectopic orbital meningioma: a case report and review. Ophthal Plast Reconstr Surg, 1999, 15: 463-466.

9 Kumar G, Basu S, Sen P, et al. Ectopic meningioma: a case report with a literature review. Eur Arch Otorhinolaryngol, 2006, 263: 426-429.

10 Uppal HS, Kabbani M, Reddy V, et al. Ectopic extra-cranial meningioma presenting as an aural polyp. Eur Arch Otorhinolaryngol, 2003, 260: 322-324.

11 Gokduman CA, Iplikcioglu AC, Kuzdere M, et al. Primary meningioma of the paranasal sinus. J Clin Neurosci, 2005, 12: 832-834.

12 Lingen MW, Rao SM, Hutten MC, et al. Primary ectopic meningioma of the maxillary sinus: case report and review of the literature. Head Neck, 1995, 17: 258-262.

13 Kumar S, Dhingra PL, Gondal R. Ectopic meningioma of the paranasal sinuses. Childs Nerv Syst, 1993, 9: 483-484.

14 Okamoto S, Hisaoka M, Aoki T, et al. Intraosseous microcystic meningioma. Skeletal Radiol, 2000, 29: 354-357.

15 Henon A, Colombat M, Rodallec M, et al. Intraosseous meningioma of the skull: radiologic pathologic correlation. J Radiol, 2005, 86: 83-85.

16 Hameed A, Gokden M, Hanna EY. Fine-needle aspiration cytology of a primary ectopic meningioma. Diagn Cytopathol, 2002, 26: 297-300.

17 Landini G, Kitano M. Meningioma of the mandible. Cancer, 1992, 69: 2917-2920.

神经节胶质瘤

神经节胶质瘤(ganglioglioma)是一种由异常神经元样细胞和胶质成分混合而成的肿瘤。该肿瘤约占所有成人原发性脑肿瘤的 0.4%~6.25%;所有儿童原发性脑肿瘤的 10%。理论上,神经节胶质瘤可发生于有神经轴的任何部位,但主要位于大脑颞叶、小脑半球和脊髓,也可扩展至软脑膜和蛛网膜下腔。累及颅外颌面颈部的神经节胶质瘤十分罕见。病变好发于儿童和青少年,多无明显性别差异(或男性略多于女性)。

大体病理上,神经节纤维瘤的质地相对坚实,常有囊性变、钙化和壁结节,边界清晰。镜下见,肿瘤的瘤细胞主要为不典型性神经元和星形细胞,其可为纤维血管间质或纤维性基质所分隔。

临床上,神经节胶质瘤具有生长缓慢的特点。大多数颅内病变患者都有癫痫病史,而颅外病变者可表现为无痛性缓慢生长的肿块。神经节胶质瘤易术后复发。在混合型神经元-胶质肿瘤中,胶质成分与复发和发生间变的能力有关。

CT 和 MRI 均可用于检查位于颌面颈部深部间隙的神经节胶质瘤。由于有颌骨阻挡,超声则不适于对此部位的病变进行检查。根据作者的文献检索结果,尚未发现有关颅外颌面颈部神经节胶质瘤的报道。作者也仅收集到 1 例位于咽旁间隙的神经节胶质瘤。现结合此病例(图 5-104)和颅内神经节胶质瘤的影像表现对此病变作简单的描述。

【影像学表现】

部位 头颈部神经节胶质瘤的好发部位可能和大脑颞叶相邻近的面部结构有关,如深部咬肌间隙和咽旁间隙等。

形态和边缘 神经节胶质瘤多表现为类圆形,边界清晰。CT 可显示病变周缘的软组织带状包膜;MRI 之 T2WI 上,此包膜为中等或低信号表现。

内部结构 大多数神经节胶质瘤在 CT 和 MRI 上呈囊样改变(图 5-104),其中囊样肿块伴有壁结节者约占 40%。平扫 CT 上,病变中的囊变结构为均匀低密度(CT 值等于水液)表现,壁结节为软组织密度表现;钙化呈斑点状高密度表现;增强 CT 上,病变内的囊样低密度区多无强化改变,壁结节可呈明显强化表现(图 5-104)。MRI 上,病变的囊变部分在 T1WI 上呈低信号表现,在 T2WI 上呈均匀高信号表现;壁结节多为中等信号表现;钙化为低信号表现(图 5-104)。增强 MRI 上,病变之囊变和钙化区域均无强化征象;壁结节区可呈强化表现。

邻近结构侵犯和反应 由于该肿瘤以长期慢性生长为特点,故位于咽旁间隙的神经节胶质瘤可以导致其周围的骨性结构(如颅底和下颌骨)发生结构重建和位置改变。颅底和下颌骨可呈受压变薄改变,并可伴有移位(图 5-104)。

影像鉴别诊断 CT 和 MRI 上,神经节胶质瘤的囊肿样表现特点十分突出,其明显有别于其他一些良性实质性肿瘤或瘤样病变。增强后,几乎无强化表现是该肿瘤有别于血供丰富之良性肿瘤的另一特点。位于咽旁间隙的良性肿瘤主要有神经鞘瘤、颈动脉体瘤和多形性腺瘤。除部分囊性神经鞘瘤外,上述肿瘤中的大多数均在 CT 和 MRI 上呈实质性改变,故易于进行影像鉴别诊断。由于神经节胶质瘤和囊性神经鞘瘤的影像学表现十分相似,故在两者之间进行区别尚有困难。

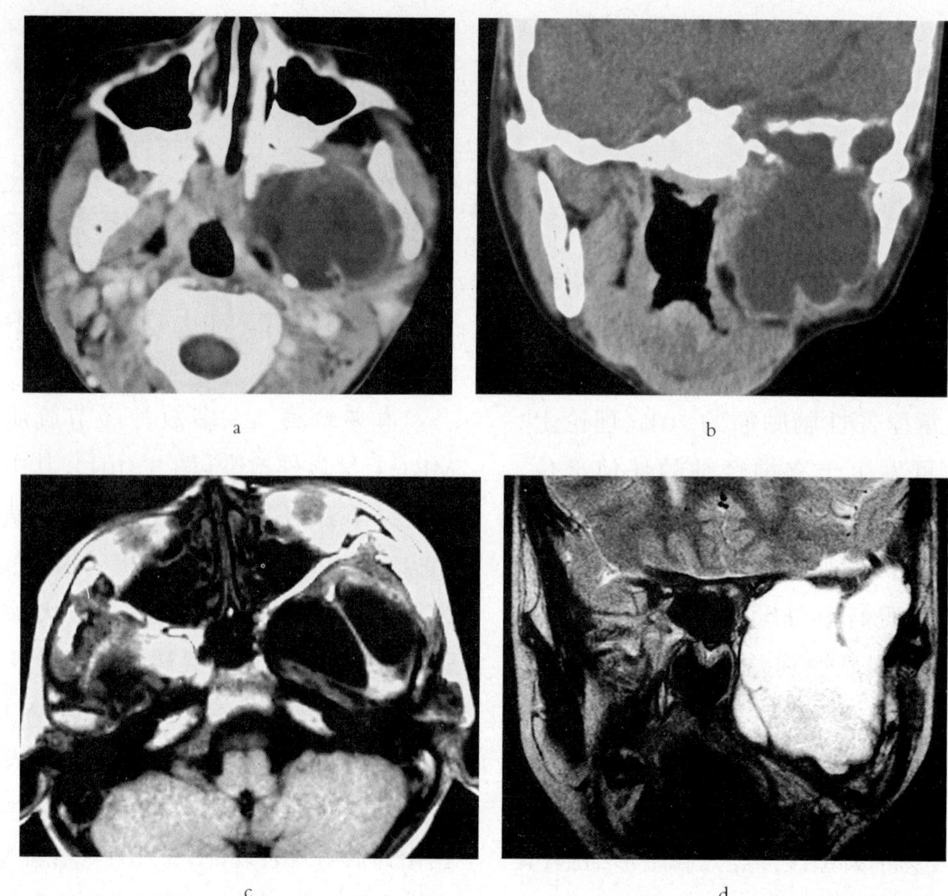

图 5-104　左深部咬肌间隙神经节胶质瘤（ganglioglioma in the left deep masticator space）

横断面增强 CT 图 a 和冠状面平扫 CT 图 b 示左深部咬肌间隙区有圆形低密度肿块形成，密度均匀，无强化表现，边缘光滑。病变推左下颌骨向外移位和左中颅窝底向上移位。MR 横断面 T1WI 图 c 示病变分别表现为多囊低信号。冠状面图 d T2WI 示病变呈多囊状均匀高信号，并可见病变侵犯左大脑颞叶。

参考文献

1　Hamburger C, Buttner A, Weis S. Ganglioglioma of the spinal cord：report of two rare cases and review of the literature. Neurosurgery，1997，41：1410－1416.

2　Shin JH, Lee HK, Khang SK, et al. Neuronal tumors of the central nervous system：radiologic findings and pathologic correlation. RadioGraphics，2002，22：1177－1189.

3　Tien RD, Tuori SL, Pulkingham N, et al. ganglioglioma with leptomeningeal and subarachnoid spread：results of CT, MR, and PET imaging. AJR，1992，159：391－393.

4　Dorne HL, O'Gorman AM, Melanson D. Computed tomography of intracranial gangliogliomas. AJNR Am J Neuroradiol，1986，7：281－285.

5　Castillo M, Davis PC, Takei Y, et al. Intracranial ganglioglioma：MR, CT, and clinical findings in 18 patients. AJNR Am J Neuroradiol，1990，11：109－114.

6　Yu Q, Wang P, Shi H, et al. Central skull base invasion of maxillofacial tumors：computed tomography appearance. Oral Surg Oral Med Oral Pathol Oral Radiol Endod，2000，89：643－650.

节细胞性神经瘤

节细胞性神经瘤（ganglioneuroma）是一类罕见的、起源于神经节的特殊良性肿瘤。虽然罕见，但和其他起源于神经节的良性肿瘤相比（如节细胞性成神经细胞瘤），该肿瘤相对多见。根据美国 Armed Forces Institute 88 例节细胞性神经瘤的资料统计，节细胞性神经瘤主要位于后纵隔（38.6%），其次为腹膜后（30.7%）和肾上腺（21.6%）。发生于颌面颈部的节细胞性神经瘤较为罕见，约占 3.4%。节细胞性神经瘤好发于10岁以上的儿童。

大体病理上，节细胞性神经瘤具有十分清晰的边界，质地韧，切面呈黄色或灰白色，无出血或坏死表现。镜下见，肿瘤内部有丰富的梭形细胞基质（类似于神经鞘瘤或神经纤维瘤）和成熟的神经节细胞。Stout等人的研究显示：146例节细胞性神经瘤中无一例呈转移性改变。根据观察和推测，部分节细胞性神经瘤中可合并有节细胞性成神经细胞瘤的基质成分，并可在此基础上发生转移。另有报道称节细胞性神经瘤恶变者可出现在HIV阳性患者。

临床上，位于后纵隔、腹膜后和肾上腺的节细胞性神经瘤可以有盗汗、高血压、男性化变和腹泻等症状出现。根据作者的观察，发生在颌面颈部的节细胞性神经瘤多为无痛性肿块表现，该肿瘤有时可在双侧颈部出现（图5-105）。

迄今为止，本文作者尚未见有文献对颌面颈部的节细胞性神经瘤的影像表现进行系统描述。

【影像学表现】

部位　就颌面颈部而言，咽旁间隙和颈动脉间隙是节细胞性神经瘤的主要发生部位。

形态和边缘　节细胞性神经瘤通常具有规则形态和清晰的边缘。病变主要呈类圆形改变。

内部结构　约1/3的节细胞性神经瘤内可见有钙化。超声上，节细胞性神经瘤表现为低回声病变，但缺少血管。平扫CT上，节细胞性神经瘤为软组织密度表现（图5-105）。病变内可见高密度钙化影。增强CT上，病变多呈轻度至中度均匀强化表现（图5-105）。MRI上，节细胞性神经瘤多在T1WI上表现为低或中等信号；在T2WI上呈均匀高信号表现（图5-106）。

邻近结构侵犯和反应　位于咽旁间隙和颈动脉间隙内的节细胞性神经瘤可推移颈鞘内血管。咽旁间隙病变主要推颈鞘血管向外和向后移位。颈动脉间隙病变主要推颈鞘血管向前和向内移位。和上述神经节胶质瘤一样，外形巨大的节细胞性神经瘤也可影响颅底和下颌骨，导致其结构重建和位置发生变化。

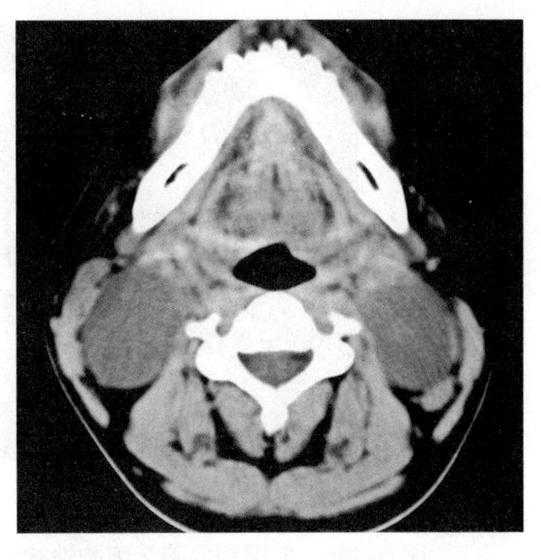

a

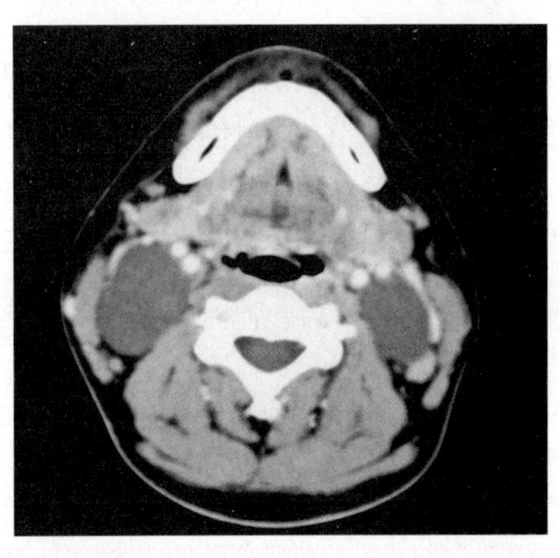

b

图5-105　双颈部节细胞性神经瘤（ganglioneuroma in the bilateral neck）

横断面平扫CT图a示双侧颈后三角区有类圆形软组织肿块形成，密度均匀，边界清晰。横断面增强CT图b示病变无明显强化，两侧颈鞘内血管向前移位。

影像鉴别诊断　颌面颈部的节细胞性神经瘤十分少见，通常不会将其作为咽旁间隙和颈动脉间隙病变的首要诊断。由于该病变为实性结构，故其与某些囊性病变明显不同，如伴有液化坏死的淋巴结病变、囊性神经鞘瘤和神经节胶质瘤等。就实性病变而言，节细胞性神经瘤在增强CT和MRI上多表现为轻度和中度强化，与明显强化的颈动脉体瘤和脑膜瘤等实性病变有所不同。根据作者对2例节细胞性神经瘤的

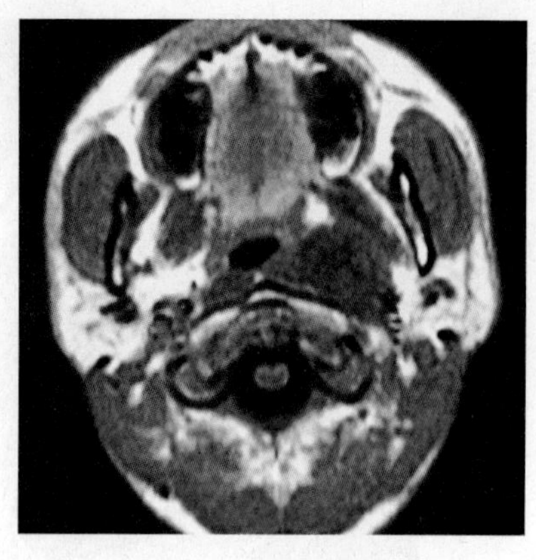

a

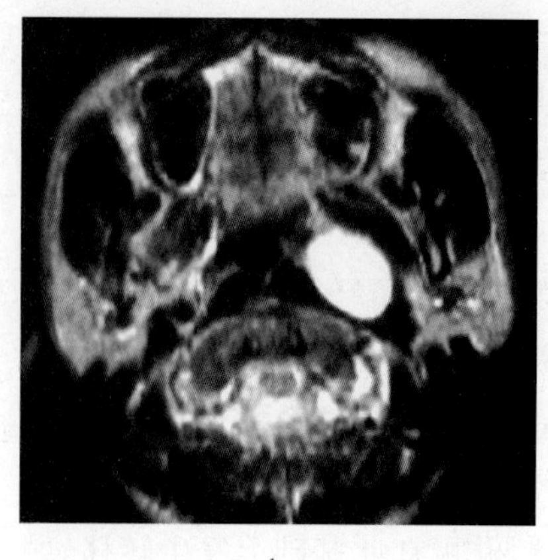

b

图 5-106　左咽旁间隙节细胞性神经瘤(ganglioneuroma in the left parapharyngeal space)

MR 横断面 T1WI 图 a 示左咽旁间隙区有类圆形异常肿块呈中等信号表现,边界清晰。横断面 T2WI 图 b 示病变呈均匀高信号。

观察(图 5-105、5-106),我们认为位于咽旁间隙和颈动脉间隙的节细胞性神经瘤很难与呈实性表现神经鞘瘤和实性增大的淋巴结病变相区别。

参 考 文 献

1　Enzinger FM, Weiss SW. Soft tissue tumors. 4th ed. St. Louis: Mosby Inc, 2002: 1284-1289.

2　Scout AP. Ganglioneuroma of the sympathetic nervous system. Surg Gynecol Obstet, 1947, 84: 101.

3　Chandrasoma P, Shibata D, Radin R, et al. Malignant peripheral nerve sheath tumor arising in an adrenal ganglioneuroma in an adult male homosexual. Cancer, 1986, 57: 2022.

4　Ichikawa T, Ohtomo K, Araki T, et al. Ganglioneuroma: computed tomography and magnetic resonance features. Br J Radiol, 1996, 69: 114.

5　Radin R, David CL, Goldfarb H, et al. Adernal and extraadernal retroperitoneal ganglioneuroma: imaging finding in 13 adults. Radiology, 1997, 202: 703.

(余　强)

第七节　淋 巴 瘤

淋巴瘤(lymphoma)是指发生于淋巴结和结外淋巴组织的淋巴网状系统肿瘤。该肿瘤主要有 2 种类型:霍奇金病(Hodgkin disease, HD)和非霍奇金淋巴瘤(non-Hodgkin lymphoma, NHL)。调查显示北高加索人淋巴瘤中,HD 占 30%~40%。在我国,淋巴瘤的构成比和病理类型与西方国家存在不少差异。我国淋巴瘤的主要特点为:HD 少见;滤泡性淋巴瘤少见;NHL 多见;弥漫性淋巴瘤多见;大细胞性淋巴瘤多见;结外淋巴瘤多见;外周 T 细胞淋巴瘤稍多。近年来,发生于颌面颈部的淋巴瘤已呈明显增加趋势。目前多认为,在头颈部恶性肿瘤中,淋巴瘤仅次于鳞状细胞癌,为第二常见恶性肿瘤。本节将分别简介霍奇金病和非霍奇金淋巴瘤的一般概况,然后一同叙述淋巴瘤的影像学检查和表现。

霍奇金病

英国医生托马斯·霍奇金是世界上普遍公认的第一位描述人类淋巴瘤的人。该淋巴瘤后被命名为霍奇金病,或霍奇金淋巴瘤(Hodgkin's lymphoma,

HL)。临床和生物学研究显示本病为一种真性淋巴瘤，且可分为 2 个独立的疾病：结节性淋巴细胞为主型 HL (nodular lymphocyte predominant Hodgkin lymphoma, NLPHL)和经典型 HL(classical Hodgkin lymphoma, CHL)。两者的共同特征为：病变内仅有少数肿瘤性大细胞——霍奇金细胞和 Reed-Sternberg (HRS) 细胞，而肿瘤细胞周围有大量的反应性非肿瘤性细胞。对 HL 的临床和病理分期系基于治疗需要。改良后的 Ann Arbor 霍奇金淋巴瘤分期见表 5-7。

表 5-7　改良 Ann Arbor 霍奇金淋巴瘤分期

分期	描述
Ⅰ期	病变累及单一区域淋巴结或淋巴组织(如脾、胸腺、Waldeyer 环)
Ⅱ期	病变累及 2 个或多个区域淋巴结，但限于同侧膈肌(纵隔为一个区域；肺门淋巴结分为左右各一个区域)，解剖部位以下标数字表明(如$Ⅱ_3$)
Ⅲ期	病变累及两侧膈肌区域淋巴结或淋巴组织
$Ⅲ_1$期	伴有或不伴有脾、肺门、腹腔、肝门淋巴结受累
$Ⅲ_2$期	伴主动脉旁、髂或肠系膜淋巴结受累
Ⅳ期	结外部位受累超过 E 相关分期(E 相关分期：1 个结外部位受累，或淋巴结 HL 附近的结外部位受累)

NLPHL 是单克隆 B 细胞肿瘤，其特征为结节性和弥漫性混合形态的增生性病变，病灶内散布肿瘤性大细胞，即 L & H 细胞(淋巴细胞和组织细胞性 R-S 细胞变异型)。NLPHL 占所有 HL 的 5%，患者多为男性，年龄范围多在 30~50 岁之间。颈、腋下和腹股沟淋巴结为主要受累部位。临床上，多数患者以淋巴结疾患就诊，临床和病理分期多为 I 期或Ⅱ期。NLPHL 发展缓慢，易于复发，但对治疗仍有良好反应，很少有致死者。

CHL 是单克隆性淋巴细胞肿瘤，病变由单核霍奇金细胞和多核 HRS 细胞组成，背景中的反应性非肿瘤性细胞为小淋巴细胞、嗜酸性粒细胞、中性粒细胞、组织细胞、浆细胞、纤维母细胞和胶原纤维。98%以上的 HRS 细胞起源于生发中心阶段分化的成熟 B 细胞，极少数起源于外周 T 细胞。根据病变内背景的成分和 HRS 细胞的形态，可以分 CHL 为 4 个亚型：淋巴细胞丰富型 CHL (lymphocyte-rich classical Hodgkin lymphoma, LR-CHL)、结节硬化型 HL (nodular sclerosis Hodgkin lymphoma, NSHL)、混合细胞型 HL (mixed cellularity Hodgkin lymphoma, MCHL) 和淋巴细胞消退型 HL(lymphocyte-depleted Hodgkin lymphoma, LDHL)。EB 病毒(EBV)在 CHL 的发病过程中可能起重要作用。CHL 占所有 HL 的 95%。其发病高峰年龄呈双峰特征：15~35 岁和老年。CHL 最常累及的部位是颈部淋巴结，约占 75%，其次是纵隔(约 60%)、腋下和主动脉旁淋巴结。病变除累及淋巴结外，还可累及脾脏。骨髓受累者少见。因为骨髓缺乏淋巴管，而一旦出现骨髓浸润，则提示病变已经通过血管扩散。就颌面颈部而言，HD 或 HL 几乎均发生于淋巴结内，结外 HD 或 HL 极为少见。

大体病理上，HL 表现为淋巴结增大，周围有包膜。病灶切面呈鱼肉状。NSHL 中可见明显结节。部分病变内部可有坏死灶形成。临床上，患者常有浅表颈部淋巴结无痛性肿大，并伴有全身症状(见于 40%的患者)，如发热、盗汗和体重明显下降。目前，现代放疗和化疗能治愈大多数 HL。上述分期和全身症状已成为较组织学亚型更为重要的预后指标。

非霍奇金淋巴瘤

在近期(2001 年)公布的 WHO 分类中，共确认了 3 个主要的淋巴肿瘤类型：B 细胞肿瘤，T 细胞和 NK 细胞肿瘤，霍奇金淋巴瘤（详见前述）。前两者属于 NHL 范畴。此分类中包括了淋巴瘤和淋巴细胞白血病。由于病变的实体（淋巴瘤）期和循环（白血病）期可以同时存在于许多淋巴组织肿瘤，故对两者的区分纯属人为之举。对于 NHL 而言，WHO 又将 B 细胞和 T/NK 细胞肿瘤分为两大类：前驱（precursor）细胞肿瘤和成熟（mature）细胞肿瘤。前者相当于最早分化阶段的细胞，包括前驱 B 和 T 细胞肿瘤（precursor B-and T-cell neoplasms）；后者相当于分化更为成熟阶段的细胞，包括成熟 B 细胞肿瘤（mature B-cell neoplasms）和成熟 T 细胞和 NK 细胞肿瘤（mature T-cell and NK-cell neoplasms）。实际上，在 NHL 中尚有许多独立的疾病，如属于成熟 B 细胞淋巴瘤的浆细胞肿瘤（plasma cell neoplasms）和 Burkitt 淋巴瘤（Burkitt lymphoma）等；属于成熟 T 细胞淋巴瘤的蕈样霉菌病（Mycosis fungoides）和 Sezary 综合征（Sezary syndrome）等。这些独立的疾病有其独特的流行病学、病因学、临床表现特点和特异的治疗反应。尽管在 WHO 分类中强调按照组织学和临床侵袭性不可能也无助于界定疾病实体，但在我国沿用至今的 NHL 分类仍以组织病理学为依据，即分 NHL 为低度恶性、中度恶性和高度恶性 3 类。

与 HL 相比，颌面颈部 NHL 明显多见。出现在颌面颈部的 NHL 多以成熟 B 淋巴细胞肿瘤为主，前驱 B 和 T 细胞肿瘤、成熟 T 细胞和 NK 细胞肿瘤均相对少见。NHL 可见于任何年龄，前驱 B 细胞肿瘤多见于 18 岁以下的儿童青少年；各种类型的成熟 B 淋巴细胞肿瘤的中位年龄在 50~70 岁。颌面颈部有淋巴组织存在的任何部位均可发生 NHL。虽然在 WHO 分类中将成熟的 B 细胞肿瘤分为 3 类：以扩散为主的淋巴瘤/白血病；原发于淋巴结外淋巴瘤；主要发生在淋巴结的淋巴瘤，但由于以扩散为主的淋巴瘤/白血病在颌面颈部十分少见，故一般将颌面颈部 NHL 分为结内型 NHL 和结外型 NHL。结内型 NHL 较结外型 NHL 少见。有时可见结内型 NHL 和结外型 NHL 同时并存。从病理分级上看，结内型 NHL 的分化程度一般较低，而结外型 NHL 的分化程度通常较高。

临床上，NHL 表现多样，有局部症状和全身症状之分。局部症状根据病灶所在部位不同而表现各异，如出现溃疡、坏死、肿块、局部疼痛、出血、面颈部肿胀和功能障碍等；全身症状则除发热、盗汗和体重明显下降外（与 HD 相同）外，尚有贫血、全身乏力和肝脾肿大等。对头颈部 NHL 的治疗主要采用放疗和化疗。针对不同类型的 NHL，所采用的具体治疗方案也不尽相同；病变的预后和生存率也各不相同。尽管淋巴瘤的预后可能与其病理类型有关，但最重要的预后指标还是疾病的分期。Ann Arbor 对非霍奇金淋巴瘤的分期见表 5-8。

虽然 HL 和 NHL 的病理和临床表现各具一定特点，但在影像学上，尽管淋巴瘤表现多样，却并无特殊的征象可据以准确而有效地区分 HL 和 NHL。为此，本节将两者并而述之。

超声、CT 和 MRI 均为检查颌面颈部淋巴瘤的常用影像学方法。超声检查的操作简便，更适宜于显示位置浅表的颌面颈部软组织淋巴瘤；CT 和 MRI 检查则对部位浅表和深在的病变均适宜之。此外，颌面颈部软组织淋巴瘤可侵犯诸颅颌面骨质结构，而 CT 和 MRI 检查在显示骨质结构侵犯方

表 5-8 Ann Arbor 的非霍奇金淋巴瘤分期

Ⅰ期	病变累及单一淋巴结区域或结外器官
Ⅱ期	病变累及 2 个以上淋巴结区域，或单一淋巴结外器官受累，或同侧横膈淋巴结受累
Ⅲ期	病变累及膈肌两侧区域淋巴结或淋巴组织
Ⅳ期	多灶性病变，伴超过 1 个结外器官受累

面各有特点：CT 能更清晰地显示病变对骨密质的侵蚀，甚至是较为隐匿或微小的骨密质侵犯；MRI 的特点是能清晰显示病变的骨髓侵犯。传统的 ^{67}Ga 扫描对淋巴瘤的诊断也具有一定的意义，但目前该方法多已被 FDG-PET 所取代。

【影像学表现】

部位　绝大多数 HL 发生于颈淋巴结内（图 5-107、5-108、5-109），结外 HL 仅占 5%。NHL 则于淋巴结内（图 5-110、5-111、5-112）和结外均可发生（图 5-112、5-113、5-114、5-115）。结内型淋巴瘤以颈内淋巴链受累者最为常见。有研究提示头颈部 NHL 更多表现为结外型，约占 60%，但也有资料显示结外型 NHL 约占 30%。Lee 等根据 CT 上头颈部淋巴瘤分布特点分其为 4 型：1 型为仅有淋巴结受累；2 型为仅有结外组织受累；3 型为结内和结外组织均受累；4 型为多中心病变伴或不伴淋巴结受累。Harmsberger 等根据 CT 上所显示的病变部位分 NHL 为 3 类：Ⅰ类为结内型 NHL；Ⅱ类为结外含淋巴组织（如 Waldeyer 环）的 NHL；Ⅲ类为结外不含淋巴组织（如眼眶、鼻窦、面深间隙、下颌骨、腮腺、皮肤和咽部）的 NHL。研究表明颌面颈部结外型 NHL 的最常发生部位是 Waldeyer 环。鼻窦，涎腺，鼻腔，眼眶、面深间隙和甲状腺也为结外型 NHL 的好发部位。作者的观察结果显示：发生在面深间隙的 NHL 并不少见。此区域 NHL 病变位置深在，不易被临床检查发现，CT 和 MRI 检查能弥补临床不足，为诊断和治疗提供可靠依据。此外，颌面颈部淋巴瘤的特点之一是可以多部位发生，其或表现单侧多个和双侧多个结内型淋巴瘤；或表现为结内型病变与结外型病变共存。

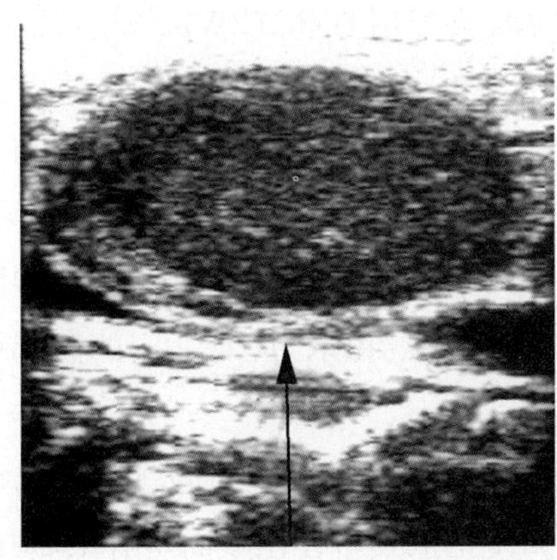

图 5-107　右颈部淋巴结霍奇金淋巴瘤（Hodgkin disease in the lymph nodes of right neck）

超声图示右颈部有多个类圆形混合性低回声肿块（黑箭头），其内部分为暗区样低回声，后方回声增强，境界尚清晰，有包膜反射光带。

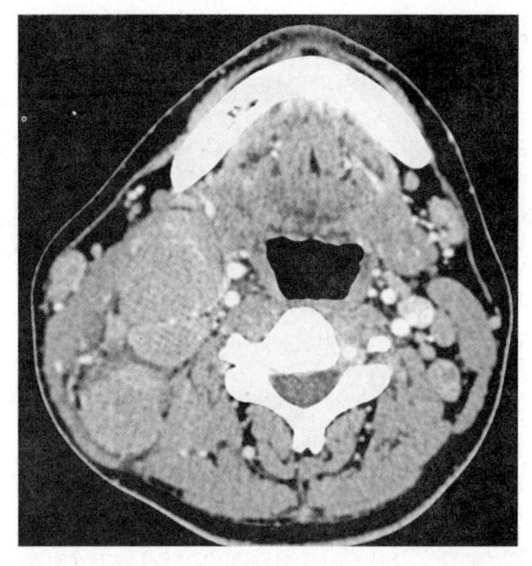

a

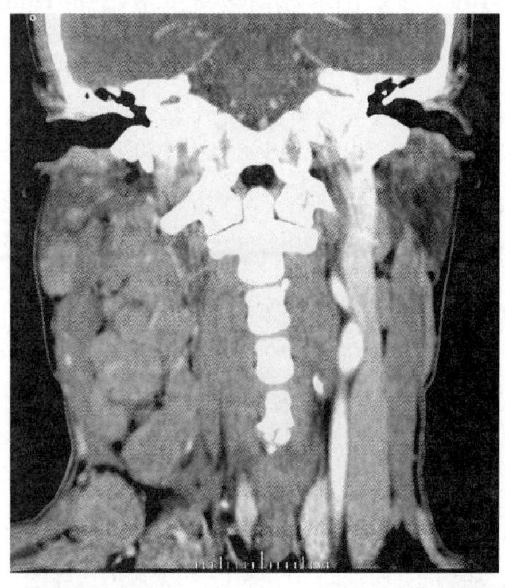

b

图 5-108　双侧颈部淋巴结霍奇金淋巴瘤（Hodgkin disease in the lymph nodes of bilateral neck）

横断面增强 CT 图 a 和增强 CT 冠状面重建图 b 示右侧颈部有多发实质性软组织肿块，病变大小不一，呈强化表现，界限不清。部分肿块呈融合状改变。左颈后三角区亦可见多个略有增大的实质性软组织肿块，边界清晰。

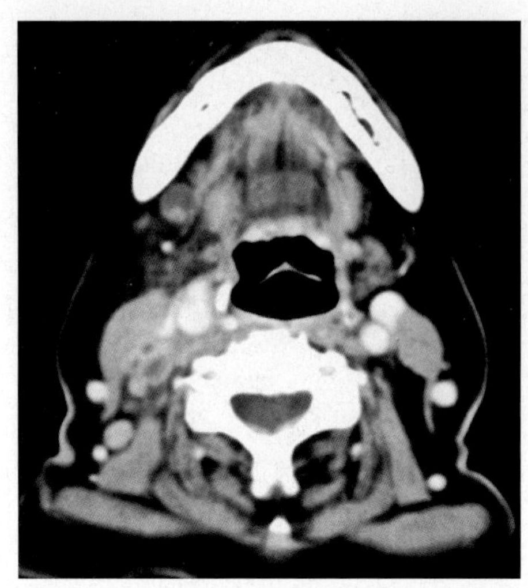

图 5-109　右颈部淋巴结霍奇金淋巴瘤(Hodgkin disease in the lymph nodes of right neck)

横断面增强 CT 示右颈后三角区有多个直径大于 1 cm 淋巴结影,部分病变表现为中心低密度和边缘环形增强。

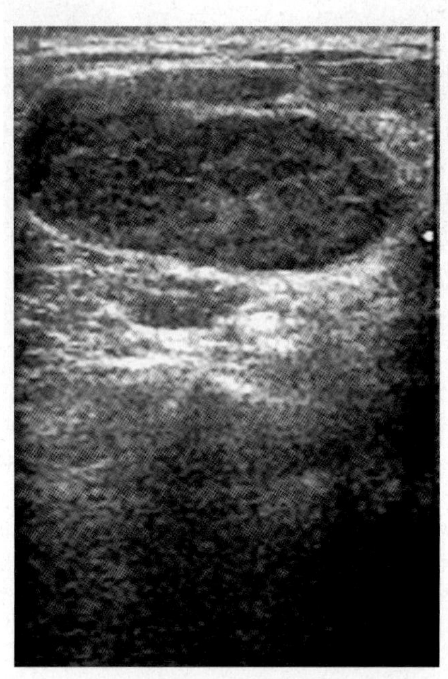

图 5-110　左颈部淋巴结非霍奇金淋巴瘤(non-Hodgkin lymphoma in the lymph node of left neck)

超声图示左颈部有类圆形混合性低回声肿块，境界清晰,有包膜反射光带。

形态和边缘　颌面颈部淋巴瘤的形态表现主要有 2 种：肿块和黏膜异常增厚。大多数颌面颈部淋巴瘤以类圆形肿块表现为主,肿块的最大直径可超过 10 cm;黏膜增厚表现者少见,主要见于部分 Waldeyer 环区淋巴瘤(图 5-113)。肿块的边缘可清晰或不清晰。结内型淋巴瘤可大小不一,如病变不伴有结外侵犯,则其多为边缘清晰表现;反之,如结内型淋巴瘤伴有包膜外侵犯,或在多个结内型病变之间形成融合（类似于分叶表现），则病变边缘多模糊不清。超声上，多可见病变包膜反射光带完整。CDFI 上,可见病变边缘有彩色信号出现。增强 CT 和 MRI 上，有时可见结内型淋巴瘤有边缘强化表现。

内部结构　颌面颈部淋巴瘤的内部结构在影像学表现上具有多样性。超声上,淋巴瘤内部多为不均匀低回声表现(图 5-107、5-110),也有均匀低回声报道者。部分病变内部可有点状或树枝状高回声区;部分则回声接近于液性暗区。CDFI 上可见病变中心有彩色信号显示。平扫 CT 上,淋巴瘤多表现为接近于肌肉的软组织密度（图 5-108、5-109、5-111、5-112、5-113、5-115)。治疗前,病变内极少有高密度钙化出现；治疗后则可经常有钙化显示。增强 CT 上病变表现多样：或为明显均匀强化(图 5-108、5-113);或为中央低密度而边缘有强化(图 5-109、5-112);或无明显强化(图 5-111、5-115)。有研究表明，中央低密度而边缘有强化者较少见，且多出现在治疗后。MRI 上，淋巴瘤多表现为 T1WI 上的低或等信号和 T2WI 上的高信号（图 5-111、5-114、5-116)。增强 MRI 上,病变实质区可有强化(图 5-116),或无强化(图 5-114)。如果是有液化坏死的淋巴结病变,则其边缘强化明显。FDG-PET 检查显示：结内型和结外型淋巴瘤均对 FDG 有较高的摄取,但有一定的假阳性或假阴性。

邻近结构侵犯和反应　颌面颈部淋巴瘤对其周围结构的侵犯依其所在位置而定。位于颈内淋巴链的淋巴瘤多对颈鞘内血管有影响。诊断颈部结内型淋巴瘤侵犯颈鞘内血管的 CT 和 MRI 征象主要有：① 病变包绕颈鞘血管超过 180 度或 270 度；② 病变与血管之间的脂肪带消失。位于鼻腔和鼻

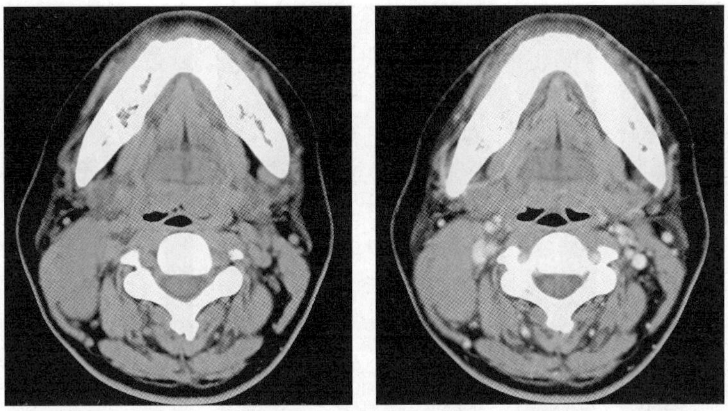

a　b

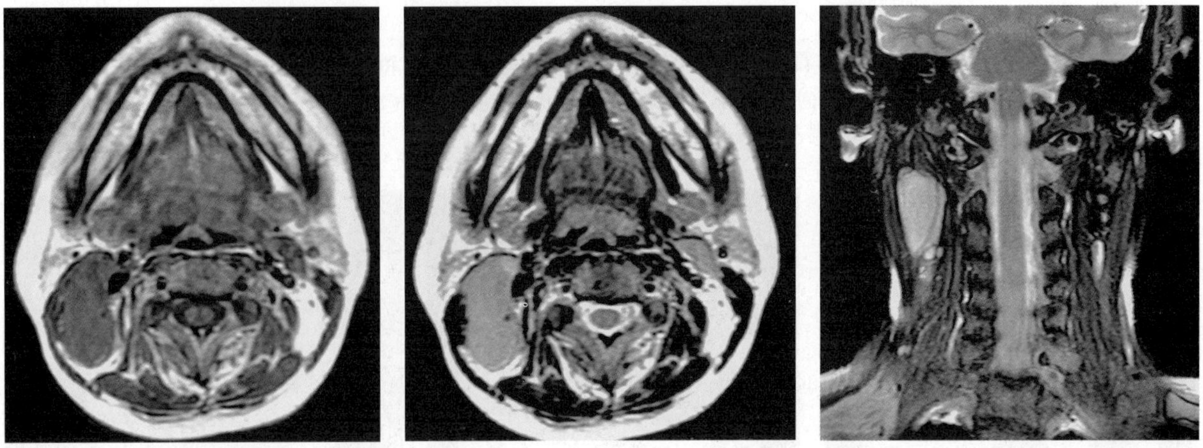

c　d　e

图 5-111　右颈部淋巴结非霍奇金淋巴瘤(non-Hodgkin lymphoma in the lymph node of right neck)

横断面平扫 CT 图 a 示右颈后三角区有软组织肿块形成,界限欠清。横断面增强 CT 图 b 示病变为实质性,无强化表现。MR 横断面 T1WI 图 c 示病变为中等信号表现。横断面 T2WI 图 d 和冠状面压脂 T2WI 图 e 示病变呈均匀高信号改变,边界清晰,可见低信号包膜。

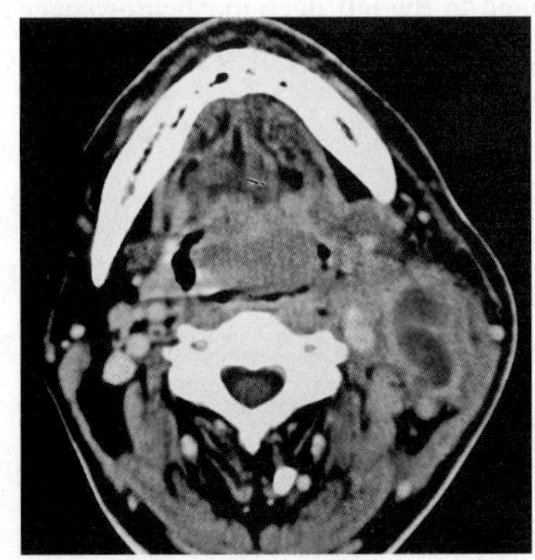

图 5-112　舌根和左颈部淋巴结非霍奇金淋巴瘤(non-Hodgkin lymphoma in the tongue base and lymph node of left neck)

横断面增强 CT 示舌根区有实质性软组织肿块形成,边界不清。另于左侧颈部亦可见多个肿块性病变形成,呈中心低密度,边缘环形强化改变,界限不清。

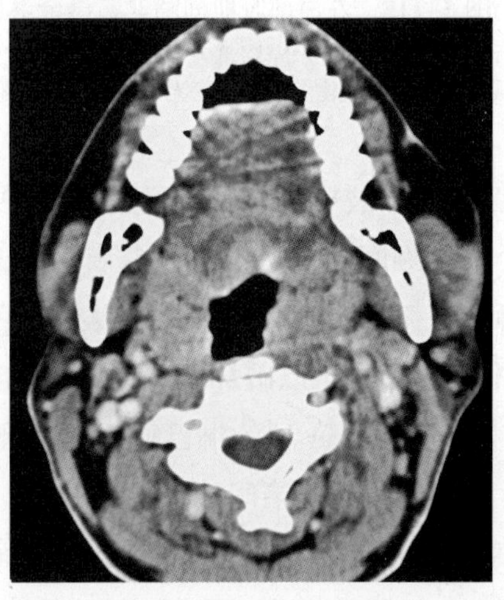

图 5-113　口咽区非霍奇金淋巴瘤(non-Hodgkin lymphoma in the oro-pharynx)

横断面增强 CT 示口咽部软组织明显增厚，密度均匀，无明显分界。

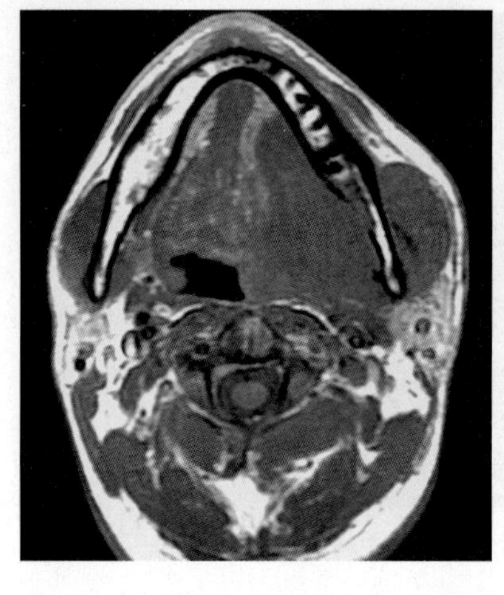
a

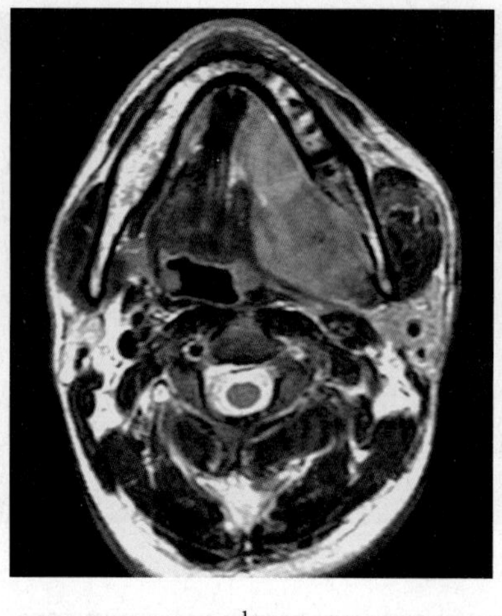
b

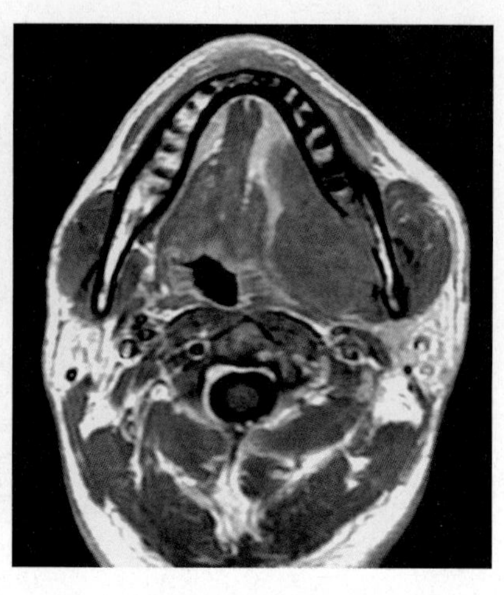
c

图 5-114　左口底区非霍奇金淋巴瘤(non-Hodgkin lymphoma in the left mouth floor)

MR 横断面 T1WI 图 a 示左侧口底舌下间隙和下颌下间隙区有肿块状病变形成,呈中等信号改变,边界不清。左下颌骨体部呈部分破坏表现。横断面 T2WI 图 b 示病变表现为较均匀高信号。Gd-DTPA 增强 T1WI 图 c 示病变内部无明显强化。

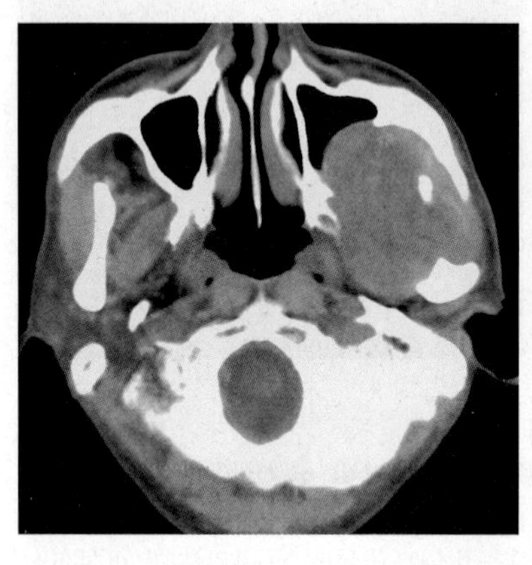
a

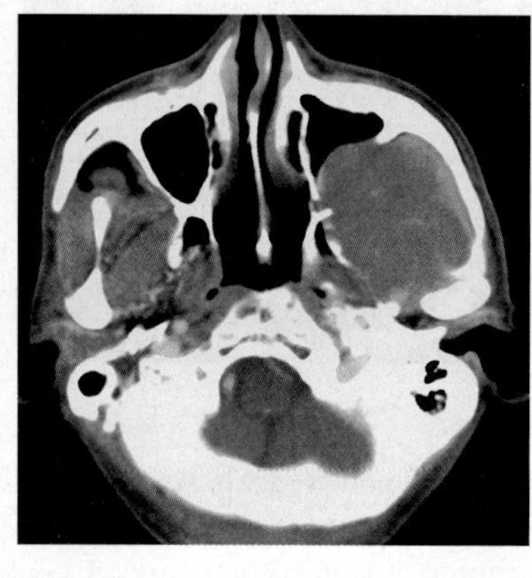
b

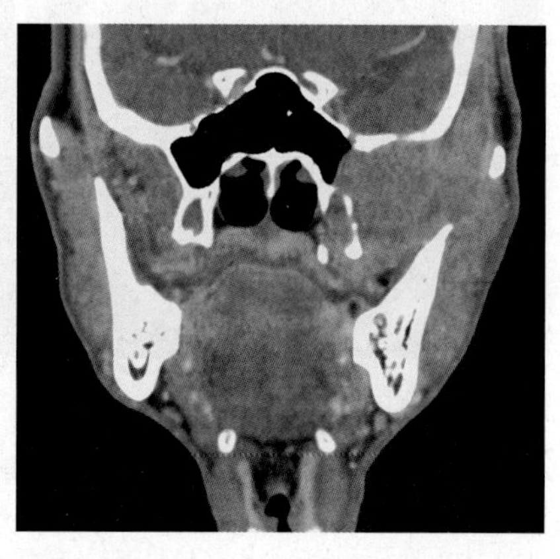
c

图 5-115　左深部咬肌间隙非霍奇金淋巴瘤(non-Hodgkin lymphoma in the left deep masticator space)

横断面平扫 CT 图 a 示左深部咬肌间隙有低密度软组织肿块形成,边界不清。左上颌窦外侧壁被破坏吸收。横断面增强 CT 图 b 和增强 CT 冠状面重建图 c 示病变无明显强化。左侧蝶骨大翼呈局部破坏性吸收改变。

窦的淋巴瘤可以破坏吸收鼻窦窦壁。位于颌面软组织间隙(包括颊间隙、腮腺间隙、深部咬肌间隙、咽旁间隙和咽后间隙)的淋巴瘤可以侵犯颅底骨质结构和颈椎椎体,也可以破坏上、下颌骨和颧骨。此外,发生于 Waldeyer 环的淋巴瘤尚可侵犯咽旁间隙、咽后间隙以及口底诸间隙。

影像鉴别诊断　一般而言,需要与颌面颈部淋巴瘤鉴别的疾病有 2 类:颈淋巴结疾病和淋巴结外疾患。前者主要有淋巴结炎(反应性淋巴结病)、结核、转移性肿瘤、结节病、Castlman 病和窦组织细胞增多症等;后者主要是鳞状细胞癌。总体而言,无论头颈部淋巴瘤属结内型或结外型,仅凭影像学表现是很难将其同颌面颈部鳞状细胞癌及其淋巴结转移性肿瘤相区别。

以结内型淋巴瘤而言,如病变内部出现液化坏死和边缘增强,则其影像表现多与淋巴结转移性肿瘤(尤其是鳞状细胞癌转移)和淋巴结结核相似。但作者认为有两点值得在鉴别诊断时予以关注:① 与淋巴结转移性肿瘤相比,结内型淋巴瘤出现液化坏死表现者并不多见;② 淋巴结结核内部可

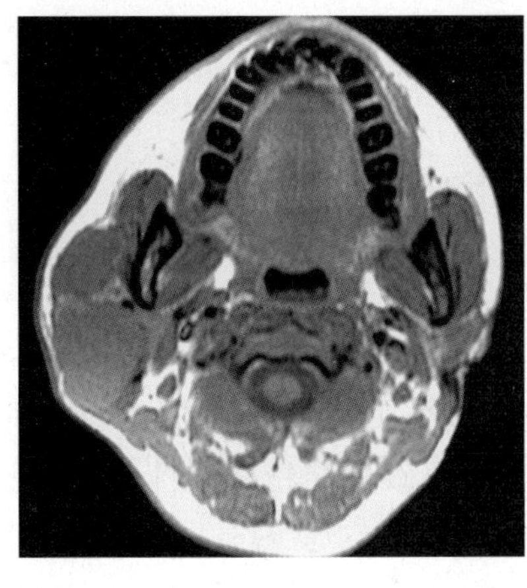

a

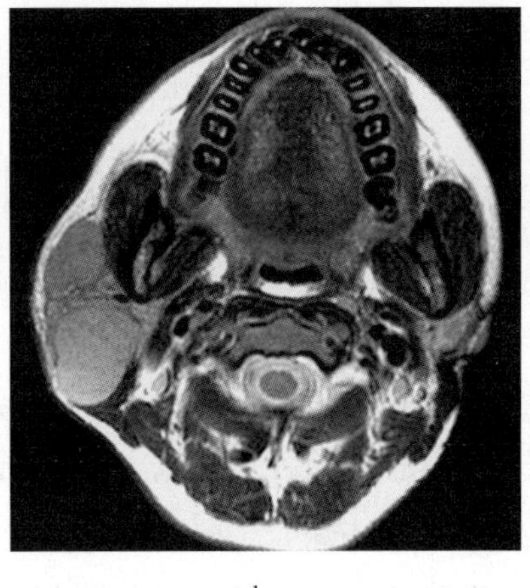

b

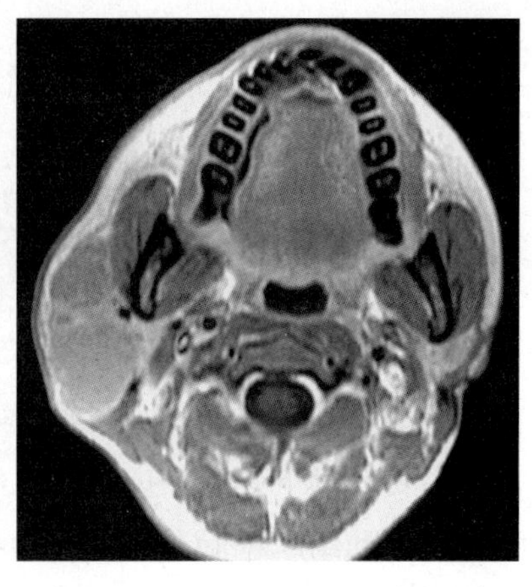

c

图 5-116　右腮腺非霍奇金淋巴瘤（non-Hodgkin lymphoma in the right parotid gland）

MR 横断面 T1WI 图 a 示右腮腺有多个实性肿块状病变形成，呈中等信号改变，边界不清。横断面 T2WI 图 b 示病变表现为均匀高信号。Gd-DTPA 增强 T1WI 图 c 示病变内部呈中度强化表现。

有钙化灶显现，而结内型淋巴瘤内部罕有钙化。同样，影像学上呈实性表现的淋巴结炎和结内型淋巴瘤也难以区别，但临床表现能为两者的区别提供有益信息。此外，呈实性表现的结内型淋巴瘤尚需与某些少见的良性颈淋巴结疾病相区别，如结节病、Castlman 病和窦组织细胞增多症等。影像学鉴别要点为：前者可出现包膜外侵犯和病灶相互融合，边缘模糊；后者则边界清晰，多无结外侵犯和相互融合征象。

发生在 Waldeyer 环区的结外型淋巴瘤通常也不易同鳞状细胞癌区别。但如果结外型淋巴瘤病灶在多部位（除外淋巴结）显现，则两者的鉴别并不困难，因为头颈部鳞状细胞癌表现多发者极为罕见。总体而言，发生在颌面颈部的多发性疾患并不多见，一旦其在影像学检查上有所显示，则不应忽略诊断淋巴瘤的可能。因无特征性影像学表现，呈孤立性结外型表现的恶性淋巴瘤一般也难与其他软组织恶性肿瘤相鉴别。

参 考 文 献

1　刘复生主编.中国肿瘤病理学分册（下卷）.北京：科学技术文献出版社，2005：718, 721.

2　邱蔚六主编. 口腔颌面外科理论与实践. 北京：人民卫生出版社，1998：685.

3　Lister TA, Crowther D, Sutcliffe SB, et al. Report of a committee convened to discuss the evaluation and staging of patients with Hodgkin's disease: Cotswolds meeting. J Clin Oncol, 1989, 7：1630-1636.

4　Josting A, Wolf J, Diehl V. Hodgkin disease：prognostic factors and treatment strategies. Curr Opin Oncol, 2000, 12：403-411.

5　贾菲（Jaffe ES）等原著（周小鸽，陈树辉主译）.造血与淋巴组织肿瘤病理学和遗传学.北京：人民卫生出版社，2006：2-5，127-133.

6　Weber AL, Rahemtullah A, Ferry JA. Hodgkin and non-Hodgkin lymphoma of the head and neck：clinical, pathologic, and imaging evaluation. Neuroimaging Clin N Am, 2003, 13：371-392.

7　王平仲，余强，石慧敏等.头颈部非霍奇金淋巴瘤的 CT 表现.中华口腔医学杂志,1999,34：208-210.

8　Harnsberger HR, Bragg DG, Osborn AG, et al. Non-Hodgkin's lymphoma of the head and neck：CT evaluation of nodal and extranodal sites. AJNR Am J Neuroradiol, 1987, 8：673-679.

9　Lee YY, van Tassel P, Nauert C, et al. Lymphomas of the head and neck：CT findings at initial presentation. AJNR Am J Neuroradiol, 1987, 8：665-671.

10　DePena CA, Tassel P van, Lee YY. Lymphoma of the head and neck. Radiol Clin North Am, 1990, 28：723-743.

11　Som PM, Curtin HD. Head and neck imaging. 4th ed, St. Louis：Mosby, 2003：1945.

12　Harnsberger HR. Diagnostic imaging. Head and neck. Salt Lake：Amirsys，2004,Ⅲ：2-20-27.

（余　强）

第八节　其他软组织肿块(包括非肿瘤性病变)

本节所叙述的软组织肿块性病变内容和种类繁多。主要有以下几类：① 软组织炎症性病变、肉芽肿性病变和组织细胞异常增生性疾病；② 特殊类别软组织肿瘤；③ 来源不明的软组织肿瘤和瘤样病变等。

软组织炎症性病变、肉芽肿性病变和组织细胞异常增生性疾病主要包括蜂窝织炎(cellulitis)和脓肿（abscess）、结核（tuberculosis）、结节病(sarcoidosis)、嗜酸性粒细胞淋巴肉芽肿(eosinophilic lympho-granulomas)、牙龈瘤(epulis)和化脓性肉芽肿(pyogenic granuloma)、Wegener 肉芽肿（Wegener's granuloma)、结节病(sarcoidosis)、Castleman 病(Castleman disease)、Rosai-Dorfman 病(Rosai-Dorfman disease）和猫爪病（cat scratch disease)等。

类型特殊，且归属特殊的软组织肿瘤有畸胎瘤(teratoma)、恶性黑色素瘤(malignant melanoma)和颈淋巴结转移性肿瘤（metastatic tumor of cervical lymph node)。

组织来源不明或目前对其来源存有争议的软组织肿瘤类型较多，这些肿瘤大多起源于高度变异的原始细胞。发生在颌面颈部的组织来源不明的良性肿瘤和瘤样病变主要有肿瘤样钙质沉积症(tumoral calcinosis)、黏液瘤(myxoma)和淀粉样变性肿块(amyloid tumors)等。肿瘤样钙质沉积症主要发生于关节周围软组织，但于颞下颌关节周围却极为罕见。颌面颈部的黏液瘤主要发生于颌骨(见第二章第二节)，软组织黏液瘤则较为罕见。发生在颌面颈部的组织来源不明的恶性肿瘤主要有滑膜肉瘤(synovial sarcoma)、腺泡状软组织肉瘤(alveolar soft part sarcoma）和上皮样肉瘤（epithelioid sarcoma)等。本节主要叙述淀粉样变性肿块、滑膜肉瘤和腺泡状软组织肉瘤。

影像学检查上，超声、CT 和 MRI 均可作为软组织肿块性病变的主要检查方法。但在具体选择时应掌握以下原则：头颈部浅表部位的软组织病变应以超声检查为首选；CT 和 MRI 检查对于病变范围大、位置深在和具有多发特性的软组织病变更为适宜。此外，在选择各种影像检查方法时还应注意其内在特点。有时单一的影像检查方法并不能解决所有诊断问题，必须结合各影像检查技术的特性综合使用。

蜂窝织炎和脓肿

发生于颌面颈部软组织间隙的蜂窝织炎(cellulitis）通常起源于牙源性感染和腺源性感染。导致感染的病源菌主要是葡萄球菌(staphylococcus aureus)、链球菌(streptococcus viridans)和引起气性坏死最常见的病源菌——产气荚膜芽孢杆菌(clostridium perfringens)等。如蜂窝织炎继续发展并未能得到有效控制，则可形成脓肿(abscess)。蜂窝织炎和脓肿可发生于任何年龄，但有随年龄上升其发病也随之升高的规律可循，故其相对多见于老年人。

病理上，脓肿形成后其中心液体稠厚，多呈白绿色，脓液外被不规则形的纤维结缔组织厚壁所围绕。脓肿周围组织多呈水肿改变，并有大量炎性细胞浸润。

临床上，蜂窝织炎和脓肿的主要表现是颌面颈部区域的红、肿、热、痛。病变多呈弥漫状分布，有压痛,无清晰界限。一旦脓肿形成,尚可在病变区扪及波动感。颌面部咬肌肌群受累者可出现张口受限和感觉异常等症状。此外,除局部临床症状外,部分患者尚可有全身症状,如发热、畏寒和疲倦等。对蜂窝织炎主要以抗生素药物治疗为主;脓肿形成者尚可实行切开引流。多数患者经规范治疗后预后良好,无后遗症。极少数感染控制不佳者,可导致病变范围扩大(上至颅底和颅内,下通纵隔),严重者可危及患者生命。

超声、CT 和 MRI 均为评价颌面颈部软组织间隙蜂窝织炎和脓肿的主要影像学检查方法。超声检查多适用于部位浅表的蜂窝织炎和脓肿,但检查视野和范围均相对有限。CT 和 MRI 检查不仅适宜于范围广泛的软组织蜂窝织炎,且能明确病变对周围骨组织的影响。应该指出的是对可疑脓肿形成者应行增强 CT 或 MRI 检查,否则易造成误诊。

【影像学表现】

部位　颌面颈部蜂窝织炎最多见于颌面颈部软组织间隙,如咬肌间隙、腮腺间隙和下颌下间隙(因为这些软组织间隙与牙源性感染和腺源性感染密切相关)。此外,颊间隙、咽旁间隙、咽后间隙、颈动脉间隙、舌下间隙和翼腭间隙亦均可受累。

形态和边缘　蜂窝织炎的形态表现主要是软组织弥漫性肿大,多呈网状形式并取代或"污染"正常脂肪组织,病变边界和轮廓模糊不清。超声上可见病变后方回声增强,界限不清。脓肿多为不规则形肿块表现,增强 CT 和 MRI 上可见脓肿壁厚薄不均,且呈环状强化表现,边缘不规则。

内部结构　超声上,蜂窝织炎多呈混合性低回声表现,病变内部光点分布不均匀。平扫 CT 上,蜂窝织炎和脓肿多呈软组织密度改变。部分病变内部可见小泡状气体影。增强 CT 上,蜂窝织炎多呈不均匀强化表现;脓肿则表现为病变中央形成低密度单囊或多囊囊腔,病变周缘呈明显强化表现(图 5-117),有时可见气-液平面(图 5-118)。MRI 上,蜂窝织炎多主要表现为 T1WI 上的低或中等信号和 T2WI 上的略高信号。增强 MRI 上,病变内部多为不均匀强化表现。脓肿形成后,脓液在 CT 上呈低密度影;在 T1WI 上表现为低或中等信号;T2WI 上为高信号(图 5-119)。增强 CT 和 MRI 上,脓液不呈强化表现。

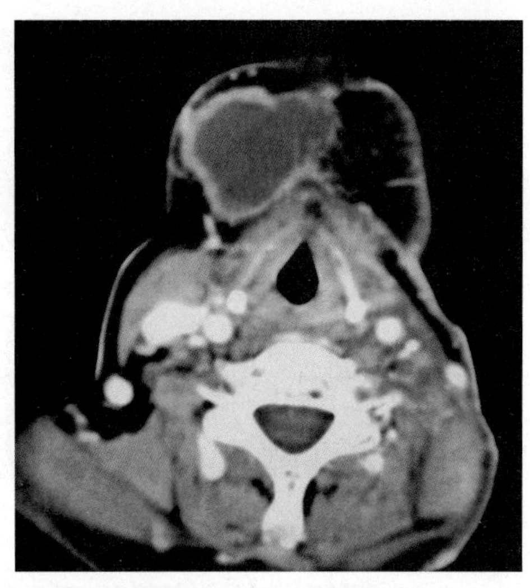

图 5-117　右颏下区脓肿(abscess in the right submental area)

横断面增强 CT 示右颏下区有囊性肿块形成。病变中心为低密度,边缘强化明显。

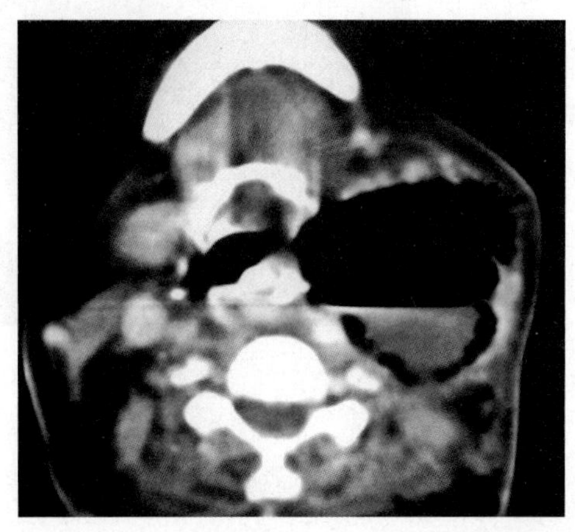

图 5-118　左颈部脓肿(abscess in the neck)

左下颌下间隙和颈动脉间隙区有异常肿块形成,内含大量气体,并见气-液平面。病变推左颈鞘内血管向内移位。

邻近结构侵犯和反应　牙源性感染导致的软组织间隙蜂窝织炎常伴有邻近颌骨的异常改变,即颌骨牙源性边缘性骨髓炎(odontogenic peripheral osteomyelitis of jaws)。下颌骨发生边缘性骨髓炎的几率明显高于上颌骨。咬肌间隙蜂窝织炎

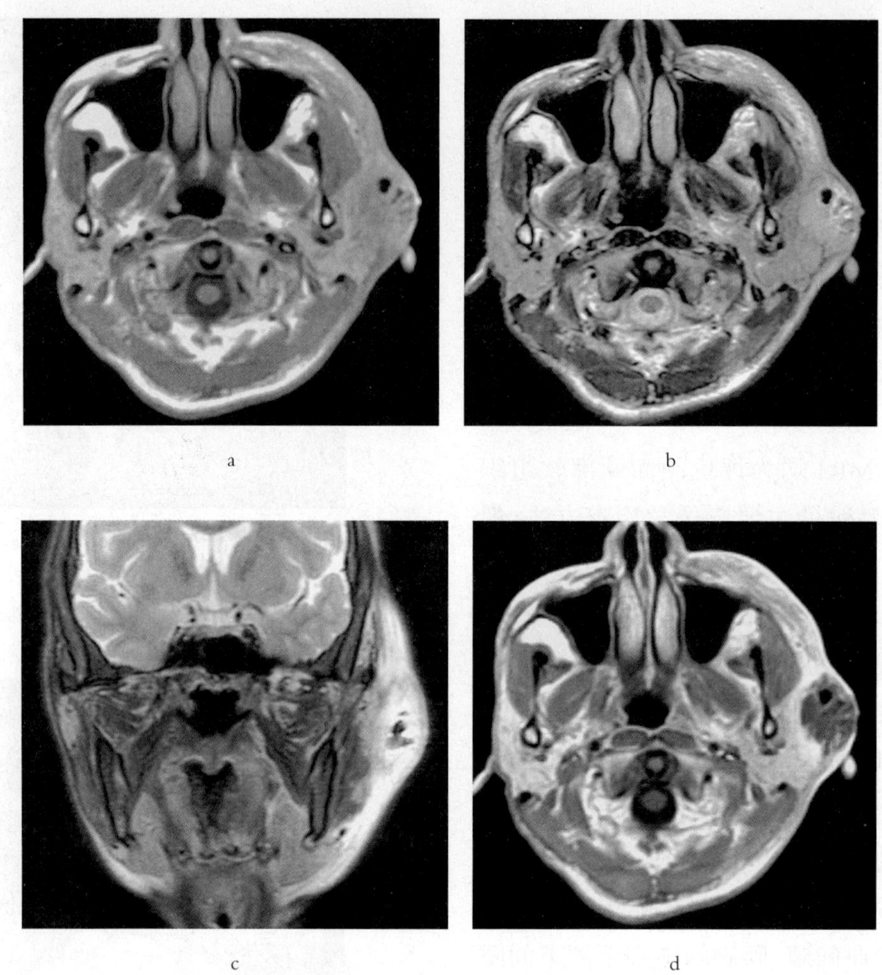

图 5-119　左腮腺脓肿(abscess in the right parotid gland)

MR 横断面 T1WI 图 a 示左腮腺区有不规则形肿块形成，呈中等信号改变，局部含低信号空气，边界不清。横断面 T2WI 图 b 和冠状面压脂 T2WI 图 c 示病变呈高信号，局部含低信号空气。Gd-DTPA 横断面增强 T1WI 图 d 示病变主体无明显强化表现，但含气病灶周围有环形强化。

是引起下颌骨边缘性骨髓炎的主要原因。X 线平片和 CT 上，可见下颌骨边缘外侧有层状骨膜反应线出现，下颌骨边缘骨皮质可明显增厚或部分缺损，病变界限不清。MRI 上，可见受累侧下颌骨骨髓有异常信号表现，即在 T1WI 上可见高信号骨髓被部分中等信号炎性病变影所取代。值得强调的是软组织间隙感染如累及颈动脉间隙和咽后间隙者可导致病变扩散至纵隔。

影像鉴别诊断　颌面颈部软组织间隙蜂窝织炎的影像学表现具有一定的特征性。结合临床病史和检查，一般不难给出准确诊断。影像学上，脓肿的表现有时与伴有中心液化坏死的淋巴结转移性肿瘤相似，但如在病变内有气泡或气-液平面显示则多提示脓肿形成。并且两者之间的起病原因、临床症状和体征表现多不相同。抗炎治疗后的效果也有明显差异。

参 考 文 献

1　Som PM, Curtin HD. Head and neck imaging. 4th ed, St. Louis: Mosby, 2003: 1989-1990.

2　马绪臣主编. 口腔颌面医学影像学. 北京：北京大学医学出版社, 2006: 196-197.

3　Harnsberger HR. Diagnostic imaging. Head and neck. Salt Lake: Amirsys, 2004, Ⅲ: 6-12-14.

结核

结核(tuberculosis)是机体感染结核分支杆菌后发生的以组织中形成结核结节和干酪性坏死为特征的传染性疾病。结核可累及机体的任何脏器,但人类以肺为主要受累器官。头颈部结核主要发生在淋巴结,约占90%以上。流行病学分析显示:颈部淋巴结结核约占颈部淋巴结肿大性病变的5%;在全身结核中,颈部淋巴结结核约占1%~2%;颈部淋巴结结核是最常见的肺外结核,约占15%;约40%~70%的头颈部淋巴结结核患者伴有肺结核。颈部淋巴结结核多见于20~30岁成年人。无种族和性别差异。研究显示:肺外结核的构成比在免疫缺陷症患者(尤其是AIDS病患者)已有明显上升。除颈部淋巴结结核外,结核尚可原发于头颈部其他部位,如口腔黏膜、鼻窦、腮腺、咽、喉、眼和甲状腺等,但均少见。

颈部淋巴结结核的病理表现一般随其病变演变,可经历以下3期:肉芽肿形成期;肉芽肿形成伴中心坏死期(干酪性坏死);纤维钙化形成期。影像学检查结果也与此3期相对应,呈现出多种不同的表现形式。有时,上述各期表现可在同一病灶内相互重叠,如钙化出现在肉芽肿形成伴中心坏死期。

临床上,颈部淋巴结结核主要表现为颈部无痛性肿块。诊断颌面颈部结核通常需包括以下检查:胸部X线检查显示活动或静止期结核病灶;皮肤结核菌素试验;涂片检查;适宜的体液培养。必要时可通过手术切除法进行组织病理检查,以明确诊断。一般而言,正规的抗结核治疗对颌面颈部结核多有效果。

超声、CT和MRI均可作为颈部淋巴结结核的影像学检查方法。超声检查具有操作方便的优点,超声和CT的特点是能清晰显示病灶内部的钙化成分。MRI则相反,虽不能显示病变内钙化,但却具有更好的组织信号对比。CT和MRI均能提供较为完整的视野以明确病变与周围组织的关系,并可进行两侧对比,明确颌面颈部其他部位有无异常。此外,CT在显示淋巴结结核病变内部多个低密度小囊性病灶上较MRI清晰。

【影像学表现】

部位　颈部淋巴结结核的好发部位通常在颈后三角区淋巴结和颈内静脉旁淋巴结,其次是颏下和下颌下淋巴结。病变可单发,也可多发。

形态和边缘　单发性颈部淋巴结结核呈类圆形肿块表现;多发性颈部淋巴结结核呈多个类圆形肿块表现,且可形成融合性肿块。病变边界可清晰,也可为模糊表现。边缘模糊不清者常提示病变有包膜外渗出或侵犯。增强CT和MRI上,有液化坏死的结核病变之边缘多呈明显强化表现。

内部结构　颈淋巴结结核的内部结构变化因病变所处时期不同而异。① 肉芽肿形成期,超声上病变多表现为实性均匀低回声;CT上则表现为均匀软组织密度;MRI上病变多表现为T1WI上的中等信号和T2WI上的高信号;增强CT和MRI上病变多呈均匀强化表现(图5-120)。② 肉芽肿形成伴中心坏死期,超声上病变内可出现液性暗区(图5-121、5-122);CT上可见病变中心内出现低密度液化坏死区,此低密度区可以是单囊表现(图5-121),也可以是多囊表现(图5-123、5-124);MRI上病变呈T1WI上的低信号和T2WI上的高信号(图5-121、5-125)。部分病变在此期也可有钙化表现(图5-124)。③ 纤维钙化形成期(多为结核治疗后改变),超声上病变为实性低回声,可见钙化;CT上可见软组织密度病变内有高密度钙化斑点;MRI上病变多表现为T1WI和T2WI上的低或中等信号。Moon等认为CT上淋巴结结核内的低密度改变与病理上的干酪性坏死相对应,且明显多见于活动性淋巴结结核。Lee等CT研究显示颈部淋巴结结核呈实性软组织密度者少见,多数病灶

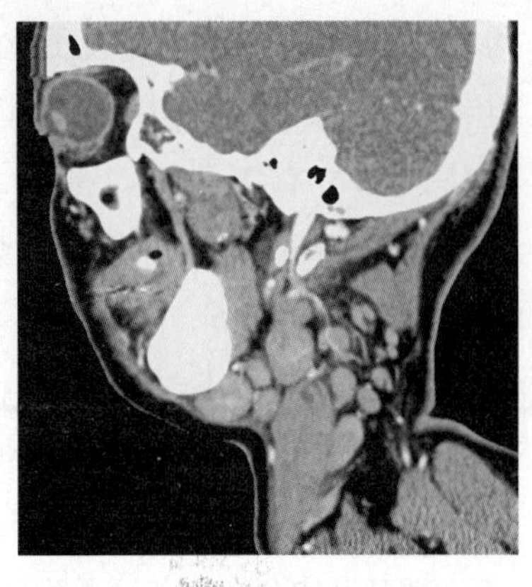

a

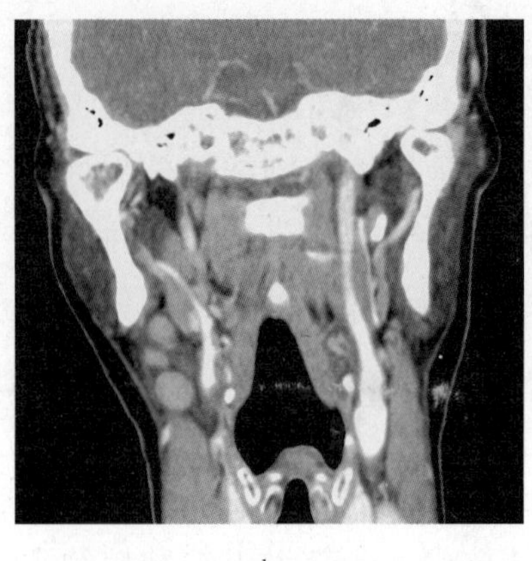

b

图 5–120　右颈部淋巴结结核(tuberculosis in the lymph nodes of right neck)

增强 CT 矢状面重建图 a 和冠状面重建图 b 示右侧颈部有多个直径大于 1 cm 的实性软组织肿块形成,边界清晰。

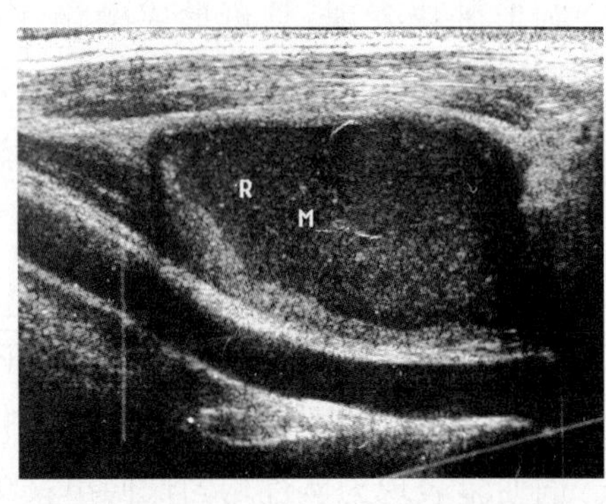

a

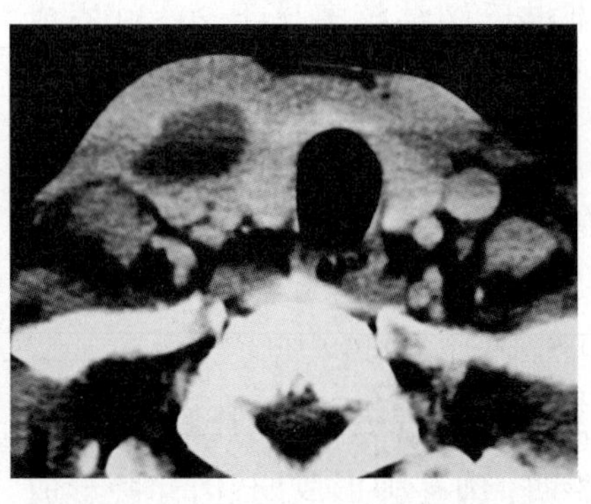

b

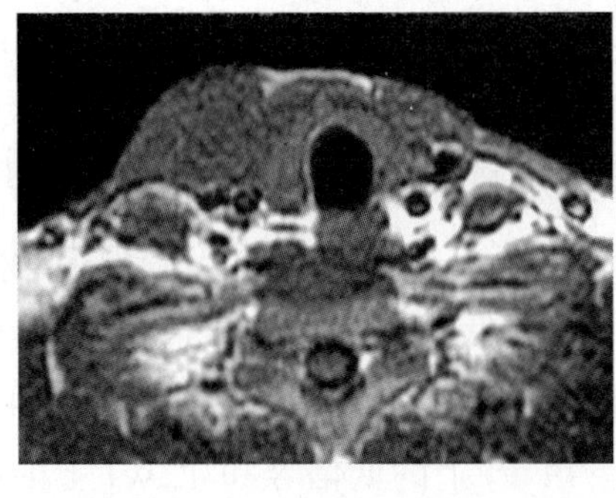

c

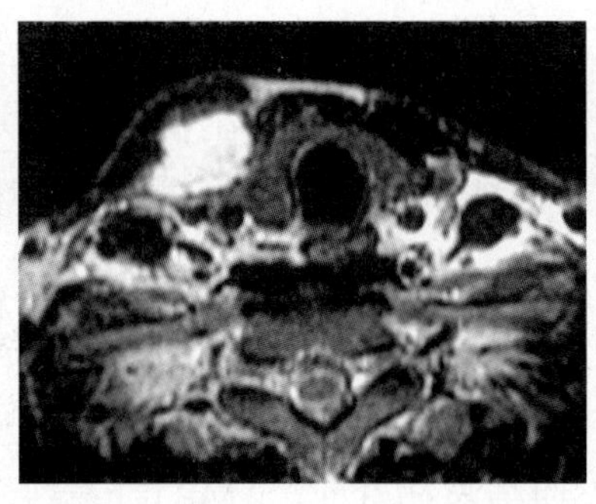

d

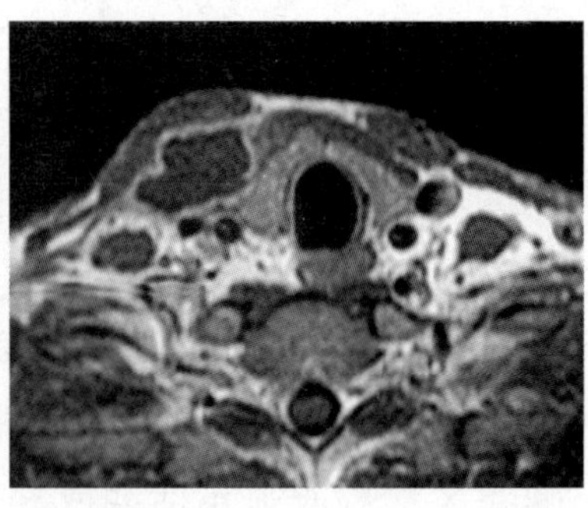

e

图 5–121　右颈下部淋巴结结核(tuberculosis in the lymph nodes of right neck)

超声图示图 a 右颈根部有类圆形混合性低回声肿块,分布不均匀,后方回声衰减,肿块境界尚清晰,无包膜反射光带。横断面平扫 CT 图 b 右颈下部有囊性低密度病变，边界清晰。MR 横断面 T1WI 图 c 示病变呈中等信号。横断面 T2WI 图 d 示病变为均匀高信号。Gd–DTPA 横断面增强 T1WI 图 e 示病变中心无强化,边缘呈环形强化。

表现为中心低密度(即肉芽肿形成伴中心坏死期结核最常见)。Kim 等认为颈部淋巴结结核灶内出现钙化者少见。淋巴结结核内的钙化于活动性结核与非活动性结核病灶中均有显示,但后者较前者明显多见。此外,有研究者认为 CDFI 上淋巴结结核的淋巴门结构可以有血管分布或无血管分布。

邻近结构侵犯和反应　颈部淋巴结结核对周围组织侵犯者少见。部分有包膜外渗出的病变可见其与周围肌肉、涎腺(腮腺和下颌下腺)和血管组织

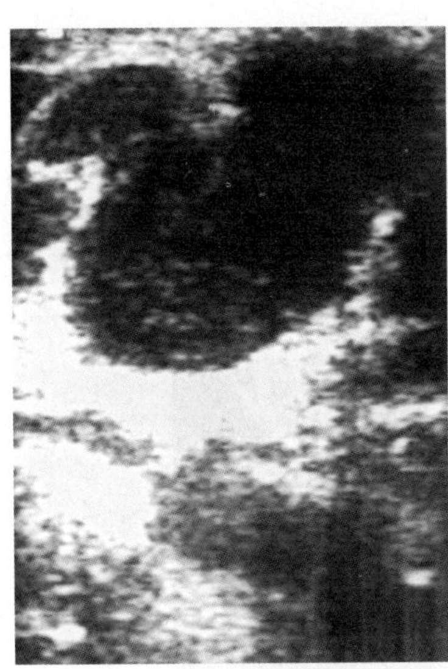

图 5-122 左颈部淋巴结结核（tuberculosis in the lymph nodes of left neck）

超声图示左颈部有混合性低回声肿块，部分为暗区样低回声，未见钙化灶，后方回声增强，境界清晰，有包膜反射光带。

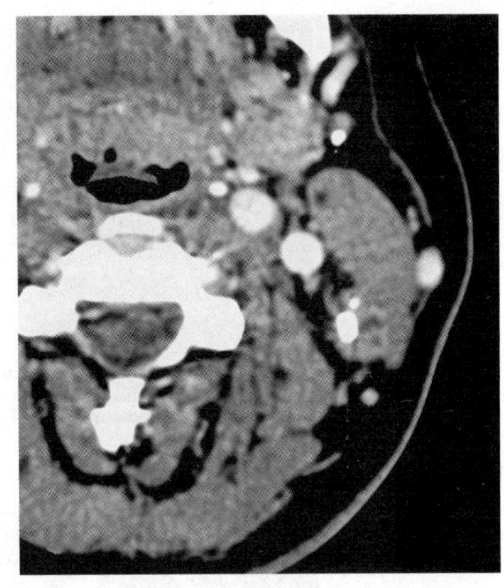

图 5-124 左颈部淋巴结结核（tuberculosis in the lymph nodes of left neck）

横断面增强 CT 示左颈后三角区有多囊混合密度肿块形成，内有点状钙化，边界欠清。

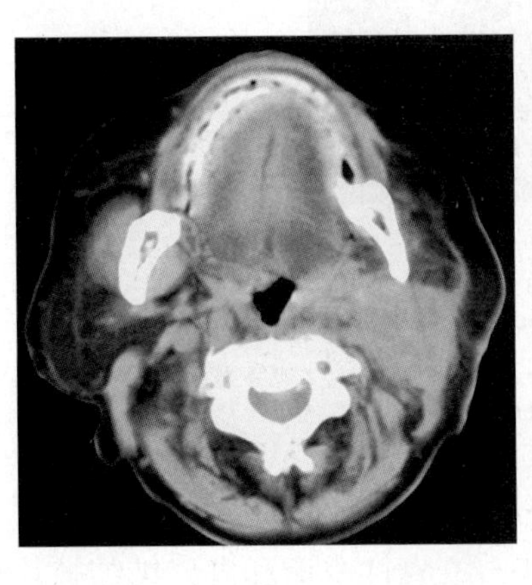

a

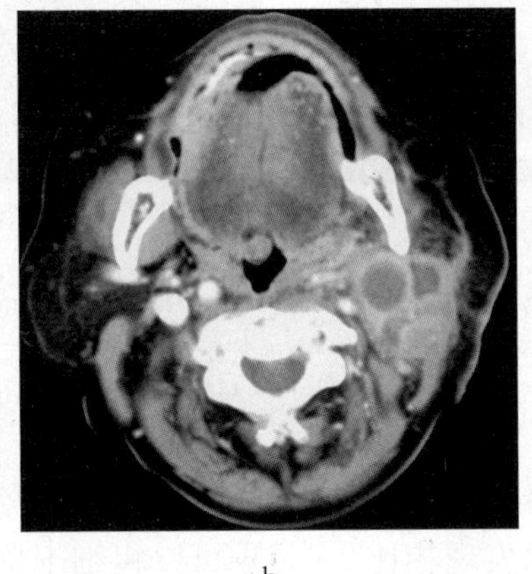

b

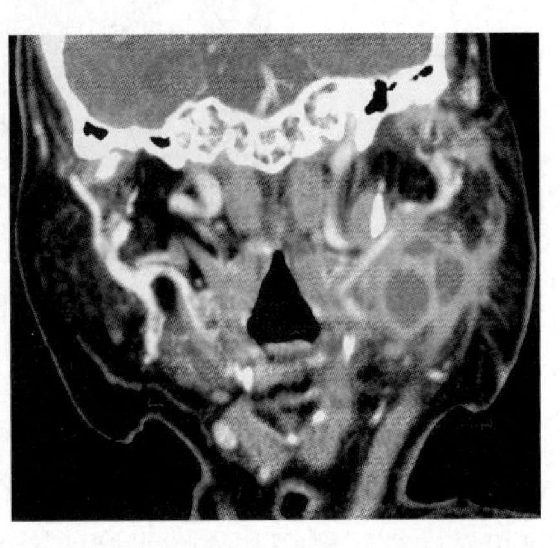

c

图 5-123 左腮腺区淋巴结结核（tuberculosis in the lymph node of left parotid gland）

横断面平扫 CT 图 a 示左腮腺深叶有软组织肿块形成，界限不清。横断面增强 CT 图 b、增强 CT 冠状面重建图 c 示病变部分呈多囊状改变，部分呈实性强化改变。囊性病变区边缘强化明显。

分界欠清晰。肌肉、涎腺和血管的外形轮廓基本存在。有时可见肿大的淋巴结压迫血管，致其变形（多见于颈内静脉）。

影像鉴别诊断　有研究者认为颈部淋巴结结核的影像学表现并无特征性，故很难将其同其他病变相区别，尤其是淋巴结转移性病变。笔者认为虽然两者的影像表现有重叠之处，但颈部淋巴结结核的下列表现很少见于颈部淋巴结转移性病变：① 淋巴结内可有钙化显示（甲状腺癌转移除外）；② 淋巴结内可显示有多个小囊状液化坏死；③ 淋巴结的增强边缘多呈厚而不规则表现；④ 超声上可有淋巴门结构显示。

除颈部淋巴结转移性病变外，应与颈淋巴结结核鉴别的疾病还有淋巴结炎、恶性淋巴瘤、脓肿、囊性神经鞘瘤和囊性水瘤等。与颈部恶性淋巴瘤和淋巴结炎的影像表现相比，呈实性密度或信号改变的颈淋巴结结核并无特征性。但临床表现有时对淋巴结炎和结核的鉴别诊断或有帮助，因为颈淋巴结炎

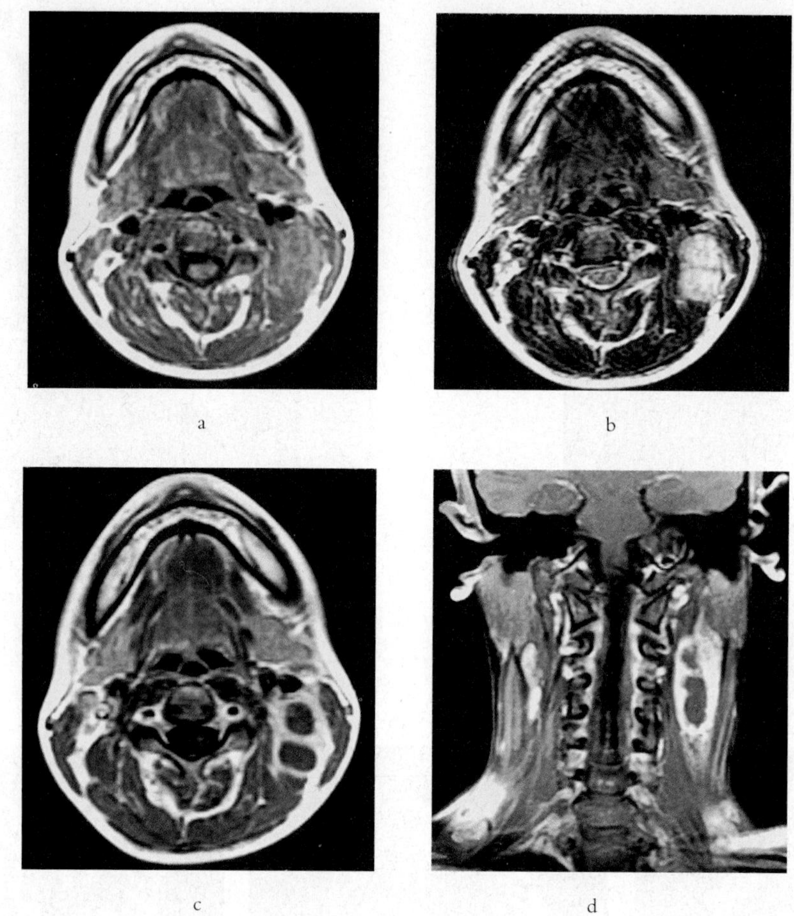

图 5-125　左颈部淋巴结结核(tuberculosis in the lymph nodes of left neck)

MR 横断面 T1WI 图 a 示左颈后三角区病变呈中等信号,左颈鞘血管被推前移。横断面 T2WI 图 b 示病变为多囊高信号改变,边界清晰。Gd-DTPA 增强横断面图 c 和冠状面图 d T1WI 示病变中心无强化,囊隔和病变边缘强化明显。

多表现为疼痛性肿块，抗炎治疗后多效果明显。与脓肿和囊性神经鞘瘤和囊性水瘤的影像表现相比，呈囊性密度或信号改变的颈部淋巴结结核有以下特点可作为鉴别诊断的重要依据：① 脓肿和囊性神经鞘瘤多为单囊表现形式,内部无分隔,而呈液化坏死表现的淋巴结结核可以是多囊形式,其间分隔可以粗细不均；② 囊性水瘤和淋巴结结核均可以是多囊表现形式,但囊性水瘤的病灶直径一般大于淋巴结结核,所分隔的各囊腔也较大,且其分隔纤细。

参 考 文 献

1　Nalini B, Vinayak S. Tuberculosis in ear, nose, and throat practice: its presentation and diagnosis. Am J Otolaryngol, 2006, 27: 39-45.

2　Lee KC, Schecter G. Tuberculous infections of the head and neck. Ear Nose Throat J, 1995, 74: 395-399.

3　Munck K, Mandpe AH. Mycobacterial infections of the head and neck. Otolaryngol Clin North Am, 2003, 36: 569-576.

4　Robson CD. Imaging of granulomatous lesions of the neck in children. Radiol Clin North Am, 2000, 38: 969-977.

5　Weber AL, Siciliano A. CT and MR imaging evaluation of neck infections with clinical correlations. Radiol Clin North Am, 2000, 38: 941-968.

6　Moon WK, Han MH, Chang KH, et al. CT and MR imaging of head and neck tuberculosis. Radiographic, 1997, 17: 391-402.

7　Lee Y, Park KS, Chung SY. Cervical tuberculous lymphadenitis: CT findings. J Comput Assist Tomogr, 1994, 18: 370-375.

8　Kim YJ, Sung KJ, Kim MS, et al. CT manifestations of cervical tuberculous lymphadenitis. J Otolaryngol, 1993, 22: 321-325.

9　Moon WK, Im JG, Yeon KM, et al. Mediastinal tuberculous lymphadenitis:

CT findings of active and inactive disease. AJR Am J Roentgenol, 1998, 170: 715-718.

10 Ahuja A, Ying M, Yuen YH, et al. Power Doppler sonography of cervical lymphadenopathy. Clin Radiol, 2001, 56: 965-969.

嗜酸性粒细胞淋巴肉芽肿

嗜酸性粒细胞淋巴肉芽肿(eosinophilic lymphogranulomas)是中国学者金显宅首先于1937年报道。此病又称嗜酸性粒细胞增生性淋巴肉芽肿(eosinophilic proliferative lymphogranulomas)、Kimura病(Kimura disease)、血管淋巴样增生伴嗜酸性粒细胞浸润(angiolymphoid hyperplasia with eosinophilia)、上皮样血管瘤(epithelioid haemangioma)、伴嗜酸性粒细胞和淋巴滤泡的结节性血管母细胞增生(nodular angioblastic hyperplasia with eosinophilia and lymphofolliculosis)、皮下血管母细胞性淋巴样增生伴嗜酸性粒细胞浸润(subcutaneous angioblastic lymphoid hyperplasia with eosinophilia)和炎性血管瘤样结节(inflammatory angiomatoid nodule)。

有关本病是肿瘤抑或是慢性反应性炎性病变尚存争议。认为本病属于慢性反应性炎性病变者的依据是:部分患者有外伤史;病变围绕受损的大血管;内有明显的炎性成分。嗜酸性粒细胞淋巴肉芽肿发生于皮下者多与肌性动脉有关。大多数病例伴有显著的炎性细胞成分,嗜酸性粒细胞是其固有特征。本病属于少见病变,多见于东亚地区,发病的高峰年龄在20~40岁之间,男性略多见。嗜酸性粒细胞淋巴肉芽肿好发于头颈部。

病理上,本病呈典型肉芽肿结构表现,其特征为病变内既有血管成分又有炎性细胞成分。炎性细胞主要是嗜酸性粒细胞和淋巴细胞呈灶性或弥漫性浸润。病变内部有明显的血管增生,血管形态幼稚,内衬饱满的上皮样(组织细胞样)内皮细胞,缺乏分化好的管腔。

临床上,病变主要表现为软组织无痛性肿块,病程较长。患区可有皮肤瘙痒和色素沉着。部分患者的病损可以出现表皮剥脱和出血。部分病例可有外周血嗜酸性粒细胞增多。血清学检查可有IgE升高。对本病的治疗尚缺乏明显有效的手段。放射治疗是目前应用较多的方法之一。因为部分病变具有弥漫分布特点,采用手术有时很难保证完全切除病灶。类固醇和羟基保泰松可使病变迅速变小,但时效短暂。

超声、CT和MRI均为颌面颈部嗜酸性粒细胞淋巴肉芽肿的主要影像学检查方法。有文献报道采用铊-201SPECT和^{18}F-FDG-PET检查嗜酸性粒细胞淋巴肉芽肿者。

【影像学表现】

部位　颌面颈部的腮腺和淋巴结是嗜酸性粒细胞淋巴肉芽肿的好发部位。该病变可同时累及多个淋巴结。腮腺咬肌区嗜酸性粒细胞淋巴肉芽肿可合并皮肤或皮下组织同时受累。

形态和边缘　影像学上,嗜酸性粒细胞淋巴肉芽肿的病变形态一般有两种表现:弥漫状和类圆形肿块。腮腺、皮肤或皮下组织的嗜酸性粒细胞淋巴肉芽肿多呈弥漫性肿块表现,边界模糊。位于颈部淋巴结的病变则多呈类圆形肿块形态,边界较清晰,增强CT上可见病变边缘呈环形强化。

内部结构　超声上,病变多呈不均匀低回声表现(图5-126)。有人描述位于皮下组织的病变可呈"毛衣"样声质表现。平扫CT上,病变多为软组织密度表现;增强CT上,病变可无明显强化(图5-127)或为轻度至中度强化表现(图5-128)。MRI上,嗜酸性粒细胞淋巴肉芽肿的信号表现多样,可以是T1WI上的不均匀低等信号和T2WI上的略高信号或明显高信号(图5-129);也可以在T1WI和T2WI上均表现为高信号。后者多见于皮肤和皮下组织病损。增强MRI上,多数病变呈轻度或中度强化表现(图5-129)。病变内部可出现低信号影。

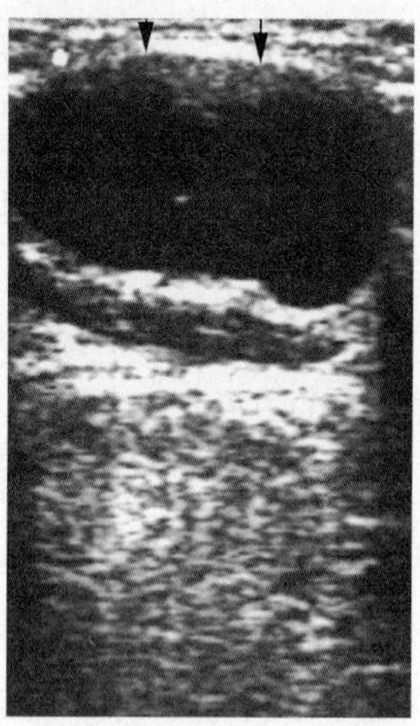

图 5-126 左下颌下区嗜酸性粒细胞淋巴肉芽肿（eosinophilic lympho-granulomas in the left submandibular space）

超声图示左下颌下腺前缘有类圆形混合性低回声（黑箭头），病变主体为暗区样低回声，肿块后方回声增强，境界清晰，有包膜反射光带。

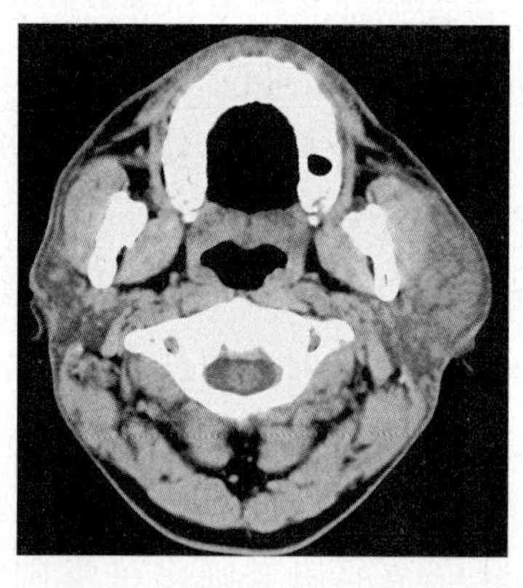

a

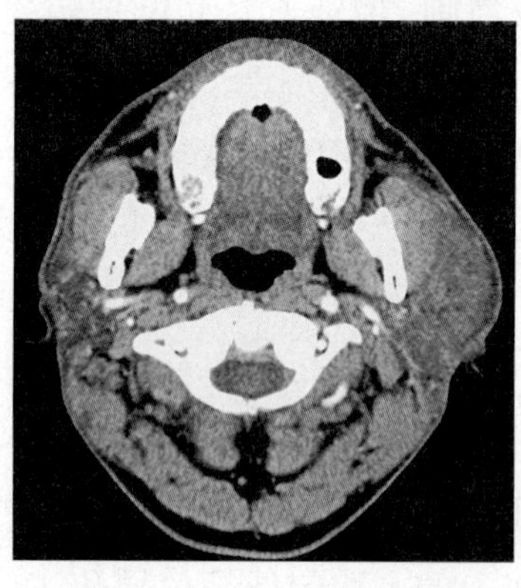

b

图 5-127 左腮腺嗜酸性粒细胞淋巴肉芽肿（eosinophilic lympho-granulomas in the left parotid gland）

横断面平扫 CT 图 a 示左腮腺区有弥漫性软组织异常增生影。边界不清。横断面增强 CT 图 b 示病变强化不明显。

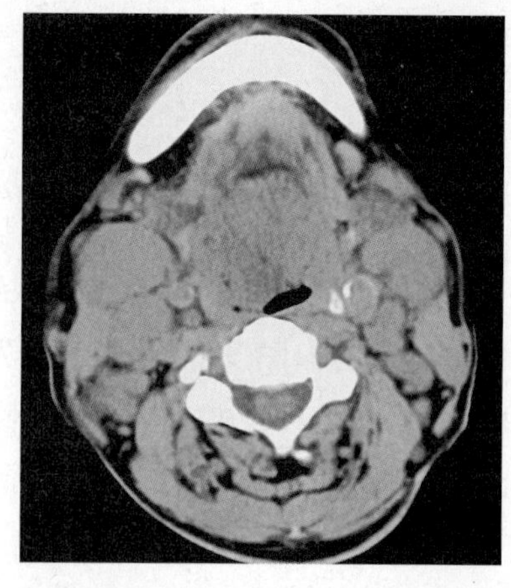

a

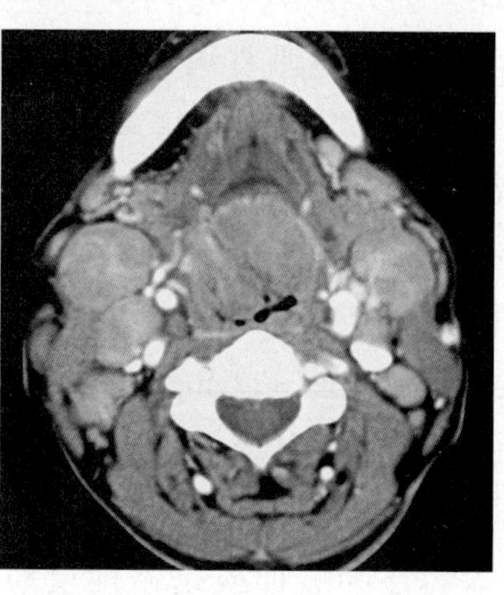

b

图 5-128 双侧颈部淋巴结嗜酸性粒细胞淋巴肉芽肿（eosinophilic lympho-granulomas in the lymph nodes of bilateral neck）

横断面平扫 CT 图 a 示双侧颈部有多发性实性软组织肿块形成。边界清晰。横断面增强 CT 图 b 示病变内有不均匀强化表现。

此低信号影或与病变内的流空血管有关；或与病变内的纤维组织相对应。SPECT 检查显示病变可高摄取铊-201，形成浓聚现象。PET 显示病变可摄取 ^{18}F-FDG，呈弥漫状浓聚表现。

邻近结构侵犯和反应 嗜酸性粒细胞淋巴肉芽肿属于良性病变，通常不会对其周围骨组织形成侵犯。位于腮腺或下颌下腺区的嗜酸性粒细胞淋巴肉芽肿常可侵犯其周围皮肤或皮下组织；位于颈后三角和下颌下区的淋巴结嗜酸性粒细胞淋巴肉芽肿可压迫颈鞘内血管。

影响鉴别诊断 应与颌面颈部嗜酸性粒细胞淋巴肉芽肿鉴别的疾患主要有弥漫性神经纤维

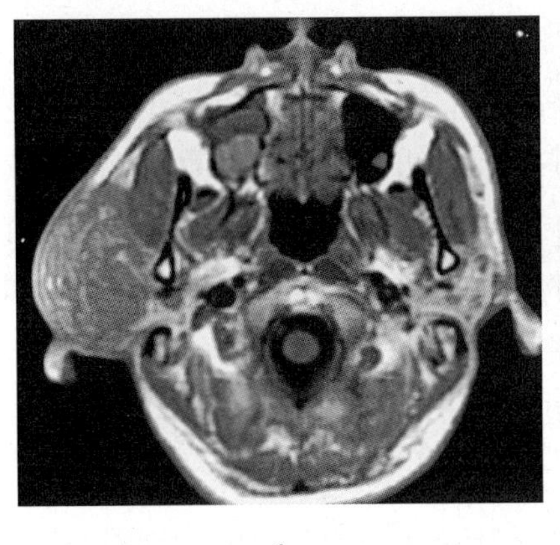
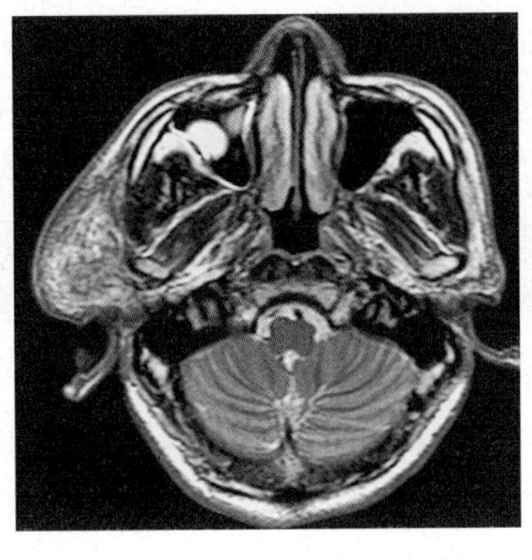
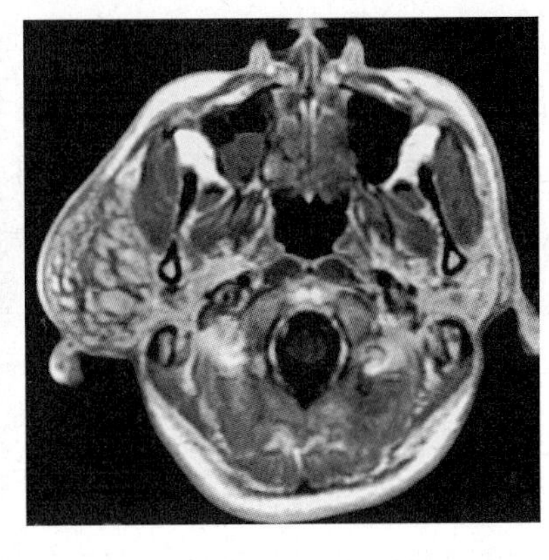

a b c

图 5-129 右腮腺嗜酸性粒细胞淋巴肉芽肿(eosinophilic lympho-granulomas in the right parotid gland)

MR 横断面 T1WI 图 a 示右腮腺区弥漫肿大性病变呈中等信号和高信号混合,边界不清。横断面 T2WI 图 b 上,病变呈混合高信号。Gd-DTPA 增强横断面 T1WI 图 c 示病变呈网格状改变,实性部分呈强化表现。

瘤、软组织恶性肿瘤和炎症性病变等。和弥漫性神经纤维瘤一样,嗜酸性粒细胞淋巴肉芽肿也可表现为边界模糊的皮肤或皮下组织弥漫性病损。但在嗜酸性粒细胞淋巴肉芽肿病灶中几乎没有囊性变、"靶征"和颅颌面骨形态异常等体现弥漫性神经纤维瘤特征的征象出现。弥漫性神经纤维瘤的病变范围通常较嗜酸性粒细胞淋巴肉芽肿更广泛。同样,界限模糊的软组织弥漫性病变还可见于软组织恶性肿瘤,但和软组织恶性肿瘤不同的是嗜酸性粒细胞淋巴肉芽肿几乎不侵犯与之相邻的骨组织。颌面颈部的蜂窝织炎也可表现为界限不清晰的弥漫性病变并伴有淋巴结肿大,然而与之不同的是嗜酸性粒细胞淋巴肉芽肿起病缓慢,病程较长,且无明显抗炎治疗效果。无论治疗有效与否,蜂窝织炎在短期内均可出现较大的影像学变化:或出现液化坏死,以至脓肿形成;或病变范围局限,以至完全吸收痊愈。

参 考 文 献

1 Fetsch JF, Weiss. Observations concerning the pathogenesis of epithelioid hemangioma (angiolymphoid hyperplasia). Mod Pathol, 1991, 4: 449-455.

2 Olsen TG, Helwig EB. Angiolymphoid hyperplasia with eosinophilia. A clinicopathologic study of 116 patients. J Am Acad Dermatol, 1985, 12; 781-796.

3 Nagamachi S, Hoshi H, Ohnishi T, et al. Tl-201 SPECT in Kimura's disease involving the parotid glands and cervical nodes. Clin Nucl Med, 1996, 21: 125-128.

4 Wang TF, Liu SH, Kao CH, et al. Kimura's disease with generalized lymphadenopathy demonstrated by positron emission tomography scan. Intern Med, 2006, 45: 775-778.

5 Som PM, Biller HF. Kimura disease involving parotid gland and cervical nodes: CT and MR findings. J Comput Assist Tomogr, 1992, 16: 320-322.

6 Takahashi S, Ueda J, Furukawa T, et al. Kimura disease: CT and MR findings. AJNR Am J Neuroradiol, 1996, 17: 382-385.

7 Ching AS, Tsang WM, Ahuja AT, et al. Extranodal manifestation of Kimura's disease: ultrasound features. Eur Radiol, 2002, 12: 600-604.

8 Hiwatashi A, Hasuo K, Shiina T, et al. Kimura's disease with bilateral auricular masses. AJNR Am J Neuroradiol, 1999, 20: 1976-1978.

9 Choi JA, Lee GK, Kong KY, et al. Imaging findings of Kimura's disease in the soft tissue of the upper extremity. AJR Am J Roentgenol, 2005, 184: 193-199.

10 Oguz KK, Ozturk A, Cila A. Magnetic resonance imaging findings in Kimura's disease. Neuroradiology, 2004, 46: 855-858.

牙龈瘤和化脓性肉芽肿

牙龈瘤(epulis)一词源于希腊文,意指"龈上肿块"。目前多指发生于牙龈的有特定内涵的病损。多数观点认为牙龈瘤的发生与机械性和慢性炎性刺激有关,部分与内分泌有关。组织学上,曾分牙龈瘤为肉芽肿性牙龈瘤(granulomatous epulis)、血管性牙龈瘤 (vascular epulis) 和纤维性牙龈瘤(fibrous epulis)。其中,肉芽肿性牙龈瘤又称化脓性肉芽肿(pyogenic granuloma), 而妊娠性龈瘤(pregnancy epulis or epulis gravidarum)多属于血管性牙龈瘤。牙龈瘤除上述内容外, 尚有先天性牙龈瘤(congenital epulis),此病多见于女性新生儿,属罕见病例,诊断多不涉及影像学检查。

有关化脓性肉芽肿的定义至今尚未统一。以往的观点多认为化脓性肉芽肿是组织对非特异性感染的一种反应。2005 年,WHO 定义本病为来源于血管的良性肿瘤,并将化脓性肉芽肿和妊娠性龈瘤一并归为良性血管性肿瘤。最近的细胞遗传学研究也支持化脓性肉芽肿是血管性肿瘤,而非反应性病变。化脓性肉芽肿的同义名有小叶性毛细血管瘤(lobular capillary heamangioma)、毛细血管瘤(capillary heamangioma)、海绵状血管瘤(cavernous heamangioma)和妊娠性龈瘤。化脓性肉芽肿的病因可能与损伤和激素(妊娠或使用口服避孕药)有关。该病的好发部位为头颈部,其次是躯干、上肢和下肢。就口腔颌面部而言,化脓性肉芽肿和妊娠性龈瘤主要发生在牙龈。本病可发生于任何年龄,但好发于男性儿童和青少年、育龄期妇女。40 岁以后,男女发病比例基本相同。

大体病理上,化脓性肉芽肿多表现为黏膜下红色或蓝色扁平或息肉样病变,质地软,表面常有溃疡形成。镜下见,病变多为局灶性血管瘤表现,根据血管大小可分为毛细血管瘤和海绵状血管瘤。化脓性肉芽肿多指在上述血管瘤病损上出现溃疡性和炎症性病变。

临床上,化脓性肉芽肿常发生于皮肤和口腔黏膜。病变主要表现为红色无痛性和出血性有蒂或无蒂肿块,表面可形成浅表性溃疡。根据病变所在口腔颌面部位置的不同, 其临床其他表现也各异,如位于鼻窦者可出现鼻塞和类似于鼻窦炎之症状。手术切除是治疗本病的主要方法。但如果病变与妊娠有关,则于分娩后其多会自行消退。

位置浅表,表现为牙龈瘤的化脓性肉芽肿多无需通过影像学检查即可予以明确诊断。如行影像学检查,其目的主要在于明确病变范围,了解其对周围组织结构的影响。如 X 线平片检查可明确病变对牙槽骨的影响。对于位置深在的化脓性肉芽肿性,CT 和 MRI 是其主要影像检查手段。

【影像学表现】

部位 口腔颌面部化脓性肉芽肿最常见于牙龈,依此为唇、舌、颊、鼻腔、鼻咽和鼻窦黏膜。

形态和边缘 化脓性肉芽肿多为类圆形肿块表现,与息肉形态类似。病变边界清晰。

内部结构 CT 上,化脓性肉芽肿表现为异常软组织密度肿块,多数病变在增强 CT 上呈明显强化表现(图 5-130)。MRI 上,病变多呈 T1WI 上的中等信号;T2WI 和增强 T1WI 上的高信号。病变的密度和信号分布均匀。

邻近结构侵犯和反应 一般情况下, 少见化脓性肉芽肿对周围邻近组织和结构有侵犯表现。部分位于牙龈的化脓性肉芽肿可引起牙槽骨破坏吸收,类似于“扇形”,骨破坏边界可清晰或不清晰。位于鼻腔的化脓性肉芽肿可吸收鼻中隔和鼻窦骨壁。

影像鉴别诊断 位于牙龈的化脓性肉芽肿应与牙龈鳞状细胞癌鉴别。临床上, 两者的外观形态、生物学行为和生长方式均有明显不同。但有时两者的影像表现却十分相似,鉴别较为困难。根据以往的经验, 化脓性肉芽肿虽可导致牙槽骨的破坏吸收,但多以弧形压迫性表现为主,边界清晰。而牙龈鳞状细胞癌所引起的牙槽骨破坏多以溶解吸收表现为主,边界模糊。位于头颈部其他部位的化脓性肉芽肿有时也易与某些恶性肿瘤相混淆。影像学上, 虽然多数化脓性肉芽肿的影像表现并不提示其有恶性征象,但对有些显示恶性征象者,则鉴别诊断相当困难。必须结合临床表现或需行切除病理活检。

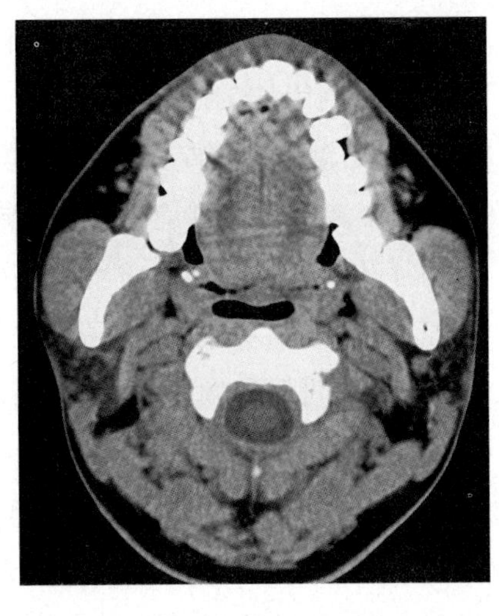

a

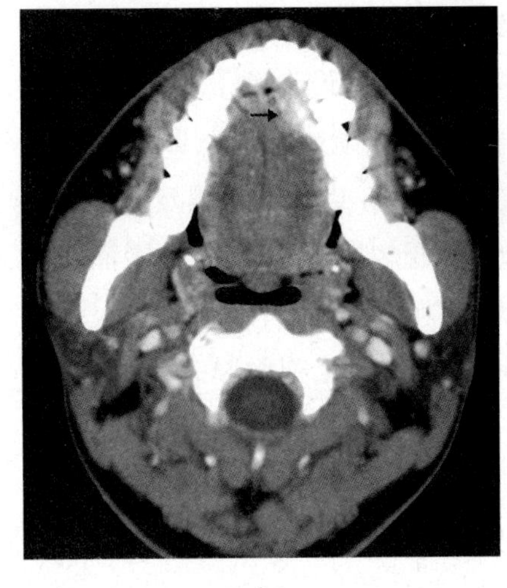

b

图 5-130　左下牙龈化脓性肉芽肿（pyogenic granuloma of the left mandibular gingiva）

横断面平扫 CT 图 a 上未见明显异常。横断面增强 CT 图 b 示左下前牙区牙龈肿块呈强化表现（黑箭头），边界欠清。

参 考 文 献

1　Truss L, Dobin SM, Donner LR. Deletion　(21)(q21.2 q22.12) as a sole clonal cytogenetic abnormality in a lobular capillary hemangioma of the nasal cavity. Cancer Genet Cytogenet, 2006, 170：69-70.

2　Patrice SJ, Wiss K, Mulliken JB. Pyogenic granuloma　(lobular capillary hemangioma)：a clinicopathologic study of 178 cases. Pediatr Dermatol, 1991, 8：267-276.

3　Kerr DA. Granuloma pyogenicum. Oral Surg, 1951, 4：158-176.

4　马绪臣主编. 口腔颌面医学影像学. 北京：北京大学医学出版社,2006：203-204.

5　Elkhoury J, Cacclullo DA, Tatakis DN, et al. undifferentiated malignant neoplasm involving gingival：a case report. J Periodontol, 2004, 75：1295-1299.

6　Wyatt MF, Finlayson CJ, Moore-Gillon V. Kaposi's sarcoma masquerading as pyogenic granuloma of the nasal mucosa. J Laryngol Otol, 1998, 112：280-282.

Wegener 肉芽肿

Wegener 肉芽肿（Wegener granuloma）又名中线不愈合性肉芽肿（midline non-healing granuloma），是一种免疫球蛋白介导的炎症性病变。累及上下呼吸道的Wegener 肉芽肿是一种非肿物性、非特异性的坏死性血管炎，且可引起血管球性肾炎。Wegener 肉芽肿的病因不明，可能和自身免疫性疾病有关。本病属于罕见性疾病，多好发于 40~60 岁男性。90%的患者首发症状在头颈部。病变进展后尚可累及肺、肾和皮肤，甚至可伴发颅内异常。疾病初起之时，病灶可仅局限于上呼吸道，以后可发展为全身性病变。头颈部 Wegener 肉芽肿的主要发生部位在鼻腔和鼻窦。

大体病理上，病变早期为弥漫性溃疡，并多伴有结盖。病变进展期，鼻中隔溃疡和增生可形成“鞍鼻”（saddle nose）畸形。镜下见，Wegener 肉芽肿有 3 种表现：血管炎、非干酪性坏死和肉芽肿性炎症。对本病的确诊主要依靠活检病理。

临床上，Wegener 肉芽肿主要表现为鼻阻塞、鼻衄、非特异性鼻腔和鼻窦炎症。继而可出现疼痛、嗅觉缺失和脓性鼻液溢出等。有时可伴有嘶哑、失聪和耳痛。全身症状包括疲倦、夜汗和体重减轻。对本病的治疗可采用类固醇药物、环磷酰胺和细胞毒素药物。出现“鞍鼻”者可选择手术治疗。由于鼻腔和鼻窦 Wegener 肉芽肿多表现为鼻窦炎，故正确诊断多在首次就诊后数年方可确立。病变范围局限的年轻患者多预后良好。

CT 和 MRI 是鼻腔和鼻窦 Wegener 肉芽肿的主要影像学检查方法。

【影像学表现】

部位　Wegener 肉芽肿最常见于鼻腔，次为鼻窦（主要为上颌窦）、眼眶、咽部、气管、颞骨、口腔、鼻咽和腮腺。鼻腔 Wegener 肉芽肿常累及鼻中隔。

形态和边缘　病变多呈结节肿块状，表面有溃疡。溃疡深者多表现为肿块表面有凹陷，界限多不清晰。部分病变可呈黏膜不规则增厚表现，形态多与炎症性病变类似，界限不清。

内部结构　平扫 CT 上，病变多为软组织密度表现；增强 CT 上，可见结节性病变和黏膜增厚区有强化表现（图 5-131、5-132）。平扫 T1WI 上病变多呈低至中等信号；平扫 T2WI 和增强 T1WI 上病变主要表现为均匀高信号。

邻近结构侵犯和反应　位于鼻腔鼻窦的 Wegener 肉芽肿常伴有鼻中隔、鼻甲骨和上颌窦内壁的穿孔和破坏吸收。部分病变尚可穿破硬腭，与口腔相通，形成鼻窦-口腔瘘。此外，病变还可侵犯鼻咽、颞下间隙和颅底，但均少见。

影像鉴别诊断　应在影像学上与鼻腔鼻窦 Wegener 肉芽肿鉴别的疾病主要有：① 炎症性病变，② 中线致死性肉芽肿（midline lethal granuloma）。中线致死性肉芽肿以前又称恶性肉芽肿（malignant

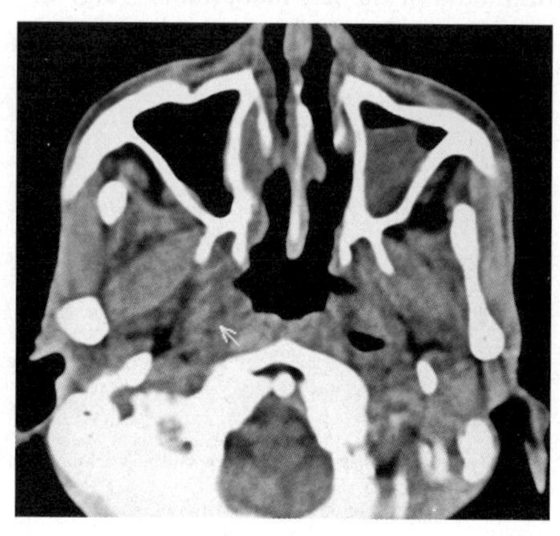

a

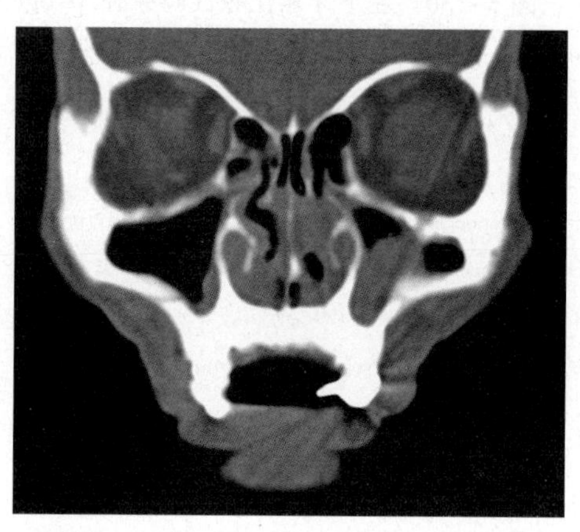

b

图 5-131　鼻腔 Wegener 肉芽肿（Wegener granuloma in the nasal cavity）

横断面平扫 CT 图 a 和冠状面 CT 骨窗图 b 示两侧鼻中隔区黏膜增厚，鼻甲骨质有吸收表现。左上颌窦黏膜增厚明显。

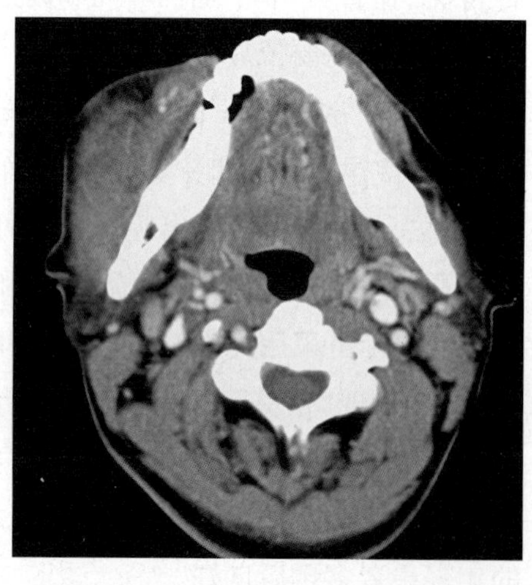

a

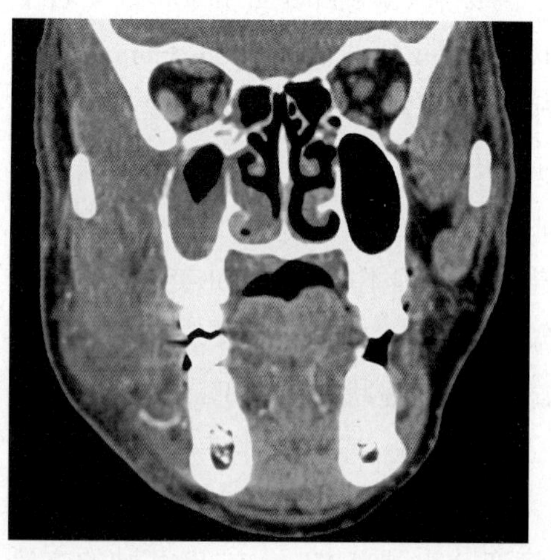

b

图 5-132　右面部 Wegener 肉芽肿（Wegener granuloma in the right face）

横断面增强 CT 图 a 和增强 CT 冠状面重建图 b 示右侧面颊部软组织明显肿大，与周围肌肉组织分界不清。

granuloma)，现多将其归为T细胞型非霍奇金淋巴瘤(non-Hodgkin T-cell lymphoma)。影像学上，鼻腔鼻窦T细胞型非霍奇金淋巴瘤与Wegener肉芽肿常有相似的表现，如异常软组织病变伴鼻中隔和鼻甲骨的缺损和破坏吸收。但前者多缺乏肾脏和气管支气管病损。鼻腔鼻窦炎症性病变的影像学表现也与Wegener肉芽肿相似，且可经常被延误诊断达数月至数年之久。作者认为一旦在CT和MRI上发现鼻腔鼻窦内软组织病变伴鼻甲和鼻中隔骨质缺损状破坏吸收者，应高度怀疑有Wegener肉芽肿和T细胞型非霍奇金淋巴瘤的可能。不应一味简单地诊断为鼻腔鼻窦炎症性病变。

参考文献

1 刘复生主编. 中国肿瘤病理学分册(下卷). 北京：科学技术文献出版社，2005：49.

2 Som PM, Curtin HD. Head and neck imaging. 4th ed, St. Louis：Mosby, 2003：242-246.

3 Harnsberger HR. Diagnostic imaging. Head and neck. Salt Lake：Amirsys, 2004, Ⅱ：2-60-62.

结节病

结节病(sarcoidosis)是一种不明原因的系统性疾病，其本质是一种以上皮样细胞增生为特点的非干酪性肉芽肿。结节病的发生有一定区域和种族分布特点。美洲黑人、瑞典人和丹麦人最易受累。亚洲的日本也是结节病的高发区。该病变多发生于20~40成年人，女性略多见。结节病最常累及的人体部位是胸部，双侧肺门淋巴结肿大是其最为常见的影像学表现。除胸部外，结节病尚可侵犯人体其他器官，如皮肤、头颈部(眼和腮腺)、淋巴结、肝、脾、中枢神经系统、泌尿生殖系统和骨骼肌肉系统。其中，6%的结节病可累及腮腺；近1/3的结节病可累及全身淋巴结。

大体病理上，结节病多表现为融合性肿块，质地均匀而柔软，边界清晰。结节病的病灶内可以出现坏死，但绝非干酪性坏死，钙化也极为少见。镜下见，病灶呈非坏死性肉芽肿性改变。肉芽肿主要由上皮样细胞和多核巨细胞组成，细胞内外可见星状包涵体。

临床上，累及颈部淋巴结的结节病多表现为两侧颈部多结节性、无痛性和可动性肿块。累及腮腺的结节病多表现为两侧腮腺的无痛性肿大，可伴有口干，类似Sjögren综合征。部分患者还可伴有眼葡萄膜炎、面瘫和发热，被称为Heerfordt综合征。结节病伴此综合征者通常有一定的自限性，病变可部分自发吸收。起病缓慢者，受累器官可出现纤维化。皮质类固醇药物对结节病的治疗多有效果。对生物学行为表现为侵袭性的结节病或复发性结节病，还可采用免疫抑制剂治疗。

超声、CT和MRI均可作为颌面颈部结节病的主要影像学检查方法。

【影像学表现】

部位 发生于颌面颈部的结节病主要累及的组织器官为腮腺和颈淋巴结。面部皮肤、下颌下腺、鼻腔和上呼吸道受累者也已见于个案报道。颈后三角区淋巴结是结节病最易发生的区域之一。结节病病变具有多发性特点，腮腺、泪腺和淋巴结可同时受累。

形态和边缘 结节病病变多表现为多个类圆形结节或肿块。各结节或肿块大小不一(淋巴结直径多>2 cm)，可相互融合，或呈分叶状改变。病变边界清晰，超声上有包膜反射光带显示。影像学上，几乎很难显示病变有包膜外侵犯征象。

内部结构 超声上，结节病可表现为混合性低回声，其内可见散在性强光点(图5-133)。平扫CT上，结节病为实性均匀软组织密度影(图5-

133)。病变内偶尔可见高密度钙化。增强 CT 上，结节病病灶可表现为均匀强化(图 5-133)，也可为无明显强化。平扫 MRI 上，结节病在 T1WI 上呈中等信号；在 T2WI 上表现为高信号（图 5-134）。增强 T1WI 上，该病变可有轻至中度强化（图 5-134）。

邻近结构侵犯和反应　发生于腮腺和颈部淋巴结的结节病可以推移或压迫颈鞘内血管。病变所在位置不同，其推血管移位的方向也不尽相同。通常，腮腺区病变可向后推移颈鞘血管；颈后三角区淋巴结病变则多向前推移颈鞘内血管。结节病侵犯颌骨者尚未见相关报道。

影像鉴别诊断　表现为两侧腮腺肿大的结节病应与肿块型 Sjögren 综合征和慢性腮腺炎鉴别。CT 和 MRI 上，腮腺区结节病为实性多结节软组织肿块表现，界限清晰。病变周围不伴有呈点状或小囊状扩张的末梢导管。慢性腮腺炎多为弥漫性病变表现，病变内有密度或信号高低不均的末梢导管扩张表现。肿块型 Sjögren 综合征周围也多可见腮腺末梢导管扩张征象。颈部淋巴结之结节病易与同样表现为实性多结节状软组织肿块的恶性淋巴瘤相混淆。结节病病程长、CT 和 MRI 上几乎没有包膜外侵犯的特点可作为两者间的鉴别依据。

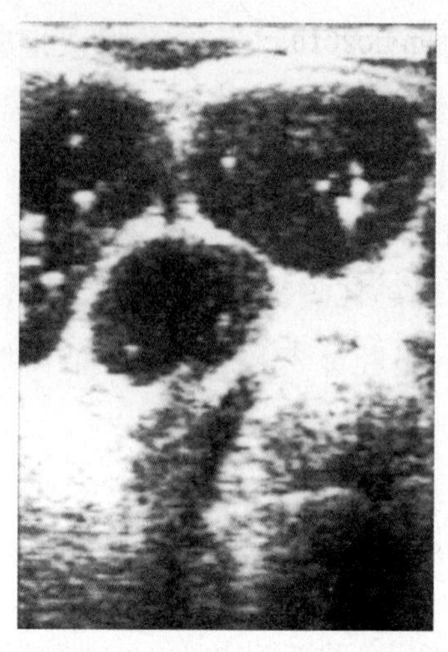

a

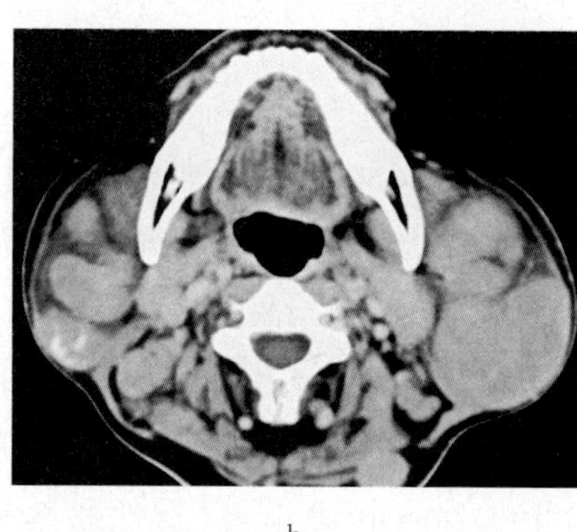

b

图 5-133　双侧腮腺结节病(sarcoidosis of bilateral parotid gland)

超声图 a 示腮腺内见多个类圆形混合性低回声肿块，内有散在性强光点，后方回声增强，境界清晰，有包膜反射光带。横断面增强 CT 图 b 示两侧腮腺和上颈部有多发性软组织肿块形成，其内密度均匀，无明显强化，边界清晰。

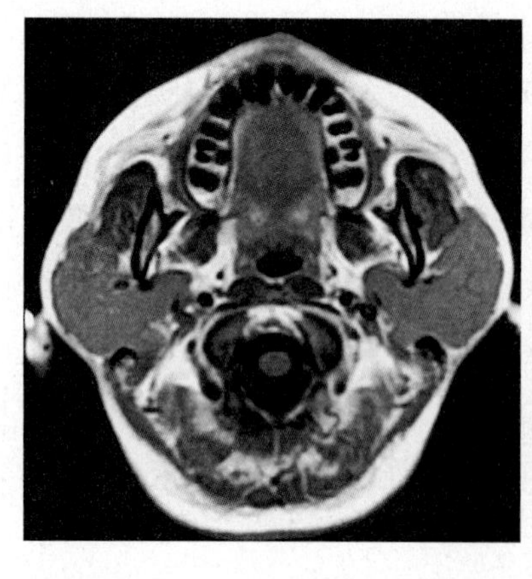

a

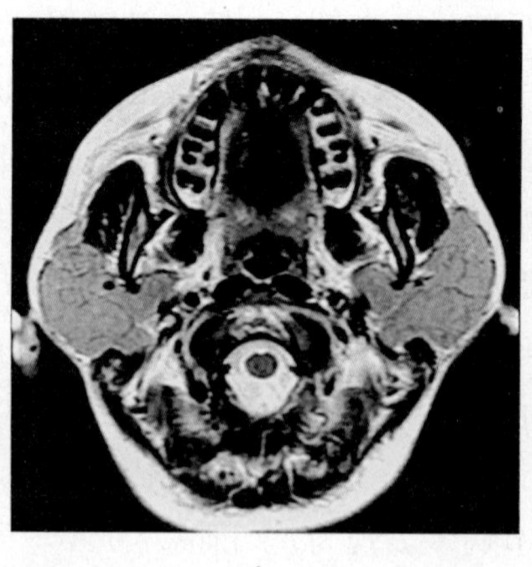

b

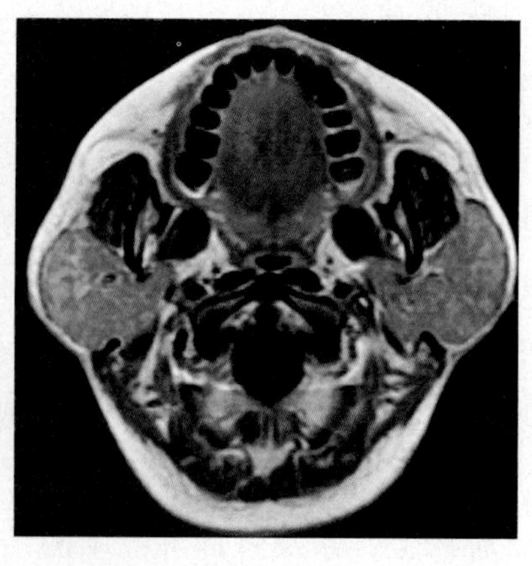

c

图 5-134　双侧腮腺结节病(sarcoidosis of bilateral parotid gland)

MR 横断面 T1WI 图 a 示两侧腮腺明显肿大，呈中等略高信号改变，界限清晰。横断面 T2WI 图 b 示两侧腮腺病变呈高信号。Gd-DTPA 增强横断面 T1WI 图 c 示病变内呈轻度强化表现。

参 考 文 献

1　Koyama T, Ueda H, Togashi K, et al. Radiologic manifestations of sarcoidosis in various organs. Radiographics, 2004, 24：87－104.

2　刘复生主编. 中国肿瘤病理学分册(下卷). 北京：科学技术文献出版社，2005：169.

3　Dash GL, Kimmelman CP. Head and neck manifestations of sarcoidosis. Laryngoscope, 1988, 98：50－53.

4　Som PM, Curtin HD. Head and neck imaging. 4th ed, St. Louis：Mosby, 2003：1899－1902.

5　Robson CD. Imaging of granulomatous lesions of the neck in children. Radiol Clin North Am, 2000, 38：969－977.

6　Sakai O, Curtin HD, Romo LV, et al. Lymph node pathology：benign proliferative, lymphoma, and metastatic disease. Radiol Clin North Am, 2000, 38：979－999.

7　Eisenkraft BL, Som PM. The spectrum of benign and malignant etiologies of cervical node calcification. AJR Am J Roentgenol, 1999, 172：1433－1437.

Castleman 病

Castleman 病(Castleman disease)又名巨大淋巴结增生(giant lymph node hyperplasia)、血管滤泡性淋巴样增生（angiofollicular lymphoid hyperplasia)、滤泡性淋巴网状内皮细胞瘤（follicular lymphoreticuloma）和血管淋巴性错构瘤(angiomatous lymphoid hamartoma)，是一种病因不明，以血管丰富的淋巴样组织增生为特点的淋巴增生性疾病。该病为 Castleman 于 1956 年首先报道。病变主要发生于纵隔淋巴结或胸腺，也可见于颈、腋窝、盆腔、腹腔和肺等部位。研究显示颈部是其第二常见发生部位。Castleman 病多为局部单发性病变，少数患者为多发病灶。本病多见于 40 岁左右的成年人，女性略多于男性。

病理上，Castleman 病有两种类型：透明血管型(hyaline-vascular type）和浆细胞型（plasma cell type)。透明血管型较浆细胞型多见。大体病理上，病变呈类圆形肿块状形态，有完整或不完整包膜。肿块直径常较大，可达 10 cm 以上。病变剖面呈灰白色，可见“滤泡状”小灶。镜下见，透明血管型病灶内有异常滤泡结构和滤泡间的血管增生。浆细胞型病灶显示异常滤泡结构间有致密的浆细胞浸润。

临床上，颌面颈部 Castleman 病多表现为无痛性肿块(主要是透明血管型 Castleman 病)。肿块生长过大后可引起气道受压症状。浆细胞型 Castleman 病常伴有全身症状和血液学方面的变化，如贫血、血沉加快、骨髓浆细胞增生和血小板增多症等。对 Castleman 病的治疗以手术切除为主。手术切除透明血管型 Castleman 病后较少有复发。对浆细胞型 Castleman 病应行治疗后随访，以防其恶性变或伴有其他恶性肿瘤，如恶性淋巴瘤、浆细胞瘤等。

超声、CT 和 MRI 均为颌面颈部 Castleman 病影像学检查的主要方法。

【影像学表现】

部位　Castleman 病主要发生于颌面颈部淋巴结，包括咽旁间隙、咽后间隙和腮腺间隙等区域的淋巴结均可受累。

形态和边缘　多数 Castleman 病呈巨大类圆形表现，多个病变可相互融合，呈分叶状表现。病变边缘光滑而清晰，有完整或不完整包膜。CDFI 示病变边缘有丰富血管。

内部结构　超声上，Castleman 病多呈均匀低回声表现，并伴有多血管结构。CT 上，典型的 Castleman 病表现为均匀实性软组织密度；增强 CT 上，病变多呈均匀强化表现(图 5-135)。由于病变内血管丰富，透明血管型 Castleman 病的强化程度一般高于浆细胞型 Castleman 病。病变也可有边缘强化征象。Tan 等报道颈部淋巴结 Castleman 病在增强 CT 上有中心非强化区，病理检查显示此为病变内的纤维疤痕。平扫 MRI 上，Castleman 病在

T1WI 上呈低或中等信号；在 T2WI 上呈高信号（图 5–136）。有时可在 T2WI 上见高信号病变内有线状低信号区。病理上，此线状低信号区为血管周围的纤维组织。增强 MRI 上，病变多为均匀强化表现（图 5–136）。约 5%~10%的 Castleman 病内部可见钙化斑点，但颈部 Castleman 病的病变内部似乎鲜有钙化显示。

邻近结构侵犯和反应　位于颈部的 Castleman 病一般能推移其周围血管，并侵入与之相邻的软组织间隙。血管被推移的方向和病变所侵入的邻近软组织间隙因病变所在部位不同而异。Castleman 病一般不会引起骨质结构的破坏吸收。

影像鉴别诊断　单发的颈部 Castleman 病应与颈部神经鞘瘤和颈动脉体瘤相鉴别。多发者则应与累及颈部淋巴结的其他病变，如淋巴结转移性肿瘤、恶性淋巴瘤、淋巴结炎症和结核等相鉴别。神经鞘瘤多在增强 CT 和 MRI 上表现为不均匀强化，Castleman 病则相反，因其内少有液化坏死和钙化而多呈较为均匀的强化表现。增强 MRI 上，颈动脉体瘤内可见多发点状或管状信号流空，Castleman 病多缺乏此征象。就多发性淋巴结病变而言，Castleman 病的特点为病变直径大（可达 10 cm 以上），实性均匀密度和信号，极少有液化和坏死表

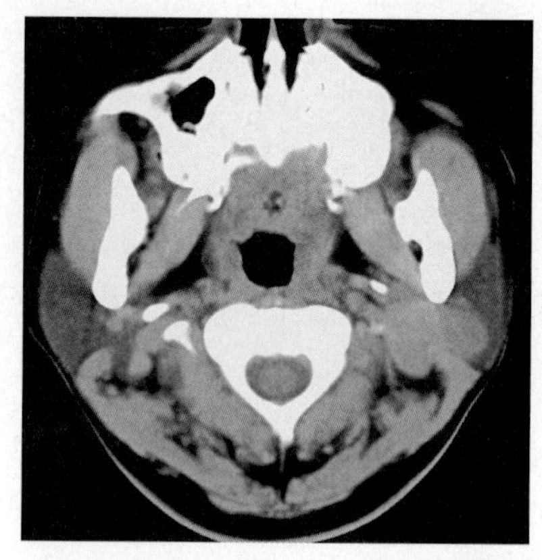

a

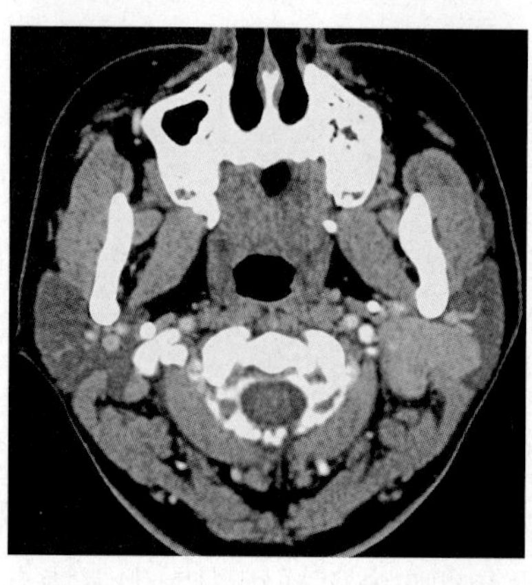

b

图 5–135　左腮腺淋巴结 Castleman 病（Castleman disease in the lymph node of left parotid gland）

横断面平扫 CT 图 a 示左侧腮腺深叶有类圆形软组织肿块形成，边界清晰。横断面增强 T2WI 图 b 示病变呈均匀强化。

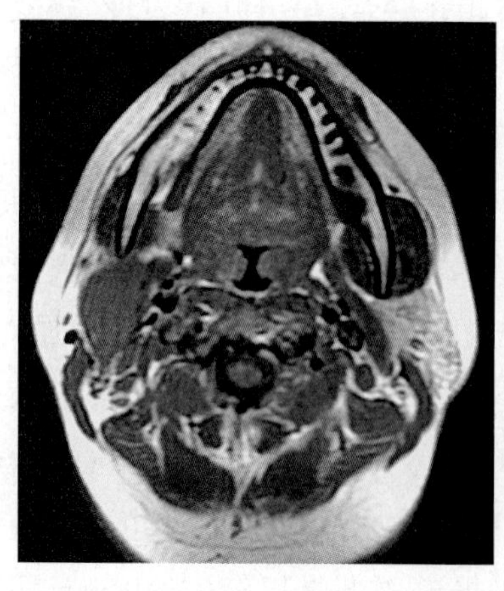

a

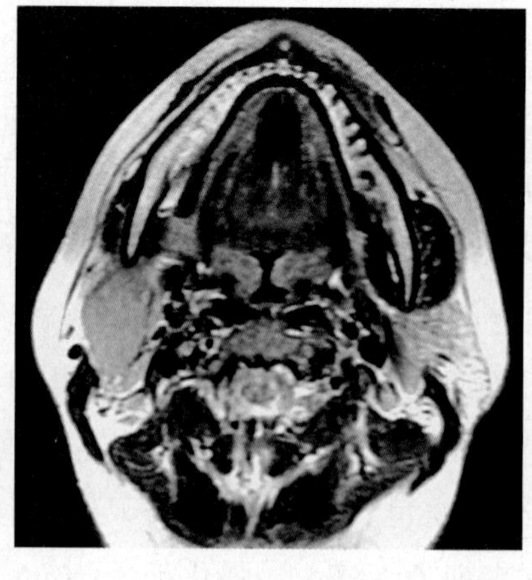

b

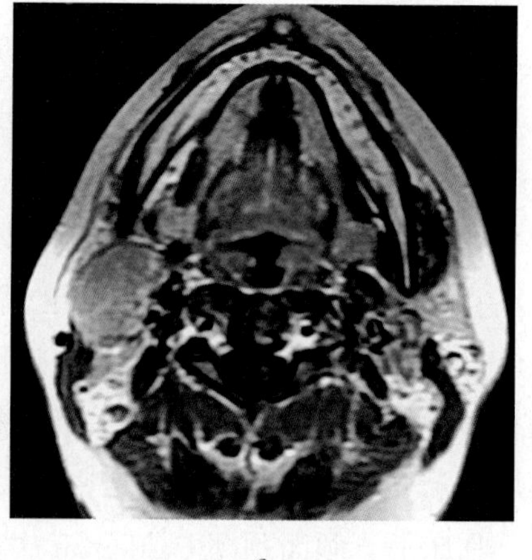

c

图 5–136　右腮腺区淋巴结 Castleman 病（Castleman disease in the lymph node of right parotid gland）

MR 横断面 T1WI 图 a 示右侧腮腺内有中等信号肿块组织形成，边界清晰。横断面 T2WI 图 b 示病变呈较均匀高信号。Gd–DTPA 增强横断面图 c T1WI 示病变内呈中度强化表现，局部有低信号包膜显示。

现。Castleman 病的另一特点是病变边界清晰有包膜，无包膜外侵犯征象。转移性淋巴结和淋巴结结核多有液化坏死表现，结核内尚可显示钙化。虽然恶性淋巴瘤和淋巴结炎症也多为实性结构表现，但两者均可有包膜外侵犯征象。此外 Castleman 病无痛和病程长的临床特点也有助于帮助其与颈部恶性肿瘤和炎症之间的鉴别。对同样是少见或罕见的颈部 Rosai-Dorfman 病和猫爪病引起的淋巴结异常增生而言，仅根据 Castleman 病的影像表现特点尚难在其间作出鉴别。

参 考 文 献

1 Castleman B, Iverson L, Menendez VP. Localized mediasinal lymph node hyperplasia resembling thymoma. Cancer, 1956, 9: 822−830.

2 Frizzera G. Castleman's disease: more question than answers. Hum Pathol, 1985, 16: 202−205.

3 Koslin DB, Berland LL, Sekar BC. Cervical Castleman disease: CT study with angiographic correlation. Radiology, 1986, 160: 213−214.

4 Ko S-F, Hsieh M-J, Ng S-H, et al. Imaging spectrum of Castleman's disease. AJR Am J Roentgenol, 2004, 182: 769−775.

5 Nunna SV, Sharma R, Goyal M, et al. Unusual computed tomography appearance of Castleman disease. Australas Radiol, 1997, 41: 193−195.

6 Moon WK, Kim WS, Kim IO, et al. Castleman disease in the child: CT and ultrasound findings. Pediatr Radiol, 1994, 24: 182−184.

7 Shin JH, Lee HK, Kim SY, et al. Castleman's disease in the retropharyngeal space: CT and MR Imaging findings. AJNR Am J Neuroradiol, 2000, 21: 1337−1339.

8 Freeman SJ, Irvine GH, Glew D. Case report: cervical Castleman's sisease shown by CT and MRI. Clin Radiol, 1994, 49: 721−723.

9 Tan TY, Pang KP, Goh HK, et al. Castleman's disease of the neck: a description of four cases on contrast-enhanced CT. Br J Radiol, 2004, 77: 253−256.

10 Wen L, Zhang D, Zhang ZG. CT characteristics of cervical Castleman's disease. Clin Imaging, 2005, 29: 141−143.

11 Chaloupka JC, Castillo M, Hudgins P. Castleman disease in the neck: atypical appearance on CT. AJR Am J Roentgenol, 1990, 154: 1051−1052.

Rosai-Dorfman 病

Rosai-Dorfman 病（Rosai-Dorfman disease）又称窦组织细胞增生症伴巨大淋巴结病（sinus histiocytosis with massive lymphadenopathy, SHML），是一种罕见的、原因不明的良性反应性病变。该病变以特发性组织细胞增生为特点，形态特别，常见淋巴细胞有伸入运动（emperipolesis）。Rosai-Dorfman 病主要发生于颈部淋巴结。腋窝、腹股沟、主动脉旁和纵隔淋巴结也可发生本病。Rosai-Dorfman 病还可发生在淋巴结外，如眼眶、鼻窦、脊柱、颅底、上呼吸道、中枢神经系统、骨和软组织等。结外 Rosai-Dorfman 病主要见于头颈部，约占75%。该疾病可发生于所有年龄，但以儿童和青少年多见，男性患者略多于女性。

病理上，Rosai-Dorfman 病多为类圆形肿块表现。病变主要由丰富的组织细胞、淋巴细胞和少量浆细胞构成，其中组织细胞呈典型的泡沫状或空泡样改变。淋巴结内 Rosai-Dorfman 病可见髓窦明显扩张。病变边缘清晰，有纤维包膜。

临床上，Rosai-Dorfman 病具有慢性生长特点。颈部淋巴结 Rosai-Dorfman 病主要表现为两侧颈部无痛性肿块，有时可伴有低热。头颈部淋巴结外 Rosai-Dorfman 病的临床表现多样，主要依其所在部位而定。该疾病具有自限性特点，临床症状和体征可于数月或数年后消失。Rosai-Dorfman 病罕有恶性变者，也少有对骨和软组织结构的破坏。但有报道显示恶性淋巴瘤和 Rosai-Dorfman 病可同时侵犯同一个或一组淋巴结。对头颈部 Rosai-Dorfman 病的治疗可采用手术切除。少数患者虽经放疗和化疗，但尚无证据显示这些方法对该病有效。总体而言，该病预后良好。

超声、CT 和 MRI 均可作为检查颌面颈部 Rosai-Dorfman 病的主要影像学方法。

【影像学表现】

部位　Rosai-Dorfman 病主要位于颈部淋巴结，常为多发表现。结外 Rosai-Dorfman 病可发生于眼眶、鼻腔鼻窦、甲状腺。近来有报道下颌骨发生

Rosai-Dorfman 病者。

形态和边缘　颈部淋巴结 Rosai-Dorfman 病主要表现为多个类圆形肿块，病变边界清晰。

内部结构　超声上，Rosai-Dorfman 病可表现为实性低回声肿块。CT 上，Rosai-Dorfman 病多表现为均匀软组织密度；增强 CT 上，病变可表现为均匀强化。MRI 上，Rosai-Dorfman 病表现为 T1WI 上的中等或略高信号和 T2WI 上的较均匀高信号；增强 MRI 上，病变可呈均匀强化表现（图 5-137）。

邻近组织侵犯和反应　结内 Rosai-Dorfman 病和结节病、Castleman 病一样，通常会推移颈鞘内血管，但少有对血管壁的直接侵犯，更少见病变对邻近骨结构的侵犯。

影像鉴别诊断　发病部位和影像学表现与 Rosai-Dorfman 病相似的病变主要有恶性淋巴瘤、结节病和 Castleman 病。后两者在影像学上几乎不能同 Rosai-Dorfman 病区别。和恶性淋巴瘤相比，Rosai-Dorfman 病、结节病和 Castleman 病多无淋巴结包膜外的侵犯。

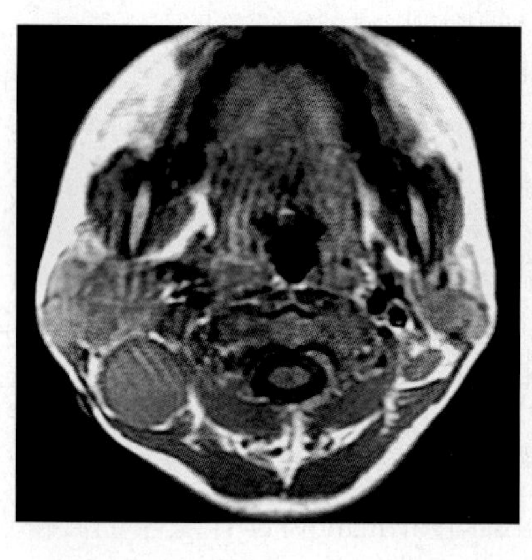
a

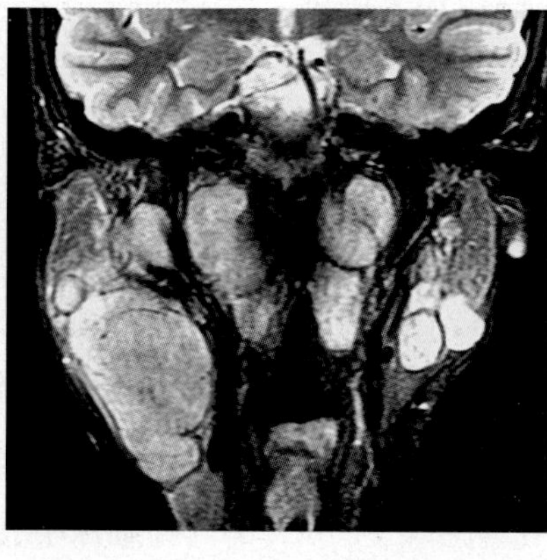
b

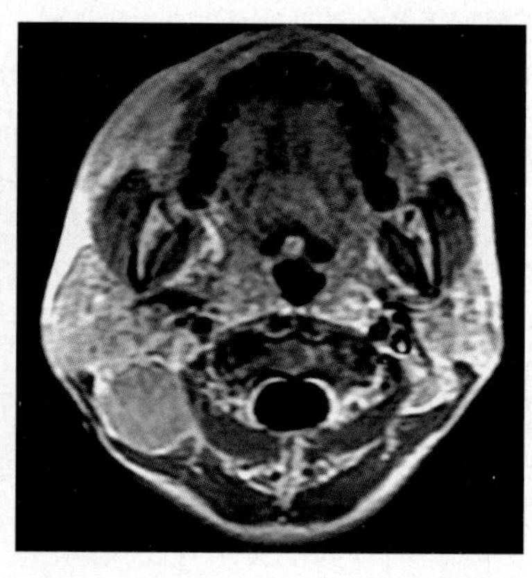
c

图 5-137　双侧颈淋巴结 Rosai-Dorfman 病（Rosai-Dorfman disease in the lymph nodes of bilateral neck）

MR 横断面 T1WI 图 a 示两侧腮腺内、咽旁间隙和颈后三角区有多发性中等信号肿块组织形成，边界较清晰。冠状面压脂 T2WI 图 b 示病变呈较均匀高信号，可见低信号包膜。Gd-DTPA 增强横断面图 c T1WI 示病变呈中度强化表现。

参 考 文 献

1　Som PM, Curtin HD. Head and neck imaging. 4th ed, St. Louis: Mosby, 2003: 308.

2　Maia DM, Dorfman RF. Focal changes of sinus histiocytosis with massive lymphadenopathy (Rosai-Dorfman disease) associated with nodular lymphocyte predominant Hodgkin's disease. Hum Pathol, 1995, 26: 1378-1382.

3　Lu D, Estalilla OC, Manning JT Jr, et al. Sinus histiocytosis with massive lymphadenopathy and malignant lymphoma involving the same lymph node: a report of four cases and review of the literature. Mod Pathol, 2000, 13: 414-419.

4　Alawi F, Robinson BT, Carrasco L. Rosai-Dorfman disease of the mandible. Oral Surg Oral Med Oral Pathol Oral Radiol Endod, 2006, 102: 506-512.

5　Pham CB, Abruzzo LV, Cook E, et al. Rosai-Dorfman disease of the breast. AJR Am J Roentgenol, 2005, 185: 971-972.

6　Ying M, Ahuja AT, Yuen HY. Grey-scale and power Doppler sonography of unusual cervical lymphadenopathy. Ultrasound Med Biol, 2004, 30: 449-454.

7　Wang E, Anzai Y, Paulino A, et al. Rosai-Dorfman disease presenting with isolated bilateral orbital masses: report of two cases. AJNR Am J Neuroradiol, 2001, 22: 1386-1388.

猫爪病

猫爪病（cat scratch disease）系因 Bartonella henselae（一种革兰氏阴性菌）接种于（主要通过猫）人体皮肤所导致的一种肉芽肿性疾病。该疾病主要见于儿童，无种族和性别差异。除猫爪病外，Bartonella henselae 接种于人体后尚可引起细菌性血管瘤病（bacillary angiomatosis）、细菌性紫癜

（bacillary peliosis）、菌血症（bacteremia）、心内膜炎（endocarditis）和战壕热（trench fever）。诊断Bartonella henselae感染的方法包括病变区样本的组织病理分析、组织样本的培养、血培养和血清学检查。位于细胞内的Bartonella henselae需经Warthin-Starry银染色方可显示。

临床上，该病主要以患者有猫或狗接触皮肤史、局部疼痛性淋巴结肿大和病程自限为特点。约近半数患者在接触猫爪1~2周后出现皮肤无痒性红斑、丘疹、疱或脓疱。部分患者还可出现低热不适。原发病损可持续数月之久。约1/3患者可出现头颈部淋巴结肿大，其直径大小多在2~4 cm，个别可达8~10 cm。出现淋巴结肿大后约2周至3个月，病变可自行消退。部分严重病例对抗生素有良好反应。如患者感染病损有扩散趋势者应行抗炎治疗。部分患者出现淋巴结化脓性改变时，应行手术切除治疗。

超声、CT和MRI均可作为头颈部猫爪病的影像学检查手段，但比较而言，超声通常被认为是首选检查方法。

【影像学表现】

部位　根据Ridder等人的41例（222个头颈部淋巴结）的猫爪病资料，颈部淋巴结受累者最为常见，约占58%，其次为腮腺淋巴结（37%），上颈部淋巴结（37%）和下颌下淋巴结（17%）。

形态和边缘　猫爪病所导致的头颈部淋巴结肿大通常表现为多个类圆形肿块。病变边界可清晰，也可以是模糊不清。后者多因Bartonella henselae菌接种区的淋巴回流障碍引发周围组织水肿所致。

内部结构　超声上，淋巴结猫爪病病灶内部多呈不均匀低回声表现，有时可见病变中心有不规则形高回声区。CDFI显示病变内部有高血流血管。在直径大且有内部坏死的淋巴结中，后部回声增强多较明显。平扫CT上，淋巴结猫爪病病灶为软组织密度表现；增强CT上，病变因内部有低密度中心坏死区而表现为不均匀强化（图5-138）。MRI上，猫爪病多在T1WI上表现为均匀中等信号；在T2WI和增强T1WI上表现为均匀或不均匀高信号（图5-139）。其中T2WI上的高信号区多代表病变内部的液化组织，其在增强T1WI上多无强化表现。而T2WI上的中等信号区域多代表病变的实质区，其在增强T1WI上多呈强化表现。

邻近结构侵犯和反应　头颈部淋巴结猫爪病病灶可以导致周围组织出现反应性水肿。肿大的淋巴结病变也可压迫周围的血管组织。由于淋巴结猫爪病病变本身不呈侵袭性方式生长，故病变周围的组织轮廓虽可以出现改变，但轮廓和结构依然完整，几乎无破坏消失。

影像鉴别诊断　头颈部淋巴结猫爪病的影像学表现并无特殊之处，故通过影像学检查不能对该疾病作出明确诊断。对猫爪病的确诊必须结合患者的临床病史、血清学检查和特殊的B-DNA检查。影像学上，与颈部淋巴结猫爪病影像表现相似的疾病主要有淋巴结炎、淋巴结转移性肿瘤和淋巴结结核。一般而言，通过仔细询问患者病史和

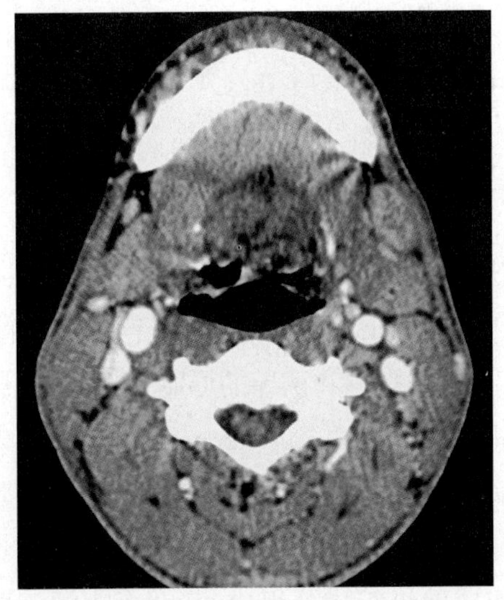

图5-138　左下颌下淋巴结猫爪病（cat scratch disease in the lymph nodes of left submandibular space）

横断面增强CT示左侧下颌下区有类圆形软组织肿块形成，内有中度不均匀强化，边界清晰。

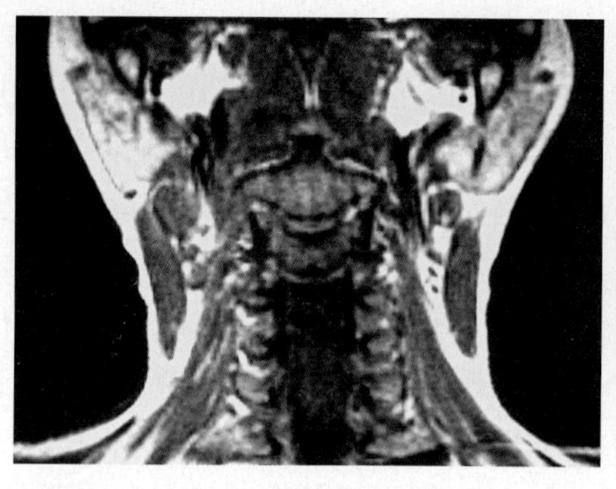
a

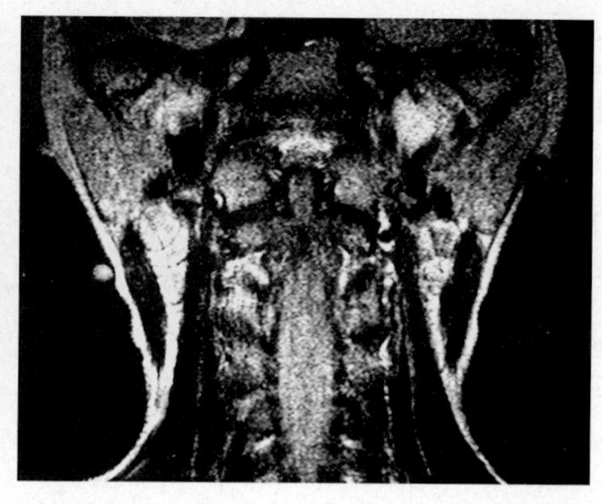
b

图 5-139　右颈部淋巴结猫爪病(cat scratch disease in the lymph nodes of left submandibular space)

MR 冠状面 T1WI 图 a 示右侧颈后三角区有多结节性中等信号病变形成,边界清晰。冠状面 T2WI 图 b 示病变呈高信号。

常规抗炎治疗可以鉴别出大多数淋巴结炎和淋巴结转移性肿瘤。淋巴结结核则表现多样,病变内的钙化表现可能更多见于该病变而少见于猫爪病。

参 考 文 献

1　Spach DH, Koehler JE. Bartonella-associated infections. Infect Dis Clin North Am, 1998, 12: 137–155.

2　Garcia CJ, Varela C, Abarca K, et al. Regional lymphadenopathy in cat-scratch disease: ultrasonographic findings. Pediatr Radiol, 2000, 30: 640–643.

3　Ridder GJ, Richter B, Disko U, et al. Gray-scale sonographic evaluation of cervical lymphadenopathy in cat-scratch disease. J Clin Ultrasound, 2001, 29: 140–145.

4　Dong PR, Seeger LL, Yao L, et al. Uncomplicated cat-scratch disease: findings at CT, MR imaging, and radiography. Radiology, 1995, 195: 837–839.

5　Ridder GJ, Boedeker CC, Lee TK, et al. B-mode sonographic criteria for differential diagnosis of cervicofacial lymphadenopathy in cat-scratch disease and toxoplasmosis. Head Neck, 2003, 25: 306–312.

6　Papakonstantinou O, Bakantaki A, Paspalaki P, et al. High-resolution and color Doppler ultrasonography of cervical lymphadenopathy in children. Acta Radiol, 2001, 42: 470–476.

7　Robson CD. Imaging of granulomatous lesions of the neck in children. Radiol Clin North Am, 2000, 38: 969–977.

8　Gielen J, Wang XL, Vanhoenacker F, et al. Lymphadenopathy at the medial epitrochlear region in cat-scratch disease. Eur Radiol, 2003, 13: 1363–1369.

畸胎瘤

畸胎瘤(teratoma)属于生殖细胞肿瘤(germ cell tumors)。目前多认为畸胎瘤起源于原始生殖细胞,或脱离了机体影响和诱导的原始体细胞。该肿瘤有未成熟畸胎瘤 (immature teratoma) 和成熟畸胎瘤 (mature teratoma)之分。未成熟畸胎瘤和成熟畸胎瘤分别由数量不等的未成熟组织(大多为神经上皮组织)或成熟组织成分组成,其间有起源于两个或三个胚层的成熟和不成熟组织。畸胎瘤最常见的形式是病变内含有内、中、外三胚层结构。畸胎瘤又名畸胎样肿瘤(teratoid tumor)和良性畸胎瘤(benign teratoma), 伴有囊性变者又可称为良性囊性畸胎瘤(benign cystic teratoma)或畸胎样囊肿(teratoid cyst)。该肿瘤主要见于女性盆腔和纵隔。发生于头颈部的畸胎瘤约占全部畸胎瘤的 6%, 属罕见病变。大多数患者为新生儿和婴幼儿,亦可见于儿童青少年,成人偶见。发生于头颈部的畸胎瘤无明显性别差异。

大体病理上,畸胎瘤有囊性(单囊或多囊)、实性和囊实性之分。成熟畸胎瘤多为囊性表现;未成熟畸胎瘤通常为实性和囊实性。肿瘤直径可达 7~10 cm,表面有包膜。镜下见,未成熟畸胎瘤可有囊腔,内衬假复层纤毛上皮,并有原始神经上皮,核分裂相常见于病变的非成熟区；成熟畸胎瘤主要由各种成熟组织混合而成，包括皮肤组织、皮肤附件组织、脂肪、神经胶质组织、平滑肌、软骨、骨、小涎腺、呼吸道上皮组织和胃肠道上皮组织。先天性畸胎样囊肿和畸胎瘤的主要区别在于后者含有细胞分化后所形成的器官结构，如牙齿、毛发等。

临床上，颌面部畸胎瘤多以面部畸形和生长缓慢的肿块为表现特点。位于咽侧壁的畸胎瘤可引起严重的呼吸道狭小和阻塞。患者可伴发颅骨畸形、无脑畸形、半无脑畸形和腭裂。患者多无疼痛、麻木等感觉异常；亦少有面部组织功能异常。畸胎瘤可以恶性变，但未成熟畸胎瘤极少有恶变。

超声、CT和MRI均可用于颌面颈部畸胎瘤的检查，且影像表现特征明显，对该肿瘤的诊断和治疗具有重要提示作用。

【影像学表现】

部位　发生于颌面颈部的畸胎瘤多位于鼻腔、鼻窦、鼻咽和其他软组织间隙。先天性畸胎样囊肿主要发生于口底和鼻咽。

形态和边缘　病变呈肿块形态表现，多有较大的直径。病变边缘清晰，可见包膜。超声上可见病变有包膜反射光带。

内部结构　超声上，畸胎瘤多呈混合低回声，光点分布欠均匀，部分为暗区样低回声。平扫CT上，畸胎样囊肿有单囊状和多囊状之分（多囊者多见）。畸胎瘤多呈囊实结构相间改变。病变内部主要由低、等、高密度混合而成（图5-140）。低密度者为脂肪组织成分；高密度者主要是骨化和钙化成分；中等密度者为肿瘤组织中的软组织成分。增强CT上，病变内部的软组织实性成分可有强化表现。MRI上，畸胎瘤多表现为T1WI和T2WI上的低、等、高混合信号。低信号者为骨化和钙化成分；高信号者多为脂肪组织；其他组织成分可表现为中等信号或略低信号。压脂T1WI和T2WI上，病变内的脂肪成分可表现为低信号。增强MRI上，病变内部多无强化表现。

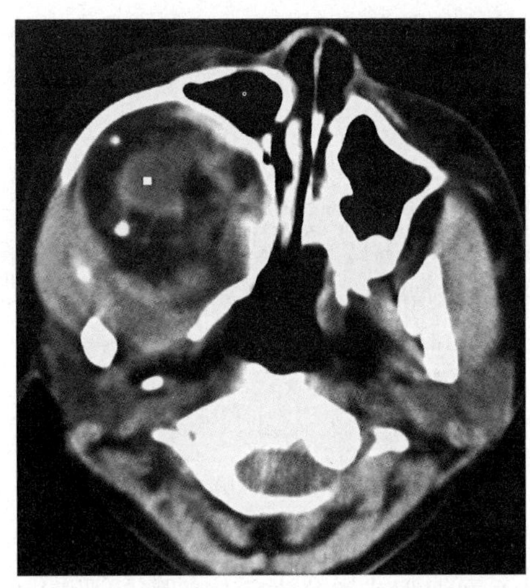

图5-140　右深部咬肌间隙畸胎瘤（teratoma in the right deep masticator space）

横断面平扫CT示右侧深部咬肌间隙有混合密度肿块形成，其内可见排列紊乱的脂肪、钙化和软组织结构，边界清晰。右上颌窦后外壁、蝶骨翼突和右下颌骨升支受压变形和移位。

邻近结构侵犯和反应　颌面颈部畸胎瘤的病灶直径较大，多可侵犯其周围的组织结构。软组织受侵者多表现为肌肉和脂肪间隙的形态和边缘模糊，甚至被病变全部或部分取代。病变亦可推移或包绕面颈部血管组织。骨组织受侵者多表现为骨的重建（如骨受压变形、移位和骨质变薄），甚至可出现骨质破坏吸收。受累的颌面骨包括颌骨、面骨和颅底诸骨。突破颅底的颌面部畸胎瘤可直接侵犯脑实质结构。

影像鉴别诊断　颌面颈部畸胎瘤的CT和MRI表现具有典型的特征，通常不会与其他颌面颈部肿瘤性病变相混淆。但如果发现病变近期生长迅速，且在影像学上表现为边缘模糊，则应警惕有畸胎瘤恶变可能。

参考文献

1　Som PM, Curtin HD. Head and neck imaging. 4th ed, St. Louis: Mosby, 2003: 1858-1859.

2 Tapper D, Lack EE. Teratomas in infancy and childhood. A 54-year experience at the Children's Hospital Medical Center. Ann Surg, 1983, 198: 398-410.

3 Mills RP, Hussain SS. Teratomas of the head and neck in infancy and childhood. Int Pediatr Otorhinolaryngol, 1984, 8: 177-180.

4 Huisman TA, Fischer U, Boltshauser E, et al. Pituitary duplication and nasopharyngeal teratoma in a newborn: CT, MRI, US and correlative histopathological findings. Neuroradiology, 2005, 47: 558-561.

5 Abemayor E, Newman A, Bergstrom L, et al. Teratomas of the headand neck in childhood. Laryngoscope, 1984, 94: 1489-1492.

6 Lev S, Lev MH. Imaging of cystic lesions. Radiol Clin North Am, 2000, 38: 1013-1027.

7 Scheraga JL, Wasenko JJ, Davis RL. MR of intracranial extension of nasopharyngeal teratoma. AJNR Am J Neuroradiol, 1996, 17: 1494.

8 Andronikou S, Kumbla S, Fink AM. Neonatal nasopharyngeal teratomas: cross sectional imaging features. Pediatr Radiol, 2003, 33: 241-246.

恶性黑色素瘤

恶性黑色素瘤(malignant melanoma)是一种起源于黑色素细胞或黑色素前体细胞的恶性肿瘤。该肿瘤以位于上皮和结缔组织交界处的非典型黑色素细胞为特点。病变向上可侵入上皮组织内,向下可侵入结缔组织。约15%~20%的恶性黑色素瘤位于头颈部,其中80%发生于皮肤;近20%来自视觉器官。头颈部黏膜的恶性黑色素瘤约占所有恶性黑色素瘤的1%。颌面颈部黏膜黑色素瘤属罕见肿瘤。恶性黑色素瘤好发于40~70岁老年人,平均发病年龄为55岁,儿童青少年较为罕见。多数报道认为男性患者多见,男女比例约为3:1。

大体病理上,恶性黑色素瘤的直径大小约为1.5~4 cm,表面呈黑色斑点或结节状。肿瘤切面通常为黑色或深色。组织病理学上,黏膜恶性黑色素瘤可分成3种类型:原位型,侵袭型和混合型。就诊时表现为原位型者少见,约占20%;多数病损具有侵袭或混合型表现特点。通常,口腔黑色素瘤由片状或岛状上皮样黑色素细胞构成,可排列成器官样或腺泡样。肿瘤细胞的胞质染色浅,核大,核仁明显。部分肿瘤细胞可呈片状和束状梭形细胞。90%的病变内含有黑色素。

临床上,恶性黑色素瘤多表现为无痛性,边界不规则的黑色、灰色或紫红色病损。典型病损表现为结节性生长的病变上有多发或广泛的色素斑点。约1/3病损的表面有溃疡形成,颌面骨受侵犯者亦较常见。黏膜恶性黑色素瘤伴有颈淋巴结转移者约占20%~40%,其中口腔黏膜恶性黑色素瘤的转移较鼻腔鼻窦者明显多见。黏膜恶性黑色素瘤亦常伴有远处转移,转移的部位通常是肺部和肝脏。口腔黏膜恶性黑色素瘤的远处转移约占50%,亦较鼻腔鼻窦者明显多见。对黏膜恶性黑色素瘤的治疗仍以外科手术为基础,放疗可起辅助治疗作用。治疗后局部复发亦较为常见。恶性黑色素瘤的预后不佳,平均生存时间为2年,5年生存率约在20%~40%之间。多数观点认为高龄患者、病变深度超过5 mm、侵犯血管、出现坏死并在组织学上以多形性细胞群为主者预后较差。

由于颌面颈部皮肤或黏膜黑色素瘤多可在直视下发现,且其表现又具有一定的临床特点,故大多数病灶无须通过影像学检查便可予以诊断。但在实际应用中影像学检查往往不可缺少。影像检查的目的在于明确病变范围,了解病变对周围组织的侵犯,并可据此推测疾病的预后。CT和MRI是检查口腔黑色素瘤的主要影像学方法。由于恶性黑色素瘤具有较高的颈淋巴结转移率和远处转移率,近来有研究显示 ^{18}F-FDG-PET或PET-CT对恶性黑色素瘤的检查具有重要临床意义,尤其可用于对前哨淋巴结病变的检测和TNM分期。

【影像学表现】

部位　在颌面颈黏膜恶性黑色素瘤中,鼻腔鼻窦黏膜最常受累,其次为口腔黏膜。口腔黏膜黑色素瘤中,80%始于腭部和上颌牙龈。下颌牙龈、颊黏膜舌和口底亦可见之。

形态和边缘　根据作者观察,CT上口腔黑色素瘤的形态表现有2种形式:黏膜软组织异常增厚和软组织肿块形成。病变边缘多模糊不清。

内部结构　平扫CT上，恶性黑色素瘤为软组织密度表现(图5-141)；增强CT上，原发性病灶中约有一半病例表现为均匀或不均匀强化(图5-141、5-142)，淋巴结转移性恶性黑色素瘤几乎均表现为均匀或不均匀强化(图5-141)。典型黑色素瘤的MRI信号表现为短T1和短T2（T1WI上呈高信号；T2WI上呈低等信号)，但在实际病例中，有此典型表现者较为少见。多数恶性黑色素瘤表现为T1WI上的等、高信号和T2WI上的混合信号(图5-142)。增强T1WI上，病变内部信号可明显高于平扫T1WI上的病变信号。和以往观点不同，Hammersmith等认为鼻咽和鼻窦区黑色素瘤典型的短T1表现更多反映的是肿瘤内出血物的顺磁性效应，而非黑色素的特性。

邻近结构侵犯和反应　颌面颈部恶性黑色素瘤的邻近结构侵犯较为常见，且因病变位置不同而异。原发性黏膜恶性黑色素瘤多有颌骨之牙槽骨侵犯。病变也可侵犯邻近肌肉组织或沿神经组织扩散。恶性黑色素瘤之颈部淋巴结转移性病变可有包膜外侵犯，压迫或直接粘连颈鞘内血管。

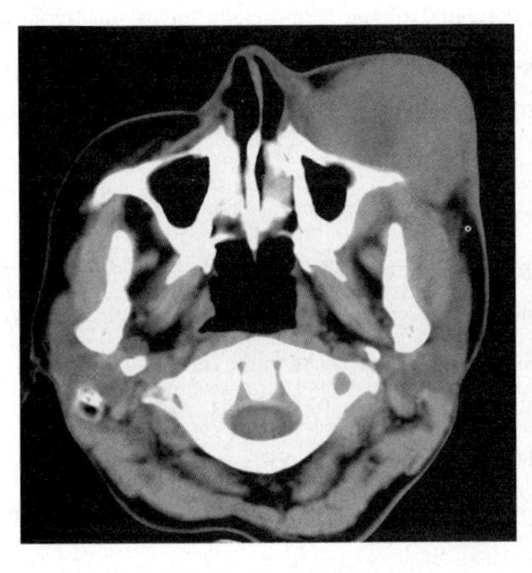
a

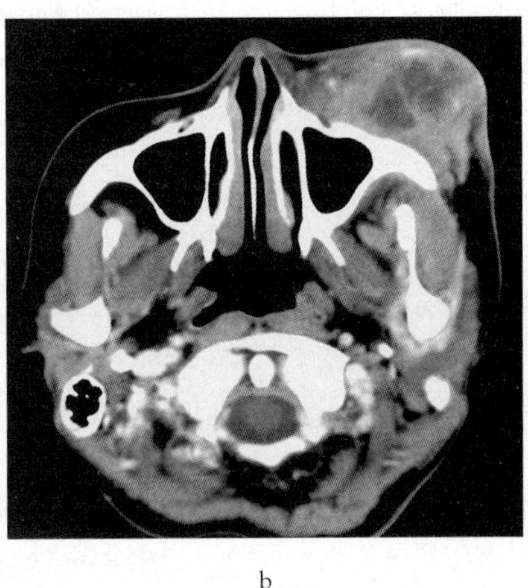
b

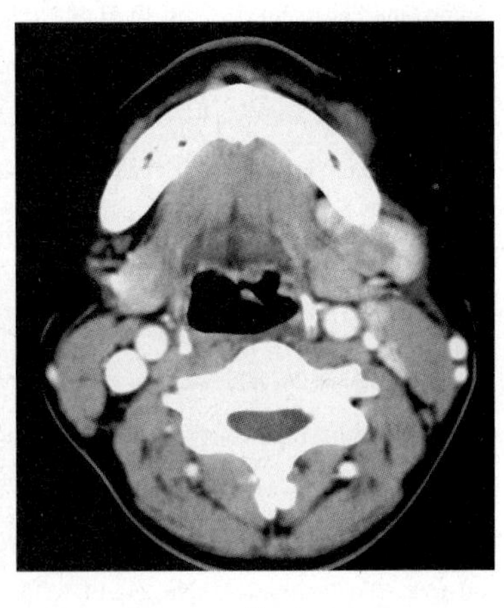
c

图5-141　左面颊部恶性黑色素瘤伴左下颌下淋巴结转移（malignant melanoma in the left face with metastatic lymph node in the left submandibular space）

横断面平扫CT图a示左侧颜面部有较大软组织肿块形成，密度不均匀，边界欠清晰。横断面增强CT图b、c示左面部肿块呈不均匀强化表现，内有低密度液化坏死灶形成。另于左侧下颌下区见增大的实性软组织结节，边界不清(为转移性淋巴结)。

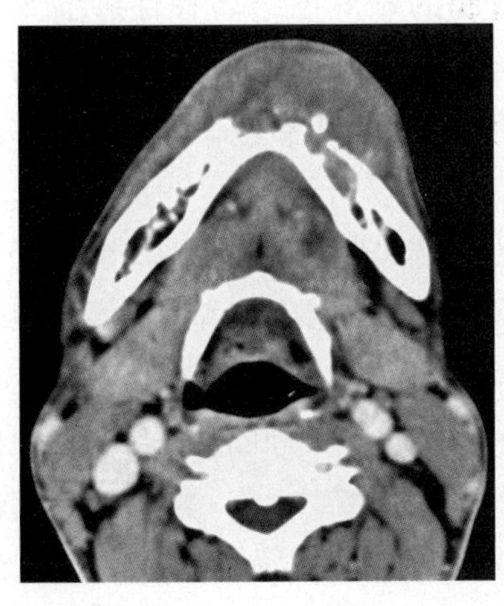
a

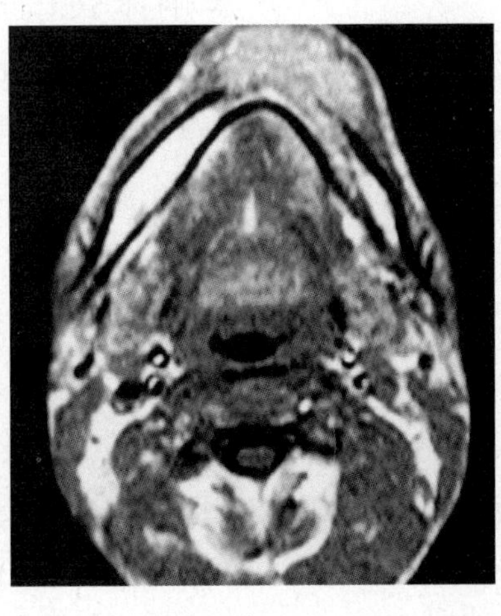
b

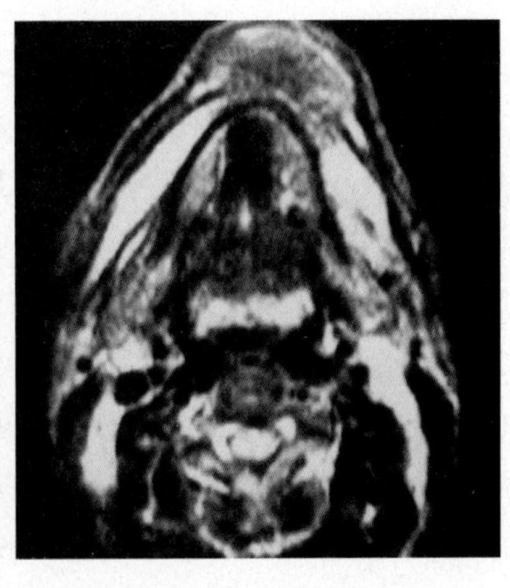
c

图5-142　颏部恶性黑色素瘤(malignant melanoma in the mentum）

横断面增强CT图a示颏部软组织明显肿大成块，边界不清。下颌骨体部骨质破坏。MR横断面T1WI图b和T2WI图c示病变分别呈高信号和等高信号混合，界限不清。

影像鉴别诊断　颌面颈部恶性黑色素瘤的CT和MRI表现有时与头颈部鳞状细胞癌和恶性淋巴瘤相似，多在显示原发病变的同时伴有颈部淋巴结病变。由于恶性黑色素瘤的临床表现特点能为其诊断提供可靠依据，故在一般情况下不会出现鉴别诊断困难。此外，恶性黑色素瘤典型的MRI表现特点一旦出现，也能有助于建立准确的影像鉴别诊断。

参 考 文 献

1 Hicks J, Flaitz C. Oral mucosal melanoma：epidemilogy and pathobiology. Oral Oncol, 2000, 36：152－169.

2 Ballantyne AJ. Malignant melanoma of the skin of the head and neck. An analysis of 405 cases. Am J Surg, 1970, 120：425－431.

3 Batsakis JG, Regezi JA, Solomon AR, et al. The pathology of head and neck tumors：mucosal melanomas, part 13. Head Neck Surg, 1982, 4：404－418.

4 Barker BF, Carpenter WM, Daniels TE, et al. Oral mucosal melanomas：the WESTOP Banff workshop proceedings. Western Society of Teachers of Oral Pathology. Oral Surg Oral Med Oral Pathol Oral Radiol Endod, 1997, 83：672－679.

5 Prasad ML, Patel SG, Hoshaw-Woodard S, et al. Prognostic factors for malignant melanoma of the squamous mucosa of the head and neck. Am J Surg Pathol, 2002, 26：833－892.

6 Patel SG, Prasad ML, Escrig M, et al. Primary mucosal malignant melanoma of the head and neck. Head Neck, 2002, 24：247－257.

7 Nandapalan V, Roland NJ, Helliwell TR, et al. Mucosal melanoma of the head and neck. Clin Otolaryngol, 1998, 23：107－116.

8 Horn J, Lock-Andersen J, Sjostrand H, et al. Routine use of FDG-PET scans in melanoma patients with positive sentinel node biopsy. Eur J Nucl Med Mol Imaging, 2006, 33：887－892.

9 Reinhardt MJ, Joe AY, Jaeger U, et al. Diagnostic performance of whole body dual modality 18F-FDG PET/CT imaging for N-and M-staging of malignant melanoma：experience with 250 consecutive patients. J Clin Oncol, 2006, 24：1178－1187.

10 Harris MT, Berlangieri SU, Cebon JS, et al. Impact of 2-deoxy-2 [F-18] fluoro-D-glucose Positron Emission Tomography on the management of patients with advanced melanoma. Mol Imaging Biol, 2005, 7：304－308.

11 邱蔚六，余强，燕山主编. 颌面颈部疾病影像学图鉴. 济南：山东科学技术出版社，2002：439－440.

12 Yoshioka H, Kamada T, Kandatsu S, et al. MRI of mucosal malignant melanoma of the head and neck. J Comput Assist Tomogr, 1998, 22：492－497.

13 Uchiyama Y, Murakami S, Kawai T, et al. Primary malignant melanoma in the oral mucosal membrane with metastasis in the cervical lymph node：MR appearance. AJNR Am J Neuroradiol, 1998, 19：954－955.

14 Chang PC, Fischbein NJ, McCalmont TH, et al. Perineural spread of malignant melanoma of the head and neck：clinical and imaging features. AJNR Am J Neuroradiol, 2004, 25：5－11.

15 Hammersmith SM, Terk MR, Jeffrey PB, et al. Magnetic resonance imaging of nasopharyngeal and paranasal sinus melanoma. Magn Reson Imaging, 1990, 8：245－253.

颈淋巴结转移性肿瘤

颈淋巴结转移性肿瘤（metastatic tumor of cervical lymph node）是指发生于全身其他组织器官的恶性肿瘤转移至颈淋巴结。原发于颌面部的恶性肿瘤是导致颈淋巴结转移性肿瘤的主要原因；而起源于头颈部以外（如肺和乳腺等）的恶性肿瘤虽也可转移至颈淋巴结，但较为罕见。此外，部分颈淋巴结转移性肿瘤的原发部位甚至可以不明。从病理类型上看，颈淋巴结转移性肿瘤主要源于头颈部鳞状细胞癌，但恶性黑色素瘤、涎腺上皮癌、甲状腺癌和间叶组织肉瘤也可导致颈淋巴结转移性肿瘤，只是明显少见而已。从构成比上看，鼻咽部SCCa引起的颈淋巴结转移性肿瘤约占85%，其他部位的SCCa致颈淋巴结转移者不足10%。颈淋巴结转移性肿瘤多见于男性，发病年龄多大于40岁。

大体病理上，颈淋巴结转移性肿瘤的直径多在1 cm以上。病变通常是多发性病灶，偶尔表现为孤立性病灶。病变可实性，亦可有坏死。如病变有淋巴结包膜外侵犯，则可见其周围脂肪组织和肌肉组织受累，或见其与血管组织粘连。镜下见，转移性病变从淋巴结被膜下窦（subcapsular sinus）开始，继而扩散至整个淋巴结。在SCCa转移性淋巴结内，可见伴有角化物位于癌细胞中。同样，在其他恶性肿瘤所引发的转移性淋巴结中，通常亦多能找到与其组织病理学表现特点相对应的证据。事实上，影像学所指称的转移性淋巴结内坏死与病理学相对应的是一种混合体，其内包括肿瘤坏死、角化物、纤维组织、水肿、肿瘤细胞和可能的出血。近来，有研究称淋巴结转移性肿瘤细胞内角化物（高分化SCC）的出现率和病变内的中心液化坏死之间关系密切。

临床上，颈淋巴结转移性肿瘤的主要表现为颈部无痛性、不活动性、质地较硬肿块，边界不清。多数颈淋巴结转移性肿瘤的患者都有原发性恶性肿瘤的病史可寻；少部分患者亦可不明原发病灶所在。一般而言，颈淋巴结转移性肿瘤的预后不佳。双侧颈淋巴结转移性肿瘤和伴有淋巴结包膜外侵犯者的预后更差。如病变有结外侵犯并已包绕颈动脉者，则死亡率几乎是100%。应用影像学方法评价颈淋巴结转移性肿瘤的临床意义主要如下：① 准确的病变定位有助于临床选择适宜的外科手术方案；② 准确的淋巴结病变分期（N分期）在整个TNM分期中具有重要作用，是为评价疾病预后和患者生存期的重要标准。此外，研究还显示：CT和MRI检查尚能发现7.5%~19%的临床表现阴性的颈淋巴结转移性肿瘤。临床上，治疗颈淋巴结转移性肿瘤可采用外科手术、化疗和放疗等多种手段，具体方案选择可视各肿瘤实际情况不同而异。对于颈淋巴结转移性肿瘤的治疗后评价，也可采用影像学检查进行跟踪随访，从而起到监测疾病有无复发和预测疾病发展的作用。

超声、CT、MRI与核素检查均为有效诊断颈淋巴结转移性肿瘤的影像学方法。一般而言，增强CT和增强T1WI为检查颈淋巴结转移性肿瘤的首选方法。理由是：① 两者对颈淋巴结转移性肿瘤的TMN分期均具有较高的准确性；② 通过CT和MRI检查可以帮助临床明确某些原发病变部位不明的病灶。超声操作简便，亦有较高的诊断准确率。但在某些颈区部位，超声检查易受被检区邻近器官结构（如下颌下腺和下颌骨）的影响，致检查范围和观察视野均受限制，不利于临床准确的TMN分期。

影像核医学一直在颈淋巴结转移性肿瘤的诊断过程中起着重要作用。目前在临床上应用的核素检查方法主要有SPECT和PET，尤其是FDG-PET。FDG-PET的特点是能早期显示病灶，并有较高的敏感性、特异性和准确率。此外，PET对显示颈淋巴结转移性肿瘤以外的全身转移性病变也具有重要作用。总之，对临床头颈部恶性肿瘤的准确分期和随访而言，FDG-PET检查常不可或缺。近来出现的CT/PET技术主旨在提高PET技术的空间分辨率，即通过将PET和CT图像的融合以解决PET图像上不能准确清晰地显示病变部位及其解剖结构的缺陷。目前，PET和CT/PET技术未在临床取得广泛应用的原因是价格昂贵和检查操作较为复杂。

【影像学表现】

尽管有许多CT和MRI标准被用于鉴别颈淋巴结转移性肿瘤和反应性改变，但诊断颈淋巴结转移性肿瘤的影像学标准主要有二：① 淋巴结大小；② 淋巴结中心坏死（表现为内部回声、密度和信号异常）。

部位　颈淋巴结转移性肿瘤最常见的发生部位在颈二腹肌组淋巴结（即位于颈静脉前、外、后区的淋巴结）。

大小、形态和边缘　与正常颈淋巴结的椭圆或扁豆形态不同，转移性淋巴结几乎均为圆形表现。多个圆形转移性淋巴结可相互融合呈分叶团块表现。肿瘤如无包膜外侵犯，则边界清晰；有包膜侵犯者，则边缘模糊。超声上，包膜反射光带或有或无。增强CT和MRI上，病变边缘多呈环形强化表现。环形的强化边缘多为薄而规则表现；少数则厚薄不均或不规则。

应用超声、CT和MRI评价淋巴结大小的标准和方法繁多。通常认为颈二腹肌组和下颌下组淋巴结的最大直径超过1.5 cm，其他部位颈淋巴结的最大直径超过 1 cm 者即为异常。以此标准诊断颈淋巴结转移性肿瘤，其准确率约为 72%~80%。也有观点认为颈二腹肌组淋巴结的最小轴位直径不应小于 11 mm，其他部位的颈淋巴结直径不应小于 10 mm。还有建议称咽后淋巴结的最大直径不应超过 8 mm，或其最短轴位直径不超过 5 mm。在直接测量大小的基础上，有研究者还提出了测量淋巴结最大纵轴直径与淋巴结最大横轴直径(L/T)之比值的方法。如果该比值大于 2，则多为淋巴结反应性病变；如果该比值小于 2，则应高度怀疑淋巴结转移性肿瘤。此外，还有研究者注意到阴性预测值和阳性预测值对临床治疗的指导作用。如果在 CT 和 MRI 上设直径 10 mm 以下的淋巴结为正常，则 CT 阴性预测值和阳性预测值分别为 84%和 50%；MRI 分别为 79%和 52%。如果设正常淋巴结的直径大小为 5 mm，则 CT 阴性预测值和阳性预测值分别为 90%和 44%。对临床而言，较高的阴性预测值和较低的阳性预测值可提示其采取严密观察而非急于治疗的方法。总体而言，采用上述测量大小的方法评价颈淋巴结转移性肿瘤虽然有效，但仍有 15%~20%的假阳性和假阴性。说明对这些方法应用尚存在一定的局限性。

内部结构　超声上，淋巴结转移性肿瘤内部多为光点分布均匀的低回声区，有时可见液性暗区(图5-143、5-144、5-145)。病变的淋巴门结构多显示不清。CDFI 超声上，可见病变边缘有点或条状血流信号。平扫CT 上，淋巴结转移性肿瘤多为软组织密度表现；增强 CT 上，病变表现有 2 种：① 病变呈均匀强化表现(图 5-146)，② 病变中心为低密度，边缘呈环形强化表现（图5-145、5-147）。对诊断淋巴结转移性肿瘤而言，后者常被认为是最可靠的判断标准之一，且较为多见。一般认为中心坏死区大于 3 mm 时即可在 CT 上有所表现。平扫 MRI 上，淋巴结转移性肿瘤的表现也具有多样性，多呈不均匀信号表现。一般而言，病变在 T1WI 上为中等信号；在 T2WI 上为高信号。淋巴结内坏死区则表现为 T1WI 上的低信号和 T2WI 上的高信号(图 5-147、5-148)。有研究指出：淋巴结转移性肿瘤在平扫 MRI 上最为可靠的表现是

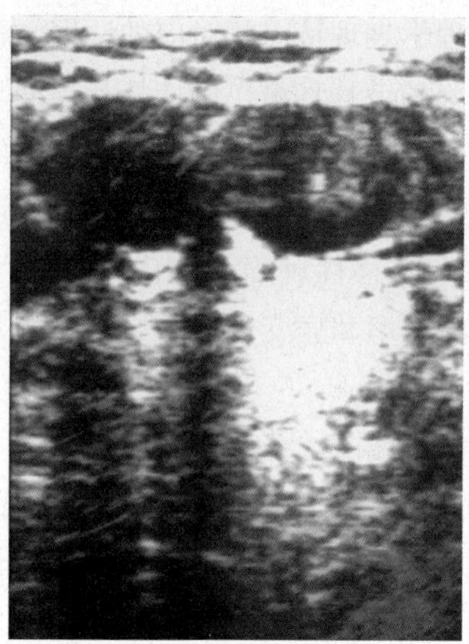

图 5-143　左下颌下和颏下区淋巴结转移性肿瘤（鳞状细胞癌转移）(metastatic squamous cell carcinoma of cervical lymph nodes in the left submandibular and submental area)

超声图示左侧下颌下和颏下区有多个类圆形低回声肿块，分布尚均匀，有液性暗区，后方回声稍增强，境界清晰，有包膜反射光带。

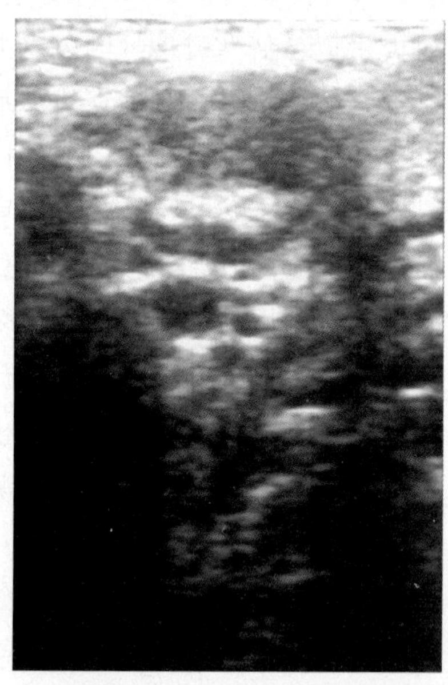

图 5-144　右颈淋巴结转移性肿瘤（鳞状细胞癌转移）(metastatic squamous cell carcinoma of lymph node in the right neck)

超声图示右颈深上有不规则形实性低回声肿块，部分回声较低，后方回声部分增强，境界清晰，有包膜反射光带。

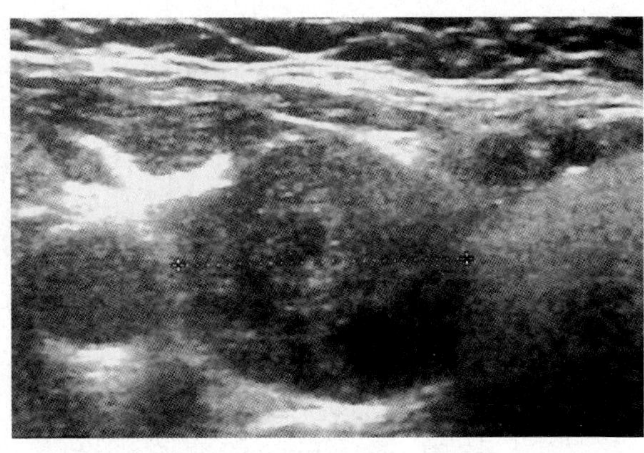

a

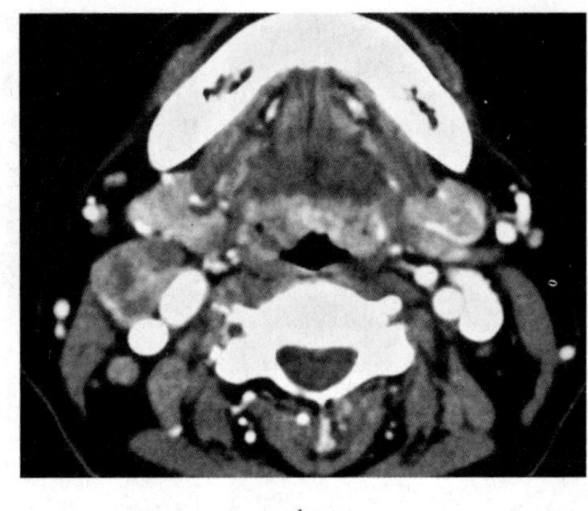

b

图 5-145　右颈淋巴结转移性肿瘤(右软腭腺泡细胞癌转移)(metastatic acinic cell carcinomaof lymph nodes in the right neck)

超声图 a 示右颈部有多个类圆形低回声肿块,分布欠均匀,后方回声部分增强。横断面增强 CT 图 b 示右颈有多个异常软组织肿块相互融合,边界清晰。病变中心呈低密度改变,边缘呈环形强化。

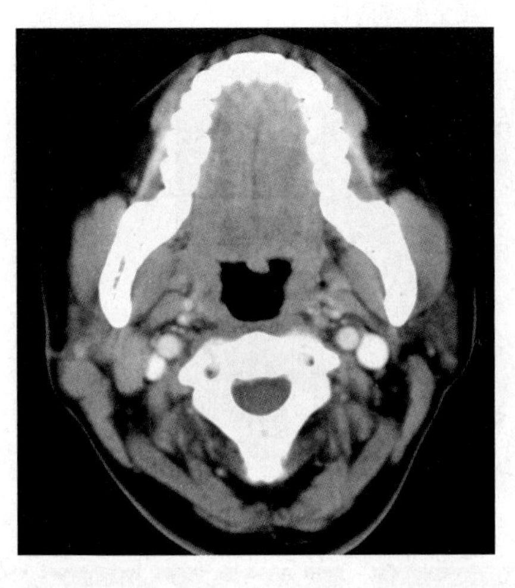

a

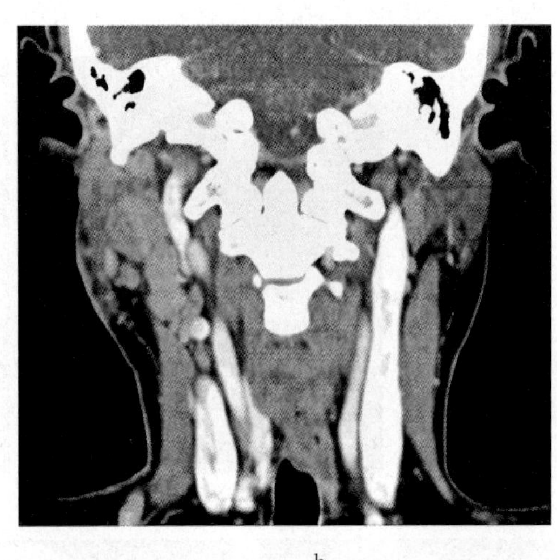

b

图 5-146　右颈部淋巴结转移性肿瘤(鳞状细胞癌转移)(metastatic squamous cell carcinoma of lymph nodes in the right neck)

横断面增强 CT 图 a 和增强 CT 冠状面重建图 b 示右侧腮腺区和颈部有多个实性软组织肿块,界限清晰。部分病变呈相互融合改变。

T2WI 上不均匀的局灶性高信号。增强压脂 T1WI 能清晰显示病变中心不强化的坏死灶和边缘的环形强化。FDG-PET 上可见淋巴结转移性肿瘤有浓聚表现。

邻近结构侵犯和反应　淋巴结转移性肿瘤的包膜外侵犯是其影响邻近结构的基础。病变的包膜外侵犯多能在 CT 上清晰显示,表现为环形强化的包膜有不规则增厚并侵犯周围脂肪组织。目前多认为 CT 是评价淋巴结转移性肿瘤包膜外侵犯的“金标准”。诊断转移性病变包膜外侵犯必须先排除外科手术史、放疗史和急性淋巴结炎症。淋巴结转移性肿瘤之包膜外侵犯的发生率随肿瘤的增大而上升。研究表明,40%有包膜外侵犯之淋巴结的直径小于 2 cm(其中淋巴结最大直径为 1 cm 者占 23%);53%有包膜外侵犯之淋巴结的直径在 2~3 cm(其中约 3/4 淋巴结直径大于 3 cm)。

颈淋巴结转移性肿瘤侵犯的邻近结构主要有颈鞘内血管(颈总和颈内动脉、颈内静脉)、Ⅸ-Ⅻ

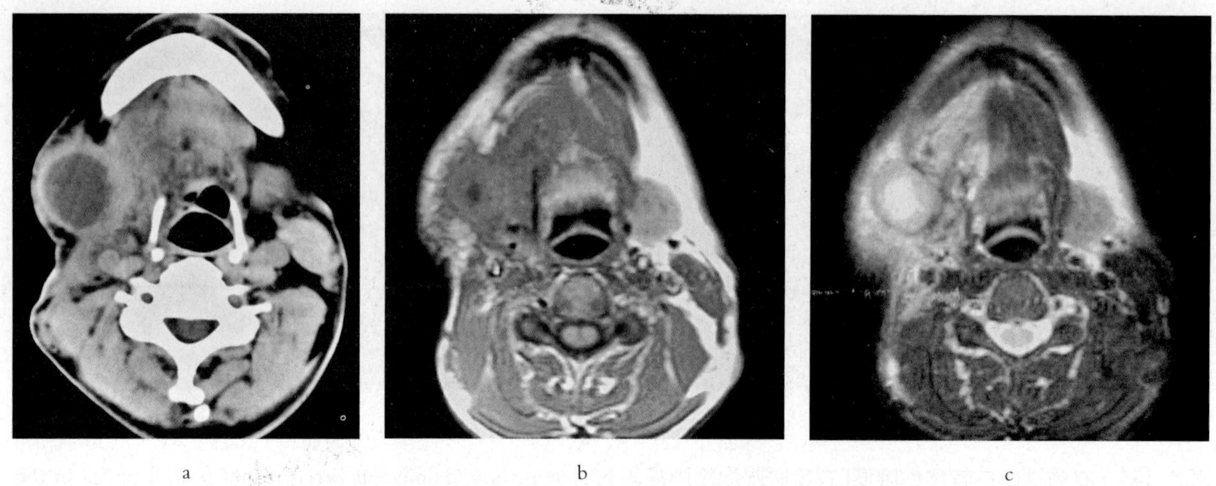

a b c

图 5-147　右下颌下区淋巴结转移性肿瘤(鳞状细胞癌转移)(metastatic squamous cell carcinoma of lymph node in the right submandibular space)

横断面平扫 CT 图 a 示右下颌下区有单囊状软组织肿块形成,界限清晰。MR 横断面 T1WI 图 b 示右下颌下区病变呈中等信号表现,内有小圆形底信号区。横断面 T2WI 图 c 示病变中心为高信号表现,边缘呈中等信号。

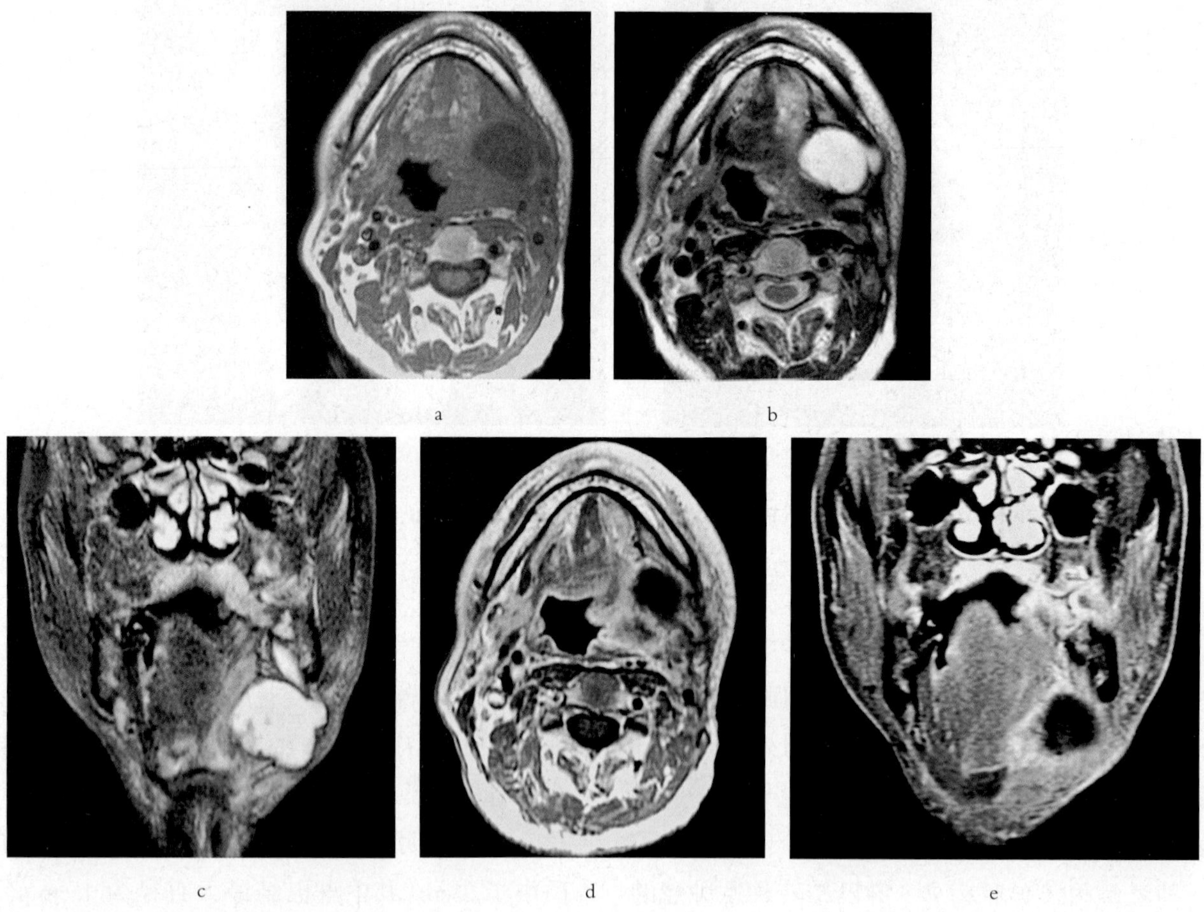

a b

c d e

图 5-148　左舌鳞状细胞癌伴左下颌下区淋巴结转移性(squamous cell carcinoma in the tongue with metastatic lymph node in the left submandibular space)

MR 横断面 T1WI 图 a 示左口咽侧壁和舌根部有不规则形肿块形成,呈中等信号表现,边界不清。另于左下颌下区可见一囊状低信号影。横断面 T2WI 图 b 和冠状面压脂 T2WI 图 c 示左舌和口咽侧壁病变呈不均匀高信号;左下颌下区病变呈均匀高信号,边界清晰,可见低信号包膜。Gd-DTPA 横断面增强 T1WI 图 d 和冠状面压脂 T1WI 图 e 示左舌病变呈不均匀强化;左下颌下区病变无明显强化。

颅神经和颅底。根据观察，超声、CT 和 MRI 上判断恶性肿瘤（包括淋巴瘤）侵犯颈鞘内血管的征象如下：① 病变与血管之间的脂肪带消失；② 颈动脉和颈内静脉受压变形，或颈内静脉节段性消失；③ 病变包绕颈鞘血管超过 180 度或 270 度；④ 血管边缘模糊。值得一提的是上述征象存在一定的假阴性和假阳性。通常认为超声在评价肿瘤的颈部血管侵犯上优于 CT 和 MRI。颈淋巴结转移性肿瘤还可以侵犯颅底，其于咽旁间隙、颈动脉间隙和咽后间隙者尤为多见。一般而言，CT 在评价轻微颅底骨质结构破坏方面优于 MRI；MRI 在评价颅底骨髓侵犯和颅内侵犯方面优于 CT。

影像鉴别诊断　影像学上，应注意与颈淋巴结转移性肿瘤鉴别的疾病主要有 2 大类：淋巴结疾病和非淋巴结疾病。前者主要有结内型淋巴瘤、淋巴结反应性疾病（如淋巴结炎）、淋巴结结核、结节病和淋巴结门脂肪化生（fat hilar metaplasia）等；后者主要有第二鳃裂囊肿。

结内型恶性淋巴瘤的影像学表现可与颈淋巴结转移性肿瘤有重叠，两者之间的鉴别有时十分困难。比较而言，结内型恶性淋巴瘤多以实性表现为主；颈淋巴结转移性肿瘤多以中心坏死和边缘环形强化表现为主。颈淋巴结炎和结核的临床表现与颈淋巴结转移性肿瘤不同，后者多有原发病灶可寻，而淋巴结炎多表现为颈部疼痛性肿块。影像学上，颈淋巴结炎多为实性结构表现，病变内低密度坏死灶者少见；颈淋巴结结核虽多以病变内低密度坏死表现为主，但病灶可呈多囊状，并可伴有散在钙化斑点。此与颈淋巴结转移性肿瘤少见钙化和多囊改变者明显有别。颈淋巴结结节病为颈部罕见疾病。病变以实性表现为主，少见有低密度液化坏死灶。与颈淋巴结转移性肿瘤和结内型淋巴瘤不同，结节病边界清晰，通常少有淋巴结包膜外侵犯征象，亦无病变间相互融合表现。淋巴结门脂肪化生通常是淋巴结对慢性感染性病变的一种反应性改变。CT 上，淋巴结门脂肪化生为低密度影像表现，但其几乎总出现在淋巴结的边缘，此与颈淋巴结转移性肿瘤的中心低密度坏死明显有别。

第二鳃裂囊肿主要出现在下颌下腺附近。与颈淋巴结转移性肿瘤不同的是：① 临床上其主要表现为无痛而质地柔软肿块，可反复肿大；② 影像学上，病变一般有较大的直径，囊壁薄而均匀，边界清晰，无囊壁外侵犯征象。

参考文献

1　Harnsberger HR. Diagnostic imaging. Head and neck. Salt Lake：Amirsys, 2004, Ⅲ：2-28-33.

2　Som PM, Curtin HD. Head and neck imaging. 4th ed, St. Louis：Mosby, 2003：1868-1934.

3　Sakai O, Curtin HD, Romo LV, et al. Lymph node pathology：benign proliferative, lymphoma, and metastatic disease. Radiol Clin North Am, 2000, 38：979-998.

4　Mancuso AA, Harnsberger HR, Muraki AS et al. Computed tomography of cervical and retropharyngeal lymph nodes：normal anatomy, variants of normal, and application in staging head and neck cancer. Part Ⅱ. Radiology, 1983, 148：715-723.

5　Feinmesser R, Freeman JL, Nojec AM, et al. Metastatic neck disease：a clinical/radiographic/pathologic correlative study. Arch Otolaryngol Head Neck Surg, 1987, 113：1307-1310.

6　Som PM. Detection of metastatasis in cervical lymph nodes：CT and MR criteria and differential diagnosis. AJR Am J Roentgeol, 1992, 158：961-969.

7　ven den Brekei MWM, Stel HV, Castelijins JA, et al. Cervical lymph node metastasis：assessment of radiologic criteria. Radiology, 1990, 177：379-384.

8　Yousem D, Hurst RW. MR of cervical lymph nodes：comparison of fast spin-echo and conventional spin-echo T2W scans. Clin Radiol, 1994, 49：670-675.

9　Mevio E, Gorini E, Sbrocca M, et al. The role of positron emission tomography （PET）in the management of cervical lymph nodes metastases from an unknown primary tumour. Acta Otorhinolaryngol Ital, 2004, 24：342-347.

10　Steinkamp HJ, Hosten N, Richter C, et al. Enlarged cervical lymph nodes at helical CT. Radiology, 1994, 191：795-798.

11　Curtin HD, Ishwaran H. Mancuso AA et al. Comparison of CT and MR imaging in staging of neck metastases. Radiology, 1998, 207：123-130.

12　Morimoto Y, Kurokawa H, Tanaka T, et al. Correlation between the incidence of central nodal necrosis in cervical lymph node metastasis and the extent of differentiation in oral squamous cell carcinoma. Dentomaxillofac Radiol, 2006, 35: 18–23.

13 Dooms GC, Hricak H, Crooks LE, et al. Magnetic resonance imaging of the lymph nodes: comparison with CT. Radiology, 1984, 153: 719–728.

14 Snow CB, Annyas M, van Slooten EA, et al. Prognostic factors of neck node metastasis. Clin Otolaryngol, 1982, 7: 185–192.

15 Yousem DM, Hatabu H, Hurst RW, et al. Carotid artery invasion by head and neck masses: prediction with MR imaging. Radiology, 1995, 195: 715–720.

16 Zaragoza L, Sendra F, Solano J, et al. Ultrasonography is more effective than computed tomography in excluding invasion of the carotid wall by cervical lymphadenopathies. Eur J Radiol, 1993, 17: 191–194.

17 Yu Q, Wang P, Shi H, et al. Carotid artery and jugular vein invasion of oral-maxillofacial and neck malignant tumors: Diagnostic value of computed tomography. Oral Surg Oral Med Oral Pathol Oral Radiol Endod, 2003, 96: 368–372.

18 马绪臣主编. 口腔颌面医学影像学. 北京：北京大学医学出版社，2006：221.

滑膜肉瘤

有关“滑膜肉瘤”(synovial sarcoma)命名也许并不适当，因为尚无证据显示该肿瘤来源于滑膜组织。文献中关于滑膜肉瘤的临床和形态学定义已较为明确。该肿瘤主要出现在四肢关节周围，通常与腱鞘、滑囊和关节囊关系密切。罕见有滑膜肉瘤发生于关节内的报道。事实上，滑膜肉瘤可以出现在与滑膜组织无关的解剖区域，如颌面部、颈部、咽和喉部等；也可出现在关节区周围。在所有软组织恶性肿瘤中，滑膜肉瘤的发病率居第四位或第五位，约占恶性间叶组织肿瘤的5%~10%。该肿瘤的好发年龄为15~40岁。男性多于女性(约1.2:1)。无明显种族倾向。滑膜肉瘤好发于四肢(80%~90%)，尤其是膝关节。发生于头颈部的滑膜肉瘤较为少见，约占全身所有滑膜肉瘤的9%。外伤与滑膜肉瘤的关系尚不十分明确，但有报道称部分滑膜肉瘤与外伤有关。

大体病理上，慢性生长的滑膜肉瘤多有清晰的边缘，可见假包膜形成。肿瘤呈圆形或为分叶状，剖面为黄色或灰白色，囊性变可见，而钙化多见。快速生长的滑膜肉瘤一般边界不清。除囊性变外，还可见多灶性出血区和坏死区。镜下见，滑膜肉瘤由2种形态不同的细胞组成：与癌相似的上皮细胞和与纤维肉瘤相似的梭形细胞。根据此两种细胞的不同组成，可将滑膜肉瘤分为以下几种类型：① 双相型滑膜肉瘤 (biphasic synovial sarcoma)，以上皮细胞和梭形细胞共存为特点，约占30%；② 单相纤维型滑膜肉瘤(monophasic fibrous synovial sarcoma)，主要或完全由梭形细胞组成，较多见；③ 单相上皮细胞型滑膜肉瘤(monophasic epithelial synovial sarcoma)，主要或完全由上皮细胞组成，罕见；④ 分化差型滑膜肉瘤(poorly differentiated synovial sarcoma)，约占20%，具有较大侵袭性，易发生转移。

临床上，该病多以颌面颈部异常软组织肿物为特点。部分病变可有触压痛。病变若累及咬肌肌群和颞下颌关节者，尚可引起张口困难。患者偶有麻木等感觉异常症状。

CT和MRI是检查颌面颈部滑膜肉瘤的主要影像学方法。CT适宜于评价滑膜肉瘤所引起的骨质破坏和瘤内钙化；MRI能清晰显示肿瘤范围、瘤内出血和肿瘤的血管侵犯。超声能很好地显示位置浅表的颌面颈部滑膜肉瘤。X线平片能显示部分病变对下颌骨、上颌骨和颧骨的破坏。

【影像学表现】

部位 颌面颈部滑膜肉瘤多发生于颞下颌关节外，如颈部、咽旁间隙、颞下间隙、舌和口底、喉、腮腺和上颌窦等区域，其中以咽和喉部最为多见。发生于颞下颌关节的滑膜肉瘤或病变以颞下颌关节为中心者相对少见。

形态和边缘 CT和MRI上，颌面颈部滑膜肉瘤多呈肿块状表现。部分病变边界清晰，可有假包膜形成；部分病变则形态不规则，边缘模糊

不清。

内部结构　超声上，滑膜肉瘤多表现为不均匀低回声。CDFI 上可见其为富血管实性肿块。平扫 CT 上，颌面颈部滑膜肉瘤多为软组织密度表现(图 5-149),其内可有高密度钙化影,但较少见。有研究认为滑膜肉瘤内如有钙化出现，则预示预后较好。如病变内部有囊变区，则其为低密度表现,甚至可以是多囊状低密度表现。增强 CT 上，病变多有明显强化(图 5-149)。强化方式可均匀或不均匀。不均匀强化者与病变内部的囊变、坏死和出血密切有关。平扫 MRI 之 T1WI 上,多数滑膜肉瘤表现为中等信号(图 5-150)。如病变内局部有出血灶，尚可为高信号表现；如病变内局部有囊变,则为低信号表现。T2WI 上,肿瘤多呈不均匀高信号表现;部分病变可表现为低信号(图 5-150)。约 1/3 的滑膜肉瘤内部可在 T2WI 上表现为“三信号征”,即病变由高信号(与液体信号类似)、中等信号(等于或略高于脂肪信号)和低信号(与纤维组织类似)混合而成(图 5-150)。有时病变内出血和囊变区液体可形成并不常见的双液平面。当病变直径大于 5 cm 时,其内部多可见中等信号分隔。增强 MRI 上,滑膜肉瘤多呈不均匀强化表现(图 5-150)。

邻近结构侵犯和反应　位置不同的颌面颈部滑膜肉瘤能侵犯其周围不同的组织结构。这些结构主要为肌肉组织、血管组织、涎腺组织、颌面诸骨和颞下颌关节。

影像鉴别诊断　由于颌面颈部滑膜肉瘤的影像表现具有多样性特点,故很难将其同颌面颈部其他性质的肿瘤进行区别,有时甚至不能将其同良性肿瘤进行区别。不过有人认为“三信号征”和 T1WI 上的局部高信号灶是提示滑膜肉瘤的重要诊断依据。

作者对 6 例(男性 4 例,女性 2 例。年龄范围 8~45 岁,平均年龄 22.7 岁)颌面颈部滑膜肉瘤 CT(5 例)和 MRI(3 例)表现的观察结果如下:① 6 例病灶分别位于舌和口底(2 例)、咬肌间隙(3 例)和颞下颌关节(1 例)。② CT 和 MRI 上所有病变均为肿块表现,边界清晰和不清晰者各为 3 例。显示病变内有囊性变者 3 例。6 例病变中均未见出血和液-液平面征象。③ CT 上,5 例病灶均为软组织密度;呈不均匀强化者 4 例;均匀强化者 1 例;病变内显示有钙化者 3 例；伴有颌面骨和颅底侵犯者 3 例。④ MRI 上,3 例病变在 T1WI 上呈中等信号者 3 例;在 T2WI 上呈中等信号者 1 例;呈混合高信号者 2 例。

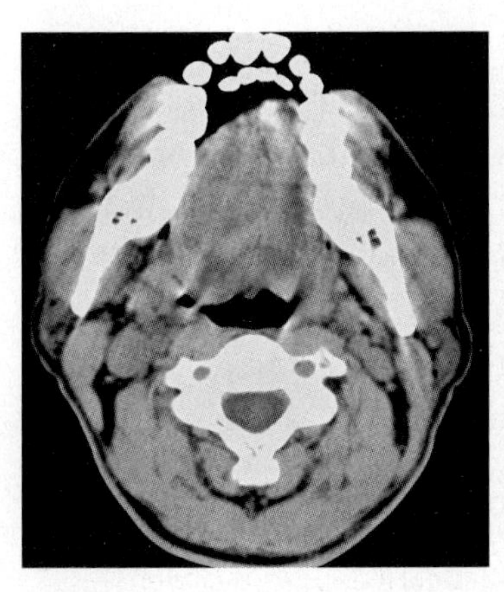
a

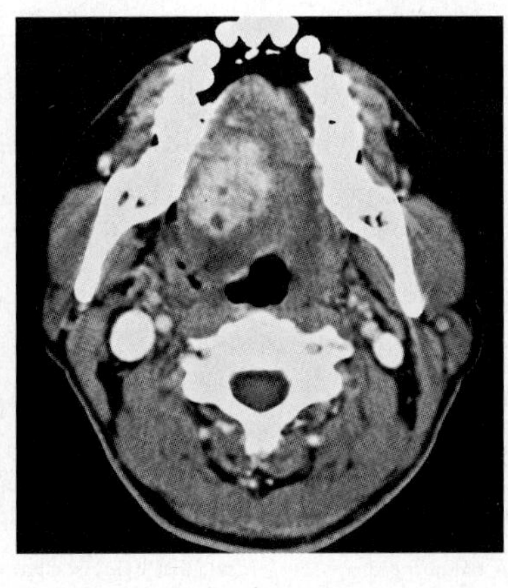
b

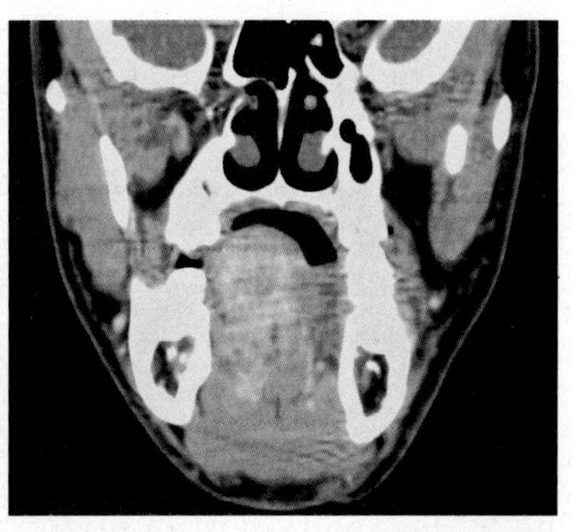
c

图 5-149　右舌滑膜肉瘤(synovial sarcoma in the right tongue)

横断面平扫 CT 图 a 示颌面部结构无明显异常。横断面增强 CT 图 b 和增强 CT 冠状面重建图 c 示右舌体部有明显强化的肿块性病变形成,强化呈不均匀性改变,边界不清。

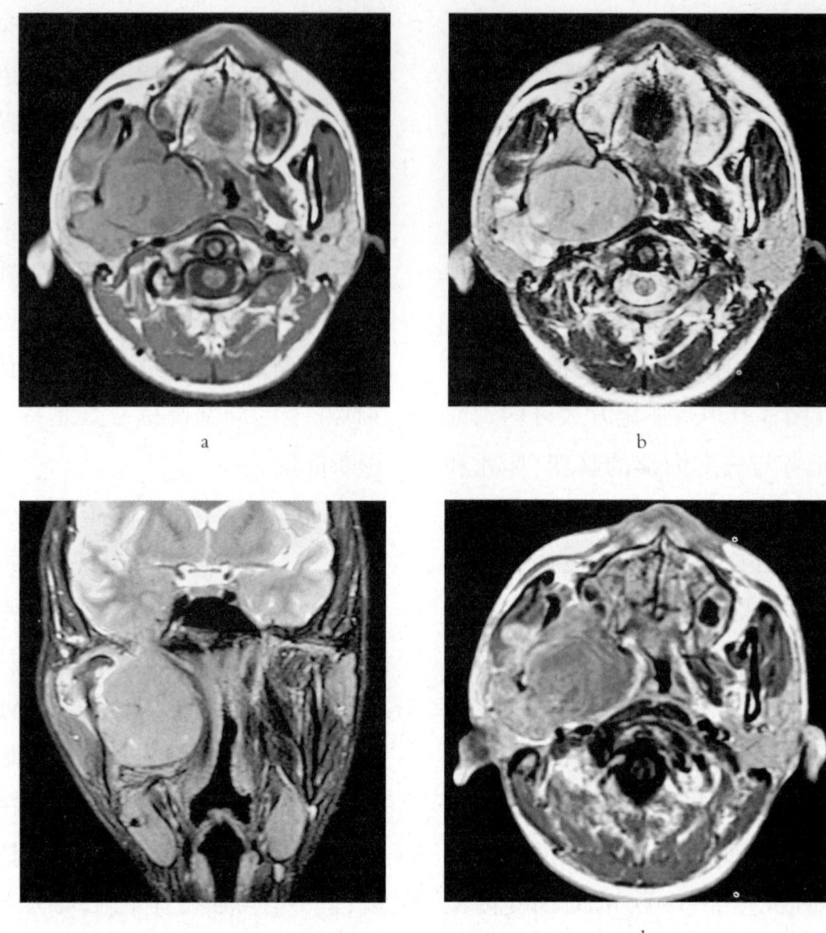

a b c d

图 5-150　右腮腺和深部咬肌间隙滑膜肉瘤(synovial sarcoma in the right parotid gland and deep masticator space)

MR 横断面 T1WI 图 a 示右侧腮腺和咽旁间隙区有中等信号肿块形成，内有低信号线状分隔，边界不清。右下颌骨升支呈骨质破坏和移位表现。横断面 T2WI 图 b 和冠状面压脂 T2WI 图 c 示病变呈不均匀高信号。右侧蝶骨大翼破坏吸收。Gd-DTPA 增强横断面图 d T1WI 示病变内呈不均匀中度强化表现。

参 考 文 献

1　Weiss SW, Goldblum JR. Enzinger and Weiss's soft tissue tumors. 4th ed, St. Louis：Mosby, 2001：1483.

2　McKinney CD, Mills SE, Fechner RE. Intraarticular synovial sarcoma. Ma J Surg Pathol, 1992, 16：1017-1020.

3　Sigal R, Chancelier MD, Luboinski B, et al. Synovial sarcomas of the head and neck：CT and MR findings. AJNR Am J Neuroradiol, 1992, 13：1459-1462.

4　Rangheard AS, Vanel D, Viala J, et al. Synovial sarcomas of the head and neck：CT and MR imaging findings of eight patients. AJNR Am J Neuroradiol, 2001, 22：851-857.

5　Hirsch RJ, Yousem DM, Loevner LA, et al. Synovial sarcomas of the head and neck：MR findings. AJR Am J Roentgenol, 1997, 169：1185-1188.

6　Mamelle G, Richard J, Luboinski B, et al. Synovial sarcoma of the head and neck：an account of four cases and review of the literature. Eur J Surg Oncol, 1986, 12：347-349.

7　Park JK, Ham SY, Hwang JC, et al. Synovial sarcoma of the head and neck：a case of predominantly cystic mass. AJNR Am J Neuroradiol, 2004, 25：1103-1105.

8　Barkan GA, El-Naggar AK. Primary synovial sarcoma of the parotid gland. Ann Diagn Pathol, 2004, 8：233-236.

9　Dei Tos AP, Dal Cin P, Sciot R, et al. Synovial sarcoma of the larynx and hypopharynx. Ann Otol Rhinol Laryngol, 1998, 107：1080-1085.

10　Jones BC, Sundaram M, Kransdorf MJ. Synovial sarcoma：MR imaging findings in 34 patients. AJR Am J Roentgenol, 1993, 161：827-830.

11　Sanchez Reyes JM, Alcaraz Mexia M, Quinones Tapia D, et al. Extensively calcified synovial sarcoma. Skeletal Radiol, 1997, 26：671-673.

12　de Schepper AM. Imaging of soft tissue tumors. 2nd ed, Berlin：Springer, 2001：294-295.

13　Morton MJ, Berquist TH, Mcleod RA, et al. MR imaging of synovial sarcoma. AJR Am J Roentgenol, 1991, 156：337-340.

腺泡状软组织肉瘤

腺泡状软组织肉瘤（alveolar soft part sarcoma）是一种来源尚未明确的软组织恶性肿瘤。根据该肿瘤在电子显微镜下的表现，有研究者认为其可能是肌源性肿瘤或起源神经脊细胞的神经内分泌肿瘤。腺泡状软组织肉瘤为罕见的软组织肿瘤，约占所有软组织肉瘤的 0.5%~1%。该肿瘤主要好发于年轻成人的下肢，婴幼儿则于头颈部多见。女性多于男性，约为 2:1。

大体病理上，腺泡状软组织肉瘤多无清晰边界，质地软脆。肿瘤切面由黄白色至灰红色组织组成，通常伴有大片坏死和出血区。肿瘤内部血管丰富，其周围可有血管包绕。镜下见，肿瘤细胞排列成腺泡状或巢状。细胞巢呈圆形或卵圆形，大小不等。肿瘤细胞较大，呈圆形、卵圆形或多边形。虽然肿瘤细胞内有丝分裂少见，但该肿瘤却为恶性程度最高的软组织肉瘤之一。

临床上，腺泡状软组织肉瘤多表现为生长缓慢的无痛性肿块。病变累及颌面部咬肌肌群者，患者可出现张口受限；累及舌、咽者可出现讲话和声音嘶哑。与发生于下肢的腺泡状软组织肉瘤缺乏相应临床症状的情况不同，颌面颈部腺泡状软组织肉瘤的远处转移和局部淋巴结转移相对少见，原因是该肿瘤所引起的临床症状相对早现。腺泡状软组织肉瘤远处转移的器官依次为肺、脑和骨骼；淋巴结转移仅见于 10%的腺泡状软组织肉瘤。对头颈部腺泡状软组织肉瘤的治疗主要以手术为主，化疗和放疗为辅。腺泡状软组织肉瘤的术后局部复发与其转移一样，并不少见。

超声、X 线血管造影、CT 和 MRI 均可用于腺泡状软组织肉瘤的检查。

【影像学表现】

部位　头颈部腺泡状软组织肉瘤主要发生于眼眶和舌，咽、鼻窦和颊间隙等部位也有报道。

形态和边缘　腺泡状软组织肉瘤多为不规则形表现，边界可模糊，也可为清晰表现。

内部结构　超声上，腺泡状软组织肉瘤内部回声不均匀。CDFI 显示肿瘤内部血管丰富。平扫 CT 上，腺泡状软组织肉瘤表现为软组织密度，等于或略高于病变周围的肌肉组织；增强 CT 上，肿瘤强化明显且欠均匀（图 5-151）。有时可见其内有较多增粗的血管。X 线血管造影显示肿瘤内血供丰富，并可见静脉提前显示（动静脉短路）。平扫 MRI 上，腺泡状软组织肉瘤在 T1WI 上呈均匀中等信号

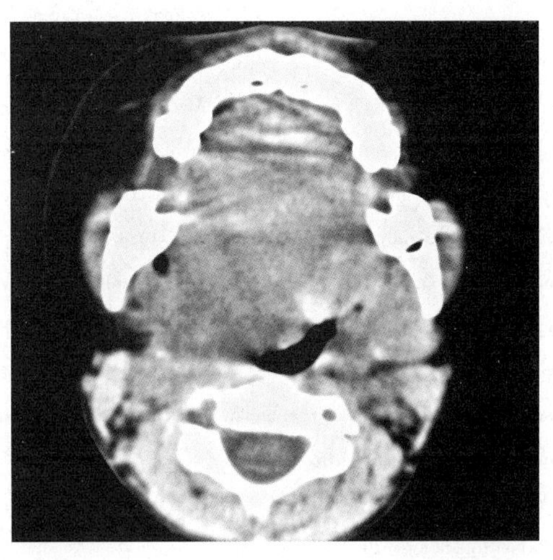

a

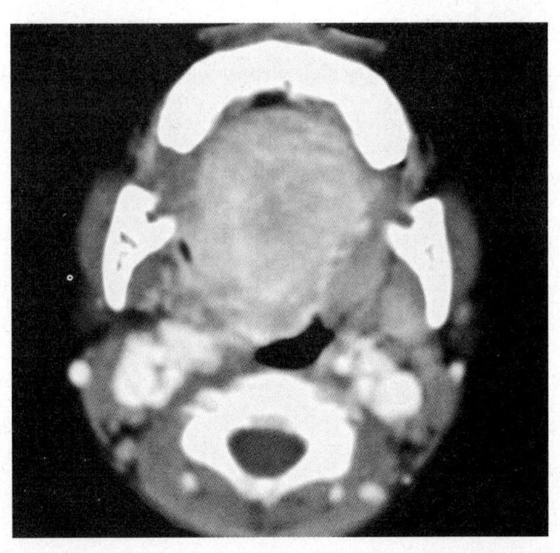

b

图 5-151　舌腺泡状软组织肉瘤（alveolar soft part sarcoma in the tongue）

横断面平扫 CT 图 a 示舌部软组织明显肿大，界限不清。横断面增强 CT 图 b 病变强化明显，呈均匀性改变，边界不清。

或高信号；T2WI 上呈不均匀高信号。T2WI 上的不均匀高信号中的低信号和肿瘤内部的流空血管或小钙化有关。增强 MRI 上，肿瘤表现为不均匀强化。肿瘤内的坏死区常能在增强 CT 和 MRI 上清晰显示。

邻近组织侵犯和反应　肿瘤多对周围肌肉组织有侵犯，表现为肌肉界限模糊。尽管有研究者认为腺泡状软组织肉瘤少有邻近骨组织侵犯，但发生于颌面部的腺泡状软组织肉瘤常可破坏上、下颌骨、颧骨和颅底骨结构。

影像鉴别诊断　颌面颈部腺泡状软组织肉瘤的影像学表现和许多肿瘤相似，如血管瘤、动静脉畸形、副神经节瘤、鳞状细胞癌、横纹肌肉瘤和小涎腺恶性肿瘤等。一般而言，流空血管于血管瘤（静脉性或海绵状血管瘤）、鳞状细胞癌和小涎腺恶性肿瘤中均少见。动静脉畸形的血管流空管腔往往较腺泡状软组织肉瘤和副神经节瘤粗大。头颈部副神经节瘤的发生部位特殊，多与颈鞘内血管关系密切，且罕见于舌、咽、鼻窦和颌面深部软组织间隙。

参考文献

1 Hunter BC, Devaney KO, Ferlito A, et al. Alveolar soft part sarcoma of the head and neck region. Ann Otol Rhinol Laryngol, 1998, 107：810－814.

2 Lieberman PH, Brennan MF, Kimmel M, et al. Alveolar soft-part sarcoma：a clinico-pathologic study of half a century. Cancer, 1989, 63：1－13.

3 Simmons WB, Haggerty HS, Ngan B, et al. Alveolar soft part sarcoma of the head and neck. A disease of children and young adults. Int J Pediatr Otorhinolaryngol, 1989, 17：139－153.

4 Weiss SW, Goldblum JR. Enzinger and Weiss's soft tissue tumors. 4th ed, St. Louis：Mosby, 2001：1509－1521.

5 Silbergleit R, Agrawal R, Savera AT, et al. Alveolar soft-part sarcoma of the neck. Neuroradiology, 2002, 44：861－863.

6 Charrier JB, Esnault O, Brette MD, et al. Alveolar soft-part sarcoma of the cheek. Br J Oral Maxillofac Surg, 2001, 39：394－397.

7 Spector RA, Travis LW, Smith J. Alveolar soft part sarcoma of the head and neck. Laryngoscope, 1979, 89：1301－1306.

8 Aiken AH, Stone JA. Alveolar soft-part sarcoma of the tongue. AJNR Am J Neuroradiol, 2003, 24：1156－1158.

9 Kim HS, Lee HK, Weon YC, et al. Alveolar soft-part sarcoma of the head and neck：clinical and imaging features in five cases. AJNR Am J Neuroradiol, 2005, 26：1331－1335.

10 Yigitbasi OG, Guney E, Kontas O, et al. Alveolar soft part sarcoma：report of a case occurring in the sinonasal region. Int J Pediatr Otorhinolaryngol, 2004, 68：1333－1337.

11 Lorigan JG, O'Keeffe FN, Evans HL, et al. The radiologic manifestations of alveolar soft-part sarcoma. AJR, 1989, 153：335－339.

（余　强）

第六章　颌骨囊肿和非牙源性肿瘤

本章叙述的内容包括颌骨囊肿和骨肿瘤。

因颌骨内有牙源性上皮组织存在，故在其内发生的囊肿也种类繁多。目前采用的颌骨牙源性囊肿分类仍以1992年WHO的上皮性囊肿分类为基础。所不同的是，其中部分内容已在2005年的WHO分类中被归为牙源性肿瘤。如牙源性角化囊肿（odontogenic keratocyst）已被冠名为牙源性角化囊性瘤（keratocystic odontogenic tumour）而归属于肿瘤。现将剔除了牙源性角化囊肿的上皮性囊肿的分类列于表6–1。

表6–1　上皮性囊肿分类

发育性囊肿		感染性囊肿
牙源性囊肿	非牙源性囊肿	根尖囊肿
婴儿龈囊肿	鼻腭管囊肿或切牙管囊肿	根尖和根侧囊肿
含牙囊肿或滤泡囊肿	鼻唇囊肿或鼻牙槽囊肿	残余根尖囊肿
萌出囊肿		牙旁囊肿或炎症性根旁，下颌感染颊囊肿
根侧牙周囊肿		
成人龈囊肿		
腺牙源性囊肿		

颌骨非牙源性肿瘤即是骨源性肿瘤。骨骼原发性肿瘤罕见，仅占所有肿瘤的0.2%，且多发生于儿童。与颌骨牙源性肿瘤相比，颌骨的骨源性肿瘤明显少见。值得一提的是，绝大多数骨源性肿瘤和瘤样病变均可发生于颌骨。本章叙述的骨肿瘤基本参照了2002年WHO的骨肿瘤分类。现将该分类内容列于表6–2。

表6–2　2002年WHO骨肿瘤分类

软骨肿瘤	骨样骨瘤
骨软骨瘤	骨母细胞瘤
软骨瘤（内生软骨瘤；骨膜软骨瘤；多发性软骨瘤）	骨肉瘤（普通成软骨性、普通成纤维性、普通成骨性；毛细血管扩张性；小细胞性；低度恶性中心性；继发性；骨旁性；骨膜性；高度恶性表面性）
软骨母细胞瘤	成纤维性肿瘤
软骨黏液样纤维瘤	促结缔组织增生性纤维瘤
软骨肉瘤（中心性、原发性和继发性；外周性；去分化性；间叶性；透明细胞性）	纤维肉瘤
成骨性肿瘤	纤维组织细胞性肿瘤

续 表

良性纤维组织细胞瘤	脂肪性肿瘤
恶性纤维组织细胞瘤	脂肪瘤
Ewing 肉瘤/原始神经外胚瘤	脂肪肉瘤
Ewing 肉瘤	神经性肿瘤
造血系统肿瘤	神经鞘瘤
浆细胞骨髓瘤	杂类肿瘤
恶性淋巴瘤	釉质瘤
巨细胞瘤	转移性恶性肿瘤
巨细胞瘤	杂类病变
恶性巨细胞瘤	动脉瘤样骨囊肿
脊索肿瘤	单纯性骨囊肿
脊索瘤	纤维结构不良
血管性肿瘤	骨性纤维结构不良
血管瘤	Langerhans 细胞组织细胞增多症
血管肉瘤	Erdheim-Chester 病
平滑肌肿瘤	胸壁错构瘤
平滑肌瘤	关节病变
平滑肌肉瘤	滑膜软骨瘤病

参考文献

1 Kramer IRH, Pindborg JJ, Shear M. Histological typing of odontogenic tumours (WHO). Berlin: Springer-Verlag, 1992: 7-9.

2 Fletcher CDM, Unni K, Mertens F. WHO classification of tumours. Pathology and Genetics of Tumours of Soft Tissue and Bone. IARC press: Lyon, 2002: 226.

第一节 颌骨囊肿

颌骨是全身最易发生上皮性囊肿的骨骼，且种类繁多。各类囊肿不仅在组织学上独具表现特点，而且在影像学上也各有一定的表现特征。上皮性囊肿是一种囊壁上内衬上皮组织，并含有液体或半固体的病理性囊腔。此病变既不是真性肿瘤，亦非脓肿性病理囊腔。除少数个例外，发生在颌面颈部的囊肿几乎都有上皮衬里和纤维结缔组织囊壁。在表 6-1 所列各囊肿中，属于颌骨囊肿者有含牙囊肿（dentigerous cyst）、滤泡囊肿（follicular cyst）、萌出囊肿（eruption cyst）、根侧牙周囊肿（lateral periodontal cyst）、腺牙源性囊肿（glandular odontogenic cyst）、鼻腭囊肿（nasopalatine cyst）、根尖囊肿（radicular cyst）、残余根尖囊肿（residual radicular cyst）和牙旁囊肿（paradental cyst）。本节将逐一简述之。

颌骨囊肿的影像检查方法应视不同情况而定。通常，对下颌骨囊肿的影像学检查应以 X 线摄片为主，包括曲面体层摄影、下颌骨正位和侧位等。对上颌骨囊肿的影像检查可先行 X 线摄片，如牙片、咬合片和曲面体层摄影。但在 X 线检查显示不清时，可续选 CT 或 MRI 检查。这种情况多见于不能明确囊肿与其周围组织结构关系之时（如囊肿与上颌窦、鼻腔的关系等）。应该指出，CT 或 MRI 检查在显示病变范围及与周围组织关系上多优于 X 线检查，但 X 线检查在显示病变与牙体牙周组织关系上常优于 CT 或 MRI，故三者作用互补，应根据病变具体情况作出合理选择。

含牙（滤泡）囊肿

含牙囊肿（dentigerous cyst）是一种囊壁包绕于未萌出牙冠，并附着于该牙之牙颈部的囊肿。含牙囊肿的形成和发展与液体异常积聚于缩余釉上皮和牙冠之间或缩余釉上皮之间密切相关。在牙齿发育过程中，感染和外伤可能是含牙囊肿形成的诱发因素。含牙囊肿又称滤泡囊肿（follicular cyst）。含牙囊肿是第二常见的颌骨囊肿，仅次于根尖囊肿。该囊肿可发生于任何年龄，但多见于 10~40 岁患者。就儿童而言，含牙囊肿可能是最为常见的颌骨囊肿。男性多于女性。含牙囊肿可于颌骨内多发，但较罕见。

大体病理上，含牙囊肿的囊腔内含有牙冠（多为恒牙和多生牙牙冠），囊壁附着于釉-牙本质交界处，囊液多为黄色。镜下见，含牙囊肿的囊壁由复层鳞状上皮和纤维结缔组织组成。复层鳞状上皮通常由 2~3 层扁平细胞和矮立方细胞构成，无角化和上皮钉突，类似于缩余釉上皮。如遇有感染，则上皮有明显增生、增厚和鳞化，上皮内可发生黏液化生，含有产黏液细胞和纤毛细胞，囊壁组织内可见大量炎性细胞浸润。部分含牙囊肿的上皮衬里还可发生角化，并在纤维囊壁常可见上皮岛。

临床上，含牙囊肿多表现为无痛性颌骨膨胀。临床检查可见颌骨膨胀区有缺牙。对含牙囊肿的治疗一般以手术切除为主，术后复发者少见。含牙囊肿多预后良好，但也有恶变的报道，故应及时进行临床处理。

【影像学表现】

部位　颌骨含牙囊肿好发于下颌或上颌第三磨牙区和上颌尖牙区。

形态和边缘　含牙囊肿多呈圆形或类圆形表现，边界清晰，周围有光滑的骨皮质线围绕。

内部结构　X 线上，颌骨含牙囊肿有单囊（图 6-1、6-2、6-3）和多囊（图 6-4）之分。前者常见，后者少见。病变表现为低密度 X 线透射区。病变内含有未萌牙的牙冠（牙根尚未形成）。此未萌牙之牙冠多指向病变的中心。含牙囊肿的囊壁常围绕于受累牙的冠根交界处（牙釉质-牙骨质连接线），有时也可见受累牙的牙冠或牙冠和牙根的一部分包含在囊腔中。含牙囊肿的含牙数目多为单个（源于一个牙胚），也可以是多个（源于多个牙胚）。病变内含多牙者明显少见。CT 上，颌骨含牙囊肿的 CT 值多呈水液密度表现，病变内所含牙为明显高密度表现（图 6-1、6-2、6-3）。MRI 上，含牙囊肿的囊液多呈 T1WI 上的低或中等信号和 T2WI 上的均匀高信号（图 6-5）；其内所含牙表现为 T1WI 和 T2WI 上的低信号区。增强 CT 和 MRI 上，病变的囊腔内容无强化表现，但囊壁可有明显强化（图 6-3）。

邻近结构侵犯和反应　由于未萌出牙的整体运动，囊肿内的牙齿容易被推移位，甚至翻转。含牙囊肿有推移和吸收邻牙的倾向。被推牙常向根尖方

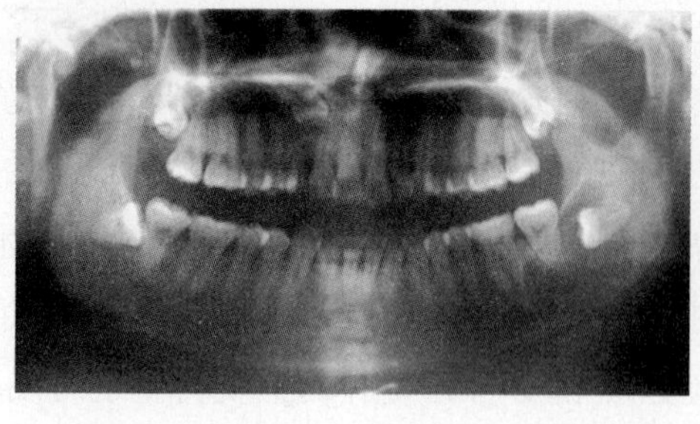
a

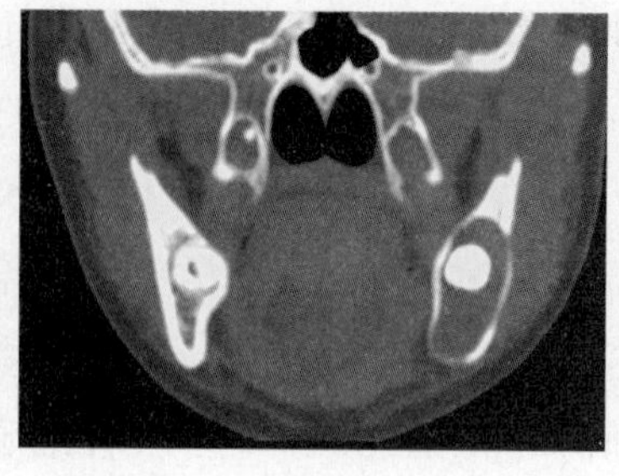
b

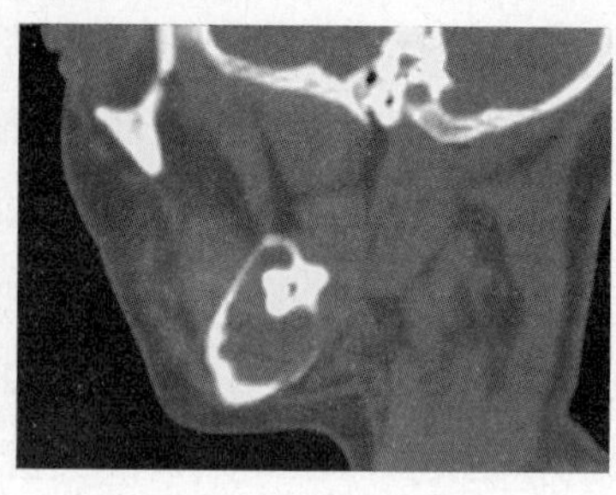
c

图 6–1　左下颌骨含牙囊肿(dentigerous cyst in the left mandible)

X 线曲面断层片图 a 示左下颌体部有单囊状 X 线透射区,边界清晰,可见骨密质线。左下颌第三磨牙牙冠朝向囊腔。平扫 CT 冠状面重建图 b 和矢状面重建图 c 示左下颌骨单囊病变内含牙,且包绕于冠根交界处。

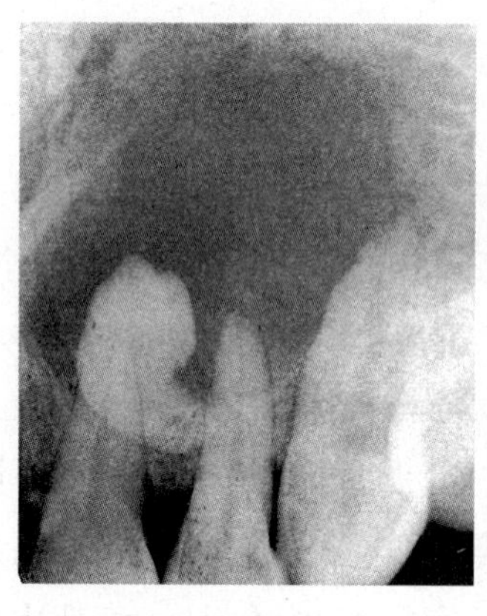
a

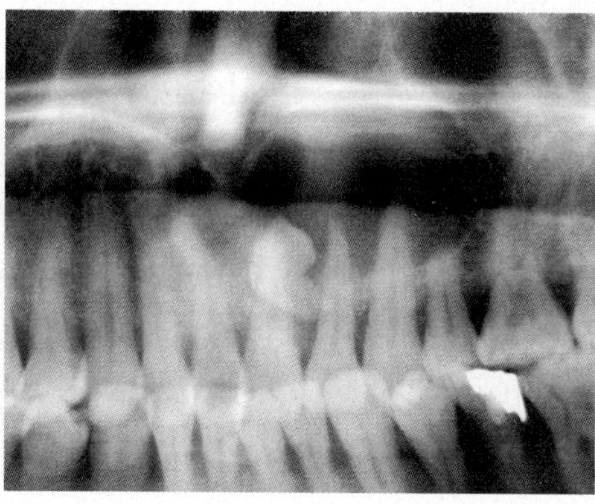
b

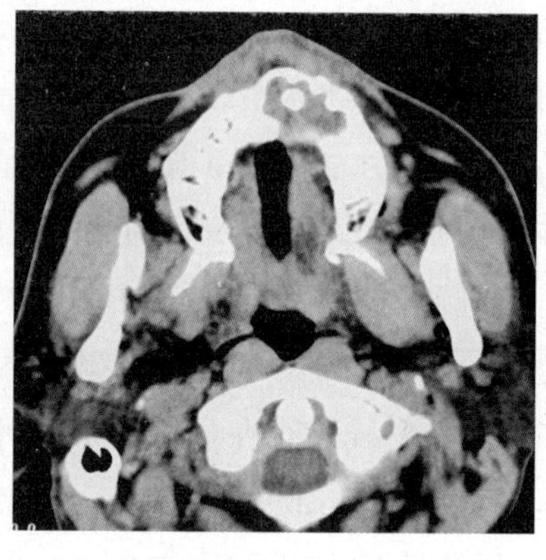
c

图 6–2　左上颌骨含牙囊肿(dentigerous cyst in the left maxilla)

左上颌前牙牙片图 a 和 X 线曲面断层片图 b 示左上颌前牙和双尖牙区有单囊状 X 线透射区,边界清晰,可见骨皮质线。病变内含多生牙,其牙冠朝向囊腔。横断面平扫 CT 图 c 示病变呈单囊软组织密度改变,界限清晰。

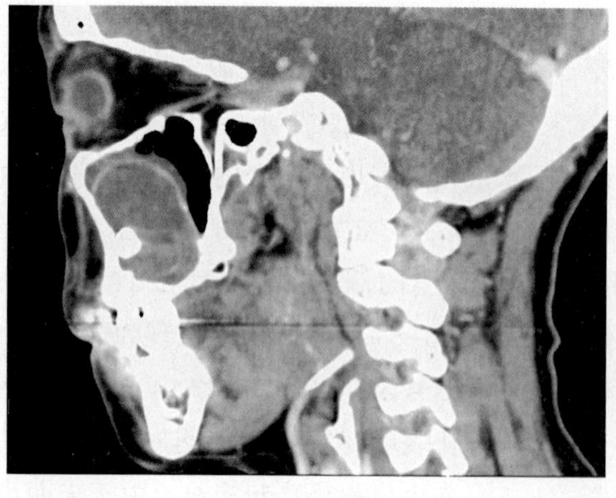
a

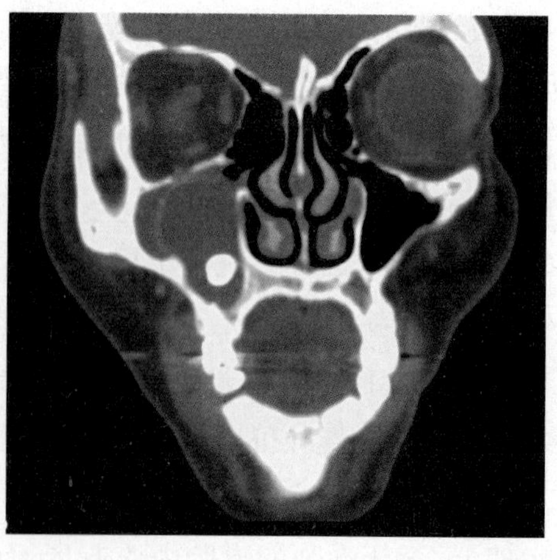
b

图 6–3　右上颌骨含牙囊肿(dentigerous cyst in the right maxilla)

平扫 CT 矢状面重建图软组织窗图 a 和冠状面重建图骨窗图 b 示右上颌骨单囊病变内含牙,呈软组织密度改变,边界清晰。

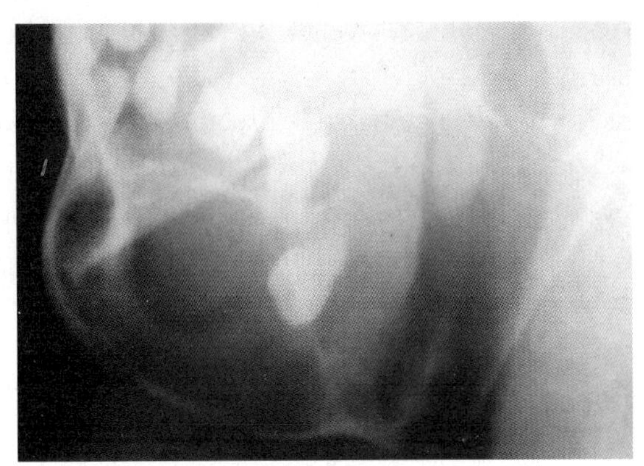

图 6-4　左下颌骨含牙囊肿(dentigerous cyst in the left mandible)

左下颌骨侧位片示左下颌骨类圆形 X 线透射区呈多囊改变,边界清晰,可见骨皮质线。病变内含有左下颌第三磨牙,其牙冠朝向囊腔。

向移位：上颌者可移位至眼眶底部；下颌第三磨牙可被推移至下颌冠突和髁突或至下颌骨下缘。

影像鉴别诊断　影像学上应注意同颌骨含牙囊肿鉴别的异常情况有：异常增生的牙滤泡、牙源性角化囊性瘤和牙源性腺样瘤。异常增生的牙滤泡和颌骨含牙囊肿之间的鉴别最为困难。正常牙滤泡间隙的大小约为 2~3 mm。如果该间隙超过 5 mm,则应考虑为含牙囊肿。不能最后确定者,可在 4~6 个月内重复 X 线检查，以观察其大小变化和周围骨质结构的改变。其间,如果出现任何牙齿移位和颌骨膨大征象者,可视之为含牙囊肿诊断的依据。牙源性角化囊性瘤内也可含牙,但其颌骨膨胀程度轻于含牙囊肿,所含牙也较少附着于牙釉质-牙骨质连接线,且多为牙根已形成的恒牙。有观察显示含牙囊肿的第二和第三磨牙之间的平均间距宽于牙源性角化囊性瘤。牙源性腺样瘤内所含牙多为牙根已部分形成的尖牙或双尖牙,表现类似于含牙囊肿,但其病变内部的高密度钙化点是其同含牙囊肿区别的主要依据。下颌乳磨牙和双尖牙区的根尖囊肿偶尔也可包绕恒牙牙冠,形成类似于含牙囊肿的假象。对此应注意病源牙的 X 线表现和临床表现特点,以作为鉴别依据。

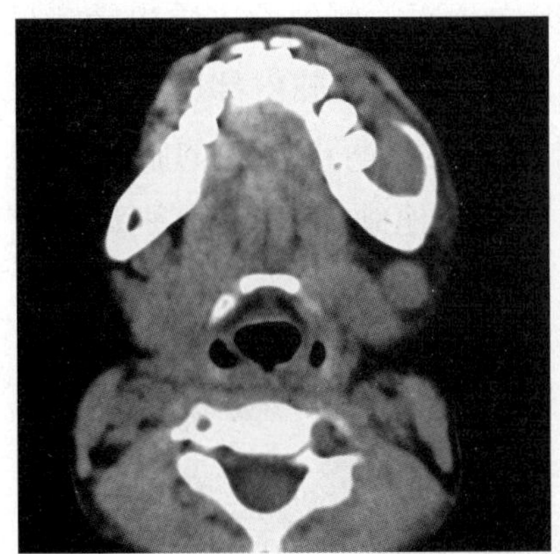

a

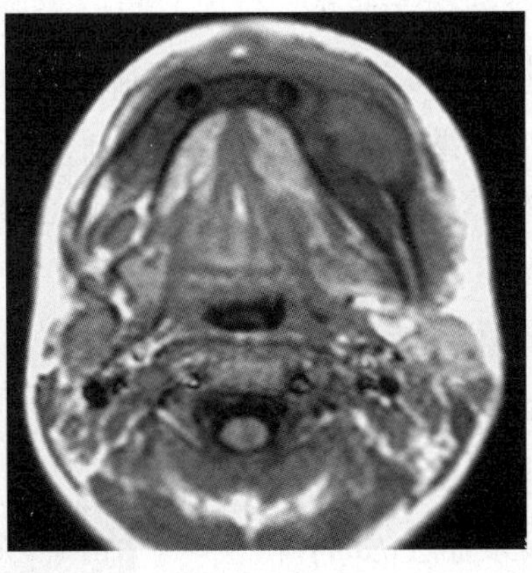

b

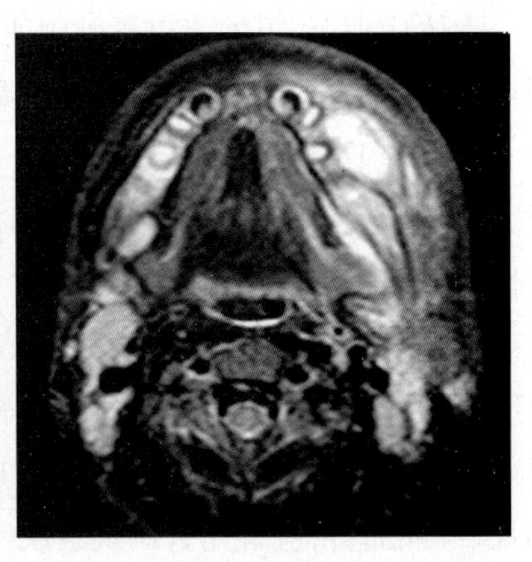

c

图 6-5　左下颌骨含牙囊肿(dentigerous cyst in the left mandible)

横断面平扫 CT 图 a 示左下颌骨体部单囊状病变表现为软组织密度,界限清晰。MR 横断面 T1WI 图 b 示病变呈中等信号。T2WI 图 c 示其为高信号表现。

参 考 文 献

1　Kramer IRH, Pindborg JJ, Shear M. Histological typing of odontogenic tumours (WHO). Berlin: Springer-Verlag, 1992: 36.

2　Bodner L. Cystic lesions of the jaws in children. Int J Pediatr Otorhinolaryngol , 2002, 62: 25-29.

3　Freitas DQ, Tempest LM, Sicoli E, et al. Bilateral dentigerous cysts: review of the literature and report of an unusual case. Dentomaxillofac Radiol, 2006, 35: 464-468.

4　刘复生主编.中国肿瘤病理学分册(上卷).北京：科学技术文献出版社,

2005:16-17.

5 White SC, Pharoah MJ. Oral radiology: principles and interpretation. 5th ed. St. Louis: Mosby, 2004:388-392.

6 Maxymiw WG, Wood RE. Carcinoma arising in a dentigerous cyst: a case report and review of literature. J Oral Maxillofac Surg, 1991, 49: 639-643.

7 赵燕平,吴运堂,朱宣鹏等,36 例颌骨中枢性癌的 X 线和病理分析.中华口腔医学杂志,1992,27: 3-5.

8 Toller MO, Sipahier M, Acikgoz A. CT display of multiple dentigerous cysts of the mandible: a case report. J Clin Pediatr Dent, 1995, 19: 135-137.

9 邱蔚六,余强,燕山主编.颌面颈部疾病影像学图鉴.济南:山东科学技术出版社,2002: 53-56.

10 Hisatomi M, Asaumi J, Konouchi H, et al. MR imaging of epithelial cysts of the oral and maxillofacial region. Eur J Radiol, 2003, 48: 178-182.

11 Daley TD, Wysocki GP. The small dentigerous cyst. A diagnostic dilemma. Oral Surg Oral Med Oral Pathol Oral Radiol Endod, 1995, 79: 77-81.

12 Tsukamoto G, Sasaki A, Akiyama T, et al. A radiologic analysis of dentigerous cysts and odontogenic keratocysts associated with a mandibular third molar. Oral Surg Oral Med Oral Pathol Oral Radiol Endod, 2001, 91: 743-747.

萌出囊肿

萌出囊肿(eruption cyst)是一种围绕萌出牙牙冠,部分位于骨外,并内衬非角化性复层鳞状上皮的囊肿。萌出囊肿实际上是一种位于颌骨外软组织的含牙囊肿。萌出囊肿的形成与缩余釉上皮和釉质之间有异常液体潴留有关。该囊肿多见于 10 岁以前患者,平均发病年龄约 4~5 岁,成人偶见。就儿童而言,萌出囊肿的发生率仅次于含牙囊肿,为儿童第二常见颌骨囊肿。有资料显示:萌出囊肿多见于男性,男女之比为 2:1。萌出囊肿可以多发。

大体病理上,可见萌出囊肿内所含液体为蓝色或血红色。镜下见,囊肿上方为牙龈黏膜所覆盖。囊肿上皮衬里具有缩余釉上皮特征。遇有继发感染时,囊壁的上皮衬里增生明显,纤维组织囊壁内有炎性细胞浸润。

萌出囊肿的主要临床表现为:在牙将萌出的口腔牙龈区有蓝色突出物。质地柔软且有波动感。对萌出囊肿的处理有观察、造袋术和去除患牙及其病灶。一般而言,应首先采用观察或保守方法,如有必要,可去除覆盖于未萌出牙表面的部分牙龈,以帮助其萌出。本病预后良好。

【影像学表现】

部位　萌出囊肿可发生于上颌与下颌的任何区域,但多见于下颌乳中切牙和第一恒磨牙。也有资料显示萌出囊肿好发于上颌恒牙列。

形态和边缘　萌出囊肿多呈类圆形改变,边界清晰。病变边缘可见有骨皮质线围绕,但在病变的牙龈侧,此线可消失。

内部结构　X 线上,萌出囊肿多表现为单囊状 X 线透射区(图 6-6)。病变内含牙(或为单个牙冠,或为牙根形成不完整之牙),该牙的牙冠多朝向牙龈侧。

邻近结构侵犯和反应　萌出囊肿外形较小,范围局限,一般不会对颌骨内外诸结构产生影响和破坏。偶尔可见其压迫下颌神经管或上颌窦底壁。

影像鉴别诊断　萌出囊肿的影像表现和含牙囊肿极为相似。两者之间的主要不同之处在于:萌出囊肿突向牙龈一侧的骨皮质边缘多呈模糊不清或消失改变。萌出囊肿内部所含牙之牙根已部分形成。相对而言,萌出囊肿的临床表现和 X 线表现均有别于其他颌骨囊肿,鉴别诊断较为容易。

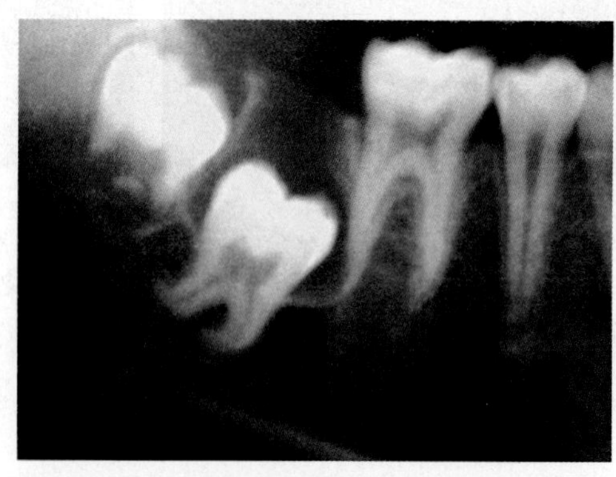

图 6-6　右下颌萌出囊肿(eruption cyst in the right mandible)

X 线曲面断层片示右下第二磨牙牙囊与牙冠之间的低密度透光区间距明显增宽。牙囊上缘骨密质边缘消失,第二磨牙牙根已部分形成。

参 考 文 献

1 Kramer IRH, Pindborg JJ, Shear M. Histological typing of odontogenic tu-mours (WHO). Berlin: Springer-Verlag, 1992: 36-37.

2 Bodner L, Goldstein J, Sarnat H. Eruption cysts: a clinical report of 24 new cases. J Clin Pediatr Dent, 2004, 28: 183-186.

3 Bodner L. Cystic lesions of the jaws in children. Int J Pediatr Otorhinolaryngol, 2002, 62: 25-29.

4 Aguiló L, Cibrián R, Bagán JV, et al. Eruption cysts: retrospective clinical study of 36 cases. ASDC J Dent Child, 1998, 65: 102-106.

5 刘复生主编.中国肿瘤病理学分册(上卷).北京: 科学技术文献出版社, 2005:17.

6 Chen HS, Huang JS. Eruption cyst. Kaohsiung J Med Sci, 1997, 13: 764-766.

7 邱蔚六,余强,燕山主编.颌面颈部疾病影像学图鉴.济南: 山东科学技术出版社,2002:57.

根侧牙周囊肿

根侧牙周囊肿(lateral periodontal cyst)是一种出现在活髓牙牙根侧方或牙根之间的牙源性发育性囊肿,该囊肿起源于牙源性上皮剩余,但不是感染刺激的结果。据推测,起源于根侧牙周囊肿的牙源性上皮可能和缩余釉上皮、牙板残余和Malassez细胞剩余有关。根侧牙周囊肿为少见颌骨囊肿,约占所有颌骨囊肿的0.8%。该囊肿年龄分布广泛,但多见于50~70岁成年人。男性患者多于女性,或无明显性别差异。所谓葡萄串状根侧牙周囊肿(botryoid odontogenic cyst)是指多囊状根侧牙周囊肿。

病理上,根侧牙周囊肿的上皮衬里较薄,多由1~5层无角化的鳞状或立方上皮所组成。局部可见灶性上皮增厚(主要由梭形透明细胞组成)。根侧牙周囊肿的囊壁由成熟的胶原纤维组织构成,炎症不明显,有时可见牙源性上皮条索或上皮岛。

临床上,根侧牙周囊肿多无明显症状,仅在常规X线检查时被偶尔发现。受累牙牙髓活力正常。治疗根侧牙周囊肿多采用手术刮除法。

【影像学表现】

部位　根侧牙周囊肿最好发于下颌尖牙和双尖牙区(50%~75%),其次为上颌前牙区(侧切牙和尖牙区)。

形态和边缘　X线上,多数根侧牙周囊肿的直径大小在1~2 cm。病变呈圆形或泪滴状,边界清晰。囊肿边缘多有明显的骨皮质线围绕。有时囊肿形态不规则,囊肿周围可有硬化带出现。

内部结构　X线上,根侧牙周囊肿有单囊和多囊之分,病变表现为低密度X线透射区。

邻近结构侵犯和反应　根侧牙周囊肿可压迫吸收邻牙的硬骨板,但伴有牙根吸收者少见。较大的囊肿还可推移邻牙,引起颌骨膨胀。

影像鉴别诊断　单囊状根侧牙周囊肿的X线表现可以同以下正常或异常情况相似:单囊状牙源性角化囊性瘤、根尖囊肿、牙旁囊肿和颏孔。多囊状根侧牙周囊肿可与外形较小的多囊型成釉细胞瘤相似。颏孔的辨认可以通过变换X线投照角度而予以确定。根尖囊肿患者的患牙多为无活力的死髓牙,且多有牙痛和炎症表现可寻;而根侧牙周囊肿为活髓牙。牙旁囊肿的好发部位和根侧牙周囊肿不同,前者多见于下颌磨牙区;后者则好发于下颌尖牙和双尖牙区。由于缺乏特征性的影像表现特点,根侧牙周囊肿同牙源性角化囊性瘤、多囊型成釉细胞瘤的鉴别较为困难。

参 考 文 献

1 Kramer IRH, Pindborg JJ, Shear M. Histological typing of odontogenic tumours (WHO). Berlin: Springer-Verlag, 1992: 37.

2 Altini M, Shear M. The lateral periodontal cyst: an update. J Oral Pathol Med, 1992, 21: 245-250.

3 White SC, Pharoah MJ. Oral radiology: principles and interpretation. 5th ed. St. Louis: Mosby, 2004: 398-399.

4 Kerezoudis NP, Donta-Bakoyianni C, Siskos G. The lateral periodontal cyst: aetiology, clinical significance and diagnosis. Endod Dent Traumatol, 2000, 16: 144-150.

5 吴运堂主编.口腔颌面骨疾病临床影像诊断学.北京：北京大学医学出版社,2005: 144-146.

腺牙源性囊肿

腺牙源性囊肿(glandular odontogenic cyst)是一种起源于颌骨承牙区,并以立方形细胞或柱状细胞之上皮衬里为特点的囊肿。腺牙源性囊肿又称涎腺-牙源性囊肿(sialo-odontogenic cyst)。作为一种独立的病损,腺牙源性囊肿在1992年WHO的牙源性肿瘤分类中方被确定。该囊肿十分少见,迄今为止的英文文献病例报道不足100例。腺牙源性囊肿的年龄分布广泛(14~90岁),平均发病年龄为50岁左右。本病多见于男性,男女之比约为1.2~1.5:1。

病理上,腺牙源性囊肿的囊壁内无明显炎性细胞浸润。囊壁的上皮衬里部分为复层鳞状上皮;部分无特征性。但在上皮组织内有相当多的表层细胞为嗜碱性立方或柱状细胞,其可形成不规则乳头状突起,内含数量不等的纤毛细胞和产黏液细胞。增厚的上皮层也可形成隐窝或囊性小腔隙。

临床上,腺牙源性囊肿生长缓慢,多表现为无痛性面部肿大。病变大小不一。对腺牙源性囊肿的治疗多采用手术方法。和牙源性角化囊性瘤一样,腺牙源性囊肿有一定的侵袭性,易术后复发,复发率在25%~55%。研究显示:直径较大且骨皮质不完整的多囊性腺牙源性囊肿易在术后复发。同样,手术方式选择过于保守者也易造成复发。

【影像学表现】

部位　腺牙源性囊肿好发于下颌骨(70%~80%),上颌骨者相对少见(20%~30%)。同样,腺牙源性囊肿好发于颌骨前部,下颌前部为其最常发生区域。上颌者多见于球上颌区。根据作者的观察,部分腺牙源性囊肿具有多发表现特点(图6-7)。

形态和边缘　直径较小的腺牙源性囊肿多呈类圆形改变,边界清晰;直径较大(>6 cm)的腺牙源性囊肿可沿颌骨长轴生长,颌骨颊舌侧膨胀也十分明显,病变边界清晰,但部分骨皮质线可不完整,有缺损或中断表现。

内部结构　X线上,腺牙源性囊肿有单囊(图6-7、6-8)和多囊(图6-9、6-10)之分,病变为低密度X线透射表现。内可含牙(图6-7),类似于含牙囊肿。CT上,腺牙源性囊肿多呈均匀水密度表

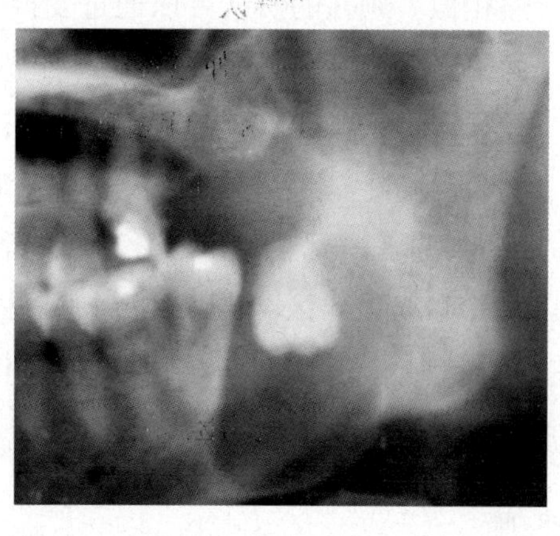
a

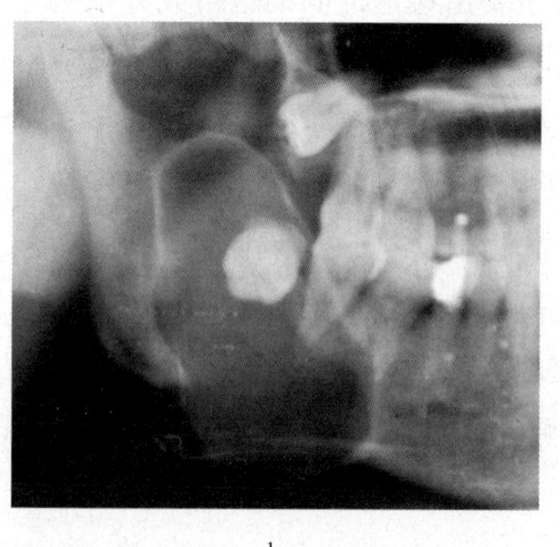
b

图6-7　双侧下颌骨腺牙源性囊肿(glandular odontogenic cyst in the bilateral mandible)

左侧图a和右侧图b局部X线曲面断层片示两侧下颌骨体部分别有单囊状X线透射区,边缘光滑,可见骨皮质线。病变向下膨胀明显。

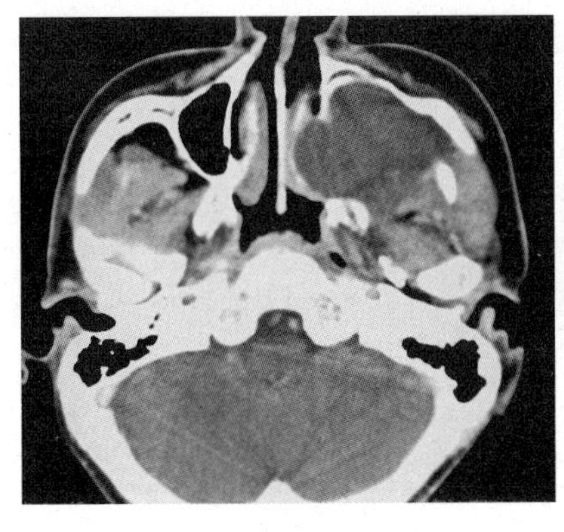
a

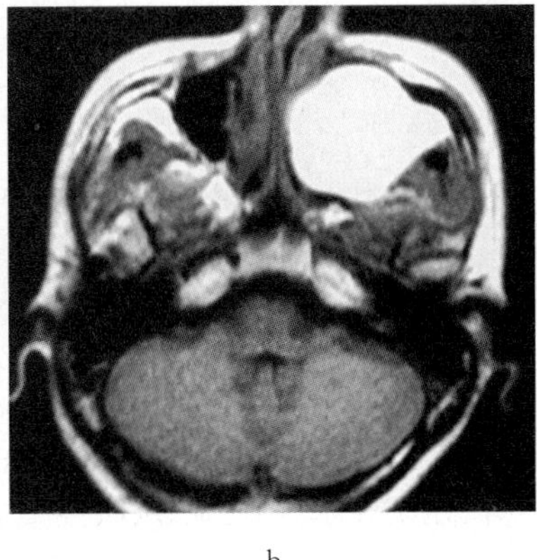
b

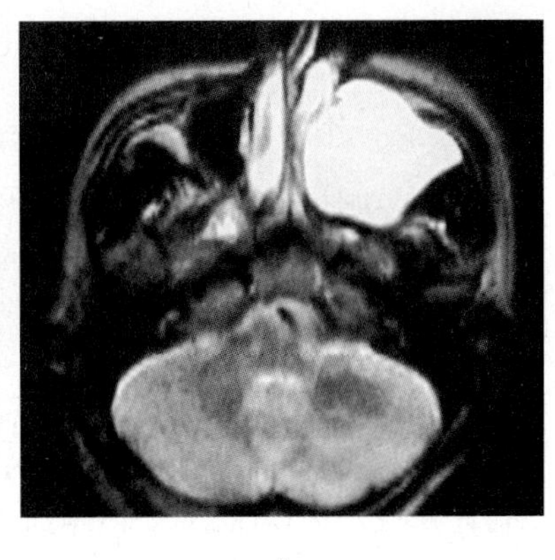
c

图 6-8　左上颌骨腺牙源性囊肿(glandular odontogenic cyst in the left maxilla)

横断面增强 CT 图 a 示左上颌骨和上颌窦内有单囊状软组织占位(CT 值:29HU)。病变边界清晰,呈膨胀性改变。左上颌窦内、外、后壁受压变薄,并有破坏吸收表现。病变累及左颞下间隙和翼腭间隙。MR 横断面 T1WI 图 b 和 T2WI 图 c 示病变信号呈短 T1 和长 T2 表现,境界清晰。

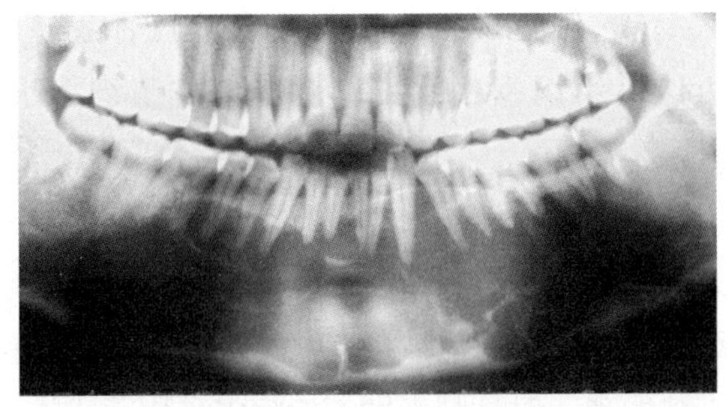

图 6-9　下颌骨腺牙源性囊肿(glandular odontogenic cyst in the mandible)

X 线曲面断层片示下颌骨体部有多囊状 X 线透射区,边缘光滑。病变沿下颌骨长轴生长,无明显膨胀。病变内牙根无吸收。

现(图 6-8、6-10)。MRI 上,腺牙源性囊肿在 T1WI 上呈中等信号或高信号;在 T2WI 上呈均匀高信号(图 6-8)。增强 CT 和 MRI 上,病变内部囊腔无强化表现,而其边缘多有环形强化表现(图 6-10)。

邻近结构侵犯和反应　直径较小的腺牙源性囊肿一般少有邻近结构侵犯,周围骨硬化反应也不多见。直径较大的腺牙源性囊肿可导致颌骨外形膨大。部分腺牙源性囊肿还可通过吸收的骨皮质边缘侵犯颌骨周围的软组织结构,如颌面深部间隙和肌肉组织(图 6-10)。病变还可压迫下颌神经管或侵入上颌窦。

影像鉴别诊断　腺牙源性囊肿具有一般颌骨牙源性囊肿的特点,与之影像表现相似者主要有含牙囊肿和牙源性角化囊性瘤。含牙囊肿多发生于下颌后部和上颌前部,其含牙特点和腺牙源性囊肿不同,且少有多囊和多发特点。多发性腺牙源性囊肿与多发性牙源性角化囊性瘤的 X 线表现相似,鉴别诊断较为困难,但腺牙源性囊肿明显膨胀的影像表现特点却鲜见于牙源性角化囊性瘤。

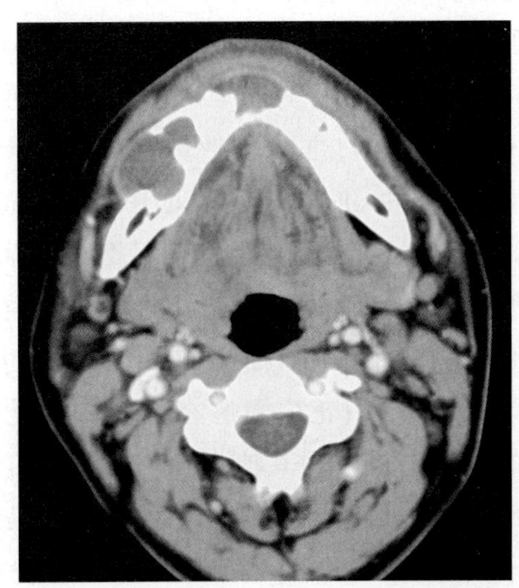

图 6-10　右下颌骨腺牙源性囊肿(glandular odontogenic cyst in the right mandible)

横断面增强 CT 示右下颌骨前部有多囊状骨质破坏区,边界清晰。病变向颊侧膨胀明显,骨皮质变薄且不完整。

参考文献

1 Kramer IRH, Pindborg JJ, Shear M. Histological typing of odontogenic tumours (WHO). Berlin: Springer-Verlag, 1992: 38.

2 Kaplan I, Gal G, Anavi Y, et al. Glandular odontogenic cyst: treatment and re-currence. J Oral Maxillofac Surg, 2005, 63: 435-441.

3 Manor R, Anavi Y, Kaplan I, et al. Radiological features of glandular odontogenic cyst. Dentomaxillofac Radiol, 2003, 32: 73-79.

4 Osny FJ, Azevedo LR, Sant'Ana E, et al. Glandular odontogenic cyst: case report and review of the literature. Quintessence Int, 2004, 35: 385-389.

5 Velez I. Glandular odontogenic cyst. Report of two cases and review of the literature. N Y State Dent J, 2006, 72: 44-45.

6 Noffke C, Raubenheimer EJ. The glandular odontogenic cyst: clinical and radiological features; review of the literature and report of nine cases. Dentomaxillofac Radiol, 2002, 31: 333-338.

7 Shen J, Fan M, Chen X, et al. Glandular odontogenic cyst in China: report of 12 cases and immunohistochemical study. J Oral Pathol Med, 2006, 35: 175-182.

8 Magnusson B, Göransson L, Odesjö B, et al. Glandular odontogenic cyst. Report of seven cases. Dentomaxillofac Radiol, 1997, 26: 26-31.

9 邱蔚六，余强，燕山主编.颌面颈部疾病影像学图鉴.济南：山东科学技术出版社，2002: 71-72.

10 Bravo M, White D, Miles L, et al. Adenomatoid odontogenic tumor mimicking a dentigerous cyst. Int J Pediatr Otorhinolaryngol, 2005, 69: 1685-1688.

11 Hisatomi M, Asaumi J, Konouchi H, et al. MR imaging of epithelial cysts of the oral and maxillofacial region. Eur J Radiol, 2003, 48: 178-182.

鼻腭囊肿

鼻腭囊肿(nasopalatine cyst)是一种起源于上颌中线区鼻腭管(切牙管)内残余上皮的囊肿。该囊肿又名鼻腭管囊肿(nasopalatine duct cyst or nasopalatine canal cyst)，切牙管囊肿（incisive canal cyst)，正中腭囊肿(median palatine cyst)和正中前上颌囊肿(median anterior maxillary cyst)。如该囊肿的囊壁上皮起源于鼻腭管浅表部位(骨外)的残余上皮则可称之为腭乳头囊肿（cyst of the palatine papilla)。过去，曾将鼻腭囊肿归类为“面裂囊肿”(fissural cysts)，主要包括鼻腭囊肿、球上颌囊肿(globulomaxillary cyst)和正中囊肿(median cyst)。由于对“面裂囊肿”的上皮组织起源存有争议，故在 1992 年的 WHO 牙源性肿瘤分类中已将“面裂囊肿”中的球上颌囊肿定义为“球上颌”区的牙源性囊肿；正中囊肿在上颌可能是鼻腭囊肿的向后扩展或为其他囊肿；在下颌可能是中线部位的其他牙源性囊肿。鼻腭囊肿是非牙源性囊肿中最常见者，约占所有颌骨囊肿的 10%。鼻腭囊肿的发病年龄多在 40~60 岁，男女比例为 3:1。

病理上，鼻腭囊肿的上皮衬里可以是复层鳞状上皮，假复层纤毛柱状上皮或两者兼备。如邻近结缔组织发生感染，则其上皮组织可出现变异。

临床上，位置浅表的鼻腭囊肿多表现为腭中线前方的腭乳头有边界清晰的微小隆起。该异常隆起为无痛性，蓝色，触有波动感。位置深在的鼻腭囊肿较难被发现。对鼻腭囊肿的治疗多采用手术方法。术后复发者少见。

【影像学表现】

部位 大多数鼻腭囊肿位于上颌中线和左、右中切牙牙根之间或后方(鼻腭管或切牙管内)。

形态和边缘 鼻腭囊肿多呈圆形或类圆形表现，病变直径较大，半数以上者可超过 20 mm。由于鼻脊影可以和囊肿重叠，有时可见该囊肿呈心形表现(图 6-11)。鼻腭囊肿边界清晰，周围有骨皮质线围绕。

内部结构 X 线上，鼻腭囊肿多呈单囊状 X 线透射区，密度均匀(图 6-11、6-12)。偶尔可见病变内有形态不规则的退行性钙化，此时病变边缘多为模糊不清表现。CT 上，鼻腭囊肿的 CT 值与水液相等或相近(图 6-12、6-13)。MRI 上，鼻腭囊肿在 T1WI 和 T2WI 上可呈均匀高信号表现（图 6-13)。此信号表现可能和囊肿内富含角蛋白和黏液

有关。

邻近结构侵犯和反应　多数鼻腭囊肿可致使两侧上颌中切牙分离和移位，偶尔可见牙根吸收和鼻底向上移位。部分鼻腭囊肿还可向后膨胀累及硬腭；部分可从中切牙之间向前伸展，突破唇侧骨板，但中切牙的硬骨板和牙周膜的连续性仍存在。

影像鉴别诊断　增大的切牙孔容易和鼻腭囊肿的 X 线表现相混淆。一般而言，切牙管的直径超过 6 mm 时应高度怀疑鼻腭囊肿的可能。此外，鼻腭囊肿尚有膨胀颌骨和引起中切牙移位的特点。上颌中切牙区的根尖囊肿或根尖肉芽肿的 X 线表现有时可以和鼻腭囊肿相似。然而，根尖囊肿或根尖肉芽肿属于感染性病变，故能导致中切

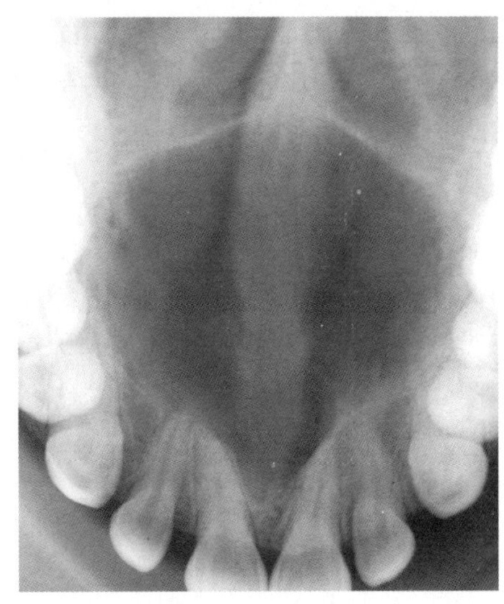

图 6-11　鼻腭囊肿(nasopalatine cyst)

上颌前部咬合 X 线片示上颌正中区有单囊状心形 X 线透射区，边缘光滑，周围可见骨皮质线。两侧上颌中切牙被推移位。

a

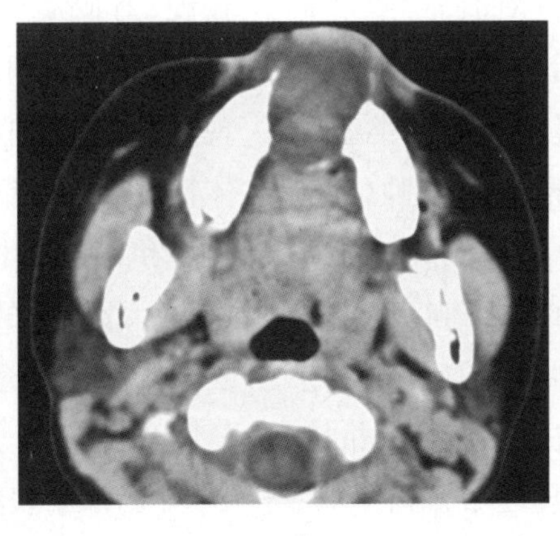

b

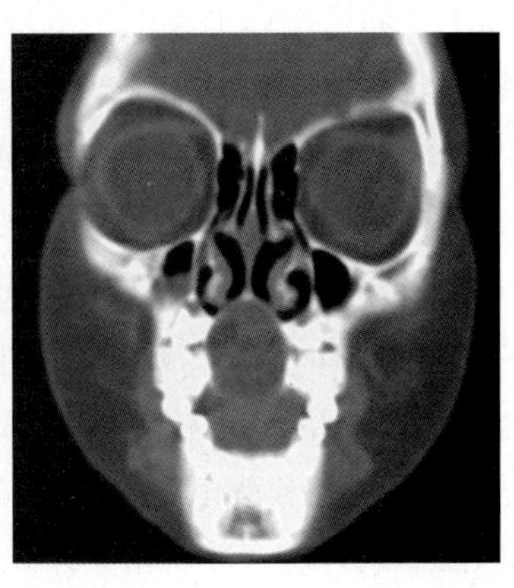

c

图 6-12　鼻腭囊肿(nasopalatine cyst)

上颌前部咬合 X 线片图 a 示上颌正中区有单囊状 X 线透射区，边缘光滑。两侧上颌中切牙被推移位。横断面平扫 CT 软组织窗图 b 和冠状面骨窗图 c 示上颌骨前部有类圆形低密度病变，边界清晰。

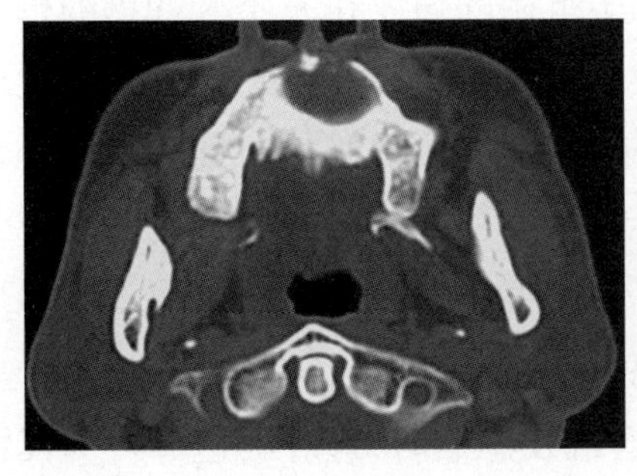

a

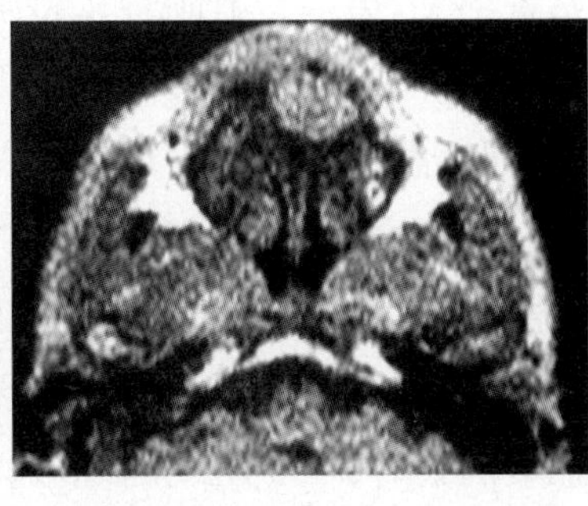

b

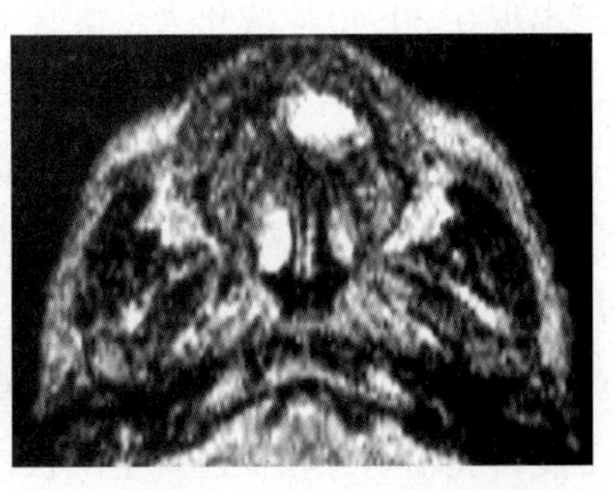

c

图 6-13　鼻腭囊肿(nasopalatine cyst)

横断面平扫 CT 骨窗图 a 示上颌骨前部有单囊状骨质结构破坏区，边缘光滑。MR 横断面 T1WI 图 b 和 T2WI 图 c 示病变呈较均匀高信号改变，边界清晰。

牙硬骨板的破坏吸收和牙周韧带增宽，但一般不会导致两侧上颌中切牙牙根的移位。临床上，与根尖囊肿或根尖肉芽肿相对应的病灶牙为死髓牙。

参 考 文 献

1 Kramer IRH, Pindborg JJ, Shear M. Histological typing of odontogenic tumours (WHO). Berlin: Springer-Verlag, 1992: 39-40.

2 Swanson KS, Kaugars GE, Gunsolley JC. Nasopalatine duct cyst: an analysis of 334 cases. J Oral Maxillofac Surg, 1991, 49: 268-271.

3 White SC, Pharoah MJ. Oral radiology: principles and interpretation. 5th ed. St. Louis: Mosby, 2004: 400-401.

4 Elliott KA, Franzese CB, Pitman KT. Diagnosis and surgical management of nasopalatine duct cysts. Laryngoscope, 2004, 114: 1336-1340.

5 Hertzanu Y, Cohen M, Mendelsohn DB. Nasopalatine duct cyst. Clin Radiol, 1985, 36: 153-158.

6 Pevsner PH, Bast WG, Lumerman H, et al. CT analysis of a complicated nasopalatine duct cyst. N Y State Dent J, 2000, 66: 18-20.

7 Hisatomi M, Asaumi J, Konouchi H, et al. MR imaging of epithelial cysts of the oral and maxillofacial region. Eur J Radiol, 2003, 48: 178-182.

8 Hisatomi M, Asaumi J, Konouchi H, et al. MR imaging of nasopalatine duct cysts. Eur J Radiol, 2001, 39: 73-76.

根尖囊肿和残余根尖囊肿

根尖囊肿(radicular cyst)是一种在感染过程中起源于牙周韧带内上皮细胞残余（Malassez 残余）的囊肿，通常继发于死髓牙之后。根据 1992 年 WHO 的牙源性肿瘤分类,根尖囊肿有两种类型:根尖和根侧囊肿。根尖囊肿又名根尖周囊肿(periapical cyst)、根尖牙周囊肿(apical periodontal cyst)和牙囊肿(dental cyst)。根尖囊肿的成因和死髓牙的炎性感染刺激导致位于牙周韧带内的残余上皮细胞增生、坏死和液化有关。残余根尖囊肿(residual radicular cyst）是一种在相关牙处理之后残留于颌骨内的囊肿。该囊肿的形成多因对颌骨根尖周囊肿或根尖肉芽肿未作完全清除处理所致。根尖囊肿是最常见的颌骨囊肿之一。该囊肿可见于任何年龄，但多出现在 30~40 岁成年人，乳牙受累者罕见。男性较女性多见。

大体病理上,根尖囊肿呈圆形或卵圆形,囊壁厚薄不一,内面光滑或有皱褶。镜下见,根尖囊肿的上皮衬里为无角化的复层鳞状上皮，厚薄不一。上皮细胞的形态依感染程度而定。感染存在时,囊肿的上皮钉突增殖并相互连接呈网状；感染消失时，可见囊壁内有或多或少的胆固醇结晶。如胆固醇结晶过多,囊壁的上皮层可变细和退变。部分病例内尚可见透明小体,且有钙化。

临床上,除非出现继发感染,否则根尖囊肿和残余根尖囊肿多无症状出现。外形较大的根尖囊肿可以导致颌骨膨胀。颌骨骨皮质完整时,囊肿质地较硬;骨皮质变薄时,则有乒乓球感;骨皮质破坏时,触诊囊肿可有弹性和波动感。继发感染者可出现颌骨区膨胀和疼痛。对根尖囊肿的治疗应根据具体情况而定。治疗方法主要有手术刮除、牙髓根管治疗和根尖手术等。临床上可应用影像学随访检查作为治疗效果的评价。部分根尖囊肿治疗留下的骨腔可为新生骨充填。治疗后的根尖囊肿预后良好，复发少见。

【影像学表现】

部位 绝大多数的根尖囊肿位于牙根根尖,部分可位于近中或远中的根侧面(多因副根管开口和深部牙周袋形成所致)。约 60%的根尖囊肿出现在上颌骨，特别是上颌的切牙和尖牙区。40%的根尖囊肿出现在下颌骨。残余根尖囊肿于上、下颌骨均可出现,但下颌略多见,且几乎均位于下颌神经管的上方。

形态和边缘 根尖囊肿和残余囊肿多为圆形或类圆形表现。囊肿边界清晰,可见其周围有骨皮质线围绕。遇有继发感染时,囊肿的边界可为模糊不清表现,其周围的骨皮质线也可不完整或消失。

内部结构 X 线上,根尖囊肿和残余根尖囊肿表现为单囊状低密度 X 线透射区(图 6-14、6-15、

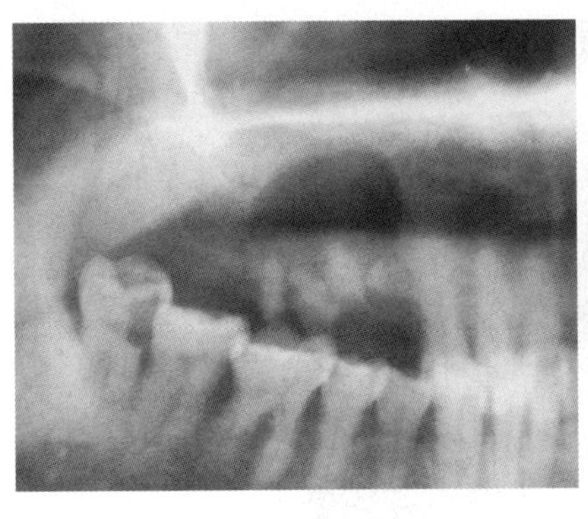

a

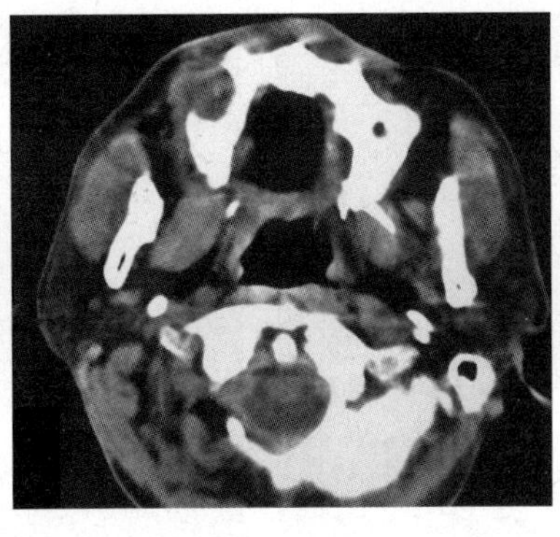

b

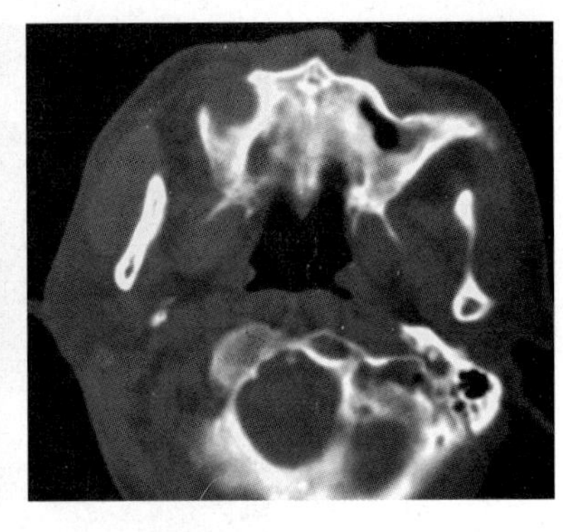

c

图 6-14　右上颌骨根尖囊肿(radicular cyst in the right maxilla)

X线曲面断层片图a示右上颌磨牙有单囊状X线透射区,边缘光滑,周围有骨皮质线。病变内可见残根。横断面平扫CT软组织窗图b和骨窗图c示右上颌骨有单囊状低密度病灶形成,边缘光滑。

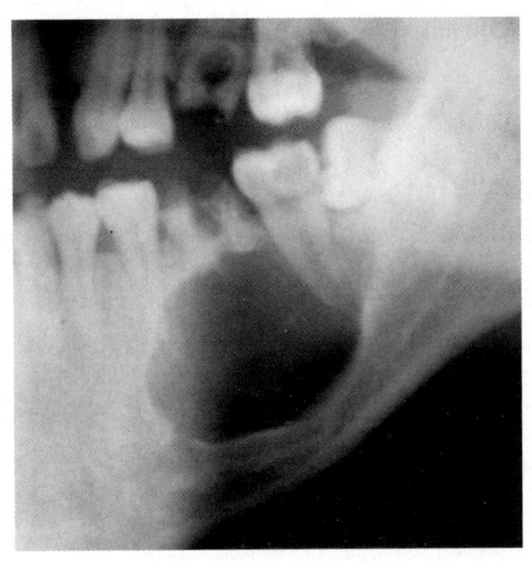

图 6-15　左下颌骨根尖囊肿(radicular cyst in the left mandible)

X线曲面断层片示左下颌骨体部有单囊状类圆形X线透射区,边缘光滑,可见骨皮质线。左下牙槽神经管受压向下移位。

6-16、6-17)。长期生长的颌骨根尖囊肿和残余根尖囊肿内部可有零星分布的微小钙化点显现(图6-17)。CT上,根尖囊肿和残余根尖囊肿多为均匀的水液密度改变(图6-14、6-17)。增强CT上可见囊壁有强化(图6-17)。MRI上,两种囊肿在T1WI上信号变化多样(低信号、中等信号和高信号均可);在T2WI上均呈均匀高信号表现。增强MRI上,根尖囊肿和残余根尖囊肿的边缘可呈明显增厚的环形强化表现。

邻近结构侵犯和反应　根尖囊肿较少引起其病源牙牙根的吸收,但较大的根尖囊肿可引起邻牙牙根移位和牙根吸收。牙根吸收的方式多为弧形曲线形态。膨隆的颌骨边缘多为弧形曲线或圆形表现。由于牙根倾向于牙的远中,起源于上颌侧切牙的根尖囊肿可突入上颌窦内,但在囊肿和上颌窦之间多有骨皮质线分隔。如根尖囊肿出现在死髓的乳磨牙区,则其囊状低密度影多位于发育中的双尖牙的颊侧。如遇继发感染,囊肿周围的炎症性反应可引起骨吸收和骨硬化表现。残余根尖囊肿也可引起邻牙移位和牙根吸收。上颌骨残余根尖囊肿可突入上颌窦内,下颌骨残余根尖囊肿可向下压迫下颌神经管。

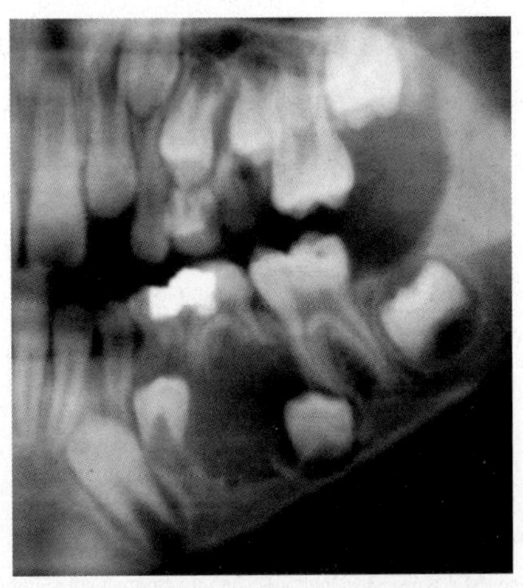

图 6-16　左下颌骨根尖囊肿(radicular cyst in the left mandible)

X线曲面断层片示左下颌体有类圆形单囊状X线透射区,边界清晰。左下乳磨牙已修补牙,牙根有吸收。位于病变区内的下颌第二双尖牙牙囊破坏,并被推向下移位。

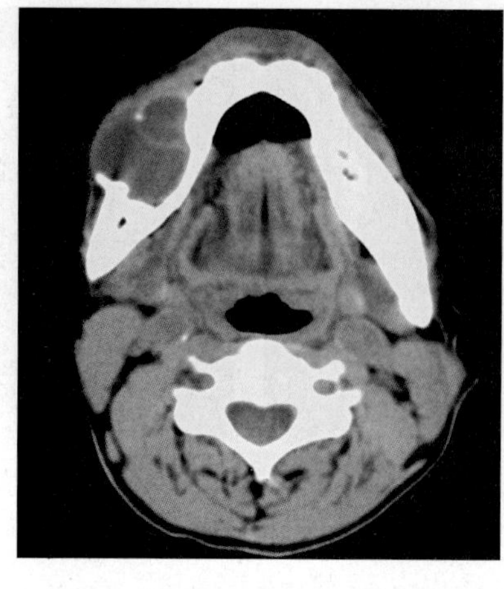

a

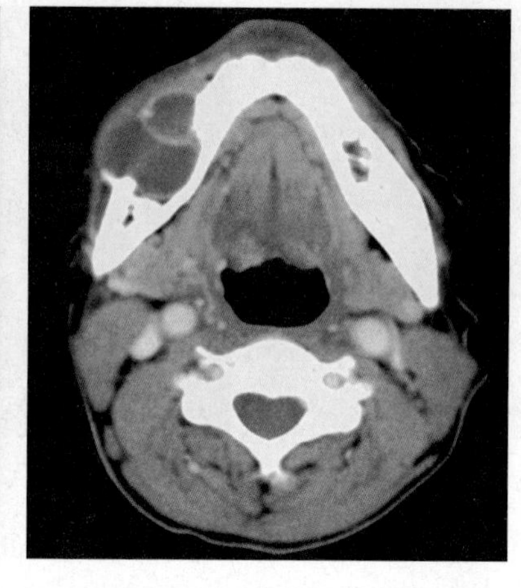

b

图 6-17　右下颌骨根尖囊肿(radicular cyst in the right mandible)

横断面平扫 CT 图 a 示右侧下颌骨体部有多囊状骨质结构破坏区，边界较清晰。横断面增强 CT 图 b 示病变内多囊囊隔有强化。

影像鉴别诊断　由于都可伴有死髓牙，较小的颌骨根尖囊肿很难与根尖肉芽肿区别。边缘光滑而有骨皮质线围绕，直径大于 2 cm 的圆形低密度病变为颌骨根尖囊肿的特点。近来有人采用超声对根尖囊肿和根尖肉芽肿进行鉴别，结果显示实时超声成像有助于两者的区分。和牙源性角化囊性瘤相同，上颌侧切牙区的根尖囊肿常位于侧切牙和尖牙牙根之间。此时死髓牙的明确对鉴别诊断有很大的帮助。X 线表现上，与相邻活髓牙相比，死髓牙的髓腔往往较大。有时，颌骨根尖囊肿周围的新骨形成需与良性骨纤维病变鉴别。根尖囊肿周围的新骨一般从囊肿的边缘开始形成，这种骨形成方式不会出现在颌骨骨纤维病变。

残余根尖囊肿的 X 线表现特点为：颌骨无牙区或拔牙后的牙槽窝周围出现孤立性的圆形低密度骨质破坏区。但如果没有既往临床病史和 X 线检查资料作为依据，有时很难判断一个颌骨孤立性囊肿是否为颌骨残余根尖囊肿。常见的颌骨孤立性囊性病变主要有单囊性牙源性角化囊性瘤和单纯性骨囊肿。一般而言，残余根尖囊肿比牙源性角化囊性瘤有更大的膨胀性。近来有研究提示：根尖囊肿和单纯性骨囊肿之间的内容物 MR 弛豫率(relaxation rate)有一定差异，可供鉴别诊断参考之用。

参 考 文 献

1　Kramer IRH, Pindborg JJ, Shear M. Histological typing of odontogenic tumours (WHO). Berlin: Springer-Verlag, 1992: 40-41.

2　刘复生主编.中国肿瘤病理学分册(上卷).北京：科学技术文献出版社，2005: 18.

3　White SC, Pharoah MJ. Oral radiology: principles and interpretation. 5th ed. St. Louis: Mosby, 2004: 385-388.

4　Chiapasco M, Rossi A, Motta JJ, et al. Spontaneous bone regeneration after enucleation of large mandibular cysts: a radiographic computed analysis of 27 consecutive cases. J Oral Maxillofac Surg, 2000, 58: 942-949.

5　Scholl RJ, Kellett HM, Neumann DP, et al. Cysts and cystic lesions of the mandible: clinical and radiologic-histopathologic review. Radiographics, 1999, 19: 1107-1124.

6　Hisatomi M, Asaumi J, Konouchi H, et al. MR imaging of epithelial cysts of the oral and maxillofacial region. Eur J Radiol, 2003, 48: 178-182.

7　Som PM, Curtin HD. Head and neck imaging. 4th ed, St. Louis: Mosby, 2003: 933-934.

8　Cotti E, Campisi G, Ambu R, et al. Ultrasound real-time imaging in the differential diagnosis of periapical lesions. Int Endod J, 2003, 36: 556-563.

9　Erol B, Yilmaz UN, Tanrikulu R, et al. Determinants of MR relaxation rates in jaw cysts: implications for diagnostic values of the relaxation times. Dentomaxillofac Radiol, 2004, 33: 183-187.

牙旁囊肿

作为牙周袋内感染过程的结果，牙旁囊肿(paradental cyst)是一种位于牙根侧缘靠近牙颈部的囊肿。牙旁囊肿起源于牙周韧带内的浅表的牙源性上皮组织。牙旁囊肿又称颊分叉囊肿(buccal bifurcation cyst)、炎症性根旁囊肿(inflammatory collateral cyst)和下颌感染颊囊肿(mandibular infection buccal cyst)。牙旁囊肿是一种特殊的炎症性根侧囊肿，约占所有牙源性囊肿的1%~5%。牙旁囊肿起源于牙周韧带内的牙源性上皮组织或Malassez上皮细胞剩余。该囊肿多见于20~29岁成人（下颌第一磨牙区牙旁囊肿的平均发病年龄为8.7岁；第二磨牙为17.4岁；第三磨牙为27.6岁），男性略多见。

病理上，牙旁囊肿的囊壁内衬无角化的复层鳞状上皮，厚薄不一，囊壁结缔组织内有大量炎性细胞浸润。牙旁囊肿的镜下表现和许多感染性牙源性囊肿相似，尤其同根尖囊肿相似，鉴别诊断较为困难。两者之间的主要区别在于后者的患牙为死髓牙、而前者的伴随牙为活髓牙。

临床上，多数牙旁囊肿患者都伴有冠周炎反复发作史。患者可出现下颌第三磨牙黏膜区的红肿和疼痛，但受累牙为活髓牙。治疗牙旁囊肿多以保守治疗为主，对替牙期儿童青少年患者尤应如此。手术治疗包括囊肿摘除、拔除受累牙和仅摘除囊肿而保留受累牙。治疗后随访结果表明，多数受累的下颌第一和第二磨牙在牙旁囊肿摘除术后能正常萌出，故应首选保守治疗方法。牙旁囊肿治疗后复发者少见。

【影像学表现】

部位　牙旁囊肿具有特殊的发病部位，一般发生于下颌未萌磨牙的颊侧或远中颊侧。该囊肿最常见于下颌第三磨牙，且多伴有反复发作的冠周炎史。

形态和边缘　X线上，牙旁囊肿多呈圆形或半圆形改变，病变边界清晰。病变周围常可见明显增厚的骨硬化带。

内部结构　X线上，牙旁囊肿表现为单囊状X线透射区。该单囊状低密度区或附着于受累牙之牙釉质–牙骨质连线；或附着于受累牙冠根1/3处。如受累牙为下颌第一或第二磨牙，则可见囊肿向颊侧膨胀明显，而受累牙之牙根多向舌侧移位（图6–18）；如受累牙为下颌第三磨牙，则可见囊肿位于受累牙的根侧和远中，或表现为受累牙的冠周间隙明

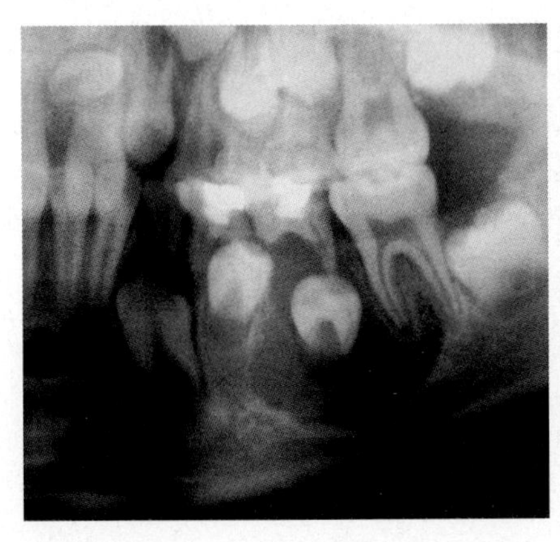

a

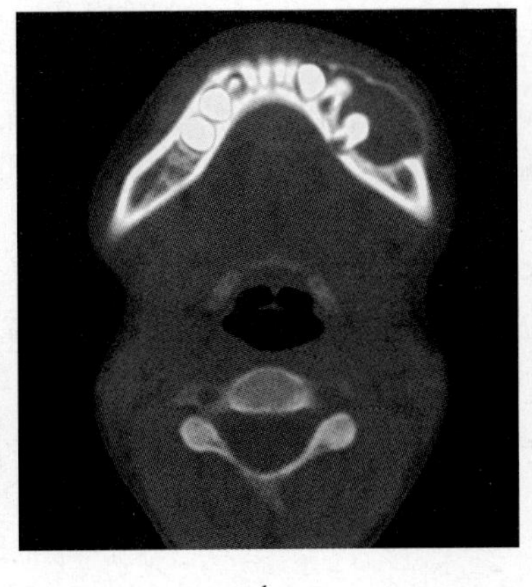

b

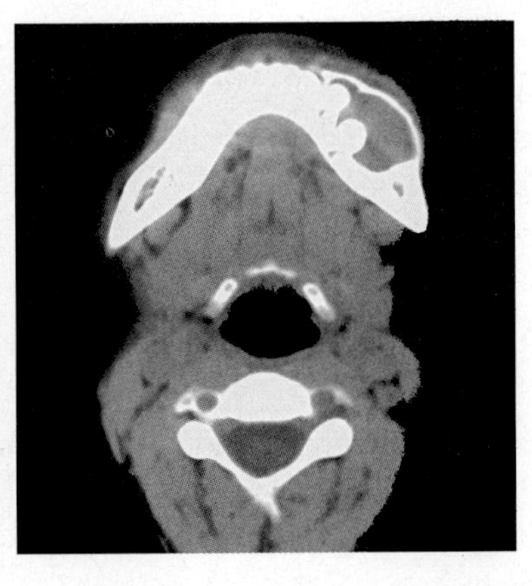

c

图6–18　左下颌骨牙旁囊肿(paradental cyst in the left mandible)

X线曲面断层片图a示左下颌体部(近下颌第一磨牙处)有单囊状X线透射区，边缘光滑。横断面平扫CT软组织窗图b和骨窗图c示左下颌骨单囊状病变向下颌骨颊侧膨胀，受累牙牙根移向舌侧。

显增大和增宽(图 6-19)。

邻近结构侵犯和反应　下颌骨牙旁囊肿主要影响的邻近结构是受累牙。受累牙的异常表现主要为牙冠向颊侧倾斜(磨牙颊尖倾斜后导致舌尖突出)和牙根伸向下颌骨的舌侧骨板。部分牙旁囊肿周围可见明显的骨反应性增生。约 2/3 的牙旁囊肿可因感染存在而引发下颌骨骨膜反应。

影像鉴别诊断　和牙旁囊肿影像表现相似的牙源性囊肿主要有根尖囊肿、根侧牙周囊肿、含牙囊肿和朗格罕斯细胞病。临床上，牙旁囊肿和根尖囊肿的主要区别在于前者为活髓牙；后者为死髓牙。影像学上，根尖囊肿几乎不伴有半萌或未萌之牙，而牙旁囊肿则反之，受累牙多为半萌或未萌之牙。根侧牙周囊肿属于非感染性囊肿，临床上多无反复的牙源性感染病史可寻；X 线上亦少有炎症征象显示。含牙囊肿常和下颌第三磨牙区牙旁囊肿相似，鉴别诊断有时较为困难。但含牙囊肿亦多缺乏牙旁囊肿的感染病史，X 线上也少有感染征象出现。朗格罕斯细胞病的 X 线表现可为低密度溶骨破坏区伴骨膜反应，但倾斜的磨牙牙尖可作为鉴别要点以区别此两种完全不同的病变。

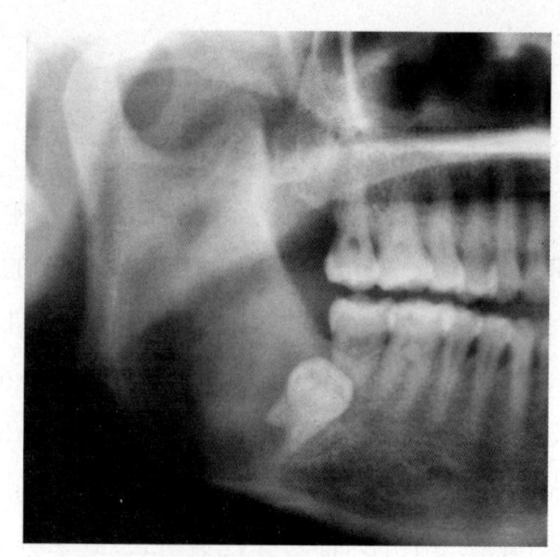

图 6-19　右下颌骨牙旁囊肿（paradental cyst in the right mandible）

曲面体层 X 线片示右下颌骨升支部有单囊状 X 线透射区，边缘光滑。病变位于下颌第三磨牙远中。

参 考 文 献

1　Kramer IRH, Pindborg JJ, Shear M. Histological typing of odontogenic tumours (WHO). Berlin: Springer-Verlag, 1992: 42.

2　Philipsen HP, Reichart PA, Ogawa I, et al. The inflammatory paradental cyst: a critical review of 342 cases from a literature survey, including 17 new cases from the author's files. J Oral Pathol Med, 2004, 33: 147-155.

3　Kanno CM, Gulinelli JL, Nagata MJ, et al. Paradental cyst: report of two cases. J Periodontol, 2006, 77: 1602-1606.

4　Packota GV, Hall JM, Lanigan DT, et al. Paradental cysts on mandibular first molars in children: report of five cases. Dentomaxillofac Radiol, 1990, 19: 126-132.

5　Shohat I, Buchner A, Taicher S. Mandibular buccal bifurcation cyst: enucleation without extraction. Int J Oral Maxillofac Surg, 2003, 32: 610-613.

6　Pompura JR, Sándor GK, Stoneman DW. The buccal bifurcation cyst: a prospective study of treatment outcomes in 44 sites. Oral Surg Oral Med Oral Pathol Oral Radiol Endod, 1997, 83: 215-221.

7　Fowler CB, Brannon RB. The paradental cyst: a clinicopathologic study of six new cases and review of the literature. J Oral Maxillofac Surg, 1989, 47: 243-248.

8　Ackermann G, Cohen MA, Altini M. The paradental cyst: a clinicopathologic study of 50 cases. Oral Surg Oral Med Oral Pathol, 1987, 64: 308-312.

9　White SC, Pharoah MJ. Oral radiology: principles and interpretation. 5th ed. St. Louis: Mosby, 2004: 392-393.

10　Morimoto Y, Tanaka T, Nishida I, et al. Inflammatory paradental cyst (IPC) in the mandibular premolar region in children. Oral Surg Oral Med Oral Pathol Oral Radiol Endod, 2004, 97: 286-293.

（王平仲　余　强）

第二节　软骨肿瘤、成骨性肿瘤和 Ewing 肉瘤

软骨肿瘤种类复杂。尽管对其真正的组织起源和某些病变是否属于真性肿瘤尚存有异议，但此类肿瘤的共同特点为病变内有灶性软骨样基质(chondroid matrix)形成。软骨肿瘤有良性和恶性之分。在 2002 年 WHO 骨肿瘤分类中，归属于软骨肿瘤的病变有骨软骨瘤(osteochondroma)、软骨瘤(chondroma)、软骨母细胞瘤(chondroblastoma)、软骨黏液样纤维瘤(chondromyxoid fibroma)和软骨肉瘤(chondrosarcoma)。

成骨性肿瘤是指产生骨样基质或骨质(bony matrix)的一组肿瘤。根据肿瘤的生物学行为，可分其为良性肿瘤和恶性肿瘤。良性成骨性肿瘤转变为恶性肿瘤者十分少见。在 2002 年发表的 WHO 骨肿瘤分类中，属于成骨性肿瘤者有骨样骨瘤(osteoid osteoma)、骨母细胞瘤(osteoblastoma)和骨肉瘤(osteosarcoma)。骨瘤因不被视为一种真性肿瘤而被排除在此分类之外。然而，在 2005 年发表的 WHO 鼻腔和鼻窦肿瘤分类中，骨瘤仍被视为骨和软骨的良性肿瘤。

Ewing 肉瘤最初被描述为弥漫性内皮细胞瘤(diffuse endothelioma)。有关该肿瘤的起源一直存在争议。原始神经外胚层肿瘤(PNET)是一种小细胞性恶性肿瘤。近年来的免疫组化和细胞遗传学研究表明：Ewing 肉瘤和 PNET 属于同类疾病，为神经内胚层起源的肿瘤。

影像学检查方面，X 线、CT 和 MRI 均可作为软骨肿瘤、成骨性肿瘤和 Ewing 肉瘤的检查方法。但各种成像方法特性不同，所显示的病变特点也有一定的差异。一般而言，对位于下颌骨的良性软骨或成骨性肿瘤多采用普通 X 线检查即可，但对位于上颌骨的软骨或成骨性肿瘤而言，应以 CT 和 MRI 检查为主。此外，对于临床上可疑的颌骨恶性肿瘤而言，CT 和 MRI 检查应成为其主要影像检查手段。CT 和 MRI 检查的特点在于能清晰完整地显示病变的内部结构、范围及其与周围邻近组织的关系。

骨软骨瘤

骨软骨瘤(osteochondroma)是一种发生在骨的外表面，并且具有软骨帽的骨性突起。该肿瘤内有髓腔，且与基底部正常骨髓腔相连或相延续。骨软骨瘤又称外生性骨疣(exostosis)。该肿瘤有孤立性骨软骨瘤(solitary osteochondroma)和多发性骨软骨瘤(multiple osteochondroma)之分。后者是一种常染色体显性遗传性疾病。虽然在骨软骨瘤中有近 15%者为多发性骨软骨瘤，但尚未发现多发性骨软骨瘤发生于颌面骨的报道。孤立性骨软骨瘤是全身骨骼系统中最为常见的骨肿瘤，约占所有骨肿瘤的 8%。头颈部骨软骨瘤的平均发病年龄为 40 岁，高于全身其他骨骼之骨软骨瘤患者的平均发病年龄(小于 30 岁)。女性较男性多见。

大体病理上，骨软骨瘤一般由基底部和冠部组成。基底部与正常骨相连；冠部为软骨层。肿瘤表现为形态不一(不规则形、球形或菜花状)的广基或有蒂的骨性突起，并与正常骨的骨皮质和髓腔相互延续。该异常突起表面被覆有软骨帽。通常软骨帽的厚度较薄，且随年龄增长而降低。镜下见，骨软骨瘤由 3 层结构组成：软骨膜(perichondrium)、软骨和骨组织。软骨膜位于最外层，与基底骨的骨

膜相延续。软骨膜的下方是软骨帽，其厚度小于2 cm。软骨帽由玻璃样软骨（hyaline cartilage）和类似于生长板的骨软骨连接（osteochondral junction）所组成。在骨髓的松质骨中可见境界清晰的软骨内化骨。

临床上，发生于下颌骨冠突和髁突的骨软骨瘤多可引起患者的张口受限、颞下颌关节区的不适、肿胀和疼痛。对颌面骨骨软骨瘤的治疗多以手术切除为主。骨软骨瘤切除后预后良好，几乎没有复发和恶变报道。

发生于颌骨浅表部位的骨软骨瘤多可通过普通X线检查予以显示和诊断，但对部分位置深在或因有前后结构重叠而不能清晰显示的颌骨骨软骨瘤，则应采用CT和MRI检查。

【影像学表现】

部位　颌骨骨软骨瘤多见于下颌骨的冠突和髁突区。

形态和边缘　骨软骨瘤形态多样，可呈不规则形、球形、分叶状或菜花状。病变边界清晰。

内部结构　由于骨软骨瘤的主要构成部分是成熟无用的松质骨，故在X线和CT上，可见病变主要由骨应力线排列紊乱和不规则的松质骨组成（图6-20）。软骨帽一般为低密度X线透射区，偶尔可见其内有斑点状高密度钙化。但在大多数情况下，软骨帽不易在X线片上显示。MRI上，病变内的骨髓部分在T1WI、PDWI和T2WI上均为高信号表现；而病变内的松质骨和钙化部分表现为低信号（图6-20）。软骨帽在T1WI上呈低信号；在T2WI和压脂T2WI上呈高信号（图6-20）。有时，下颌髁突区的骨软骨瘤的软骨帽在压脂T2WI上并不容易被识别，因为与高信号软骨帽相邻的关节腔内有高信号液体积聚，两者之间无明显的信号对比。

邻近结构侵犯和反应　由于颌骨骨软骨瘤向外生长，故其对邻近组织的影响主要表现为占据、压迫或推移周围正常组织结构。

影像鉴别诊断　下颌髁突以外的颌骨骨软骨瘤多有显著的影像表现特点，一般不会和其他骨病变相混淆。但位于下颌髁突的骨软骨瘤应注意同髁突肥大、骨赘和骨瘤相鉴别。髁突肥大只是下颌髁突外形的增大，并不伴有异常的骨性隆起病变。髁突区骨瘤多形态规则，呈圆形或类圆形改变。髁突区骨赘常呈鸟嘴样改变，一般没有蒂型或广基型表现。此外，CT或MRI上软骨帽的显示对骨软骨瘤的鉴别诊断具有十分重要的作用。

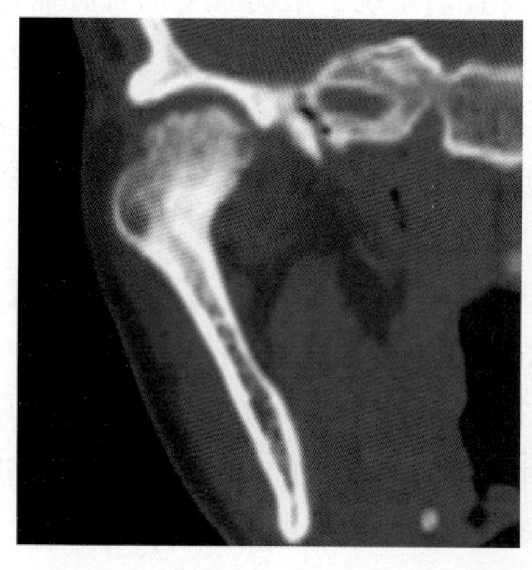
a

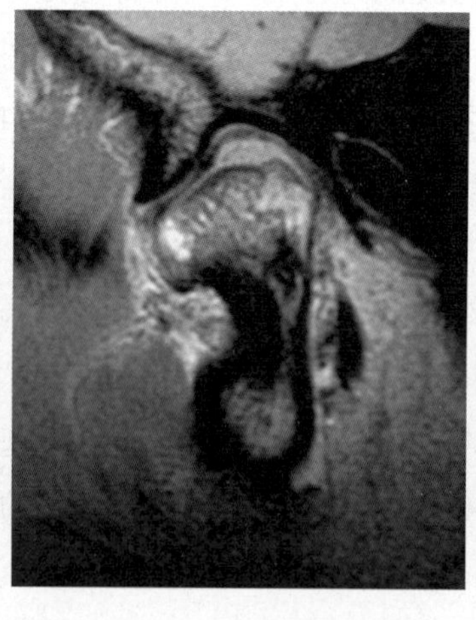
b

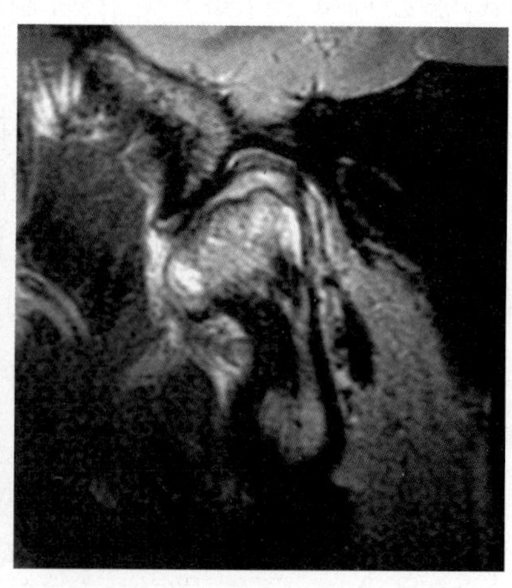
c

图6-20　右下颌髁突骨软骨瘤（osteochondroma in the right mandibular condyle）

平扫CT冠状面重建图a示右下颌髁突表面骨质增生成块，结构排列紊乱。MR矢状面PDWI图b和T2WI图c示病变区呈混合信号改变，其内骨小梁排列紊乱。右颞下颌关节下腔有异常信号液体积聚，关节盘位置正常。

参 考 文 献

1 Fletcher CDM, Unni K, Mertens F. WHO classification of tumours. Pathology and Genetics of Tumours of Soft Tissue and Bone. IARC press: Lyon, 2002: 234–236.

2 Barnes L, Eveson JW, Reichart P, et al. WHO classification of tumours. Pathology & Genetics of Head and Neck Tumours. Lyon: IARC Press, 2005: 55.

3 Castillo M, Hudgins PA, Hoffman JC Jr. Lockjaw secondary to skull base osteochondroma: CT findings. J Comput Assist Tomogr, 1989, 13: 338–339.

4 Russell EJ, Levy JM, Breit R, et al. Osteocartilaginous tumors in the parapharyngeal space arising from bone exostoses. AJNR Am J Neuroradiol, 1990, 11: 993–997.

软骨瘤、软骨母细胞瘤和软骨黏液样纤维瘤

软骨瘤（chondroma）、软骨母细胞瘤（chondroblastoma）和软骨黏液样纤维瘤（chondromyxoid fibroma）均为十分少见的颌面骨肿瘤。有关其颌骨影像学表现的系统描述报道亦非常少见。

软骨瘤

软骨瘤（chondroma）是一组具有许多相同组织学特点的透明软骨肿瘤，包括内生软骨瘤（enchondroma）、骨膜软骨瘤（periosteal chondroma）和内生软骨瘤病（enchondromatosis）。在全身骨肿瘤中，后两者属于少见或罕见病变，其发生于颌骨者则更为罕见。虽然内生软骨瘤在骨肿瘤中的发病率仅次于骨软骨瘤，为第二常见的良性骨肿瘤，但其发生在颅颌面骨者却极为罕见。相关文献报道亦十分少见。

通常，采用普通 X 线检查即能较完整地显示内生软骨瘤病灶。

【影像学表现】

X 线上，内生软骨瘤病灶的直径大小一般少有超过 3 cm 者，如其大小超过 2 cm 则应考虑为潜在恶性。内生软骨瘤内部的 X线密度变化多样，可以表现为低密度 X 线透射区；也可以表现为点状、片状、絮状或环状高密度 X 线阻射区。病变界限清晰。骨膨胀改变多较明显。CT 上，可见病变为软组织密度，其内有灶性高密度骨化影，边界清晰（图 6–21）。

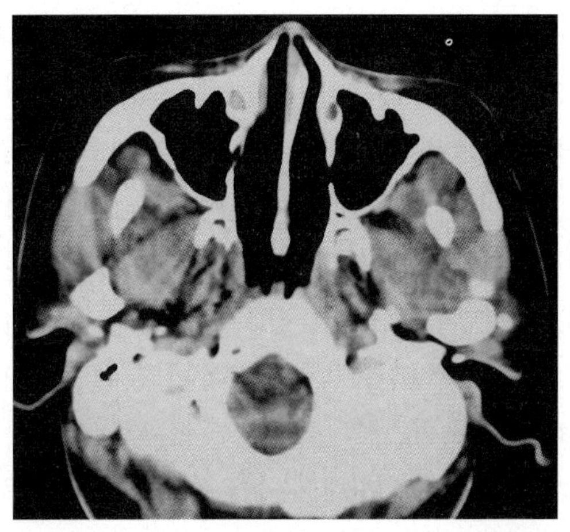

a

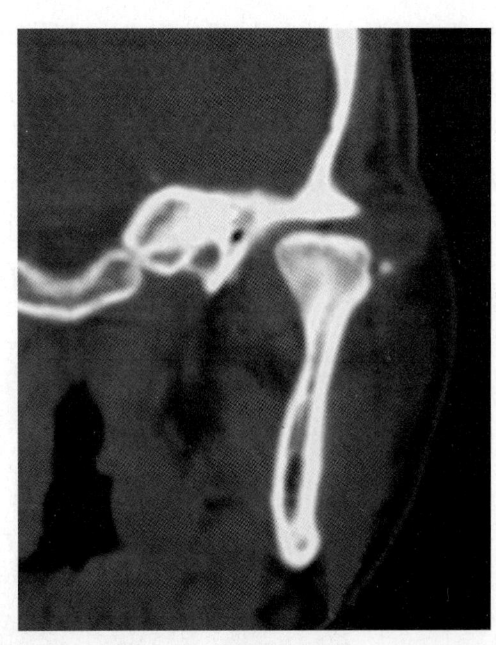

b

图 6–21　左下颌髁突软骨瘤（chondroma in the left mandibular condyle）

横断面增强 CT 图 a 和冠状面 CT 骨窗图 b 示左下颌髁突外侧有异常增生之软组织影，其内有灶性高密度钙化影，边界较清晰。

参 考 文 献

1 Fletcher CDM, Unni K, Mertens F. WHO classification of tumours. Pathology and Genetics of Tumours of Soft Tissue and Bone. IARC press: Lyon, 2002: 237-240.

2 Barnes L, Eveson JW, Reichart P, et al. WHO classification of tumours. Pathology & Genetics of Head and Neck Tumours. Lyon: IARC Press, 2005, 54: 158.

软骨母细胞瘤

软骨母细胞瘤(chondroblastoma)是一种良性成软骨性肿瘤，常发生于骨骼未成熟患者的骺部，瘤内可伴有骨化或钙化区域。在所有骨肿瘤中，软骨母细胞瘤的发生率不到 1%，发生于颅颌面骨者则更为少见。在颅颌面骨中，软骨母细胞瘤最多见于颞骨(图 6-23)，次为下颌骨(图 6-22)。多数长骨和扁骨软骨母细胞瘤患者的就诊年龄在 10~25 岁，但颅颌面骨患者的发病年龄可在 44 岁左右。男性患者多于女性。

大体病理上，肿瘤多呈棕褐色，部分区域为白色，部分可为囊性改变。镜下见，肿瘤主要由软骨母细胞组成，其可密集成小叶状或铺路石样。成熟的嗜碱性透明软骨相对少见。部分病变内可见细胞周围有网格状钙化。是为“鸡笼样钙化”(chicken wire calcification)。有时，软骨母细胞瘤病变内还可伴有动脉瘤样骨囊肿成分。

临床上，多数软骨母细胞瘤患者有肿胀和轻度疼痛表现。病变累及颞下颌关节时，还可出现功能障碍。治疗上，多采用保守手术刮除法即可。局部复发多在 2 年内出现，颞骨软骨母细胞瘤的复发率相对较高。软骨母细胞瘤具有一定的侵袭性，甚至有发生转移的报道。

位于下颌骨内的软骨母细胞瘤通过普通 X 线检查即可，而位于颞骨和上颌骨的软骨母细胞瘤多

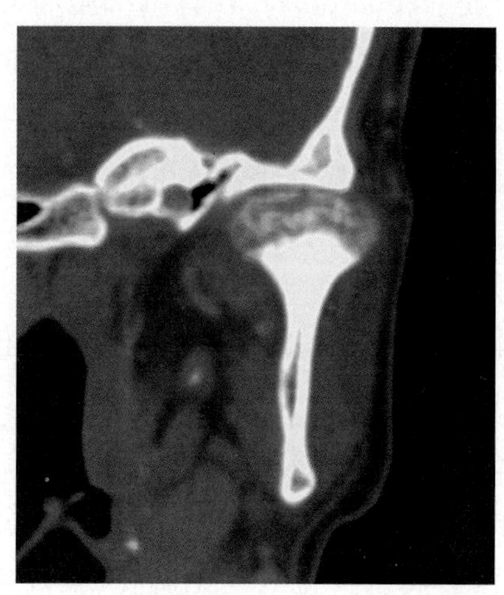

图 6-22 左下颌髁突软骨母细胞瘤(chondroblastoma in the left mandibular condyle)

增强 CT 冠状面重建骨窗图示左侧下颌髁突区外形存在，其内骨质结构呈破坏表现，骨密度降低，骨小梁排列紊乱。周围软组织无肿大。

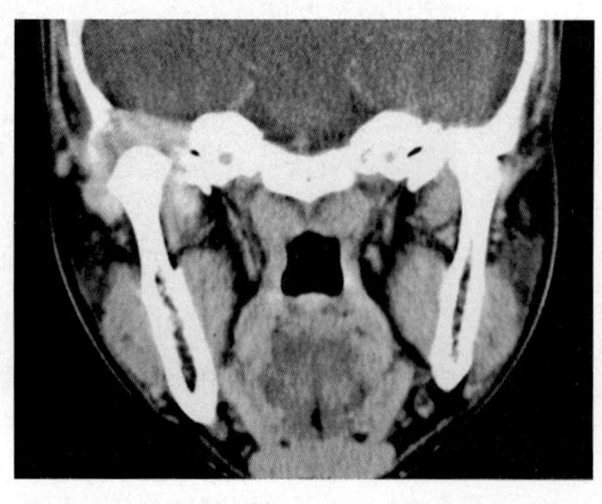

a

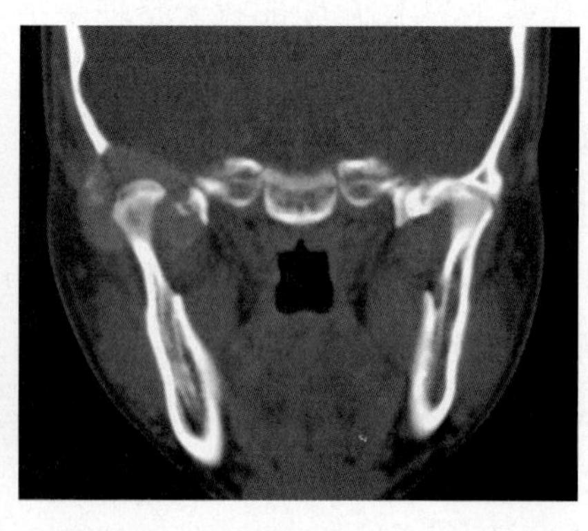

b

图 6-23 右颞骨关节面软骨母细胞瘤(chondroblastoma in the right temporal bene)

冠状面增强 CT 软组织窗图 a 和骨窗图 b 示右侧颞骨鳞部关节面破坏吸收，病变为软组织密度表现，强化明显，界限不清。右大脑颞叶脑膜受累。

需采用 CT 和 MRI 检查方能予以清晰显示。

【影像学表现】

颌骨软骨母细胞瘤可位于承牙区和下颌髁突区（图 6-22）。X 线上，病变以低密度溶骨破坏表现为主，边界清晰，偶有硬化边缘显示。平扫 CT 上，病变实质部分为软组织密度表现，受累骨骨质结构破坏明显，可伴有骨硬化增生（图 6-22、6-23）。在长骨软骨母细胞瘤中，约 1/3 病变的内部有高密度钙化显示。软骨母细胞瘤伴有骨膨胀或骨膜反应者少见。影像鉴别诊断上，软骨母细胞瘤缺乏特征性，与其他颌骨溶骨性病变的区别较为困难。

参考文献

1　Fletcher CDM, Unni K, Mertens F. WHO classification of tumours. Pathology and Genetics of Tumours of Soft Tissue and Bone. IARC press: Lyon, 2002: 241-242.

2　Bertoni F, Unni KK, Beabout JW, et al. Chondroblastoma of the skull and facial bones. Am J Clin Pathol, 1987, 88: 1-9.

3　Kirchhoff C, Buhmann S, Mussack T, et al. Aggressive scapular chondroblastoma with secondary metastasis — a case report and review of literature. Eur J Med Res, 2006, 11: 128-134.

软骨黏液样纤维瘤

软骨黏液样纤维瘤（chondromyxoid fibroma）是一种以梭形或星芒状细胞构成小叶状结构为特点，且细胞间含有丰富黏液样或软骨样物质的良性肿瘤。在所有骨肿瘤中，软骨黏液样纤维瘤所占比例不到 1%，发生于颌骨者更为少见。迄今，有关本病的英文文献报道不足 30 例。软骨黏液样纤维瘤多见于男性，发病年龄多在 10~30 岁之间。根据报道，下颌骨软骨黏液样纤维瘤远多于上颌骨软骨黏液样纤维瘤，其间之比约为 3:1。

大体病理上，软骨黏液样纤维瘤为蓝色或白色膨胀性肿物，瘤内没有典型的透明软骨，亦少见坏死和囊变。镜下见，软骨黏液样纤维瘤表现多样，但与周围骨组织分界清晰。典型的软骨黏液样纤维瘤多以分叶状方式排列，黏液背景中含有梭形或星芒状细胞，小叶中央细胞稀疏，小叶周边细胞较密集。约 10%的软骨黏液样纤维瘤中可见动脉瘤样骨囊肿改变。

临床上，软骨黏液样纤维瘤患者多有持续时间较长的轻度疼痛，面部可因肿瘤的膨胀性改变而呈不对称表现。治疗上多以手术刮除为主。肿瘤可复发，但预后较佳。

普通 X 线检查多能较完整地显示颌骨软骨黏液样纤维瘤病灶，但 CT 检查能更清晰地显示病变内的密度变化，MRI 检查能清晰显示病变对周围软组织结构的侵犯。

【影像学表现】

X 线上，软骨黏液样纤维瘤主要表现为低密度 X 线透射区，部分软骨黏液样纤维瘤尚可与囊性病变相似。约 10%的软骨黏液样纤维瘤内有局灶性高密度钙化影显示。CT 上，软骨黏液样纤维瘤为软组织密度表现，病变内可含局灶性钙化区域。颌骨软骨黏液样纤维瘤的边界清晰，有时可表现为扇形边缘或边缘硬化。病变可破坏颌骨骨皮质，侵犯颌骨周围的软组织结构，甚至形成软组织肿块。

参考文献

1　Fletcher CDM, Unni K, Mertens F. WHO classification of tumours. Pathology and Genetics of Tumours of Soft Tissue and Bone. IARC press: Lyon, 2002: 243-245.

2　Hammad HM, Hammond HL, Kurago ZB, et al. Chondromyxoid fibroma of the jaws. Case report and review of the literature. Oral Surg Oral Med Oral Pathol Oral Radiol Endod, 1998, 85: 293-300.

3　Thompson SH, Weathers DR, Vatral JJ. Chondromyxoid fibroma of the jaws. Head Neck Surg, 1982, 4: 330-334.

软骨肉瘤

软骨肉瘤(chondrosarcoma)是一种来源于透明软骨的恶性肿瘤,肿瘤内可出现黏液样变、钙化和骨化。根据2005年WHO骨肿瘤分类,软骨肉瘤有5种类型:中心性软骨肉瘤(central chondrosarcoma);外周性软骨肉瘤(peripheral chondrosarcoma);去分化软骨肉瘤(dedifferentiated chondrosarcoma);间叶性软骨肉瘤(mesenchymal chondrosarcoma)和透明细胞软骨肉瘤(clear cell chondrosarcoma)。本节叙述的是较多发生于颌骨的中心性软骨肉瘤和间叶性软骨肉瘤。

中心性软骨肉瘤通常有原发性软骨肉瘤(primary chondrosarcoma)、继发性软骨肉瘤(secondary chondrosarcoma)和骨膜软骨肉瘤(periosteal chondrosarcoma)之分。原发性软骨肉瘤是发生于正常骨中心的软骨肉瘤,又称普通软骨肉瘤(conventional chondrosarcoma)。继发性软骨肉瘤是指在先驱性良性病变(如骨软骨瘤、内生软骨瘤和内生软骨瘤病)基础上发生的透明软骨恶性肿瘤。骨膜软骨肉瘤是指发生于骨表面的透明软骨恶性肿瘤。间叶性软骨肉瘤是一种罕见的、以双分化为特征的恶性肿瘤,该肿瘤主要由高度未分化的小圆细胞和分化良好的透明软骨组成。在所有软骨肉瘤中,原发性软骨肉瘤所占比例大于90%;间叶性软骨肉瘤却十分少见。全身软骨肉瘤中,约5%~10%发生于颌面骨。颌骨软骨肉瘤属少见病例。原发性软骨肉瘤多见于中老年人,发病高峰年龄为40~70岁,男性患者多见。间叶性软骨肉瘤好发于20~30岁年轻人,女性患者多见。

大体病理上,软骨肉瘤呈分叶状,肿瘤剖面呈蓝灰色或白色透明状,内有囊性区域和黄白色白垩样灶性钙化区域;间叶性软骨肉瘤呈鱼肉样外观,色灰白或灰红,分叶状改变少见。镜下见,软骨肉瘤由大小不等、形态不规则的软骨小叶组成。圆形或卵圆形肿瘤细胞位于蓝色的软骨样基质陷窝中,而软骨样基质可有黏液样改变。大多数软骨肉瘤为低度恶性肿瘤。间叶性软骨肉瘤具有典型的双重图案:未分化的小圆细胞和透明软骨岛相混合,即肿瘤由透明软骨岛和小圆形或卵圆形细胞混合而成,且常伴有血管外皮细胞瘤样的脉管结构。间叶性软骨肉瘤属于高度恶性肿瘤。

临床上,软骨肉瘤常表现为疼痛性面部肿胀。发生于上颌骨的软骨肉瘤如侵犯鼻窦和鼻腔尚可引发鼻塞或鼻衄。此外,颌骨软骨肉瘤可导致患者感觉异常(如麻木)和颌面部功能障碍。治疗颌骨软骨肉瘤多以手术完整切除为主。多数原发性软骨肉瘤预后良好。有研究显示颌骨间叶性软骨肉瘤的预后好于全身其他部位的间叶性软骨肉瘤。肿瘤复发者预后较差,可致死亡。

X线、CT和MRI检查是完整显示和准确诊断颌骨软骨肉瘤的主要影像学方法。三者检查特点不同,作用也各异。通常,X线检查常作为首选检查方法以明确病变的有无,CT和MRI检查可作为辅助检查方法以明确病变内部的细微结构组成和病变的确切范围,尤其是病变对周围软组织结构侵犯的状况。必须指出,一个完整的影像学检查至少应包括上述诸检查方法之两种(X线和CT,或X线和MRI)方可对软骨肉瘤的影像表现有比较完整的认识。

【影像学表现】

部位　上、下颌骨均可发生软骨肉瘤,发生率基本相等,但也有资料显示上颌软骨肉瘤较下颌者多见。上颌骨软骨肉瘤多见于上颌前部;下颌者多见于下颌冠突、髁突和下颌体。

形态和边缘　颌骨软骨肉瘤多为类圆形或不规则形肿块,可呈分叶状。病变边缘或为清晰表现;或为模糊不清;或呈鼠咬状改变。颌骨骨皮质多有破坏吸收。

内部结构　X线上,多数颌骨软骨肉瘤表现为X线透射与X线阻射区相互混合(图6-24、6-25),少数可表现为以低密度X线透射区改变为主。病变内的高密度X线阻射区形态不一，可呈斑片状和点状。CT上，颌骨软骨肉瘤成分复杂，一般由水液（多与病变胶冻黏液区对应）、软组织和钙化的软骨样基质混合而成（图6-25、6-26）。其中软组织肿块内有软骨样基质的显示是软骨肉瘤的主要CT表现之一，也是诊断软骨肉瘤的重要依据之一。MRI上，软骨肉瘤在T1WI上为低或中等信号表现；在T2WI上为均匀或不均匀高信号表现（图6-25、6-26）。病变在T1WI和T2WI上的不均匀信号表现与病变内的矿化、出血和囊变密切相关。而病变内钙化的软骨样基质在T1WI和T2WI上均呈低信号表现。增强CT和MRI上，病变多呈不均匀强化表现，其中强化区域与病变的实质区域相对应；而无强化区与病变内胶冻黏液区和矿化区相对应（图6-25、6-26）。

邻近结构侵犯和反应　颌骨软骨肉瘤除可致牙周膜增宽、牙根吸收和下颌神经管破坏外，还可穿破颌骨骨皮质，直接侵犯至颌骨外诸软组织结构，形成软组织肿块，占据或部分替代周围组织结构的空间（图6-25）。根据文献报道，骨皮质的破坏吸收是软骨肉瘤最常见的影像表现之一。通常，软骨肉瘤导致骨膜新骨形成者少见。

影像鉴别诊断　X线上，颌骨软骨肉瘤的表现和骨肉瘤十分相似，鉴别诊断相当困难。但CT和MRI检查有时也可显示出两者之间的差异，主要表现为：软骨肉瘤内部的胶冻黏液区多为低密度表现，增强后无明显强化；骨肉瘤内部有此征象者相对少见，病变主要为软组织密度改变，增强后有明显强化。另外，软骨肉瘤伴骨膜新骨形成者也较骨肉瘤少见。颌骨纤维结构不良的X线表现有时也可与颌骨软骨肉瘤相似。但与颌骨软骨肉瘤不同的是：颌骨纤维结构不良多呈磨砂玻璃样改变，病变一般局限于骨内生长，颌骨外形完整，病变几乎没有骨皮质破坏吸收、骨外侵犯和软组织肿块形成；软骨肉瘤则反之，病变多可破坏吸收颌骨骨皮质，并可有软组织肿块形成。

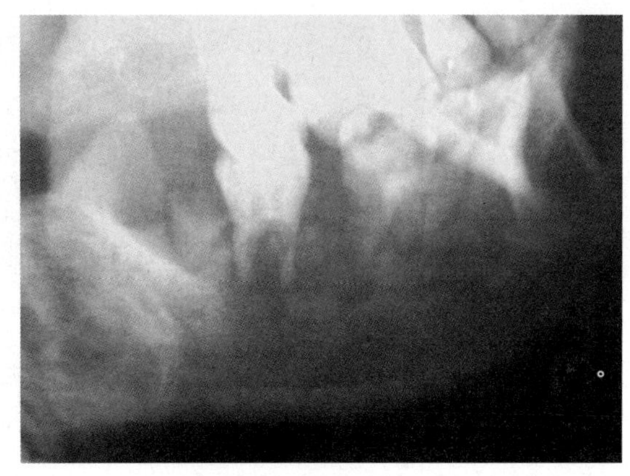

图6-24　右下颌骨软骨肉瘤（chondrosarcoma in the right mandible）

右下颌骨侧位X线片示右下颌骨磨牙区牙槽骨呈不规则状破坏，边界不清。病变内部以溶骨性破坏改变为主，间有斑点状高密度骨片影显示。

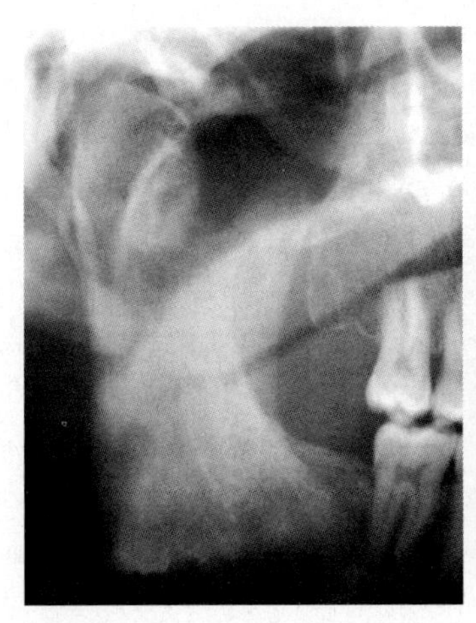

a

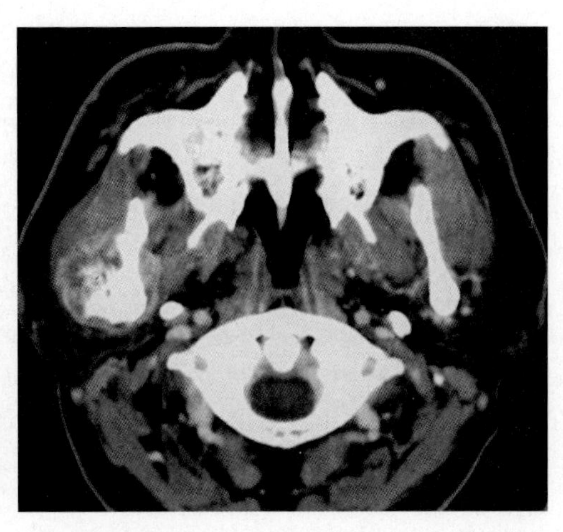

b

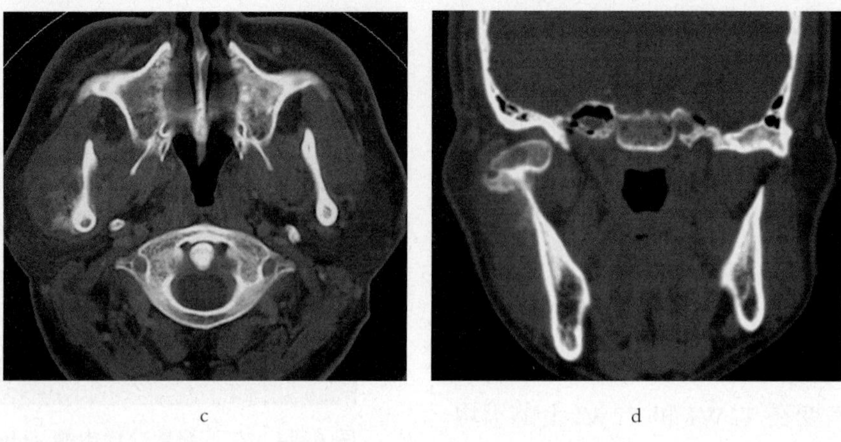

c　　　　　　d

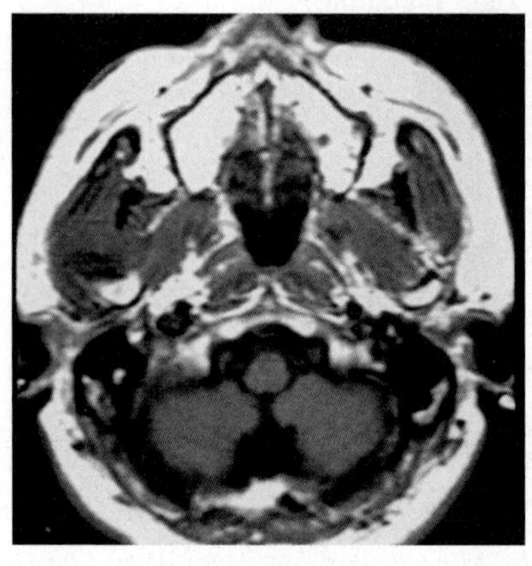

e

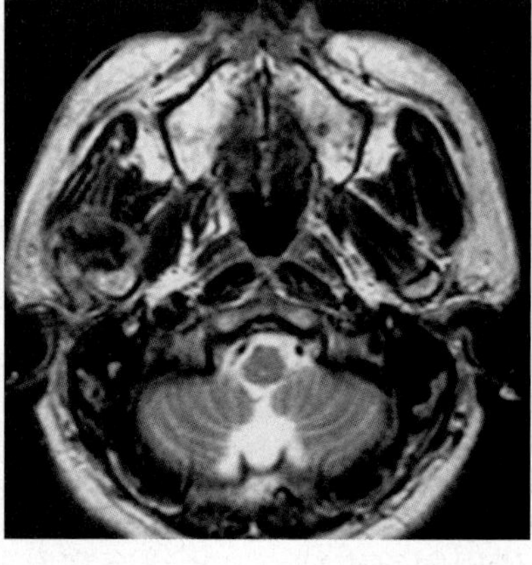

f

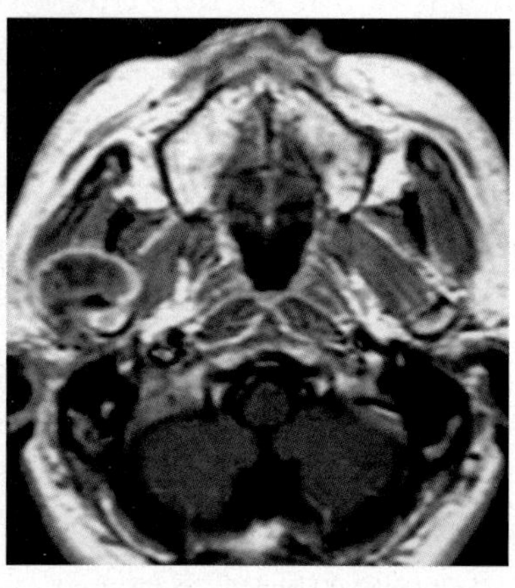

g

图 6-25　右下颌髁突软骨肉瘤(chondrosarcoma in the right mandibular condyle)

X 线曲面断层片图 a 示右侧下颌髁突区可见不规则形 X 线阻射区，边界不清。横断面增强 CT 软组织窗图 b、骨窗图 c 和冠状面骨窗图 d 示右下颌髁突外形增大，形态不规则，骨质结构吸收区和增生区并存，周围软组织肿大明显，边缘有强化。MR 横断面 T1WI 图 e 上，病变呈等、低信号表现。T2WI 图 f 上，病变呈低、高信号混合。Gd-DTPA 增强 T1WI 图 g 上，病变呈不均匀强化表现，边缘为环形增强表现。

参考文献

1 Fletcher CDM, Unni K, Mertens F. WHO classification of tumours. Pathology and Genetics of Tumours of Soft Tissue and Bone. IARC press: Lyon, 2002: 247-258.

2 White SC, Pharoah MJ. Oral radiology: principles and interpretation. 5th ed. St. Louis: Mosby, 2004: 471-473.

3 Vencio EF, Reeve CM, Unni KK, et al. Mesenchymal chondrosarcoma of the jaw bones: clinicopathologic study of 19 cases. Cancer, 1998, 82: 2350-2355.

4 Saito K, Unni KK, Wollan PC, et al. Chondrosarcoma of the jaw and facial bones. Cancer, 1995, 76: 1550-1558.

5 Ruark DS, Schlehaider UK, Shah JP. Chondrosarcomas of the head and neck. World J Surg, 1992, 16: 1010-1016.

6 Murayama S, Suzuki I, Nagase M, et al. Chondrosarcoma of the mandible. Report of case and a survey of 23 cases in the Japanese literature. J Craniomaxillofac Surg, 1988, 16: 287-292.

7 Garrington GE, Collett WK. Chondrosarcoma. Ⅱ. Chondrosarcoma of the jaws: analysis of 37 cases. J Oral Pathol, 1988, 17: 12-20.

8 Hayt MW, Becker L, Katz DS. Chondrosarcoma of the maxilla: panoramic radiographic and computed tomographic with multiplanar reconstruction findings. Dentomaxillofac Radiol, 1998, 27: 113-116.

9 Littrell LA, Wenger DE, Wold LE, et al. Radiographic, CT, and MR imaging features of dedifferentiated chondrosarcomas: a retrospective review of 174 de novo cases. Radiographics, 2004, 24: 1397-1409.

10 Collins MS, Koyama T, Swee RG, et al. Clear cell chondrosarcoma: radiographic, computed tomographic, and magnetic resonance findings in 34 patients with pathologic correlation. Skeletal Radiol, 2003, 32: 687-694.

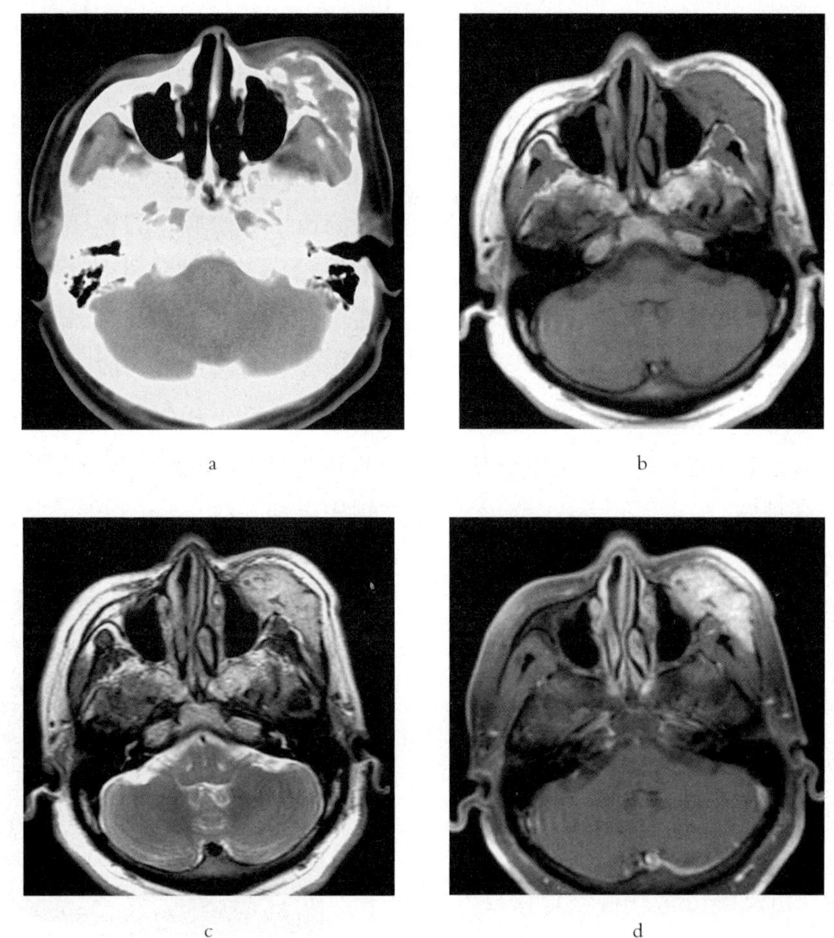

图 6–26　右上颌骨和颧骨软骨肉瘤（chondrosarcoma in the right maxilla and zygoma）

横断面平扫 CT 图 a 示左侧上颌骨和颧骨外形肿大，其内骨质结构破坏区呈软组织密度改变，间以不规则形成骨改变，边界较清晰，周围软组织未受累。MR 横断面 T1WI 图 b 示病变呈中等信号。T2WI 图 c 示病变呈不均匀高信号。Gd-DTPA 增强压脂 T1WI 图 d 示病变强化明显。

骨样骨瘤

骨样骨瘤（osteoid osteoma）是一种良性成骨性肿瘤，以体积小（直径常不超过 1.5 cm）、自限性生长倾向和夜间疼痛为特点。除胸骨外，骨样骨瘤可见于全身各骨，好发于长骨（尤其是股骨近端），但发生于颌面骨者罕见。骨样骨瘤好发于儿童和青春期，发病年龄多在 10~25 岁之间（小于 4 岁和大于 40 岁者偶见）。男性较女性多见。

大体病理上，骨样骨瘤多表现为位于骨皮质内的小圆形病变，色红、呈沙砾状或肉芽状。病变常被象牙状硬化骨所包绕，界限清晰。镜下见，骨样骨瘤的中央区域富于血管结缔组织，其内含分化的、成熟而活跃的骨母细胞。此中央区域亦称为“巢”（nidus）。一般而言，骨样骨瘤内没有软骨。肿瘤区几乎总被有血管增生的骨硬化区所围绕。事实上，骨样骨瘤的生长有自限性。一个组织学表现与骨样骨瘤相同，但生长没有自限性，且直径大于 2 cm 的病变通常被称为“骨母细胞瘤”（osteoblastoma）。

临床上，骨样骨瘤以病区疼痛表现为主（见于 80%的患者），早期轻微，间隙性，夜间加重。日后可发展为重度疼痛，影响睡眠。但此疼痛可在口服水杨酸盐和非甾类抗炎药后完全缓解（一般服药后数小时内缓解）。近来有研究认为发生于颌骨的骨样骨瘤少有疼痛不适感。治疗上，对骨样骨瘤以手术切除为主。此肿瘤预后良好,复发少见。

通常,对颌骨骨样骨瘤的影像学检查采用普通X线检查即可,但对显示不清的病变,可将CT检查作为辅助检查方法。CT能清晰显示病变的内部结构,为本病的诊断和鉴别诊断提供可靠依据。事实上,对骨样骨瘤的准确诊断应结合组织学和影像学表现。

【影像学表现】

部位　颌骨骨样骨瘤主要发生骨皮质(多位于下颌骨体和下颌支区骨皮质)(图6-27);但颌骨松质骨区也偶尔可见骨样骨瘤。

形态和边缘　骨样骨瘤多呈类圆形改变,部分位于颌骨骨皮质区的骨样骨瘤可呈梭形改变。病变边界清晰,可伴有硬化骨缘形成。

内部结构　骨样骨瘤的病变中心区多为低密度X线透射区(图6-27)。但在成熟的骨样骨瘤病变,可见其中心低密度X线透射区内有斑点状高密度影,此为典型的瘤巢表现。CT骨窗上,可见病变中心为高密度表现,边缘围以带状低密度区(图6-28)。^{99m}Tc-MDP骨扫描图上,可见病变区有明显浓聚现象,提示病变处在代谢活动期。

邻近结构侵犯和反应　骨样骨瘤的边缘可见呈硬化改变的反应性骨形成。骨皮质可明显增厚,有时可见刺激性骨膜新骨形成。

影像鉴别诊断　影像学上呈典型表现的骨样骨瘤(如病变位于骨皮质区,瘤巢中心有钙化斑点等)是比较容易和其他颌骨肿瘤相区别的。不典型者多为位于骨松质区的骨样骨瘤。与之影像表现相似的颌骨病变有硬化性骨炎、骨化性纤维瘤、成牙骨质细胞瘤和根尖周牙骨质结构不良。此外,由于有新生骨和骨膜反应形成,骨样骨瘤的影像表现还可与颌骨骨髓炎相似。由于颌骨骨样骨瘤是十分罕见的病变,故在诊断不典型骨样骨瘤时应充分结合其临床表现。

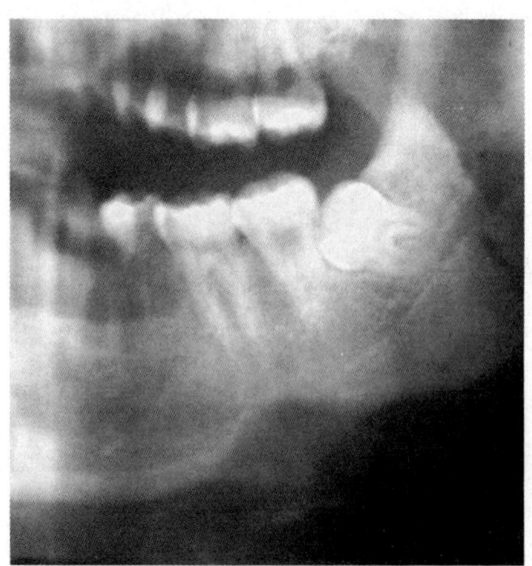

图6-27　左下颌骨骨样骨瘤(osteoid osteoma in the left mandible)

曲面断层X线片示左下颌骨体部下缘骨皮质区有一梭形骨质结构破坏区,呈X线透射改变,密度均匀,边界清晰。左下牙槽神经管受压略向上移位。

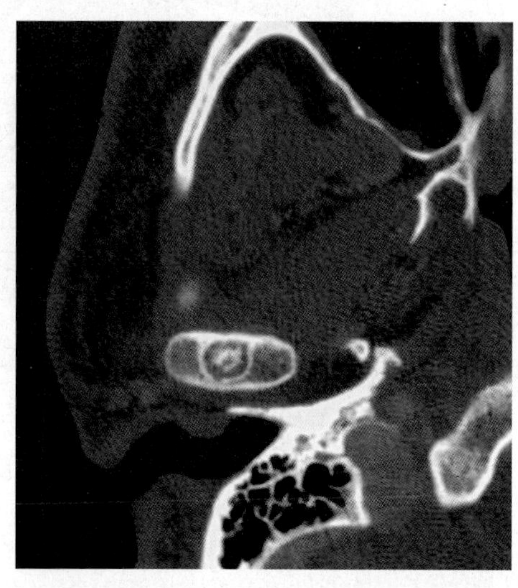

a

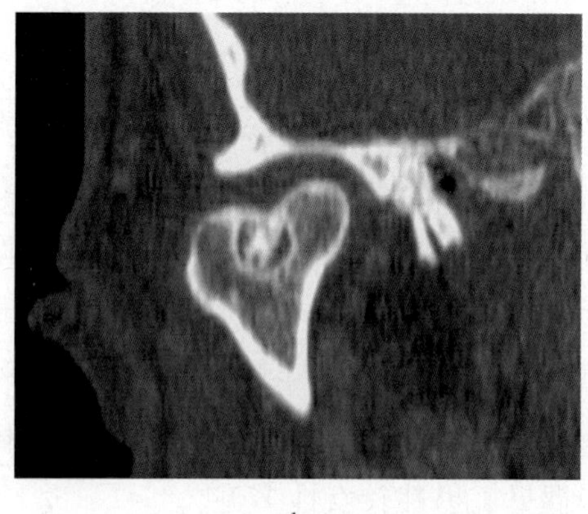

b

图6-28　右下颌骨骨样骨瘤(osteoid osteoma in the right mandible)

横断面平扫CT图a和平扫CT冠状面重建图b示右下颌髁突区有圆形骨质结构破坏区,病变中心的高密度"瘤巢"被低密度带状影所围绕,边缘清晰,可见硬化线影。

参考文献

1　Fletcher CDM, Unni K, Mertens F. WHO classification of tumours. Pathology and Genetics of Tumours of Soft Tissue and Bone. IARC press: Lyon, 2002:260-261.

2　Jones AC, Prihoda TJ, Kacher JE, et al. Osteoblastoma of the maxilla and mandible: a report of 24 cases, review of the literature, and discussion of its relationship to osteoid osteoma of the jaws. Oral Surg Oral Med Oral Pathol Oral Radiol Endod, 2006, 102: 639-650.

3　Ida M, Kurabayashi T, Takahashi Y, et al. Osteoid osteoma in the mandible. Dentomaxillofac Radiol, 2002, 31: 385-387.

4　White SC, Pharoah MJ. Oral radiology: principles and interpretation. 5th ed. St. Louis: Mosby, 2004: 452-454.

5　Cerase A, Priolo F. Skeletal benign bone-forming lesions. Eur J Radiol, 1998, 27 Suppl 1: S91-97.

骨母细胞瘤

骨母细胞瘤(osteoblastoma)是一种罕见的良性成骨性肿瘤，可见骨母细胞排列在骨小梁周围，肿瘤直径常超过 2 cm。骨母细胞瘤又称巨大性骨样骨瘤 (giant osteoid osteoma) 和骨化性巨细胞瘤(ossifying giant cell tumour)。在所有骨肿瘤中，骨母细胞瘤仅占 1%。头颈部中，骨母细胞瘤最常累及的骨骼是颌骨，其次为颈椎和颅骨。90%患者的发病年龄小于 30 岁。男性患者多见。

大体病理上，骨母细胞瘤呈圆形或卵圆形，伴骨皮质变薄。病变为红色或棕红色，质地为沙砾状。部分肿瘤内部可见充满血液的囊腔，类似动脉瘤样骨囊肿。病变与周围骨质分界清晰。镜下见，骨母细胞瘤和骨样骨瘤有相似的组织学特点。肿瘤主要由被覆以单层骨母细胞、排列随意而混沌的编织骨针或骨小梁所组成。肿瘤内血管和血供极为丰富，常有散布的破骨型多核巨细胞。当肿瘤细胞以大而丰满、核仁多见的骨母细胞为主时，常被认为是上皮样骨母细胞瘤(epithelioid osteoblastoma)或侵袭性骨母细胞瘤(aggressive osteoblastoma)。此外，颌骨骨母细胞瘤的组织学表现有时与成牙骨质细胞瘤(cementoblastoma)十分相似，故发现病变与牙根相连续时，以诊断成牙骨质细胞瘤为宜。

临床上，颌骨骨母细胞瘤可引发疼痛和肿胀，患者有时还会出现牙痛。与骨样骨瘤不同，骨母细胞瘤引起的疼痛很少在夜间发作，服用水杨酸盐和非甾类抗炎药后亦不能缓解疼痛。对颌骨骨母细胞瘤的治疗可采用刮除和局部切除，术后复发者少见。

普通 X 线检查是显示和诊断颌骨骨母细胞瘤的主要影像学方法，对病变显示不清晰者(尤其是上颌骨病变)可采用 CT 检查。此外，核素骨扫描检查也有助于对骨母细胞瘤的判断。

【影像学表现】

部位　颌骨骨母细胞瘤主要位于上、下颌骨的承牙区和颞下颌关节区(位于髁突或颞骨内)。

形态和边缘　颌骨骨母细胞瘤多表现为形态不规则形的肿块。病变边界或模糊不清，或清晰并可围以硬化的骨皮质线。

内部结构　X 线上，颌骨骨母细胞瘤的内部结构表现多样。在病变发展之早期，其常以低密度 X 线透射改变为主；以后可见低密度病变区内有不同程度的高密度钙化或骨化影出现(图 6-29)。此高密度钙化或骨化可呈日光状或颗粒状骨小梁样改变。CT 上，骨母细胞瘤内部密度不均匀，多表现为软组织密度区间杂以钙化或骨化区，有时甚至可见水液 CT 值区和高密度钙化或骨化区同时显示(图 6-29、6-30)。

邻近结构侵犯和反应　骨母细胞瘤可使颌骨膨胀，但颌骨的轮廓多保持完整。病变可侵犯上颌窦和下颌神经管。少数颌骨骨母细胞瘤还可穿破骨皮质，侵犯其周围的软组织结构。

影像鉴别诊断　颌骨骨母细胞瘤的 X 线表现

可以和骨化性纤维瘤、牙源性钙化上皮瘤、牙源性影细胞瘤、骨肉瘤和软骨肉瘤相似。鉴别诊断，尤其是同颌骨恶性肿瘤的鉴别十分重要。通常，骨肉瘤和软骨肉瘤多有明显的骨皮质破坏，且多伴有软组织肿块形成，而骨母细胞瘤多局限于骨内生长，伴有骨皮质穿破者少见。即使病变穿破骨皮质，其破坏程度也较轻微，软组织肿块形成者则更为少见。临床上，骨母细胞瘤一般不会引发颌面部感觉和功能异常，而骨肉瘤和软骨肉瘤多可引起面部感觉异常和张口受限。同样，与有清晰边缘的骨化性纤维瘤、牙源性钙化上皮瘤和牙源性影细胞瘤等良性肿瘤相比，骨母细胞瘤的病变边缘多呈模糊不清表现。

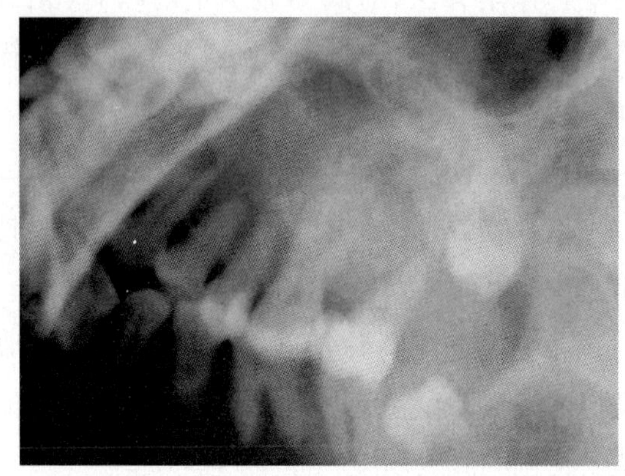

图 6-29　左上颌骨骨母细胞瘤（osteoblastoma in the left maxilla）

左下颌骨侧位 X 线片示左上颌磨牙和上颌结节区域有不规则形骨质结构破坏区，病变以 X 线阻射改变为主，边界不清。

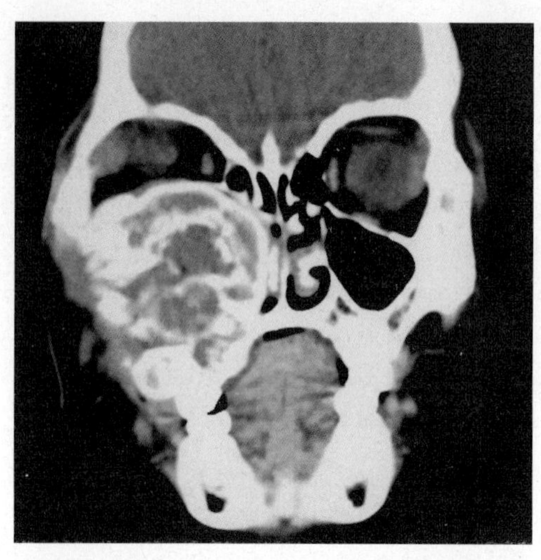

a

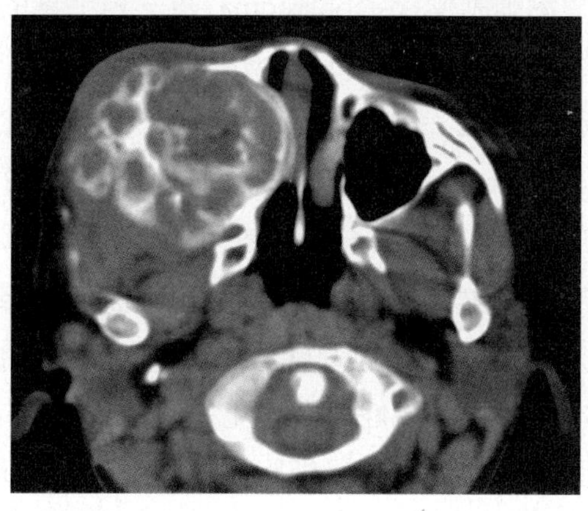

b

图 6-30　右上颌骨骨母细胞瘤（osteoblastoma in the right maxilla）

冠状面 CT 软组织窗图 a 和横断面 CT 骨窗图 b 示右上颌骨和上颌窦区可见混合密度（异常软组织和成骨组织混合）肿块，边缘欠光滑。病变向内侵入鼻腔，向后外侵犯右颞下间隙和颊间隙。

参考文献

1. Fletcher CDM, Unni K, Mertens F. WHO classification of tumours. Pathology and Genetics of Tumours of Soft Tissue and Bone. IARC press：Lyon, 2002：262-263.
2. Barnes L, Eveson JW, Reichart P, et al. WHO classification of tumours. Pathology & Genetics of Head and Neck Tumours. Lyon：IARC Press, 2005：55-56.
3. Slootweg PJ. Cementoblastoma and osteoblastoma：a comparison of histologic features. J Oral Pathol Med, 1992, 21：385-389.
4. White SC, Pharoah MJ. Oral radiology：principles and interpretation. 5th ed. St. Louis：Mosby, 2004：450-452.
5. Cerase A, Priolo F. Skeletal benign bone-forming lesions. Eur J Radiol, 1998, 27 Suppl, 1：S91-97.
6. 邱蔚六，余强，燕山主编.颌面颈部疾病影像学图鉴.济南：山东科学技术出版社，2002：107.

骨瘤

骨瘤（osteoma）是一种由伴显著层状结构的成熟骨组成的良性病变。由于骨瘤不是一种真性肿瘤，故在 2002 年发表的 WHO 骨肿瘤分类中未将其列入。在颌骨和颅骨，术语外生性骨疣

(exostosis)和骨瘤已被互用。文献中,虽然骨瘤已被用于描述颅骨和颌骨象牙状外生性骨疣、长骨表面(近骨皮质)骨瘤、腭隆突和下颌隆突,但从严格意义上讲,"骨瘤"一词应该限用于鼻窦、面骨和眼眶病变。骨瘤可见于任何年龄,但于年轻成人尤为多见。男性较女性多见,男女之比约为2:1。骨瘤有单发性和多发性之分,多发者可在单骨或多骨出现。多发性颌骨骨瘤常为Gardner综合征(家族性腺瘤样息肉病)的表征之一。

大体病理上,骨瘤为境界清晰的白色骨性肿块,偶尔呈息肉样或外生性生长。镜下见,骨瘤以致密性皮质骨伴少量纤维血管间质为特点。在部分病变中,骨瘤可表现为致密硬化的层状骨包绕着层状的骨小梁,或偶尔表现为编织骨被血管纤维脂肪组织所分隔。根据骨瘤的组织构成,通常可将骨瘤分为3种类型:① 致密骨型(compact bone)或象牙骨型(ivory);② 骨小梁型(cancellous bone);③ 致密骨和骨小梁的混合型(combination of compact and cancellous bone)。

临床上,位于鼻窦的骨瘤多无症状,多在偶然检查中被发现。部分病变可出现疼痛症状。颌骨骨瘤可影响患者外观。除非产生美观和功能问题,通常对骨瘤无需治疗。骨瘤预后良好,手术治疗后复发者少见。

一般情况下,通过普通X线检查即可清晰显示鼻窦或颌骨骨瘤。对部分在普通X线检查上不能清晰显示者,可采用CT检查以明确其部位和范围。

【影像学表现】

部位　鼻窦骨瘤多见于额窦和筛窦,上颌窦和蝶窦者相对少见。颌骨骨瘤者好发于下颌骨,其中下颌角、下颌髁突和冠突是骨瘤的好发部位。

形态和边缘　骨瘤多呈圆形或半圆形,部分可呈分叶状改变,边界清晰。

内部结构　X线和CT上,致密型骨瘤由均匀一致的高密度影像所构成(图6-31、6-32);松质骨型骨瘤主要由线网状高密度骨小梁和低密度骨髓腔所构成(图6-33)。

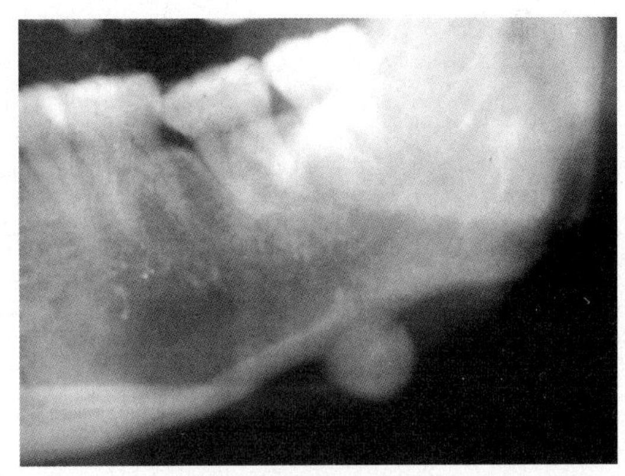

图6-31　左下颌骨骨瘤(osteoma in the left mandible)

X线曲面断层片示右下颌体下缘有类圆形X线阻射区,病变内部密度均匀,与下颌骨下缘相连,边缘光滑。

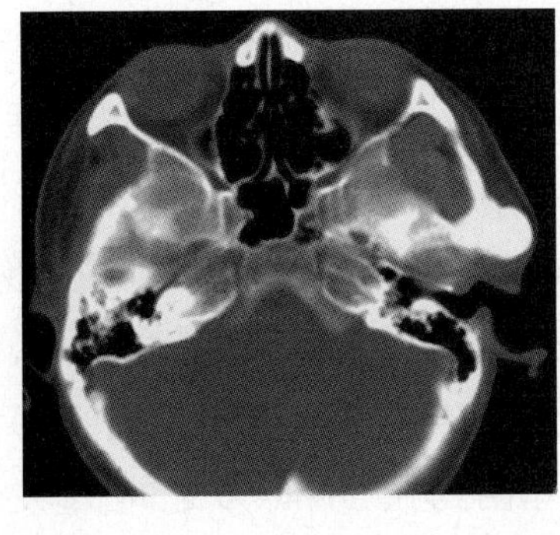

a

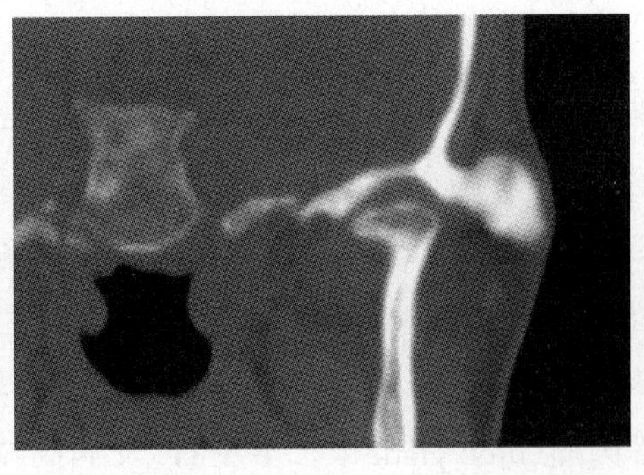

b

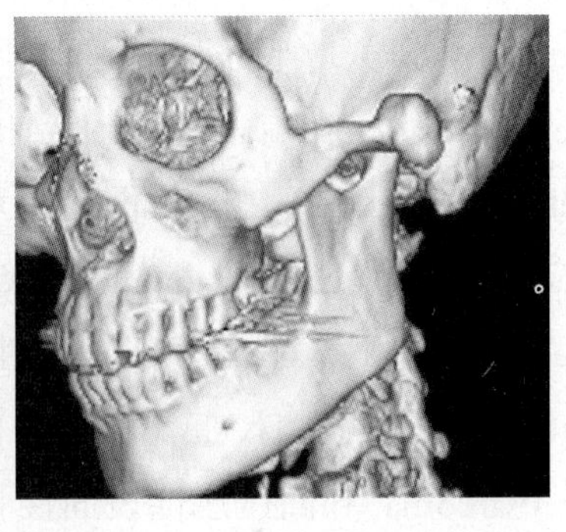

c

图6-32　左颞骨骨瘤(osteoma in the left temporal bone)

横断面平扫CT骨窗图a、CT冠状面重建图b和三维表面重建图c示左侧颞骨鳞部关节面外侧有团块状骨质增生区,密度较均匀,边界清晰。

邻近结构侵犯和反应　部分颌骨骨瘤可向外突出，占据邻近组织结构的空间，导致部分肌肉组织被推移位，引起功能障碍。鼻窦骨瘤多向窦腔内突出，对周围组织结构少有影响。

影像鉴别诊断　由于骨瘤形态规则，发病部位比较特殊，一般不会将其同其他颌骨肿瘤相混淆。但发生在下颌髁突区的骨瘤有时不易同髁突骨软骨瘤、髁突肥大（condylar hyperplasia）和髁突骨赘（osteophyte）鉴别。其鉴别要点如下：髁突区骨软骨瘤的外形多为不规则形态；CT 和 MRI 检查时可见典型的软骨帽影像。髁突肥大者多伴有患侧下颌支和下颌体外形的明显增大和增长。髁突区骨赘的形态多似鸟嘴，不同于骨瘤常见的圆形或半圆形改变。

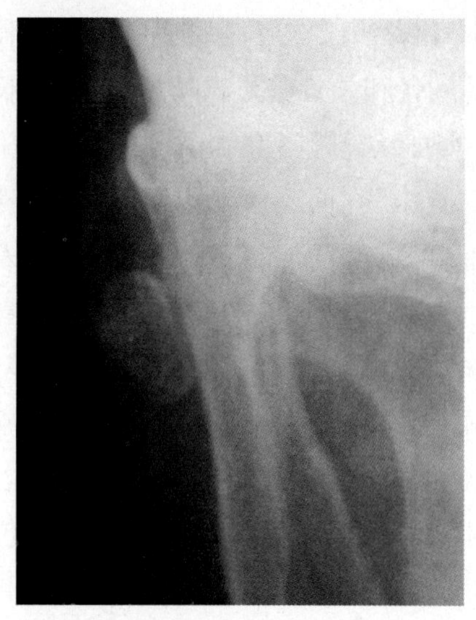

图 6-33　右下颌骨骨瘤（osteoma in the right mandible）

下颌骨正位片示右侧下颌髁突外侧有一类圆形异常骨质增生影，其内部呈混合骨质密度改变，边缘光滑。

参 考 文 献

1 Fletcher CDM, Unni K, Mertens F. WHO classification of tumours. Pathology and Genetics of Tumours of Soft Tissue and Bone. IARC press: Lyon, 2002: 233.

2 Barnes L, Eveson JW, Reichart P, et al. WHO classification of tumours. Pathology & Genetics of Head and Neck Tumours. Lyon: IARC Press, 2005: 55-56.

3 White SC, Pharoah MJ. Oral radiology: principles and interpretation. 5th ed. St. Louis: Mosby, 2004: 443-444.

骨肉瘤

骨肉瘤（osteosarcoma）是骨的原发性恶性肿瘤，特点为由肿瘤细胞直接产生骨和骨样基质。根据 2002 年 WHO 的骨肿瘤分类，骨肉瘤的类型复杂而繁多，有普通性骨肉瘤（conventional osteosarcoma）、毛细血管扩张性骨肉瘤（telangiectatic osteosarcoma）、小细胞性骨肉瘤（small cell osteosarcoma）、低度恶性中心性骨肉瘤（low grade central osteosarcoma）、继发性骨肉瘤（secondary osteosarcoma）、骨旁性骨肉瘤（parosteal osteosarcoma）、骨膜性骨肉瘤（periosteal osteosarcoma）和高度恶性表面性骨肉瘤（high grade surface osteosarcoma）。颌骨骨肉瘤中，最为常见者为普通型骨肉瘤；其他类型的骨肉瘤，如继发性骨肉瘤、毛细血管扩张性骨肉瘤和骨膜性骨肉瘤均有少量病例报道。颌骨骨肉瘤为少见疾病，其发生率为 0.7/100 万。在所有骨肉瘤中，颌骨骨肉瘤所占比例不到 10%。但同其他骨恶性肿瘤相比，颌骨骨肉瘤是较为常见的疾病之一，这和全身骨恶性肿瘤的分布情况基本一致。骨肉瘤的确切病因不明，但继发性骨肉瘤者多有原发病变可寻。就颌骨而言，超过 10% 的骨肉瘤可发生于放射治疗后（postradiation osteosarcoma）。其他种类的继发性骨肉瘤，如继发于纤维结构不良的骨肉瘤和 Paget 骨肉瘤（Paget osteosarcoma）则属于极为罕见的病例。骨肉瘤好发于年轻人，10~20 岁患者最为多见，但颌骨骨肉瘤的平均发病年龄较颌骨外骨肉瘤晚 10 年左右，发病高峰年龄约在 30~40 岁之间。继发性骨肉瘤的发病年龄多明显高于普通型骨肉瘤。男性较女性多见。无明显种族差异。

大体病理上，颌骨骨肉瘤为肉质或质硬肿瘤。

病变常破坏骨皮质并与软组织包块相关联。成骨性骨肉瘤呈灰褐色和不规则颗粒状；或致密硬化，偏黄白色。成软骨性骨肉瘤偏白色或黄褐色，并有不同程度钙化，其切面可呈鱼肉样或有黏液物质。组织病理学上，骨肉瘤主要由瘤细胞和骨样基质构成。普通性骨肉瘤常被称为"梭形细胞"肿瘤。事实上，骨肉瘤的肿瘤细胞一般是高度间变的多形性肿瘤，细胞形态多样，可以是上皮样、浆细胞样、纺锤形、椭圆形、小圆细胞、透明细胞、单核或多核巨细胞或梭形细胞。在大多数骨肉瘤中，其一般兼有两种或两种以上的细胞类型。普通性骨肉瘤可以产生不等量的软骨和/或纤维组织。根据肿瘤基质的类型不同，可将普通性骨肉瘤分为3种亚型：成骨性骨肉瘤（osteoblastic osteosarcoma）、成软骨性骨肉瘤（chondroblastic osteosarcoma）和成纤维性骨肉瘤（fibroblastic osteosarcoma）。上海第九人民医院资料显示：成骨性骨肉瘤最为多见，成纤维性骨肉瘤次之，成软骨性骨肉瘤再次之。成骨性骨肉瘤的基质主要是骨和/或骨样基质，诊断骨肉瘤需要对骨样基质有准确的认识，镜下见，骨样基质是致密、粉染和无规则形态的细胞间物质。成软骨性骨肉瘤有明显的软骨样基质，多为倾向于高恶性等级的透明软骨，且常见黏液样或其他类型的软骨成分。成纤维性骨肉瘤的组织学形态与纤维肉瘤和恶性纤维组织细胞瘤基本相似，其特点为：肿瘤由高等级梭形细胞和含量极少的骨样基质构成，其内软骨成分或有或无。

临床上，颌骨骨肉瘤早期可表现为无痛性或疼痛性面部肿胀。病变迅速增大后，常伴有牙松动、牙移位、面部肿大畸形、溃疡和出血等。部分患者可伴发感觉异常（麻木或失明）和颌面部功能障碍（张口受限）等。治疗颌骨骨肉瘤多以手术切除为主，放疗或化疗为辅。经过彻底手术切除的骨肉瘤，一般预后良好。未经治疗的骨肉瘤一般在局部浸润生长和全身迅速的血行扩散之后导致死亡。骨肉瘤可转移至许多部位，但肺转移是最为常见的部位，也是临床上最为重要的转移部位。整体而言，颌骨骨肉瘤的复发率较高，而转移率相对较低。根据部分研究者观察，颌骨骨肉瘤患者的预后似乎好于颌骨外骨肉瘤患者。

同软骨肉瘤一样，X线、CT和MRI检查是完整显示和准确诊断颌骨骨肉瘤的主要影像学方法。任何单一影像方法的使用都有一定的局限性，不能整体有效地提示病变的内部信息，不利于治疗前的准确诊断。近来，已出现采用超声和核素检查颌骨骨肉瘤的报道，但目前多认为两者尚不属于常规影像检查方法。

【影像学表现】

部位　上颌骨和下颌骨骨肉瘤的发病率几乎相等，但也有资料显示下颌骨骨肉瘤较上颌骨多见。下颌者多见于下颌后部，如下颌体、下颌角和下颌支；上颌者也多发生于上颌后部，病变可见于上颌牙槽骨和上颌窦。

形态和边缘　颌骨骨肉瘤多呈不规则形表现。肿瘤亦无清晰边缘。成骨性骨肉瘤的边缘多为日光状或针状瘤骨形成，其排列参差不齐，长短不一。成纤维性骨肉瘤的边缘多呈低密度X线透射表现，其周围无明显骨硬化表现。如病变穿破颌骨骨皮质和其外层的骨膜，则可见Codman三角形成。此征象常能在CT上获得清晰显示（图6-37）。

内部结构　普通性骨肉瘤的类型不同，其病变内部的影像表现亦有明显差异。骨肉瘤的X线主要表现类型有三：①纯低密度X线透射区（图6-34）；②低密度X线透射区和高密度X线阻射区相混合（图6-35、6-36、6-37）；③纯高密度X线阻射区（图6-38）。部分研究观察显示颌骨骨肉瘤内部表现为高密度者最为常见。一般而言，纯低密度X线透射区多与成纤维性骨肉瘤相对应；而病变内的高密度X线阻射区多与成骨性骨肉瘤或成软骨性骨肉瘤相对应。病变内的瘤骨结构可呈日光状、针状、颗粒状、棉絮状、蜂窝状和束状。

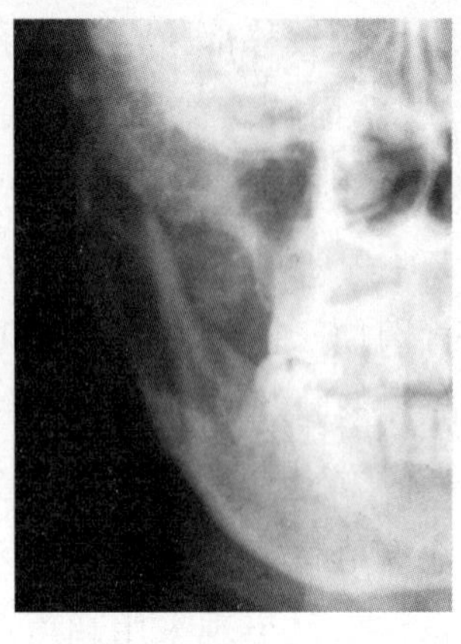

a

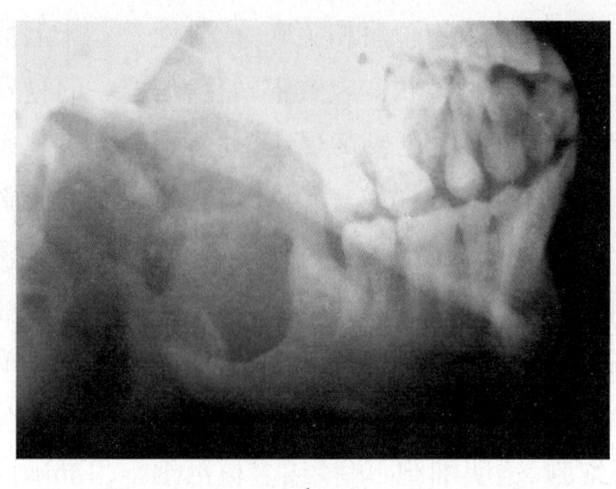

b

图 6-34 右下颌骨骨肉瘤(osteosarcoma in the right mandible)

下颌骨正位图 a 和右侧位图 b X 线片示右下颌骨升支部有单囊状溶骨性病变形成,呈 X 线透射改变,部分边缘较光滑。

CT 上,多数颌骨骨肉瘤呈混合密度改变。此混合密度多为软组织密度和骨化或钙化密度的混合(图 6-36、6-37)。部分骨肉瘤以成骨为主(图 6-39);部分以软组织肿块表现为主(图 6-40)。MRI 上,骨肉瘤在 T1WI 上或呈中等信号,或呈低、等混合信号;在 T2WI上病变呈低、等、高混合信号(图 6-37、6-41)。增强 CT 和 MRI 上,骨肉瘤的软组织实质部分多有强化表现,而骨肉瘤内部的瘤骨区则几乎没有强化表现(图6-37、6-40、6-41)。

邻近结构侵犯和反应 许多研究显示:位于颌骨骨肉瘤病变内的牙周膜可有明显增宽。增宽的

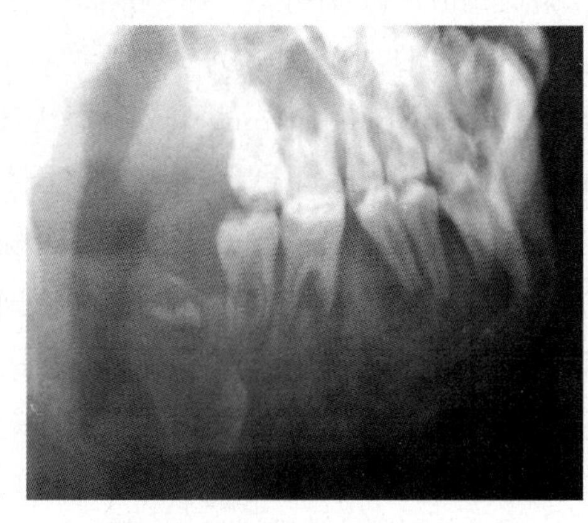

图 6-35 右下颌骨骨肉瘤(osteosarcoma in the right mandible)

右下颌骨侧位片示右下颌骨体部有不规则形骨质结构破坏区形成,呈低密度 X 线透射区和高密度 X 线阻射区相混合,边界不清。

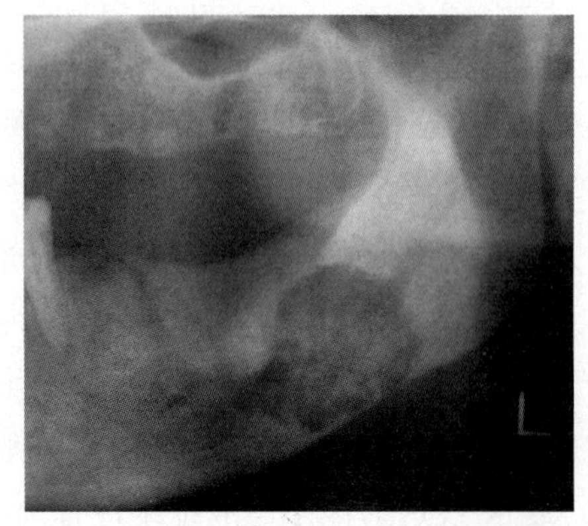

a

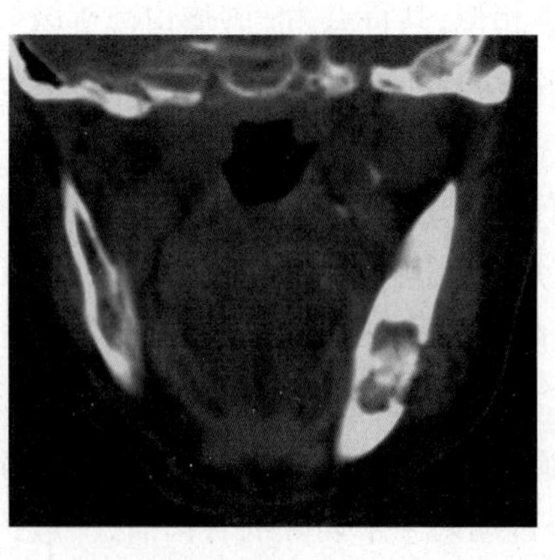

b

图 6-36 左下颌骨骨肉瘤(osteosarcoma in the left mandible)

X 线曲面断层片图 a 和冠状面 CT 骨窗图 b 示左侧下颌骨体部有类圆形骨质结构破坏区,呈低高混合密度改变,以成骨为主,边界较清晰。左下颌骨颊侧骨皮质破坏吸收,病变向外累及咬肌。

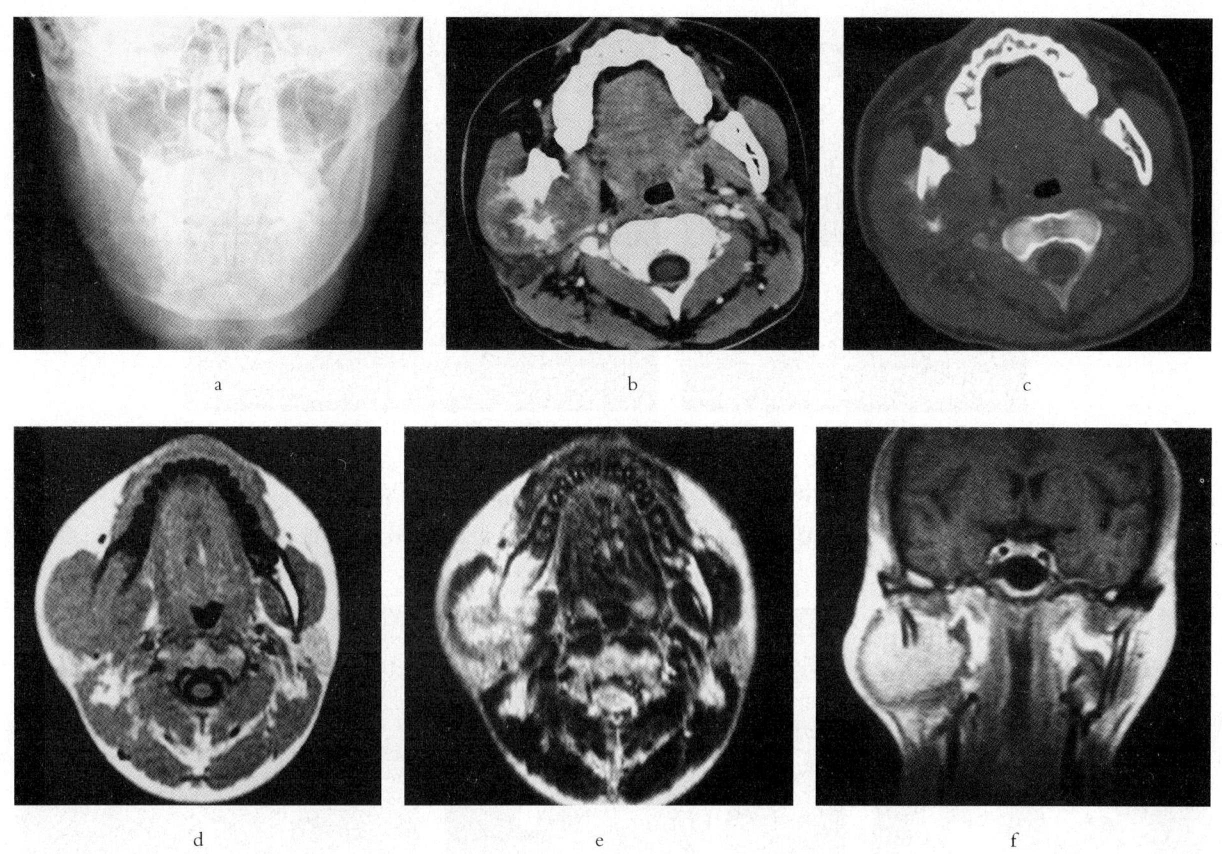

图 6-37　右下颌骨骨肉瘤(osteosarcoma in the right mandible)

下颌骨正位 X 线片图 a 示右下颌骨体和升支部有不规则形骨质结构破坏区,其内有成骨结构部分呈日光状改变,界限不清。横断面增强 CT 软组织窗图 b 示右下颌骨病变呈混合密度软组织肿块表现,内有异常成骨结构,边界不清。CT 骨窗图 c 上可见 Codman 三角形成。MR 横断面 T1WI 图 d 示病变呈中等信号改变。T2WI 图 e 示病变呈不均匀高信号。Gd-DTPA 增强冠状面 T1WI 图 f 示病变呈较均匀强化表现。

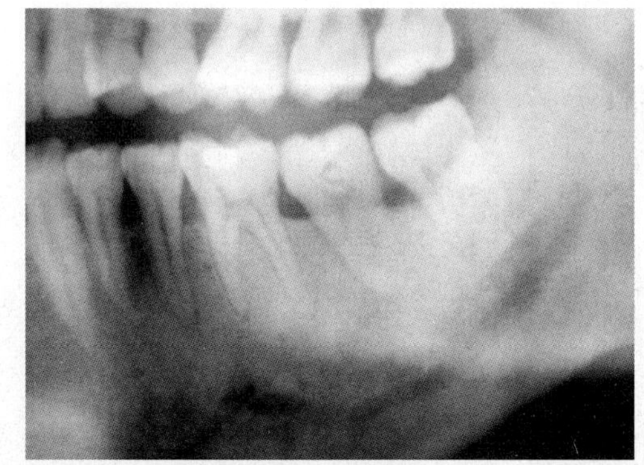

图 6-38　左下颌骨骨肉瘤(osteosarcoma in the left mandible)

X 线曲面断层片示左下颌骨体磨牙区有异常 X 线阻射区形成,密度较均匀,边界不清。

牙周膜在 X 线上呈线带状低密度 X 线透射区(图 6-35)。骨肉瘤多可破坏吸收颌骨骨皮质。病变还可穿破骨皮质,侵犯周围软组织,形成软组织肿块(图 6-37、6-40、6-41)。病变骨周围可见 Codman 三角骨膜反应形成(图 6-37)。文献报道和作者的观察均证实颌骨骨肉瘤可侵犯颌面深部的颞下窝、翼腭窝和颅底(图 6-40、6-41)。

影像鉴别诊断　类型不同的颌骨骨肉瘤,其所对应的鉴别诊断对象也明显不同。成骨性骨肉瘤和成软骨性骨肉瘤的影像表现可同软骨肉瘤(鉴别要点见上述软骨肉瘤章节)和部分高密度颌骨转移性肿瘤(如前列腺癌或乳腺癌的颌骨转移)相似;而成纤维性骨肉瘤的影像表现则与大多数呈溶骨性破坏的恶性肿瘤(如纤维肉瘤、恶性纤维组织细胞瘤、骨转移性癌、Ewing 肉瘤和孤立性骨髓瘤等)相似。同转移性肿瘤的鉴别主要应依靠患者的病史和临床

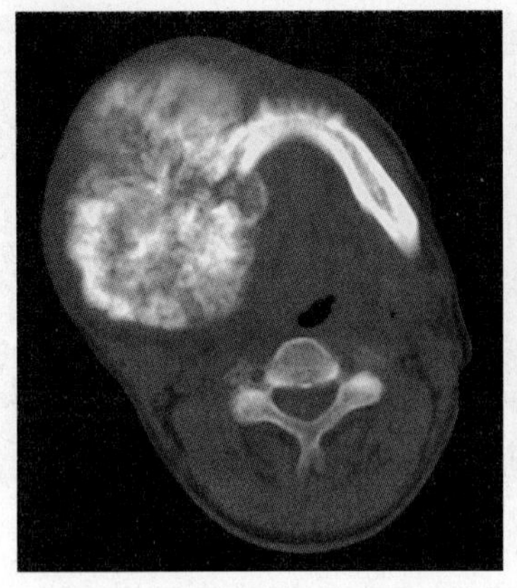

a

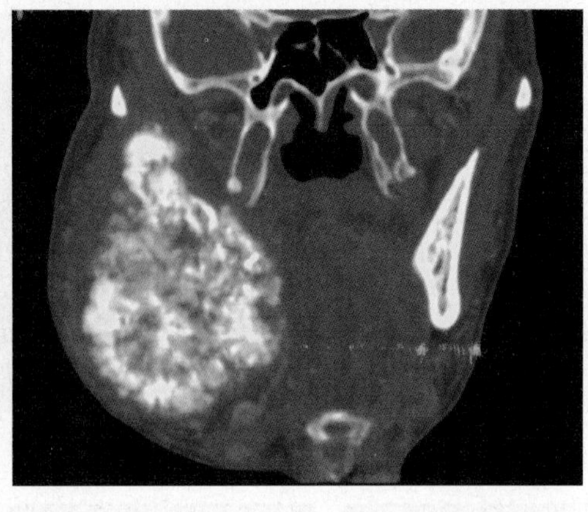

b

图 6-39　右下颌骨骨肉瘤(**osteosarcoma in the right mandible**)

横断面 CT 骨窗图 a 和增强 CT 冠状面重建骨窗图 b 示右下颌骨体部有巨大骨质结构破坏区形成,病变以成骨表现为主,边界较清晰,周围软组织无明显肿大。

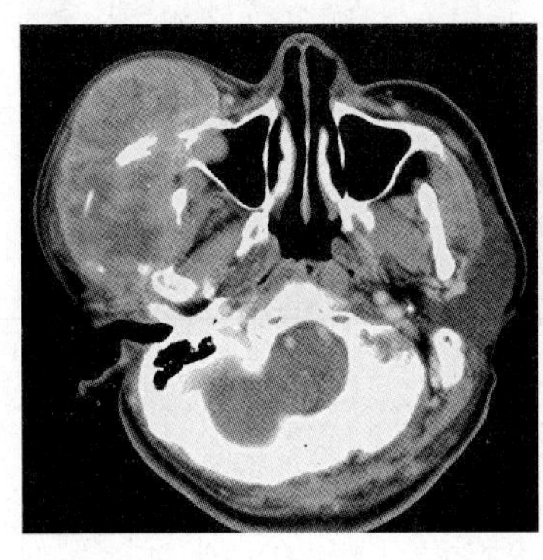

a

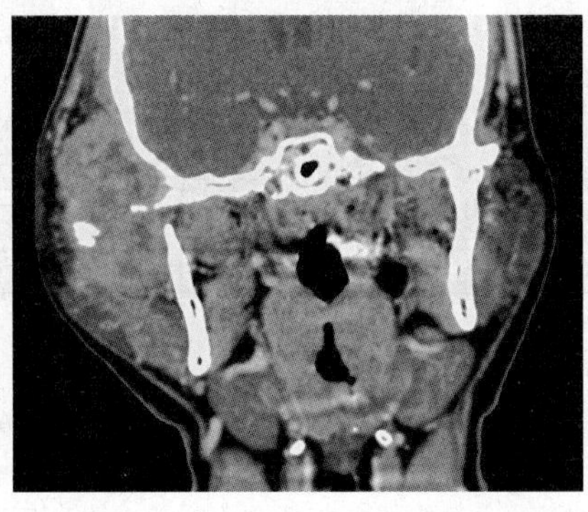

b

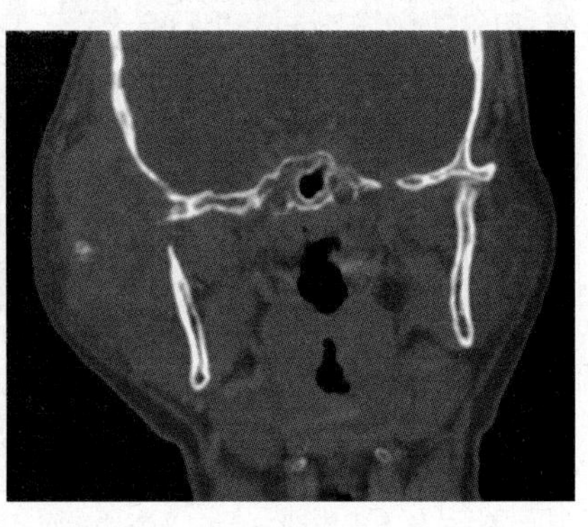

c

图 6-40　右上颌骨、颧骨和颞骨骨肉瘤(**osteosarcoma in the right maxilla, zygoma and temporal bone**)

横断面增强 CT 图 a 示右侧面颊部有巨大软组织肿块形成,呈不均匀强化表现,部分边界不清。右侧上颌骨外侧和颧骨破坏吸收。增强 CT 冠状面软组织窗图 b 和骨窗图 c 重建图示病变破坏吸收右颞骨鳞部关节面。

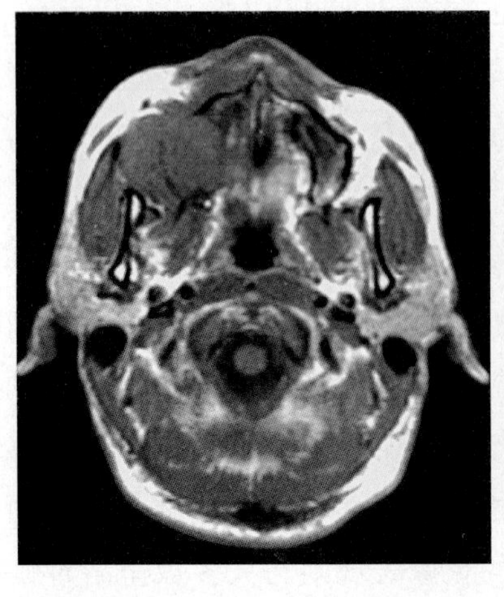

a

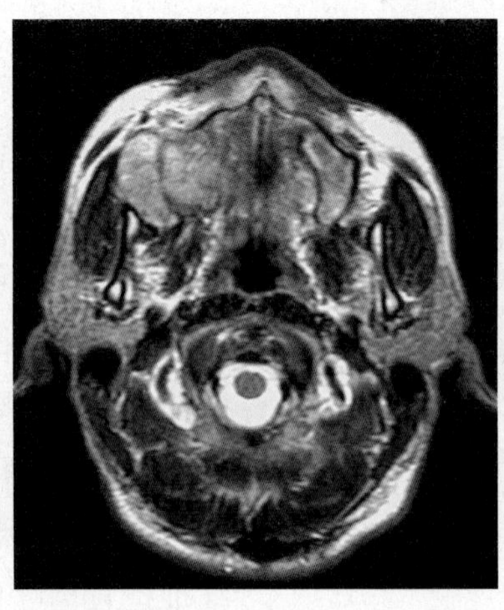

b

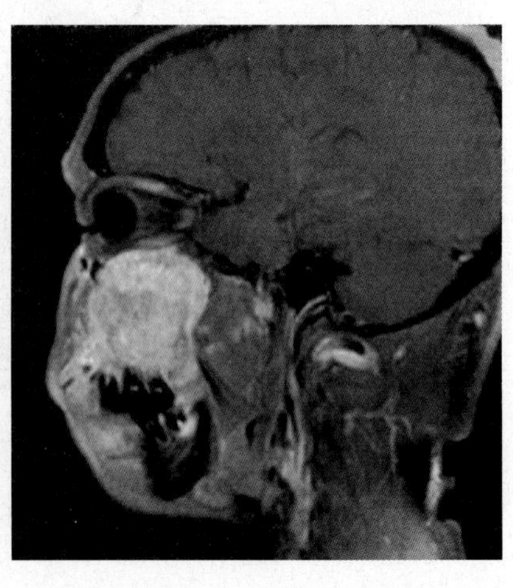

c

图 6-41　右上颌骨骨肉瘤(**osteosarcoma in the right maxilla**)

MR 横断面 T1WI 图 a 示右上颌区有中等信号肿块状病变形成,边界不清,右上颌骨破坏吸收。横断面 T2WI 图 b 示病变呈不均匀高信号。Gd-DTPA 增强矢状面 T1WI 图 c 示病变呈均匀强化表现。

其他检查资料。有时，部分颌骨良性肿瘤和瘤样病变（如纤维结构不良和骨化性纤维瘤等）的影像表现也可与骨肉瘤相似。Petrikowski 等认为颌骨纤维结构不良的特点是推下颌神经管或上颌窦底移位，且不会导致牙周膜或牙周韧带间隙增宽。此外，颌骨良性肿瘤和瘤样病变多局限在颌骨内生长，极少似骨肉瘤一样有骨外软组织侵犯或形成软组织肿块。当然，对部分继发于颌骨纤维结构不良的骨肉瘤而言，如病变本身不伴有明显的骨质破坏吸收，则两者之间的影像鉴别诊断往往十分困难。

参考文献

1 Fletcher CDM, Unni K, Mertens F. WHO classification of tumours. Pathology and Genetics of Tumours of Soft Tissue and Bone. IARC press：Lyon, 2002: 264-285.

2 Chan CW, Kung TM, Ma L. Telangiectatic osteosarcoma of the mandible. Cancer, 1986, 58：2110-2115.

3 Barnes L, Eveson JW, Reichart P, et al. WHO classification of tumours. Pathology & Genetics of Head and Neck Tumours. Lyon：IARC Press, 2005：53-54.

4 White SC, Pharoah MJ. Oral radiology：principles and interpretation. 5th ed. St. Louis：Mosby, 2004：469 -471.

5 Cheng YS, Wright JM, Walstad WR, et al. Osteosarcoma arising in Paget's disease of the mandible. Oral Oncol, 2002, 38：785-792.

6 Kaushik S, Smoker WR, Frable WJ. Malignant transformation of fibrous dysplasia into chondroblastic osteosarcoma. Skeletal Radiol, 2002, 31：103-106.

7 李江，何荣根. 颌面部骨肉瘤 61 例临床病理研究. 中华口腔医学杂志, 2003,38：444-446.

8 Clark JL, Unni KK, Dahlin DC, et al. Osteosarcoma of the jaw. Cancer, 1983, 51：2311-2316.

9 Ng SY, Songra A, Ali N, et al. Ultrasound features of osteosarcoma of the mandible — a first report. Oral Surg Oral Med Oral Pathol Oral Radiol Endod, 2001, 92：582-586.

10 Takahashi T, Oguchi M, Kuga G, et al. Osteoblastic osteosarcoma of the mandible：findings on ^{99m}Tc HMDP bone and Ga-67 citrate scintigraphy. Clin Nucl Med, 2005, 30：608-609

11 Givol N, Buchner A, Taicher S, et al. Radiological features of osteogenic sarcoma of the jaws. A comparative study of different radiographic modalities. Dentomaxillofac Radiol, 1998, 27：313-320.

12 Nakayama E, Sugiura K, Ishibashi H, et al. The clinical and diagnostic imaging findings of osteosarcoma of the jaw. Dentomaxillofac Radiol, 2005, 34：182-188.

13 Lee YY, van Tassel P, Nauert C, et al. Craniofacial osteosarcomas：plain film, CT, and MR findings in 46 cases. AJR Am J Roentgenol, 1988, 150：1397-1402.

14 Petrikowski CG, Pharoah MJ, Lee L, et al. Radiographic differentiation of osteogenic sarcoma, osteomyelitis, and fibrous dysplasia of the jaws. Oral Surg Oral Med Oral Pathol Oral Radiol Endod, 1995, 80：744-750.

15 Mendelsohn DB, Hertzanu Y, Glass RB. Computed tomographic findings in primary mandibular osteosarcoma. Clin Radiol, 1983, 34：153-155.

Ewing 肉瘤和原始神经外胚层肿瘤

Ewing 肉瘤（Ewing sarcoma, EWS）和原始神经外胚层肿瘤（primitive neuroectodermal tumour, PNET）被定义为圆形细胞肉瘤（round cell sarcoma），表现有不同程度的神经内胚层分化。Ewing 肉瘤指缺乏神经内胚层分化证据的肿瘤；PNET 指具有神经内胚层分化特点的肿瘤。Ewing 肉瘤又名 Ewing 瘤（Ewing tumour）；PNET 又称外周神经上皮瘤（peripheral neuroepithelioma）、外周神经母细胞瘤（peripheral neuroblastoma）和 Askin瘤（Askin tumour）。EWS 和 PNET 属于少见骨肿瘤。在全身骨原发性恶性肿瘤中占 6%~8%，仅次于骨髓瘤、骨肉瘤和软骨肉瘤。在颌面颈部，EWS 和 PNET 多发生于上颌窦和鼻腔（见第五章第六节），发生于颌骨者罕见。骨 EWS 起源于骨髓，但可扩散至骨膜。EWS 的发病高峰年龄为 10~20 岁，近 80%的患者年龄小于 20 岁，大于 30 岁者罕见。男性患者多见，几乎是女性患者的 2 倍。黑人患 EWS 者罕见。

大体病理上，EWS 呈棕灰色，其内常有出血和坏死。肿瘤切面内可见髓内和骨膜下有坏死的淡黄色和半液化组织。镜下见，EWS 形态多样。多数病变由单一的小至中等大小的圆形细胞组成。核分裂活动明显，凝固性坏死较常见。

临床上，颌骨 EWS 多表现为面部疼痛性肿块。患者常有发热（弛张热，约 38 度）、贫血、白细胞增多和血沉加快等。此外，患者还可出现上睑下垂、鼻衄、溃疡、牙松动、牙脱落和牙移位。病变侵犯颌骨周围软组织者尚可引发张口受限；侵犯神经者尚可伴有感觉异常。此外，还可出现颈淋巴结转移。对 EWS 的治疗除手术切除外，尚有放疗和化疗。综合治疗手段对改善 EWS 的预后具有重要的作用。迄今为止，EWS 综合治疗后的 5 年生存率已达到 60%~70%。根据报道，头颈部 EWS 的预后好于其他部位的 EWS。

普通 X 线、CT 和 MRI 均为检查颌骨 EWS 的重要影像学方法。三种检查方法各有优缺点，常能起到互为补充的作用。

【影像学表现】

部位　颌骨 EWS 多发生于上、下颌骨的后部。下颌骨 EWS 明显多于上颌骨。

形态和边缘　颌骨 EWS 可为圆形或类圆形表现，也可为不规则形表现。病变边界模糊不清，常呈虫蚀状或鼠咬状。

内部结构　X 线上，颌骨 EWS 主要表现为低密度 X 线透射区（图 6-42、6-43），部分病变内可见线状成骨结构形成（图 6-44）。CT 上，EWS 和 PNET 为软组织密度表现（图 6-42、6-43）。MRI 上，EWS 通常表现为 T1WI 上的低或中等信号和 T2WI 上的不均匀高信号（图 6-43）。增强 CT 和 MRI 上，EWS 多表现为不均匀强化（图 6-42、6-43）。

邻近结构侵犯和反应　EWS 是一种恶性程度较高且进展迅速的肿瘤，故颌骨内结构（如下颌神经管）可被其侵蚀吸收，以至完全破坏。大多数颌骨 EWS 中可显示有骨皮质的连续性中断和骨的破坏吸收。EWS 可刺激骨膜形成新骨。一般认为“葱皮”（onion-skin）样多层骨膜是骨 EWS 的特征性表现，但也有观点认为此征象在颌骨 EWS 中并不常见，比较多见的是 Codman 三角。EWS 可破坏吸收牙槽骨，但少有牙根吸收表现。颌骨 EWS 多伴有软组织肿块形成。病变可侵犯颌骨周围的肌肉、神经、血管、软组织间隙、腮腺、鼻腔和眼眶等重要结构，甚至侵犯颅底。

影像鉴别诊断　通常，颌骨 EWS 具有一般骨恶性肿瘤的特点，与其他溶骨性恶性肿瘤（如成纤维性骨肉瘤、纤维肉瘤和恶性纤维组织细胞瘤）较难区别，但 EWS 的骨膜反应特点却与之有别，可作为鉴别诊断的依据。成骨性骨肉瘤虽可与

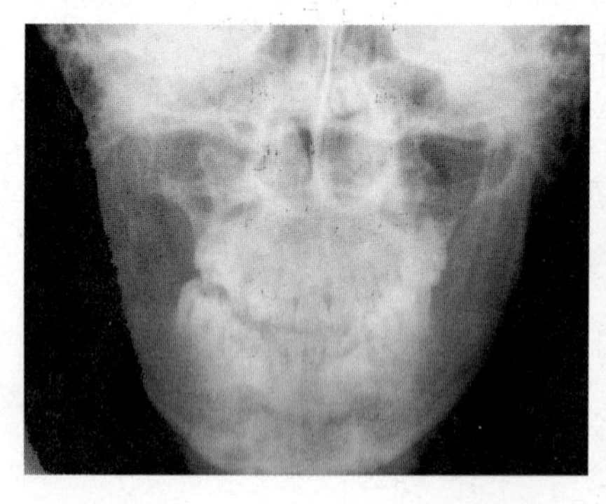

a

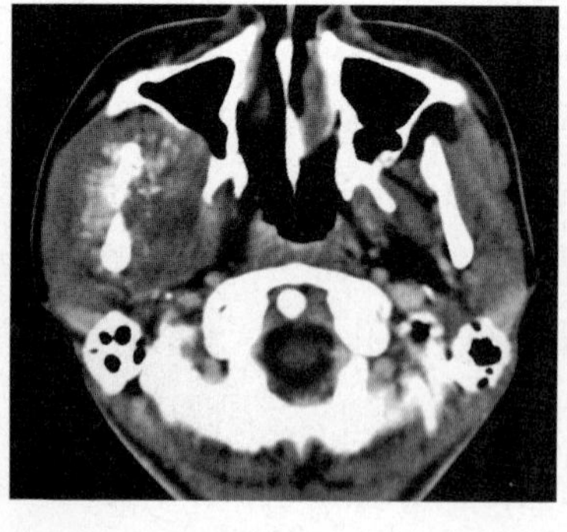

b

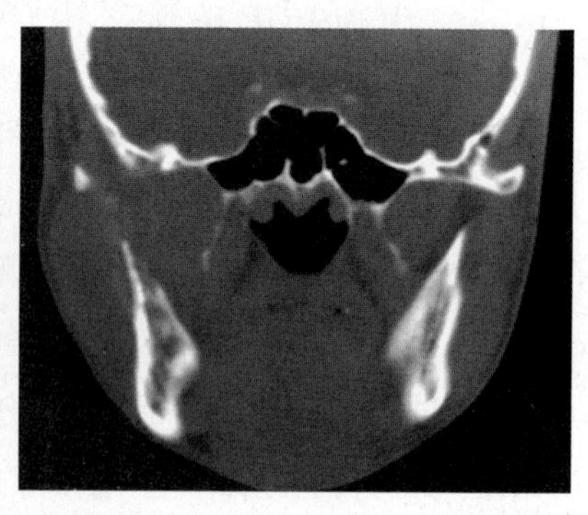

c

图 6-42　右下颌骨 Ewing 肉瘤（Ewing sarcoma in the right mandible）

下颌骨正位图 a 片示右下颌升支部有不规则形骨质结构破坏区，边界不清。横断面增强 CT 图 b 示右下颌骨病变以放射状成骨改变为主，周围有界限模糊的软组织肿块形成。冠状面 CT 骨窗图 c 示右侧颞骨鳞部关节面有破坏吸收。

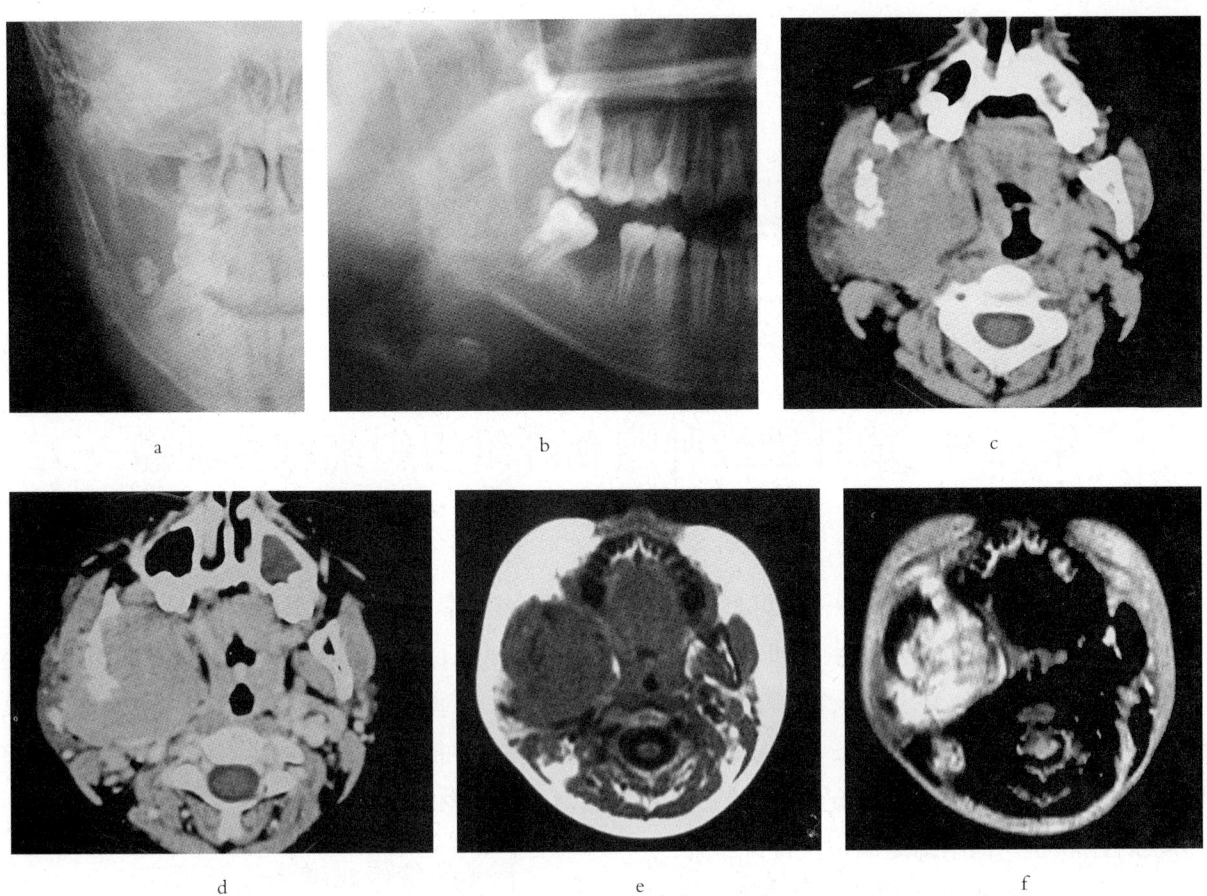

图 6-43　右下颌骨 Ewing 肉瘤（Ewing sarcoma in the right mandible）

下颌骨正位图 a 和右侧位图 b 示右侧下颌骨升支和下颌骨体部有不规则形骨质结构破坏区，以骨溶解吸收为主，边界不清。横断面平扫 CT 图 c 示右侧下颌支骨质破坏，周围有软组织肿块形成，边界清晰。右侧咽旁间隙受压变小。横断面增强 CT 图 d 示病变内部呈均匀强化表现。右侧颈鞘内血管受压变形。MR 横断面 T1WI 图 e 和 T2WI 图 f 上，病变分别表现为中等信号和不均匀高信号。

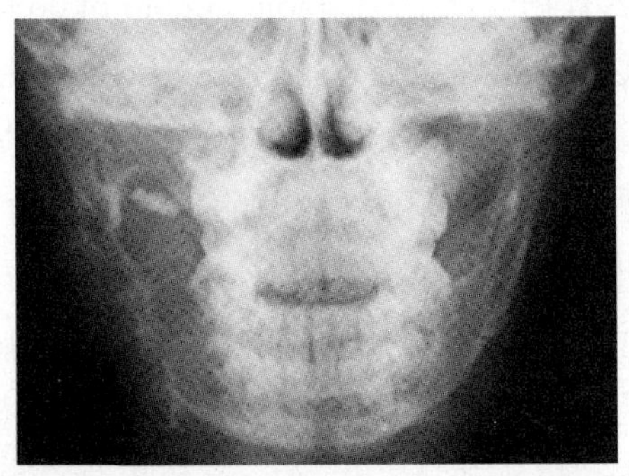

图 6-44　右下颌骨 Ewing 肉瘤（Ewing sarcoma in the right mandible）

下颌骨正位片示右侧下颌骨升支和下颌骨体部有不规则形骨质结构破坏区，病变以 X 线透射表现为主，其内可见线样放射状成骨结构，边界不清。

EWS 拥有相同的骨膜反应表现，但成骨性骨肉瘤的病变内部多有高密度成骨表现，而 EWS 为低密度溶骨表现。X 线和 CT 上，EWS、颌骨骨髓炎和朗格罕斯细胞病均可显示有骨膜反应，但 EWS 的骨膜反应形态可呈 Codman 三角样改变，而颌骨骨髓炎和朗格罕斯细胞病的骨膜反应多为层状骨膜反应。此外，X 线和 CT 上，骨髓炎内部多有骨硬化表现，而 EWS 几乎均为低密度溶骨表现。

参 考 文 献

1　Fletcher CDM, Unni K, Mertens F. WHO classification of tumours. Pathology and Genetics of Tumours of Soft Tissue and Bone. IARC press：Lyon, 2002: 297-300.

2　White SC, Pharoah MJ. Oral radiology：principles and interpretation. 5th ed.

St. Louis: Mosby, 2004: 473-474.

3 Barnes L, Eveson JW, Reichart P, et al. WHO classification of tumours. Pathology & Genetics of Head and Neck Tumours. Lyon: IARC Press, 2005: 65-66.

4 Raney RB, Asmar L, Newton WAJr, et al. Ewing's sarcoma of soft tissue in childhood: a report from the intergroup Rhabdomyosarcoma Study, 1972-1991. J Clin Oncol, 1997, 15: 574-582.

5 Arafat A, Ellis GL, Adrian JC. Ewing's sarcoma of the jaws. Oral Surg Oral Med Oral Pathol, 1983, 55: 589 -596.

6 Wood RE, Nortje CJ, Hesseling P, Ewing's tumor of the jaw. Oral Surg Oral Med Oral Pathol, 1990, 69: 120-127.

7 de Santos LA, Jing BS. Radiographic findings of Ewing's sarcoma of the jaws. Br J Radiol, 1978, 51: 682-687.

（余　强）

第三节　成纤维性肿瘤和纤维组织细胞性肿瘤

成纤维性肿瘤无矿化基质，但一般可形成胶原纤维，而高度恶性肿瘤可以不产生任何基质。根据2002年WHO骨肿瘤分类，成纤维肿瘤包括促结缔组织增生性纤维瘤(desmoplastic fibroma)和纤维肉瘤(fibrosarcoma)。促结缔组织增生性纤维瘤具有局部侵袭性。软组织促结缔组织增生性纤维瘤(见第五章第五节)较骨促结缔组织增生性纤维瘤更为常见。纤维肉瘤具有较大的分化差异。高分化纤维肉瘤与促结缔组织增生性纤维瘤相似，鉴别诊断困难。低分化纤维肉瘤与Ewing肉瘤相似，主要由小细胞组成。病理上，纤维肉瘤与成纤维型骨肉瘤的区别不大，有时诊断由取材情况决定，比较随意和武断。

纤维组织细胞瘤的概念首先由Stout提出，目前有关本病的概念正受到挑战。现在多认为纤维组织细胞瘤为一种定义模糊的组织细胞分化的形态描述符(morphological descriptor)。骨纤维组织细胞瘤有良性和恶性之分。骨良性纤维组织细胞瘤的组织学特点与干骺端纤维缺损(metaphyseal fibrous defect)相似。因疾病的好发年龄和部位不同，如今多数学者认为两者为不同的疾病。恶性纤维组织细胞的诊断一般基于高度恶性的梭形细胞肿瘤排列成席纹状(storiform)，或肿瘤胞浆丰富，提示其为组织细胞来源。

影像学检查上，通常以X线检查为首选方法。CT和MRI检查多用于X线检查不能明确病变范围或病变内部结构不能清晰显示之时。如怀疑成纤维性肿瘤和纤维组织细胞性肿瘤侵犯骨外软组织，则CT和MRI检查必不可少。

骨促结缔组织增生性纤维瘤

骨促结缔组织增生性纤维瘤(desmoplastic fibroma of bone, DF)是一种罕见的良性骨肿瘤，由轻度异型的梭形细胞和大量胶原组织所组成。DF又名骨韧带状瘤(desmoid tumour of bone)和骨内型软组织纤维瘤病(intra-osseous counterpart of soft tissue fibromatosis)。1958年，Jaffe首次描述其为一种发生在骨内的、有局部侵袭性的、类似于软组织韧带样瘤的良性肿瘤，但没有远处转移。DF十分罕见，约占所有原发性骨肿瘤的0.1%~0.3%。虽然DF可发生于任何年龄，但75%的患者年龄小于30岁，仅6%的患者年龄大于50岁，平均年龄14岁。无明显的性别差异。DF可发生于任何骨，但最多见于颌骨，其次为股骨和髂骨。

大体病理上，DF的表现类似于软组织韧带样瘤。肿瘤呈奶油白色，有弹性或坚韧，编织状，可见其浸润生长至周围软组织。镜下见，DF由梭形细胞

(纤维母细胞/肌纤维母细胞)组成,背景为丰富的胶原纤维,并有程度不等的玻璃样变。DF 局部区域可出现残存的反应性骨小梁。

临床上,该肿瘤主要表现为局部间歇性或持续性疼痛,可触及不规则的肿块。面部可表现为牙痛和肿大畸形。约 12%的病例可发生病理性骨折。对本病的治疗以手术切除为主,但术后易于复发。如仅行局部刮除,则复发率可高达 72%;如对肿块做广泛切除,其复发率为 17%。对复发病例的治疗亦为广泛切除,禁忌放疗,以防肉瘤变。

【影像学表现】

部位　DF 于上、下颌骨均可发生,但多见于下颌体、下颌升支和上颌后牙区。

形态和边缘　X 线上,DF 多呈类圆形规则肿块形态,病变边界多模糊不清,但移行带较狭窄,无硬化显现(图 6-45)。CT 和 MRI 上,DF 的边界可清晰,或模糊。颌骨 DF 膨胀性生长的特点较为突出,颌骨骨皮质变薄明显,受累颌骨的外形多有明显的异常增大,但少有骨膜反应显现。

内部结构　X 线上,DF 有单囊和多囊之分,病变主要表现为低密度 X 线透射区。多囊状 DF 病变内可见增粗的骨小梁结构,可排列成花边状、网状或皂泡状。肿瘤内钙化或骨化少见。在复发性颌骨 DF 中,此增粗的骨小梁结构更为明显。CT 上,DF 多为均匀软组织密度表现(图 6-46、6-47)。MRI 上,DF 在 T1WI 和 T2WI 上多为低或中等信号表现,但也可在 T2WI 上表现为高信号(图 6-47)。增强 MRI 上,病变内部多呈均匀或不均匀强化表现(图 6-47)。

邻近结构侵犯和反应　颌骨 DF 除可破坏颌骨内诸多结构(牙体牙周结构、下颌神经管和上颌窦底壁)外,还可通过被吸收的颌骨骨皮质向外侵犯周围软组织结构,形成软组织肿块。上颌骨 DF 可侵入上颌窦、颞下间隙和翼腭间隙。下颌骨 DF 可侵犯周围的咬肌肌群和腮腺组织,甚至累及相邻关节。

影像鉴别诊断　DF 的影像表现可以同骨源性肉瘤(如成纤维性骨肉瘤和纤维肉瘤)、多囊状成釉细胞瘤和牙源性黏液瘤相似,鉴别诊断十分重要。骨纤维肉瘤的 X 线表现特点为:肿瘤边缘的移行带较宽,颌骨以破坏吸收为主,膨胀改变不明显。多囊状成釉细胞瘤多见于 30~40 岁成年人,儿童和青少年少见。部分多囊状成釉细胞瘤为含液密度和信号表现,与呈实性表现的 DF 明显不同。牙源性黏液瘤内部亦可有增粗的骨小梁显示,但其以侵犯颌骨牙槽侧为主,而 DF 的膨胀方向多向舌侧或非牙槽侧。

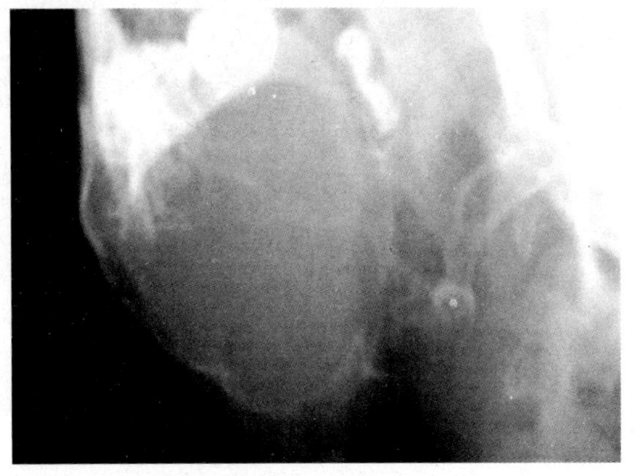

图 6-45　左下颌骨促结缔组织增生性纤维瘤(desmoplastic fibroma in the left mandible)

左下颌骨侧位 X 线片示左下颌体和下颌支有膨胀性骨质结构破坏区,呈 X 线透射改变,内有线状分隔,边界欠清晰,周围骨质无硬化表现。

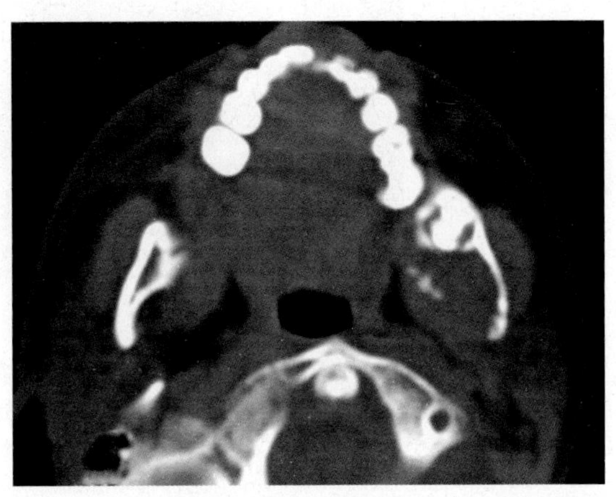

图 6-46　左下颌骨促结缔组织增生性纤维瘤(desmoplastic fibroma in the left mandible)

横断面平扫 CT 骨窗示左下颌骨升支部病变呈软组织密度表现,左下颌骨升支内缘骨皮质破坏,边界欠清。

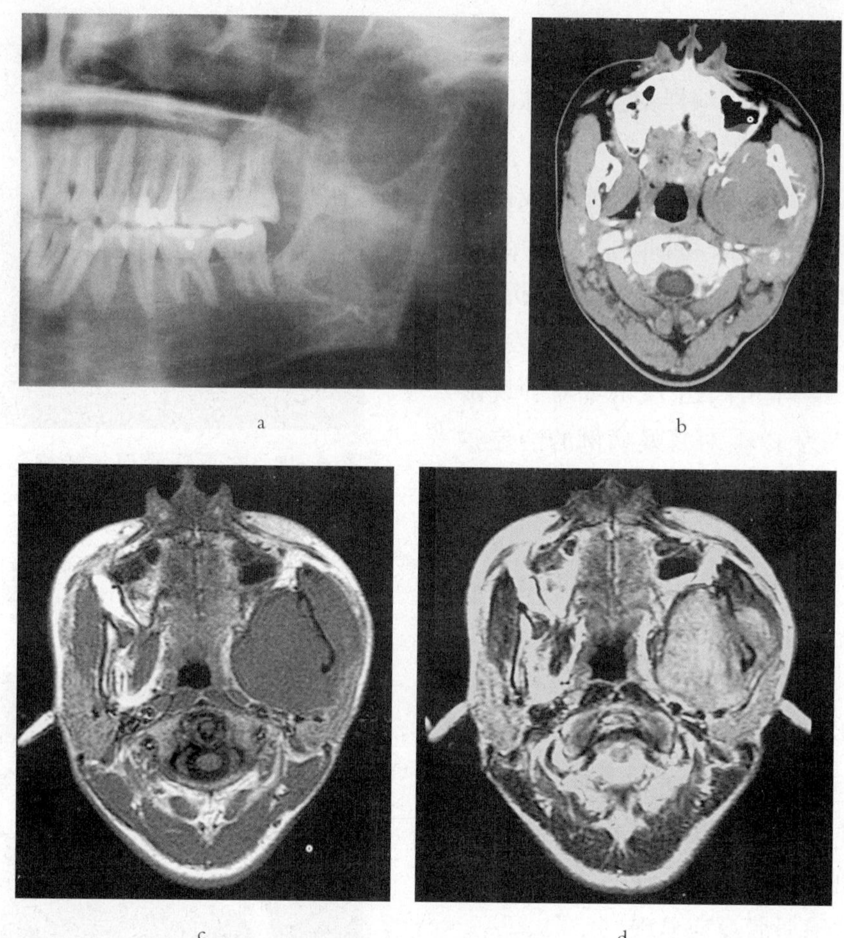

图 6-47 左下颌骨促结缔组织增生性纤维瘤（desmoplastic fibroma in the left mandible）

X线曲面断层片图 a 示左下颌骨升支部有不规则形骨质结构破坏区，呈 X 线透射改变，边界不清。局部可见线状骨隔。横断面增强 CT 图 b 示左下颌骨升支骨质结构破坏，可见软组织肿块形成，边界较清晰。MR 横断面 T1WI 图 c 示病变呈中等信号。横断面 T2WI 图 d 示病变表现为不均匀高信号，边界清晰。

参考文献

1 Fletcher CDM, Unni K, Mertens F. WHO classification of tumours. Pathology and Genetics of Tumours of Soft Tissue and Bone. IARC press: Lyon, 2002: 288.

2 Jaffe HL. Tumors and tumonous conditions of the bones and joints. Philadelphia; Lea & Febiger, 1958: 298-303.

3 Taconis WK, Schutte HE, van der Heul RO. Desmoplastic fibroma of bone: a report of 18 cases. Skeletal Radiol, 1994, 23: 283-288.

4 Gebhardt MC, Campbell CJ, Schiller AL, et al. Desmoplastic fibroma of bone. A report of eight cases and review of the literature. J Bone Joint Surg Am, 1985, 67: 732-747.

5 Bohm P, Krober S, Greschniok A, et al. Desmoplastic fibroma of bone. A report of two patients, review of the literature, and therapeutic implications. Cancer, 1996, 78: 1011-1023.

6 Inwards CY, Unni KK, Beabout JW, et al. Desmoplastic fibroma of bone. Cancer, 1991, 68: 1978-1983.

7 White SC, Pharoah MJ. Oral radiology: principles and interpretation. 5th ed. St. Louis: Mosby, 2004: 454-456.

8 Crim JR, Gold RH, Mirra JM, et al. Desmoplastic fibroma of bone: radiographic analysis. Radiology, 1989, 172: 827-832.

9 Wippold FJ, White FV, Jamroz G, et al. Desmoplastic fibroma of the mandible in an infant. Pediatr Radiol, 2005, 35: 906-909.

10 Mahnken AH, Nolte-Ernsting CC, Wildberger JE, et al. Cross-sectional imaging patterns of desmoplastic fibroma. Eur Radiol, 2001, 11: 1105-1110.

11 Shuto R, Kiyosue H, Hori Y, et al. CT and MR imaging of desmoplastic fibroblastoma. Eur Radiol, 2002, 12: 2474-2476.

12 Shimoyama T, Horie N, Ide F. Collagenous fibroma (desmoplastic fibroblastoma): a new case originating in the palate. Dentomaxillofac Radiol, 2005, 34: 117-119.

13 Frick MA, Sundaram M, Unni KK, et al. Imaging findings in desmoplastic fibroma of bone: distinctive T2 characteristics. AJR Am J Roentgenol, 2005, 184: 1762-1767.

14 Juergens KU, Bullmann V, Link TM, et al. Desmoplastic fibroma in the thoracic spine: an unusual localization of a rare primary bone tumor. Eur Radiol, 2001, 11: 273-275.

15 Vanhoenacker FM, Hauben E, De Beuckeleer LH, et al. Desmoplastic fibroma of bone: MRI features. Skeletal Radiol, 2000, 29: 171-175.

16 Iwai S, Matsumoto K, Sakuda M. Desmoplastic fibroma of the mandible mimicking osteogenic sarcoma: report of a case. J Oral Maxillofac Surg, 1996, 54: 1370-1373.

骨纤维肉瘤

骨纤维肉瘤（fibrosarcoma of bone）是一种骨原发性恶性梭形细胞肿瘤，肿瘤的典型表现为瘤细胞成束或成簇地排列呈“鲱鱼骨”（herringbone）状。由于纤维肉瘤和恶性纤维组织细胞瘤之间的命名存在不稳定性，故难以描述颌骨纤维肉瘤的确切发病概况。颌骨纤维肉瘤的平均发病年龄为30~40岁左右，男性患者多于女性。偶有婴幼儿发病的报道。大多数骨纤维肉瘤病因不明，但有报道其可继发于放射治疗、纤维结构不良和成釉细胞纤维瘤者。

大体病理上，颌骨纤维肉瘤质地坚韧，为有横条的白色切面，边界清晰。低分化的纤维肉瘤质地偏软，肉质状，有灶性坏死，边界模糊。镜下见，骨纤维肉瘤由单一的梭形细胞组成，瘤细胞排列成簇状或鲱鱼骨状。病变内的胶原纤维含量不等。有时可见病变内有部分或全部黏液样变，被称为黏液纤维肉瘤（myxofibrosarcoma）。低度恶性骨纤维肉瘤约占42%。高度恶性骨纤维肉瘤的细胞更为丰富，胶原成分较少。

临床上，颌骨纤维肉瘤的常见症状为面部疼痛和肿胀。偶尔可并发病理性骨折。对颌骨纤维肉瘤的治疗以手术彻底切除为主。根据报道，颌骨纤维肉瘤的5年生存率约为71%，好于全身其他部位的骨纤维肉瘤（平均约为34%）。颌骨纤维肉瘤可发生远处器官转移，最为常见的部位是肺和其他骨骼。影响肿瘤预后的主要因素是其组织学分级。

普通X线检查通常为颌骨纤维肉瘤的首选影像学检查方法，但仅行X线检查往往不能完整显示骨纤维肉瘤的范围。CT和MRI检查可弥补普通X线检查的不足，较为完整地显示病变范围和病变对周围软组织结构的侵犯。

【影像学表现】

部位　颌骨纤维肉瘤于上、下颌骨均可发生，但下颌骨纤维肉瘤较上颌骨者明显多见。

形态和边缘　颌骨纤维肉瘤多为不规则形表现，边界模糊，常呈渗透性或“鼠咬”状改变。

内部结构　X线上，颌骨纤维肉瘤呈溶骨状改变，表现为低密度X线透射区（图6-48、6-49）。

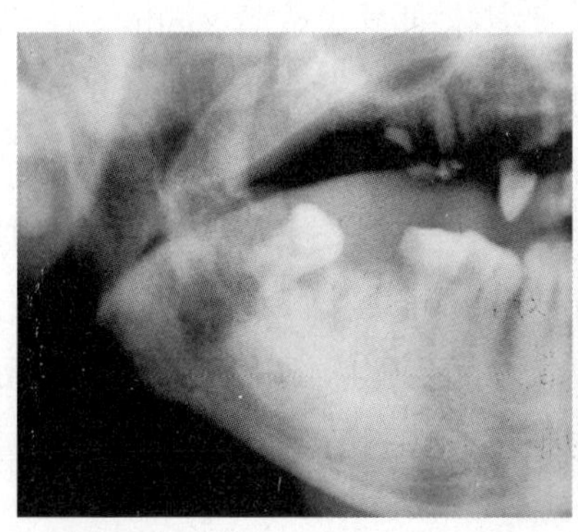
a

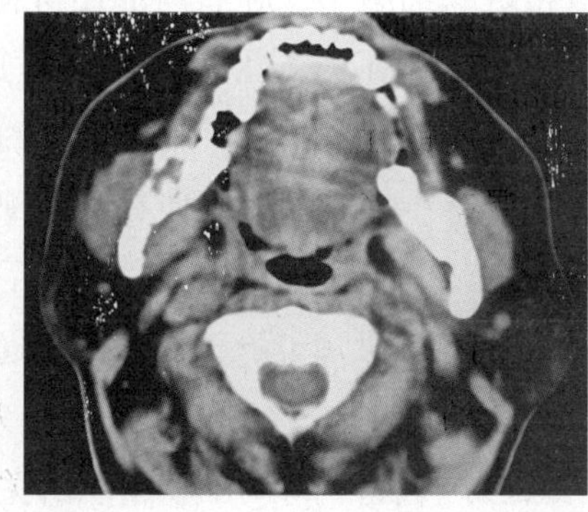
b

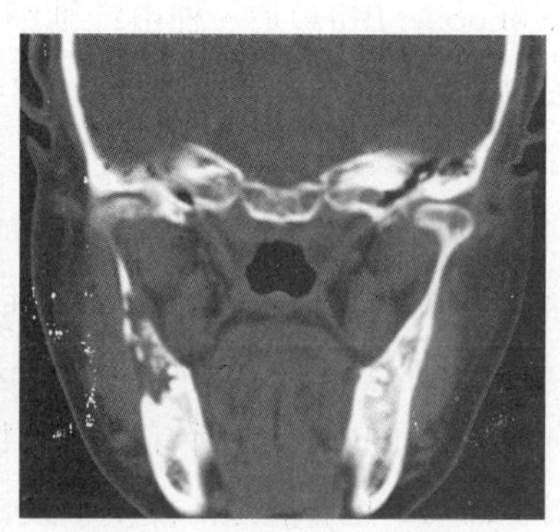
c

图6-48　右下颌骨纤维肉瘤（fibrosarcoma in the right mandible）

X线曲面断层片图a示右下颌骨磨牙区有骨质结构破坏区，以X线透射改变为主，边界不清。横断面平扫CT软组织窗图b和冠状面CT骨窗图c示病变为软组织密度改变，右下颌骨呈溶骨性破坏，界线不清。

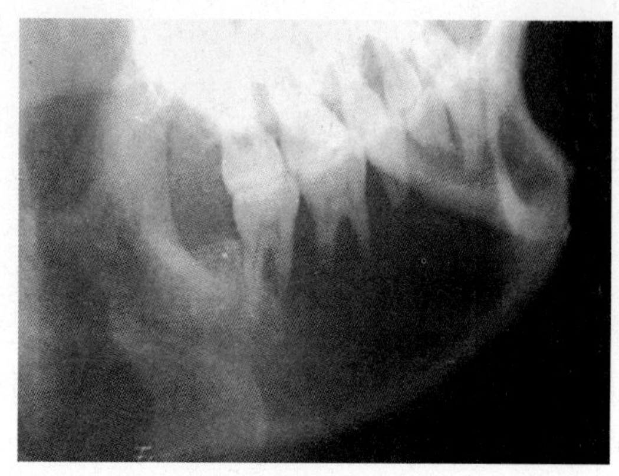

图 6-49　右下颌骨纤维肉瘤(fibrosarcoma in the right mandible)

右下颌骨侧位 X 线片示右下颌骨体部有不规则形骨质结构破坏区,呈 X 线透射改变,界线不清。右下第二双尖牙和第一磨牙呈"浮立"表现。

CT上，颌骨纤维肉瘤为软组织密度改变（图 6-48)。MRI 上，病变多呈 T1WI 上的中等信号和 T2WI 上的不均匀高信号改变。增强 CT 和 MRI 上,病变可呈不均匀强化表现。

邻近结构侵犯和反应　颌骨纤维肉瘤具有侵袭性。病变可破坏吸收颌骨内的诸多正常结构(如下颌神经管、牙槽骨和牙周韧带),侵犯颌骨边缘,致使颌骨骨皮质破坏缺损。病变边缘出现骨膜反应者少见。此外,颌骨纤维肉瘤还可侵犯至骨外,形成软组织肿块。颌骨周围诸软组织间隙可被累及。病变甚至可向上侵犯颅底和颅内。

影像鉴别诊断　颌骨纤维肉瘤的影像表现除具有一般溶骨性恶性肿瘤特点外,尚不具有其他特征性表现特点。鉴别诊断存在一定的困难。与颌骨纤维肉瘤影像表现相似的颌骨恶性肿瘤主要有成纤维性骨肉瘤、骨恶性纤维组织细胞瘤和部分牙源性恶性肿瘤（如原发性颌骨骨内癌等)。

参 考 文 献

1　Fletcher CDM, Unni K, Mertens F. WHO classification of tumours. Pathology and Genetics of Tumours of Soft Tissue and Bone. IARC press: Lyon, 2002: 289-290.

2　Taconis WK, van Rijssel TG. Fibrosarcoma of the jaws. Skeletal Radiol, 1986, 15: 10-13.

3　Bang G, Baardsen R, Gilhuus-Moe O. Infantile fibrosarcoma in the mandible: case report. J Oral Pathol Med, 1989, 18: 339-343.

4　Lo Muzio L, Mignogna MD, Pannone G, et al. A rare case of fibrosarcoma of the jaws in a 4-year-old male. Oral Oncol, 1998, 34: 383-386.

5　Slootweg PJ, Muller H. Fibrosarcoma of the jaws. A study of 7 cases. J Maxillofac Surg, 1984, 12: 157-162.

骨良性纤维组织细胞瘤

骨良性纤维组织细胞瘤(benign fibrous histiocytoma of bone, BFH)是一种由纤维细胞和组织细胞增生所组成的良性肿瘤。根据 2002 年 WHO 骨肿瘤分类中对该肿瘤的定义,BFH 是骨的一种良性病变,由席纹状梭形纤维母细胞构成,并混有小多核破骨细胞样巨细胞。BFH 又名纤维黄瘤(fibroxanthoma)、纤维性黄瘤(fibrous xanthoma)和黄肉芽肿(xanthogranuloma)。在所有骨肿瘤中,BFH 的构成比很小，属罕见骨肿瘤。发生于颌骨者更为罕见。BFH 的发病年龄为 6~74 岁,平均年龄约 30~40 岁左右。女性患者稍多。

大体病理上,肿瘤质地韧,呈灰白色,常有不规则黄色或红棕色灶。镜下见,肿瘤的基本形式为局灶性梭形纤维母细胞排列成旋涡席纹状,其间有散在分布的、数量不等的小多核破骨细胞样巨细胞。肿瘤内部还常见有泡沫细胞（黄瘤 xanthoma)、慢性炎细胞、间质出血和含铁血黄素。

临床上,BFH 通常表现为无痛性面部肿胀。一般不伴有颌面部功能障碍。治疗上以手术切除病灶为主。BFH 预后良好,少有复发。

X 线检查通常为首选影像学检查方法。CT 和 MRI 检查可作为辅助影像检查方法以明确病变同周围软组织的关系。

【影像学表现】

部位　颌骨 BFH 多见于下颌骨，上颌骨相对少见。下颌骨体是 BFH 的主要发生部位。

形态和边缘　颌骨BFH多呈类圆形改变，病变边界清晰。肿瘤边缘硬化带形成者多见，约占2/3。

内部结构　X线上，颌骨BFH有单囊（图6-50）和多囊（图6-51）之分。多囊者内有囊隔，可呈皂泡状。病变通常为低密度X线透射表现。CT上，BFH多为不均匀软组织密度改变（图6-51）。

邻近结构侵犯和反应　BFH可侵犯至颌骨边缘，致使颌骨骨皮质变薄，但不伴有骨膜反应出现。病变可侵犯至骨外，形成软组织肿块。

影像鉴别诊断　BFH的X线表现特点为：伴有边缘硬化的单囊或多囊状低密度X线透射区。与之影像表现相似的颌骨病变主要有成釉细胞瘤和促结缔组织增生性纤维瘤。由于BFH和促结缔组织增生性纤维瘤均为十分罕见的颌骨肿瘤，故在与诊断成釉细胞瘤不发生矛盾时，还应考虑有BFH和促结缔组织增生性纤维瘤存在的可能。

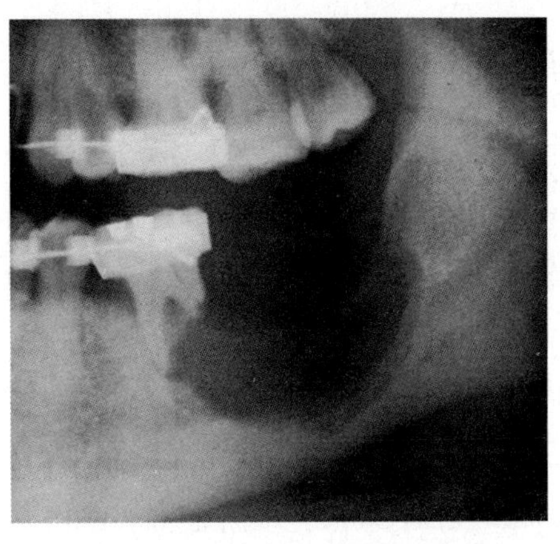

图6-50　左下颌骨良性纤维组织细胞瘤（benign fibrous histiocytoma in the left mandible）

X线曲面断层片示左下颌骨有单囊状骨质结构破坏区，为X线透射表现，边界清晰。左下第一磨牙远中根吸收。

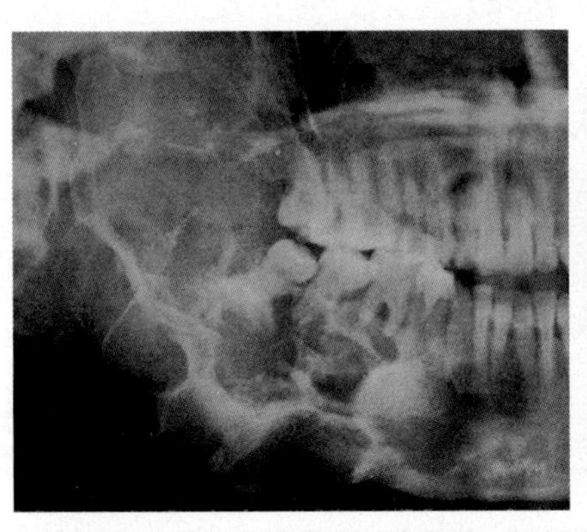

a

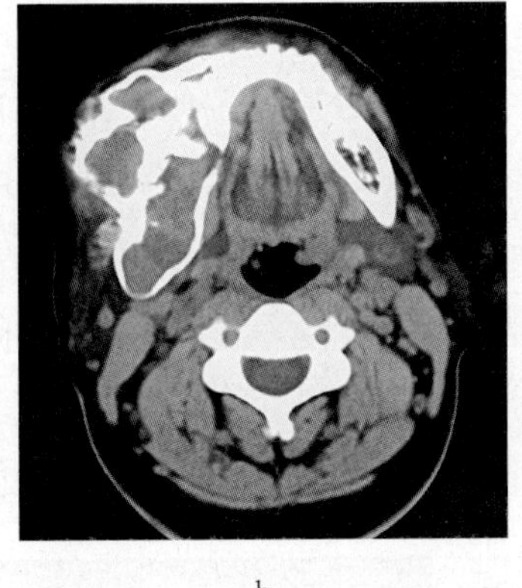

b

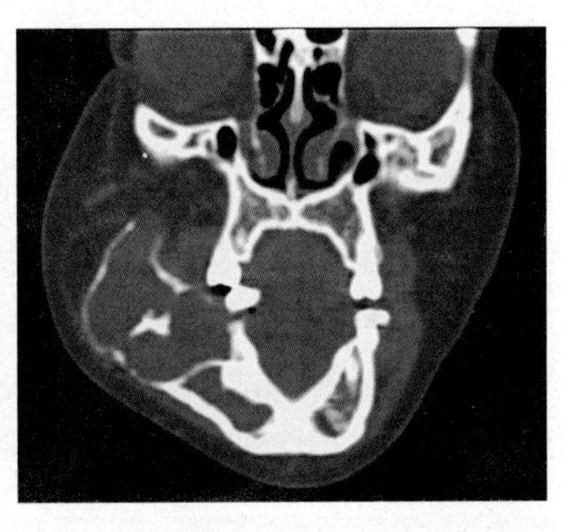

c

图6-51　右下颌骨良性纤维组织细胞瘤（benign fibrous histiocytoma in the right mandible）

曲面断层X线片图a示右下颌骨体和升支部有多囊状骨质结构破坏区，呈X线透射区和X线阻射区混合表现，骨隔较粗大，界线不清。横断面平扫CT图b和冠状面平扫CT骨窗图c示右下颌骨膨胀明显，病变呈多囊改变，为软组织密度表现，囊隔粗大，边界较清晰。病变未累及周围软组织。

参考文献

1　Fletcher CDM, Unni K, Mertens F. WHO classification of tumours. Pathology and Genetics of Tumours of Soft Tissue and Bone. IARC press: Lyon, 2002: 292-293.

2　Kishino M, Murakami S, Toyosawa S, et al. Benign fibrous histiocytoma of the mandible. J Oral Pathol Med, 2005, 34: 190-192.

3　Heo MS, Cho HJ, Kwon KJ, et al. Benign fibrous histiocytoma in the mandible. Oral Surg Oral Med Oral Pathol Oral Radiol Endod, 2004, 97: 276-280.

4　Ertas U, Buyukkurt MC, Cicek Y. Benign fibrous histiocytoma: report of case. J Contemp Dent Pract, 2003, 4: 74-79.

5　Harsanyi BB, Larsson A. Xanthomatous lesions of the mandible: osseous expression of non-X histiocytosis and benign fibrous histiocytoma. Oral Surg Oral Med Oral Pathol, 1988, 65: 551-566.

骨恶性纤维组织细胞瘤

骨恶性纤维组织细胞瘤（malignant fibrous histiocytoma of bone, MFH）是一种由纤维母细胞和多形性细胞构成的并以席纹状形式（storiform pattern）排列为特点的恶性肿瘤。骨的 MFH 首先报道于 1972 年。该肿瘤曾被命名为纤维黄色肉瘤（fibroxanthosarcoma）、恶性纤维黄色瘤（malignant fibrous xanthoma）、黏液纤维肉瘤（myxofibrosarcoma）和黏液样恶性纤维组织细胞瘤（myxoid malignant fibrous histiocytoma）。以往，MFH 曾被认为是一种较为常见的成人肉瘤。目前，随着免疫组化技术的应用和发展，对 MFH 的诊断已明显减少。在全身骨原发性恶性肿瘤中，MFH 的发生率约为 1%~3%，颌骨 MFH 则更为罕见。MFH 多见于男性患者。该肿瘤可发生于任何年龄，但中年以上患者多见。MFH 病因不明，但有报道显示该肿瘤可继发于放疗之后，是为继发性 MFH。

大体病理上，MFH 质地和色泽变化较大。可从红棕色到灰白；质地由软到硬韧。病变内可见坏死和出血区。边缘不规则。可见病变破坏颌骨骨皮质，侵犯周围软组织。镜下见，MFH 主要由梭形细胞、组织细胞样细胞和多形性细胞混合而成。肿瘤细胞排列成席纹状结构。大多数 MFH 为高等级恶性肿瘤（高度恶性肿瘤）。MFH 的病理表现和纤维肉瘤、横纹肌肉瘤、平滑肌肉瘤和单相型滑膜肉瘤等有相似之处。

临床上，颌骨 MFH 具有一般骨恶性肿瘤的表现特点。患者多有面部肿痛、感觉异常和面部功能障碍等。虽然在病理上 MFH 常和纤维肉瘤相似，但 MFH 的预后明显差于纤维肉瘤。MFH 易复发，且发生肺转移和淋巴结转移者也较多见。但和全身其他部位的 MFH 相比，头颈部 MFH 复发和转移者相对少见。国内有研究显示：颌骨（尤其是上颌骨）MFH 的预后较软组织 MFH 的预后差。

普通 X 线检查仍是下颌骨 MFH 的主要检查方法。对上颌骨 MFH 或疑有颌骨外侵犯的 MFH，可行 CT 和 MRI 检查以达到更为清晰地显示病变范围和明确其对邻近组织结构的侵犯的目的。

【影像学表现】

部位　对头颈部 MFH 而言，颌骨 MFH 相对多见。上颌 MFH（包括上颌窦）多于下颌 MFH。

形态和边缘　通常，骨 MFH 多为不规则肿块形态。肿瘤边界不规则，可呈“鼠咬状”改变。但也有资料显示：X 线和 CT 上，颌骨 MFH 可有清晰的边缘。

内部结构　X 线上，颌骨 MFH 表现为均匀的低密度 X 线透射区（图 6–52）。病变内部几乎无钙

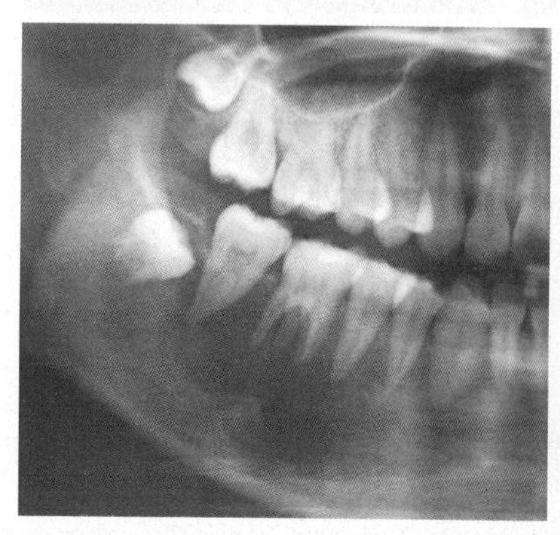
a

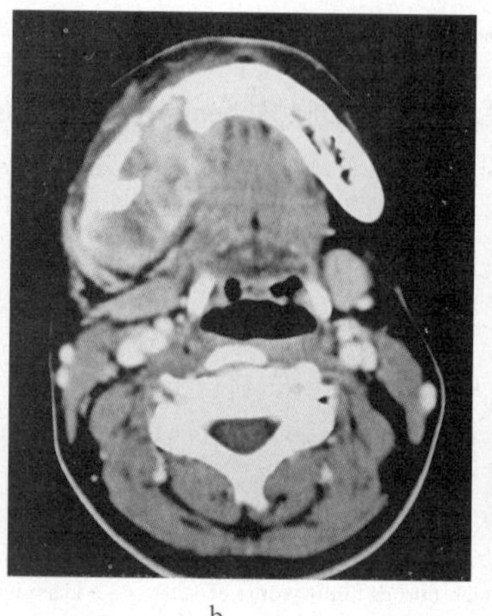
b

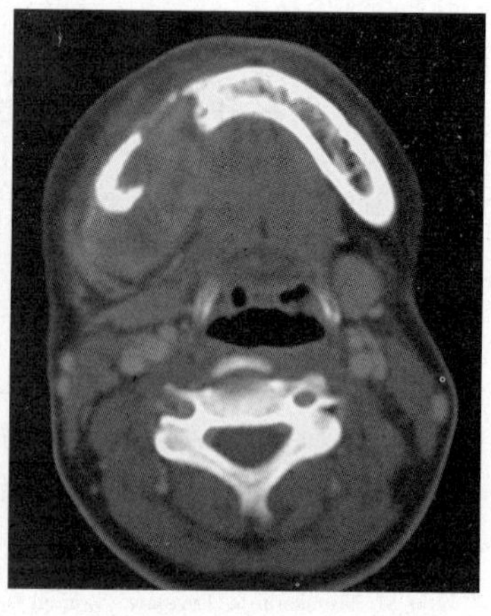
c

图 6–52　右下颌骨恶性纤维组织细胞瘤（malignant fibrous histiocytoma in the right mandible）

X 线曲面断层片图 a 示右下颌骨体部有骨质结构破坏区，呈 X 线透射改变，边界欠清晰。右下双尖牙和磨牙呈“浮立”状改变。横断面增强 CT 软组织窗图 b 和骨窗图 c 示右下颌骨体部病变为软组织密度改变。右下颌骨体内侧有软组织肿块形成，表现为不均匀强化，边界较清晰。

化或骨化区。CT 上，MFH 为软组织密度改变（图 6–52）。有时，因病变内有坏死区存在而呈不均匀软组织密度改变。MRI 上，一般呈 T1WI 上的中等信号和 T2WI 上的不均匀高信号表现（图 6–53）。增强 CT 和 MRI上，病变的实质区可呈强化表现（图 6–53）。

邻近结构侵犯和反应　颌骨 MFH 可破坏吸收颌骨内结构，如下颌神经管、牙槽硬骨板和上颌窦底壁等结构。病变还可突破颌骨骨皮质，侵犯至颌骨周围软组织，形成软组织肿块。病变周围无新骨形成，亦无骨膜反应。

影像鉴别诊断　颌骨 MFH 具有一般骨恶性肿瘤的影像表现特点，但不具有特征性，因而较难将其同其他呈溶骨表现的颌骨恶性肿瘤相鉴别。但在一般也不会同颌骨良性肿瘤相混淆。

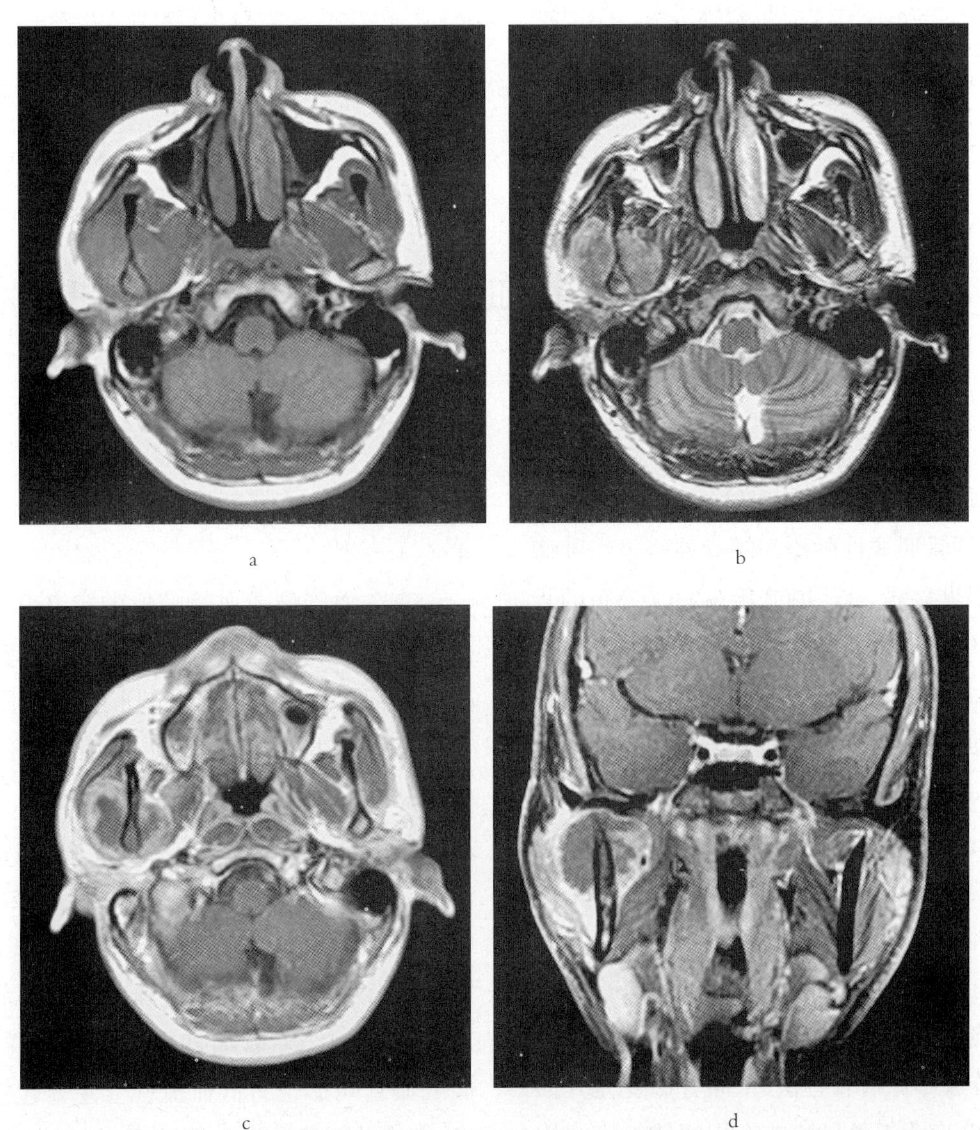

图 6–53　右下颌骨恶性纤维组织细胞瘤（malignant fibrous histiocytoma in the right mandible）

MR 横断面 T1WI 图 a 示右下颌骨升支部病变呈中等信号改变，侵犯周围软组织，界线不清。横断面 T2WI 图 b 示病变呈高信号，界线较清晰。Gd-DTPA 增强横断面 T1WI 图 c 和冠状面压脂 T1WI 图 d 示病变中心无强化，边缘强化明显，界线清晰。

参考文献

1 Ozzelllo L, Stout AP, Murray MR. Culture characteristic of malignant histiocytomas and fibrous xanthomas. Cancer, 1963, 16: 331.

2 Senel FC, Bektas D, Caylan R, et al. Malignant fibrous histiocytoma of the mandible. Dentomaxillofac Radiol, 2006, 35: 125-128.

3 Lin SK, How SW, Wang JT, et al. Oral post-radiation malignant fibrous histiocytoma: a clinicopathological study. J Oral Pathol Med, 1994, 23: 324-329.

4 Abdul-Karim FW, Ayala AG, Chawla SP, et al. Malignant fibrous histiocytoma of jaws. A clinicopathologic study of 11 cases. Cancer, 1985, 56: 1590-1596.

5 Bames L, Kanbour A. Malignant fibrous histiocytoma of the head and neck. A report of 12 cases. Arch Otolaryngol Head Neck Surg, 1988, 114: 1149-1156.

6 黄敏娴,高诚,马大权等.口腔颌面部恶性纤维组织细胞瘤的临床与病理分析.中华口腔医学杂志,1993, 38: 289-291.

7 Barnes L, Eveson JW, Reichart P, et al. WHO classification of tumours. Pathology & Genetics of head and neck tumours. Lyon: IARC Press, 2005: 36.

8 Sato T, Kawabata Y, Morita Y, et al. Radiographic evaluation of malignant fibrous histiocytoma affecting maxillary alveolar bone: a report of 2 cases. Oral Surg Oral Med Oral Pathol Oral Radiol Endod, 2001, 92: 116-123.

9 Mahajan H, Kim EE, Wallace S, et al. Magnetic resonance imaging of malignant fibrous histiocytoma. Magn Reson Imaging, 1989, 7: 283-288.

（余　强　石慧敏）

第四节　血管性肿瘤、造血系统肿瘤、平滑肌肿瘤和神经源性肿瘤

在各类颌骨肿瘤中，颌骨血管性肿瘤、颌骨造血系统肿瘤、颌骨肌源性肿瘤和颌骨神经组织肿瘤均为少见或罕见疾病。在2002年WHO公布的骨肿瘤分类中，血管性肿瘤包括血管瘤(haemangioma)和血管肉瘤(angiosarcoma)；造血系统肿瘤有浆细胞骨髓瘤(plasma cell myeloma)和恶性淋巴瘤(malignant lymphoma)；平滑肌肿瘤有平滑肌瘤(leiomyoma)和平滑肌肉瘤(leiomyosarcoma)；神经源性肿瘤中仅包括神经鞘瘤(neurilemmoma)。上述肿瘤中，除颌骨平滑肌瘤(极为罕见)外，其余均在本节中有所叙述。

影像学检查方面，普通X线检查通常被视为颌骨病变的首选影像检查方法，下颌骨病变尤其如此。一旦怀疑病变为恶性肿瘤或有周围软组织结构侵犯时，则CT和MRI检查不可缺少。同样，如怀疑颌骨病变为骨造血系统肿瘤者，则全身核素成像检查亦十分重要。

颌骨中心性血管瘤

有关血管瘤或血管畸形的定义和分类前已叙及。绝大多数血管瘤或血管畸形发生于软组织，仅有一小部分血管瘤或血管畸形发生于骨内，约占所有骨病变的0.7%。近来有人强调指出：骨内"血管瘤"是畸形而非肿瘤。全身骨骼系统中，椎骨血管瘤或血管畸形最为常见，次为颅面骨，再次为长骨干骺部。累及颌骨的血管瘤或血管畸形被统称为颌骨中心性血管瘤(central haemangioma of jaws)。在颌面颈部脉管畸形中，颌骨血管瘤或血管畸形约占10%。和软组织血管瘤和血管畸形一样，颌骨血管瘤或血管畸形也有低血流性（主要包括真性血管瘤、海绵状和静脉性血管畸形）和高血流性(主要指动静脉畸形)之分。区分低血流性和高血流性颌骨血管瘤或血管畸形对临床的成功治疗至为关键。根据统计，颌骨血管瘤或血管畸形的平均发病年龄为

27 岁，无明显性别差异。

颌骨血管瘤和血管畸形的大体病理和镜下病理表现与软组织血管瘤和血管畸形相同（见第五章第四节）。电镜下，高血流性血管瘤或血管畸形内含小动脉腔；低血流性血管瘤或血管畸形内可见骨小梁结构间异常扩张的薄壁静脉腔，但在不同患者之间，其静脉形态变化差异较大。

临床上，颌骨低血流性血管瘤或血管畸形主要表现为患侧面部的无痛性肿大；位置浅表者可表现为牙龈红肿和少量渗血。颌骨动静脉畸形主要表现为反复、少量的自发性渗血和出血，严重者可表现为难以控制的急性出血。急性出血主要发生于儿童的乳恒牙交替期；或拔牙后；或误诊手术后。急性出血如不及时处理和控制，可导致患者死亡。颌骨动静脉畸形还可累及周围软组织，表现为面部肿大、牙龈红肿，皮肤发红和搏动明显等一系列软组织动静脉畸形的症状。此外，颌骨血管瘤或血管畸形还可以是某些综合征的表象之一，如 Gorham-Stout 综合征或大块骨质溶解症（massive osteolysis）。也有人认为颅颌面骨低血流性血管瘤或血管畸形是一种累及所有颅颌面骨的家族遗传性病变。该类疾病的临床症状出现较晚，表现为颌骨渐进性膨隆，面部形态不对称和不良咬合等。

X 线平片、CT、MRI 和 DSA 均可作为颌骨血管瘤或血管畸形的影像检查方法。对颌骨动静脉畸形的检查应以 DSA 为"金标准"。

【影像学表现】

部位　颌骨血管瘤和血管畸形于上、下颌骨均可发生，但以下颌骨多见。上、下颌骨之比约为 2~3.3:1。下颌骨病变多见于下颌体后部和下颌支。下颌骨动静脉畸形主要位于下颌神经管内。病变也有发生于其他颌面骨，如眶外侧壁和颧骨。

形态和边缘　颌骨血管瘤或血管畸形的形态表现多样，或呈圆形和类圆形；或表现为不规则形态。病变边界清晰者少见，约占 32%；边界模糊不清者多见，约占 68%，可与骨恶性肿瘤相似。颌骨骨皮质可呈膨隆改变。颌骨血管瘤或血管畸形的形态和边缘变化与残留在病变血管周围的骨量有关。X 线和 CT 上，还可见呈轮辐状或日光状排列的针样结构自颌面骨血管瘤或血管畸形的内部向外伸展，可穿破骨皮质，伸向周围软组织，类似于骨膜反应。

内部结构　X 线上，颌骨血管瘤或血管畸形有单囊（图 6-54）和多囊结构（图 6-55、6-56、6-57、6-58、6-59）之分，且多囊表现者较单囊者多见。单囊病变主要表现为 X 线透射区，密度均匀。多囊病变的结构形式多样。其呈 X 线透射表现的囊腔大小不一，或表现为增大的骨髓间隙为致密粗糙和排列紊乱的骨小梁所围绕；或呈"蜂窝状"和"皂泡状"改

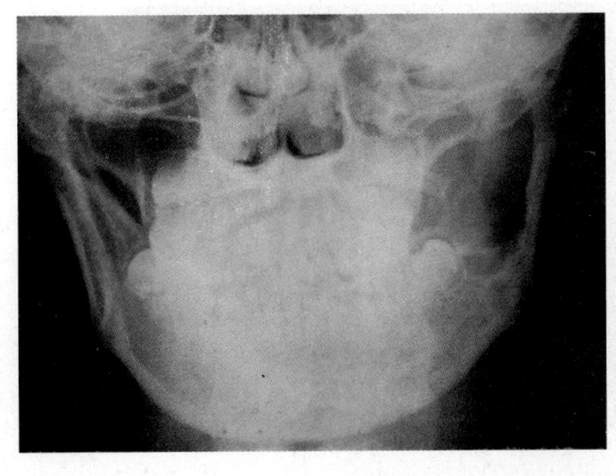

a

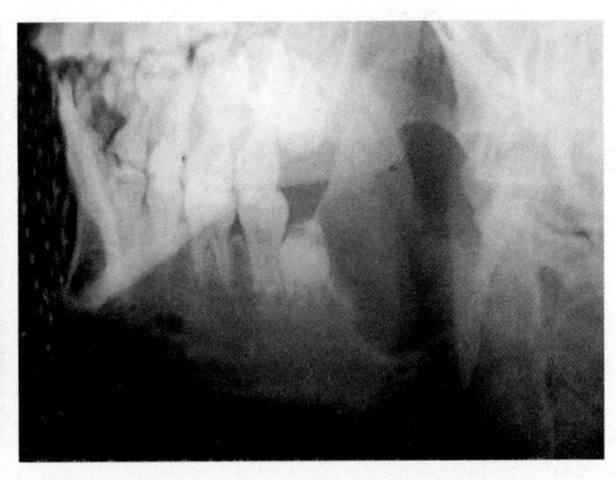

b

图 6-54　左下颌骨海绵状血管瘤

下颌骨正位图 a 和左侧位图 b X 线片示左下颌骨升支部有单囊状 X 线透射区，边缘清晰。

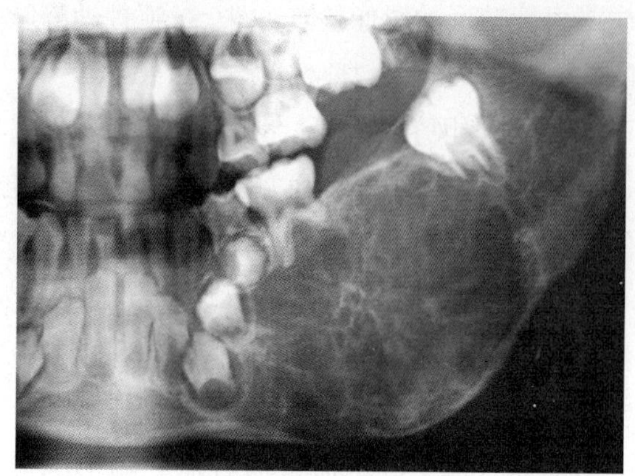

图 6-55 左下颌骨海绵状血管瘤(cavernous haemangioma in the left mandible)

曲面断层 X 线片示左下颌骨体部有多囊状骨质结构破坏区,病变以 X 线透射改变为主,囊隔较粗,多呈直线状排列,边界清晰。左下颌骨体部膨胀明显。

变(图 6-55)。下颌骨动静脉畸形可表现为下颌神经管的明显增粗,呈匍匐状改变(图 6-57)。平扫 CT 上,颌骨血管瘤或血管畸形呈软组织密度改变,或为单囊状,表现为骨髓腔增大和骨小梁消失;或为多囊状,内有粗细不均的骨隔,亦可呈"蜂窝状"和"皂泡状"改变(图 6-56、6-58)。通过多平面重建(MPR)技术,可多角度显示病变内增粗的下颌神经管、下颌孔及颏孔。增强 CT 上,动静脉畸形可呈明显强化表现,密度几乎与周围血管密度一致。MRI 上,低血流性血管瘤或血管畸形的信号表现与软组织者基本相同,表现为 T1WI 上的低、等信号和 T2WI 上的高信号(图 6-59)。增强 MRI 上,

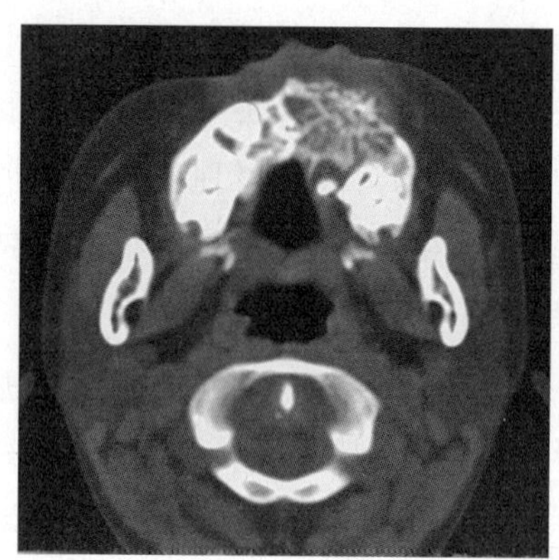

a

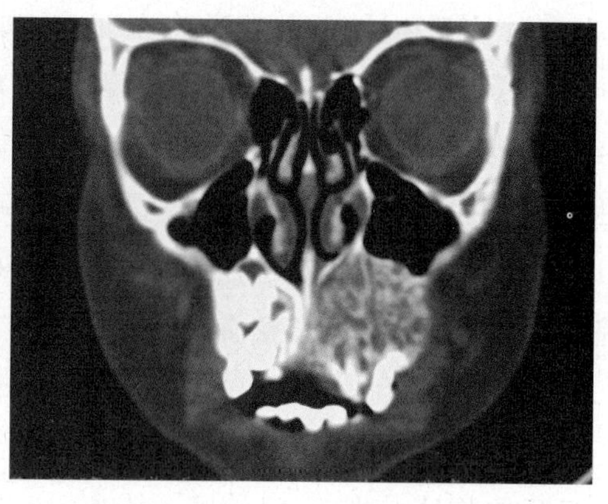

b

图 6-56 左上颌骨海绵状血管瘤(cavernous haemangioma in the left maxilla)

横断面平扫 CT 图 a 和冠状面平扫 CT 图 b 骨窗示左上颌骨前部有多囊状不规则形骨质结构破坏区,囊腔间隙较小,囊隔粗,略向骨外突出,边界清晰。

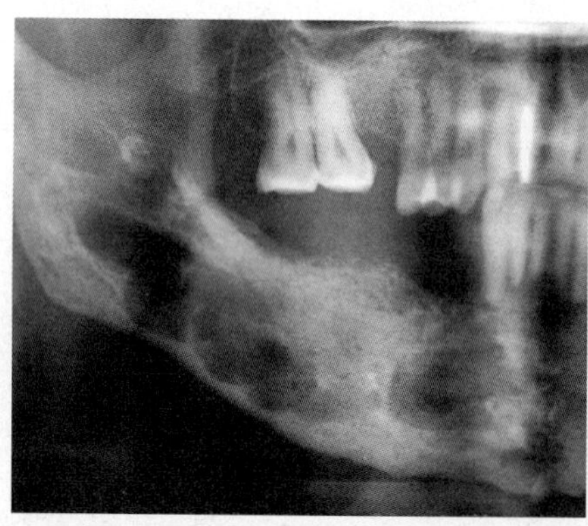

a

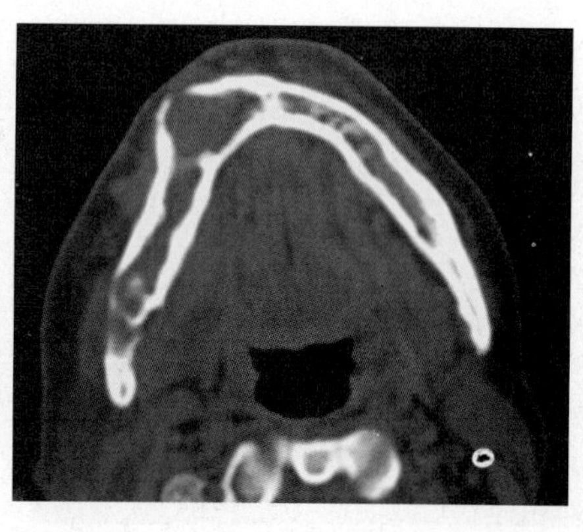

b

图 6-57 右下颌骨动静脉畸形(arteriovenous malformation in the right mandible)

X 线曲面断层片图 a 示右下颌骨体部有多囊状骨质结构破坏区,病变以 X 线透射改变为主,边界清晰。右下颌神经管明显增粗。横断面平扫 CT 骨窗图 b 示右下颌骨多囊病变呈软组织密度表现,下颌神经管增粗,病变向颊侧膨胀,界限清晰。

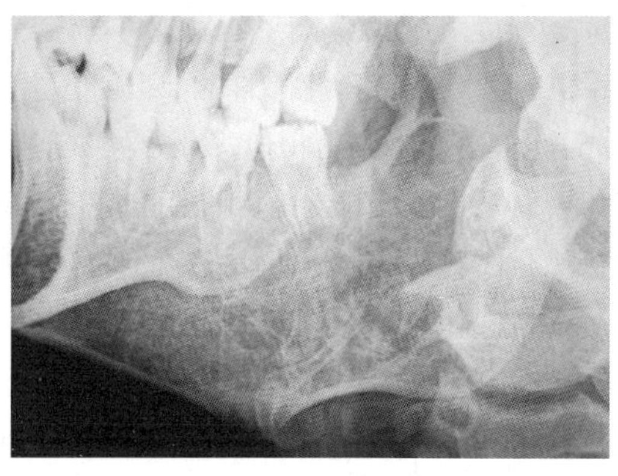

a

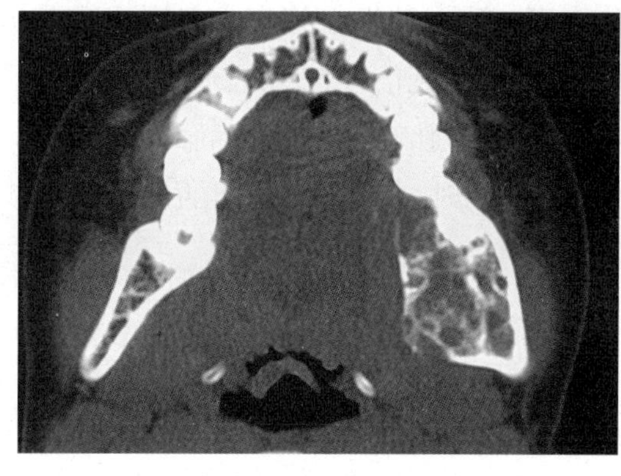

b

图 6-58　左下颌骨海绵状血管瘤(cavernous haemangioma in the left mandible)

左下颌骨侧位片图 a 示左侧下颌骨体和升支部有多囊状骨质结构破坏区,呈混合密度改变,边界不清。横断面平扫 CT 骨窗图 b 示左下颌骨多囊病变向舌侧膨胀明显。

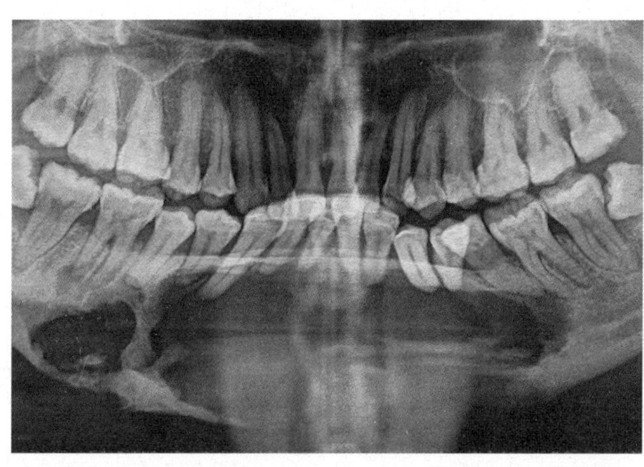

a

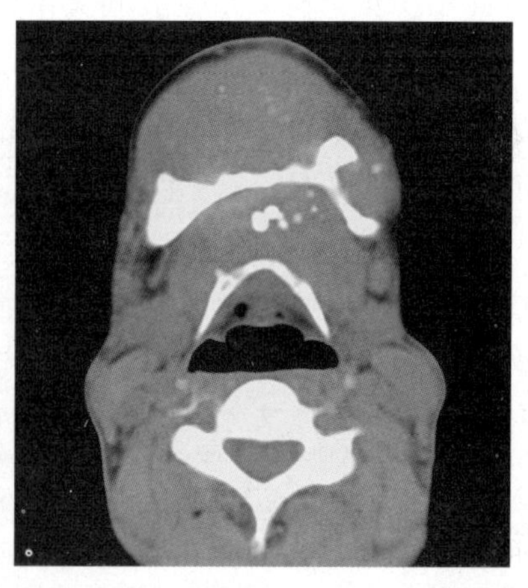

b

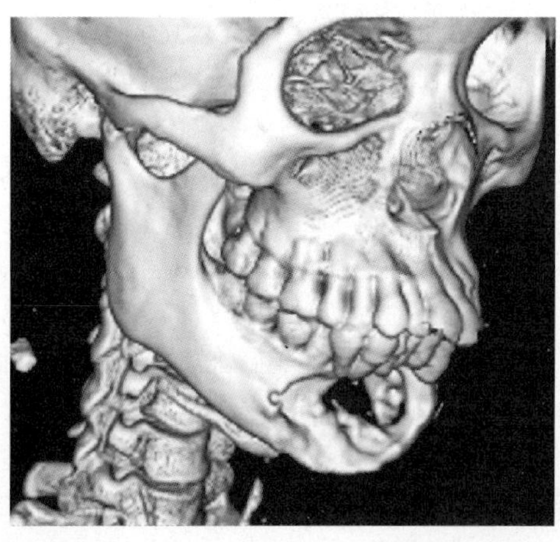

c

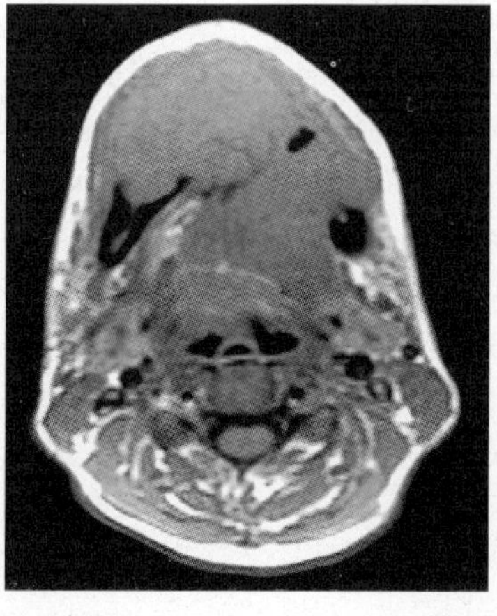

d

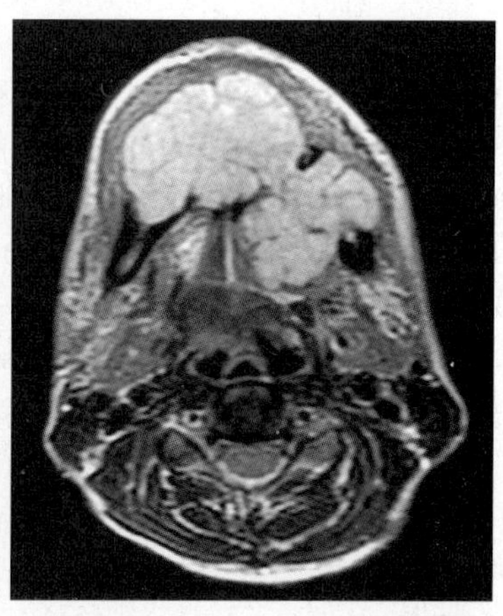

e

图 6-59　下颌骨海绵状血管瘤(cavernous haemangioma in the mandible)

X 线曲面断层片图 a 示下颌骨体部有多囊状骨质结构破坏区,呈 X 线透射改变,边界较清晰。横断面平扫 CT 骨窗图 b 和三维表面重建图 c 示病变为软组织密度表现,内含高密度钙化斑点,界限不清。下颌骨破坏吸收明显,唇颊侧骨皮质消失。MR 横断面 T1WI 图 d 示病变为中等信号表现。横断面 T2WI 图 e 示病变呈均匀高信号表现,其内可见中等信号囊隔,界限清晰。

病变呈强化表现。高血流性血管瘤或血管畸形在T1WI和T2WI上均为低信号表现，表现为“信号流空”。DSA上，可见动静脉畸形病变在动脉期染色明显，呈团块状改变。同时，还可显示增粗的病灶供血动脉和提前显示的回流静脉。

邻近结构侵犯和反应　位于颌骨血管瘤或血管畸形病变区内的牙根可呈吸收改变；邻牙可被推移位。如病变为动静脉畸形，则可见下颌神经管、下颌孔和颏孔的异常增粗；上颌窦受侵。此外，颌骨血管瘤或血管畸形还可影响牙齿的萌出和骨的生长。位于病变区的牙齿可以早萌；颌骨外形可异常增大。颌骨血管瘤或血管畸形合并有软组织血管瘤或血管畸形者并不少见。有时可见其间关系密切，互为相连。

影像鉴别诊断　影像学上，尽管单囊或多囊状颌骨血管瘤或血管畸形的表现可与颌骨囊肿、成釉细胞瘤、牙源性角化囊性瘤、牙源性黏液瘤和动脉瘤样骨囊肿等疾病相似，致影像鉴别诊断产生困难，但颌骨血管瘤或血管畸形的以下影像表现为上述颌骨病变所缺乏，具有一定的特征性：①部分颌骨血管瘤或血管畸形的边缘区可出现日光放射状改变（X线和CT）。②颌骨单囊或多囊性病变伴有下颌神经管、下颌孔和颏孔的异常增粗（X线和CT）。③颌骨内出现点状、管状或囊状“信号流空”区（MRI）。④颌骨病变伴软组织肿大性病变，两者或相互独立，或互为相连。软组织病变内或出现异常高密度钙化影（X线和CT），或有异常低信号区和“信号流空”区（MRI）。⑤DSA检查可见动脉期时病变就有异常染色，并伴有供养动脉和回流静脉的显影。

参考文献

1 Syal R, Tyagi I, Goyal A, et al. Multiple intraosseous hemangiomas-investigation and role of N-butylcyanoacrylate in management. Head Neck, 2007, 29: 512–517.

2 Greene AK, Rogers GF, Mulliken JB. Intraosseous "hemangiomas" are malformations and not tumors. Plast Reconstr Surg, 2007, 119: 1949–1950.

3 Wenger DE, Wold LE. Benign vascular lesions of bone: radiologic and pathologic features. Skeletal Radiol, 2000, 29: 63–74.

4 Heckl S, Aschoff A, Kunze S. Cavernomas of the skull: review of the literature 1975–2000. Neurosurg Rev, 2002, 25: 56–67.

5 Alves S, Junqueira JL, de Oliveira EM, et al. Condylar hemangioma: report of a case and review of the literature. Oral Surg Oral Med Oral Pathol Oral Radiol Endod, 2006, 102: e23–27.

6 Zlotogorski A, Buchner A, Kaffe I, et al. Radiological features of central haemangioma of the jaws. Dentomaxillofac Radiol, 2005, 34: 292–296.

7 范新东，邱蔚六，张志愿等.CT诊断颌骨动静脉畸形的价值讨论.上海口腔医学,2001, 10: 59–61.

8 范新东，邱蔚六，张志愿等.颌骨动静脉畸形的DSA特征.上海口腔医学, 2001, 10: 62–63.

9 Varge l, Cil BE, Kiratli P, et al. Hereditary intraosseous vascular malformation of the craniofacial region: imaging findings. Br J Radiol, 2004, 77: 197–203.

10 White SC, Pharoah MJ. Oral radiology: principles and interpretation. 5th ed. St. Louis: Mosby, 2004:445–450.

11 Banerji D, Inao S, Sugita K, et al. Primary intraosseous orbital hemangioma: a case report and review of the literature. Neurosurgery ,1994, 35: 1131–1134.

12 Rios Dias GD, Velasco Cruz AA. Intraosseous hemangioma of the lateral orbital wall. Ophthal Plast Reconstr Surg, 2004, 20: 27–30.

13 Moore SL, Chun JK, Mitre SA, et al. Intraosseous hemangioma of the zygoma: CT and MR findings. AJNR Am J Neuroradiol, 2001, 22: 1383–1385.

14 Som PM, Curtin HD. Head and neck imaging. 4th ed, St. Louis: Mosby, 2003: 969–970.

15 Hayashi T, Ito J, Kato T, et al. Intracortical hemangioma of the mandible. Case report. Dentomaxillofac Radiol, 1999, 28: 127–129.

血管肉瘤

颌骨血管肉瘤（angiosarcoma of jaws）是一种由血管内皮分化的瘤细胞所构成的恶性肿瘤。该肿瘤的同义词有血管内皮瘤（hemangioendothelioma）、上皮样血管肉瘤（epithelial angiosarcoma）、血管内皮肉瘤（hemangioendotheliosarcoma）、恶性血管内皮瘤（mailgnant hemangioendothelioma）和内皮样血管肉瘤（endothelioid angiosarcoma）。上皮样血管肉瘤为血管肉瘤的一个亚型。全身骨的恶性脉管性肿瘤已属十分少见，约占所有骨恶性肿瘤的0.5%~1%，发生于颌骨内的血管肉瘤则更为罕见（仅见散在病例报道）。大多数骨血管肉瘤的病因不明，但有研究提示血管肉瘤可发生在曾受辐射的身体部位。骨血管肉瘤可伴有多发病灶，表现为多骨多灶或单骨多灶。血管肉瘤可发生于任何年龄，但以中年人多见，无明显性别差异。

大体病理上，血管肉瘤多质地坚实，剖面为红色。上皮样血管肉瘤的剖面可以是棕白色。肿瘤可侵蚀颌骨骨皮质并累及周围软组织。镜下见，最多出现的血管肉瘤组织学特征为肿瘤细胞形成血管腔样结构。骨血管肉瘤的组织学变化依其肿瘤细胞的分化而异。分化差的血管肉瘤由不典型的内皮细胞构成。部分肿瘤的细胞学特征类似于梭形细胞瘤或转移性癌。有时可见瘤体内有局部反应性成骨。上皮样血管内皮瘤多由内皮细胞条索和实性内皮细胞巢或细胞带相互交汇而成。

临床上，颌骨血管肉瘤的主要症状是患侧面部肿胀和疼痛。部分患者有牙松动或牙缺失。病变累及颌骨外者可出现张口受限。对颌骨血管肉瘤的治疗以手术切除为主。颌骨血管肉瘤的预后与其组织学分化的程度密切相关，即分化好的血管肉瘤的预后好于分化差的血管肉瘤。

X线平片是检查下颌骨血管肉瘤的主要影像学方法。CT和MRI对上颌骨血管肉瘤的完整显示具有重要作用。此外，CT和MRI能清晰显示颌骨血管肉瘤的骨外侵犯状况。

【影像学表现】

部位 散在的病例报道提示：上颌骨（或上颌窦）血管肉瘤似较下颌者多见；颌骨后部者似较其前部多见。

形态和边缘 颌骨血管肉瘤多呈类圆形肿块，病变边缘清晰或不清晰。Unni等观察显示：低度恶性的血管肉瘤可伴有清晰边缘；高度恶性的血管肉瘤多边缘模糊。

内部结构 X线上，颌骨血管肉瘤呈溶骨状低密度破坏表现（图6-60）。约50%的骨血管肉瘤可伴有骨皮质破坏，并可导致病理性骨折。有关颌骨血管肉瘤CT和MRI表现的文献报道几乎未见。根据文献对颅骨血管肉瘤的CT和MRI表现描述，CT上骨血管肉瘤表现为软组织密度；MRI上其呈T1WI上的中等信号和T2WI上的不均匀高信号。增强CT和MRI上，病变可有强化表现。^{99m}Tc-MDP骨扫描上可见病变内有显像剂浓聚。

邻近结构侵犯和反应 颌骨血管肉瘤可出现骨外侵犯，累及周围软组织。下颌骨血管肉瘤可侵犯咬肌间隙；上颌骨血管肉瘤可突入上颌窦，侵犯

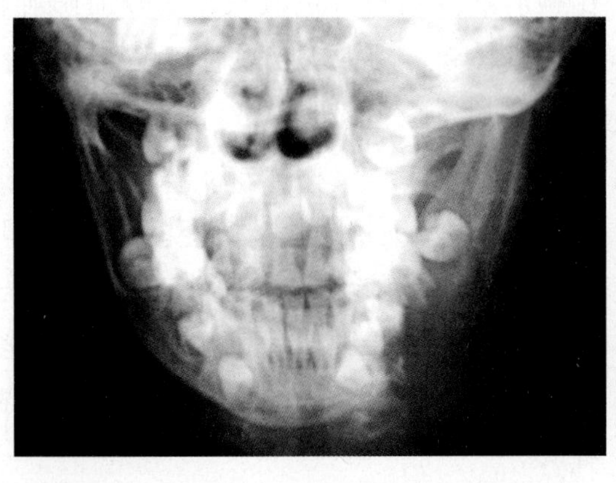

a

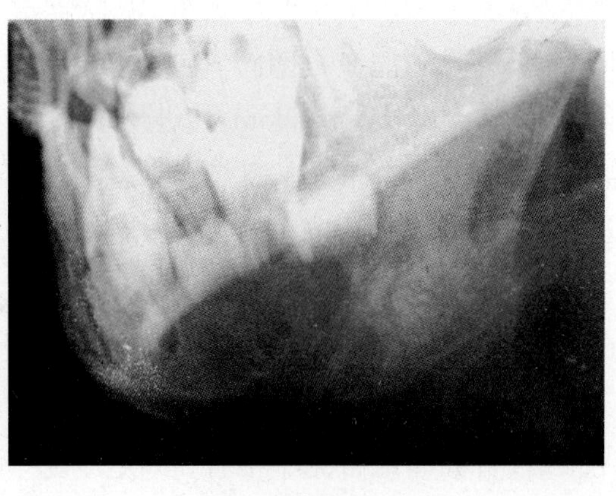

b

图6-60 左下颌骨血管肉瘤（angiosarcoma in the left mandible）

下颌骨正位图a和左侧位图b X线片示左下颌骨体部有不规则形骨质结构破坏区，呈X线透射改变，边界不清。部分左下颌骨颊侧骨皮质溶解消失。

深部咬肌间隙、鼻腔或眼眶。

影像鉴别诊断　影像学上，低度恶性的颌骨血管肉瘤可类似于良性牙源性肿瘤（如单囊型成釉细胞瘤）。部分颅骨血管肉瘤可与血管瘤相似（内部有残余骨小梁结构），鉴别诊断较为困难。高度恶性的颌骨血管肉瘤具有一般颌骨恶性肿瘤的特点，但无特殊影像表现可作为与其他颌骨恶性肿瘤鉴别的依据。

参考文献

1 Hamakawa H, Omori T, Sumida T, ea al. Intraosseous epithelioid hemangioendothelioma of the mandible: a case report with an immunohistochemical study. J Oral Pathol Med, 1999, 28: 233-237.

2 Chen KT, Hoffman KD, Hendricks EJ, et al. Angiosarcoma following therapeutic irradiation. Cancer, 1979, 44: 2044-2048.

3 Campanacci M, Boriani S, Giunti A. Hemangioendothelioma of bone: a study of 29 cases. Cancer, 1980, 46: 804-814.

4 Zachariades N, Economopoulou P. Maxillary angiosarcoma. Int J Oral Maxillofac Surg, 1986, 15: 357-360.

5 Triantafillidou K, Lazaridis N, Zaramboukas T. Epithelioid angiosarcoma of the maxillary sinus and the maxilla: a case report and review of the literature. Oral Surg Oral Med Oral Pathol Oral Radiol Endod, 2002, 94: 333-337.

6 Unni K, Ivins J, Beabout J, et al. Hemangioma: hemangiopericytoma and hemangioendothelioma (angiosarcoma) of bone. Cancer, 1971, 27: 1403-1414.

7 Chi AC, Weathers DR, Folpe AL, et al. Epithelioid hemangioendothelioma of the oral cavity: report of two cases and review of the literature. Oral Surg Oral Med Oral Pathol Oral Radiol Endod, 2005, 100: 717-724.

8 Boutin RD, Spaeth HJ, Mangalik A, et al. Epithelioid hemangioendothelioma of bone. Skeletal Radiol, 1996, 25: 391-395.

9 Ibarra RA, Kesava P, Hallet KK, et al. Hemangioendothelioma of the temporal bone with radiologic findings ressembling hemangioma. AJNR, Am J Neuroradiol, 2001, 22: 755-758.

骨髓瘤

起源于骨骼的造血系统肿瘤均为恶性肿瘤。广义上，造血系统肿瘤被分为 2 类：骨髓瘤（myeloma）和淋巴瘤（lymphoma）。实际上，骨髓瘤是非霍奇金淋巴瘤（NHL）中成熟 B 细胞淋巴瘤之一种。因认为其为一种独立性疾病，故多分而叙之。

骨髓瘤是骨髓来源的浆细胞发生单克隆肿瘤性增生。大多数骨髓瘤为多中心性（多发性）肿瘤，属于扩散性疾病，并最终侵犯不同的器官，但极少导致浆细胞白血病。骨髓瘤有不同的变型，包括非分泌性骨髓瘤（non-secretory myeloma）、进展缓慢型骨髓瘤（indolent myeloma）、焖燃性骨髓瘤（smoldering myeloma）、浆细胞白血病（plasma-cell leukaemia, PCL）和骨孤立性浆细胞瘤（solitary plasmacytoma of bone）。骨髓瘤是最为常见的骨原发性肿瘤。多发生于红骨髓丰富的骨骼。根据大宗病例的统计报道，骨髓瘤最常见于椎骨，依次为颅骨、骨盆骨、肋骨、肱骨、股骨、锁骨和肩胛骨。下颌骨骨髓瘤则较为少见，约占骨髓瘤的 10%~15%。部分颌骨骨髓瘤为孤立性骨髓瘤。约 50%的颌骨孤立性骨髓瘤最终会转变为多发性骨髓瘤。骨髓瘤少见于 40 岁以前发病者，大多数患者的发病年龄为 50~70 岁。男性患者多见。大部分骨髓瘤经骨髓穿刺诊断，但确切的鉴别诊断常依靠其临床和影像学表现。骨髓瘤病因不明。可能与下列因素（未经证实）有关：长期慢性感染（慢性骨髓炎和类风湿性关节炎）、低剂量放射暴露和长期接触某些化学物质（石棉、杀虫剂、石油产品、橡胶等）。

大体病理上，活检标本多为棕灰色软组织碎片；尸检时病变为粉红色或灰色柔软质脆肿物。部分肿瘤有鱼肉样外观。受累骨可发生骨膨胀，甚至侵犯至骨外。病理性骨折可见。病变首先侵犯骨小梁，次而破坏骨皮质。镜下见，骨髓瘤主要由不同成熟阶段的起源于浆细胞的圆形或卵圆形细胞组成。分化好的肿瘤细胞排列紧密，呈片状分布，细胞间质少，类似于正常浆细胞；分化差的肿瘤细胞可显示明显的细胞异型，浆细胞特征较难辨认。

临床上，颌骨骨髓瘤的症状有全身和局部之分。全身症状主要有疲倦、发热、体重减轻、贫血和疼痛。约一半患者的尿液中出现泡沫状 Bence-

Jones 蛋白。局部症状主要有面部肿痛、牙松动、局部出血和感觉异常。部分患者局部可无任何症状。化疗和放疗是治疗多发性骨髓瘤的主要方法。少数颌骨孤立性骨髓瘤因术前性质不明而被行以手术治疗。多发性颌骨骨髓瘤一般不能治愈，平均生存时间为 3 年，约 10%的患者生存时间可达 10 年。颌骨孤立性骨髓瘤的预后好于颌骨多发性骨髓瘤。骨髓瘤的预后和下列因素有关：肿瘤分期、肾功能不全程度、肿瘤细胞的分化程度和肿瘤取代骨髓的程度。

X 线、CT 和 MRI 均为颌骨骨髓瘤的影像学检查方法，但其间作用各不相同。MRI 检查能较 X 线和 CT 更早地检测出肿瘤病灶及其肿瘤对骨髓的侵犯。X 线和 CT 能较好地显示病变对颌骨骨皮质的破坏，明确病变与牙体和牙周组织的关系。核素成像技术在检查骨髓瘤中的作用尚无定论。有观察指出核素骨扫描仅在病变的病理性骨折区有异常浓聚现象。近来 ^{18}F-FDG-PET/CT 检查已应用于骨髓瘤的评价。对脊柱和骨盆骨髓瘤的初步观察提示 ^{18}F-FDG-PET/CT 能提供有价值的辅助信息，但不能取代 MRI。

【影像学表现】

部位　颅骨骨髓瘤远较颌骨骨髓瘤多见。下颌骨骨髓瘤较上颌骨骨髓瘤多见。颌骨后部是骨髓瘤常见的侵犯部位。

形态和边缘　颅骨多发性骨髓瘤呈凿孔状（punched out），部分病变边缘清晰，但无反应性硬化骨缘（图 6-61）；部分病变则表现为边缘模糊。颌骨骨髓瘤病变可呈圆形或囊状，多发性病变区可形成相互融合区，类似多囊性病变。病变边缘多模糊不清。

内部结构　X 线上，绝大多数颌骨骨髓瘤呈典型的溶骨性低密度 X 线透射改变（图 6-61、6-62），内部多无结构显示。偶尔可见多发性病变之间有残留的高密度骨结构影存在。文献报道称约 1%的颌骨骨髓瘤可呈骨硬化表现。CT 上，颌骨骨髓瘤多呈软组织密度改变，可见呈脂肪密度表现的骨髓为此异常软组织密度影所取代（图 6-62）。MRI 上，可见病变信号取代颌骨骨髓的高信号区。病变一般表现为 T1WI上的低或中等信号和 T2WI 上的高信号。压脂 T2WI 上可清晰显示病变的高信号（图 6-62）。增强 CT 和MRI 上，骨髓瘤病灶可呈强化表现（图 6-62）。

邻近组织侵犯和反应　颌骨骨髓瘤可破坏病变区内牙体和牙周组织，导致牙根吸收和牙周硬骨板的消失。下颌神经管周围的硬化骨缘也可因病变的破坏吸收而消失。骨髓瘤常有颌骨骨皮质的破坏，但几乎没有明显的骨膜反应。颌骨骨髓瘤可伴

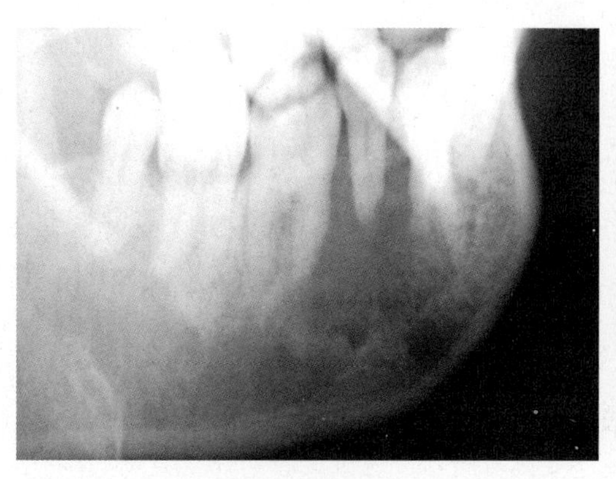

a

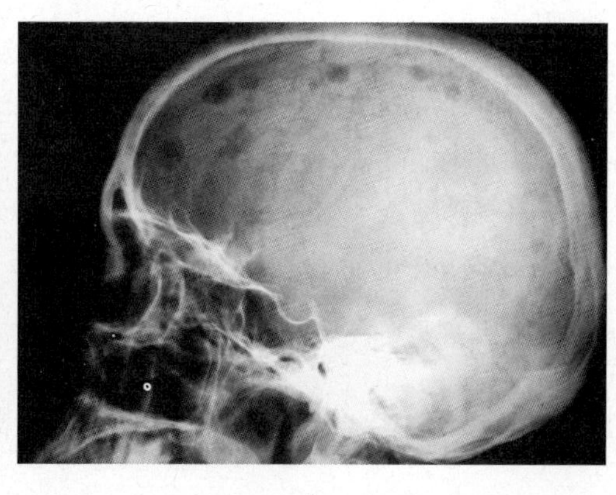

b

图 6-61　右下颌骨和颅骨骨髓瘤（myeloma in the right mandible and skull bones）

右下颌骨侧位 X 线片图 a 示右下颌骨体部有不规则形溶骨性骨质结构破坏区，边界不清。头颅侧位 X 线片图 b 示头颅诸骨有多发类圆形 X 线透射区，边缘清晰。但无骨皮质线形成。

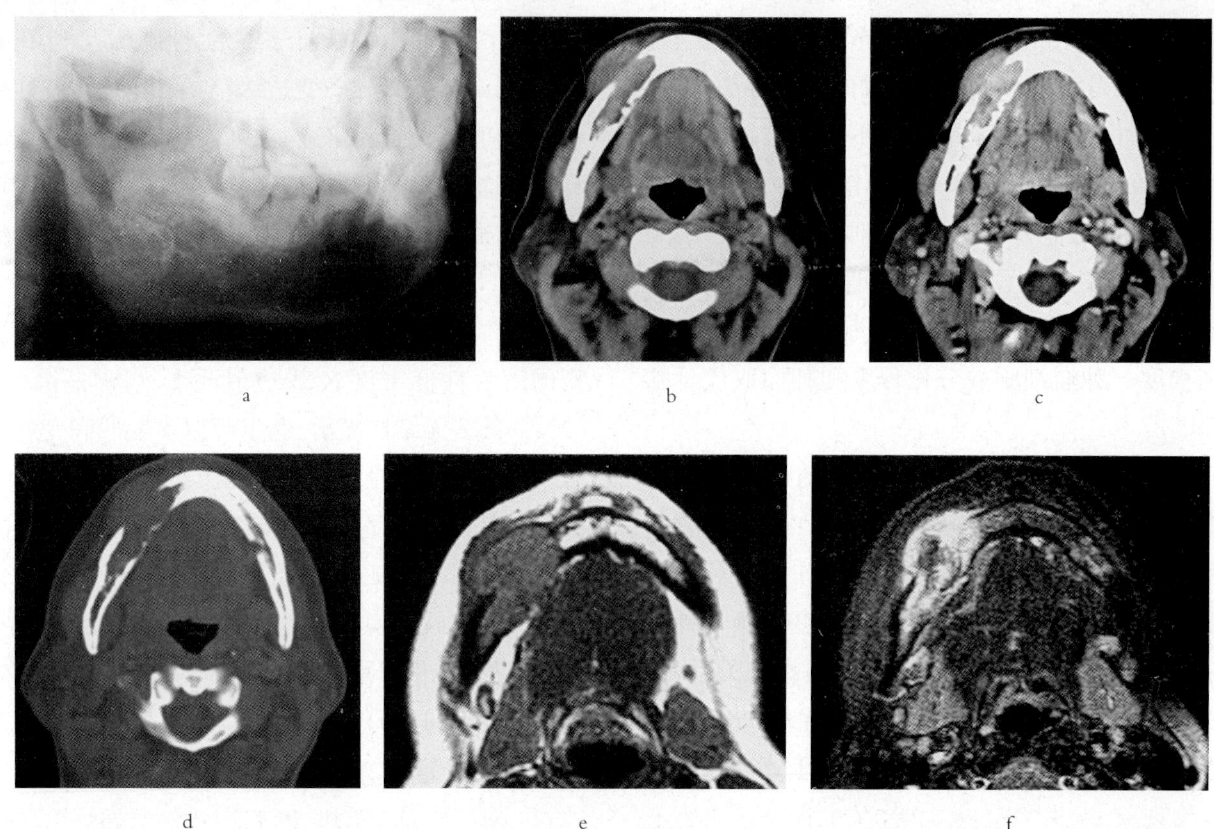

a b c d e f

图 6-62 右下颌骨骨髓瘤(myeloma in the right mandible)

右下颌骨侧位 X 线片图 a 示右下颌骨体部有不规则形 X 线透射区,边界不清。横断面平扫 CT 图 b 示右下颌骨体部骨质破坏,病变呈软组织密度表现,并突向颊侧软组织,形成肿块。横断面增强 CT 软组织窗图 c 和骨窗图 d 示病变强化明显,下颌骨颊舌侧骨皮质均有破坏吸收。MR 横断面 T1WI 图 e 示病变呈中等信号。横断面 T2WI 图 f 示病变呈不均匀高信号。边界不清。

有病理性骨折。少见的是个别病变可伴有蝶骨翼突骨折。^{99m}Tc-MDP全身骨扫描显示同位素浓聚可出现在病理性骨折区域。

影像鉴别诊断　应与多发性颌骨骨髓瘤鉴别的颌骨病变主要有颌骨转移性肿瘤、恶性淋巴瘤和朗格罕斯细胞组织细胞增多症。绝大部分颌骨转移性肿瘤都有原发肿瘤病因可寻,因此不难与恶性淋巴瘤和多发性颌骨骨髓瘤鉴别。有作者认为如颌骨骨髓瘤伴边缘模糊表现者则难与颌骨转移性肿瘤鉴别。Moulopoulos 等认为一旦在 MRI 上发现病变有骨外侵犯但受累骨外形轮廓仍保持者,应多考虑有淋巴瘤可能而少考虑骨转移和骨髓瘤。与多发性骨髓瘤一样,朗格罕斯细胞组织细胞增多症也可为多发性骨病变,但其发病年龄较小,一般罕见于50~70 岁的成年人。有时因甲状旁腺功能亢进引发的棕色瘤的 X 线表现也可与多发性骨髓瘤相似,除血液检查有明显不同外,影像鉴别诊断尚存一定困难。

参 考 文 献

1 Scutellari PN, Orzincolo C, Bagni B, et al. Bone disease in multiple myeloma. A study of 237 cases. Radiol Med (Torino), 1992, 83: 542-560.

2 Witt C, Borges AC, Klein K, et al. Radiographic manifestations of multiple myeloma in the mandible: a retrospective study of 77 patients. J Oral Maxillofac Surg, 1997, 55: 450-455.

3 Canger EM, Celenk P, Alkan A, et al. Mandibular involvement of solitary plasmocytoma: a case report. Med Oral Patol Oral Cir Bucal, 2007, 12: E7-9.

4 Lae ME, Vencio EF, Inwards CY, et al. Myeloma of the jaw bones: a

clinicopathologic study of 33 cases. Head Neck, 2003, 25：373－381.

5 Pisano JJ, Coupland R, Chen SY, et al. Plasmacytoma of the oral cavity and jaws：a clinicopathologic study of 13 cases. Oral Surg Oral Med Oral Pathol Oral Radiol Endod, 1997, 83：265－271.

6 Baykul T, Aydin U, O Carroll MK. Unusual combination of presenting features in multiple myeloma. Dentomaxillofac Radiol, 2004, 33：413－419.

7 Furutani M, Ohnishi M, Tanaka Y. Mandibular involvement in patients with multiple myeloma. J Oral Maxillofac Surg, 1994, 52：23－25.

8 Scutellari PN, Orzincolo C. Mandibular lesions in multiple myeloma] Radiol Med (Torino), 1992, 83：219－223.

9 Mustoe TA, Fried MP, Goodman ML, et al. Osteosclerotic plasmacytoma of maxillary bone (orbital floor). J Laryngol Otol, 1984, 98：929－938.

10 Narumi T, Kozawa E, Heshiki A, et al. CT and MRI findings of a solitary extramedullary plasmacytoma of the oropharynx：case report. Radiat Med, 2005, 23：574－577.

11 Epstein JB, Voss NJ, Stevenson-Moore P. Maxillofacial manifestations of multiple myeloma. An unusual case and review of the literature. Oral Surg Oral Med Oral Pathol, 1984, 57：267－271.

12 Moulopoulos LA, Dimopoulos MA, Vourtsi A, et al. Bone lesions with soft-tissue mass：magnetic resonance imaging diagnosis of lymphomatous involvement of the bone marrow versus multiple myeloma and bone metastases. Leuk Lymphoma, 1999, 34：179－184.

13 Zamagni E, Nanni C, Patriarca F, et al. A prospective comparison of 18F-fluorodeoxyglucose positron emission tomography-computed tomography, magnetic resonance imaging and whole-body planar radiographs in the assessment of bone disease in newly diagnosed multiple myeloma. Haematologica, 2007, 92：50－55.

颌骨非霍奇金淋巴瘤

骨恶性淋巴瘤是由恶性淋巴细胞构成的骨内肿瘤性病变。该肿瘤可以是原发性疾病，也可以是继发性疾病。网织细胞肉瘤(reticulum cell sarcoma)和淋巴肉瘤(lymphosarcoma)与恶性淋巴瘤同义。原发性骨恶性淋巴瘤基本为非霍奇金淋巴瘤(non-Hodgkin lymphoma, NHL)；继发性骨恶性淋巴瘤中既可以是 NHL，也可以是霍奇金病(Hodgkin disease, HD)。HD 作为一种广泛弥漫性病变可以累及骨并形成肿物，但具有原发性证据者罕见。骨恶性淋巴瘤少见，约占所有骨恶性肿瘤的 3%~5%。全身骨恶性淋巴瘤中，长骨淋巴瘤多于扁平骨。病变最多见于股骨、脊柱和骨盆，罕见于手足部诸小骨，见于颌骨者约占 9%。在头颈部结外型 NHL 中，颌骨恶性淋巴瘤亦为罕见病变。骨恶性淋巴瘤可发生于任何年龄，但成年人相对多见，男性多于女性。此外，也有报道显示在下颌骨恶性淋巴瘤患者中，女性多于男性。

大体病理上，颌骨恶性淋巴瘤的表现与头颈部软组织者相同(见第五章第七节)，可见颌骨骨皮质破坏。镜下见，累及骨的淋巴瘤主要以弥漫性方式生长。大部分骨恶性淋巴瘤是弥漫大细胞型，其特征为倾向于遗留正常髓质骨和骨髓脂肪细胞，而肿瘤细胞在这些结构之间浸润。骨小梁可表现正常，但也可有不规则增厚。92%的骨原发性 NHL 是大 B 细胞型，其特点为细胞学变异较大，胞核常较大、不规则、有裂隙。多由大小不等的细胞混合而成。

临床上，颌骨恶性淋巴瘤主要表现为患区硬性肿块伴疼痛。局部检查可见病变区有牙松动或牙脱落。部分患者可出现麻木等感觉异常。单纯的颌骨原发性恶性淋巴瘤可能少有全身症状；继发性颌骨恶性淋巴瘤则全身症状明显。后者多伴有其他部位的恶性淋巴瘤。其实只有累及骨骼系统的单发或多发性恶性淋巴瘤才可认为是真正意义上骨原发性淋巴瘤。近来有研究认为骨原发性 NHL 的 5 年生存率可达 61%，而 46%患者的病情在 5 年中无发展。根据 Ann Arbor 分类(见第五章第七节)，Ⅰ期和Ⅱ期患者的存活时间无明显差异，Ⅳ期者预后较差。

X 线检查虽然仍是诊断下颌骨 NHL 的主要影像学方法之一，但作用有限。CT、MRI 和核素成像检查的意义和作用主要体现在：① 区别骨 NHL 和其他骨恶性肿瘤；② 区别骨原发性 NHL 和骨继发性 NHL。

【影像学表现】

部位　有研究资料显示上颌骨和上颌窦 NHL 明显多于下颌骨 NHL。下颌骨 NHL 主要发生于下颌骨体的后部。少数下颌骨 NHL 还可位于扩张的下颌神经管内。上颌骨 NHL 有时不能与上颌窦 NHL相区别。

形态和边缘 颌骨 NHL 常呈不规则形或类圆形肿块(上颌窦 NHL)表现。病变边界多模糊不清呈侵袭性改变。颌骨边缘亦少见骨膜反应线。

内部结构 Krishnan 等在总结骨原发性淋巴瘤的 X 线表现特点时认为其有 3 种异常表现形式:① 溶骨性骨破坏,最多见,约占 70%;② 结晶性硬化,较少见;③ X 线表现近乎于正常。同样,骨原发性淋巴瘤的 MRI 表现特点亦有 3 种:① 正常骨髓为病变取代;② 周围软组织侵犯;③ 骨皮质破坏。

颌骨 NHL 的 X 线表现也以低密度溶骨破坏表现为主(图 6-63)。虽然已有关于颌骨 Burkitt 淋巴瘤内出现钙化的报道,但此表现实属罕见。平扫 CT 上,颌骨 NHL 多为软组织密度表现(图 6-

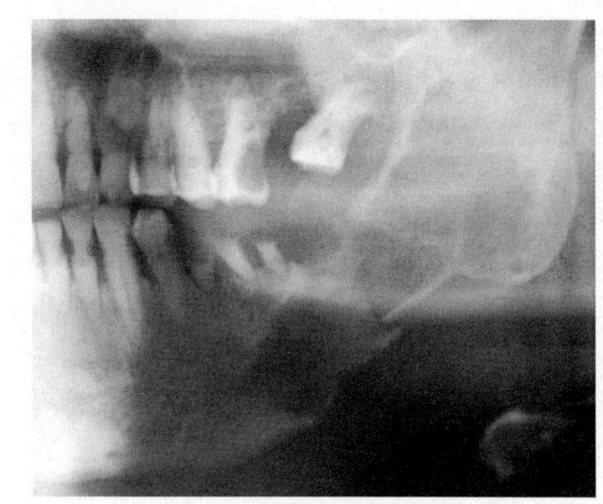

图 6-63 左下颌骨非霍奇金淋巴瘤(non-Hodgkin lymphoma in the left mandible)

X 线曲面断层片示左下颌骨体部和升支部有多囊状不规则形骨质结构破坏区,以 X 线透射改变为主,边界不清。于左下颌骨体部可见病理性骨折线。

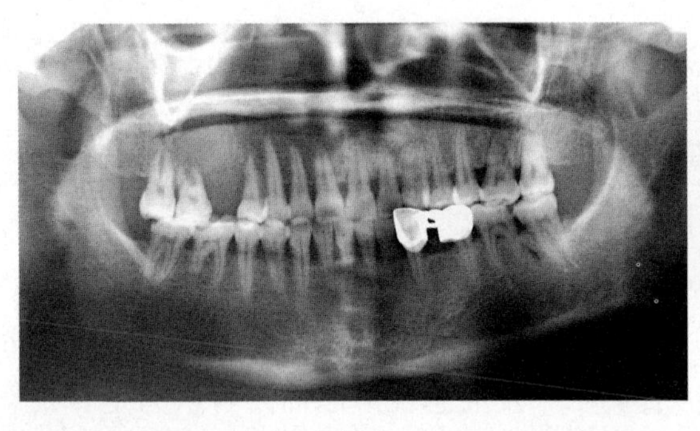

a

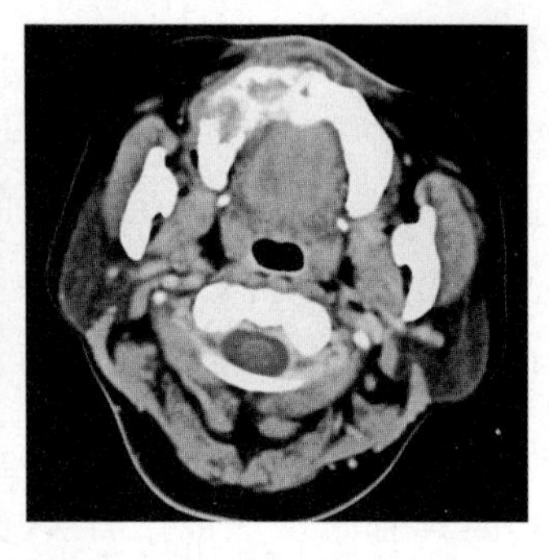

b

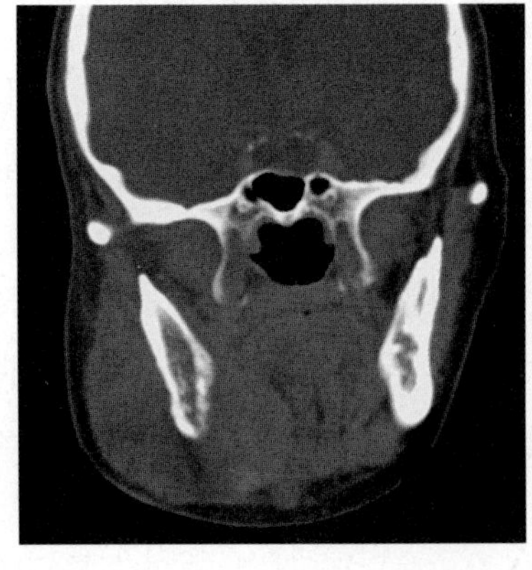

c

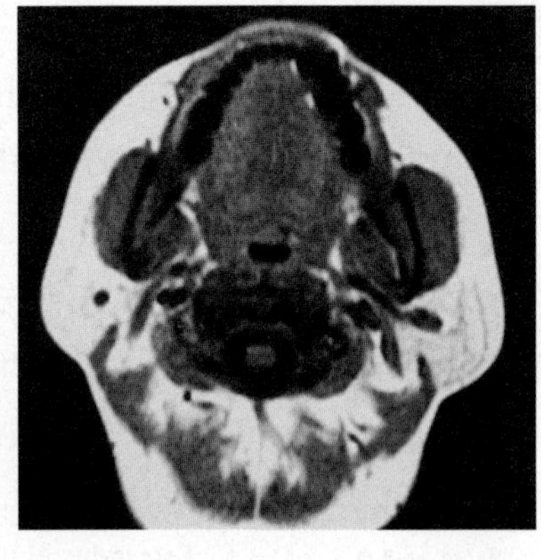

d

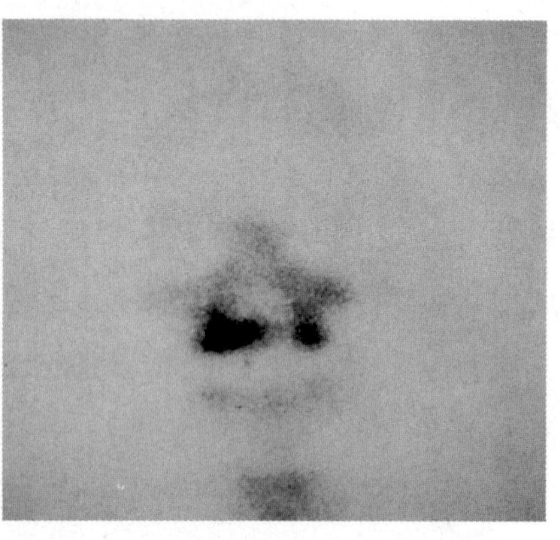

e

图 6-64 上、下颌骨非霍奇金淋巴瘤(non-Hodgkin lymphoma in the jaws)

X 线曲面断层片图 a 示右上颌骨和双侧下颌骨体部均有不规则形溶骨状破坏区,边界不清。横断面 CT 软组织窗图 b 和冠状面 CT 骨窗图 c 示:右上颌骨病变呈软组织密度改变;右下颌骨破坏吸收明显,周围有软组织肿块形成。MR 横断面 T1WI 图 d 示双侧下颌骨病变呈中等信号表现,已取代正常骨髓信号(高信号)。^{99m}Tc-MDP 骨扫描图 e 示:两侧上颌骨有异常放射性浓集区。

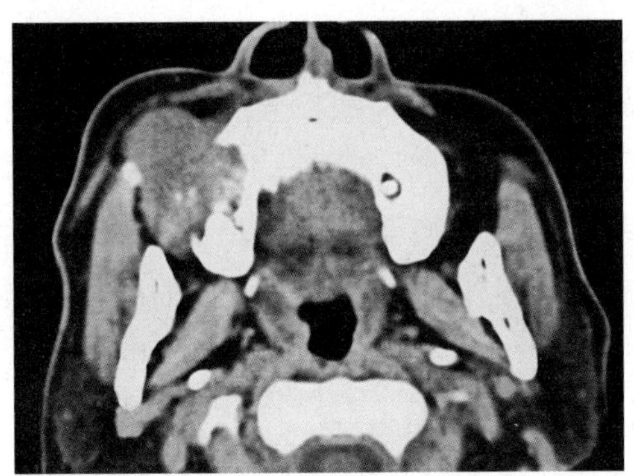

图 6-65　右上颌骨非霍奇金淋巴瘤（non-Hodgkin lymphoma in the right maxilla）

横断面平扫 CT 示右上颌骨骨质结构破坏，周围有软组织肿块形成，部分边界不清。

64），偶有钙化（图 6-65）；增强 CT 上，病变实体可呈强化表现。在 T1WI 上，颌骨 NHL 多呈低或中等信号；在 T2WI 上，病变为不均匀信号改变且变化多样：既可呈低信号，也可呈中等信号或高信号。Gd-DTPA 增强 MRI 上，病变多有强化表现。^{99m}TC-MDP 骨扫描和 ^{18}F-FDG-PET 检查可见颌骨 NHL 多有异常浓聚表现（图 6-64）。

邻近结构侵犯和反应　颌骨 NHL 病变周围几乎无反应性新骨形成，亦无骨膜反应线可见。病变可破坏吸收颌骨骨皮质和下颌神经管。未成年人颌骨内的牙囊和牙乳头可被破坏。位于颌骨 NHL 内或周围的牙齿可被推移位。颌骨 NHL 有沿牙周韧带生长的倾向。如颌骨 NHL 突破颌骨骨皮质，则在 CT 和 MRI 上可见病变侵犯其周围的肌肉组织和软组织间隙。

影像鉴别诊断　颌骨 NHL 的影像表现具有一般恶性肿瘤的特点，可与骨多发性骨髓瘤、颌骨转移性肿瘤和朗格罕斯细胞组织细胞增多症相似，因为三者均可表现为多中心性病变。与多发性骨髓瘤和颌骨转移性肿瘤不同的是：颌骨 NHL 常伴有颌面颈部软组织 NHL 病变。与朗格罕斯细胞组织细胞增多症不同的是：颌骨 NHL 生长较快，短时间内病变可有明显进展，且多见于成年人。单发性颌骨 NHL 通常较难在影像学上与其他单发的溶骨性颌骨恶性肿瘤鉴别。

参 考 文 献

1　Barbieri E, Cammelli S, Mauro F, et al. Primary non-Hodgkin's lymphoma of the bone: treatment and analysis of prognostic factors for Stage I and Stage Ⅱ. Int J Radiat Oncol Biol Phys, 2004, 59: 760-764.

2　Krishnan A, Shirkhoda A, Tehranzadeh J, et al. Primary bone lymphoma: radiographic-MR imaging correlation. Radiographics, 2003, 23: 1371-1387.

3　Mulligan ME, McRae GA, Murphey MD. Imaging features of primary lymphoma of bone. AJR Am J Roentgenol, 1999, 173: 1691-1697.

4　Wen BC, Zahra MK, Hussey DH, et al. Primary malignant lymphoma of the mandible. J Surg Oncol, 1988, 39: 39-42.

5　Pileri SA, Montanari M, Falini B, et al. Malignant lymphoma involving the mandible. Clinical, morphologic, and immunohistochemical study of 17 cases. Am J Surg Pathol, 1990, 14: 652-659.

6　Heyning FH, Hogendoorn PC, Kramer MH, et al. Primary non-Hodgkin's lymphoma of bone: a clinicopathological investigation of 60 cases. Leukemia, 1999, 13: 2094-2098.

7　Maxymiw WG, Goldstein M, Wood RE. Extranodal non-Hodgkin's lymphoma of the maxillofacial region: analysis of 88 consecutive cases. SADJ, 2001, 56: 524-527.

8　White SC, Pharoah MJ. Oral radiology: principles and interpretation. 5th ed. St. Louis: Mosby, 2004: 477-478.

9　Yamada T, Kitagawa Y, Ogasawara T, et al. Enlargement of mandibular canal without hypesthesia caused by extranodal non-Hodgkin's lymphoma: a case report. Oral Surg Oral Med Oral Pathol Oral Radiol Endod, 2000, 89: 388-392.

10　Bertolotto M, Cecchini G, Martinoli C, et al. Primary lymphoma of the mandible with diffuse widening of the mandibular canal: report of a case. Eur Radiol, 1996, 6: 637-639.

11　Nassenstein K, Wieland R, Schweiger B. Calcifications in untreated Burkitt's lymphoma of the upper jaw. Onkologie, 2005, 28: 201-203.

12　Melamed JW, Martinez S, Hoffman CJ. Imaging of primary multifocal osseous lymphoma. Skeletal Radiol, 1997, 26: 35-41.

13　White LM, Schweitzer ME, Khalili K, et al. MR imaging of primary lymphoma of bone: variability of T2-weighted signal intensity. AJR Am J Roentgenol, 1998, 170: 1243-1247.

14　Amano Y, Wakabayashi H, Kumazaki T. MR signal changes in bone marrow of mandible in hematologic disorders. J Comput Assist Tomogr, 1995, 19: 552-554.

15　Alinari L, Castellucci P, Elstrom R, et al. 18F-FDG PET in mucosa-associated lymphoid tissue (MALT) lymphoma. Leuk Lymphoma, 2006, 47: 2096-2101.

颌骨平滑肌肉瘤

骨平滑肌肉瘤(leiomyosarcoma of bone)是极为罕见的梭形细胞肉瘤,免疫组织化学和电镜分析提示其源于平滑肌的分化。骨平滑肌肉瘤几乎可发生于任何年龄阶段(1~88 岁不等)。颌骨平滑肌肉瘤的平均发病年龄为 44 岁左右。男性略多见。全身骨骼系统中,骨平滑肌肉瘤多发生于股骨远端干骺部和胫骨近端干骺部(膝关节周围),颅颌面骨为其第二好发部位。文献上关于颌骨平滑肌肉瘤的描述多为个案报道。

大体病理上,骨平滑肌肉瘤呈灰色至褐色,质地韧或为奶油样包块。病变内常见坏死和囊变。肿瘤体积多较大,常有颌骨骨皮质的穿透性破坏。镜下见,颌骨平滑肌肉瘤与其他部位者相同,主要由多形性梭形细胞组成,核分裂相呈束状排列。免疫组化染色 SMA 和 Desmin 阳性证明其为平滑肌分化。电镜下可见肿瘤胞浆中有肌动蛋白纤维。

临床上,颌骨平滑肌肉瘤患者多表现为疼痛或无痛性面部硬性肿块。部分患者可出现感觉异常(麻木)和张口受限。病理性骨折者可见。对颌骨平滑肌肉瘤的治疗多以手术切除为主。骨平滑肌肉瘤的预后较差,约 50%的患者于 5 年内出现肺转移。

X 线、CT 和 MRI 均可作为评价颌骨平滑肌肉瘤的影像学方法。X 线检查能清晰显示病变与牙体牙周、下颌神经管的关系,但不能完整显示其对软组织的侵犯和病变范围。CT 和 MRI 除能完整显示病变范围外,尚可清晰显示肿瘤的骨外软组织侵犯状况。

【影像学表现】

部位　下颌骨平滑肌肉瘤可发生于下颌体和下颌支。有时,起源于上颌骨的平滑肌肉瘤很难与上颌窦平滑肌肉瘤区别,两者易混淆。

形态和边缘　颌骨平滑肌肉瘤多呈不规则肿块形态,病变边界模糊不清。

内部结构　X 线上,颌骨平滑肌肉瘤呈低密度溶骨破坏表现(图 6-66)。病变内多无分隔或钙化显示。平扫 CT 上,病变为软组织密度表现,低于或等于周围肌肉组织;增强 CT 上,病变呈强化表现(图 6-66)。MRI 上,骨平滑肌肉瘤呈 T1WI 上的低或中等信号和 T2WI 上的高信号。增强 MRI 上,病变多呈明显不均匀强化表现。此外,有报道显示在核素扫描上,骨平滑肌肉瘤病变多有浓聚表现。

邻近结构侵犯和反应　颌骨平滑肌肉瘤多伴有颌骨骨皮质的破坏吸收。病变周围无骨反应性增生,亦少有骨膜反应。因颌骨牙槽骨的破坏吸

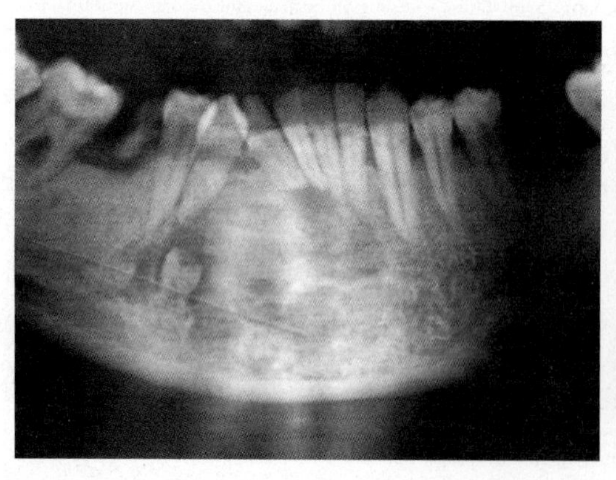
a

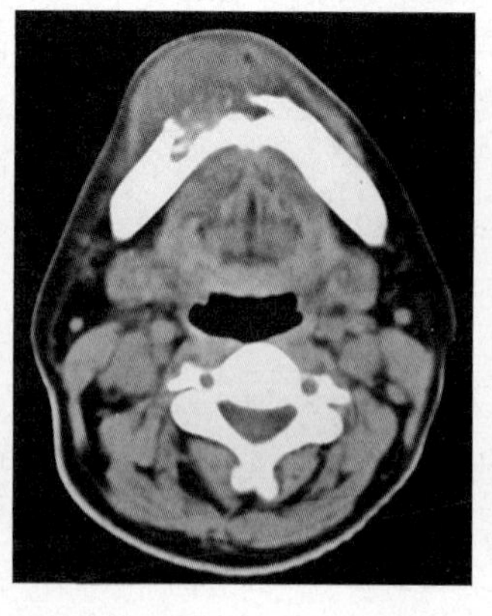
b

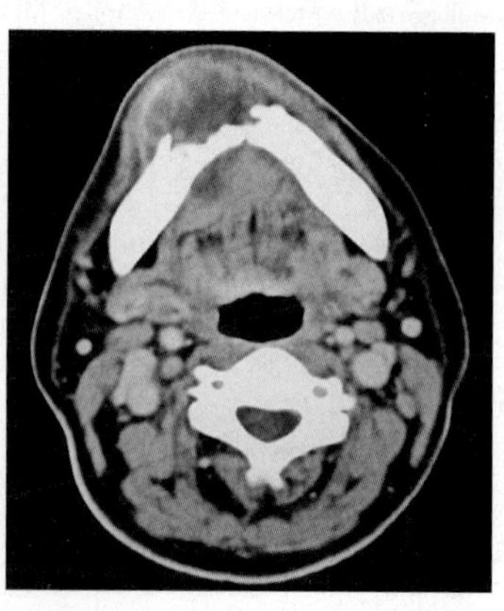
c

图 6-66　右下颌骨平滑肌肉瘤(leiomyosarcoma in the right mandible)

X 线曲面断层片图 a 示下颌骨体部有不规则形骨质结构破坏区,呈 X 线透射改变,边界不清。横断面平扫 CT 图 b 示下颌骨体部破坏明显,唇侧骨皮质吸收,周围有软组织肿块形成,边界不清。横断面增强 CT 图 c 示病变呈不均匀强化表现。

收，X 线上可见“牙浮立”征象显示。下颌神经管影或被破坏吸收，或被推向下移位。肿瘤可经破坏吸收的骨皮质侵犯颌骨周围肌肉组织和软组织间隙。

影像鉴别诊断　颌骨平滑肌肉瘤具有一般骨恶性肿瘤特点，但无特殊影像表现征象。据此，可在颌骨平滑肌肉瘤与颌骨良性病变之间作出鉴别，但不能将其与其他颌骨恶性肿瘤区别。

参 考 文 献

1 Carter LC, Aguirre A, Boyd B, et al. Primary leiomyosarcoma of the mandible: report of a case and review of the literature. Oral Surg Oral Med Oral Pathol Oral Radiol Endod, 1999, 87: 477-484.

2 Antonescu CR, Erlandson RA, Huvos AG. Primary leiomyosarcoma of bone: a clinicopathologic, immunohistochemical, and ultrastructural study of 33 patients and a literature review. Am J Surg Pathol, 1997, 21: 1281-1294.

3 Pinheiro Jde J, Alves Sde M Jr, Okuda E, et al. Primary leiomyosarcoma of the mandible. A case report. Med Oral Patol Oral Cir Bucal, 2007, 12: E56-59.

4 Picard A, Michalak S, Bonin B, et al. Osseous leiomyosarcoma of the mandible. Case report and review of the literature. Rev Stomatol Chir Maxillofac, 2000, 101: 142-146.

5 Tanaka H, Westesson PL, Wilbur DC. Leiomyosarcoma of the maxillary sinus: CT and MRI findings. Br J Radiol, 1998, 71: 221-224.

6 Berlin O, Angervall L, Kindblom LG, et al. Primary leiomyosarcoma of bone. A clinical, radiographic, pathologic-anatomic, and prognostic study of 16 cases. Skeletal Radiol, 1987, 16: 364-376.

7 Shen SH, Steinbach LS, Wang SF, et al. Primary leiomyosarcoma of bone. Skeletal Radiol, 2001, 30: 600-603.

8 Sundaram M, Akduman I, White LM, et al. Primary leiomyosarcoma of bone. AJR Am J Roentgenol, 1999, 172: 771-776.

颌骨神经鞘瘤

骨神经鞘瘤（neurilemmoma of bone）是一种发生于骨内神经鞘膜之雪旺（Schwann）细胞的良性肿瘤。神经鞘瘤主要发生于软组织，骨内神经源性肿瘤则极为罕见，约占所有骨肿瘤的 0.2%~1%。根据 WHO 肿瘤分类的意见，骨内所有良性神经性肿瘤几乎均为神经鞘瘤。尽管在一些神经纤维瘤病患者的影像学检查资料中可见有骨骼系统的异常表现，但迄今为止尚未发现令人信服且分辨明确的骨内神经纤维瘤实例。由于骨内含有三叉神经的分支——下颌神经之下牙槽神经，现已公认骨神经鞘瘤中，下颌骨神经鞘瘤最为多见。全身其他骨骼中，骶骨和椎体的神经鞘瘤的发生率仅次于下颌骨。颌骨神经鞘瘤可见于任何年龄，但多见于 45 岁以下患者（20~30 岁），女性略多见，或无明显性别差异。

大体病理上，颌骨神经鞘瘤境界清晰，有纤维包膜。肿瘤剖面呈棕黄色至白色，可见灶性黄色或褐色区域。镜下见，神经鞘瘤由梭形细胞组成，常呈栅栏状排列。Antoni A 区和 Antoni B 区可交错排列。

临床上，颌骨神经鞘瘤多表现为无痛性面部肿块。部分患者有疼痛或麻木肿胀感。对颌骨神经鞘瘤的治疗以手术切除为主。术后多预后良好。虽然有颌骨恶性神经鞘瘤的病例报道，但尚未见有关颌骨良性神经鞘瘤发生恶性变的报道。

X 线是检查下颌骨神经鞘瘤的主要影像学方法。CT 和 MRI 对明确病变性质具有辅助诊断意义。

【影像学表现】

部位　骨神经鞘瘤主要发生于下颌骨，上颌骨神经鞘瘤仅占颌骨神经鞘瘤的 10%。病变多位于颌骨颏孔后方扩张的下颌神经管内。

形态和边缘　位于下颌神经管内的神经鞘瘤常呈纺锭状；上颌骨神经鞘瘤多呈类圆形。病变边界清晰，常有骨皮质硬化线围绕。X 线上，颌骨神经鞘瘤的形态与颌骨囊肿相似。

内部结构　X 线上，颌骨神经鞘瘤多呈单囊低密度 X 线透射表现，密度均匀（图 6-67、6-68），但较早的文献报道显示病变内可有点状钙化存在。少数颌骨神经鞘瘤可呈多囊改变。CT 上，病变呈均匀或不均匀软组织密度表现（图 6-68）。MRI 上，颌骨神经鞘瘤多呈 T1WI 上的低或中等信号和 T2WI 上的不均匀高信号。

邻近结构侵犯和反应　颌骨神经鞘瘤可吸收位于病变内的牙根组织(图 6-67、6-68)。多数颌骨神经鞘瘤可使颌骨骨皮质膨大，但外形保持完整；少数病变可有颌骨骨皮质的破坏吸收，并可累及颌骨周围的肌肉组织和软组织间隙。下颌骨神经鞘瘤可使下颌神经管、下颌颏孔和下颌孔增宽或扩张。

影像鉴别诊断　X 线上，下颌骨神经鞘瘤的影像表现多与颌骨血管瘤、动静脉畸形和囊肿相似，易造成误诊。有文献报道称部分颌骨神经鞘瘤的影像表现还可与根尖周病变相似。虽然动静脉畸形、血管瘤和神经鞘瘤都可位于下颌神经管内，但其间形态各异。下颌骨血管瘤和动静脉畸形引起的神经管扩张较均匀一致，常呈匍匐状；神经鞘瘤所引起的下颌神经管扩张多为局限性，常呈纺锭状或类圆形。CT 和 MRI 上，颌骨囊肿多呈均匀密度或信号表现，而颌骨神经鞘瘤的密度和信号多为不均匀性表现。至于根尖周病变是神经鞘瘤抑或感染性病变，则多可通过临床冷热实验检查予以区别。

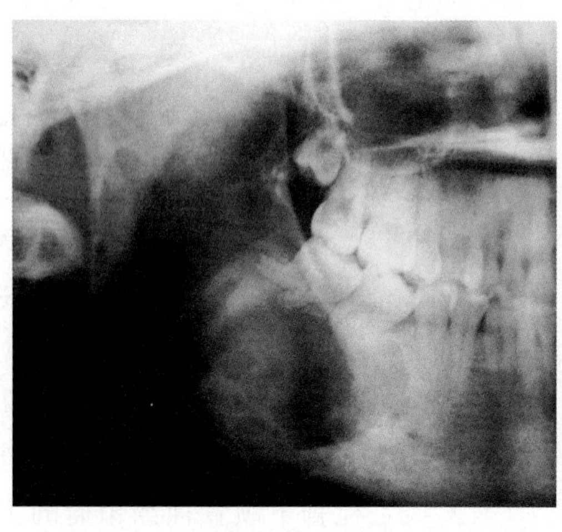

a

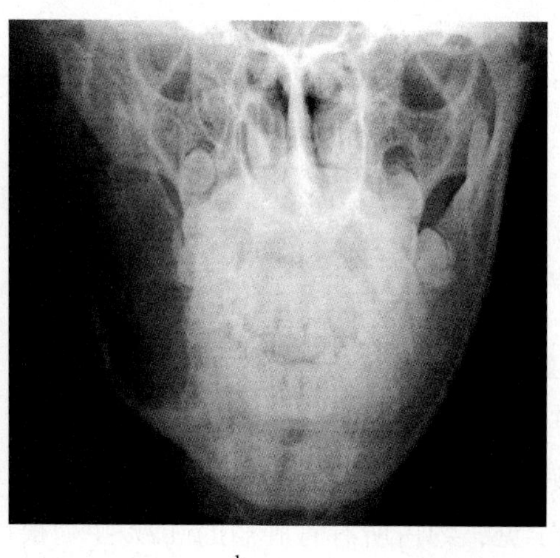

b

图 6-67　右下颌骨神经鞘瘤(neurilemmoma in the right mandible)

X 线曲面断层片图 a 和下颌骨正位图 b X 线片示右下颌骨体和升支部有单囊状 X 线透射区，其内密度欠均匀，边界清晰。右下颌骨体略向下外膨胀。

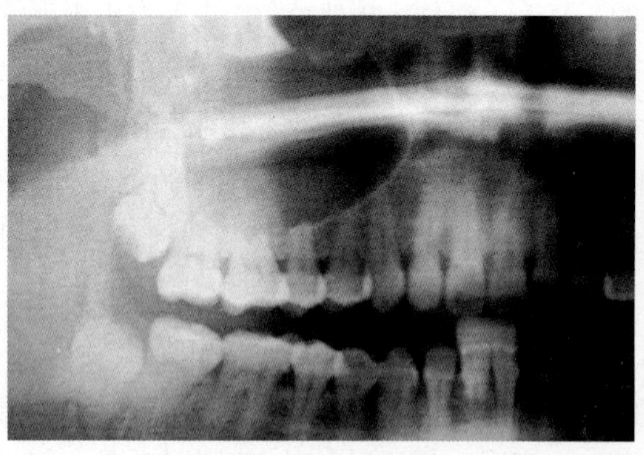

a

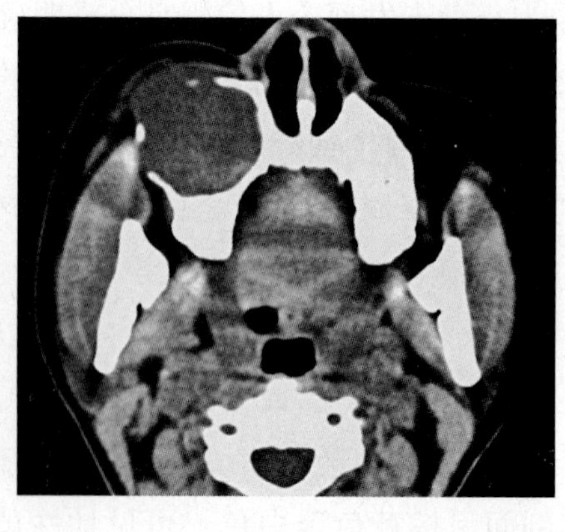

b

图 6-68　右上颌骨神经鞘瘤(neurilemmoma in the right maxilla)

X 线曲面断层片图 a 示右侧上颌骨内有单囊状 X 线透射区，边缘光滑，有骨皮质线围绕。横断面平扫 CT 图 b 示右上颌骨病变呈软组织密度表现(CT 值：27HU)，边界清晰。右上颌骨前缘骨壁有破坏吸收。

参考文献

1 White SC, Pharoah MJ. Oral radiology: principles and interpretation. 5th ed. St. Louis: Mosby, 2004: 439-440.

2 Belli E, Becelli R, Matteini C, et al. Schwannoma of the mandible. J Craniofac Surg, 1997, 8: 413-416.

3 Ellis GL, Abrams AM, Melrose RJ. Intraosseous benign neural sheath neoplasms of the jaws. Report of seven new cases and review of the literature. Oral Surg Oral Med Oral Pathol, 1977, 44: 731-743.

4 Shirasuna K, Fukuda Y, Kitamura R, et al. Malignant schwannoma of the mandible. Int J Oral Maxillofac Surg, 1986, 15: 772-776.

5 Martins MD, Taghloubi SA, Bussadori SK, et al. Intraosseous schwannoma mimicking a periapical lesion on the adjacent tooth: case report. Int Endod J, 2007, 40: 72-78.

6 Baranovic M, Macan D, Begovic EA, et al. Schwannoma with secondary erosion of mandible: case report with a review of the literature. Dentomaxillofac Radiol, 2006, 35: 456-460.

7 Rengaswamy V. Central neurilemmoma of the jaws. Review of literature and case report. Int J Oral Surg, 1978, 7: 300-304.

8 Rubin MM, Koll TJ. Central neurilemoma (schwannoma) of the mandible. N Y State Dent J, 1993, 59: 43-45.

（余　强　朱　凌）

第五节　颌面骨杂类肿瘤和瘤样病变

2002年WHO骨肿瘤分类中的杂类肿瘤(miscellaneous tumours)和杂类病变(miscellaneous lesions)包括：釉质瘤(adamantinoma)、转移性恶性肿瘤(metastatic malignancy)、动脉瘤样骨囊肿、单纯性骨囊肿、纤维结构不良、骨性纤维结构不良(osteofibrous dysplasia)、朗格罕斯细胞组织细胞增多症(Langerhans cell histiocytosis)、Erdheim-Chester病(Erdheim-Chester disease)和胸壁错构瘤(chest wall hamartoma)。其中部分病变(动脉瘤样骨囊肿、单纯性骨囊肿和纤维结构不良)已在本书的第二章第四节中有所叙述。本节叙述的颌面骨杂类肿瘤和瘤样病变为：颌骨朗格罕斯细胞组织细胞增多症、颌骨涎腺癌(salivary carcinomas of jaws)与颌骨转移性肿瘤(metastatic tumors of jaws)。

影像学检查上，通常多以X线检查为首选，但X线检查在显示上述病变的范围和病变在全身骨骼的分布上作用有限，故还应充分认识到CT、MRI和核素检查的意义。

朗格罕斯细胞组织细胞增多症

朗格罕斯细胞组织细胞增多症(Langerhans cell histiocytosis, LCH)是朗格罕斯细胞的肿瘤性增生。由于其本质为一种克隆性增生，故应视之为肿瘤性病变。LCH的别名有组织细胞增多症X(histiocytosis X)、朗格罕斯细胞肉芽肿病(Langerhans cell granulomatosis)和骨孤立性嗜酸性细胞肉芽肿(solitary eosinophilic granuloma of bone)。临床类型有韩-薛-柯病(Hand-Schuller-Christian disease)和勒-雪病(Letterer-Siwe disease)。LCH的病因不明，可能和新生儿感染有关，但无证据显示与病毒有关。LCH属罕见病变。在所有骨病变中，其所占比例不足1%。发病率约为5/100万。LCH的发病年龄范围广泛，为1个月~80岁。大约80%~85%的患者在30岁之前发病；60%的患者小于10岁；勒-雪病多出现在婴儿。男性患者多于女性，约2∶1。LCH有单灶性(monostotic)、多灶性(polystotic)和弥漫性(disseminated)之分。

大体病理上，LCH病变呈红色，质地柔软。如伴出血和坏死，LCH的颜色可因脂肪和嗜酸性粒细胞的存在而变黄。镜下见，骨LCH病灶中有呈巢状或簇状分布的朗格罕斯细胞。诊断骨LCH的关键在于找到朗格罕斯细胞。朗格罕斯细胞有特异性细胞核表现，核皱缩或有沟，类似于咖啡豆。

临床上，LCH 最常见的症状是病变区疼痛和肿胀。累及颌骨的 LCH 可出现牙齿松动或脱落；累及颞骨的 LCH 可出现类似中耳炎或乳突炎的症状。LCH 一般不会引发颌面部功能障碍。韩-薛-柯病（单系统多灶性 LCH）累及颅骨并伴有垂体侵犯者，可出现突眼和尿崩等症状。勒-雪病（多系统多灶性 LCH）可累及骨髓、皮肤、肝、脾、淋巴结等多个器官，并出现发热、全血细胞减少和肝脾肿大等症状。单骨性或局限多骨性 LCH 预后良好，罕见有死亡。致死性 LCH 很少见，大多见于勒-雪病患者（确诊时常小于 3 岁）。LCH 的临床转归可能与受累器官的数目有关。单灶性 LCH 的总体生存率为 95%；两器官受累者为 75%。如受累器官进一步增多，则其总体生存率可进一步下降。约 10%的 LCH 可由单灶性病变演变为多灶性病变。手术和放疗均可作为 LCH 的治疗方法。

X 线、CT 和 MRI 均可作为颅颌面骨 LCH 的常规影像学检查方法。X 线检查尤其适宜于下颌骨 LCH 的检查；并可作为其他颅颌面骨 LCH 的初选检查方法。比较而言，CT 和 MRI 能较 X 线检查更清晰地显示上颌骨和其他颅颌面骨 LCH 病灶的范围和内部结构。准确选择影像学检查方法应根据 LCH 病变所在位置而定。运用同位素骨扫描评价颅颌面骨 LCH 的研究也已见诸报道。该检查对评价病变的活动性和检测治疗效果具有一定的临床意义。

【影像学表现】

部位　LCH 好发于颅骨和颌骨，但累及颞骨者罕见。颌骨 LCH 中，下颌骨较上颌骨多见，约为 3∶1。下颌骨 LCH 多发生于下颌后部。

形态和边缘　颌骨 LCH 多表现为不规则形肿块，病变边缘或模糊或清晰，部分可见硬化改变。71.4%的青少年下颌骨 LCH 可伴有连续的或

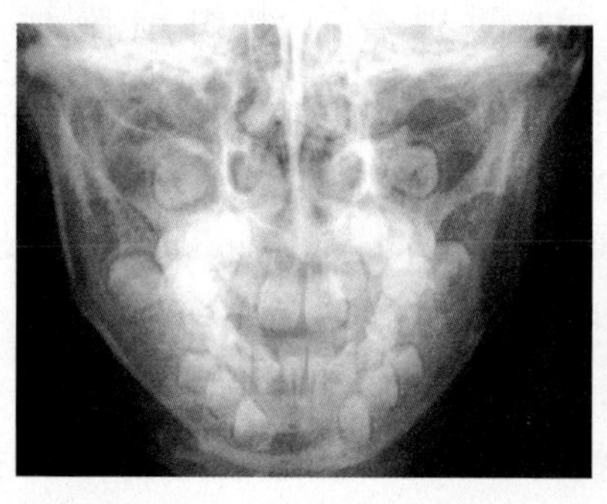

a

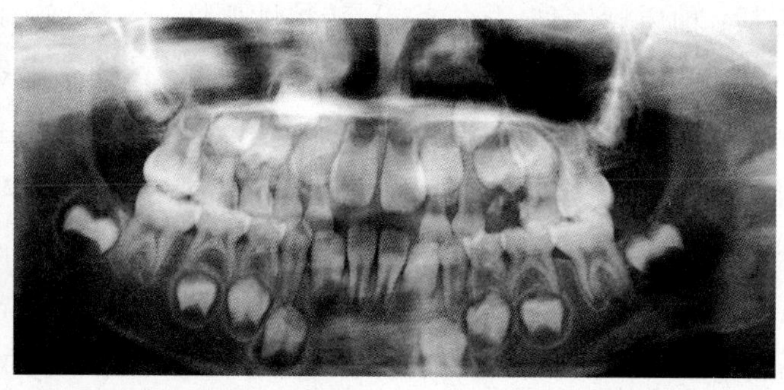

b

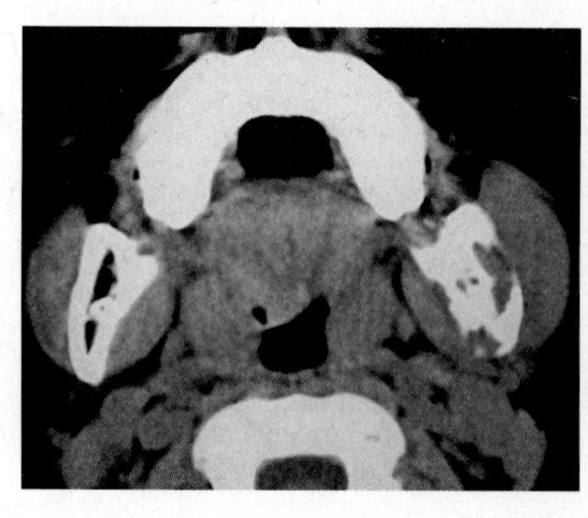

c

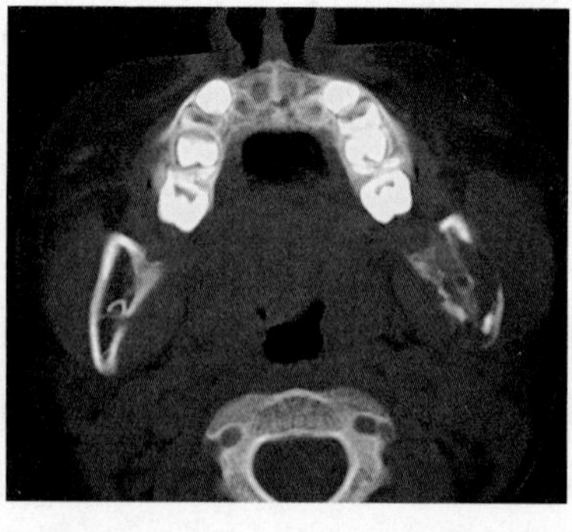

d

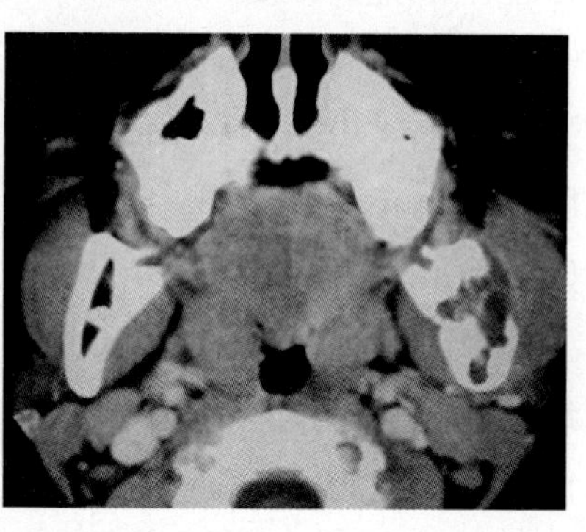

e

图 6-69　左下颌骨骨嗜酸性肉芽肿（eosinophilic granuloma of bone in the left mandible）

下颌骨正位图 a 和 X 线曲面断层片图 b 示左下颌升支部有不规则形 X 线透射区，边界不清。左下第二磨牙牙囊破坏。横断面平扫 CT 软组织窗图 c 和骨窗图 d 示左下颌骨升支骨质破坏，可见骨膜反应。病变实质为软组织密度表现，边界不清。左侧咬肌略肿大。横断面增强 CT 图 e 示病变区软组织实质呈部分均匀强化表现。

不连续的层状骨膜反应（图 6-69、6-70）。颅骨 LCH 多呈边界清晰的类圆形改变，边缘可有硬化（图 6-71）。

内部结构　X 线上，颅颌面骨 LCH 病灶几乎均呈低密度 X 线透射改变，病变为溶骨状破坏，且有单囊（图 6-69、6-70、6-72）和多囊（图 6-73）之分。病变内部偶尔可见未被完全吸收的残留骨影。部分成人下颌骨 LCH 病变可伴有病理性骨折。CT 上，LCH 多表现为软组织肿块，病变可在增强 CT 上表现为强化（图 6-69、6-74）。MRI 上，LCH 病变多表现为 T1WI 上的低或中等信号和 T2WI 上的高信号（图 6-74）。增强MRI 上，病变多有明显强化表现。同位素骨扫描上，可见病灶区多有示踪剂浓聚表现（图 6-72）。

邻近结构侵犯和反应　颌骨 LCH 病变可引发诸多牙改变，如牙囊破坏（青少年患者）和“牙浮立”（floating teeth）（图 6-72、6-73）。“牙浮立”征象曾被认为是颌骨 LCH 的特征性表现之一，其成因与支持牙的牙槽骨被病变完全吸收有关。CT 和 MRI 上可见颌骨 LCH 多有骨外软组织侵犯。病变可累及颌骨周围的咬肌和软组织间隙（图 6-69、6-72）。颞骨 LCH 可向上破坏大脑颞叶脑膜和脑实质；向下累及颞下颌关节（图 6-74）。

影像鉴别诊断　颌骨 LCH 的影像表现可与部

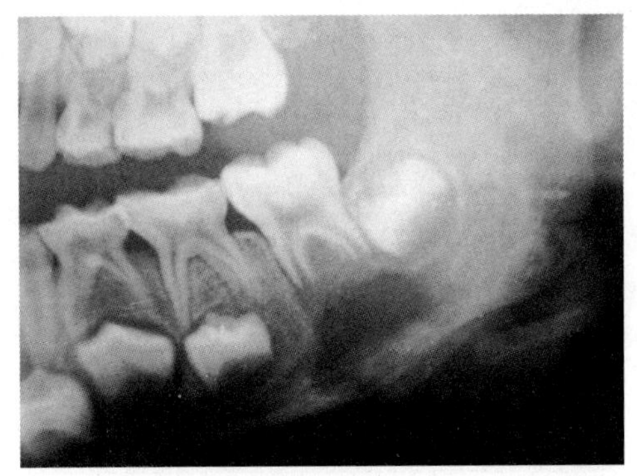

图 6-70　左下颌骨骨嗜酸性肉芽肿（eosinophilic granuloma of bone in the left mandible）

X 线曲面体层片示左下颌体有不规则形骨质结构破坏区，呈 X 线透射改变，边缘不清。病变破坏下颌骨下缘，有层状骨膜反应显示。

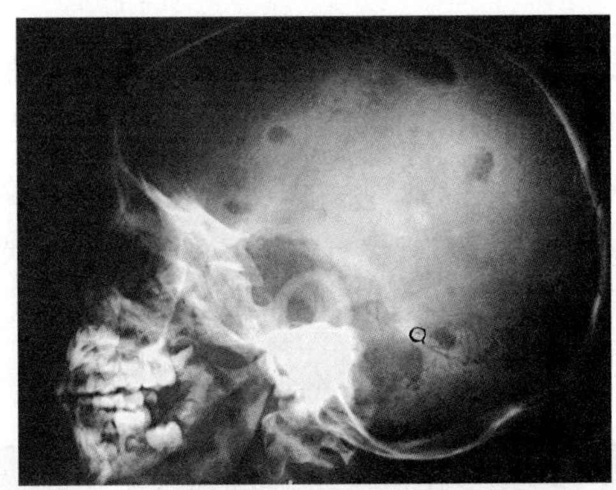

图 6-71　下颌骨和颅骨 Hand-Schuller-Christian 病（Hand-Schuller-Christian disease in the mandible and skull bones）

头颅侧位 X 线片示头颅诸骨呈多发性骨质结构破坏改变，表现为大小不一的 X 线透射区，边缘欠光滑。两侧下颌骨内亦有不规则形 X 线透射区显示，范围广，界限不清。

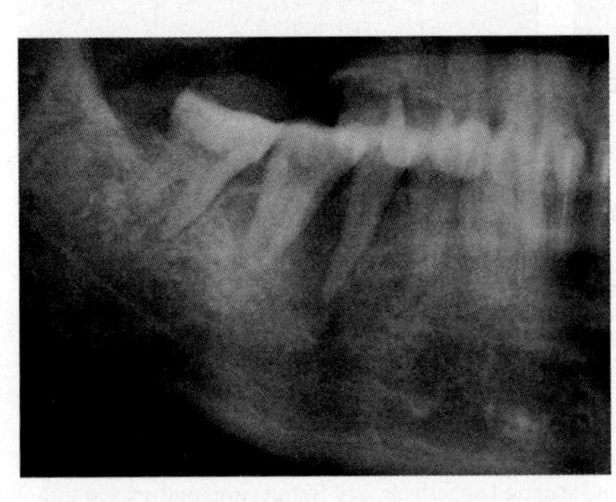

a

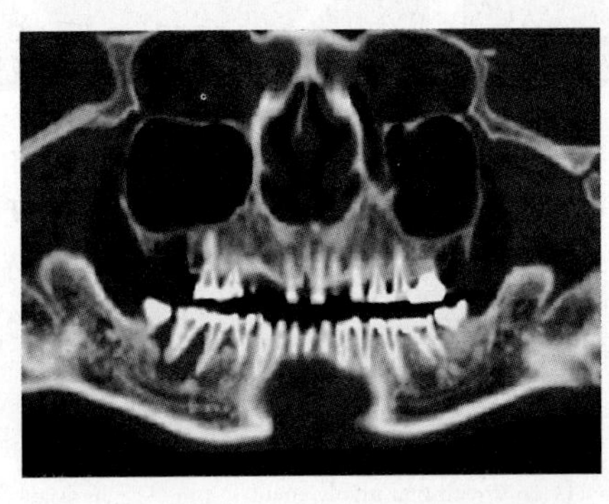

b

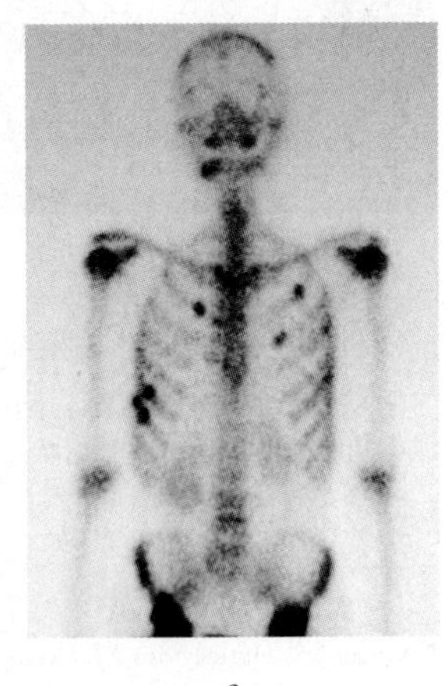

c

图 6-72　右下颌骨骨嗜酸性肉芽肿（eosinophilic granuloma of bone in the right mandible）

X 线曲面体层片图 a 示右侧第二双尖牙和第一磨牙区牙槽骨破坏，呈 X 线透射改变，边界不清。平扫 CT 曲面重建图 b 示病变呈溶骨样改变。^{99m}Tc-MDP 骨扫描图 c 示右下颌骨、两侧肱骨、两侧肋骨和耻骨均有异常放射性浓聚区。

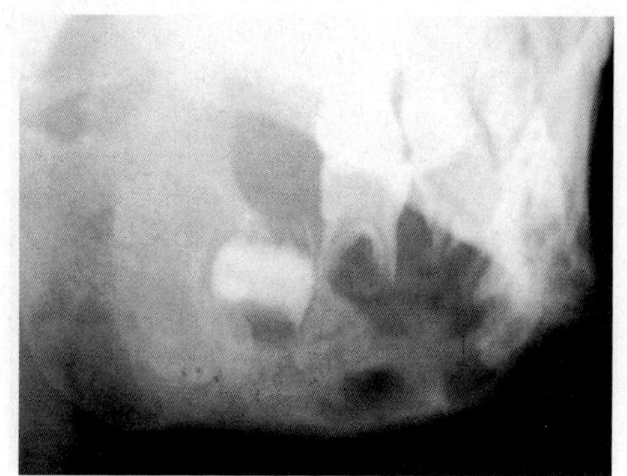

图 6-73 右下颌骨骨嗜酸性肉芽肿(eosinophilic granuloma of bone in the right mandible)

右下颌骨侧位X线片示右侧下颌体有多囊状X线透射区,局部有骨质增生表现,边界欠清。右下颌乳磨牙呈"浮立"改变。

分颌骨骨髓炎、颌骨恶性肿瘤和牙龈鳞状细胞癌相似。根据作者观察,成人与儿童青少年的颌骨LCH具有不同X线表现特点。青少年颌骨LCH较少伴发病理性骨折,但常伴有连续或不连续的层状骨膜反应(71.4%),类似于边缘型颌骨骨髓炎。成人颌骨LCH则反之,病变可伴发病理性骨折(30.8%),但罕见有骨膜反应。

作者认为青少年颌骨LCH和边缘型颌骨骨髓炎的X线鉴别较为困难,但CT检查可提供一定的有益信息。CT上,边缘型颌骨骨髓炎常伴有边界模糊的软组织增生,而LCH多呈边界较清的软组织肿块。临床上,抗炎治疗对边缘型颌骨骨髓炎有效,但对颌骨LCH无效。如果儿童青少年出现面部肿大但无明显感染表现,X线检查见其颌骨呈溶骨性破坏伴层状骨膜反应,则应考虑有颌骨LCH的可能。同样,根据作者的观察,成人颌骨LCH几乎不能在影像学上同颌骨恶性肿瘤(包括颌骨转移性肿瘤)和牙龈癌鉴别。但对儿童和青少年患者而言,牙龈癌与颌骨LCH尚存有一定的差异:牙龈癌较少发生于儿童青少年,且在X线上罕见有颌骨骨膜反应。总之,虽然存在一定困难,但青少年颌骨LCH与其他颌骨病变尚存在一定差异,仔细观察并发现其间的差异对疾病的鉴别诊断不无裨益。

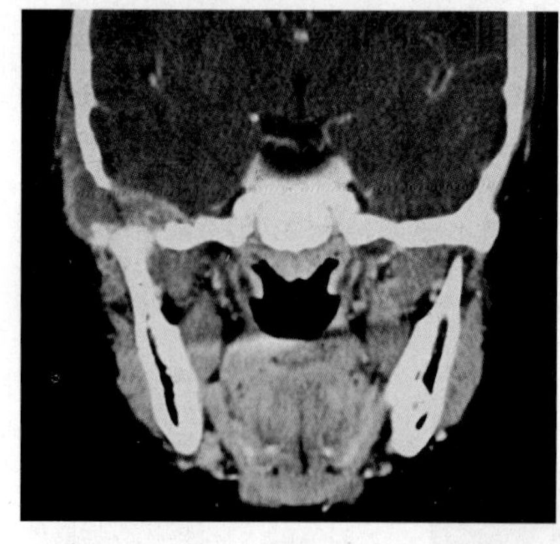

a

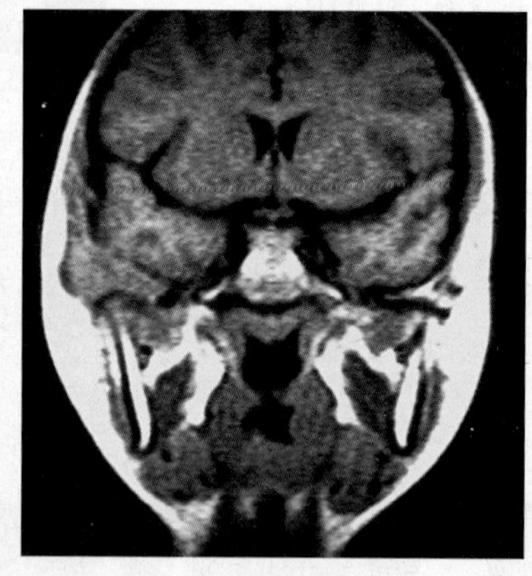

b

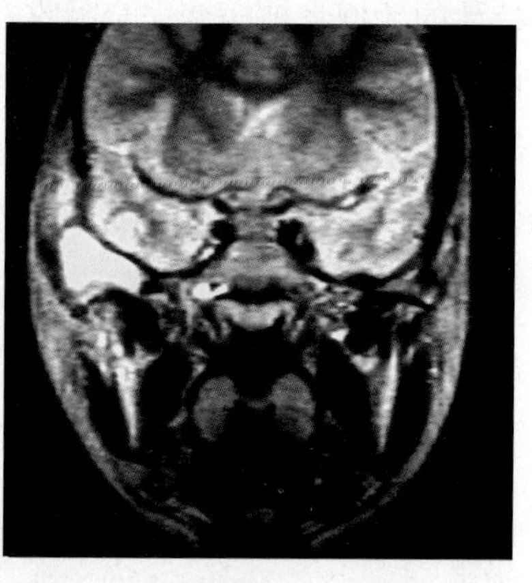

c

图 6-74 右颞骨骨嗜酸性肉芽肿(eosinophilic granuloma of bone in the right temporal bone)

冠状面增强CT图a示右侧颞下颌关节区有明显强化之软组织肿块形成,边界清晰。右颞骨关节面骨质破坏吸收。病变累及右大脑颞叶脑膜和实质。MR冠状面T1WI图b和T2WI图c示病变分别呈中等信号和均匀高信号,界限较清晰。

参考文献

1 Hartman KS. Histiocytosis X: a review of 114 cases with oral involvement. Oral Surg Oral Med Oral Pathol, 1980, 49: 38-54.

2 Greenberger JS, Crocker AC, Vawter G, et al. Results of treatment of 127 patients with systemic histiocytosis. Medicine, 1981, 60: 311-328.

3 Howarth DM, Mullan BP, Wiseman GA, et al. Bone scintigraphy evaluated in diagnosing and staging Langerhans' cell histiocytosis and related disorders. J Nucl Med, 1996, 37: 1456-1460.

4 Azouz EM, Saigal G, Rodriguez MM, et al. Langerhans' cell histiocytosis: pathology, imaging and treatment of skeletal involvement. Pediatr Radiol, 2005, 35: 103-115.

5 Howarth DM, Mullan BP, Wiseman GA, et al. Bone scintigraphy evaluated in diagnosing and staging Langerhans' cell histiocytosis and related disorders. J Nucl Med, 1996, 37: 1456-1460.

6 张万林,赵新民,邹兆菊等.组织细胞增生症 X 颌骨病变的 X 线诊断研究.中华口腔医学杂志,1993,28: 6-8.

7 Yu Q, Wang PZ, Shi HM, et al. Radiographic findings in Langerhans' cell disease affecting the mandible. Oral Surg Oral Med Oral Pathol Oral Radiol Endod, 1995, 79: 251-254.

8 Ardekian L, Peled M, Rosen D, et al. Clinical and radiographic features of eosinophilic granuloma in the jaws: review of 41 lesions treated by surgery and low-dose radiotherapy. Oral Surg Oral Med Oral Pathol Oral Radiol Endod, 1999, 87: 238-242.

9 Hermans R, De Foer B, Smet MH, et al. Eosinophilic granuloma of the head and neck: CT and MRI features in three cases. Pediatr Radiol, 1994, 24: 33-36.

10 Koch BL. Langerhans histiocytosis of temporal bone: role of magnetic resonance imaging. Top Magn Reson Imaging, 2000, 11: 66-74.

颌骨涎腺癌

颌骨涎腺癌（salivary gland carcinomas of jaws）指发生于颌骨内的涎腺上皮性恶性肿瘤。此类肿瘤可能来源于多潜能牙源性上皮组织(pluripotential odontogenic epithelium)和囊肿的上皮衬里;也可能和涎腺上皮组织在颌骨内的异位有关。一般而言,颌骨涎腺癌属于罕见病变。文献中多见的是颌骨涎腺癌的散发病例报道,系统论述少见。关于涎腺恶性肿瘤的类型已见前述(第三章)。发生在颌骨内的涎腺上皮性恶性肿瘤主要有黏液表皮样癌、腺样囊性癌和腺癌等，其中颌骨中心性黏液表皮样癌(central mucoepidermoid carcinoma)最为多见,颌骨中心性腺样囊性癌次之（central adenoid cystic carcinoma)。病理上,颌骨涎腺癌与发生于其他部位的涎腺恶性肿瘤并无明显区别。颌骨涎腺癌无明显性别差异，但颌骨中心性黏液表皮样癌多见于女性。该肿瘤的平均发病年龄在 40~50 岁之间。诊断颌骨涎腺癌的标准为: ① 病变颌骨的骨皮质完整; ② 有颌骨骨质破坏的影像学依据; ③ 有典型的涎腺癌组织病理表现; ④ 已排除黏膜表面涎腺癌或牙源性肿瘤的可能性。

临床上，颌骨涎腺癌主要表现为无痛性面部肿胀。病变的持续时间可较长,可伴有牙齿不适感和下唇麻木感。部分患者还可出现颈淋巴结转移。对颌骨涎腺癌的治疗以手术切除为主。颌骨涎腺癌的预后与病变的病理类型和有否转移密切相关。

X 线是检查颌骨涎腺癌的主要影像学方法; CT 和 MRI 对明确病变范围和排除颌骨外涎腺癌具有重要作用。

【影像学表现】

部位　颌骨涎腺癌多见于下颌骨,约 2 倍于上颌骨。病变主要分布于下颌体区（前磨牙和磨牙区),且多位于下颌神经管上方。

形态和边缘　多数颌骨涎腺癌呈类圆形改变,边缘清晰,可呈波浪状,类似于良性牙源性肿瘤;少数病变呈不规则肿块形态,边界模糊不清,与恶性肿瘤相同。

内部结构　X 线上，颌骨涎腺癌几乎均呈低密度 X 线透射改变(图 6-75、6-76、6-77)。病变有多囊(图 6-75、6-77)和单囊(图 6-76)之分,且多囊病变较单囊者明显多见。多囊病变可呈蜂窝状或皂泡状改变，其间囊隔或薄或厚。少数颌骨中心性腺样囊性癌内可见钙化。CT 上,病变呈软组织密度改变(图 6-76、6-78)。多囊病变内部的

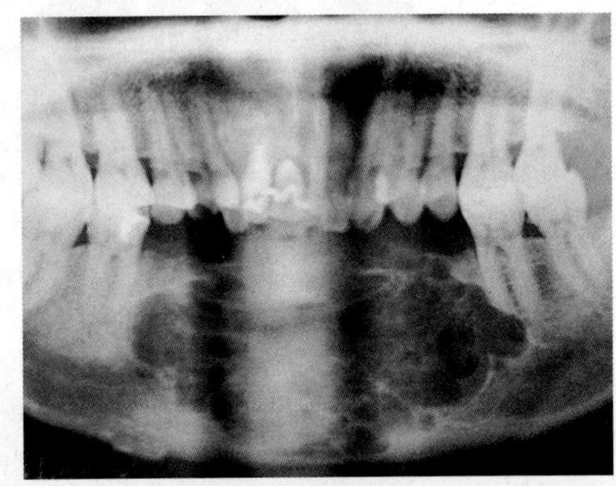

图 6-75　下颌骨中心性黏液表皮样癌(central mucoepidermoid carcinoma in the mandible)

X 线曲面体层片下颌骨体部有多囊状骨质结构破坏区,呈 X 线透射表现,边界较清晰。

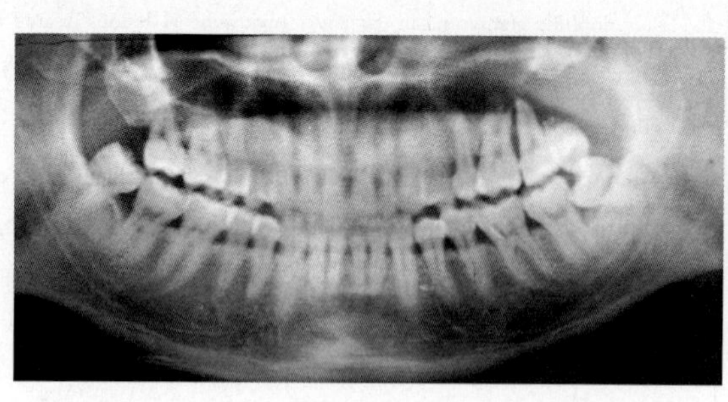

a

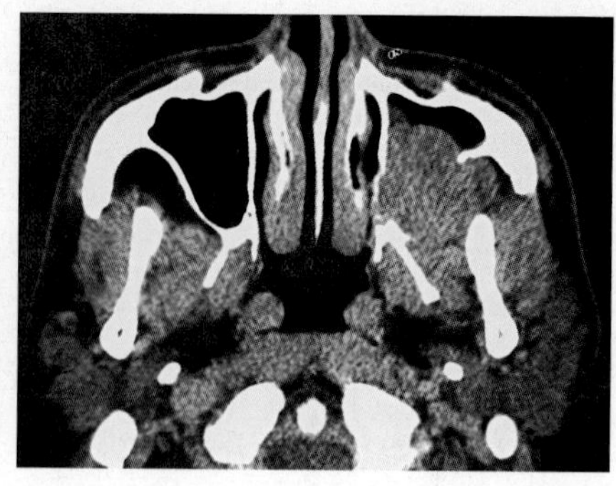

b

图 6-76　左上颌骨中心性腺样囊性癌（central adenoid cystic carcinoma in the left maxilla）

X 线曲面体层片图 a 示左上颌骨磨牙区骨质结构呈溶骨状破坏吸收改变，边界不清。横断面平扫 CT 图 b 示病变表现为软组织密度，左上颌窦后外壁破坏，病变突入左颞下间隙和翼腭间隙。

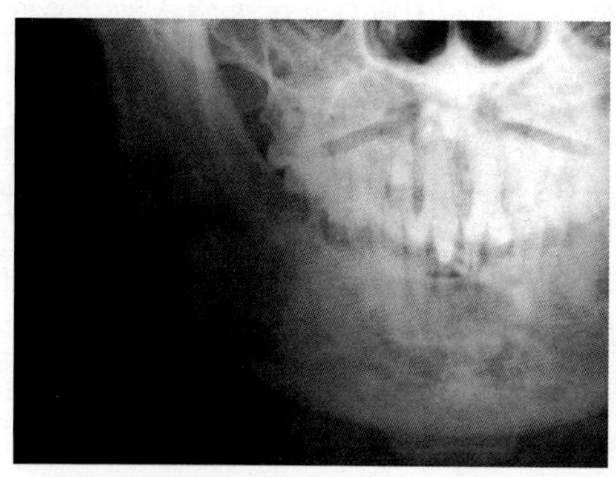

a

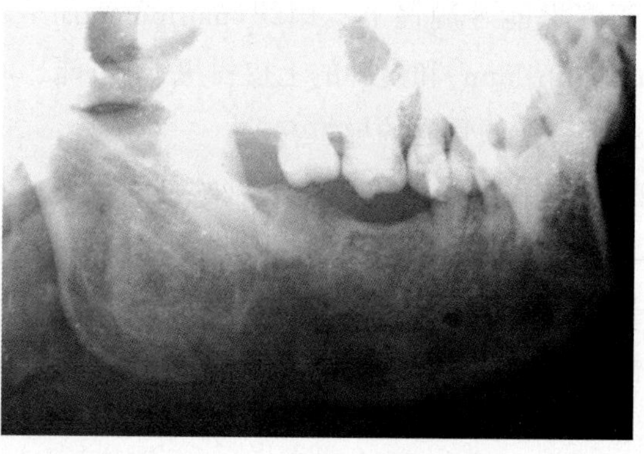

b

图 6-77　右下颌骨腺癌（adenocarcinoma in the right mandible）

下颌骨正位图 a 和右侧位图 b X 线片示右侧下颌骨体部有界限不清之 X 线透射区，其内密度欠均匀，可见分隔。

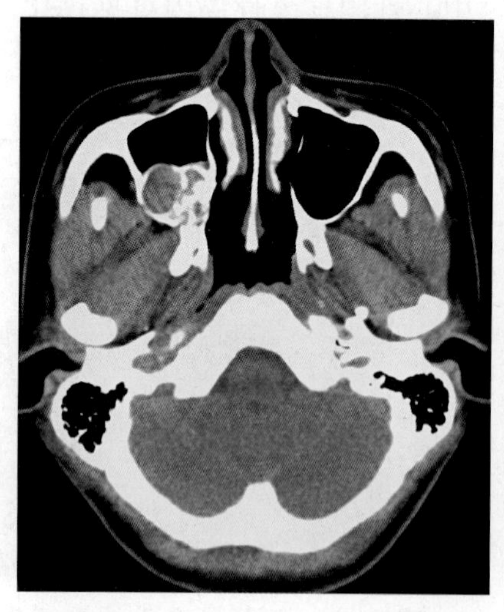

a

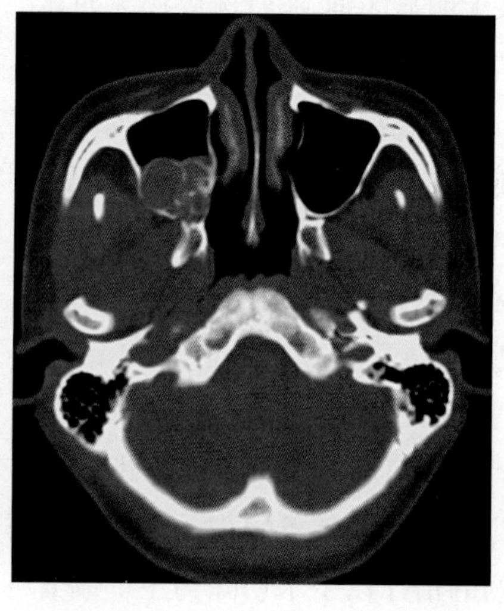

b

图 6-78　右上颌骨中心性黏液表皮样癌（central mucoepidermoid carcinoma in the right maxilla）

横断面平扫 CT 软组织窗图 a 和骨窗图 b 示右侧上颌骨区可见多囊状骨质结构破坏区，病变实质为软组织密度表现，边界清晰。右上颌窦后外壁呈膨胀性改变。

囊隔呈曲线状高密度改变，部分病变内可出现高密度钙化影（图 6-78）。MRI 上，病变实质呈 T1WI 上的低或等信号和 T2WI 上的不均匀中等或高信号。

邻近结构侵犯和反应　颌骨涎腺癌可引起病灶内部的牙根吸收和牙脱落。病变多具有明显的颊舌向膨胀倾向，颌骨骨皮质可变薄，但连续性完好。位于下颌神经管上方的病变可向下推移此管；位于上颌骨内的病变可向上突入上颌窦。一旦病变突破颌骨边缘，则在组织病理上很难将其与其他部位的涎腺癌鉴别。

影像鉴别诊断　大多数颌骨中心性黏液表皮样癌的影像表现与某些良性牙源性肿瘤（尤其是多囊型成釉细胞瘤）相似，鉴别诊断十分困难，误诊情况时有发生。部分颌骨中心性腺样囊性癌的影像表现具有一般恶性肿瘤的表现特征。值得注意的是少数颌骨中心性腺样囊性癌被发现时，已出现肺部转移。

参 考 文 献

1　White SC, Pharoah MJ. Oral radiology: principles and interpretation. 5th ed. St. Louis: Mosby, 2004: 465–466.

2　Al-Sukhun J, Lindqvist C, Hietanen J, et al. Central adenoid cystic carcinoma of the mandible: case report and literature review of 16 cases. Oral Surg Oral Med Oral Pathol Oral Radiol Endod, 2006, 101: 304–308.

3　Brookstone MS, Huvos AG. Central salivary gland tumors of the maxilla and mandible: a clinicopathologic study of 11 cases with an analysis of the literature. J Oral Maxillofac Surg, 1992, 50: 229–236.

4　Martinez-Madrigal F, Pineda-Daboin K, Casiraghi O, et al. Salivary gland tumors of the mandible. Ann Diagn Pathol, 2000, 4: 347–353.

5　赵燕平，吴运堂，朱宣鹏等.36 例颌骨中枢性癌的 X 线及病理分析、中华口腔医学杂志,1992,27: 3–5.

6　Chen YK, Chen CH, Lin CC, et al. Central adenoid cystic carcinoma of the mandible manifesting as an endodontic lesion. Int Endod J, 2004, 37: 711–716.

7　Capodiferro S, Scully C, Macaita MG, et al. Bilateral intraosseous adenoid cystic carcinoma of the mandible: report of a case with lung metastases at first clinical presentation. Oral Dis, 2005, 11: 109–112.

颌骨转移性肿瘤

颌骨转移性肿瘤（metastatic tumors of jaws）指发生于全身其他组织器官的恶性肿瘤在颌骨内建立起新的病灶。骨转移性肿瘤的发生与原发肿瘤的部位和局部血流方式有关。颌骨转移性肿瘤的转移途径主要通过血液循环。颌骨转移性肿瘤的原发部位多源于锁骨以下的身体组织器官。但起源于与颌骨毗邻之组织器官（如鼻咽、舌和甲状腺）的恶性肿瘤也可引发颌骨转移，只是相对少见而已。部分颌骨转移性肿瘤（约占 10%~15%）无原发灶可寻。上皮性癌是颌骨最为常见的转移性肿瘤类型。颌骨转移性肿瘤的最常见原发部位为乳腺，其次是肺和前列腺。肾、甲状腺、结肠、直肠、胃、黑色素瘤、睾丸、胆囊、卵巢和子宫颈部等区域的恶性肿瘤也可转移至颌骨。儿童发生颌骨转移性肿瘤者少见，其主要组织病理类型有神经母细胞瘤、视网膜母细胞瘤和 Wilms瘤。在全身骨转移性肿瘤中，颌骨转移性肿瘤所占比例约为 1%，属罕见病变。50~70 岁为颌骨转移性肿瘤好发年龄。性别差异多与颌骨转移性肿瘤原发部位有关，但在下颌骨转移性肿瘤中，女性多于男性。

大体病理上，不同病理类型的转移瘤有不同的特征，其间变化主要取决于肿瘤所致的反应性骨形成的多寡。如来自乳腺的成骨性转移病灶多呈灰白色，质地韧。来自肾细胞癌的病灶质地软，易形成出血性病变。镜下见，绝大多数颌骨转移性肿瘤与其原发肿瘤的镜下组织病理表现相似。

临床上，约 30%的患者以恶性疾病为第一征象。颌骨转移性肿瘤患者的常见主诉和体征有牙痛（类似于牙髓炎或牙周炎）、下唇麻木、病理性骨折和病变部位的出血。颌骨转移性肿瘤预后较差（多在病变出现后之 1~2 年内死亡）。治疗颌骨转移性肿瘤的方法主要有放疗、化疗、手术、免疫治疗和激素治疗。通常对孤立性颌骨转移性肿瘤可采用大剂量放射治疗,但对边缘清晰的孤立性颌骨转移性肿瘤也可考虑行手术切除。

X 线检查是了解和诊断颌骨转移性肿瘤的常规影像学方法。CT 和 MRI 对判断转移性肿瘤的病变范围和其对邻近组织结构的侵犯具有重要作用。影像核医学的骨扫描(scintigraphy)、PET 和 CT/PET 对骨转移性肿瘤的诊断具有较高的价值。其既有助于明确肿瘤的原发部位,亦可了解病变在全身其他骨骼的转移状况。一般而言,应用特殊的亲肿瘤核素显像剂能较 MRI、CT 和 X 线检查更早地提示肿瘤的存在。

【影像学表现】

部位　颌骨后部的转移性肿瘤最为多见,以后依次为上颌窦、硬腭前部和下颌髁突。文献报道显示,部分颌骨转移性肿瘤可发生于牙周韧带和根尖区,其在 X 线上的表现可与根尖周炎或牙周感染相似。

形态和边缘　多数颌骨转移性肿瘤呈类圆形或不规则形态。病变边界或清晰,或模糊不清,或呈虫蚀状改变。颌骨前列腺癌和乳腺癌转移灶的边缘可有高密度硬化出现。

内部结构　X 线上,颌骨转移性肿瘤的骨质破坏形式有 3 种:溶骨性(图 6-79),成骨性(图 6-80)和混合性(溶骨与成骨混合)。多数颌骨转移性肿瘤呈单囊低密度溶骨状改变。颌骨前列腺癌和部分乳腺癌可表现为高密度成骨改变(图 6-80),其成骨形态多为斑片状或团块状。混合性骨破坏形式的出现系因部分转移性病变内有未被肿瘤吸收的残留骨所致。此残留骨结构在 X 线上多表现为不规则形高密度影。如果转移性病变在颌骨内呈多发改变,则病变可呈多囊状低密度表现。CT 上,颌骨转移性肿瘤表现形式也呈多样性(图 6-79、6-80),包括:① 伴有骨溶解破坏的软组织肿块;② 伴有异常成骨的软组织肿块;③ 异常成骨改变。MRI 上,多数骨转移性肿瘤在 T1WI 上呈低或中等信号;在 T2WI 上呈低高混合信号或高信号。核素骨扫描显示病变区多有异常放射性浓聚(图 6-81)。

邻近结构侵犯和反应　位于颌骨转移性肿瘤区域的牙及其支持组织结构多可发生异常改变,如牙周韧带增宽、硬骨板消失、“牙浮立”、牙囊破坏和牙吸收(少见)等。部分病变的 X 线表现可类似于牙周病。颌骨转移性肿瘤多有颌骨骨皮质的破坏吸收,形成骨外侵犯。骨外侵犯病变可累及颌骨周围的肌肉组织和软组织间隙,也可侵入上颌窦、鼻腔和眼眶。

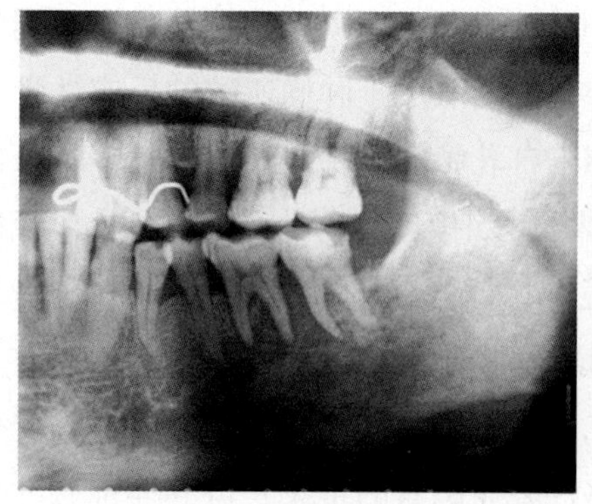

a

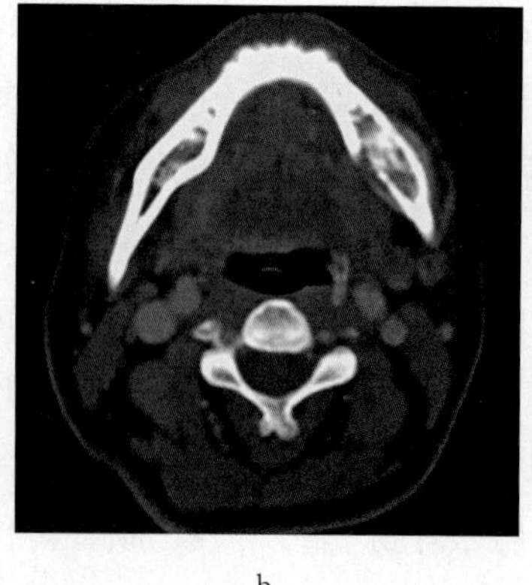

b

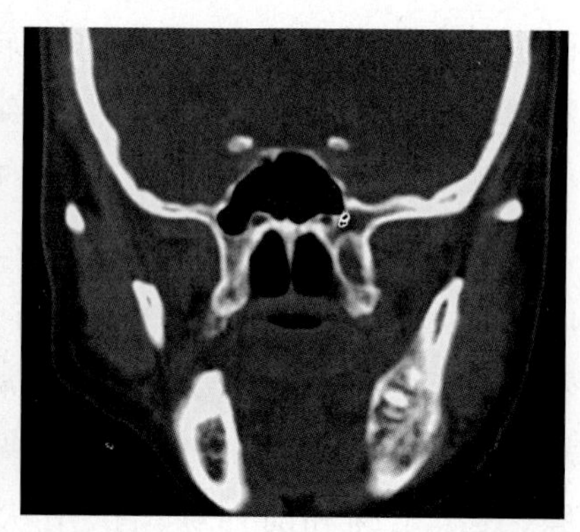

c

图 6-79　左下颌骨转移性乳腺癌(metastatic breast carcinoma of the left mandible)

X 线曲面体层片图 a 示左侧下颌骨体部有边缘模糊的骨质结构破坏区,呈 X 线透射区和 X 线阻射区相互混合。横断面图 b 和冠状面图 c 增强 CT 骨窗示左下颌骨骨质结构破坏区表面有骨膜反应形成。

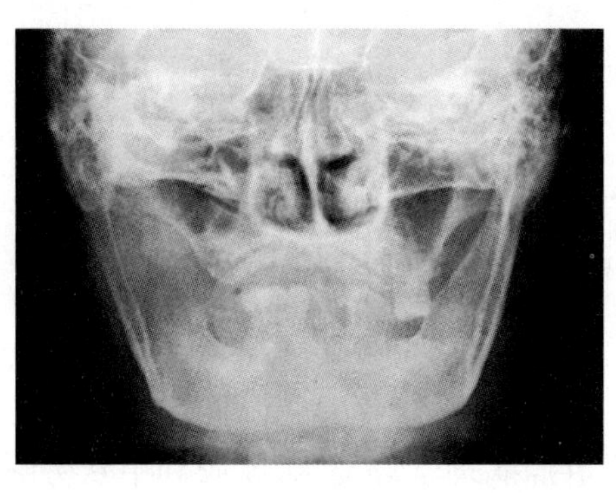

a

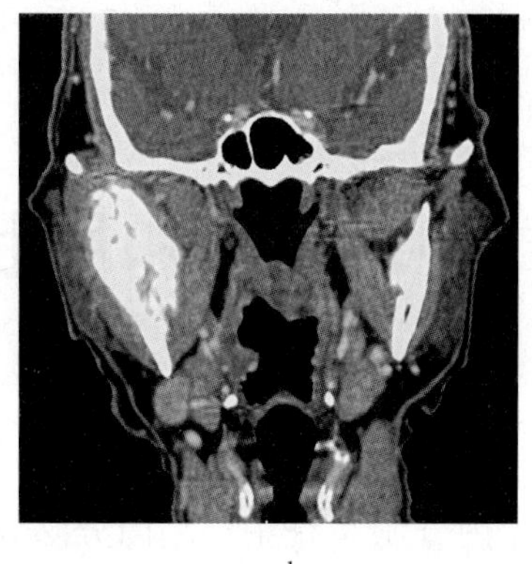

b

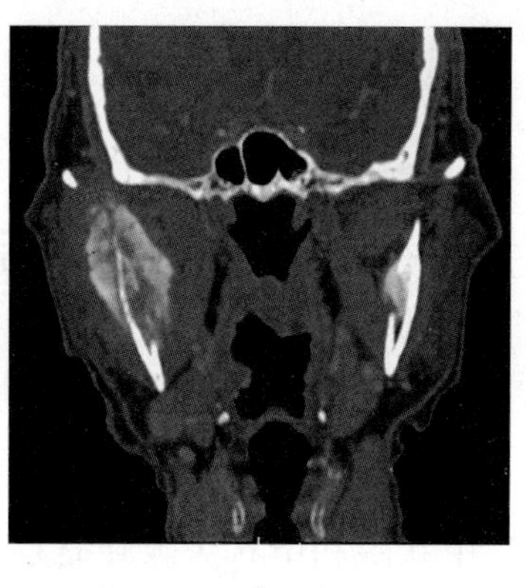

c

图 6-80　右下颌骨转移性前列腺癌(metastatic prostate carcinoma of the right mandible)

下颌骨正位 X 线片图 a 示右下颌升支部有界限不清的骨质结构破坏区，呈 X 线阻射改变。增强 CT 冠状面重建图软组织窗图 b 和骨窗图 c 示病变以成骨破坏为主，界线模糊，周围软组织略肿大。

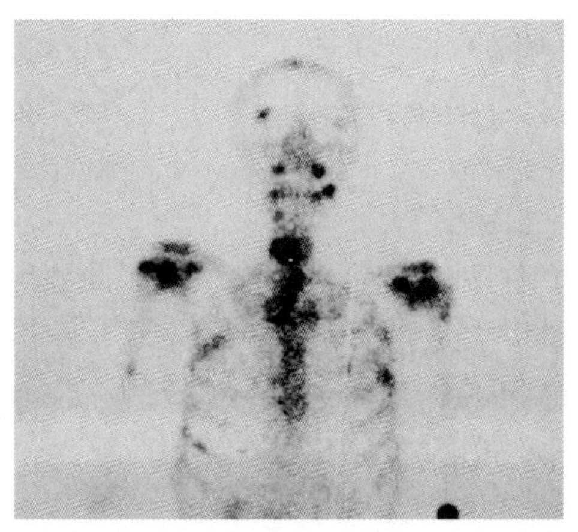

图 6-81　颌骨和全身其他骨转移性小细胞肺癌(metastatic small cell carcinoma from lung of the jaws and other bones)

^{99m}Tc-MDP 骨扫描图示两侧上、下颌骨、颅骨、肩关节、肋骨和上胸椎均出现异常放射性浓集区。

影像鉴别诊断　大多数颌骨转移性肿瘤因原发病灶明确而无须鉴别诊断。对部分原发病灶不明的颌骨转移性肿瘤，应根据其影像表现分别同骨髓瘤、成骨性骨肉瘤和软骨肉瘤鉴别。与骨转移性肿瘤一样，多发性骨髓瘤亦呈多发性溶骨状破坏性改变，两者之间的鉴别诊断存在一定的难度。所不同的是多发性骨髓瘤的骨破坏边缘多呈清晰光滑表现，而骨转移性肿瘤的边缘多模糊不清。此外，源自前列腺癌和部分乳腺癌的成骨性转移性肿瘤有时与成骨性骨肉瘤和软骨肉瘤相似。由于缺乏特征性的影像表现，两者之间的鉴别诊断也存在一定难度。

参考文献

1　D'Silva NJ, Summerlin DJ, Cordell KG, et al. Metastatic tumors in the jaws: a retrospective study of 114 cases. J Am Dent Assoc, 2006, 137: 1667-1672.

2　Hirshberg A, Leibovich P, Buchner A. Metastatic tumors to the jawbones: analysis of 390 cases. J Oral Pathol Med, 1994, 23: 337-341.

3　Schwartz ML, Baredes S, Mignogna FV. Metastatic disease to the mandible. Laryngoscope, 1988, 98: 270-273.

4　White SC, Pharoah MJ. Oral radiology: principles and interpretation. 5th ed. St. Louis: Mosby, 2004: 466-468.

5　Ogutcen-Toller M, Metin M, Yildiz L. Metastatic breast carcinoma mimicking periodontal disease on radiographs. J Clin Periodontol, 2002, 29: 269-271.

6　Galasko CS. Mechanism of lytic and blastic metastatic disease of bone. Clin Oethop, 1982:20-27.

7　吴运堂，张祖燕，于世凤等. 口腔及颌骨转移性癌瘤(25 例报告). 中华口腔医学杂志，1990,25: 258-261.

8　Carmichael FA, Mitchell DA, Dyson DP. Case report. Two contrasting radiological presentations of prostatic adenocarcinoma in the jaws. Dentomaxillofac Radiol, 1996, 25: 283-286.

9　Taguchi A, Suei Y, Ogawa I, et al. Metastatic retinoblastoma of the maxilla and mandible. Dentomaxillofac Radiol, 2005, 34: 126-131.

(余　强)

第七章 甲状腺和甲状旁腺肿瘤

甲状腺和甲状旁腺肿瘤是人体内分泌系统中较为常见的一类肿瘤性病变。根据 2003 年 WHO 内分泌器官肿瘤病理学分类，甲状腺和甲状旁腺肿瘤的类型见 7–1。

表 7–1 甲状腺与甲状旁腺肿瘤的组织学分类

甲状腺癌	甲状腺腺瘤和相关肿瘤	其他甲状腺肿瘤	甲状旁腺肿瘤
乳头状癌	滤泡性腺瘤	畸胎瘤	甲状旁腺癌
滤泡癌	透明样梁状腺瘤	原发性淋巴瘤和浆细胞瘤	甲状旁腺腺瘤
低分化甲状腺癌		异位胸腺瘤	继发性肿瘤
未分化(间变性)癌		血管肉瘤	
鳞状细胞癌		平滑肌肿瘤	
黏液表皮样癌		周围神经鞘瘤	
伴嗜酸细胞增多的硬化型黏液表皮样癌		副神经节瘤	
黏液癌		孤立性纤维性肿瘤	
髓样癌		滤泡树突状细胞肿瘤	
混合性髓样和滤泡细胞癌		朗格罕斯细胞性组织细胞增生症	
伴胸腺样分化的梭形细胞肿瘤		继发性肿瘤	
显示胸腺样分化的癌			

第一节 甲状腺肿瘤

甲状腺肿瘤占人类所有肿瘤的 1%，是人体内分泌器官中最为常见的肿瘤性病变。甲状腺肿瘤绝大多数为良性肿瘤，恶性肿瘤约占全身恶性肿瘤的 1.79%~3.2% 。大多数甲状腺肿瘤为上皮性肿瘤。临床检查有时不能明确甲状腺病变的有无、病变范围，病变数目和病变性质。影像学检查对甲状腺疾病的诊断、鉴别诊断和肿瘤的疗效判断具有较大帮助。

甲状腺的影像学检查方法包括超声、核医学、CT 和 MRI 和 PET/CT。这些方法均属于非侵入性检查方法，且各有自身的影像表现特点。对甲状腺肿瘤而言，超声因其操作简便、能准确检出甲状腺内 2 mm 以上的结节，并能确定病变大小和病变的实性或囊性等特点而通常被视为首选的影像学检查方法。甲状腺核素显像是继超声之后第二常用的影像检查方法。该方法不仅可以帮助我们了解甲状腺异常结节的形态表现，还可显示其功能状态。CT 检查的特点为：能整体显示甲状腺内较大的肿瘤、肿瘤的腺外浸润、肿瘤与邻近结构的关系，肿瘤的远隔性转移等。MRI 检查具有良好的软组织信号对比，可进行任意方位扫描等特点。PET 显像是一种核素显像技术，其敏感性和分辨率均高于普通核素显像检查，但在空间分辨率上远不及 CT 和 MRI。PET/CT 是两种影像技术有机结合的产物。实现了功能成像和形态成像的互补和融合。PET/CT 的检查使用能帮助获取甲状腺在冠状、矢状和横断三个方位的解剖影像，了解甲状腺肿瘤本身的功能代谢状况，明确肿瘤有无远处转移，弥补 PET 定位不精确和由于生理性摄取所造成的假阳性缺陷，提高了诊断准确率。有学者认为 PET/CT 不仅能准确地显示病灶的部位，为外科手术计划提供可靠依据，而且其对传统影像检查和针吸活检还是一种重要的补充。融合图像在肿瘤的诊断、分期和指导治疗方面具有极其重要的价值，远远超过单一的超声、核素、CT 和MRI 检查。

参考文献

1 Stewart BW, Kleihues P. World Cancer Report. Lyon：IARC Press, 2003：257–260.

2 Senchenkov A, Staren ED. Ultrasound in head and neck surgery：thyroid, parathyroid, and cervical lymph nodes. Surg Clin North Am, 2004, 84：973–1000.

3 Rosário PW, Tavares Júnior WC, et al. Usefulness of neck ultrasonography in the follow-up of patients with differentiated thyroid cancer. Arq Bras Endocrinol Metabol, 2007, 51：593–600.

4 Yamaga LY, da Cunha ML, Wagner J, et al. Diagnostic value of positron emission tomography/computed tomography with fluorine –18 fluordeoxyglucose in patients with differentiated thyroid gland carcinoma, high thyroglobulin serum levels and negative iodine whole body scan. Arq Bras Endocrinol Metabol, 2007, 51：581–586.

5 Shammas A, Degirmenci B, Mountz JM, et al. 18F-FDG PET/CT in patients with suspected recurrent or metastatic well-differentiated thyroid cancer. J Nucl Med, 2007, 48：221–226.

6 Nanni C, Rubello D, Fanti S, et al. Role of 18F-FDG-PET and PET/CT imaging in thyroid cancer. Biomed Pharmacother, 2006, 60：409–413.

7 Nahas Z, Goldenberg D, Fakhry C, et al. The role of positron emission tomography/computed tomography in the management of recurrent papillary thyroid carcinoma.Laryngoscope, 2005, 115：237–243.

甲状腺腺瘤

甲状腺腺瘤（thyroid adenoma）是最多见的甲状腺良性肿瘤，可分为 2 类：真性腺瘤（true adenoma）和腺瘤样结节（adenomatous nodule）。真性腺瘤指甲状腺内腺性上皮组织异常增生所形成的良性新生物，可伴有纤维包膜。真性甲状腺腺瘤又可分为滤泡性腺瘤（follicular adenoma）和嗜酸细胞腺瘤（hurthle cell adenoma）。后者是由大嗜酸性细胞构成的甲状腺腺瘤。腺瘤样结节指甲状腺内伴有不完全性包膜的局灶性腺瘤样增生，即胶质结节。在 WHO 分类中，甲状腺腺瘤可被分为滤泡性腺瘤（follicular adenoma）和透明样梁状腺瘤（hyalinizing trabecular adenoma）。前者包含嗜酸细胞腺瘤（oxyphilic adenoma）、伴乳头状增生的滤泡性腺瘤（follicular adenoma with papillary hyperplasia）、胎儿型腺瘤（fetal adenoma）、印戒样细胞滤泡性腺瘤（signet-ring cell follicular adenoma）、黏液型滤泡腺瘤（mucinous follicular adenoma）、腺脂肪瘤（lipoadenoma）、透明细胞滤泡腺瘤（clear cell follicular adenoma）、毒性腺瘤（toxic adenoma）、非典型腺瘤（atypical adenoma）和伴怪异核的腺瘤（follicular adenoma with bizarre nuclei）等亚型。透明样梁状腺瘤也称副节瘤样腺瘤，起源于滤泡上皮组织，常呈梁状生长方式，且有明显的透明样变。甲状腺腺瘤的发病年龄多为 20~40 岁。女性多于男性，两者之比为 2.4∶1。

病理上，甲状腺腺瘤通常表现为单发结节，肿瘤大小不等，可在数毫米至 10 cm 之间，呈圆形或椭圆形，质地韧，包膜完整，呈缓慢膨胀性生长。滤泡性腺瘤的直径常为 1~3 cm，切面呈灰白、褐色或棕褐色肉样，肿瘤内常伴有出血、纤维化和钙化。滤泡性腺瘤可有结节状增生的背景，其与胶质结节的区别主要在包膜和均质细腻的切面上，胶质结节是多发性的，缺乏完整的纤维包膜，滤泡形态与周围甲状腺组织很相似。镜下见，肿瘤呈滤泡性或梁状。多由大小不等的甲状腺滤泡构成。肿瘤内有大量的滤泡细胞和少量（或没有）胶质。这些滤泡细胞为立方形或柱状，核深染，核分裂少见，并有少量富血管的间质。滤泡细胞或呈散在分布，或排列呈合体的碎片，或呈微滤泡形态。典型的滤泡性腺瘤多有厚薄不等的纤维包膜。

临床上，甲状腺瘤患者多无自觉症状，常在无意中触及或被他人发现。体检时，所触腺瘤质地中等，表面光滑，边界清楚。并可随吞咽而上下移动，多无压痛。约 10%的甲状腺腺瘤可发生恶变，男性发生恶变的几率相对较高。治疗甲状腺腺瘤多以手术切除为主。手术后一般不会复发，预后良好。

【影像学表现】

部位　甲状腺腺瘤多位于甲状腺内，肿瘤可表现为单个或多个结节，以单侧叶孤立性肿块较多见（图 7-1）。

形态和边缘　甲状腺腺瘤的形态规则，多呈圆形或类圆形，边界清楚，可见光滑包膜（图 7-2）。超声上可见病变周缘有低回声“晕环征”（halo sign），后方回声无衰减，周围组织回声正常。CDFI 上，可显示肿瘤周边有环形血流（图 7-2）。腺瘤发生恶变时，其肿块轮廓模糊不清。MRI 上，多数甲状腺腺瘤的包膜表现为光滑且厚度一致；少数可呈外缘光滑而内缘不规则表现（更多见于甲状腺腺癌）。如肿瘤包膜仅部分存在且厚度一致者，则多提示其为腺瘤样甲状腺肿。

内部结构　超声上，甲状腺腺瘤表现多样：70%为实性、19%为囊性、11%为混合性。病变内部回声分布均匀或不均匀（图 7-3）。CDFI 上，部分呈实性或混合性回声的腺瘤内部可有丰富的血流。滤泡型腺瘤发生囊性变时，可见其内部有无回声或低回声区。乳头状腺瘤多呈混合性回声表现，可见其囊壁上有单个（多见）或多个（少见）突向囊腔的乳头状突起。腺瘤发生出血时，可见包膜内有清晰的无回声区，内有均匀分布的细点状回声。恶变的甲状腺腺瘤可表现为不均匀内部回声。平扫 CT 上，甲状腺腺瘤多为均匀软组织密度表现，但其 CT 值多低于周围的甲状腺腺体实质。少数腺瘤内可出现斑点状钙化和囊性变。腺瘤出血时，其内可呈高密度改变（多为急性期出血）。增强 CT 上，甲状腺腺瘤的强化形式多样，或为环形强化，或为均匀强

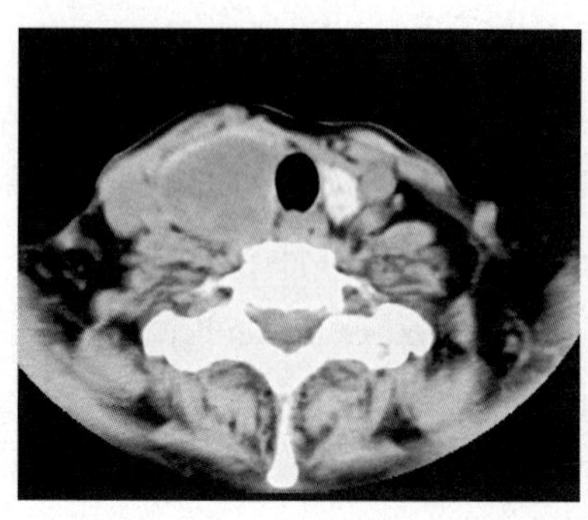
a

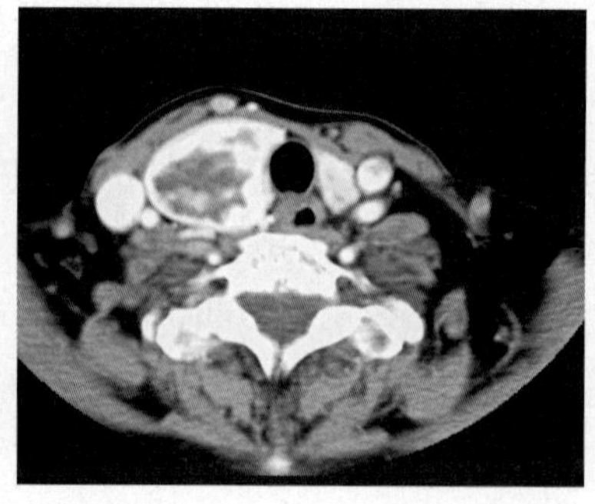
b

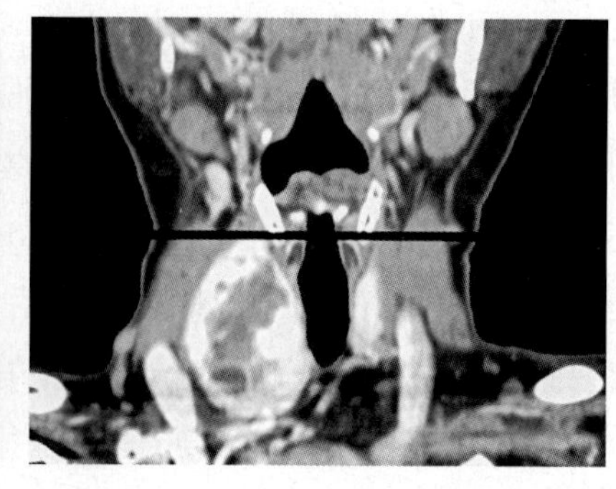
c

图 7-1　甲状腺腺瘤（thyroid adenoma）

横断面平扫 CT 图 a 示右侧甲状腺内见椭圆形低密度肿块，大小为 53 mm×36 mm×35 mm，CT 值为 19 HU，密度均匀，边界清楚。横断面增强 CT 图 b 和增强 CT 冠状位重建图 c 示肿块呈不均匀强化，CT 值范围为 29~267 HU。

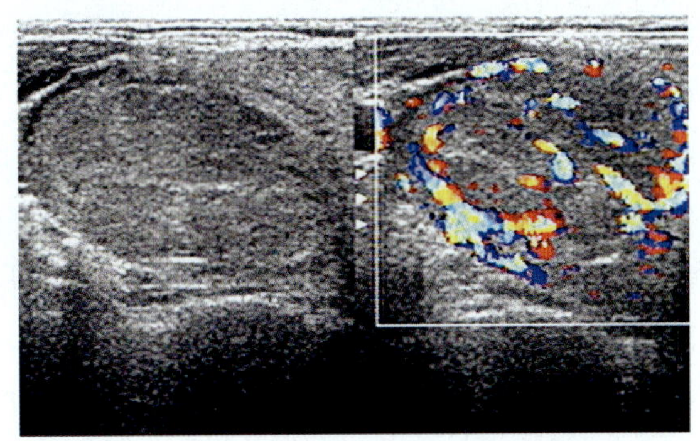

图 7-2　甲状腺腺瘤(thyroid adenoma)

甲状腺右叶内椭圆形肿块,内部呈实质性等回声,境界尚清,包膜反射光带不明显,肿块周边及内部可见丰富的血流,呈包绕型。

化,或为不均匀强化(图 7-4)。与正常甲状腺组织相比,腺瘤的强化程度较低,故其亦多为低密度表现。MRI 上,由于腺瘤内部成分不同,其信号表现也存在较大差异。T1WI 上,多数甲状腺腺瘤的信号强度与周围正常甲状腺组织相等,其内可见小的低、高信号灶(与出血和钙化相对应);T2WI 上,腺瘤多表现为高信号。少数甲状腺腺瘤含有高蛋白液体,其在 T1WI 和 T2WI 上均为高信号表现。核素

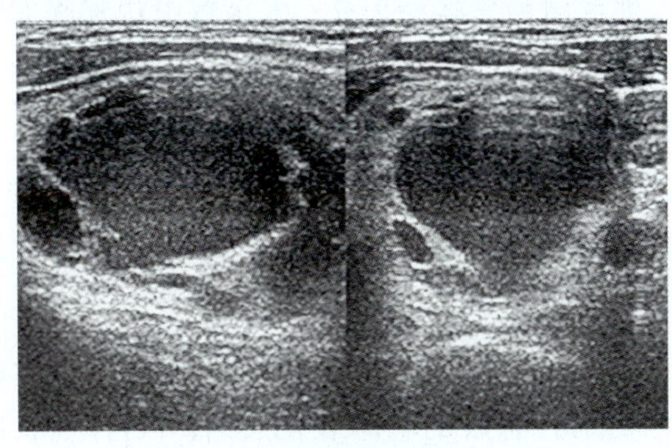

图 7-3　甲状腺腺瘤囊性变

甲状腺内见混合性肿块,以无回声为主,后方回声增强,境界尚清楚,有包膜反射光带。

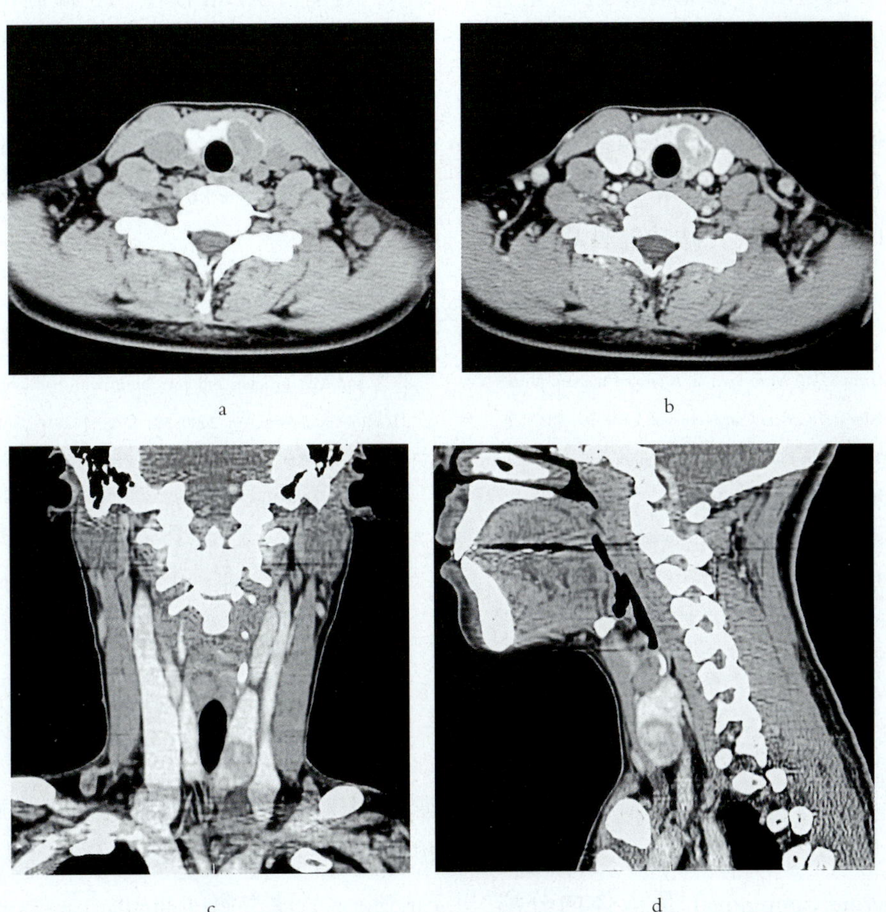

a　b　c　d

图 7-4　甲状腺腺瘤(thyroid adenoma)

横断面平扫 CT 图 a 示左侧甲状腺内有椭圆形低密度肿块形成,大小为 26 mm×22 mm×14 mm,CT 值为 54 HU,密度均匀,边界清楚。横断面增强 CT 图 b、增强 CT 冠状位重建图 c 和增强 CT 矢状位重建图 d 示肿块呈不均匀斑片状强化,CT 值为 104 HU。

显像上，高功能性甲状腺腺瘤可表现为“热结节”。其他甲状腺腺瘤可表现为“温结节”或“冷结节”。“冷结节”是甲状腺腺瘤最常见的显像类型。但其也可见于囊肿、出血、钙化及甲状腺腺癌等病变。

邻近结构侵犯和反应　大多数甲状腺腺瘤局限于甲状腺内，无包膜外和周围组织结构侵犯。少数直径较大的甲状腺腺瘤可致病侧甲状腺腺叶增大，并可推移周围甲状腺组织和腺体周围的血管神经组织。与病变相邻的气管也可受压。颈部淋巴结无肿大表现。

影像鉴别诊断　甲状腺腺瘤的影像学诊断应密切结合患者的临床表现。影像学上，甲状腺腺瘤的表现多与甲状腺癌和结节性甲状腺肿相似，应注意鉴别诊断。区别甲状腺腺瘤与甲状腺癌时应注意：① 病灶边界（腺瘤者多边缘光整清晰，有完整的包膜和“晕环征”）；② 病变与腺外脂肪间隙、肌肉和血管的关系（腺瘤多无腺外脂肪间隙、肌肉和血管的侵犯）；③ 颈部有无异常肿大的淋巴结（此仅见于甲状腺癌）；④ 核素显像上异常结节的表现特点（高功能性甲状腺腺瘤为“热结节”表现）。由于甲状腺腺瘤与甲状腺癌有相似的含水量（分别为 70%和 75%），故其间的回声、密度和信号表现可无显著差别。在甲状腺癌早期，这种差别尤其不明显，故其影像表现也多与甲状腺腺瘤相似，影像鉴别诊断甚为困难。此时可选择 B 超或 CT 引导下的穿刺活检予以明确诊断。结节性甲状腺肿的典型影像表现为：甲状腺弥漫性肿大；形态不规则；病变内部可见多个大小不等的结节，其内回声、密度和信号分布不均匀。临床上，结节性甲状腺肿具有较长的病史和生长缓慢的特点。核素显像上，高功能性甲状腺腺瘤还应与甲状腺增生性结节鉴别。两者均可为“热结节”表现。但与高功能性甲状腺腺瘤的“热结节”不同，增生性结节的“热结节”具有 TSH 依赖性。T3 抑制试验后，前者因系功能自主性而仍为“热结节”表现；后者由于 T3 抑制了下丘脑–垂体–甲状腺轴，故不再表现为“热结节”。总之，清楚的晕环、规则的边界、粗糙的钙化、结节内的彗尾征均提示肿瘤为良性病变。

参考文献

1. Franceschi S, Preston-Martin S, Dal Maso L, et al. A pooled analysis of case-control studies of thyroid diseases. Cancer Causes control, 1999, 10：583–595.
2. Thomas GA, Williams D, Williams ED. The clonal origin of thyroid nodules and adenomas. Am J Pathol, 1989, 134：141–147.
3. Carney J A, Ryan J, Goellner J R. Hyalinizing trabecular adenoma of the thyroid gland. Am J Surg Pathol, 1987, 11：583–591.
4. Belfiore A, La Rosa GL, La Porta GA, et al .Cancer risk in patients with cold thyroid nodules：relevance of iodine intake, sex, age, and multinodularity. Am J Med, 1992, 93：363–369.
5. Weber AL, Randolph G, Aksoy FG, et al. The thyroid and parathyroid glands. CT and MR imaging and correlation with pathology and clinical findings. Radiol Clin North Am, 2000, 38：1105–1129.
6. 徐秋华，陆林国主编. 浅表器官超声诊断图鉴. 上海：上海科学技术出版社, 2005：108–109.
7. Demirel K, Kapucuö, Yücel C, et al. A comparison of radionuclide thyroid angiography, ^{99m}Tc-MIBI scintigraphy and power Doppler ultrasonography in the differential diagnosis of solitary cold thyroid nodules. Eur J Nucl Med Mol Imaging, 2003, 30：642–650.
8. Klonff DC, Greenspan FS. The thyroid nodule .Adv Intern Med, 1982, 27：102–126.

甲状腺癌

甲状腺癌（thyroid carcinoma）是人体内分泌系统中最常见的恶性肿瘤，在发展中国家，其占所有癌瘤的 1%。甲状腺癌起源于甲状腺滤泡和滤泡周围的 C 细胞。基于甲状腺癌的形态学和临床特征，一般将甲状腺癌分为乳头状癌（papillary carcinoma）、滤泡癌（follicular carcinoma）、去分化癌（anaplastic carcinoma）和髓样癌（medullar carcinoma）4 种。其中，甲状腺乳头状癌最多见，约占 60%~

80%；甲状腺滤泡癌次之，占 10%~15%；去分化癌和髓样癌少见，约占 5%~10%。总体而言，甲状腺癌多见于女性，男、女之比为 1:2。各类甲状腺癌的发病年龄也略有差异：乳头状癌多发生于 20~50 岁成年人；滤泡癌的平均发病年龄约为 50 岁；未分化癌主要发生在 60~65 岁老年人，50 岁以下者少见。

甲状腺乳头状癌是显示滤泡细胞分化形态和特征的恶性上皮性肿瘤。大体病理上，其多为孤立性结节，灰白色、质硬，边界不规则甚至可见其侵犯周围甲状腺实质。病变内可出现钙化和囊性变。镜下见，典型的乳头状癌含有丰富的细胞，其可组成乳头状组织碎片。肿瘤细胞多为立方形，胞核大而不规则。诊断乳头状癌主要依靠其胞核特征，可呈清澈的或毛玻璃样改变，多为增大的卵圆形、长形和重叠状核。

甲状腺滤泡癌是显示滤泡细胞分化证据的恶性上皮性肿瘤，并缺少乳头状癌的核特征。大体病理上，其可为孤立性或多结节性表现。肿瘤呈实性圆形或椭圆形改变，可见包膜。病变直径常超过 1 cm，剖面呈黄色至褐色。镜下见，滤泡癌的细胞成分较多，且伴有散在的微小滤泡和少量胶质。诊断滤泡癌的依据是其对肿瘤包膜和血管的侵犯。

甲状腺去分化癌是高度恶性肿瘤，全部或部分由去分化细胞构成。免疫组织化学和超微结构的特征提示其表型为上皮分化的肿瘤。大体病理上，肿瘤体积较大，剖面为鱼肉状，常见坏死和出血区，色白或为棕褐色。肿瘤具有侵袭性，甲状腺实质的大部分可为肿瘤组织取代，并可见其侵袭周围软组织结构。镜下见，肿瘤细胞丰富。细胞呈单个或成群分布，有明显核异型。去分化癌的细胞类型包括鳞状细胞、巨细胞和梭形细胞，大多数去分化癌由此三类细胞混合组成。

甲状腺髓样癌是起源于甲状腺滤泡旁 C 细胞的恶性肿瘤。大体病理上，肿瘤大小不一，质硬，剖面呈灰白至棕褐色，有沙砾感，界限清楚，但包膜不完整。散发性病变常为单侧发病；家族性病变常为多发或双侧发病。镜下见，髓样癌细胞丰富，多呈紧密黏附或散在分布。肿瘤细胞形状各异，多由多角形、圆形或梭形细胞组成，胞核深染，常见多核巨细胞。肿瘤细胞可聚集成片状、巢状或梁状，其间可见数量不等的血管间质分隔；肿瘤性 C细胞增生是遗传性髓样癌的前驱病变。

临床上，甲状腺癌多表现为该区域的无痛性肿块。肿瘤长大后，部分患者可出现声嘶（80%）、吞咽困难（60%）、声带麻痹（50%）、颈部疼痛（30%）和呼吸困难（20%）等症状。几乎所有的髓样癌都能产生降钙素，肿瘤体积较大者常表现为腹泻、心悸和面部潮红。由于肿瘤细胞可以产生许多其他肽类和胺类激素，这些物质的释放可导致副肿瘤综合征。约 40%~50%的甲状腺癌患者可伴有颈部淋巴结肿大（多见于未分化癌和髓样癌）；近 20%的甲状腺癌患者于就诊时已发现有远隔部位的转移，其中最常累及器官为肺和骨骼。甲状腺癌的预后与其生物学行为、肿瘤大小、淋巴和血行转移趋势密切相关。对甲状腺癌的治疗多以全甲状腺切除术或甲状腺单侧叶并峡部切除为主。选择性和治疗性颈清术可根据患者的具体情况而采用之。前者可用于无明显颈淋巴结转移证据者；后者多适用于临床和影像学检查有可疑颈淋巴结转移者。对已有远处血行转移的甲状腺癌可行全甲状腺切除，术后可采用放射碘治疗转移灶。

【影像学表现】

部位　甲状腺癌多为单发性病变，约 10%的甲状腺癌为双侧发病。乳头状癌和滤泡癌可来源于原位甲状腺和异位甲状腺组织。髓样癌好发于甲状腺叶的中 1/3 处。体积较大的甲状腺癌可累及一侧甲状腺叶或全部甲状腺。

形态和边缘　超声上，甲状腺癌多轮廓不清，边界不整，可呈蟹足状。肿瘤无包膜或包膜不完整，无“晕环征”。超声波通过肿瘤后吸收衰减显著，后方可呈衰减暗区；甲状腺癌多为不规则、分叶状形态表现。CT 上，肿瘤的形态特征表现为瘤周“半岛样”结节和“强化残圈”征。瘤周“半岛样”结节指瘤体内不规则的低密度区周围有“半岛样”强化结节。瘤周“半岛样”结节的形成与甲状腺癌的以下生物学行为有关：① 呈浸润生长的瘤细胞侵入或穿破纤维包膜后向周围腺组织呈深浅不等的浸润破坏；② 肿瘤血管内的瘤栓造成瘤内不规则坏死与尚存血供的瘤组织交替存在。“强化残圈”征指肿瘤的包膜或假包膜为肿瘤组织侵犯后呈连续性中断表现，其在 CT 上表现为不完整的强化环（图 7-5、7-6）。瘤周“半岛样”结节和“强化残圈”征在鉴别良性和恶性甲状腺肿瘤方面具有重要的参考价值。MRI 检查可显示甲状腺肿瘤的包膜。根据一些研究者的观察，MRI 上甲状腺癌的包膜多有明显受侵表现，或表现为外缘光滑而内缘不规则。值得注意的是甲状腺髓样癌多为边界清晰表现。

内部结构　各类甲状腺癌的病理类型和恶性程度不同，其影像学上的内部结构表现也存在一定的差异。

超声上，甲状腺癌内部多表现为不均匀低回声（图 7-7）。如瘤结节表现为等回声、高回声或者混合回声，则应考虑其为良性肿瘤。腺癌内常可见钙化，表现为点状或团状强回声，后方伴声影（图 7-8）。腺癌的钙化以细小的点状、微粒状的强回声为特点（特异性高而敏感性较低）。较大的腺癌内还可出现坏死或囊变区，表现为病变内有小且不规则的局灶性无回声区。如甲状腺肿瘤后方回声偏低或消

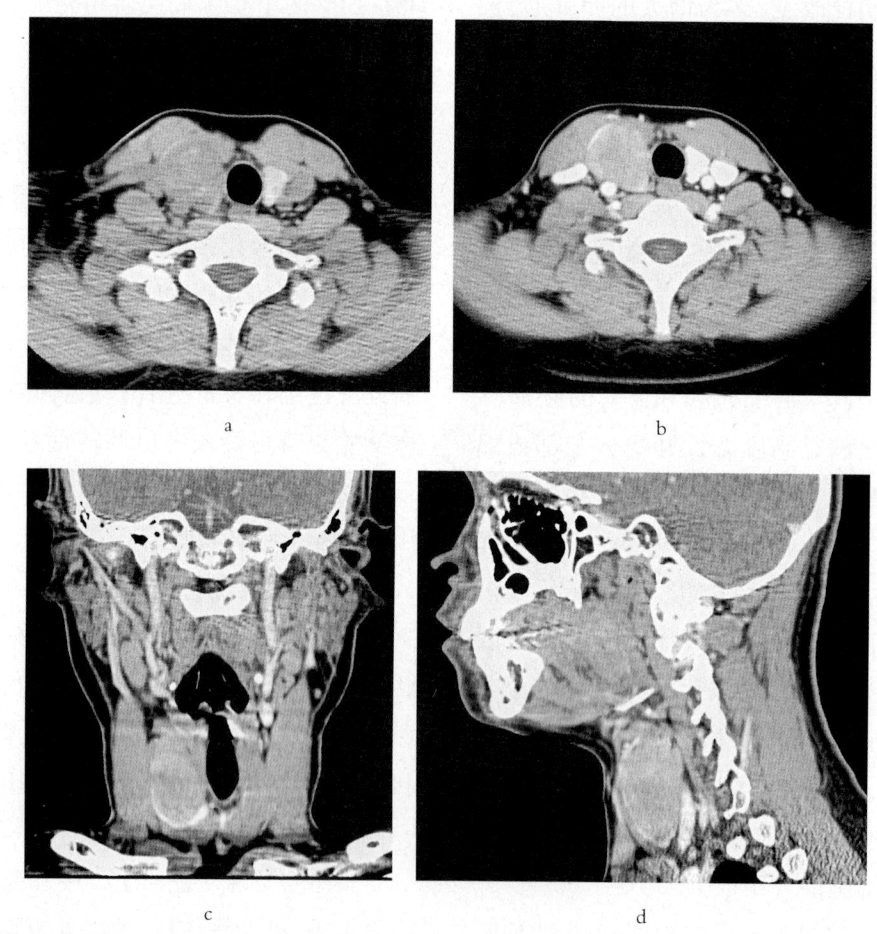

图 7-5　右甲状腺乳头状癌（papillary carcinoma of the right thyroid gland）

横断面平扫 CT 图 a 示右侧甲状腺内见略低密度肿块，大小为 51 mm×34 mm×28 mm，CT 值为 51 HU，密度不均匀。横断面 CT 增强图 b、增强 CT 冠状位重建图 c 和增强 CT 矢状位重建图 d 示肿块周边有强化，表现为不完整的强化环。

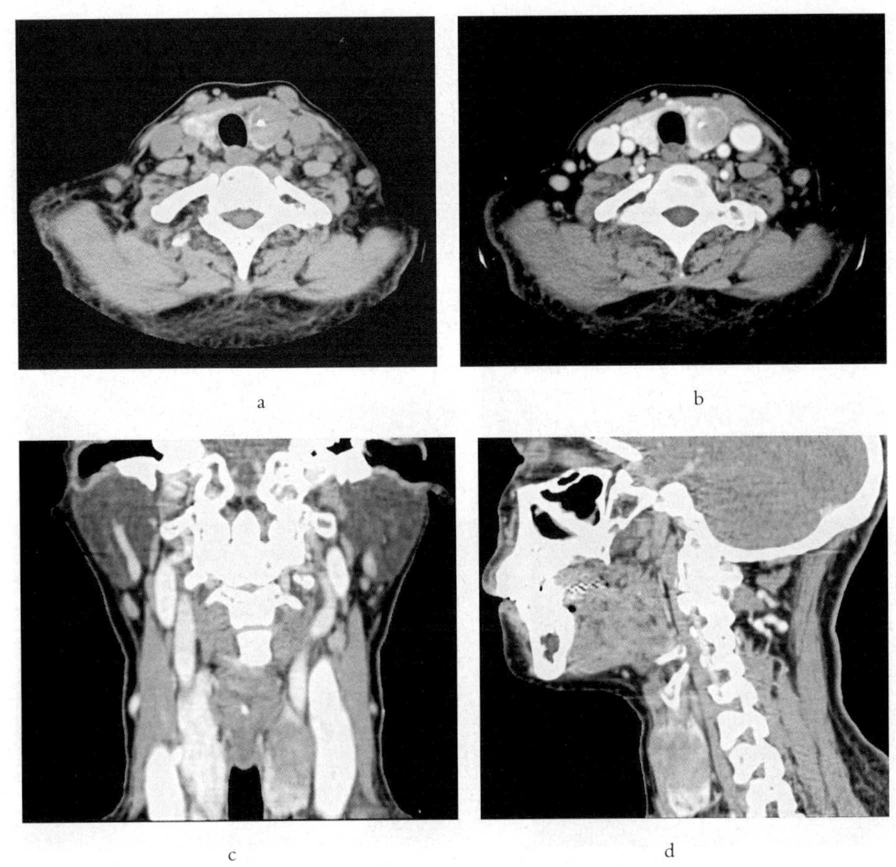

图 7-6　左甲状腺乳头状癌(papillary carcinoma of the left thyroid gland)

横断面平扫 CT 图 a 示左侧甲状腺内见低密度肿块,大小为 40 mm×25 mm×21 mm,CT 值为 42HU, 密度不均匀,内可见斑点状钙化影。横断面增强 CT 图 b、增强 CT 冠状位重建图 c 和增强 CT 矢状位重建图 d 示肿块呈不均匀强化,CT 值为 86 HU,肿块周边可见不完整的强化环,此为"强化残圈"征。

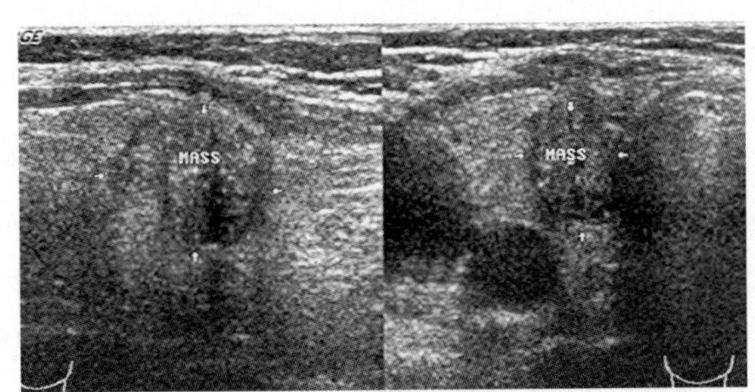

图 7-7　右甲状腺乳头状癌(papillary carcinoma of the right thyroid gland)

甲状腺右叶内见一类圆形肿块,内部呈低回声,分布不均匀,境界不清,无包膜反射光带。

失者则多提示有甲状腺滤泡癌的可能。CDFI 上,可见甲状腺癌内部或周边血供丰富,可测得高血流信号。

平扫 CT 上,甲状腺癌为软组织密度表现,肿瘤内部密度多不均匀。50%的瘤灶内可见钙化灶,表现为细粒状或斑片状钙化(图 7-9)。虽然良性甲状腺肿瘤内也可显现钙化,钙化不是鉴别甲状腺良性

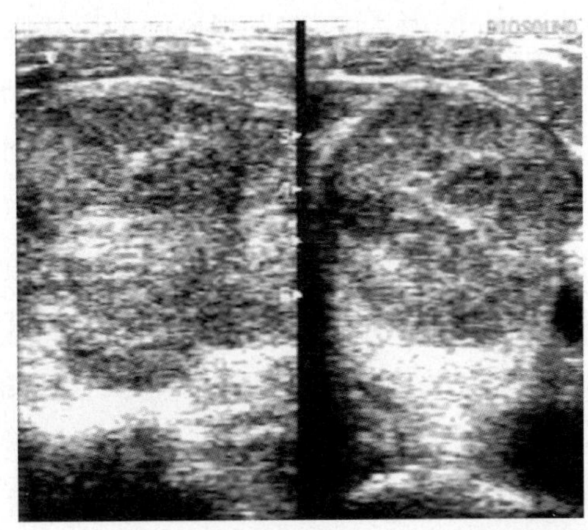

图 7-8　左甲状腺滤泡状癌(follicular carcinoma of the left thyroid gland)

甲状腺左叶内可见实质性低回声,分布不均匀,部分为稍强回声,后方回声稍增强,境界尚清,有包膜反射光带。

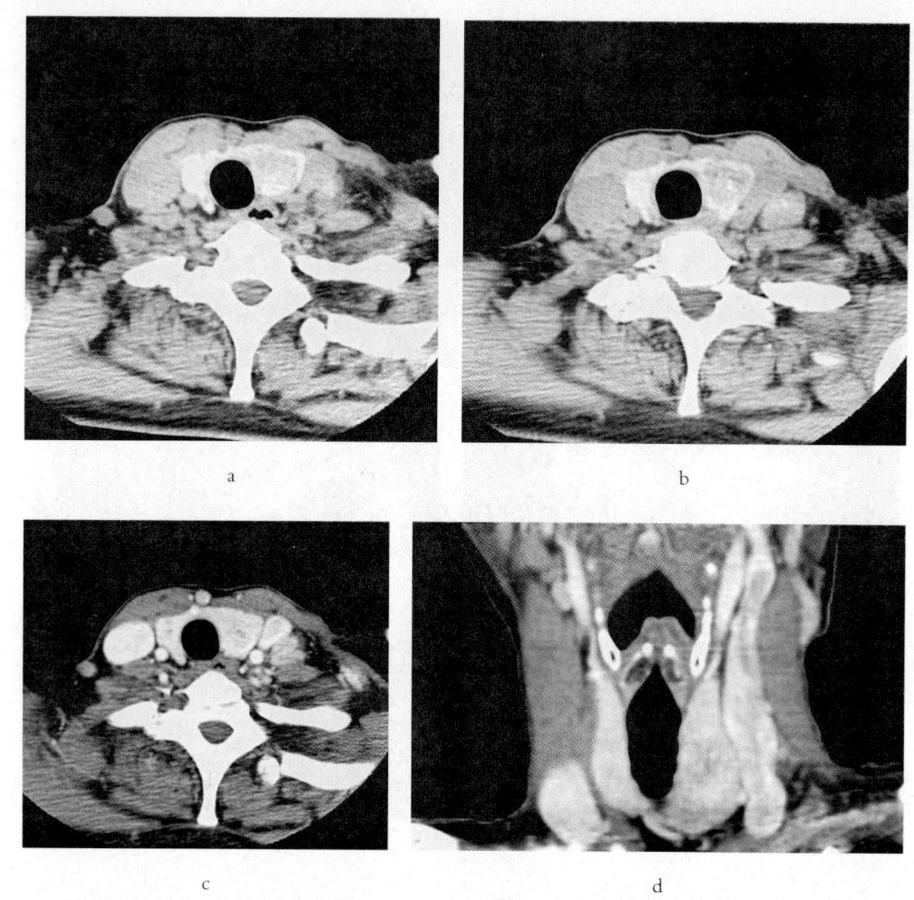

a b c d

图 7-9 左甲状腺髓样癌(medullar carcinoma of left thyroid gland)

横断面平扫 CT 图 a、b 示左侧甲状腺内见低密度肿块，大小为 40 mm×25 mm×20 mm，CT 值为 67 HU，边界不清，密度不均匀，内有混杂斑点状钙化影。横断面增强 CT 图 c 和增强 CT 冠状位重建图 d 示肿块明显强化，CT 值为 12 HU。

和恶性肿瘤的主要依据，但多数研究者认为细颗粒状钙化是甲状腺癌的特征性表现之一。另有研究显示：年轻的患者中，如发现质硬的甲状腺肿块内有粗大的钙化，则应高度怀疑其为恶性肿瘤。增强CT 上，甲状腺癌的瘤体实性部分可呈不均匀强化表现，但其强化程度低于正常甲状腺组织（图 7-10)。病变的边缘多较平扫时清晰。动态增强 CT 上，甲状腺癌的时间-密度曲线多表现为速升缓降型。目前，有关甲状腺肿瘤的动态增强 CT 表现的形成机制尚存争议。动态增强是一种能反映不同组织或同一组织不同部分之间的血管数量和血流灌注水平差异的技术。一般情况下，病变的早期强化主要与其内部丰富的血管数量和血供密切相关；而病变的后期强化主要取决于肿瘤的血管通透性和血管外间隙的容量。但是甲状腺病变所面临的情况可能更为复杂。CT 对比剂内含有丰富的碘元素。而碘又是甲状腺合成甲状腺素的主要原料，物质中的碘能被甲状腺摄取和浓聚，因而动态增强 CT 上甲状腺病变的强化与其他肿瘤的强化机制存在一定的差异。甲状腺癌在动脉期(对比剂注入后 30 秒内)的强化程度主要取决于肿瘤内的血管含量，而其在静脉期的强化可能有甲状腺摄碘功能的影响。

MRI 上，甲状腺癌在 T1WI 上可表现为略低信号、等信号或略高信号；在 T2WI 上常呈不均匀高信号。肿瘤内部的不均匀信号表现的病理基础与其内部的囊变、坏死、出血和钙化密切相关。虽然不均匀信号表现是甲状腺恶性肿瘤的重要影像

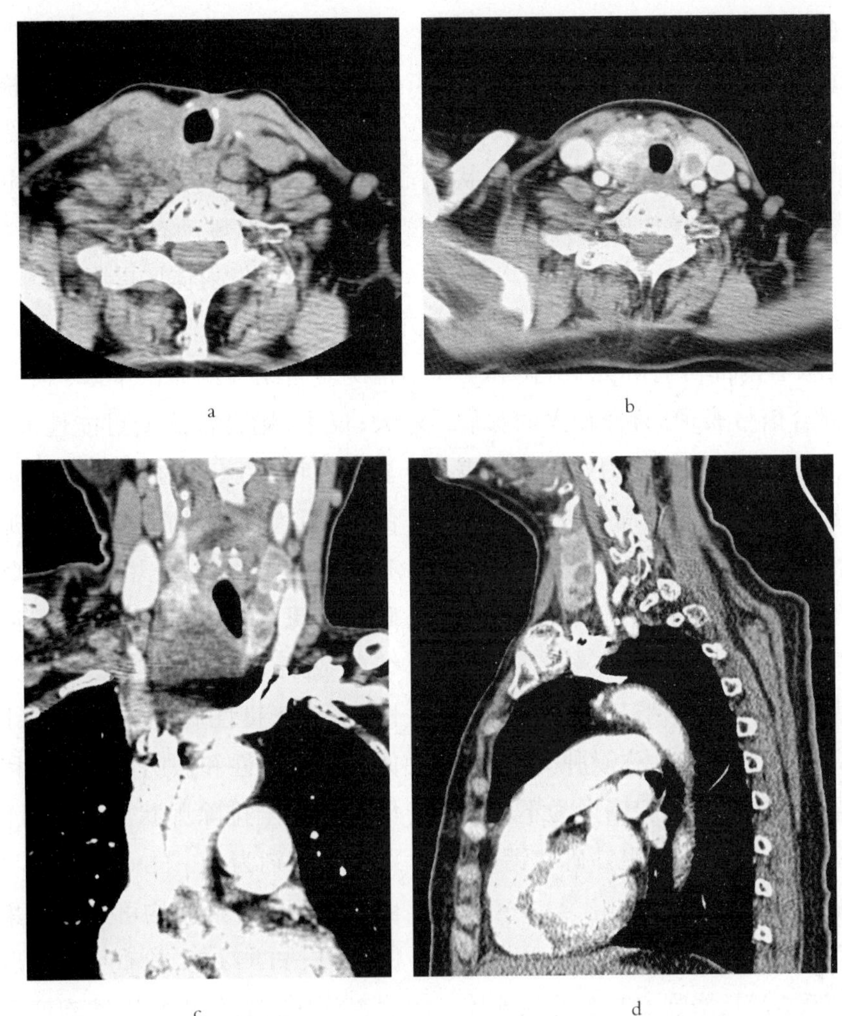

图 7–10　双侧甲状腺去分化癌（anaplastic carcinoma of the bilateral thyroid gland）

横断面平扫 CT 图 a 示双侧甲状腺内见弥漫低密度肿块影，边界不清，密度不均匀。横断面增强 CT 图 b 示肿块明显不均匀强化。增强 CT 冠状位重建图 c 和增强 CT 矢状位重建图 d 示病变推移和包绕右侧颈部血管影。

征象之一，但甲状腺良性病变也可发生出血和囊变，表现为不均匀信号。为此，部分研究者认为单一的不均匀信号不能作为鉴别甲状腺肿瘤良性和恶性的可靠依据，还应结合其他影像征象予以综合考虑。

核素显像上，甲状腺癌一般表现为单发“冷结节”。

邻近结构侵犯和反应　直径较小的甲状腺腺癌多无邻近结构的侵犯，而直径较大的甲状腺癌多可侵犯邻近组织结构。易受肿瘤直接侵犯的组织结构主要有颈鞘内的神经和血管、颈部肌肉组织、气管和食道等。研究发现，不同病理类型的甲状腺恶性肿瘤对其周围组织器官的侵犯倾向也有所不同。最易侵犯腺外结构的甲状腺癌是未分化癌，其次为滤泡状癌和鳞状细胞癌。乳头状癌侵犯邻近结构者相对少见。无论肿瘤的大小，甲状腺癌转移至颈部淋巴结者并不少见。影像学上，甲状腺癌的颈淋巴结转移性病变具有一定特征。与鳞状细胞癌的颈淋巴结转移性病变有所不同，超声和 CT 上可见甲状腺癌的颈淋巴结转移性病变好发于颈静脉周围、气管食管沟及纵隔；病变内部可有点状或沙粒状钙化显现（此征象几乎不见于鳞状细胞癌的颈淋巴结转移性病变）；环形增强的淋巴结边缘可见强化结节。

影像鉴别诊断　应与甲状腺癌鉴别的疾病主要有甲状腺腺瘤、结节性甲状腺肿和桥本甲状腺炎等。甲状腺癌小而局限者常易与甲状腺腺瘤和其他甲状腺结节相混淆；累及一侧或全部甲状腺的甲状腺癌容易和良性弥漫性甲状腺肿大相混淆。

1. 与甲状腺瘤鉴别：甲状腺瘤多呈圆形，边界清楚，有完整包膜。腺瘤内部可有坏死、出血和囊变，呈混合密度或混合信号表现。直径较大的腺瘤还可推移邻近组织结构。甲状腺癌多为边界模糊表现，肿瘤的假包膜多不完整，可见瘤周结节。甲状腺癌可伴有颈部淋巴结转移，转移灶内可出现微小钙化和壁结节。直径较大的甲状腺癌可直接侵犯周围组织结构。

2. 与结节性甲状腺肿鉴别：结节性甲状腺肿多有较长的病史，常呈双侧对称性弥漫肿大，病变密度高低不均，不累及包膜。甲状腺癌多为不对称性肿大，病变以低密度表现为主，可见沙砾状钙化，多有包膜破坏，可见瘤周结节。

3. 与桥本甲状腺腺炎鉴别：桥本甲状腺炎内部钙化罕见，病变密度均匀，增强 CT 上可见腺体密度略高于肌肉组织。甲状腺癌的病灶内部可见沙砾状钙化，密度分布不均，增强 CT 上可见强化明显的瘤周结节。

此外，值得一提的是核素检查中“冷结节”的鉴别诊断。一般情况下，仅根据“冷结节”的形态表现很难区分其为良性或恶性。进一步核素检查的方法有：甲状腺动态血流显像、“亲肿瘤”显像剂显像和正电子发射体层摄影(PET)检查。甲状腺动态血流显像可以反映“冷结节”周围和结节内的血供情况。若结节内血供丰富，则甲状腺癌的可能性大；反之，则良性病变可能性大。“亲肿瘤”显像剂显像对甲状腺癌的鉴别诊断也有一定的参考价值。应用“亲肿瘤”显像剂后，若原“冷结节”处出现有放射性浓集的“充填现象”，则为“亲肿瘤”显像阳性表现，提示恶性肿瘤可能性大；反之，若原“冷结节”处无放射性浓集改变，则为“亲肿瘤”显像阴性，多见于良性病变。然而，“亲肿瘤”显像剂的显像会有假阳性和假阴性表现，因而此检查阴性者仍不能完全排除甲状腺癌的可能。PET 检查中常用的显像剂为 ^{18}F－FDG。由于 ^{18}F－FDG 在甲状腺良性和恶性肿瘤中均可发生浓集，故一般不建议使用 ^{18}F－FDG PET 检查甲状腺肿瘤，尤其不适于检查分化较好的甲状腺滤泡癌和乳头状癌。但对于未分化癌和髓样癌，术前 ^{18}F－FDG PET 检查仍有一定的应用意义。

参 考 文 献

1　Jun P, Chow LC, Jeffrey RB. The Sonographic Features of Papillary Thyroid Carcinomas: Pictorial Essay Ultrasound Quarterly, 2005, 21: 39－45.

2　Nel CJC, van Heerden JA, Goellner JR, et al. Anaplastic cancinoma of the thyroid: A clinicopathologic study of 82 cases. Mayo Llin Proc, 1985, 60: 51－58.

3　Albores-Saavedra J, LiVolsi VA, Williams ED. Medullary carcinoma. Semin Diagn Pathol, 1985, 2: 137－146.

4　Papotti M, Sambataro D, Pecchioni C, et al. The Pathology of Medullary Carcinoma of the Thyroid: Review of the Literature and Personal Experience on 62 Cases. Endocr Pathol, 1996, 7: 1－20.

5　Wolfe HJ, Melvin KE, Cervi-Skinner SJ, et al. C-cell hyperplasia preceding medullary thyroid carcinoma. N Engl J Med, 1973, 289: 437－441.

6　Carl C, J William, Ian D, et al. Sonography of Thyroid Nodules: A “Classic Pattern”. Diagnostic Approach, 2005, 21: 157－165.

7　Gorges R, Eising EG, Fostescu D, et al. Diagnostic value of high-resolution B-mode and power-mode sonography in the follow-up of thyroid cancer. Eur J Ultrasound, 2003, 16: 191－206.

8　Noma S, Nishimura K, Togashi K, et al. Thyroid gland: MR imaging. Radiology, 1987, 164: 495－499.

9　Noma S, Konishi J, Morikawa M, et al. MR imaging of thyroid hemochromatosis. J Comput Assist Tomogr, 1988, 12: 623－625.

10　Noma S, Kanaoka M, Minami S, et al. Thyroid masses: MR imaging and pathologic correlation.Radiology, 1988, 168: 759－764.

11　Weber AL, Randolph G, Aksoy FG, et al. The thyroid and parathyroid glands. CT and MR imaging and correlation with pathology and clinical findings. Radiol Clin North Am, 2000, 38: 1105－1129.

12　Papini E, Guglielmi R, Bianchini A, et al. Risk of malignancy in nonpalpable thyroid nodules: predictive value of ultrasound and color-Doppler features. J

Clin Endocrinol Metab, 2002, 87：1941-1946.

13 Solbiati L, Volterrani L, Rizzatto G, et al. The thyroid gland with low uptake lesions：evaluation by ultrasound. Radiology, 1985, 155：187-191.

14 Watters DA, Ahuja AT, Evans RM, et al. Role of ultrasound in the management of thyroid nodules. Am J Surg, 1992, 164：654-657.

15 Solbiati L, Volterrani L, Rizzatto G, et al. The thyroid gland with low uptake lesions：evaluation by ultrasound. Radiology, 1985, 155：187-191.

16 Solbiati L, Ierace T, Cova L, et al. Percutaneous ethanol injection of autonomously functioning thyroid nodule. Rays, 1999, 24：348-357.

17 Solbiati L, Osti V, Cova L, Tonolini M. Ultrasound of thyroid, parathyroid glands and neck lymph nodes. Eur Radiol, 2001, 11：2411-2424.

18 Reading CC. What are some appropriate guidelines for dealing with impalpable thyroid masses detected by chest or neck CT or sonography? AJR Am J Roentgenol, 1997, 169：1747.

19 Reading CC, Charboneau JW, Hay ID, et al. Sonography of thyroid nodules：a "classic pattern" diagnostic approach. Ultrasound Q, 2005, 21：157-165.

20 Khoo ML, Asa SL, Witterick U, et al. Thyroid calcification and its association with thyroid carcinoma. Head Neck, 2002, 24：651-655.

21 Ikushima I, Korogi Y, Kuratsu J, et al. Dynamic MRI of meningiomas and schwannomas：Is differential diagnosis possible? Neuroradiology, 1997, 39：633-638.

22 Armstrong DT, Rogers TG, Brownslie BE, et al. Thyroid vascularity and trapping function：analysis of very early thyroidal technetium "uptake".Int J Nucl Med Bid, 1976, 3：65-70.

23 Takashima S, Moriumi S, Ikezone J, et al. CT evaluation of anaplastic thyroid carcinoma：AJR. Am J Roentgenol, 1990, 154：1079-1085.

24 Rosario PW, de Faria S, Bicalho L, et al. Ultrasonographic differentiation between metastatic and benign lymph nodes in patients with papillary thyroid carcinoma. Ultrasound, 2005, 24：1385-1389.

25 Sakai O, Curtin RD, Romo LV, et al. Lymph node pathology：benign proliferative, lymphoma, and metastatic disease （Review）. Radiol Clin North Am, 2000, 38：979-998.

甲状腺淋巴瘤

甲状腺淋巴瘤(thyroid lymphoma)是一种发生于甲状腺内的原发性淋巴瘤,约占所有甲状腺肿瘤的5%。在所有结外淋巴瘤中，甲状腺淋巴瘤约占2.5%~7%,是全身性淋巴瘤的一部分。甲状腺淋巴瘤以中老年患者多见,平均发病年龄为65岁。该肿瘤好发于女性。男女之比约1:3~7。

大体病理上,甲状腺淋巴瘤的大小不一,变化较大,肿瘤最大直径可达20 cm。甲状腺淋巴瘤的质地较硬,可呈分叶状或多结节状,肿瘤剖面呈灰褐色或灰白色,可为实性或囊性。细胞涂片上可见有典型的、丰富的互不黏合的细胞,与其他部位之大细胞淋巴瘤的瘤细胞相似。典型的边缘带淋巴瘤内含有混杂的非典型淋巴细胞、中性细胞、单核细胞样B细胞,免疫母细胞核浆细胞。镜下见,甲状腺淋巴瘤多为结外边缘带B细胞淋巴瘤和弥漫性大B细胞淋巴瘤,或在这两型间有过渡区域。

临床上,甲状腺淋巴瘤可表现为无痛性甲状腺肿大,也可出现疼痛、吞咽困难、声音嘶哑、窒息、咳嗽和咯血等症状。大多数甲状腺淋巴瘤患者的甲状腺功能正常。若病变累及全部甲状腺,则可表现为甲状腺功能减退症。在桥本甲状腺炎基础上发生恶性淋巴瘤的危险性较高。有文献报道显示：80%原发性甲状腺淋巴瘤发生于桥本甲状腺炎。对甲状腺淋巴瘤的治疗多以化疗为主(CHOP 方案)，也可辅以甲状腺区和颈部放疗。

【影像学表现】

部位　甲状腺淋巴瘤为甲状腺内多灶性或单发性病变。

形态和边缘　肿瘤多为圆形或不规则形,边界清楚。

内部结构　超声上，甲状腺淋巴瘤多表现为等回声，亦可呈假囊性改变，后方回声增强。CT上，甲状腺淋巴瘤多表现为均匀实性软组织密度,病变内坏死和钙化均少见。增强CT上,甲状腺淋巴瘤可有轻至中度强化,部分可无强化表现(图7-11)。同样，淋巴瘤的强化程度一般低于正常甲状腺。动态增强CT上,甲状腺淋巴瘤多为低强化曲线表现,有别于甲状腺其他肿瘤。MRI上,甲状腺淋巴瘤在T1WI上呈均匀中等信号;在T2WI上呈高信号表现。约1/3的甲状腺淋巴瘤在MRI上有囊性变表现。增强MRI上,甲状腺淋巴瘤可呈轻至中度强化。核素显像上，甲状腺淋巴瘤通常表

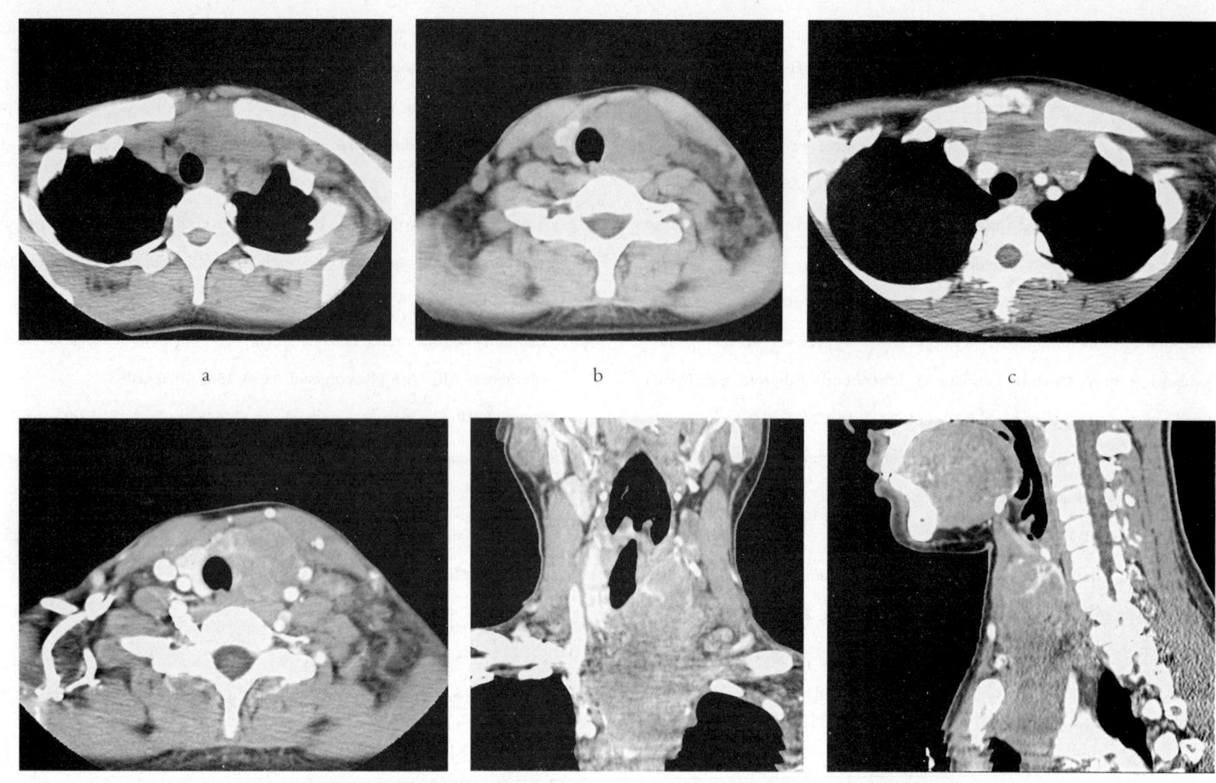

图 7-11 甲状腺非霍奇金淋巴瘤（non-Hodgkin lymphoma of the thyroid gland）

横断面平扫 CT 图 a、b 示左侧甲状腺内见不规则低密度肿块，病变向下达胸廓入口，推移压迫气管及血管，密度均匀，CT 值为 40 HU，边界不清。右侧甲状腺内亦可见不规则低密度肿块，密度均匀，边界不清。横断面增强 CT 图 c、d 示肿块呈不均匀轻度强化，且推移和压迫左侧颈部血管。增强 CT 冠状位重建图 e 和增强 CT 矢状位重建图 f 示肿块向下达胸廓入口。

现为“冷结节”，其数目和大小依淋巴瘤累及情况而异。

邻近结构侵犯和反应　关于甲状腺淋巴瘤是否存在周围组织结构侵犯，尚存争议。有学者认为该肿瘤无周围组织侵犯是其特征性表现，然而亦有人认为甲状腺淋巴瘤可以有周围组织侵犯，只是发生率较低。实际上，甲状腺淋巴瘤可直接侵犯其周围的颈鞘结构，累及其内的神经和血管，亦可侵犯其周围的食管和肌肉组织。甲状腺淋巴瘤还可伴有双侧颈部淋巴结肿大。

影像鉴别诊断　甲状腺淋巴瘤的影像学表现并无特异性，与其他甲状腺肿瘤的鉴别存在一定的困难。但甲状腺淋巴瘤的临床和影像表现有以下特点：老年妇女患颈部肿块，其在 CT 上以弥漫肿大、密度均匀、强化不甚明显为主。甲状腺淋巴瘤的直径可以较大，但较少侵犯周围组织结构。

参考文献

1 Higgins JP, Warnke RA. Large B-cell lymphoma of thyroid. Two cases with a marginal zone distribution of the neoplastic cells. Am J Clin Pathol, 2000, 114：264-270.

2 Pedersen RK, Pedersen NT. Primary non-Hodgkin's lymphoma of the thyroid gland：a population based study.Histopathology, 1996, 28：25-32.

3 Thieblemont C, Mayer A, Dumonter C, et al. Primary thyroid lymphoma is a heterogeneous disease. J Clin Endocrinol Metab, 2002, 87：105-111.

4 Derringer GA, Thompson LD, Frommelt RA, et al. Malignant lymphoma of the thyroid gland：a clinicopathologic study of 108 cases. Am J Surg Pathol, 2000, 24：623-639.

5 Ha CS, Shadle KM , Medeiros LJ, et al. Localized non-Hodgkin's lymphoma involving the thyroid gland. Cancer, 2001, 94：629-635.

6 Ansell SM, Grant CS, Habermann TM. Primary thyroid lymphoma. Semi Oncol, 1999, 26：316-323.

7 Ghazanfar S, Quraishy MS, Essa K, et al. Mucosa associated lymphoid tissue lymphoma(Maltoma) in patients with cold nodule thyroid. J Pak Med Assoc, 2002, 52: 131-133.

8 Ishikawa H, Tamaki Y, Takahashi M, et al. Comparison of primary thyroid lymphoma with anaplastic thyroid carcinoma on computed tomographic imaging. Radiat Med, 2002, 20: 9-15.

9 Kim HC, Han MH, Kim KH, et al . Primary thyroid lymphoma: CT findings. Eur J Radiol, 2003, 46: 233-239.

10 Takashima S, Ikezoe J, Morimoto S, et al . Primary thyroid lymphoma: evaluation with CT. Radiology, 1988, 168: 765-768.

11 Nakahara H, Noguchi S, Murakami N, et al. Gadolinium-enhanced MR imaging of thyroid and parathyroid masses. Radiology, 1997, 202: 765-772.

甲状腺继发性肿瘤

甲状腺继发性肿瘤(secondary tumor of thyroid gland)是指邻近部位的恶性肿瘤直接侵犯和扩展至甲状腺，或远隔部位的恶性肿瘤通过血道/淋巴道转移至甲状腺的肿瘤。该肿瘤又称甲状腺转移性肿瘤。由于甲状腺内有丰富的淋巴和血管,故此类肿瘤并不少见。通过直接侵犯累及甲状腺的继发性肿瘤通常只累及单侧甲状腺。尸检发现,近10%的甲状腺内有来自其他器官的转移性恶性肿瘤,其中,33%来源于肾;16%来源于肺;7%来源于子宫;黑色素瘤占5%。直接侵犯甲状腺的继发性肿瘤多为头颈部的鳞状细胞癌，其中包括转移性淋巴结。甲状腺转移性肿瘤多见于中老年人和有明确原发恶性肿瘤史者。

病理上,甲状腺继发性肿瘤多保留其原发肿瘤的组织学特征,但其分化程度可更低。

临床上,多数患者可无任何症状,常为偶然发现。患者也可出现甲状腺肿块、声音嘶哑、呼吸困难和颈部疼痛等症状。部分转移至甲状腺的肾细胞癌常为肾肿瘤的首发表现,或为肾肿瘤切除多年后的第一复发表现。对甲状腺转移性肿瘤的治疗应结合患者的全身情况而定，这些情况包括转移灶的大小、原发肿瘤是否控制、是否合并其他转移灶等。一般认为,孤立性甲状腺转移性肿瘤伴有压迫症状者可选择手术治疗;对姑息性切除的甲状腺继发性肿瘤还应施以放疗和化疗;不能手术者可给予姑息性放疗和化疗。

【影像学表现】

部位　甲状腺继发性肿瘤多表现为甲状腺内单发或多发性病灶。单发或多发性病灶的分布几率几乎相等,但有人报道我国人群中以单发病灶居多。

形态和边缘　甲状腺继发性肿瘤多为不规则形态,大小不一。超声上,病变多无包膜反射光带,边缘或清楚,或模糊。CT上,甲状腺继发性肿瘤多为边界清晰表现。

内部结构　超声上，甲状腺转移性肿瘤多表现为低回声,分布不均匀。发生部分囊变时,病变内可有局灶性无回声区。平扫CT上,甲状腺转移性肿瘤为软组织密度表现,病变内可有低密度结节或肿块,或伴有不规则的多发性囊变坏死。病变内通常无钙化。增强CT上,甲状腺转移性肿瘤的强化程度与原发性肿瘤相似，但一般低于周围正常强化的甲状腺组织(图7-12)。病变合并有颈部淋巴结转移时,可见其呈均匀强化或环状强化。MRI上,甲状腺转移性肿瘤在T1WI上表现为低或中等信号；在T2WI上表现为高信号。部分甲状腺转移性肿瘤在T2WI上和增强T1WI上可呈低信号表现。核素显像上,甲状腺转移性肿瘤核素一般表现为“冷结节”。

邻近结构侵犯和反应　甲状腺转移性肿瘤为多发病灶时,可推移邻近结构。但在一般情况下,其多无明显侵犯邻近结构征象。肿瘤可伴有颈部淋巴结转移。

影像鉴别诊断　甲状腺转移性肿瘤的超声和CT表现并无特征性。若为甲状腺单发性转移性肿瘤,其影像表现多不易与甲状腺腺瘤或甲状腺腺癌鉴别;若病变为多发性病灶,其间相同的回声、密度和信号表现往往可以提示存在甲状腺转移瘤的可能。患者如有原发恶性肿瘤病史则更有助于确诊。事实上,超声检查对诊断临床上不易触及的甲状腺肿块具有一定的潜在诊断作用，而在超声引导下行穿刺活检也能对转移性肿瘤的准确诊断发挥重要作用。当然，甲状腺转移性肿瘤的最终确诊仍主要依赖于细胞学或组织学检查。

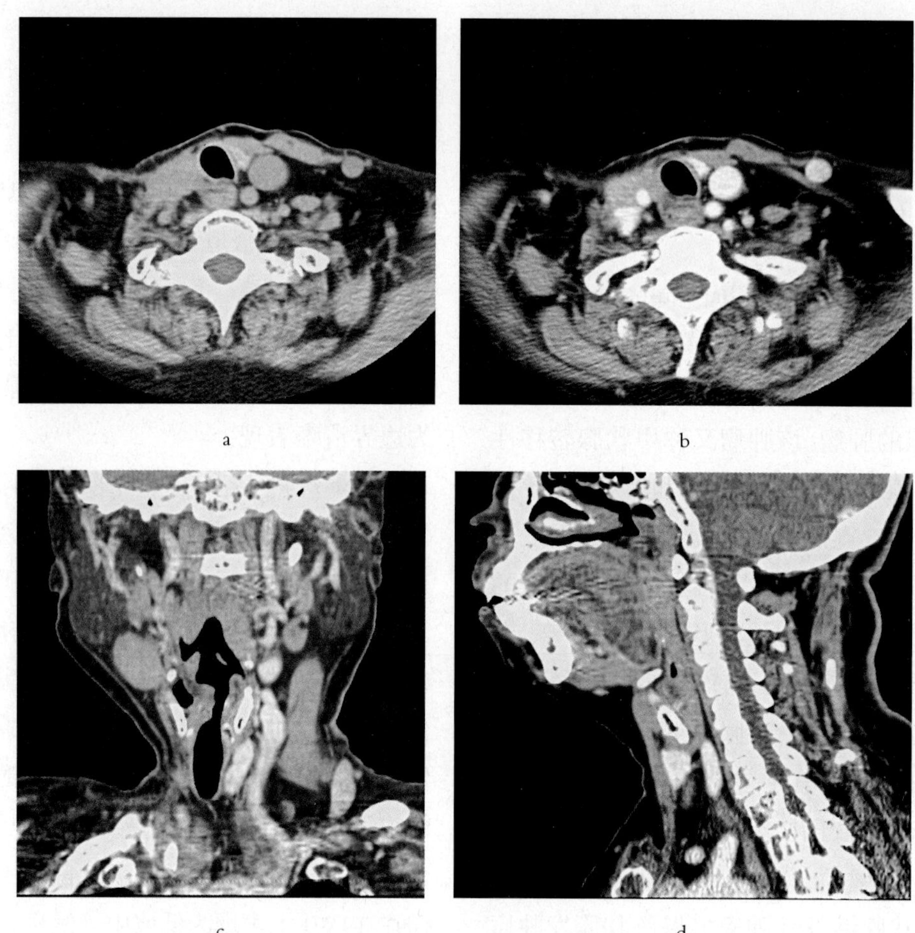

图 7-12 右甲状腺转移性鳞状细胞癌（metastatic squamous cell carcinoma of right thyroid gland）

横断面平扫 CT 图 a 示右侧甲状腺内见不规则形低密度肿块，密度均匀，边界不清。横断面增强 CT 图 b、增强 CT 冠状位重建图 c 和增强 CT 矢状位重建图 d 示肿块呈中度强化。

参考文献

1 Willis RA. Metastatic tumors in the thyroid gland. Am J Pathol, 1931, 7: 187-208.

2 Heffess CS, Wenig BM, Thompson LD. Metastatic renal cell carcinoma to the thyroid gland: a clinicopathologic study of 36 cases. Cancer, 2002, 95: 1869-1878.

3 Shimaoka K, Sokal JE, Pickren JW. Metastatic neoplasms in the thyroid gland. Pathological and clinical findings. Cancer, 1962, 15: 557-565.

4 Nakhjavani MK, Gharib H, Goellner JR, et al . Metastasis to the thyroid gland. A report of 43 cases. Cancer, 1997, 79: 574-578.

5 Lin JD, Weng HF, Ho YS. Clinical and pathological characteristics of secondary thyroid cancer. Thyroid, 1998, 8: 149-153.

6 Lam KY, Lo CY. Metastatic tumors of the thyroid gland: a study of 79 cases in Chinese patients. Arch Pathol Lab Med, 1998, 122: 37-41.

7 Takashima S, Takayama F, Wang JC, et al. Radiologic assessment of metastases to the thyroid gland. J Comput Assist Tomogr, 2000, 24: 539-545.

8 Ferrozzi F, Bova D, Campodonico F, et al. US and CT findings of secondary neoplasms of the thyroid — a pictorial essay. Clin Imaging, 1998, 22: 157-161.

9 Ferrozzi F, Campodonico F, De Chiara F, et al. Thyroid metastases: the echographic and computed tomographic aspects. Radiol Med, 1997, 94: 214-219.

10 Lin SY, Sheu WH, Chang MC, et al. Diagnosis of thyroid metastasis in cancer patients with thyroid mass by fine needle aspiration cytology and ultrasonography. Zhonghua Yi Xue Za Zhi (Taipei), 2002, 65: 101-105.

（艾松涛　余　强）

第二节　甲状旁腺肿瘤

甲状旁腺(parathyroid glands)是人体重要的内分泌腺之一，其分泌的甲状旁腺激素具有调节钙、磷代谢的功能。甲状旁腺病变较为少见，其中最主要的是甲状旁腺功能亢进(hyperparathyroidism, HPT)，简称甲旁亢。大多数甲状旁腺肿瘤患者有甲旁亢表现。根据 2003 年 WHO 分类(表 7-1)，甲状旁腺肿瘤性病变主要包括甲状旁腺腺瘤、甲状旁腺腺癌和甲状旁腺增生。甲状旁腺腺瘤与甲旁亢相关者约占 80%~85%；甲状旁腺增生和甲状旁腺腺癌与之相关者分别占 15%~20%和不足 1%。

适合于甲状旁腺肿瘤性病变影像学检查的方法有 X 线平片、超声、放射性核素显像、CT、MRI、血管造影和静脉取样 (angiography and venous sampling)。这些检查主要用于显示甲状旁腺病变、甲旁亢骨质结构改变状况和术前定位。X 线平片检查主要用于显示因甲旁亢所导致的原发性或继发性骨质改变。超声、CT 和 MRI 均可用于原发性或继发性甲旁亢病变的定位检查。核素显像通常与超声检查联合使用，可作为原发性甲旁亢的功能性甲状旁腺病变定位的初查方法。根据文献报告，甲状旁腺肿瘤的 CT 和 MRI 检查优于超声。甲状旁腺肿瘤的 CT 检查特点是：能明确肿瘤与周围组织结构的解剖关系；易于发现病变；定位准确。CT 的主要不足是：有时不易发现纵隔或颈根部异位的甲状旁腺腺瘤。MRI 检查易发现异位的甲状旁腺腺瘤；对于术后持续性甲旁亢或复发性甲旁亢有较高的诊断价值。血管造影和静脉取样在甲状旁腺病变的诊治中应用较少。有时可通过这种方法寻找纵隔内异位的甲状旁腺病变，测定取样静脉血中的 HPT 浓度。

参 考 文 献

1　Higgins CB. Role of magnetic resonance imaging in hyperparathyroidism. Radiol Clin North Am, 1993, 31：1017-1028.

2　Spritzer CE, Gefter WB, Hamilton R, et al. Abnormal parathyroid glands：high-resolution MR imaging. Radiology, 1987, 162：487-491.

3　Seelos KC, DeMarco R, Clark OH, et al. Persistent and recurrent hyperparathyroidism：assessment with gadopentetate dimeglumine-enhanced MR imaging. Radiology, 1990, 177：373-378.

甲状旁腺腺瘤

甲状旁腺腺瘤(parathyroid adenoma)是由主细胞、嗜酸细胞、过渡型嗜酸细胞或这些细胞混合而成的良性肿瘤，该肿瘤是原发性甲旁亢的主要原因，可累及单个或多个(2~3 个)腺体。甲状旁腺功能亢进还可导致全身骨骼的骨质密度降低，形成骨骼系统的类肿瘤样改变：棕色瘤(brown tumor)。甲状旁腺腺瘤出现骨骼系统改变者约为 20%；伴有棕色瘤形成者约为 10%。甲状旁腺腺瘤多出现在 30~60 岁。女性患者多见，男女之比约为 1:2~3。

大体病理上，甲状旁腺腺瘤肿块呈棕色或红褐色，肿块质地柔软而呈均质性，表面光滑且有较薄的包膜。腺瘤呈圆形、椭圆形、蚕豆形或肾形。病变内极少有脂肪组织，无分叶状表现，境界清楚。较大的甲状旁腺腺瘤可出现纤维化、含铁血黄素沉积、囊性变和钙化；涂片中甲状旁腺组织可呈滤泡状、乳头状和淋巴样形态；镜下见，大多数甲状旁腺腺瘤以主细胞为主，也可见嗜酸性细胞和过渡型嗜酸细胞散布于主细胞之间，各类细胞可聚集成巢状。颌骨棕色瘤的组织病理表现和巨细胞肉芽肿或动脉瘤样骨囊肿相似，属于巨细胞病变。

临床上，多数患者以全身症状为主，主要表现肾钙化、消化道溃疡、骨关节疼痛和精神问题。典型的甲状旁腺功能亢进患者主要表现为高钙血症和低磷血症，血清中甲状旁腺激素（parathyroid hormone, PTH）升高。甲状旁腺腺瘤常无明显局部症状，偶尔可见中下颈部软组织肿大。对甲状旁腺腺瘤的治疗一般以手术切除为主。手术切除甲状旁腺腺瘤后，除棕色瘤外，几乎所有的异常骨改变均可恢复正常。

【影像学表现】

部位　肿块多位于颈长肌前方与甲状腺叶中部后方之间、或在甲状腺叶下极附近。肿瘤以单发为主，少数可多发。约 10 %的甲状旁腺腺瘤为异位性肿瘤，可位于上颈部、颈血管鞘、颈根部乃至前上纵隔。棕色瘤可多中心性地发生于全身各骨骼组织，但以颌面骨多见，上、下颌骨均可受累（图 7-13）。

形态和边缘　甲状旁腺腺瘤多为圆形或类圆形表现，肿瘤直径多在 1~3 cm 之间，边界清楚，可见包膜。颌骨棕色瘤多表现为边缘模糊。

内部结构　超声上，甲状旁腺腺瘤为实性均匀低回声表现。CDFI 上可见病变内部血流丰富，有高血流信号。平扫 CT 上，肿瘤为均匀软组织密度表现；增强 CT 上，肿瘤可有轻至中度强化（图 7-13）；少数肿瘤内部可见略低密度的坏死或囊变灶。动态增强 CT 上，甲状旁腺腺瘤具有一定的特殊表现形式，多呈早期明显强化表现（CT 值可上升至 89~105 HU，但低于颈部大血管的 CT 值）；之后腺瘤与颈部大血管的 CT 值均表现为逐渐下降。MRI 上，甲状旁腺腺瘤的信号变化有 3 种类型：Ⅰ型，肿瘤表现为 T1WI 上的低信号和 T2WI 上的高信号，此型最常见，肿瘤内细胞成分丰富。Ⅱ型，肿瘤在 T1WI 和 T2WI 上均为低信号表现，此型肿瘤的内部多有陈旧出血和纤维化。Ⅲ型，肿瘤在 T1WI 和 T2WI 上均为高信号表现，此型肿瘤的内部多有亚急性期出血。少数甲状旁腺腺瘤内部因有亚急性期出血、囊变或坏死而呈不均匀信号表现。增强 MRI 上，甲状旁腺腺瘤多表现为明显强化，但肿瘤内的坏死灶或陈旧性出血灶可无强化表现。核素检查上，甲状旁腺腺瘤多有早期显像，之后 2~3 小时内可见示踪剂呈持续或逐渐增浓表现。X 线上可见患者的骨骼系统有异常改变，表现为骨质密度降低，但骨小梁形态和大小表现正常。与骨质密度降低区相比，牙齿密度明显增高。颌骨棕色瘤多表现为 X 线透射区，密度均匀，内无分隔和矿化。CT 上，颌骨棕色瘤呈软组织密度改变（图 7-13）。

邻近结构侵犯和反应　甲状旁腺腺瘤多与周围组织结构分界清晰，极少侵犯周围的组织结构。但直径较大的病变可推移其周围的甲状腺腺体和其后方的颈鞘内血管和神经组织。颌骨棕色瘤可影响骨膜下骨皮质，致其变薄。

影像鉴别诊断　应与甲状旁腺腺瘤鉴别的疾病主要有甲状旁腺腺癌和甲状旁腺增生。甲状旁腺腺癌为少见肿瘤。与甲状旁腺腺瘤不同，约 1/4 甲状旁腺腺癌的病变内部可出现钙化，包膜不完整，可伴有颈淋巴结转移。甲状旁腺增生是多个腺体的异常增大。由于 CT 或 MRI 检查多难完整显示所有病变，故有时鉴别诊断相对困难。颌骨棕色瘤的影像表现可与颌骨恶性肿瘤相似。但棕色瘤具有多中心性特点，而大多数颌骨恶性肿瘤为单发性病变。诊断 HPT 应密切结合临床检查，尤其是血清学检查。此外，甲状旁腺腺瘤还应与甲状腺腺瘤相鉴别。CT 和 MRI 上，一般多可清晰显示甲状旁腺腺瘤位于甲状腺的后外下方，而大多数甲状腺腺瘤位于甲状腺实质内，两者鉴别较为容易。但当甲状旁腺腺瘤的直径较大，肿瘤压迫前方的甲状腺腺体，使瘤体与甲状腺腺体相互重叠时，则易造成两者间的误诊。甲状腺被推向前上方移位和患侧颈长肌被推移位等影像表现可视为诊断甲状旁腺腺瘤的间接征象依据。

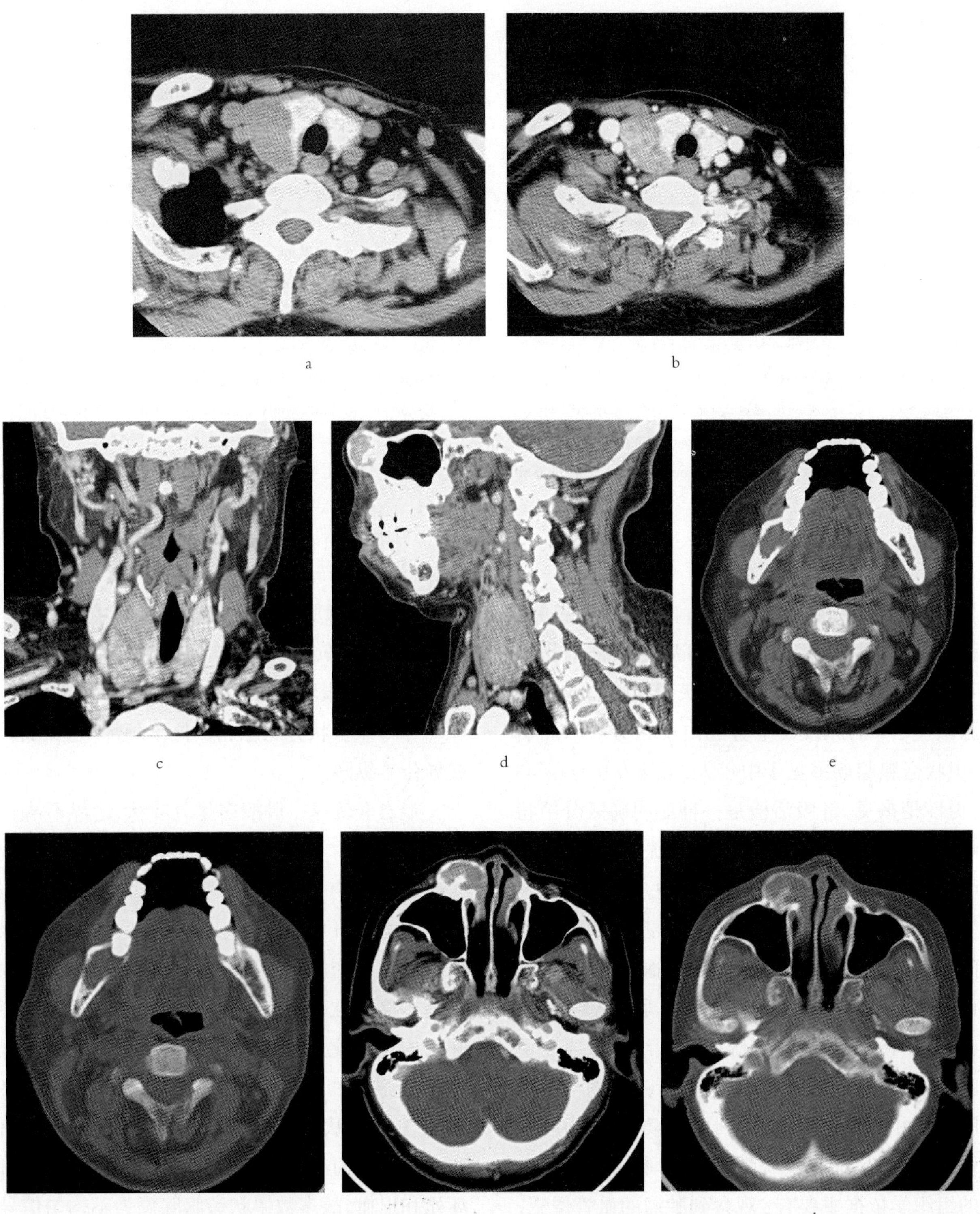

a　b

c　d　e

f　g　h

图 7-13　右甲状旁腺腺瘤伴颌骨棕色瘤（right parathyroid adenoma with brown tumors of jaws）

横断面平扫 CT 图 a 示右侧甲状旁腺区可见低密度软组织块影，CT 值为 5 Hu，大小为 56 mm×33 mm×22 mm，边界清楚，密度均匀，右侧甲状腺受压。横断面增强 CT 图 b、增强 CT 冠状位重建图 c 和增强 CT 矢状位重建图 d 示病变呈不均匀强化，CT 值为 120 HU，右侧颈鞘血管向外移位明显。下颌横断面 CT 软组织窗图 e 和骨窗图 f 图示右侧下颌骨有单囊状骨质破坏区形成，病变呈软组织密度改变，部分下颌骨骨皮质破坏吸收并变薄。上颌横断面 CT 软组织窗图 g 和骨窗图 h 图示右侧上颌骨内可见单囊状骨质破坏区，病变密度不均匀，可见斑点状高密度影。

参 考 文 献

1 Verdonk CA, Edis AJ. Parathyroid "double adenomas": fact of fiction? Surgery, 1981, 90: 523–526.

2 White SC, Pharoah MJ. Oral radiology: principles and interpretation. 5th ed. St. Louis: Mosby, 2004: 517–519.

3 Castleman B, Mallory TB. The pathology of the parathyroid glands in hyperparathytoidism. A study of 25 cases. Am J Pathol, 1935, 11: 1–72.

4 Polga JP, Balikian JP. Partially calcified functioning parathyroid adenoma. Case demonstrated roentgenographically. Radiology, 1971, 99: 55–56.

5 Black BK, Ackerman LV. Tumors of the parathyroid gland. A review of 23 cases. Cancer, 1950, 3: 415–444.

6 Ovenfors CO , Stark D , Moss A , et al. Localization of parathyroid adenoma by computed tomography. Comput Assist Tomogr, 1982, 6: 1094–1098.

7 Higgins CB. Role of magnetic resonance imaging in hyperparathyroidism. Radiol Clin North Am, 1993, 31: 1017–1028.

8 van Dalen A, Smit CP, van Vroonhoven TJ. Minimally invasive surgery for solitary parathyroid adenomas in patients with primary hyperparathyroidism: role of US with supplemental CT. Radiology, 2001, 220: 631–639.

9 Weber AL, Randolph G, Aksoy FG, et al. The thyroid and parathyroid glands: CT and MR imaging and correlation with pathology and clinical findings. Radiol Clin North Am, 2000, 38: 1105–1129.

10 Spritzer CE , Gefter WB , Hamilton R , et al. Abnormal parathyroid glands : high-resolution MR imaging. Radiology, 1987, 162: 487–491.

11 Auffermann W, Guis M, Tavares NJ, et al. MR signal intensity of parathyroid adenoma: correlation with histopathology. AJR Am J Roentgenol, 1989, 153: 873–876.

甲状旁腺腺癌

甲状旁腺腺癌(parathyroid adenocarcinoma)是一种来源于甲状旁腺实质细胞的恶性肿瘤,有报道提示甲状旁腺腺癌可继发于甲状旁腺腺瘤或甲状旁腺增生,1%的原发性甲旁亢由甲状旁腺腺癌引起。甲状旁腺腺癌多见于中年人,平均发病年龄 45 岁。男性稍多见。针吸活检是一种能明确区分甲状旁腺肿瘤(尤其是异位性甲状旁腺腺瘤、癌和转移性肿瘤)和甲状旁腺组织的有效方法。

大体病理上,甲状旁腺腺癌的剖面呈灰白色,其内可有灶性坏死,肿瘤易发生出血和纤维化。约 1/4 的甲状旁腺腺癌内有明显钙化。肿瘤常侵犯被膜和血管。镜下见,甲状旁腺腺癌的细胞组成以主细胞占优势,但嗜酸性细胞肿瘤所占比例与甲状旁腺腺瘤相似;肿瘤细胞排列成小梁状,并为厚的纤维束所分隔,细胞核大而深染。诊断甲状旁腺腺癌的组织学依据主要有:观察到肿瘤的血管侵犯、周围神经侵犯、穿透包膜并在邻近组织中生长和/或转移。

临床上,患者多有典型的高血钙症状,如血钙和 HPT 水平明显增高、疲劳、虚弱、体重减轻、厌食、恶心、呕吐和多尿。甲状旁腺腺癌可发生局部淋巴结转移和远隔脏器转移。远处转移以肺转移最为多见。治疗甲状旁腺腺癌应以根治性手术切除为主。伴有局部淋巴结转移或远隔转移者预后不佳。

【影像学表现】

部位 甲状旁腺腺癌多位于颈部甲状腺后方,或异位于纵隔。

形态和边缘 肿瘤多呈分叶状,边界不清。

内部结构 超声上,甲状旁腺腺癌主要表现为实质性低回声。部分病变可呈强回声表现,此与病变内的大量纤维组织相对应。CT 上,甲状旁腺腺癌为软组织密度表现。约 1/4 的甲状旁腺腺癌内可见高密度钙化影。有研究者认为,若发现甲状旁腺肿块内有钙化显现,则高度提示其为甲状旁腺腺癌。增强 CT 上,甲状旁腺腺癌多有明显强化。MRI 上,甲状旁腺腺癌呈 T1WI 上的低或等信号和 T2WI 上的高信号表现。因肿瘤内易发生钙化、坏死和出血,故多数甲状旁腺腺癌为不均匀信号表现。增强 MRI 上,甲状旁腺腺癌的实体部分可发生明显强化。核素显像上,甲状旁腺腺癌与甲状旁腺腺瘤相似,可表现为局灶性异常摄取和浓聚。有研究发现,^{99m}Tc–MIBI 对甲旁亢定位的敏感性高于 B

超和CT;对未触及颈部肿块者,其定位价值更高。X线上,手、头颅、脊柱诸骨均可出现骨质结构的破坏吸收,表现为X线透射区。病变还可导致骨膜下骨质吸收和骨质疏松;部分病变可呈骨囊肿样改变,并可伴发病理性骨折。

邻近结构侵犯和反应 甲状旁腺腺癌可侵犯与之相邻的组织结构,如甲状腺、气管、食管、喉返神经、颈动脉和静脉,表现为受累结构的被推移位,或可直接侵犯上述组织结构。核素显像还可发现甲状旁腺腺癌所导致的局部淋巴结转移或远隔脏器转移,表现为单发或多发的示踪剂浓聚区。影像学上诊断甲状旁腺腺癌的重要依据之一是发现甲状旁腺肿瘤有邻近组织结构侵犯。

影像鉴别诊断 若发现原发性甲旁亢患者在颈部甲状旁腺区出现较大的分叶状肿块,且伴有血钙和PTH水平的明显升高,则应考虑甲状旁腺腺癌的可能。CT或超声检查中,如发现甲状旁腺肿块内有钙化,则提示甲状旁腺腺癌的可能性较大。若同时发现有颈部淋巴结肿大和/或远隔脏器(如肝、骨和脑)病灶,则诊断依据更为充分。对部分无转移征象的甲状旁腺腺癌而言,有时很难将其同甲状旁腺腺瘤或增生性甲状旁腺肿块相鉴别。

参考文献

1 Desch C, Arsensis Q, May A, et al. Parathyroid hyperplasia and carcinoma within one gland. Am J Med, 1984, 77: 131-134.

2 Shane E. Clinical review 122: Parathyroid carcinoma. J Clin Endocrinol Metab, 2001, 86: 485-493.

3 Schantz A, Castleman B. Parathyoid carcinoma: a study of 70 cases. Cancer, 1973, 31: 600.

4 Bondeson L, Bondeson AG, Nissborg A, et al. Cytopathologica bariables in parathyroid lesions: a study bases on 1600 cases of hyperparathyroidism. Diagn Cytopathol, 1997, 16: 476-482.

5 Bondeson AG, Bondeson L, Thompson NW. Clinicopathological peculiarities in parathyroid disease with hypercalcaemic crisis. Eur J Surg, 1993, 159: 613-617.

6 Wolper HR, Vickery AL Jr, Wang CA. Functioning oxyphil cell adenomas of the parathyroid gland. A study of 15 cases. Am J Surg Pathol, 1989, 13: 500-504.

7 Obara T, Okamoto T, Kanbe M, et al. Functioning parathyroid carcinoma: clinipathologic features and rational treatment. Semin Surg Oncol, 1997, 13: 134-141.

8 Elizabeth Shane. Clinical review: 122 parathyroid carcinoma. Clinical Endocrinology Metabolism, 2001, 86: 485-492.

9 Kinoshita Y, Fukase M, Uchihashi M, et al. Significance of preoperative use of ultrasonography in parathyroid neoplasms; Comparison of sonographic textures with histologic findings. J Clin Ult resound, 1985, 13: 457-460.

10 Lineaweaver W, Clare F, Mancuso A , et al. Calcified parathyroid glands detected by computed tomography. J Comput Assist Tomogr, 1984, 8: 975-977.

11 Williamson C, Cavaco BM, Jausch A, et al. Mapping the gene causing hereditary primary hyperparathyroidism in a Portuguese kindred to chromosome lg22-q31. J Bone Miner Res, 1999, 14: 230-239.

（艾松涛　余　强）